Der Hautarzt

Zeitschrift für Dermatologie, Allergologie, Venerologie und verwandte Gebiete

Herausgegeben von O. Braun-Falco, München · H. Götz, Essen · G. W. Korting, Mainz · Th. Nasemann, Hamburg · C. E. Orfanos, Berlin · D. Petzoldt, Heidelberg · G. Plewig, Düsseldorf · H. Röckl, Würzburg · U. W. Schnyder, Zürich · E. Schöpf, Freiburg · K. Wolff, Wien

Unter Mitarbeit von I. Anton-Lamprecht, Heidelberg · G. Asboe-Hansen, Kopenhagen · R. L. Baer, New York · B.-R. Balda, Augsburg · H.-J. Bandmann, München · S. Borelli, München · E. Christophers, Kiel · J. Civatte, Paris · J. Delacrétaz, Lausanne · J. Esteves, Lissabon · H. Fischer, Tübingen · H. Flegel, Rostock · H. C. Friedrich, Marburg a. d. Lahn · H. Gartmann, Köln · M. Gloor, Karlsruhe · H. Goerke, München · H. Goldschmidt, Philadelphia · A. Greither, Düsseldorf · W. P. Herrmann, Bremen · N. Hjorth, Hellerup · A. Hollander, San Diego · H. Holzmann, Frankfurt · O. Hornstein, Erlangen · L. Illig, Gießen · H. Ippen, Göttingen · H. Ishikawa, Tokyo · St. Jablonska, Warschau · E. G. Jung, Mannheim · A. Kint, Gent · H. E. Kleine-Natrop, Dresden · A. Krebs, Bern · H. Kresbach, Graz · H. W. Kreysel, Bonn · E. Landes, Darmstadt-Eberstadt · F. Latapi, Mexico · P. Laugier, Genf · A. Luger, Wien · E. Macher, Münster · S. Marghescu, Hannover · W. Meigel, Hamburg · W. Meinhof, Aachen · J. Metz, Wiesbaden · P. Mikhailov, Sofia · G. Niebauer, Wien · W. Nikolowski, Augsburg · S. Nishiyama, Tokyo · J.-M. Paschoud, Lausanne · J. Petres, Kassel · G. Polemann, Krefeld · J. Rácz, Budapest · R. Rajka, Oslo · G. Rassner, Tübingen · O. E. Rodermund, Ulm · Z. Ruszczak, Lódź · K. Salfeld, Minden · K. H. Schulz, Hamburg · R. Schuppli, Basel · U. Schwab, München · N. Simon, Szeged · G. K. Steigleder, Köln · G. Stüttgen, Berlin · H. Tronnier, Dortmund · U. Ueki, Kurashiki-shi · K. Uyeno, Tsukuba · G. Weber, Nürnberg · F. O. Weidner, Stuttgart-Bad Cannstadt · R. K. Winkelmann, Rochester (Minn.) · H. H. Wolff, Lübeck · H. Zaun, Homburg (Saar)

Schriftleitung O. Braun-Falco und G. Burg

Supplementum VI, 34. Jahrgang 1983

Verhandlungen der Deutschen Dermatologischen Gesellschaft

XXXIII. Tagung gehalten in Wien vom 30. September bis 3. Oktober 1982

Im Auftrag der Deutschen Dermatologischen Gesellschaft
Herausgegeben von
G. Niebauer (Tagungsleiter),
W. Gebhart und **E. M. Kokoschka** (Tagungssekretäre)

Mit 157 Abbildungen und 154 Tabellen

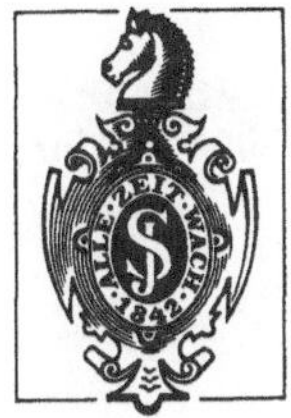

Springer-Verlag
Berlin Heidelberg New York Tokyo 1983

Prof. Dr. med. G. Niebauer
Prof. Dr. med. W. Gebhart
Doz. Dr. med. E. M. Kokoschka
II. Universitäts-Hautklinik, Allgemeines Krankenhaus, Alserstr. 4, A–1090 Wien

ISBN-13:978-3-642-82022-9   e-ISBN-13:978-3-642-82021-2
DOI: 10.1007/978-3-642-82021-2

CIP-Kurztitelaufnahme der Deutschen Bibliothek.
Deutsche Dermatologische Gesellschaft:
Verhandlungen der Deutschen Dermatologischen
Gesellschaft : Tagung / im Auftr. d. Dt.
Dermatolog. Ges. hrsg. – Berlin ; Heidelberg ;
New York ; Tokyo : Springer
33. 1982. Gehalten in Wien vom 30. September bis 3. Oktober 1982.
(Der Hautarzt : Suppl. ; 6)
ISBN-13:978-3-642-82022-9

NE: Der Hautarzt / Supplementum

Verantwortlich für den Anzeigenteil: L. Siegel, G. Ralle, Kurfürstendamm 237, D-1000 Berlin 15.
2127/3321-543210

Tagungsleitung: Prof. Dr. med. G. Niebauer, Wien
Tagungssekretariat: Prof. Dr. med. W. Gebhart, Doz. Dr. med. E.M. Kokoschka, Wien

Hauptthemen:
Prof. Dr. med. G.W. Korting, Mainz
Prof. Dr. med. H.J. Bandmann, München
(Dermatologie des Kindesalters)
Prof. Dr. med. H. Kresbach, Graz
Prof. Dr. med. J.J. Herzberg, Bremen
(Präkanzerosen, Pseudokanzerosen und Paraneoplasien)
Prof. Dr. med. G. Stüttgen, Berlin
Prof. Dr. med. H.W. Kreysel, Bonn
(Hauptthema III: Alterungsvorgänge der Haut)

Symposien:
Prof. Dr. med. R. Santler, Wien
Prof. Dr. med. H. Fischer, Tübingen
(Phlebologie)
Prof. Dr. med. A. Luger, Wien
Prof. Dr. med. F. Müller, Hamburg
(Pathologie, Immunologie und Serologie der Syphilis)
Prof. Dr. med. J. Söltz-Szöts, Wien
Prof. Dr. med. D. Petzoldt, Heidelberg
(Virusbedingte STD und genitale Chlamydieninfektionen)
Prof. Dr. med. E. Landes, Darmstadt
Prof. Dr. med. V. Wienert, Aachen
(Proktologie)
Prof. Dr. med. O.P. Hornstein, Erlangen
Prof. Dr. med. W.B. Schill, München
(Andrologie)

Foren:
Prof. Dr. med. K. Wolff, Wien
Doz. Dr. med. Eva Kokoschka, Wien
(Fortschritte in der Pigmentforschung)
Prof. Dr. med. K. Holubar, Wien
Prof. Dr. med. E. Schöpf, Freiburg
(Fortschritte in der Immundermatologie)
Prof. Dr. med. H. Holzmann, Frankfurt
Prof. Dr. med. U.W. Schnyder, Zürich
(Fortschritte in der Therapie der Altersdermatosen)

Freie Vorträge:
Prof. Dr. med. Th. Nasemann, Hamburg
Prof. Dr. med. O. Braun-Falco, München
Prof. Dr. med. W. Meigel, Hamburg
Prof. Dr. med. H.H. Wolff, Lübeck
Prof. Dr. med. H. Kerl, Graz
Prof. Dr. med. H. Röckl, Würzburg
Prof. Dr. med. A. Krebs, Bern
Prof. Dr. med. K.H. Schulz, Hamburg
Prof. Dr. med. P. Fritsch, Innsbruck

Poster-Diskussion:
Prof. Dr. med. E. Christophers, Kiel
Prof. Dr. med. W. Gebhart, Wien

Inhaltsverzeichnis

★ Vortrag anläßlich der Verleihung des Paul-Gerson-Unna-
   Preises

Freie Vorträge III

Vorwort

Zum dritten Mal in knapp einem Jahrhundert tagte in Wien die Deutsche Dermatologische Gesellschaft. Das Generalthema dieser 33. Tagung, die vom 30. September bis 3. Oktober in der Wiener Hofburg stattfand, lautete: „Die Haut im Laufe des Lebens". Die Vorträge und Diskussionen befaßten sich mit den ständig im Laufe des Lebens eintretenden Veränderungen des Hautorgans, bedingt einerseits durch Entwicklung und Alterung, andererseits durch die laufende Auseinandersetzung mit der Umwelt. Denn von den Hautkrankheiten im Kindesalter bis zu den Hautveränderungen im hohen Alter spannt sich im funktionellen und morphologischen Bereich ein weiter Bogen. Erstmals wurde im Rahmen dieser Tagung der Versuch unternommen, diesen Ablauf geschlossen abzuhandeln.

Die Abhängigkeit des Hautorgans von Lebensalter und Umweltbedingungen und die sich daraus ergebenden dermatologischen Probleme wurden in 3 Hauptthemen – Dermatologie des Kindesalters, Präkanzerosen, Pseudokanzerosen und Paraneoplasien und Alterungsvorgänge der Haut – besprochen. Aber auch die 5 Symposien, die 5 Forumsdiskussionen und die Freien Vorträge waren weitgehend dem Generalthema angepaßt.

Der vorliegende Kongreßband enthält in thematischer Folge die wissenschaftlichen Mitteilungen der 33. Tagung der DDG. Da das Programm durch die große Zahl der Vorträge sehr konzentriert war – 295 Referate, oft in 4 Parallelveranstaltungen – wird erst dieser Kongreßband die Möglichkeit bieten, eine Gesamtübersicht zu gewinnen.

Unsere redaktionelle Tätigkeit mußte behutsam sein: Einerseits sollte das wissenschaftlich Gebotene möglichst verständlich vermittelt werden, andererseits sollte der Umfang des Kongreßbandes überschaubar bleiben. Gewisse Korrekturen und Streichungen waren daher notwendig, wir waren aber stets bemüht, das Gesamtkonzept so zu erhalten, daß sowohl der wissenschaftlich tätige Kliniker als auch der Praktiker von der Lektüre dieses Bandes seine Nutzen zieht.

Für diese mühevolle Arbeit möchte ich meinen Mitarbeitern, Prof. Gebhart und Doz. Kokoschka sowie dem Springer-Verlag, herzlichst danken. Auch der Firma BYK ESSEX gebührt Anerkennung für die großzügige Unterstützung bei der Herstellung der Farbbildkasuistik.

Ich hoffe, daß dieser Kongreßband als Informationsquelle, Nachschlagewerk und als Denkanstoß für weitere wissenschaftliche Tätigkeiten seinen Zweck erfüllt. Darüber hinaus soll er als eine aktuelle und wissenswerte Dokumentation der raschen Weiterentwicklung unseres Fachgebietes dienen.

G. Niebauer, Wien

Begrüßungsansprache des Präsidenten der DDG, Prof. Dr. med. G. K. Steigleder

Sehr geehrter Herr Bundesminister für Gesundheit und Umweltschutz,
sehr geehrter Herr Stadtrat,
Spectabilis,
lieber Herr Tagungsleiter,
liebe Mitglieder, Kolleginnen und Kollegen,
sehr geehrte Damen und Herren von Presse, Funk und Fernsehen,
liebe Gäste!

Als Präsident der Deutschen Dermatologischen Gesellschaft danke ich zunächst den Vertretern der Österreichischen Bundesregierung, besonders Ihnen, Herr Minister, den Vertretern der Stadt Wien sowie den österreichischen Kollegen für ihr herzliches Willkommen und die uns schon jetzt gezeigte Gastfreundschaft. Darf auch ich als Präsident der Dermatologen deutscher Sprache Sie herzlich willkommen heißen und zugleich hier schon unserem Tagungsleiter und allen seinen Mitarbeitern für alle Mühe um diese Tagung herzlich danken. Ich freue mich, daß so zahlreiche Kollegen aus so vielen Ländern hierher gekommen sind.

Die Tagungen der DDG sind die Olympiaden im Leben der Dermatologen deutscher Sprache; der wesentliche Unterschied besteht jedoch darin, daß Dermatologen Professionelle sind und keine Amateure. Jede der Tagungen in Wien war ein besonderes Ereignis im Leben unserer Gesellschaft. Das Programm ist diesmal besonders aktuell. Es ist daher verständlich, daß diese Tagung solchen Anklang findet.

Die letzte Tagung 1956 in Wien war bestimmt durch den gewaltigen Aufbruch der Histochemie; diesmal steht im Vordergrund der Untersuchungsmethode die Kennzeichnung von Zellen mittels immunhistologischer Verfahren. Der Möglichkeit, mit Hilfe von Antikörpern selektiert bestimmte Zellen zu erfassen, wird der Umsatz in die Therapie, d. h. die zellgezielte Therapie, sicher bald folgen; Ansätze sind bereits gemacht.

Es ist die Tradition unserer 1888 in Prag gegründeten Gesellschaft, daß der Präsident Rückblick und Ausblick über die Tätigkeit der vergangenen Jahre nicht an dieser Stelle, sondern im Rahmen der Vollversammlung der DDG gibt. Ich weiß überdies, wie kostbar dem Tagungsleiter bei der Eröffnung jede Minute sein muß. So verweise ich auf meine Ausführungen bei der Vollversammlung und danke dem Tagungsleiter, Herrn Professor Niebauer, und seinen Tagungssekretären, Herrn Professor Gebhart und Frau Dozent Kokoschka, nochmals, daß sie uns diese Tagung in dieser traditionsreichen, wunderbaren Stadt vorbereitet haben.

Ich wünsche Veranstaltern und Teilnehmern einen erfolgreichen Verlauf.

Ehrungen

Die höchste Ehrung, die unsere Gesellschaft zu vergeben hat, ist die Verleihung der KARL-HERXHEIMER-PLAKETTE. Das Kuratorium hat sich entschlossen, anläßlich dieser Versammlung der Dermatologen deutscher Sprache die Plakette zu vergeben an Herrn Professor Josef Tappeiner.

Die Karl-Herxheimer-Plakette ist eine Auszeichnung für überragende Verdienste auf dem Gebiet der Dermato-Venerologie. Das Verleihungskomitee hat Ihnen, sehr verehrter Herr Tappeiner, diese Auszeichnung einstimmig zuerkannt.

Die Plakette ehrt das Andenken des Geheimrates Karl Herxheimer, einer jener Persönlichkeiten, die die Dermatologie im Anfang dieses Jahrhunderts wesentlich mitbestimmten. Die Hauptarbeitsrichtung Herxheimers könnte man mit den Worten „Klinik und Morphologie" umreißen. Entsprechendes gilt auch für Ihr Lebenswerk. Aufgewachsen in Tirol, führte Sie dann Ihr Weg nach einem Studium in Innsbruck an die I. Universitäts-Hautklinik. Leopold Arzt wurde Ihr Lehrer, und Sie haben dort als sein Schüler und Nachfolger alle Stufen des akademischen Lebens und auch alle Ehrungen erreicht, deren ein Hochschullehrer teilhaftig werden kann. Habilitiert wurden Sie 1941, 1943 erhielten Sie eine Dozentur, 1954 wurden Sie supplierender Leiter der I. Universitäts-Hautklinik nach der Emeritierung Ihres Lehrers Leopold Arzt; 1958 erhielten Sie einen Ruf auf den Lehrstuhl in Würzburg, lehnten diesen aber ab und wurden dann 1959 Vorstand der I. Universitäts-Hautklinik in Wien, waren interimistischer Direktor des Allgemeinen Krankenhauses, Dekan, und wiederholt Präsident der Österreichischen Dermatologischen Gesellschaft. Daß Sie Ehrenmitglied und Korrespondierendes Mitglied zahlreicher europäischer und überseeischer wissenschaftlicher Fachgesellschaften sind, ist aufgrund Ihres Lebenslaufes und Lebenswerkes selbstverständlich. Unter Ihren vielen wissenschaftlichen Arbeiten ragen besonders die heraus, mit denen Sie neue Krankheitsbilder beschrieben; dies sind im besonderen das Spanlang-Tappeiner-Syndrom, die Angioendotheliomatosis proliferans systematicata und das Granuloma glutaeale infantum. Wegweisend war auch Ihre Arbeit über das Eosinophile Granulom des Gesichtes, im Jahre 1951 im Archiv für Dermatologie veröffentlicht, und über das Erythema annulare centrifugum Darier, schließlich Ihre grundlegenden Ausführungen zur Pemphigusdiagnose und über die Ablagerungskrankheiten. Ein wichtiger Beitrag galt der Leukokeratosis palati. 1979 wurde Ihnen das große silberne Ehrenzeichen für die Verdienste um die Republik Österreich verliehen. Sie sind Mitglied des Obersten Sanitätsrates der Republik Österreich von 1970 bis 1980 gewesen. Sie haben durch Ihre aktive Teilnahme die Kongresse unserer Zeit im deutschsprachigen Raum und im Ausland mitgeprägt. Über viele Jahre (1968–1977) waren Sie Mitglied des Vorstandes der Deutschen Dermatologischen Gesellschaft, und Sie sind hochgeschätztes Ehrenmitglied der DDG.

Mit der Gründlichkeit und dem Ernst, mit dem Sie Ihre wissenschaftlichen Studien betrieben, standen Sie auch unserer Gesellschaft zur Verfügung. Sie haben die Dermatologie unserer Zeit entscheidend mitgeformt, eingewoben in den schicksalhaften Verlauf unseres Zeitalters.

Nehmen Sie mit allen meinen guten Wünschen diese hohe Auszeichnung namens der Deutschen Dermatologischen Gesellschaft entgegen.

Die SCHAUDINN-HOFFMANN-PLAKETTE erhält wegen seiner Verdienste um die Erforschung der Viruserkrankungen der Haut Herr Professor Harald zur Hausen, Freiburg. Die Plakette wird ihm anläßlich seines Vortrages am Samstagnachmittag im Zeremoniensaal überreicht.

Die Kommission zur Verleihung der Schaudinn-Hoffmann-Plakette sowie Vorstand und Beirat der Deutschen Dermatologischen Gesellschaft beschlossen einstimmig, Herrn Professor Harald zur Hausen, Direktor des Institutes für Virologie am Zentrum für Hygiene der Universität zu Freiburg, die Schaudinn-Hoffmann-Plakette zu verleihen.

Diese Plakette wurde anläßlich der 50. Wiederkehr des Jahrestages der Entdeckung des Erregers der Syphilis auf Anregung von zwei Schülern von Erich Hoffmann, nämlich H. Th. Schreus und A. Memmesheimer, von der Vereinigung Rheinisch-Westfälischer Dermatologen gestiftet und später auf die Deutsche Dermatologische Gesellschaft übertragen. Die Plakette wird an hervorragende Ärzte und Wissenschaftler vergeben, die sich um die Erforschung, Behandlung oder Bekämpfung von infektiösen Erkrankungen der Haut und der angrenzenden Schleimhäute verdient gemacht haben. Frühere Preisträger waren Hans Schuermann, Bonn; Josef Vonkennel, Köln; Heinrich Gottron, Tübingen; S. Matsumoto, Tokio; Alois Memmesheimer, Essen; Anton Luger, Wien; und zuletzt Hans Götz, Essen.

Mit Herrn zur Hausen ehrt die DDG einen der führenden Virologen unserer Zeit. Nach einer umfassenden Ausbildung an verschiedenen Universitäten der Bundesrepublik war Herr zur Hausen jahrelang in den Vereinigten Staaten tätig und kehrte dann wieder nach Deutschland zurück. Zunächst 1969 nach Würzburg, 1977 übernahm er den Lehrstuhl seines Faches in Freiburg. Herr zur Hausen hat zahlreiche Ehrungen erfahren, im besonderen soll der *Robert-Koch-Preis* erwähnt werden, den er bereits im Jahre 1975 erhalten hat. An mehrere Universitäten des Auslandes, selbst nach Australien wurde er als Gastprofessor eingeladen. Ein umfangreiches Schriftenverzeichnis zeugt von der wissenschaftlichen Aktivität von Herrn zur Hausen.

Die deutschen Dermatologen verleihen Herrn Professor zur Hausen diese Plakette in der besonderen Anerkennung seiner Verdienste um die Aufklärung der Virusätiologie der kutanen Warzen. Durch seine Untersuchungen gelang es, verschiedenen Warzentypen die richtige Spezies der Papova-Viren zuzuordnen und damit

ein völlig neues Verständnis der virusinduzierten Tumoren zu erhalten und so einen tieferen Einblick in die Entstehung der Karzinome zu gewinnen. Durch seine Untersuchungen wurde gleichsam ein Tor geöffnet, das nunmehr den Weg auf eine Straße freigibt, die die Dermatologen erfolgreich beschreiten können.

Die JOHANN-WILHELM-RITTER-MEDAILLE erhält laut einstimmigem Beschluß der Preisrichterkommission Herr Professor Hagen Tronnier, Dortmund, im Hinblick auf seine wichtigen Arbeiten auf dem Gebiet der Strahlendermatosen, vor allem aber für seine wegweisenden Arbeiten auf dem Gebiet der Selektiven Ultraviolett-Therapie.

Dieser Preis wird im Rahmen der Vollversammlung der DDG am Freitagnachmittag verliehen.

Das Preiskomitee, bestehend aus dem Präsidenten der Deutschen Dermatologischen Gesellschaft, Herrn Professor Wiskemann als Vertreter der Deutschen Gesellschaft für Lichtforschung, den Herren Professoren Schuppli und Stüttgen sowie Herrn Gerhard Saalmann, hat einstimmig beschlossen, Herrn Prof. Hagen Tronnier die Johann-Wilhelm-Ritter-Medaille zu verleihen.

Herr Tronnier erhielt seine dermatologische Ausbildung in Göttingen bei Professor Bode, später war er Leiter eines dermatologischen Forschungslaboratoriums der Firma Thomae, Biberach, gleichzeitig Gastarzt an der Dermatologischen Klinik in Augsburg unter Herrn Professor W. Schneider. Diesem folgte er 1963 nach Tübingen und wurde dort im gleichen Jahr habilitiert.

Schon in seinen ersten wissenschaftlichen Arbeiten überraschte Herr Tronnier durch seine ungewöhnliche Begabung auf physikalischem Gebiet und durch die Originalität seiner Untersuchungsmethoden. Wenn man das Schrifttumsverzeichnis von fast 500 Veröffentlichungen sieht, so ist dies um so mehr zu bewundern, als Herrn Tronnier kein Team zur Verfügung stand, das ihm bei diesen Studien einen Großteil der Arbeit abnahm.

Das Preiskomitee hat Herrn Professor Tronnier die Johann-Wilhelm-Ritter-Medaille in erster Linie im Hinblick auf seine wichtigen Arbeiten auf dem Gebiet der Strahlendermatosen, vor allem aber für seine wegweisenden Arbeiten auf dem Gebiet der Selektiven Ultraviolett-Therapie verliehen.

Den PAUL-GERSON-UNNA-PREIS erhält Herr Professor Heinz Gartmann, Köln, für seine wissenschaftlichen Arbeiten auf dem Gebiet der Melanomdiagnostik.

Dieser Preis wird anläßlich des von Herrn Professor Gartmann gehaltenen Ehrenvortrages heute um 12.30 Uhr im Festsaal verliehen.

Herr Professor Heinz Gartmann, Universitäts-Hautklinik Köln, erhält als erster den anläßlich des hundertjährigen Bestehens der Firma Beiersdorf gestifteten Paul-Gerson-Unna-Preis.

Die Preisrichter-Kommission, bestehend aus den Herren Professor Braun-Falco, Professor Christophers, Dr. Mohs, Professor Schöpf, Professor Steigleder, Dr. Unna, Professor Zaun, hatte sich nach eingehender Beratung einstimmig entschlossen, Herrn Gartmann den Paul-Gerson-Unna-Preis zu verleihen, der in diesem Jahr unter dem Thema „Fortschritte auf dem Gebiet maligner Melanome" steht.

Der Lebensweg von Heinz Gartmann wurde von G. K. Steigleder 1978 im *Hautarzt* (Band 29, S. 560) eingehend beschrieben. Herr Gartmann ist aus der Universitäts-Hautklinik Leipzig hervorgegangen und hat dort unter Kies, Linser und Gertler gearbeitet. Dieser hervorragende Kliniker und Morphologe beeinflußte den Lebensweg von Heinz Gartmann entscheidend. Gartmanns wissenschaftliches Arbeitsgebiet war von Anfang an die Histologie der Hautkrankheiten, im besonderen die Feinstruktur der Hauttumoren, und hier wurden die Pigmenttumoren sein „Schwerpunkt".

Das benigne juvenile Melanom war von dem Namen der bedeutenden Pathologin Sophie Spitz zunächst nur unvollkommen abgetrennt, da ihr der klinische Vergleich naturgemäß fehlte. Hier hat sich Herr Gartmann um die genaue Klassifizierung große Verdienste erworben und wurde mit diesem Thema habilitiert. Nach einer Aufstellung von R. Andrade, Mexiko, hat Herr Gartmann mehr benigne juvenile Melanome beschrieben als alle anderen Autoren zusammen.

Herr Gartmann wandte sich dann einem anderen schwierigen Gebiet, nämlich der Lentigo maligna, und später dem malignen Melanom zu. In einer Zeit, in der zunächst die malignen Melanome noch selten waren, sammelte und untersuchte er mehr als 2400 maligne Melanome, mehr als andere Untersuchergruppen zusammen studieren konnten. In den letzten Jahren wandte er sich besonders den Vorstufen des malignen Melanoms zu und förderte so entscheidend die Frühdiagnostik. Durch ihn wurde die naevoide Lentigo in Klinik und Praxis zum Begriff, so daß manche Kollegen diese die Gartmann-Krankheit nennen.

Nach seinem Aufstieg in Leipzig war zu erwarten, daß Herr Gartmann als Meisterschüler Gertlers in der DDR eines Tages einen Lehrstuhl erhalten würde. 1960 aber ging er als Oberarzt zu Professor Werner Schmidt nach Mannheim, später zu Professor Haernel nach Heidelberg, und kam dann, 1965, zu Professor Steigleder nach Köln.

In zunehmendem Maße wurde er Berater auf dem Gebiet unklarer Melanomfälle für zahlreiche Institutionen in der Bundesrepublik und darüber hinaus. Seine wissenschaftlichen Arbeiten spiegeln die Hoffnungen und auch die Enttäuschungen auf dem Gebiet der Melanom-Diagnostik und Therapie wider.

Die solide Forschung von Heinz Gartmann brachte es mit sich, daß er nie einen Befund zurückzunehmen brauchte. Vorläufige Mitteilungen anderer haben mehr Aufsehen erregt; Heinz Gartmann aber trug zum stetigen und sicheren Fortschritt auf dem Gebiet der Melanom-Diagnostik bei. Viele Patienten sind ihm zu großem Dank verpflichtet; die einen, weil sie durch seine Arbeit vor schweren Eingriffen bewahrt wurden, wenn etwa zu Unrecht ein malignes Melanom angenommen wurde, die anderen dadurch, daß ein rechtzeitiger und umfassender Eingriff ihnen das Leben rettete.

Den FERDINAND-V.-HEBRA-PREIS erhält Herr Dr. Thomas Luger, Wien, für seine wichtigen Erkenntnisse über die Reifung und Stimulierung der T-Lymphozyten unter dem Einfluß der epidermalen Keratinozyten.

Dieser Preis wird von der Österreichischen Dermatologischen Gesellschaft verliehen; ihr Präsident, Herr Professor Dr. Wolff, Wien, hält die Laudatio.

Der HANS-SCHWARZKOPF-PREIS und der JOHANN-WILHELM-RITTER-PREIS wurden von den Spendern auch in diesem Jahr zur Verfügung gestellt. Wir danken dafür herzlich. Die entsprechenden Komitees haben sich entschlossen, in diesem Jahr diese Preise nicht zu verleihen. Sie werden aber erneut für die nächste DDG-Tagung 1985 in Zürich ausgeschrieben.

Die Dermatologie in Wien und die Deutsche Dermatologische Gesellschaft (DDG)

Eine historische Perspektive

K. Holubar, Wien

Zum dritten Male in knapp einem Jahrhundert steht die Tagung der DDG, der Gesellschaft deutschsprachiger Dermatologen, also der übernationalen, muttersprachlichen Fachgesellschaft in Wien bevor [1].

Erstmals geschah dies 1913, im Jahre eins vor der Katastrophe; Österreich(-Ungarn) strahlte im Abendglanz. Zum zweiten Male tagte die Gesellschaft hier im Jahre 1956 [2], im Jahre eins nach dem Österreichischen Staatsvertrag und dem Abzug der Besatzer; die Republik im neuen Kleide der Neutralität. Nun, nochmals über 25 Jahre später sehen wir, wenige Jahre vor der Centenniumsfeier der Gesellschaft, neuerlich diesem Kongreß entgegen.

Das reiche dermatologische Erbe macht die Betrachtung geschichtlicher Zusammenhänge in Wien besonders lohnend. Feiert die Welt der Musik und Dichtung heuer Haydn (250. Geburtstag) und Goethe (150. Todestag), so darf die Wiener Dermatologie zwanglos Joseph Jakob Plenck, Haydns Zeitgenossen; Isidor Neumann, geboren im Todesjahr – und -monat Goethes (2. März 1832) [3] oder Moriz Kaposi (80. Todestag am 6. 3.) [4], nennen und feiern.

Plenck, diesem Ahnherrn der Wiener Dermatologie, dessen Gestalt und Werk in unserer Erinnerung viel zu blaß ist, mögen einige Worte gelten.

Plenck, zuletzt Professor an der militärärztlichen Josephs-Akademie in Wien, war dermatologisch gesehen, Hebras Großvater. Er war Professor für Anatomie, Chirurgie, Geburtshilfe, für Botanik und Chemie und hat sehr viel publiziert. Im gegenständlichen Zusammenhang interessiert vor allem seine hautärztliche Schrift „Doctrina de morbis cutaneis", erschienen lateinisch 1776 in Wien, deutsch 1777 in Warschau und Dresden. Man kann Plenck nicht als Dermatologen bezeichnen, doch war er es, der erstmals in seinem System der Hautkrankheiten Ansätze der noch heute gültigen Effloreszenzenlehre entwickelte. Willan (und dessen Schüler Bateman), der mit guter Berechtigung als erster großer europäischer Dermatologe im ausgehenden 18. Jahrhundert bezeichnet werden darf, hat im Vorwort seines Buches Plencks Verdienst ausdrücklich gewürdigt. Hebra seinerseits hat seine Effloreszenzenlehre fast unverändert von Willan übernommen [5].

Plenck wurde am 28. November, wahrscheinlich 1732 [6] oder 1733 [7] in Wien geboren (vereinzelt werden allerdings auch andere Jahre desselben Jahrzehntes genannt). Er machte seine Ausbildung in Wien, diente im Siebenjährigen Krieg als Wundarzt, war dann jahrelang in einer privaten Praxis tätig bis er schließlich zuerst nach Basel, wenig später (1770) an die Universität Tyrnau (Nagyszombat; Trnva; damals in Ungarn; heute Slowakei) berufen wurde. Mit dieser Universität ging er bei deren Verlegung durch Maria Theresia und Joseph II. nach Budapest; Mitte der achtziger Jahre des 18. Jahrhunderts kam er an die Josephs-Akademie in Wien. Hier ist er schließlich am 24. August 1807 gestorben [6].

Ganz ohne Zweifel ist er in Wien bzw. für Wien der erste, der sich mit der Systematik der Dermatosen eingehend befaßt und dies schriftlich ausgeführt hat. Die schönen und ehrwürdigen Räume der Academia Josephina, in denen er die letzte Periode seines über 40jährigen Staatsdienstes verbracht hat – (heute Institut für Geschichte der Medizin der Universität Wien) – laden alle Tagungsteilnehmer zum Nachempfinden der josephinischen Ära ein.

Mein zweiter Ansatzpunkt gilt einer anderen Schöpfung Josephs II., dem Wiener Allgemeinen Krankenhaus: Ein Monsterbau, teilweise (= I. Hof) schon im 17. Jahrhundert (1693–97) errichtet und damals schon Heim für mehr als tausend Pfleglinge. Bei seiner Eröffnung galt das Allgemeine Krankenhaus 1784 als größtes Spital der Welt, es besaß 2000 Regular- und bis zu 350 Notbetten.

Kussmaul, der berühmte Freiburger Internist hat seinerzeit das Verdienst Josephs, als Planer und Erbauer eines solchen Spitales, entsprechend gewürdigt und, „gemessen am Verdienst um das Menschengeschlecht", dieses über die Pyramiden der Pharaonen gestellt [8].

Im II. Hof dieses Baues, dem Hof der Dermatologie, errichtet nach 1725, liegen beide Wiener Hautkliniken. Hier findet sich die fast einmalige Situation, daß die (zwei) Kliniken einer der großen Schulen unseres Faches, am selben Ort und seit ihrer Entstehung erhalten geblieben und voll in Funktion sind. Dem Verfasser dieser Zeilen, dem diesbezüglich die Liebe sowohl zur Vaterstadt als auch zum Fachgebiet die Feder führt, sei gestattet, auf seine ausführliche andernorts publizierte Schilderung über die Domizilierung der Wiener Hautkliniken in diesem Krankenhaus hinzuweisen [9]. Jedem Dermatologen deutscher Sprache möchte ein Besuch in diesem Hofe, ein Erleben der Atmosphäre (am besten frühmorgens, oder sonntags) anempfohlen sein.

Wie steht die DDG nun historisch in Perspektive zu Wien? Albert Neisser, Breslau, und Filip Josef Pick, Prag, beides Schüler Hebras, waren die Initiatoren der Gründung 1888 [1]; Pick war Tagungsleiter, Neisser Vorsitzender der Gesellschaft und Prag der erste Tagungsort [2]. Wieviel Symbolisches, wieviel historisch Bedeutsames oder schon (fast) Vergessenes haftet diesen nüchternen Fakten an.

Erinnern wir uns zuerst an die Zeit Hebras, die Periode einer Austria felix wollte man den Worten Besniers glauben („… F. Hebra avait eu le bonheur de naître dans un pays où les aptitudes scientifics sont recherchées, dirigées, cultivées et utilisées pour le grand bien de la science …") [10]. Wien war der Schwerpunkt der Dermatologie im deutschen Sprachraum; 1869 gründeten Pick und Auspitz das Archiv für Dermatologie und Syphilis, zuerst in Prag, dann in Wien verlegt und nach dem I. Weltkrieg in Deutschland; gedacht und konzipiert als Journal in deutscher Sprache, doch nicht national (staatlich). Ebensolches galt (und gilt) für die Fachgesellschaft.

Aus den zeitgenössischen oder späteren Schilderungen der Entwicklung der Dermatologie – (wie jüngst im lesenswerten und schön geschriebenen Buch von Crissey und Parish [11]) – geht hervor, daß gegen Ende des Jahrhunderts der (obgenannte) Schwerpunkt sich von Wien nach Berlin verschob. Für Wien war im Jahr des (II.) Internationalen Kongresses 1892 der Kulminationspunkt der Weltgeltung der Schule erreicht oder sogar schon überschritten. Schrieb Besnier (über die Aetas aurea der Aera Hebra) „De tous pays (on pourrait peut-être dire, avec regret, la France exceptée), affluaient de jeunes médecins qui vennait à Vienne apprendre la pathologie cutanée, ou se perfectionner ...“, so wurde dieser Strom lernbegieriger Studenten und Ärzte gegen die Jahrhundertwende hin, zu wesentlichen Teilen bereits nach Norden, insbesondere nach Berlin gelenkt. Zum Zeitpunkt der Gründung der DDG möchte man diese kommende Entwicklung bereits voraussahnen; mit Prag als erstem Tagungsort war der Schwerpunkt bereits auf dem Weg nach Norden.

Prag: in der Mitte des Reiches, doch nicht in Deutschland; am Sitze der ältesten deutschen Universität, doch in keiner deutschen Stadt. Was könnte besser den übernationalen, doch durch die deutsche Sprache geprägten Charakter dieser Gesellschaft verdeutlichen und damit auch diese alte und neue Tradition der Verbindung mit den nicht-deutschsprachigen Ländern Mitteleuropas bekräftigen und erhärten.

Wien, das in seiner historischen Rolle kulturell, politisch und wirtschaftlich vielfach dem (Süd-)Osten zugewandt war und ist, muß die Pflege einer vergleichbaren, Nationen-verbindenden Tradition auch in einer medizinischen Fachgesellschaft angelegen sein, gerade und weil dieses Fach auf Wiener Boden soviel Tradition besitzt. Ob als kosmopolitische Hauptstadt des alten Österreich oder als Metropole des neutralen Kleinstaates, die Aufgabe bleibt gleich.

Die Betrachtung der jüngsten Vergangenheit, etwa die Periode seit der Tagung der DDG in Wien 1956, hat gezeigt, daß der Österreichischen Dermatologie aber nicht nur die Pflege der Tradition am Herzen liegt. In den vergangenen zwanzig Jahren hat die Wiener (und die Österreichische) Dermatologie erneut eine Entwicklung erfahren, die es gestattet, auch wieder von einem südöstlichen Gravitationszentrum der Dermatologie im deutschen Sprachraum zu sprechen.

Der bevorstehende Kongreß der DDG soll gleichzeitig die Erinnerung an die große Zeit der Wiener Dermatologie vor hundert und mehr Jahren beleben, wie auch die Hoffnung stärken, daß die jetzt laufende, stürmische Weiterentwicklung unseres Faches, in Wien und anderswo im deutschen Sprachraum, fruchtbar und durch äußere Einflüsse unbehelligt weitergehen kann.

Literatur

1. Steigleder GK (1977) Die Tagungen der Deutschen Dermatologischen Gesellschaft (DDG) – Ein geschichtlicher Rückblick. Hautarzt 28 (Suppl II):XI–XIV
2. Geschäftsbericht der Deutschen Dermatologischen Gesellschaft e. V. (Vereinigung deutschsprachiger Dermatologen). XXX. Tagung in Graz vom 10. 9. bis 14. 9. 1974
3. Rille JH (1906) Isidor von Neumann. Dtsch Med Wschr 52:2119–2120
4. Holubar K, Frankl J (1981) Moriz (Kohn) Kaposi. Am J Dermatopath 4:349–354
5. Holubar K (1983) The Influence of the British School of Dermatology on the Vienna School in the First Half of the 19th Century. Int J Dermatol (im Druck)
6. Medicinisch-chirurgische Zeitung (Salzburg) (1807) (hrsg von JJ Hartenkeil) 73:384
7. Kirchenberger S (1913) Lebensbilder hervorragender österreichisch-ungarischer Militär- und Marineärzte. Josef Šafář, Wien und Leipzig, S 154–156
8. Sablik K (1980) Die Finanzierung des Wiener Allgemeinen Krankenhauses (gegründet 1784) durch Kaiser Joseph II. Wirtschaft, Technik und Geschichte. Beiträge zur Erforschung der Kulturbeziehungen in Deutschland und Osteuropa. Ulrich Camen, Berlin
9. Holubar K (1983) Ferdinand von Hebra und das Allgemeine Krankenhaus in Wien. (Über die Domizilierung der beiden Hautkliniken um die Mitte des 19. Jahrhunderts und ihr Verhältnis zum II. Hof des Allgemeinen Krankenhauses.) Wien Med Wschr (im Druck)
10. Besnier E, Doyon A (1880) Hebra. Ann Derm Syph, Deuxième Série 1:641–644
11. Crissey JT, Parish LC (1981) The Dermatology and Syphilology of the Nineteenth Century. Praeger, New York

Prof. Dr. Karl Holubar
I. Univ.-Hautklinik
Allgemeines Krankenhaus
Alserstr. 4
A-1090 Wien

Hauptthema I: Dermatologie des Kindesalters

Dermatologie des Kindesalters – Einführung zum Thema

G. W. Korting, Mainz

Das Kind ist ein besonderer Typ des Menschen und keineswegs etwa bloß seine Miniaturform. Klinisch sinnfällige Unterschiede zwischen Kind und Erwachsenem betreffen z. B. die besondere Erythem-Disposition resp. die Neigung zu Exsudation oder Blasenbildung. Des weiteren ist die Haut des Kleinkindes auffällig unempfindlich gegenüber fäkaler Verunreinigung oder fortlaufender Urinbenetzung. Angst und Schmerz sind beim Kleinkinde eng beisammen angesiedelt, Juckkrisen kaum schon zu beobachten. Nosologisch gesehen ist ferner das rheumatische Fieber häufig, während diffuse Bindegewebskrankheiten noch selten sind. Sodann ist das Fettgewebe beim Neugeborenen makroskopisch meist gut ausgebildet, wiewohl es histologisch oft noch unreifen Embryonalaspekt aufweist. Die Vernix caseosa des Neugeborenen erkennt man bald post partum nur noch an symmetrischen Knieflecken oder an Bezirken von etwas bläulichem Farbton. Die Talgdrüsen sind beim Kleinkind für gewöhnlich kräftig entwickelt, obschon eine eigentliche Produktionssteigerung erst in der Adoleszenz infolge der zunehmenden Androgenbildung zustande kommt, wie ja bekannterweise auch die apokrinen Schweißdrüsen erst peripubertär voll funktionsreif werden. Der pH-Wert der Haut, der ursprünglich alkalischer als beim Erwachsenen ist, steigert sich ebenfalls erst um die Pubertät auf die Werte des Adulten. Im Uterus lebt der Nasciturus steril. Bald später geben jedoch Nabelschnurrest und Nasenhöhlen wichtige, bakterielle, vor allem Streptokokken aufweisende Nisthöhlen ab.

All solche Erkenntnisse, die durchaus noch um weitere Details zu bereichern wären, haben schon frühzeitig den Gedanken an eine *pädiatrische Dermatologie* wachgerufen, zumal seit alters für das Kind eigentümliche Hautkrankheiten bekannt wurden, wie etwa das Erythema neonatorum toxicum, das syphiloide posterosive Erythem, das Erythema anulare rheumaticum u.s.f., während manch andere, aufgestellte Krankheitseinheit, wie etwa die Feersche Krankheit, wieder abgebaut werden mußte. Darüber hinaus kamen in letzter Zeit andere nosologische Entitäten hinzu, wie etwa die Akrodermatitis enteropathica samt der ihr zugehörigen Auseinandersetzung zum Zinkmangelsyndrom, der Symptomenkomplex von Gianotti-Crosti oder das inzwischen offenbar wieder weitgehend verschwundene Granuloma glutaeale infantum. So gibt es denn auch schon frühzeitig einschlägige *pädiatrisch-dermatologische Lehrbücher,* wie etwa das von Brandweiner aus dem Jahre 1910 oder der Bildatlas von Finkelstein, Galewsky und Halberstädter, neuerdings dann die eigene Monographie („Hautkrankheiten bei Kindern und Jugendlichen") sowie von Dietel „Die Haut und ihre Erkrankungen im Kindesalter", Leipzig 1974, sowie in der Folge die weiteren Werke von Verbov, von Weinberg, Leider und Shapiro oder sogar die „Adoleszenten-Dermatologie" von Solomon, Esterly und Loeffel, wenn man im weiteren von den verschiede-

nen Spezialwerken, beispielsweise zur Immunologie im Kindesalter (Rubinstein) oder zu Tumorfragen bei Kindern (Bloom, Lemerle, Neidhardt und Voûte), absehen will. Wir hatten ferner in der Bundesrepublik Deutschland den Kongreß über pädiatrische Dermatologie von Herzberg 1978 in Bremen und am 12. 6. 81 in der DDR zu Dresden eine ähnliche Veranstaltung pädiatrischer Dermatologie unter Kleine-Natrop, wie auch in modernen Handbüchern, wie etwa in der „Dermatologie in Praxis und Klinik" entsprechende Sammeldarstellungen nicht vergessen wurden. Wie aber schließlich, und vor allem der heutige Tag auf der 33. Tagung der Deutschen Dermatologischen Gesellschaft mit seinen 16 vorgesehenen Einzelvorträgen dartut, ist man sich wohl inzwischen allgemein darüber einig, welch großer nosologischer Stellenwert einer notwendigerweise systematisch betriebenen und fachkundig vertieften pädiatrischen Dermatologie bereits heute zukommen muß! Aber: Angesichts der Fülle des bereits auf diesem Gebiet Erarbeiteten war von seiten der beiden Moderatoren besonderer Wert darauf zu legen, hier und heute Themen abzuhandeln, die bisher anscheinend ungenügend dargestellt worden waren, um so zu einer weiteren Vertiefung und Absicherung unseres pädiatrisch-dermatologischen Wissens zum Wohle unserer kleinen Hautpatienten zu gelangen.

Literatur

Bloom HJG, Lemerle J, Neidhardt MK, Voute PA (1975) Cancer in children. Clinical management. Springer, Berlin

Brandweiner A (1910) Die Hautkrankheiten des Kindesalters. Franz Deuticke, Leipzig und Wien

Dietel K (1974) Die Haut und ihre Erkrankungen im Kindesalter. Leipzig

Herzberg JJ (1978) Pädiatrische Dermatologie. F.K. Schattauer, Stuttgart

Kleine-Natrop HE (1982) 22. Dresdner Dermatologisches Gespräch. Dermatol Monatsschrift 168:353–357

Korting GW (1981) Pädiatrische Dermatologie. In: Korting GW (Hrsg) Dermatologie in Praxis und Klinik. Thieme, Stuttgart, S. 42–42.18

Korting GW (1982) Hautkrankheiten bei Kindern und Jugendlichen. Ein Farbatlas für die Praxis. F.K. Schattauer, Stuttgart, 3. Aufl

Rubinstein A (1972) Immunologie im Kindesalter. S. Karger, Basel New York

Solomon LM, Esterly NB, Loeffel ED (1978) Adolescent dermatology. W.B. Saunders, Philadelphia

Verbov J (1979) Modern topics in paediatric dermatology. W. Heinemann Medical Books, London

Weinberg S, Leider M, Shapiro L (1975) Color atlas for pediatric dermatology. McGraw-Hill, New York

Prof. Dr. med. G. W. Korting
Direktor der Univ.-Hautklinik
Langenbeckstr. 1
D-6500 Mainz 1

Angeborene Hautkrankheiten

G. Plewig, Düsseldorf

Striäre Nävi und epidermales Nävussyndrom

Angeborene Hautkrankheiten können sich unter dem Bild striärer Nävi manifestieren. Striäre Nävi sind teilweise zu den neuroektodermalen Syndromen zu rechnen. Im vorliegenden Bericht soll das seltene Schimmelpenning-Feuerstein-Mims-Syndrom und das häufigere, im deutschen Schrifttum jedoch kaum bekannte epidermale Nävussyndrom Solomon-Fretzin-Dewald besprochen werden.

Naevus sebaceus und Naevus sebaceus-Syndrom

Der Naevus sebaceus ist ein in der Praxis nicht selten zu erhebender Befund. Naevi sebacei kommen vorwiegend an Skalp, Gesicht, Ohren oder Hals vor; sie sind haarlos, gelbrötlichbraun gefärbt und striär angeordnet. Histopathologisch liegen Akanthose, Papillomatose, Hyperkeratose, in wechselndem Ausmaß Talgdrüsenhyperplasie, abortive Haarfollikel sowie apokrine und ekkrine Schweißdrüsen vor. Ein Naevus sebaceus wächst proportional dem entsprechenden Körperteil. Im Verlauf des Erwachsenenalters ist die Entwicklung eines Tumors auf dem Nävus nicht ungewöhnlich. Häufig sind apokrine und/oder ekkrine Schweißdrüsenadenome, Basaliome und sehr viel seltener spinozelluläre Karzinome oder maligne Melanome. Die chirurgische Entfernung eines Naevus sebaceus wird daher, sofern es die Lokalisation zuläßt, vor dem Erwachsenenalter angestrebt.

1957 veröffentlichte Schimmelpenning [4] aus der Universitäts-Nervenklinik Münster einen „klinischen Beitrag zur Symptomatologie der Phakomatosen", dem 1962 die Arbeit der Amerikaner Feuerstein und Mims [2] folgte. Dieses neuroektodermale Syndrom, auch Syndrom des linearen Naevus sebaceus oder *Haut-Augen-Hirn-Herz-Syndrom* (HAHH-Syndrom) ist seitdem als Schimmelpenning-Feuerstein-Mims-Syndrom in die Literatur eingegangen.

Schimmelpenning beschrieb bei der damals 17jährigen Patientin einen Naevus sebaceus systematisatus, striär von der Schädelmitte bis zum äußeren Augenwinkel verlaufend, verruziforme Nävi, mehrere Naevi fibromatosi am Rücken und Schwimmhautbildungen zwischen den Zehen. Ferner lagen zahlreiche Mißbildungen mit Schädeldeformierung, Kolobom, Naevus vasculosus, generalisierte Krampfanfälle, hemiparetischen Störungen und Parästhesien vor. Bemerkenswert ist das gleichzeitige Vorkommen von Naevus sebaceus und striären (epidermalen) verruziformen Nävi.

Das Schimmelpenning-Feuerstein-Mims-Syndrom ist in der Literatur unter zahlreichen Synonyma zu finden. Hornstein und Knickenberg [3] schlagen 1974 die Bezeichnung organoide Nävusphakomatose vor.

Ein streifiger, teilweise systematisierter Naevus sebaceus, 1895 von Werner und Jadassohn [7] erstmalig erwähnt, sollte daher auf zwei Phänomene hinweisen:
1. Im Laufe des Lebens muß mit Tumorentwicklung auf dem Naevus sebaceus gerechnet werden. Daher wird eine operative Entfernung eines Naevus sebaceus empfohlen.
2. Bei ausgedehnten Naevi sebacei am Kopf bei Säuglingen und Kindern ist auch an die Forme fruste eines Schimmelpenning-Feuerstein-Mims-Syndroms zu den-

ken. Deshalb soll nach Anfallsleiden und Augenveränderungen gefahndet werden.

Andererseits kann der Dermatologe, insbesondere bei Konsiliartätigkeit, die Diagnose eines neuroektodermalen Syndroms bei einem Kind mit Krampfanfällen, Hydrozephalus und Kolobom stellen, wenn ein Naevus sebaceus im Kopfbereich vorliegt.

Epidermale Nävi und epidermales Nävussyndrom

Das Bindeglied zu diesem Syndrom sind wiederum Nävi, hierbei jedoch linear angeordnete epidermale Nävi.

In der Praxis und in der Klinik sind linear angeordnete epidermale Nävi häufig zu diagnostizieren (Tabelle 1).

Tabelle 1. Klinische Varianten linearer epidermaler Nävi (Auswahl)

Naevus unius lateris
Naevus verrucosus
Bilateraler linearer epidermaler Nävus
Porokeratosis Mibelli, lineare Form
Erythrodermie ichthyosiforme congénitale,
　striäre Form (kongenitales bullöses ichthyosiformes Erythrodermiesyndrom)
ILVEN (*Inflammatory Linear Verrucosus Epidermal Nevus*)

Die wichtigsten histologischen Varianten epidermaler Nävi sind in Tabelle 2 zusammengestellt.

Tabelle 2. Histologische Varianten epidermaler Nävi

Ohne Granulöse Degeneration
　„Trockener" oder „harter" epidermaler Nävus
Mit granulöser Degeneration
　Epidermolytische Hyperkeratose
　Akanthokeratolyse
　„Weicher" oder „feuchter" epidermaler Nävus
　Erythrodermie ichthyosiforme congénitale,
　striäre Form
Mit kornoider Lamelle (Porokeratosis Mibelli)
ILVEN (*Inflammatory Linear Verrucosus Epidermal Nevus*)

Lineare epidermale Nävi wurden bereits 1957 von Schimmelpenning und 1962 von Feuerstein und Mims bei ihren Patienten beschrieben. Aber erst Solomon und seine Mitarbeiter wiesen auf die überaus häufige Assoziation von linearen Nävi mit weiteren Symptomen hin. Der amerikanische Dermatologe Solomon aus Chicago schlug zusammen mit Kollegen aus der Orthopädie das Konzept des epidermalen Nävussyndroms vor [1]. Dieses Konzept erscheint attraktiv. In einer persönlichen Mitteilung (September 1982) teilt Solomon mit, daß er bereits über 120 Patienten mit diesem Syndrom betreut. Von den 23 Patienten der Originalpublikation aus dem Jahr 1968 hatten 18 kongenitale Skelettanomalien, 10 ZNS-Erkrankungen und 9 Skelett- und ZNS-Anomalien.

Tabelle 3. Häufig assoziierte Befunde beim epidermalen Nävussyndrom (nach Solomon et al.)

Skelett	Hypo- und Hypertrophie von Extremitäten, Polydaktylie, Klumpfuß, Hemiatrophie, Mandibula- und Klavikularveränderungen, Skoliosis
ZNS	Geistige Retardierung, Krampfanfälle, Taubheit, Hydrozephalus
Auge	Nystagmus, Ptosis, Strabismus, Kolobom
Varia	Kardiovaskuläre Erkrankungen, Mammahypoplasie, Angiom, Hydrozele

Seit 1968 machte Solomon wiederholt auf das epidermale Nävussyndrom aufmerksam [5, 6].

Beim epidermalen Nävussyndrom stehen multiple Knochenveränderungen oft im Vordergrund. Die Knochenlokalisation ist nicht spezifisch.

Sowohl an der Münchner als auch an der Düsseldorfer Klinik werden Kinder mit striären epidermalen Nävi betreut, die die Kriterien des epidermalen Nävussyndroms erfüllen. Assoziierte Befunde sind unter anderem ein Hydrozephalus, der das Einbringen eines Spitz-Holter-Katheters erforderlich macht, verzögerte geistige Entwicklung, Krampfanfälle, Skelettdeformitäten (Skoliosis, Klumpfuß, Zehenmißbildungen), Gelenküberstreckbarkeit, Hypertelorismus etc.

Die enge Verwandtschaft der hier vorgestellten neuroektodermalen Syndrome von Schimmelpenning-Feuerstein-Mims und Solomon-Fretzen-Dewald ist auffällig. Naevi sebacei, lineare epidermale Nävi, assoziierte Augen- und Hirnsymptome sowie Skelettanomalien kommen bei beiden Syndromen vor, wobei entweder ein Naevus sebaceus oder ein linearer epidermaler Nävus im Vordergrund steht.

Es kann daher empfohlen werden, grundsätzlich bei Kindern mit Naevus sebaceus an die Forme fruste eines neuroektodermalen Syndroms zu denken. Die Kinder sind auf weitere assoziierte Mißbildungen des Skelettes, der Augen und des ZNS zu untersuchen und nach Krampfbereitschaft ist zu fragen. Die Einschaltung anderer Fachdisziplinen (Augenarzt, Neurologie, Orthopädie) kann erwogen werden.

Ähnliche Empfehlungen gelten, wenn ein Kind mit striären epidermalen Nävi vorgestellt wird. Auch dahinter kann sich die Forme fruste eines neuroektodermalen Syndroms verbergen. Nach Krampfanfällen, peripheren neurologischen Störungen, assoziierten Skelett- und Augenveränderungen ist daher ebenfalls zu suchen.

Die Überschneidung aller Symptome ist auffällig. Beachtenswert ist die erst neuerdings gemachte Beobachtung gehäufter maligner Tumoren bei Kindern mit epidermalem Nävussyndrom (persönliche Mitteilung, Solomon, 1982).

Literatur

1. Aschinberg LC, Solomon LM, Zeis PM, Justice P, Rosenthal JM (1977) Vitamin D-resistant rickets associated with epidermal nevus syndrome: Demonstration of a phosphaturic substance in the dermal lesions. J Pediat 91:56–60
2. Feuerstein RC, Mims LC (1962) Linear nevus sebaceus with convulsions and mental retardation. Am J Dis Child 104:675–679
3. Hornstein OP, Knickenberg M (1974) Zur Kenntnis des Schimmelpenning-Feuerstein-Mims-Syndroms (Organoide Naevus-Phakomatose). Arch Dermatol Forsch 250:33–50
4. Schimmelpenning GW (1957) Klinischer Beitrag zur Symptomatologie der Phakomatosen. Fortsch Röntgenstr 87:716–720
5. Solomom LM, Fretzin DF, Dewald RL (1968) The epidermal nevus syndrome. Arch Dermatol 97:273–285
6. Solomon LM, Esterly N (1975) Epidermal and other congenital organoid nevi. In: Current problems in pediatrics, vol VI:I
7. Werner A, Jadassohn J (1895) Zur Kenntnis der „systematisierten Naevi". Arch Dermatol Syph (Berlin) 33:341–408

Prof. Dr. G. Plewig
Univ.-Hautklinik
Moorenstr. 5
D-4000 Düsseldorf 1

Anlagebedingte Hauterkrankungen

E. Christophers, Kiel

Zu den anlagebedingten Erkrankungen des Kindesalters mit großer praktischer Bedeutung zählen die atopische Dermatitis (Neurodermitis diffusa), die kindliche Psoriasis sowie das seborrhoische Ekzem. Während eine Reihe weiterer dermatologischer Affektionen als anlagebedingt einzustufen sind, zeichnen sich die vorgenannten Dermatosen durch besondere Merkmale aus. Dazu zählt die relative Häufigkeit, mit der uns alle drei Erkrankungen im Kindesalter begegnen. Weiterhin sind es Rezidivfreudigkeit und relative Therapieresistenz, mit der sich der tätige Arzt bei diesen kindlichen Dermatosen zu befassen hat, und als Drittes ist zu nennen, daß wir über die ätiopathogenetischen Zusammenhänge immer noch wenig wissen.

Neurodermitis diffusa

Kinder mit Neurodermitis bieten ein alltägliches Problem. Die Häufigkeit liegt zwischen 10 und 20 % der jungen Patienten, wobei regionale Schwankungen eine Rolle spielen, ebenso wie die Bewertung der Einzelsymptome, die zur Diagnose „Neurodermitis" führen. Kjellman [6] beobachtete unter 1325 schwedischen Kindern im Alter von sieben Jahren eine Inzidenz von 8,3 %. Bei Mädchen war die Erkrankung etwas häufiger vertreten (9,4 %) als bei Jungen (7,2 %). Atopische Diathesen waren insgesamt bei 15,1 % der Kinder zu beobachten. Ähnliche Verhältnisse fand Haatela [3] in Finnland, wo 6,1 % Knaben und 8,6 % Mädchen an Neurodermitis erkrankt waren. Abhängig von der geographischen Region, wechselt die Inzidenz in USA von 0,7 bis 2,4 % der Gesamtpopulation.

Frühes Erkrankungsalter ist ein Kennzeichen dieser Dermatose. Nach Rajka [12] sind 96 % der Neurodermitiker vor dem 6. Lebensjahr erkrankt.

An der Kieler-Hautklinik wurde das Manifestationsalter der Neurodermitis (anamnestische Angabe des erst-

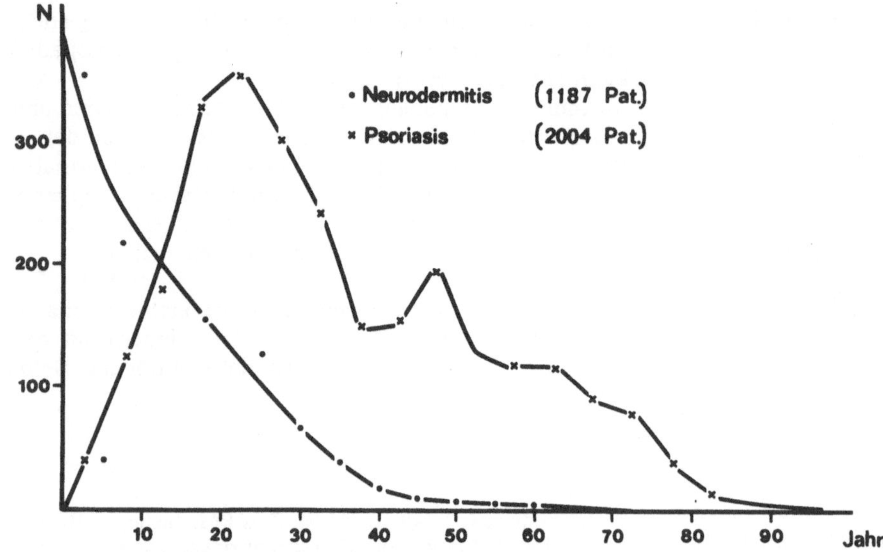

Abb. 1. Relative Häufigkeit von Neurodermitis diffusa und Psoriasis in Abhängigkeit vom Lebensalter. Die Daten wurden anhand des erstmaligen Klinikaufenthaltes in der Hautklinik der Universität Kiel erhoben. Zahl der Patienten in Klammern

maligen Auftretens) datengerecht erfaßt und analysiert (Henseler) [4]. Wie auf der Abb. 1 ersichtlich, zeigt sich eine charakteristische Verlaufskurve, die in den ersten Lebensabschnitten ihr Maximum hat und bis zur 4.–5. Lebensdekade abnimmt. Die Ergebnisse zeigen, daß mehr als ein Drittel der 1187 untersuchten Patienten (Abb. 1) in den ersten Lebensjahren erkranken.

Die klinische Symptomatik dieses Krankheitsbildes ist oft beschrieben worden (Herzberg [5]) und zeigt eine große Zahl an Einzelsymptomen sehr unterschiedlicher Ausprägung. Versucht man das sehr und vielgestaltig sich darstellende Krankheitsbild zu definieren, so stehen nur wenige dominierende Symptome im Vordergrund. Diese sind:

1. Die Prurigopapel (Seropapel, Prurigo simplex subacuta). Die urtikarielle Papel ist ein führendes Symptom dieser Erkrankung und steht wohl am Beginn der Entzündungsphase dieses Krankheitsbildes. Die Papeln werden wegen des überstarken Juckreizes aufgekratzt und vom Ekzem überdeckt. Sorgfältige Beobachtung führt zu dem Schluß, daß diese Effloreszenz ein obligates Frühsymptom darstellt.

2. Ichthyosiforme Trockenheit (Xerosis). Eine generalisierte ichthyosiforme Schuppung, verbunden mit Sebostase, Herabsetzung der ekkrinen Schweiß- und der transepidermalen Wasserabgabe ist das zweite morphologische Kardinalsymptom. Verbunden mit dem Auftreten von Seropapeln auf ichthyotischer Haut und dem starken Pruritus ist die Ekzembereitschaft eine verständliche Folge.

3. Das Bild des Ekzems. Es ist variabel, abhängig von der Lokalisation und der Dauer des Bestehens (nässend bis chronisch lichenifiziert, pityriasiform bis tylotischrhagadiform). Das Ekzem steht zumeist im Vordergrund, wenn die Patienten zum Arzt kommen.

Die selteneren Symptome (s. Tabelle 1) sind einmal aus der Trockenheit zu verstehen (Cheilitis sicca, Lippenrha-

gaden etc.) sowie aus der sekundären Ekzembereitschaft (periorbitales Ödem, Dennie-Morgansche Falte etc.).

Die detaillierte Betrachtung der Einzelsymptome und ihre sequentielle Verknüpfung erlaubt es, die Hautveränderungen des „endogenen Ekzems" als folgebedingt (sekundär) zu erkennen und damit zwanglos in den atopischen Formenkreis einzuführen.

Obligat ist die Bereitschaft zur Entwicklung einer atopischen Symptomatik [7]. Sie entsteht vor dem Hintergrund IgE-vermittelter Immunreaktionen, bei der die Mastzelle Effektorzelle ist. Folge ist die hohe Sensibilisierungsrate gegenüber inhalativen und nutritiven Allergenen. Unverstanden ist dagegen die verminderte Resistenz gegenüber infektiösen Erregern (Bakterien, Viren, Pilze). Verschiedentlich wurde ein Defekt der neutrophilen Granulozytenchemotaxis und Phagozytose beschrieben, der jedoch, wie auch eigene Untersuchungen zeigten, nur fakultativ und passager vorhanden sein kann. Welche Voraussetzungen es sind, für die die verminderte Infektabwehr mit Auftreten von Mollusca contagiosa, Verrucae, Ekzema herpeticatum, Pyodermien und Mykosen hervorrufen, bleibt unklar, ebenso wie die abnorme Gefäßreaktion (Dermographismus albus) sowie paradoxe Reaktionen auf vasoaktive Mediatoren (z. B. Acetylcholin) mancher atopischer Patienten.

Psoriasis

Im Gegensatz zur Neurodermitis zeigt die Psoriasis einen Erkrankungsgipfel in der zweiten Lebensdekade, der nach den Untersuchungen am Kieler Krankengut (2004 Patienten, Abb. 1) in den folgenden Lebensabschnitten abnimmt. Wie Asboe-Hansen [1] zeigte, lag bei 100 Kindern mit Psoriasis das Erkrankungsalter zwischen dem 2. und 3. Jahr. Bei Mädchen begann die Psoriasis früher als bei Jungen. Die Lokalisation zeigt eine ausgeprägte Bevorzugung des Kopfes und des Gesichtes (Tabelle 2). In

Tabelle 1. Fakultative Symptome der Neurodermitis

Periorbitales Ödem
Dennie-Morgansche Falte
Cheilitis sicca
Lippenrhagaden
Handekzem
Digitopulpitis sicca
juvenile plantare Dermatitis

Tabelle 2. Lokalisation der kindlichen Psoriasis

	Puissant et al. [11] (%)	Nyfors et al. [10] (%)
behaarter Kopf	63	82
Gesicht	39	3
Nägel	7	14

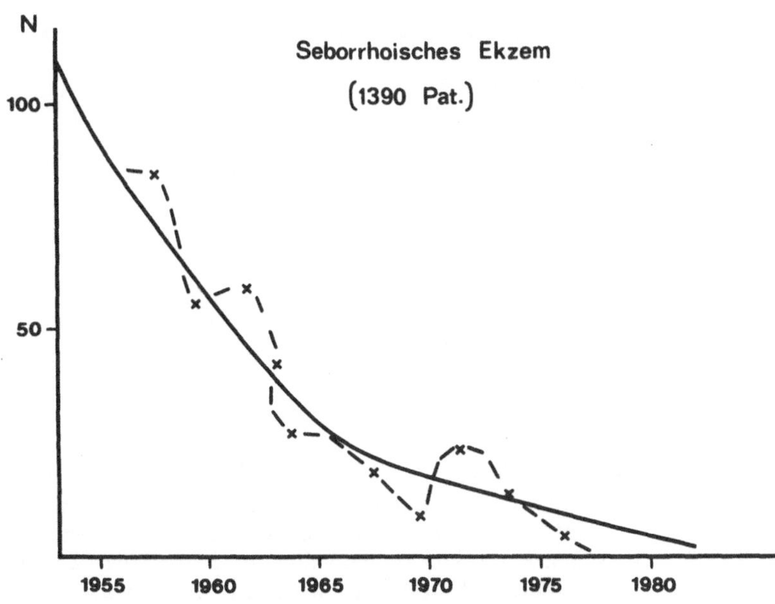

Abb. 2. Relative Häufigkeit des sog. seborrhoischen Ekzems bei Kindern in Abhängigkeit vom Jahr der ersten Diagnose. Die deutliche Abnahme an diagnostizierten Patienten ist vermutlich Folge einer schärferen Abgrenzung anderer Ekzemformen

der Tabelle 2 sind die Untersuchungen von Puissant et al. [11], der 100 Kinder unter 10 Jahren untersuchte, mit denen von Nyfors [10] (Patienten unter 16 Jahren) verglichen.

Wie Asboe-Hansen [1] bestätigte, ist die kindliche Psoriasis fast ausschließlich vom Guttata-Typ. Sie entsteht somit eruptiv, exanthematisch, oft postinfektiös, während der Erwachsenen-Typ bekanntermaßen chronisch-stationär vom numulären Typ ist. Nyfors [10] fand in seinem umfangreichen Untersuchungsgut Psoriasis guttata in 44%; Psoriasis numularis war in 22% der Fälle vertreten (s. Tabelle 3).

Tabelle 3. 245 Patienten unter 16 Jahren (Nyfors [10])

P. guttata	44%
P. nummularis	22%
P. pustulosa	2%
P. arthorpathica	0%
Erythrodermia psor.	0%

Erythrodermie wie auch pustulöse Psoriasis waren extrem selten, eine psoriatische Arthropathie fehlte im Kindesalter völlig.

Die Neigung zur Entwicklung einer postinfektiösen Psoriasis ist im Kindesalter außerordentlich groß. Besonders fieberhafte Tonsillitiden und Anginen gehen dem Krankheitsbild voraus. Nyfors beobachtete eine Exazerbation der Psoriasis nach Tonsillitis in 54%. Das Intervall zwischen Infektion und Psoriasis betrug 2–3 Wochen. Streptokokken-Infektionen stehen weit im Vordergrund. Eine sich bereits im Kindesalter manifestierende Psoriasis verläuft im späteren Leben schwerer [2].

Seborrhoisches Ekzem

Bekanntlich verbirgt sich hinter dem besonders in pädiatrischen Bereichen verwendeten Ausdruck „seborrhoisches Ekzem" des Kindes eine Vielfalt von entzündlichen Dermatosen. Das beim Kleinkind sich zeigende sog. seborrhoische Ekzem unterscheidet sich weiterhin grundsätzlich vom seborrhoischen Ekzem (Unna) des Erwachsenen. Beispiel für die Vielfalt der klinischen Manifestation dieses Krankheitsbegriffes ist das Zinkmangelsyndrom, das vor der Erkenntnis der ätiologischen Ursache als seborrhoisches Ekzem angesprochen wurde.

Das klinische Bild des kindlichen seborrhoischen Ekzems ist gekennzeichnet durch locker haftende Schuppenkrusten auf geröteter Haut. Genito-Crural-Region, behaarter Kopf und Halspartien sind Prädilektionsorte.

Histologisch zeigt sich eine Parakeratose, eine Epidermishyperplasie mit erhöhter mitotischer Aktivität sowie eine charakteristische Neutrophilenemigration aus dem Papillarkörper. Im Unterschied zur Psoriasis zeigt jedoch das seborrhoische Ekzem eine ausgeprägte Spongiose.

Die Untersuchungen am Krankengut der Kieler Hautklinik (Abb. 2) zeigen eine fast kontinuierliche Abnahme der Diagnose „seborrhoisches Ekzem" im letzten Jahrzehnt. Die Ursache dafür ist die schärfere Abgrenzung anderer Krankheitsbilder wie „Neurodermitis diffusa" oder des allergischen Kontaktekzems bei Kindern.

Pflegefehler an kindlicher Haut begünstigen die Entwicklung ekzematöser Veränderungen, die wiederum darauf hinweisen, daß das seborrhoische Ekzem des Kleinkindes kein eigentliches Krankheitsbild darzustellen scheint.

Literatur

1. Asboe-Hansen G (1979) Psoriasis in childhood. In: Faber EM, Cox AJ (eds) Psoriasis. Proceedings of the International Symposium. Stanford University (1971). Stanford University Press, Stanford, USA, p 53
2. Faber EM, Jacobs AH (1977) Infantile psoriasis. Am J Dis Child 131:1266
3. Haatela T (1980) Allergy in young people. Academic Dissertation. Helsingfors (zit n Möller H)
4. Henseler T (In Vorbereitung)
5. Herzberg J (1973) Wenig bekannte Formen der Neurodermitis. Hautarzt 24:47
6. Kjellman N-IM (1986) Immunglobulin E and atopic allergy in childhood. Inaug Diss Linköping University
7. Korting GW (1981) Endogenes Ekzem. In: Korting GW (Hrsg) Dermatologie in Praxis und Klinik, Bd II. Thieme, Stuttgart, S II.63–II.72
8. Lomholt G (1913) Psoriasis. Prevalence, spontaneous course and genetics. Sad, Copenhagen, p 275
9. Möller H (1981) Clinical aspects of atopic dermatitis in childhood. Acta dermato-venereol, Suppl 95:25–28
10. Nyfors A (1981) Psoriasis in children. Acta dermato-venereol, Suppl 95:47–53
11. Puissant A, Pringuet R (1974) Psoriasis de l'enfant. Bulletino dell'Instituto Dermatologica, S. Gallico IX:71

12. Rajka G (1975) Atopic dermatitis. Saunders, London Philadelphia Toronto
13. Thomsen K (1981) Seborrhoic dermatitis and napkin dermatitis. Acta dermato-venereol, Suppl 95:47–53

Prof. Dr. E. Christophers
Univ.-Hautklinik
Schittenhelmstr. 7
D-2300 Kiel

Exogene Dermatosen im Kindesalter

H. Röckl, Würzburg

Kontaktekzem

Die Kürze der Zeit gestattet es mir nicht, auf alle durch exogene Faktoren im weitesten Sinne des Wortes ausgelöste Dermatosen im einzelnen einzugehen. Ich werde mich beschränken auf einige Wenige.

Bei der kurzen Darstellung des Kontaktekzems ist es unumgänglich, den auf Moro (1932) zurückgehenden Begriff des sog. *Ekzema infantum* der keineswegs ausschließlich älteren Pädiatrie in seiner ganzen Komplexizität zu erwähnen und festzustellen, daß wir Dermatologen unter diesem eigentlich nichtssagenden Begriff seit langem verschiedenste, wohl umschriebene Dermatosen verstehen, wobei einmal die *Neurodermitis atopica* und zum anderen das *Seborrhoische Ekzem* (Dermatitis seborrhoides usw.) dominieren. Darüber hinaus werden unter der zu simplen Diagnose „Ekzema infantum" gelegentlich auch noch andere ekzematoide oder psoriasiforme Erscheinungsbilder zusammengefaßt, wie insbesondere das *Exsikkationsekzematid,* das unter Umständen daraus resultierende *Mikrobielle Ekzem,* die Candidose sowie die *Windeldermatitis* sive *Dermatitis ammonicalis,* die unter den heute üblichen hygienischen Möglichkeiten wohl kaum mehr akzeptiert werden kann. Vielmehr liegt diesem mehr oder weniger charakteristischen Bild – prae oder propter – eine Candidose zugrunde. Dementsprechend gestaltet sich die Therapie. Daß das „Ekzema infantum" auch mal eine *Psoriasis* sein kann, ist gelegentlich festzustellen.

Nun zum exogenen oder hämatogenen *allergischen Kontaktekzem des Kindesalters.*

Gestatten Sie mir eine Bemerkung vorweg! Ich möchte gerade auch hier in Wien nicht davon abgehen, was „wie Ekzem aussieht" im Sinne von Hebra, Kaposi, Miescher usw., nach wie vor auch als Ekzem zu bezeichnen und bewußt nicht den mehr oder weniger unbefriedigenden Begriff Dermatitis gebrauchen, insbesondere dann, wenn die Dermatose alle die Voraussetzungen erfüllt, die der klinischen *und* histologischen Definition, wie sie insbesondere Miescher im Ergänzungsband von J. Jadassohn gegeben hat, entspricht. Damit widerspreche ich ausdrücklich auch der neuerlich geäußerten Meinung von A. B. Ackerman, der die diesbezügliche ausgedehnte deutschsprachige Literatur des 20. Jahrhunderts fast vollkommen ignoriert hat. Es genügt nicht, lediglich Hebra und Kaposi zur Kenntnis zu nehmen.

Das Kontaktekzem im Kindesalter ist entgegen mancher Meinungen eine außerordentlich seltene Dermatose, zumindest vor etwa dem 14./15. Lebensjahr, in denen für viele Berufe die Lehrjahre beginnen. Die meisten als Kontaktekzem diagnostizierten Dermatosen sind toxischer Natur, und bei den heutzutage üblichen Bade-, Dusch- und Waschgewohnheiten der Mütter, man könnte fast sagen -zwängen, wohl auch häufig dem Exsikkationsekzematid zuzuordnen. In den letzten 10 Jahren konnten an der Würzburger Klinik von klinisch vermuteten allergischen Kontaktekzemen lediglich 23 verifiziert werden. Die Ursache hierfür wird wohl teils in der verringerten Exposition zu suchen sein und vor dem 4. Lebensjahr – wie Hjorth zeigen konnte – in der bedeutend schwerer zu erreichenden Sensibilisierbarkeit. Die Reagibilität im Epikutantest ist als Beweis für das allergische Kontaktekzem bei Kindern, wie wir mit Möller zeigen konnten, nur mit großer Einschränkung brauchbar. Bei 357 hautgesunden Kindern im Alter von 6 Tagen bis zu 13 Jahren, getestet mit sechs Standard-Allergenen, ergab sich eine überdurchschnittliche Häufigkeit von Reaktionen. Am häufigsten fanden sich Reaktionen zwischen 4. Lebensmonat und 4. Lebensjahr, so daß uns zumindest für diese Altersgruppen Epikutantests sinnlos erscheinen. Testsubstanz und Konzentration müssen berücksichtigt werden. Mit Ausnahme von Benzocain müssen Kaliumbichromat, Sublimat, Formalin, Nickelsulfat, Terpentin als fakultativ toxisch angesehen werden.

Infektionskrankheiten

Wie wir alle wissen, spielen Infektionskrankheiten der Haut bei Kindern immer noch eine wichtige Rolle, in besonderem Maße diejenigen, die durch Staphylokokken oder Streptokokken hervorgerufen werden. Für den Erfahrenen ergeben sich hier weder diagnostische noch therapeutische Probleme. Daß dies jedoch nicht so sein muß, zeigen gelegentliche Fälle von Impetigo contagiosa, also *Staphylodermia* oder *Streptodermia superficialis,* die hinsichtlich Ätiologie vollkommen inadaequat lediglich mit Corticosteroid-Salben behandelt werden und dementsprechend keine Heilungstendenz zeigen. Beide Affektionen, mit ihrem jahreszeitlichen Häufigkeitsgipfel in den Spätsommer- und Herbstmonaten, sind klinisch gut voneinander zu trennen: die streptokokkenbedingte Impetigo zeigt dicke, honiggelbe, gelegentlich auch hämorrhagische Krustenauflagerung, die staphylogene Impetigo anfangs schlaffe, sich zentrifugal ausbreitende Blasenbildung mit zentripetaler Abheilungstendenz, wodurch firnisartige, manchmal blätterteigartige Effloreszenzen resultieren. Hinsichtlich der Erreger handelt es sich um Streptokokken der Gruppe A oder um Staphylococcus aureus (Lysotyp II 71, II 3 A, II 55). Die bereits im Jahre 1878 von Ritter von Rittershain herausgestellte „*exfoliative Dermatitis jüngerer Säuglinge*" ist eine durch eine Staphylokokkentoxin hervorgerufene generalisierte Dermatose. Sie wird heute als *staphylogenes Lyell-Syndrom* bezeichnet (Melish, Glasgow und Turner: staphylococcal scalded skinsyndrome). Ich möchte mich hier nicht dazu äußern, ob der Begriff „staphylogenes Lyell-Syndrom" gerechtfertigt ist oder nicht. Festgehalten werden muß aber, daß das Lyell-Syndrom – toxische epidermale Nekrolyse – nicht nur hinsichtlich der Klinik (Schleimhautbeteiligung), sondern auch ätiopathogenetisch und damit auch therapeutisch und insbesondere histopathologisch-anatomisch wesentliche Unterschiede aufweist. So ist das Lyell-Syndrom charakterisiert durch eine Epidermolyse und Nekrose der gesamten Epidermis, die Staphylodermie aber durch eine subcorneale Spaltbildung. Als auslösende Ursache wird vorerst ein bestimmtes Toxin (Epidermonekrotoxin, α-Nekrotoxin) angesehen, das von Staphylokokken der Phagengruppe II, und zwar der Typen 55 oder 71 produziert wird, die primär wohl nicht in der Haut, sondern z. B. im Nasen-Rachen-Raum oder im Mittelohr zu „sitzen" scheinen. – Schließlich soll hier nicht unerwähnt bleiben, daß wir den früher häufig zu beobachtenden *ekkrinen Schweißdrüsenabszeß des Säuglings* kaum mehr zu Gesicht bekommen.

Die Tuberkulose ist, wie wir alle wissen, wieder häufiger geworden. Deshalb sollte man – noch oder wieder – auch an den seltenen, aber immerhin möglichen *tuberkulösen Primärkomplex* denken, wenn eine schlecht heilende Ulzeration (Primäreffekt) mit Schwellung eines regionären Lymphknotens (Primärkomplex) und späterer Einschmelzung vorliegt.

Die *Tinea faciei* im Kindesalter wird meist durch infizierte sog. Spieltiere, wie Hund, Katze, Kaninchen, Meerschweinchen, Hamster, Mäuse, aber auch durch Groß-Haustiere (Rinder, Pferde) übertragen. Ich erwähne sie hier deshalb, weil nach meiner Erfahrung, trotz des fast eindeutigen klinischen Aspekts mit der eklatanten zentrifugalen Ausbreitungstendenz, die richtige Diagnose meist verzögert oder gar nicht gestellt wird, obwohl ein Pilzpräparat Aufschluß geben könnte. Es findet sich in der Anamnese auch zumeist eine Vielzahl von angewendeten Corticosteroid-Präparaten. Zwei Beispiele:
a) 11jähriger Bub. Infektionsquelle Haustier. Erreger: Epidermophyton floccosum.
b) 14jähriges Mädchen. Infektionsquelle: Meerschweinchen. Drei Monate vorbehandelt mit Alphason, Hexomedin, Aknefug, systemisch mit Tetracyclinen. Erreger: Trichophyton mentagrophytes variatio asteroides.

Das *Erythema chronicum migrans* ist in unseren Breiten, zumindest vorerst, die einzige Hautaffektion, bei der ein Biß durch Zecken, bei uns wohl hauptsächlich Ixodes ricinus, conditio sine qua non für die Übertragung des infektiösen Agens ist. Auf Grund der Tatsache, daß Antibiotika, insbesondere Penicillin, die Dermatose prompt beseitigen, muß angenommen werden, daß bestimmte Mikroorganismen die Erreger sind. Daß das Erythema chronicum migrans natürlich auch im Kindesalter u. U. in mehreren Herden in Erscheinung treten kann, zeigen die drei Fälle. Hinsichtlich des Erregers oder der Erreger dieser chronisch verlaufenden Dermatose müssen Viren, auch wenn diese in der Literatur immer wieder diskutiert werden, schon deshalb ausgeschlossen werden, weil bislang keine Virus-Art bekannt ist, die obligat auf Penicillin anspricht. Ob Rickettsien ursächlich in Frage kommen, bedarf trotz der elektronenoptisch nachgewiesenen Rickettsia like-bodies (Sandbank u. Feuerman) weiterer Untersuchungen.

Die *Lymphadenosis benigna cutis* besonders im Bereich der Ohrmuschel, der Brustwarzen und des Skrotums kann anamnestisch *gelegentlich* auf einen Zeckenbiß zurückgeführt werden. Der wie beim Erythema chronicum migrans gleichgroße Therapieerfolg des Penicillins und die ähnliche geographische Verbreitung lassen den vorsichtigen Rückschluß auf die Identität des Erregers zu.

Leishmaniose der Haut. Obwohl in den letzten Jahren von dermatologischer Seite (s. Niebauer, Stüttgen usw.) immer wieder mit Nachdruck auf das durch den Tourismus bedingte gehäufte Vorkommen von subtropischen und tropischen Hautkrankheiten aufmerksam gemacht worden ist, wird nach meinen Erfahrungen die Leishmaniose der Haut meistens viel zu spät diagnostiziert und dies trotz der relativ einfachen Verifizierungs-Möglichkeit. Dafür gibt es zumindest zwei viel zu wenig beachtete Gründe, nämlich:
1. Die Hautleishmaniose kommt im ganzen Mittelmeerraum vor und nicht nur im Orient und in Nordafrika. Selbst aus dem Tessin wurde über Fälle berichtet (Mazzi u. Siegenthaler). Klingmüller sah einen Patienten, der sich am Genfer See infiziert haben muß.
2. Die Inkubationszeit bis zum Auftreten der ersten Erscheinungen in Form einer Papel an der Stichstelle der Phlebotomen kann in unseren Breiten bis zu einigen Jahren(!) betragen, was bei der Anamneseerhebung in Zweifelsfällen berücksichtigt werden sollte. Als Ursache der latenten Infektion mit verzögerter Manifestation wird der Ortswechsel in kühlere Klimalagen angesehen.

Zwei Beispiele an deutschen Kindern mögen dies veranschaulichen:
a) 5jähriges Mädchen. 1974 Spanien-Aufenthalt. 1976, also etwa zwei Jahre später, erstmals Auftreten eines Knötchens mit langsamer Größenzunahme. Mehr oder weniger laufend lokal und systemisch mit Antibiotika behandelt. Zustand 1979, also nach 5 Jahren: etwa kirschgroßer, derber, zentral teilweise ulzerierter Knoten.
b) 3jähriges Mädchen. September 1976 Mückenstich auf Elba, Januar 1977 erste Erscheinungen. Im Frühjahr 1977 (vom Pädiater) als Furunkel mit Salben behandelt. Später (vom Dermatologen) mit Corticosteroid- und Antibiotika-Salben. In einer Hautklinik, nachdem sich – wie zu erwarten war – massenhaft Candida-Spezies fand, Nystatingabe bis Februar 1978. Zustand im Februar 1978: nach einem Jahr also: etwa 2-markstück-großes, derbes Infiltrat. – Diese Zeitverluste lassen die nach wie vor optimale Therapie, nämlich die Exzision im Gesunden, aus kosmetischen Gründen meist nicht mehr zu. Die medikamentöse Behandlung ist auch heute noch problematisch. Der erste der beschriebenen Fälle zeigt außerdem besonders deutlich, daß die Orientbeule nicht immer nach ein bis zwei Jahren spontan abzuheilen pflegt.

Epizoonosen

Die *Skabies* bedarf hier deshalb der Erwähnung, weil sie erfahrungsgemäß bei Kindern, besonders im Säuglings- und Kleinkindesalter, nicht nur pädiatrischerseits häufig verkannt wird. Dies beruht auf stärker exsudativen Morphen wie Vesikeln und Pusteln und der lokalisatorischen Betonung von Plantae und Palmae sowie der Einbeziehung des Gesichts. Die Diagnose wird dann erschwert, wenn bei längerer Bestandsdauer als Folge immunologischer Reaktionen ein papulöses, u. U. noduläres stark juckendes Exanthem auftritt, das vorzugsweise in der Inguinal-, Perigenital- und der Axillarregion zu beobachten ist. Dieses auch nach spezifischer Therapie noch lange bestehende *postskabiöse Exanthem* läßt zu Unrecht oft

Zweifel an der ursprünglichen Diagnose aufkommen. Die Behandlung muß dann mit Corticosteroid-Externa erfolgen.

Werden gerade im Kleinkindesalter Epizoonosen, wie z.B. durch Getreidemilben etc., mit Sicherheit ausgeschlossen, so bleibt von der ehemals so häufigen Diagnose *Strophulus* bzw. *Prurigo acuta* wohl fast nichts mehr übrig. Das ist zumindest die Erfahrung, die wir machen konnten.

Trombidiose. Zeit der Trombidiose ist landschaftlich unterschiedlich der Spätsommer und Frühherbst. Die Gefährdung ist sogar innerhalb umgrenzter Regionen sehr unterschiedlich. Dementsprechend sind verschiedenste Namen gebräuchlich (Erntekrätze, Herbstbeiß, Sendlinger Beiß, Ansbacher Beiß usw.). Auch wenn die an bestimmten Prädilektionsstellen auftretenden Erscheinungen, wie Druckstellen, die überwiegend von der Art der Ober- und Unterkleidung des Trägers abhängen, von lebhaft geröteten Maculae bis zu ausgesprochen sukkulenten Urticae oder Papeln reichen, so weisen doch der ausgesprochen starke Juckreiz und das epidemieartige Auftreten in der Regel auf die richtige Diagnose hin.

Intoleranz-Reaktionen, Artefakte

Zwei bei Kindern und Jugendlichen gelegentlich zu beobachtende Dermatosen möchte ich hier erwähnen. Das ist einmal die *Dermatitis pratensis,* zum anderen die *Berloque-Dermatitis,* hervorgerufen durch eine phototoxische Reaktion nach Kontakt mit bestimmten Furokumarine enthaltenden Pflanzen, besonders Wiesenbärenklau, Engelwurz, Herkules-Staude, oder nach Kontakt mit bestimmten, besonders Bergamottöl enthaltenden Parfümen. In beiden Fällen ist bekanntlich der auslösende Faktor in der anschließenden Sonnenlicht-Exposition zu suchen.

Hier soll nicht unerwähnt bleiben die in den letzten Jahren zu einem großen Problem gewordene Mode bei Kindern und Jugendlichen, sich tätowieren zu lassen. Es sind nicht nur sog. soziale Randgruppen mit niedrigem Bildungsniveau, die, meist unter der falschen Vorstellung, man könne die *Tätowierung* ja jederzeit wieder entfernen, was berufsmäßige Tätowierer behaupten, sich tätowieren lassen oder sich selbst tätowieren. Das Problem liegt insbesondere darin, daß diese Artefakte später meist ein erhebliches Handicap bei der Partnersuche, in der Ehe oder im Berufsleben darstellen.

Daß insbesondere Daumenlutschen, lang genug praktiziert, zu mehr oder weniger bleibenden Hypertrophien führt, ist nicht, wie man weiß, das Problem schlechthin, vielmehr resultieren daraus meist Zahnstellungsanomalien, die nur durch großen kieferorthopädischen Aufwand wieder reguliert werden können.

Die Prädisposition für *Narbenkeloide* im Kindesalter ist bekannt und sollte berücksichtigt werden. Das neuerdings wieder in Mode gekommene Ohrstechen zwecks Ohrring tragen kann zu Keloiden führen. Das andere Beispiel zeigt Keloide nach Verbrennung im Gesicht; der Bart des als Zwerg maskierten Kindes hatte Feuer gefangen.

Die Gefahr, die heutzutage von Putz- und Reinigungsmitteln für das Kind bei leichtsinniger Aufbewahrung ausgeht, zeigt die Verätzung durch Kalklöser bei diesem Kind.

Iatrogene Dermatosen

Ich kann im Rahmen dieses Referats nicht umhin, schließlich auf einige, bedauerlicherweise immer noch zu häufig zu beobachtende iatrogene Dermatosen einzugehen, obwohl in den letzten Jahren wiederholt dermatologischerseits auf diesbezügliche Nebenwirkungen hingewiesen worden ist.

In Sonderheit betrifft dies Dermatosen, die durch mehr oder weniger langfristige Applikation von Corticosteroid-Externa, vorzugsweise durch fluorierte Corticosteroide, entstehen. Das ist zum einen die Steroid-Rubeosis bzw. -Atrophie, die hinsichtlich der Atrophie der Haut zwar weitgehend als reversibel anzusehen ist, nicht jedoch bezüglich der fleckförmigen Teleangiektasien. Zum anderen und hauptsächlich beobachten wir immer noch viel zu häufig Fälle von perioraler, periorbitaler, facialer Dermatitis. Bei ihr kann in fast allen Fällen ein eindeutiger ätiologischer Zusammenhang festgestellt werden mit einer mehr oder weniger langfristigen topischen Anwendung fluorierter Corticosteroide. Fälle, bei denen dies mit Sicherheit ausgeschlossen werden kann, müssen der selteneren Form der papulösen seborrhoischen Dermatitis, mitunter einem hämatogenen Nickel-Kontaktekzem, zugeordnet werden. Die Therapie der perioralen Dermatitis zeigt eklatant den ätiologischen Zusammenhang: Nach Absetzen der Corticosteroid-Externa zeigt sich eine unter Umständen ein bis zwei Wochen anhaltende Exacerbation; danach kommt es zu einer merkbar fortschreitenden Besserung bis zur völligen und bleibenden Heilung. Allerdings unter der Voraussetzung, daß zumindest in der ersten Woche alle die äußerst vulnerable Haut (s. Histologie) reizenden Externa einschließlich Seifen, Syndets und Kosmetika gemieden werden.

Daß es durch langfristige Anwendung von Corticosteroid-Externa darüber hinaus auch zu Hypertrichose kommen kann, zeigt dieser Fall eines 2jährigen Mädchens, bei dem die Mutter über einen Zeitraum von 1½ Jahren Sulmycin-V-Salbe im Analbereich angewendet hat.

Literatur

Hjorth N (1981) Contact dermatitis in children. Acta Dermatovener Suppl 95:36–39

Klingmüller G (1975) Über mitgeschleppte tropische Hautkrankheiten. Akt Dermat 1:167

Mazzi R (1976) Kutane Leishmaniosis: autochthoner Fall in der Schweiz. Dermatologica 153:104–105

Melish MM, Glasgow LA, Turner MD (1972) The staphylococcal scalded-skin syndrom. J Infect Dis 125:129–140

Müller E, Röckl H (1975) Aussagewert von Läppchentests bei Kindern und Jugendlichen. Hautarzt 26:85–87

Rittershain G Ritter von (1878) Die exfoliative Dermatitis jüngerer Säuglinge. Central-Zeitung für Kinderheilkunde 2:3–23

Röckl H, Müller E, Hiltermann E (1966) Zum Aussagewert positiver Epikutantests bei Säuglingen und Kindern. Arch Klin exp Derm 226:407–419

Sandbank M, Feuerman EJ (1979) Ultrastructural observation of Rickettsia-like-bodies in erythema chronicum migrans. J of Cutaneous Pathology 6:253–264

Siegenthaler R (1965) Leishmaniose in der Schweiz. Schweiz med Wschr 95:296

Prof. Dr. H. Röckl
Dermatolog. Klinik d. Univ. Würzburg
Josef-Schneider-Str. 2, D-8700 Würzburg

Pharmakologische Grundlagen für die Therapie der Haut- und Geschlechtskrankheiten im Kindesalter

S. Marghescu, Hannover

Bei der örtlichen und systemischen Behandlung von Dermatosen müssen vor allem 4 kindheitsspezifische Faktoren beachtet werden. Diese sind:
1. Die erhöhte Gefahr einer resorptiven Toxizität.
2. Das Wachstum.
3. Die besondere Infektanfälligkeit der kindlichen Haut.
4. Die z. T. andersartige Reaktion auf Pharmaka.

Alle diese Faktoren sind besonders im Säuglings- und Kleinkindalter relevant und verlieren mit zunehmendem Alter des Kindes mehr und mehr an Bedeutung.

Die resorptive Toxizität

Die systemische Wirkung bzw. Nebenwirkung von örtlich auf die Haut applizierter Pharmaka ist bei Kindern vor allem aus 3 Gründen erhöht:
1. Die perkutane Resorption ist leichter.
2. Die resorptive Hautoberfläche ist verhältnismäßig größer.
3. Der Abbau bzw. Ausscheidung ist verzögert.

Die perkutane Resorption setzt sich im wesentlichen aus der transepidermalen und der transadnexiellen Permeation zusammen. Generell ist die resorptive Fläche der Hautadnexen im Verhältnis zu der dazwischenliegenden Hautoberfläche gering [2]. So ist auch bei der kindlichen Haut die transepidermale Permeation als der wesentliche Resorptionsweg anzusehen.
Als ausschlaggebende Faktoren der perkutanen Resorption gelten die Barrierefunktion der Hornschicht und der Fettfilm der Hautoberfläche. Die Barrierefunktion der Hornschicht ist im wesentlichen von Dicke, Struktur und Hydratationszustand der Hornschicht abhängig [10]. Eine besondere Bedeutung kommt darüber hinaus der Okklusion in den intertriginösen Räumen zu. Bei der kindlichen Haut ist bei Berücksichtigung dieser Faktoren die perkutane Resorption aus mehreren Gründen erhöht:
1. Die Hornschicht ist besonders palmoplantar dünner.
2. Die Hautoberfläche weist einen höheren Hydratationszustand auf [10].
3. Die Talgproduktion ist geringer, dadurch der Fettfilm weniger bedeutend. So wurde bei Kindern im Alter von 6–12 Jahren eine Tagesausscheidung unter 0,5 mg Lipid/3 h/cm^2 gemessen. Diese Werte stiegen mit zunehmendem Alter an und erreichten im Alter von 15–19 Jahren etwa 2,5 mg Lipid/3 h/cm^2 [9].
4. Der natürliche intertriginöse Raum bei Kindern ist besonders im Säuglingsalter verhältnismäßig ausgedehnter (Halsfalte, Perigenital- und Perianalregion). Hinzu kommt die künstliche durch die Windelhose geschaffene Okklusion. Hierbei muß beachtet werden, daß Okklusivbedingungen die Perspiratio behindern, dadurch eine Schwellung und Erweichung der Keratinfilamente bewirken und so die Permeation bis auf das 10fache und mehr erhöhen [10].

Bei Kindern ist auch die *resorptive Hautoberfläche* verhältnismäßig größer. Ein 50 cm großer Neugeborener verfügt über 0,245 m^2 Hautoberfläche bei einer 124 g schweren Leber und bei 24 g Nierengewebe. Das ergibt einen Haut/Leber-Quotienten von 506,12 g Leber auf 1 m^2 Haut. Der Haut/Nieren-Quotient beträgt 97,96 g Nierengewebe auf 1 m^2 Haut. Die gleichen Zahlen lauten bei einem 170 cm großen Erwachsenen: Hautoberfläche 2,14 m^2, Lebergewicht 1630 g, Nierengewicht 290 g, Haut/Leber-Quotient 761,68 g, Haut/Nieren-Quotient 135,51 g [12]. Daß dabei Abbau bzw. Ausscheidung perkutan resorbierter oder systemisch zugeführter Pharmaka verzögert und dadurch die Gefahr einer Kumulation größer ist, leuchtet ein. So wurden nach oraler Applikation von Oxacillin in auf die Körperoberfläche bezogenen Dosen in allen Altersstufen nach 2 Stunden gleiche Blutspiegelwerte gemessen. Bei Neugeborenen allerdings war der Blutspiegel 8 x höher und die Eliminationshalbwertzeit 4 x länger als bei Erwachsenen. Die Normalisierung erfolgte erst gegen Ende des 1. Lebensmonats [5].
Der Abbau bzw. Ausscheidung perkutan resorbierter Pharmaka wird bei Säuglingen und Kleinkindern schließlich durch die *Unreife zahlreicher Stoffwechselmechanismen* verzögert. Als Beispiel sei die Met-Hämoglobin-Bildung mit konsekutiver Atemnot beim Einreiben von mentholhaltigem Hautbalsam in die Haut des Kindes bis zum 2. Lebensjahr als Folge der Unreife des Met-Hämoglobin-Reductase-Systems erwähnt [5].
Durch die erhöhte perkutane Resorption und durch den unzureichenden Abbau bzw. Ausscheidung ist die Kumulationsgefahr größer. Daraus ergeben sich mehrere praktische Schlußfolgerungen. Die wichtigsten seien hier kurz aufgezählt:
1. *Salicylsäure* erleichtert, wie die Keratolytica im allgemeinen, zusätzlich die perkutane Permeation. Die Konzentration der Salicylsäurepräparate und/oder die damit behandelte Oberfläche müssen bei Kindern angemessen klein gehalten werden.
2. *Borsäure* in Salben, Pudern oder anderen Zubereitungen kann besonders bei Säuglingen und Kleinkindern auch niedrigprozentig tödliche Intoxikationen verursachen. Besonders gefährdet sind dabei Säuglinge mit Windeldermatitis, wo sich zur natürlichen und künstlichen Okklusion die resorptionsfördernde Wirkung der Hautentzündung gesellt [3].
3. *Quecksilber*haltige Pharmaka (z. B. weiße Präzipitatsalbe) können bei Kleinkindern eine von Feer beschriebene Erkrankung hervorrufen, die neben Rötung und Schuppung der Hände und Füße auch von Akrodynie, Tachykardie und Hypertonie begleitet wird [5].
4. Durch die begünstigten Resorptionsverhältnisse im Windelbereich wird die Tiefentoxizität von *Pyoktanin* erhöht. Von Erwachsenen gut tolerierte 2 %ige wäßrige Lösungen können bei Säuglingen hier zu Nekrosen Anlaß geben. Eine 0,5 %ige wäßrige Pyoktanin-Lösung ist ebenso wirksam und ungefährlich.
5. *Glukokortikoid*haltige Externa sollen nach Möglichkeit gering konzentriert, kleinflächig und nur kurzzeitig zur Anwendung kommen. Bei der erforderlichen Langzeitbehandlung, z. B. bei konstitutionellem Ekzem, ist der kontinuierlichen eine diskontinuierliche, oder noch besser eine alternierende Behandlung vorzuziehen [6]. Nach Palitzsch [8] führt bei systemischer Kortikoidbehandlung von Kindern eine kontinuierliche Anwendung je nach Dosis bereits in der 2. Woche zu einer Suppression des adrenalen Regelkreises mit konsekutiver Nebennieren-

rinden-Insuffizienz, während eine alternierende zirkadiane Behandlung (gesamte Dosis an jedem 2. Tag morgens) erst nach einigen Monaten den gleichen Effekt hat. Bezüglich der örtlichen Nebenwirkungen von Kortikoiden sind Säuglinge im Windelbereich besonders gefährdet und können unter einer entsprechenden Langzeittherapie das Vollbild des Granuloma glutaeale infantum entwickeln [1]. Bei Heranwachsenden wirkt die örtliche Kortikoidbehandlung insbesondere inguinal fördernd auf die Bildung von Striae [4], ein wichtiges Argument gegen die Anwendung von Kombinationspräparaten.

Das Wachstum

Zytostatisch wirksame Pharmaka hemmen auch das Wachstum des Kindes und sollten nur bei vitalen Indikationen (Morbus Abt-Letterer-Siwe, systemischer LE, schwere Dermatomyositis u.a.) eingesetzt werden. Es darf hierbei nicht vergessen werden, daß die Wachstumshemmung eine für das Kindesalter typische Kortikoidnebenwirkung darstellt [5]. In diesem Zusammenhang sei erneut auf die Vorteile einer alternierenden zirkadianen Behandlung mit Kortikoiden erinnert.

Die besondere Infektanfälligkeit der kindlichen Haut

Die örtliche Hautimmunität ist komplexer Natur und noch unzureichend geklärt. Neben der örtlichen Bedeutung vor allem von T-Zellen spielen dabei auch die Fähigkeit zur Leukotaxis, zur Freisetzung lysosomaler Enzyme und zur Phagozytose eine Rolle. Entsprechende Defekte wurden zur Erklärung der Infektanfälligkeit der neurodermitischen Haut herangezogen [7]. Hinzu kommen insbesondere im Windelbereich als infektionsbegünstigend die Alkalisierung der Hautoberfläche, der erhöhte Feuchtigkeitsgehalt und die höhere Hauttemperatur. Schließlich sei noch auf die Herabsetzung der örtlichen Infektresistenz durch Glukokortikoide hingewiesen. Aus den genannten Gründen ist bei Säuglingen und Kleinkindern eine zusätzliche antimikrobielle Behandlung bei Anwendung von Kortikoidexterna eher erwünscht als bei Erwachsenen.

Andersartige Reaktion auf Pharmaka

Besonders bei Frühgeborenen und reifen Neugeborenen sind zahlreiche Stoffwechsel- und Ausscheidungsmechanismen unzureichend entwickelt und führen so zu andersartigen Reaktionen als bei Erwachsenen. Einige, auch für den Dermatologen wichtige Aspekte sollten hier kurz aufgezählt werden:

Antibiotika. Chloramphenicol kann in der üblichen Dosierung bei Früh- und Reifgeborenen das Grey-Syndrom mit Meteorismus, Erbrechen und Zyanose, Dyspnoe und terminalen Vasomotorenkollaps hervorrufen. Die Maximaldosis für Frühgeborene soll nicht mehr als 25 mg/kg, für Reifgeborene höchstens 50 mg/kg betragen [5]. *Sulfonamide* verursachen im I. Trimenon vermehrt einen Kernikterus [5]. *Tetracycline* verfärben die Zähne gelbbraun und erhöhen die Kariesanfälligkeit. Hochdosiert, besonders in der Schwangerschaft, können die Tetracycline wegen der guten Placentapassage durch

Einlagerung in den Knochen eine Wachstumsverzögerung des Fötus bewirken. Seltener wird bei Säuglingen auch eine reversible intrakranielle Drucksteigerung im Liquor beobachtet [5]. Tetracycline sollten deshalb nicht in der II. Schwangerschaftshälfte und nicht während der ersten 7 Lebensjahre angewendet werden.

Nasentropfen mit Sympathikomimetika von Naphthalin-Imidazol-Ringstruktur (z.B. Privin, Tyzine, Otriven) können bei Säuglingen narkoseartige Vergiftungsbilder mit Hypothermie, Bradykardie, Kollaps und Apnoe hervorrufen [5].

Vitamin A. Bei Überdosierung können Säuglinge mit Anstieg des Liquordruckes und pseudomeningitischen Reizerscheinungen reagieren. Bei Langzeitbehandlung mit mehr als 6000 IE/kg/Tag wurden Haarausfall, Appetitlosigkeit, Reizbarkeit, Hepatosplenomegalie, schmerzhafte Schwellung der Röhrenknochen und sogar Wachstumshemmung durch verfrühte Epiphysenschluß beobachtet [5]. Eine Langzeitbehandlung über 16–42 Monate bei 7 Kindern im Alter von 7 Monaten bis 11 Jahren mit 2 mg Retinoid/kg zeigte dagegen keine gravierenden klinischen oder serologisch faßbaren Nebenwirkungen [11].

Literatur

1. Altmeyer P (1973) Die Bedeutung fluorierter Glucocorticoide in der Aetiopathogenese des Granuloma glutaeale infantum (Tappeiner u. Pfleger) Z Hautkr 48:621–626
2. Fredriksson T (1980) Perkutane Absorption. In: Korting GW (Hrsg) Dermatologie in Praxis und Klinik, Bd I. Thieme, Stuttgart, S 2.31–2.39
3. Goldbloom RB, Goldbloom A (1953) Boric acid poisoning. Report of four cases and a review of 109 cases from the world literature. J. Pediatrics 43:631–643
4. Gschwandtner WR (1973) Striae cutis atrophicae nach Lokalbehandlung mit Corticosteroiden. Hautarzt 24:70–73
5. Harnack GA von, Janssen F (1978) Spezielle Arzneischäden im Säuglings- und Kindesalter. In: Heintz R (Hrsg) Erkrankungen durch Arzneimittel, 2. Aufl. Thieme, Stuttgart, S 502–513
6. Marghescu S (1983) Externe Kortikoidtherapie: Kontinuierliche versus diskontinuierliche Anwendung. Hautarzt 34:114–117
7. Neubert U, Wolff HH (1982) Komplikationen bei atopischem Ekzem. Allergologie 5:52–57
8. Palitzsch D (1980) Kortikosteroide in der Kinderheilkunde. Fortschr Med 98:364–366
9. Pochi PE, Strauss JS (1974) Endocrinologic control of the development and activity of the human sebaceous gland. J Invest Dermatol 62:191–201
10. Stüttgen G, Schaefer H (1974) Funktionelle Dermatologie. Springer, Berlin Heidelberg New York, S 353–376
11. Tamayo L, Ruiz-Maldonado R (1981) Long-term follow-up of 30 children under oral retinoid Ro 10-9359. In: Orfanos CE, Braun-Falco O, Farber EM, Grupper Ch, Polano MK, Schuppli R (eds) Retinoids. Advances in basic research and therapy. Springer, Berlin Heidelberg New York, pp 287–294
12. Wissenschaftliche Tabellen Geigy, Teilband Körperflüssigkeiten (1977), 8. Aufl. Basel

Prof. Dr. med. S. Marghescu
Hautklinik Linden
Ricklinger Str. 5
D-3000 Hannover 91

Zur Häufigkeit von Dermatosen im Kindesalter

T. Henseler, Kiel

In der Universitäts-Hautklinik werden Krankengeschichten und Ambulanzkarten maschinengerecht seit 1954 dokumentiert. Inzwischen liegen Daten von 118 544 Patienten vor, wobei der größte Teil im ambulanten Bereich zu finden ist. Dort haben wir 107 496 Behandlungen. Betrachten wir nur die Patienten, die jünger als 18 Jahre sind – im folgenden werde ich mich auf dieses Kollektiv beschränken – so haben wir noch 17 844 Patienten bei 23 971 Behandlungen zur Auswertung zur Verfügung (43,5 % männlich, 56,5 % weiblich). Im stationären Bereich handelt es sich um 32 862 Aufnahmen, die sich wiederum nach der Altersauswahl auf 6320 Aufnahmen bzw. 5652 Patienten reduzieren. Besonders zu bemerken ist, daß es sich bei der nachfolgenden Darstellung nur um beobachtete Häufigkeiten an einer Universitätsklinik handelt und die Angaben daher nicht unbedingt den tatsächlichen Häufigkeiten des Auftretens in der Bevölkerung entsprechen müssen.

Die häufigsten Dermatosen

Die häufigsten Diagnosen im ambulanten Bereich sind in Abb. 1 dargestellt. Die Aufgliederung der Balken ist einmal nach den Geschlechtern vorgenommen, wobei nur die ambulanten Erstbehandlungen gezählt wurden. Der nicht weiter bezeichnete Bereich der jeweiligen Balken stellt die Anzahl der Patienten dar, die längere Zeit, d. h.

über einen längeren Zeitraum als 1 Jahr behandelt worden sind. Bei der Gruppe des Ekzems (23 %) ist der Anteil der Jungen und Mädchen ungefähr gleich groß. In 25 % waren im längeren Zeitraum mehrere Behandlungen notwendig.

Die Ekzeme teilen sich auf in das seborrhoische Ekzem (5,5 %), in das Ekzema infantum (5,0 %), in die Neurodermitis diffusa (4,3 %) und sonstige Ekzeme (7,9 %). In der Gruppe sonstiger Ekzeme sind enthalten: die Ekzeme mit Allergen-Nachweis, Kontaktekzeme, zum anderen aber auch das impetiginisierte Ekzem, das dyshidrotische und das nummuläre. Daß bei dieser Art der Definition auch Überschneidungen möglich sind, läßt sich nicht vermeiden. Eine Trend-Analyse der Zunahme der Ekzeme ist deswegen erheblich erschwert, weil zum Beispiel ein früher als dyshidrotisch bezeichnetes Ekzem heute meist durch neuere diagnostische Möglichkeiten als Kontaktekzem mit bestimmtem Allergen-Nachweis diagnostiziert wird. Bei der Gruppe der sonstigen Ekzeme handelt es sich in 33,3 % der Fälle um Ekzeme mit Allergen-Nachweis.

Bei den Angiomen überwiegen die Mädchen mit 74,3 % und bei über 50 % der Patienten erfolgten in langfristigen Zeiträumen mehrere ambulante Vorstellungen. Dies resultiert aus der Kontrolle der spontanen Abheilungen des Säuglingshaemangioms. In der Gruppe der Angiome nimmt allein das Säuglingshaemangiom einen

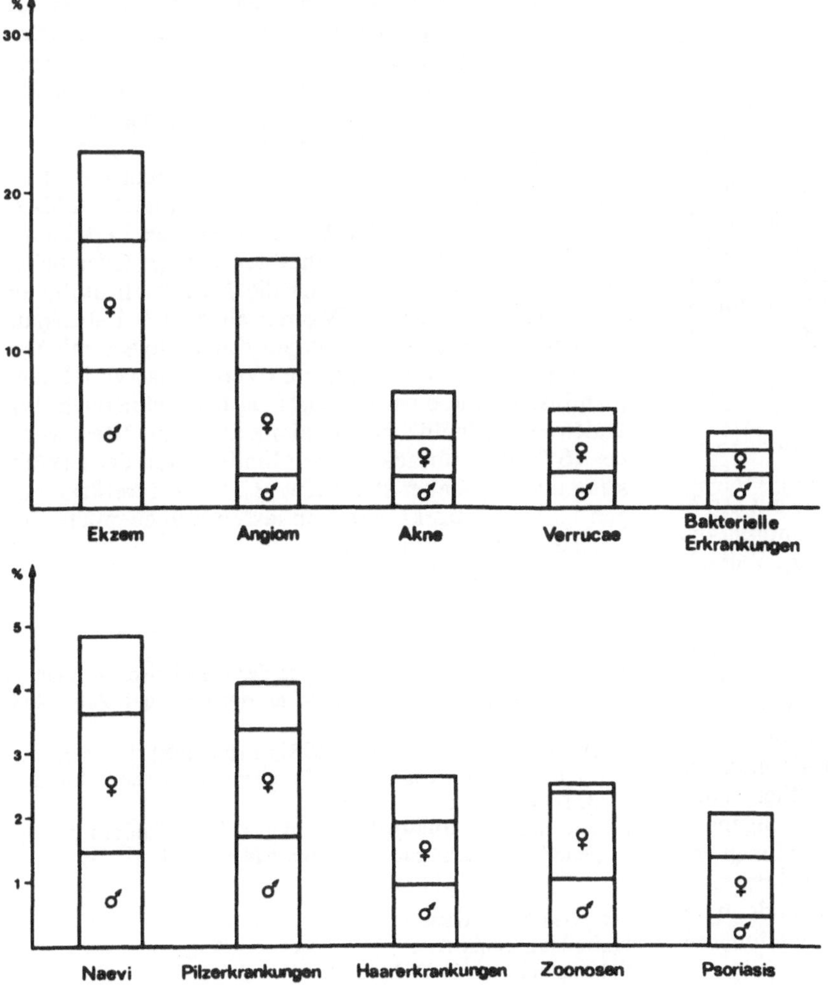

Abb. 1. Die häufigsten Diagnosengruppen in der Ambulanz der Hautklinik Kiel. *Untere* und *mittlere Unterteilung:* männliche bzw. weibliche Erstbehandlung, *obere Unterteilung:* über einen längeren Zeitraum behandelte männliche und weibliche Patienten

"

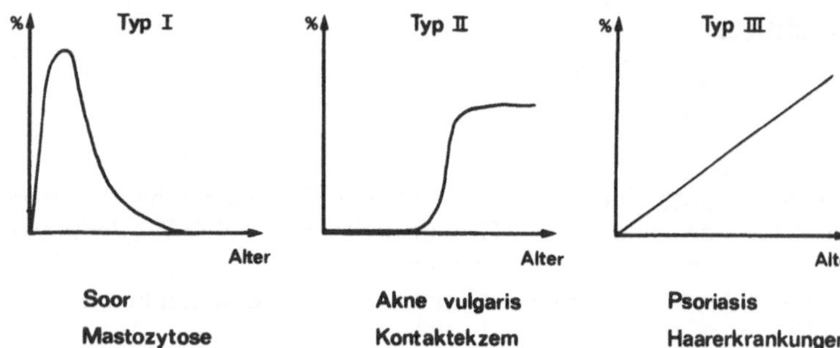

Abb. 2. Verschiedene typische Verteilungen für das Auftreten von Erkrankungen im Kindesalter. (Maximum bei Angiom, Mastozytose und Soor: 1. bis 2. Lebensjahr; Anstieg bei der Akne: ab 11. Lebensjahr; beim Kontaktekzem: ab 15. Lebensjahr; bei Verrucae: ab 5. Lebensjahr)

Anteil von 77 % ein. Der Rest verteilt sich mit etwa gleichen Anteilen auf den Naevus araneus und Naevus flammeus.

Bei der Akne finden wir die Mädchen mit 70,1 % deutlich häufiger vertreten als die Jungen. Es handelt sich hierbei fast ausschließlich um die Akne vulgaris. 2/10 steuern jeweils mit gleichen Anteilen die Akne comedonica und Akne indurata bei. Eine Mehrfachbehandlung war in 38,1 % notwendig.

Die Gruppe der Warzen setzt sich aus der Verruca vulgaris, Verruca plana juvenilis und Verruca plantaris zusammen. Mit 1,7 % sind außerdem die Condyloma acuminata enthalten. Bei nur 18 % der Patienten kommt es zu längeren Behandlungszeiten. Bei den Pyodermien handelt es sich in ca. 70 % um die Impetigo vulgaris. Im Balken der Naevi sind folgende Diagnosen enthalten: der Naevuszellnaevus (31,1 %), der Tierfellnaevus (23,6 %) und der Naevus spilus und andere Pigmentnaevi. 25 % sind über mehrere Jahre observiert oder mehrfach therapiert worden.

In der Gruppe der Pilzerkrankungen tauchen zu etwa gleichen Anteilen folgende Diagnosen auf: die Soormykose (25 %), die interdigitale Fußmykose (27,5 %) und die oberflächliche Trichophytie (21 %). Der Rest setzt sich im wesentlichen aus der Trichophytia profunda und der Diagnose Tinea corporis zusammen. Der Anteil der Geschlechter ist hierbei gleich groß, 17,9 % wurden mehrfach behandelt. Deutlich ist der Geschlechtsunterschied bei der Psoriasis, bei der wir nur 32 % Jungen vorfinden. Dies zeigt jedoch nur auf, daß die Mädchen insbesondere im pubertären Alter häufiger den Hautarzt aufsuchen als die Jungen [1], denn frühere Untersuchungen ergaben, daß Männer und Frauen etwa gleich häufig betroffen sind [2].

In der Reihenfolge der Häufigkeit lassen sich dann weiter nennen: das Keloid (1,7 %), die Urticaria (1,5 %), gefolgt von der Ichthyosis (1,0 %) und Pityriasis rosea (0,9 %). Es schließen sich Molluscum contagiosum, Herpes simplex, Granuloma anulare und Cysten mit 0,6 % bis 0,5 % an. Weiter folgen die gutartigen Tumoren, die Mastozytosen (kindliche Urticaria pigmentosa), Varizellen Zoster jeweils mit 0,4 % und schließlich Lupus vulgaris mit 0,2 %.

Ein Vergleich der ambulanten Frequenzen mit den stationären Aufnahmen in der Universitäts-Hautklinik Kiel zeigt eine zu erwartende deutliche Verschiebung. Das Ekzema infantum wird in erster Linie ambulant behandelt, stationär kaum. Der Anteil der Neurodermitis ist dagegen im stationären Bereich wesentlich höher, nämlich 9,65 % der insgesamt stationär behandelten jugendlichen Patienten. Die Quote der Mehrfach-Aufnahmen beträgt dabei 36,7 %. Ebenso erhöht ist der Anteil der sonstigen Ekzeme mit 9,37 %. Bei dieser Gruppe findet man auch einen großen Anteil von wiederholt stationären Aufnahmen: 44,5 % der Patienten.

Die Pilzerkrankungen (8,8 %) und bakteriellen Erkrankungen (8,2 %) sind im stationären Bereich von größerer Bedeutung als im ambulanten. Auch die Psoriasis Jugendlicher wird häufiger stationär (6,2 %) als ambulant (2,1 %) behandelt. Auffallend ist, daß ein großer Anteil der Patienten mehrfach wegen ihrer Krankheit stationär aufgenommen werden: darunter fallen die Akne mit 67,7 % und die Warzen mit 42,9 %. Auch bei den Pilzerkrankungen finden wir mit 52 % erhöht wiederholte stationäre Aufnahmen.

Altersverteilungen

Klassifiziert wird hier in drei spezielle Typen von Verteilungen (Abb. 2). Bei Typ I tritt Erkrankung im sehr frühen Kindesalter auf, bei Typ II erfolgt eine deutliche Zunahme erst im späteren Kindesalter. Der dritte Typ ist schließlich der, bei dem eine allmähliche Zunahme mit dem Alter erfolgt. In den Typ I läßt sich der Soor eingliedern, ebenso die Mastozytose (Urticaria pigmentosa), bei der ein Maximum im Alter von 2 Jahren und dann ein allmähliches Abklingen zu verzeichnen ist. Einen ähnlichen Trend, jedoch weniger ausgeprägt, finden wir bei den Angiomen (s.o.). Auch hier ist das Maximum wenige Wochen nach Geburt festzustellen und es erfolgt dann eine allmähliche Abnahme. Der nächste Verteilungstyp wird durch die Akne repräsentiert. Die Erkrankung setzt allmählich ab dem 11. Lebensjahr ein und findet ein Maximum im pubertären Alter. In die Gruppe des Verteilungstyps II gehören auch die Kontaktekzeme (Anstieg bei 15 bis 17 Jahren) und ebenso auch die Warzen. Im ambulanten Bereich nehmen die Warzen ab dem 5. Lebensjahr deutlich zu und bleiben dann auf einem Niveau mit kleinen Variationen. Für den letzten Verteilungstyp III kann man insbesondere die Psoriasis als Beispiel nennen. Wir finden eine allmähliche Zunahme mit dem Alter, wobei bei 10 % der Psoriatiker eine Manifestation der Erkrankung im Kindesalter stattfindet [3]. Die Haarerkrankungen und die Pilzerkrankungen lassen sich ebenfalls zum Verteilungstyp III zuordnen.

Literatur

1. Dees G (1977) Strukturanalyse der poliklinischen Klientel einer Hautklinik. Dissertation an der Christian-Albrechts-Universität Kiel
2. Andreßen C, Henseler T (1982) Erblichkeit der Psoriasis. Eine Analyse von 2035 Familienanamnesen. Hautarzt 33:214–217
3. Korting GW (1969) Hautkrankheiten bei Kindern und Jugendlichen. Schattauer, Stuttgart New York

Dr. rer. nat. T. Henseler
Univ.-Hautklinik Kiel
Schittenhelmstr. 7, D-2300 Kiel

Hautkrankheiten bei Gastarbeiterkindern

H. C. Korting, München

Obwohl Gastarbeiterkinder einen wesentlichen Teil der deutschen Wohnbevölkerung und damit auch des Kinderkrankengutes deutscher Dermatologen darstellen, ist die Frage, welche Besonderheiten in qualitativer bzw. quantitativer Hinsicht sich daraus für den Hautarzt ergeben, bislang kaum bearbeitet worden. Dies verwundert um so mehr, als aus der Pädiatrie Ergebnisse vorliegen, die klare, statistisch untermauerte Unterschiede in der Morbidität von ausländischen und deutschen Kindern erkennen lassen. So ergab die Analyse eines stationären pädiatrischen Krankengutes eine signifikante Häufung von „Erkrankungen der Atmungsorgane, Erkältungs- und Grippekrankheiten", „Durchfallerkrankungen" und „Infektionskrankheiten" (worunter u. a. Hepatitiden verstanden wurden) bei ausländischen Kindern; aber auch signifikant seltenere Krankheiten ließen sich aufweisen, etwa eine niedrigere Inzidenz operationsbedürftiger Leistenbrüche [3]. Darüber hinaus ergaben sich allgemeine Charakteristika in bezug auf die ärztliche Betreuung, so ließ sich etwa eine größere Häufigkeit der stationären Aufnahme und der Inanspruchnahme des Krankenhausbereitschaftsdienstes bei ausländischen Kindern erkennen [2].

Um Antworten auf die gestellte Frage zu erhalten, wurde das gesamte ambulante pädiatrische Krankengut der hiesigen Dermatologischen Poliklinik an Hand eines Dokumentationsbogens untersucht. Dabei wurden alle Kinder nicht-deutscher und deutscher Nationalität erfaßt, die sich zwischen dem 1. 1. und dem 31. 12. 1981 erstmals vorstellten und das 10. Lebensjahr noch nicht vollendet hatten. Insgesamt konnten so Daten von 830 Kindern zugrunde gelegt werden, von denen 165 (19,9 %) nicht die deutsche Staatsangehörigkeit besaßen. Dabei handelte es sich im wesentlichen um Kinder von Gastarbeitern. 42,2 % der ausländischen Kinder besaßen die türkische, 24,2 % die jugoslawische, 12,1 % die italienische und 9,1 % die griechische Staatsangehörigkeit.

Einen wichtigen Parameter zur Beantwortung der Frage, ob die bei ausländischen Kindern im Klinikbereich vorgestellten Dermatosen womöglich als schwerer oder leichter einzustufen sind, stellt die Notwendigkeit der raschen stationären Aufnahme (hier binnen 7 Tagen) dar. Bei deutschen Kindern ergab sie sich in 9,9 % der Fälle, bei ausländischen hingegen in 21,3 %, also signifikant häufiger (p < 0,001). Daß bei ausländischen Kindern, wenn sie überhaupt vorgestellt werden, schwerere bzw. akutere Erkrankungen vorliegen, schlägt sich auch in der Häufigkeit der Inanspruchnahme des Notdienstes nieder: nur 9,0 % aller deutschen, aber 20,0 % aller ausländischen Kinder wurden erstmals außerhalb der üblichen Sprechstundenzeiten gesehen (p < 0,001). Auch im Notdienst wiederum mußten viel mehr ausländische als deutsche Kinder rasch stationär aufgenommen werden; nur die insgesamt kleine Zahl derartiger Patienten ließ im vorliegenden Material keine statistisch abgesicherten Aussagen zu (p > 0,05)

In jedem Falle wird so das mögliche Argument entkräftet, die gehäufte Vorstellung von ausländischen Kindern im Notdienst hänge allein mit anderen sozialen Rahmenbedingungen, nicht aber mit der Ausprägung der Hautkrankheiten selbst zusammen. Eher nicht mit der Schwere der im Vordergrund stehenden Erkrankung, die in der Regel ja Grund der Vorstellung ist, geht die Anzahl

weiterer Hautkrankheiten beim gleichen Kind parallel: Mehrfachdiagnosen wurden bei 16,5 % der deutschen, aber nur bei 14,5 % der ausländischen Kinder gestellt (p > 0,05).

Die beiden Gruppen der ausländischen und deutschen Kinder unterscheiden sich aber nicht nur im Hinblick auf die Schwere ihrer Hautkrankheiten, sondern auch im Hinblick auf deren Art. Dabei verlaufen die bei ausländischen Kindern gehäuft vorkommenden Krankheiten ihrem Wesen nach eher akut, die bei deutschen eher chronisch. Den Schwerpunkt schlechthin bilden – relativ betrachtet – bei Gastarbeiterkindern infektiöse Hauterkrankungen. Am deutlichsten zeigt sich dies bei einer Epizootie, der Skabies, die bei 13,3 % aller ausländischen, aber nur bei 0,9 % aller deutschen Kinder im Vordergrund stand (p < 0,001). Aber auch bakterielle und virale Infektionen der Haut bedrohen vor allem Gastarbeiterkinder: 7,3 % (gegenüber 2,3 %) litten an Impetigo contagiosa (p < 0,01), 2,4 % (gegenüber 0,2 %) an vulgärer Pyodermie (p < 0,001), 7,3 % (gegenüber 3,6 %) an Mollusca contagiosa (p < 0,05). Der auffällige Unterschied in der Häufigkeit der akuten Urtikaria (2,4 % gegenüber 0,6 %; p < 0,05) könnte ebenfalls wenigstens teilweise ähnliche Ursachen haben; hier wäre speziell an bei Gastarbeiterkindern gehäufte Wurminfestationen zu denken (bei ausländischen Erwachsenen ist deren Häufigkeit gut belegt [1]). Die einzigen bei Gastarbeiterkindern gehäuften Dermatosen, die nicht in diesem Zusammenhang zu sehen sind, stellen die des seborrhoischen Formenkreises in seinem engsten Sinne dar (4,2 % gegenüber 1,4 %; p < 0,05).

Gastarbeiterkinder unterscheiden sich von ihren deutschen Altersgenossen aber nicht nur durch eine Reihe von Hautkrankheiten, die bei ihnen häufiger auftreten, es gibt auch Hautkrankheiten, die bei ihnen deutlich seltener im Vordergrund zu stehen scheinen. Dies gilt in ganz besonderem Maße für das atopische Ekzem, das bei nur 12,1 % der ausländischen gegenüber 29,2 % der deutschen Kinder die Hauptdiagnose darstellte (p < 0,001). Bei dieser ja stark genetisch geprägten Krankheit werden weitere Untersuchungen zeigen müssen, ob sie tatsächlich bei Kindern mancher wichtiger Gastarbeiter entsendender Nationen seltener vorkommt oder ob leichtere Ausprägungen dieser häufigen Krankheit von ausländischen Eltern nicht als Grund angesehen werden, eine Hautklinik aufzusuchen. Für die seltenere Beobachtung von Nävuszellnävi und vor allem Gefäßfehlbildungen (jeweils 1,2 % gegenüber 7,3 % resp. 4,8 % (p < 0,01 resp. < 0,05) als Hauptdiagnosen dürfte dies sicherlich ein Grund sein.

So sehr erhebliche Unterschiede in der Häufigkeit bestimmter prinzipiell auch bei uns vorhandener Hauterkrankungen im Kindesalter auffallen, so wenig finden sich bei Gastarbeiterkindern für ihre Nationalität als typisch angesehene, im Weltmaßstab aber seltene Dermatosen, etwa Genodermatosen. Dies steht im übrigen in völliger Übereinstimmung mit den Erfahrungen der Pädiater [4].

Die Unterschiede in Art und Schwere der Hautkrankheiten bei Gastarbeiterkindern im Vergleich zu ihren deutschen Altersgenossen schlagen sich zum Teil auch in der Therapie nieder. Dies gilt in erster Linie für die systemische (im wesentlichen orale) Antibiotikatherapie. Sie

erweist sich bei 6,7% der ausländischen, aber nur bei
3,0% der deutschen Kinder als notwendig (p < 0,05).
Nicht zuletzt wohl auf Grund der geringeren Häufigkeit
des atopischen Ekzems benötigen Gastarbeiterkinder
demgegenüber seltener eine orale Gabe von Antihistaminika (3,0 gegenüber 6,2%; p > 0,05). In der oralen
Antimykotikatherapie unterscheiden sich beide Gruppen
nur wenig (1,8% gegenüber 3,0%; p > 0,05).

Weitere Untersuchungen werden notwendig sein, um
die Eigentümlichkeiten des heute beachtlichen ausländischen Anteils am gesamten pädiatrisch-dermatologischen Krankengut noch besser zu erkennen. Die Notwendigkeit, dieses neue Feld der pädiatrischen Dermatologie weiter zu erschließen, geht aber aus den vorgelegten
Daten zweifelsfrei hervor.

Literatur

1. Aspöck H, Picher O, Flamm H (1975) Häufigkeit und Bedeutung des Parasitenbefalls von Gastarbeitern. Wien Med
   Wochenschr 125:540–543

2. Collatz J, Natzschka J, Schwoon D (1977) Krankheiten,
   Einweisungshäufigkeit und Krankheitsverläufe bei ausländischen Kindern im Krankenhaus. Öffentl Gesundh-Wes
   39:746–758
3. Collatz J, Natzschka J, Schwoon D (1980) Krankheiten,
   Einweisungshäufigkeit und Krankheitsverläufe bei ausländischen Kindern in der Hannoverschen Kinderheilanstalt.
   In: Hellbrügge T (Hrsg) Die Kinder ausländischer Arbeitnehmer. Urban und Schwarzenberg, München Wien,
   S 29–47
4. Stickl H, Wohlgemuth M (1980) Infektionskrankheiten und
   Impfschutz bei Kindern ausländischer Arbeitnehmer. In:
   Hellbrügge T (Hrsg) Die Kinder ausländischer Arbeitnehmer. Urban und Schwarzenberg, München Wien,
   S. 197–212

Dr. H.C. Korting
Dermatolog. Klinik u. Poliklinik
Frauenlobstr. 9–11
D-8000 München 2

Vorläufer und Frühformen des malignen Melanoms*

H. Gartmann, Köln

Die Tatsache, daß P. G. Unna bereits 1896 histologische
Merkmale des malignen Melanoms erkannte, die heute
als besonders wichtig für die Zuordnung zu einer der bekannten Formen des malignen Melanoms angesehen
werden, wird nur noch wenigen bekannt sein. Er beschrieb nämlich wohl als erster jene dysplastischen Melanozyten, die sich intraepidermal ausbreiten, wegen ihrer
Form und Gestalt seit Jahrzehnten als pagetoide Melanomzellen bezeichnet und schließlich als charakteristisch
für das superficial spreading melanoma (SSM) angesehen
werden.

Wahrscheinlich ist P. G. Unna überhaupt der erste gewesen, der sehr genaue Beschreibungen von histologischen Befunden beim malignen Melanom und beim Naevuszellnaevus veröffentlichte. Bedeutsam sind ferner die
von ihm vertretene Hypothese des „Abtropfens" der
Naevuszellen aus dem Verband der Epidermis und seine
Auseinandersetzungen mit Begriffen wie Naevokarzi-
nom, Melanokarzinom und Melanosarkom. P. G. Unna
glaubte damals, daß alle malignen Melanome sich aus einem praeexistenten Naevuszellnaevus entwickeln würden, und diese Ansicht hat sich lange halten können.

Heute wissen wir, daß dem nicht so ist. Bei den von uns
in den letzten 30 Jahren systematisch histologisch untersuchten 2400 malignen Melanomen fanden sich nur in
14% Reste eines praeexistenten Naevuszellnaevus, in
dessen Bereich sich ein malignes Melanom entwickelt
hatte. Andere Autoren geben 23% an. Die von Jones,
Cash und Ackerman kürzlich gemachte Angabe, daß
maligne Melanome am Rumpf und den Extremitäten in
40–50% aller Fälle mit einem praeexistenten intraderma-

len Naevuszellnaevus kombiniert gewesen seien, können
wir daher nicht bestätigen. Selten wird hingegen die Verbindung eines malignen Melanoms mit einem Junktions-
naevus, also einem rein intraepidermalen Naevuszellnaevus beobachtet, worüber sich alle Autoren einig sind.
Dies erklärt sich aber auch daraus, daß in den Randzonen eines malignen Melanoms innerhalb der Epidermis
Zellnester auftreten können, die oft nur sehr schwer von
Naevuszellnestern aktiv wachsender Naevuszellnaevi zu
unterscheiden sind.

Ferner kann die Unterscheidung von Melanomzellen
und Naevuszellen im Bereich der Kutis manchmal recht
schwierig sein. Ich denke dabei besonders an solche Melanomzellen, die relativ klein sind und nur sehr wenig
Zytoplasma erkennen lassen. Sie werden im angloameri-
kanischen Schrifttum als „small melanoma cells", „nevus
like melanoma cells", „small epitheloid cells", „minimally
atypical cells", „minimal deviation cells" oder „minimally deviant cells" bezeichnet. Aus dieser Vielzahl von Bezeichnungen wird deutlich, welche Probleme auch einem
erfahrenen Histologen bei der Beurteilung von malignen
Melanomen entgegentreten können.

Während heute wohl niemand mehr an einem überzufällig häufigen Auftreten einzelner oder gar multipler
maligner Melanome in kongenitalen Riesen-Naevuszell-
naevi (Tierfellnaevi, Badehosennaevi) zweifelt, hat das
Vorkommen und die Bedeutung maligner Melanome auf
kleinen kongenitalen Naevuszellnaevi unter 10 cm
Durchmesser erst in letzter Zeit vermehrtes Interesse gefunden.

Für die Früherkennung des malignen Melanoms ist
deshalb die regelmäßige Überwachung auch solcher kongenitaler Naevuszellnaevi notwendig. Am besten ist allerdings deren rechtzeitige operative Entfernung.

Die enorme Zunahme des malignen Melanoms in den
letzten Jahren veranlaßte uns nun, eine bessere Erken-

---

* Vortrag anläßlich der ersten Verleihung des Paul-Gerson-
  Unna-Preises auf der 33. Tagung der Deutschen Dermatologischen Gesellschaft in Wien am 1. 10. 1982

nung und damit Beseitigung von Vorläufern und Frühformen zu erreichen. Die Zunahme der malignen Melanome in Köln weist seit 1971 eine steil ansteigende Kurve auf, die, wie mir Hödl von der Universitäts-Hautklinik Graz mitgeteilt hat, der dort beobachteten Zunahme entspricht. Über einen sehr ähnlichen Anstieg der Erkrankungen an malignem Melanom in Israel berichteten kürzlich im Cancer Shafir und Mitarbeiter.

Vorläufer und Frühformen imponieren als bis zu 5 mm im Durchmesser große, bei den Frühformen auch größere, schwarzbraune bis schwärzliche Flecken von rundlicher bis unregelmäßiger Gestalt, die sich alle sehr ähnlich sehen, so daß eine genaue klinische Diagnose fast unmöglich ist. Diesen Flecken liegen allerdings verschiedene feingewebliche Befunde zugrunde. Das Problem der Diagnose und Differentialdiagnose liegt daher vorwiegend im histologischen Bereich.

Die Frühformen

Die Frühform des SSM, also das rein intraepidermale SSM, stellt ein melanoma in situ dar, das histologisch relativ charakteristisch ist.

Die Frühform des Lentigo maligna-Melanoms (LMM), die Lentigo maligna bietet ebenfalls das Bild eines melanoma in situ mit charakteristischem feingeweblichen Befund. Sie kommt in der Regel nur im Bereich belichteter Hautpartien vor.

Die Frühform des primär nodulären malignen Melanoms (NM) beginnt wie alle anderen Frühformen als pigmentierter Fleck. Dies geschieht in relativ kurzer Zeit, wahrscheinlich in weniger als einem Jahr. Dann entsteht eine flache Papel, die sich schließlich zum Knoten entwickelt. Darin stimmen heute alle Melanomforscher überein. Zunächst muß also auch histologisch ein melanoma in situ vorliegen, dem sehr rasch – im Gegensatz zu den anderen Melanomformen – die vertikale Wachstumsphase folgt. Leider werden die Frühformen des NM kaum erfaßt.

Auch die Frühformen des akral-lentiginösen Melanoms (ALM) sind heute hinreichend bekannt und weisen charakteristische Strukturen auf, worauf besonders Kerl hingewiesen hat.

Nicht klassifizierbare Melanome dürften ebenfalls von einem melanoma in situ ihren Ausgang nehmen. Sie lassen sich jedoch keinem der bekannten 4 Typen des malignen Melanoms zuordnen.

Der maligne blaue Naevus stellt eine ausgesprochene Rarität dar; er entwickelt sich de novo oder im Bereich eines praeexistenten blauen Naevus.

Die Vorläufer

Die möglichen Vorläufer maligner Melanome sind hingegen noch wesentlich schwerer als die Frühformen zu diagnostizieren. Hier ist festzustellen, daß sich das histologische Bild der gutartigen Pigmentzellentumoren in den letzten 20 Jahren insofern gewandelt hat, als man heute in der intraepidermalen Komponente häufiger Veränderungen an den Melanozyten sowie an der Art ihres Verteilungsmusters und ihrer Proliferationsweise beobachten kann. Diese Erscheinungen, die früher seltener zur Beobachtung gelangten, bereiten erhebliches Unbehagen. Das Auftreten einer Hyperplasie atypischer epidermisständiger Melanozyten, welches ich nicht dem „melanoma in situ" gleichsetze, hat die Frage aufgeworfen, ob es sich dabei um potentielle Vorläufer von malignen Mela

nomen handeln könnte. Man beobachtet freilich auch derartige Veränderungen im Deckepithel maligner Melanome sowie in deren Randzonen, wobei die Übertragung solcher Verhältnisse auf Naevuszellnaevi problematisch erscheint.

Bis zu 4–5 mm im Durchmesser große Pigmentflecken bieten nicht selten histologisch das Bild der naevoiden Lentigo im Sinne von Lund und Kraus (Gartmann 1978). Sie können in einen Naevuszellnaevus vom Junktionstyp übergehen, aber mir scheint nicht ausgeschlossen, daß sie auch Vorläufer eines melanoma in situ sein können. Wir wissen nicht, was sich aus mancher naevoiden Lentigo entwickelt hätte, wenn sie nicht entfernt worden wäre. Offenbar sind manchmal die epidermisständigen Melanozyten in einem solchen Stadium noch unentschlossen, ob sie sich in Richtung Naevuszellnaevus oder in Richtung Melanom entwickeln sollen.

Heute werden bei histologischer Begutachtung von Pigmentflecken und -geschwülsten Bezeichnungen wie einfache epidermale Melanozytenhyperplasie, atypische Melanozytenhyperplasie und schwere Melanozytendysplasie verwendet.

Bei der einfachen Melanozytenhyperplasie treten in der Basalschicht in unterschiedlicher Verteilung vergrößerte Melanozyten auf mit einem hellen Zytoplasma. Sie sind aber anscheinend normal, nur ganz vereinzelt lassen sich auch einmal atypische Melanozyten erkennen. Die einfache Melanozytenhyperplasie kann zur Proliferation und zur Bildung der bekannten Naevuszellnester führen, wobei eine gewisse Variationsbreite, in deren Struktur und im zytomorphologischen Verhalten beobachtet werden kann, was aber eine spezifische Eigenart der Melanozyten ist.

Bei der atypischen Melanozytenhyperplasie treten im junktionalen Bereich vermehrt kleinere und größere atypische Melanozyten auf mit Neigung zur Nesterbildung, manchmal auch im Stratum spinosum und Stratum granulosum. Wenn sie nur spärlich vorhanden sind, werden sie leicht übersehen. Atypische Melanozyten haben große hyperchromatische, pleomorphe Kerne, die gelegentlich exzentrisch liegen und deutliche Nukleoli aufweisen. Das Verhalten von Kerngröße und -form wechselt. Das Epithel ist meist verbreitert, im subepidermalen Bereich treten unterschiedlich ausgeprägte Lymphozyteninfiltrate, Melaninschollen und Melanophagen auf.

Atypische Melanozytenhyperplasie im Bereich der Epidermis wurde bisher bei zahlreichen gutartigen Pigmentzelltumoren beobachtet, wobei sich diese auch im Epithel eines inaktiven korialen, schon jahrelang bestehenden Naevuszellnaevus neu entwickeln kann. Möglicherweise liegt im gehäuften Vorkommen der atypischen Melanozytenhyperplasie ein Faktor zur Lösung der Frage, warum eine so deutliche Zunahme maligner Melanome beobachtet wird. Die Ursache des Auftretens einer atypischen Melanozytenhyperplasie ist noch ungeklärt.

Besondere Schwierigkeiten bereiten bei histologischer Begutachtung Junktionsnaevi älterer Menschen, Naevuszellnaevi der Vulva bei Frauen vor der Menopause (Friedman und Ackerman), Spitztumoren, pigmentierte Spindelzelltumoren Reed, atypische Naevuszellnaevi von Patienten mit familiärem oder nicht familiärem Naevus-Dysplasie-Syndrom und schließlich das Naevuszellnaevusrezidiv, welches Ackerman als „Pseudomelanom" bezeichnet hat. Hier steht die histologische Differentialdiagnostik an erster Stelle.

Der Begriff „schwere Melanozytendysplasie" – entsprechend dem 3. Grad der Dysplasie – ist meines Erachtens identisch mit „melanoma in situ". Es treten in relativ weiter Ausdehnung hochgradig atypische, abnorme Melanozyten in horizontaler Ausbreitung im junktionalen Bereich, später in der gesamten Breite der Epidermis auf, die oft einen von diesen Zellen durchlöcherten Eindruck machen („mottenzerfressen" Kerl; „vom Schrotschuß durchlöchert" Ackerman). Auch das Epithel der Haarfollikel sowie der ekkrinen Schweißdrüsen kann in diesen Prozeß einbezogen sein.

Es handelt sich dabei um relativ große epitheloide (kuboidale), pagetoide, spindelige oder dendritische Melanozyten mit verschiedenem Atypiegrad, unterschiedlich großen und geformten Kernen, Störung der Kernplasmarelation sowie mehrkernigen Zellen, ferner Mitosen. Weiterhin besteht Neigung zu unterschiedlicher Nesterbildung und zu Konfluenz der Nester im generell verbreiterten Epithel, wobei nur die Lentigo maligna eine Ausnahme bildet, denn deren Deckepithel ist abgeflacht bis atrophisch.

Zwischen atypischer Melanozytenhyperplasie und schwerer Melanozytendysplasie bestehen freilich Übergänge, was die unterschiedliche Beurteilung und Auffassung einzelner Untersucher je nach Erfahrung und Überzeugung verständlich macht. Aber es besteht wohl kein Zweifel, daß das Auftreten einer atypischen Melanozytenhyperplasie im Epithel eines benignen Pigmentzelltumors als Risiko, d. h. als potentieller Vorläufer eines malignen Melanoms aufgefaßt werden sollte. Eine Ausnahme stellen lediglich der Spitztumor und der pigmentierte Spindelzellentumor dar.

Da wir bestrebt sind, das biologische Verhalten und die Entwicklung des malignen Melanoms zu ergründen, müssen wir es in allen Stadien seiner Entwicklung diagnostizieren können. Der Histologe muß in der Lage sein, zwischen einem frühen malignen Melanom und einem aktiv wachsenden Naevuszellnaevus zu unterscheiden, wobei es besonders auf das von der Regel abweichende Proliferationsmuster der epidermisständigen Melanozyten und das Auftreten atypischer Melanozyten ankommt. Je mehr kleine, dunkelbraune oder schwarzbraune Pigmentflecken, seien sie frisch entstanden oder längere Zeit schon vorhanden, entfernt und histologisch untersucht werden, desto mehr Erkenntnisse werden wir über die Vorläufer maligner Melanome gewinnen können, deren Beseitigung die bisher einzig mögliche Melanomprophylaxe darstellt.

Prof. Dr. H. Gartmann
Univ.-Hautklinik
Joseph-Stelzmann-Str. 9
D-5000 Köln

Die klinische Bedeutung neuerer genetischer Erkenntnisse

R. Happle, Münster

In der Genetik hat es in den letzten Jahren zahlreiche Fortschritte gegeben. Ich beschränke mich hier auf die Darstellung einer einzigen neuen Methode, der Technik der rekombinanten DNS. Diese Methode, die auch als Gentechnologie bezeichnet wird, stellt einen wissenschaftlichen Durchbruch dar, der zu grundlegend neuen Erkenntnissen in der gesamten Medizin führen wird. Pädiatrische Dermatologie bedeutet zu einem großen Teil die Konfrontation mit Erbkrankheiten, und es stellt sich somit die Frage: Welche Bedeutung hat die Technik der rekombinanten DNS für die Zukunft der pädiatrischen Dermatologie?

Die Methode der rekombinanten DNS

Vor rund zehn Jahren gelang es den Genetikern zum ersten Mal, das Erbgut unterschiedlicher Organismen im Labor miteinander zu kombinieren, und damit hatten sie das Tor zu einem neuen Wissensgebiet, der Gentechnologie, aufgestoßen. Das Problem, innerhalb des menschlichen Erbgutes ein bestimmtes Gen zu isolieren, erschien lange Zeit unlösbar, denn bekanntlich weist die DNS einen sehr einheitlichen chemischen Aufbau auf. Sie besteht lediglich aus den vier Bausteinen Adenosin, Thymidin, Cytidin und Guanosin. Die Technik der rekombinanten DNS hat es inzwischen möglich gemacht, einzelne Gene zu isolieren und zu analysieren [6].

Eine entscheidende Voraussetzung hierfür war die Entdeckung hochspezifischer Schneideenzyme, welche die DNS jeweils an ganz verschiedenen, aber für das entsprechende Enzym genau definierten Stellen in Einzelstücke zerlegen. Man hat diese Schneideenzyme auch als die „Skalpelle der Genchirurgen" bezeichnet.

Eine weitere wichtige Voraussetzung für die Entwicklung dieser neuen Methode war die Tatsache, daß viele Bakterienzellen, so auch Colibakterien, neben ihrem Chromosom noch zusätzliche DNS in Form ringförmiger Moleküle enthalten, die sogenannten Plasmide, die sich unabhängig vom Bakterienchromosom vermehren. Diese Plasmide lassen sich relativ einfach aus den Bakterienzellen isolieren. Dann wird mit einem speziellen Schneideenzym der DNS-Ring des Plasmides aufgespalten, und es wird ein Segment menschlicher DNS in den Plasmidring eingeführt. Es ist somit ein hybrides Plasmid entstanden, bestehend aus Bakterien-DNS und menschlicher DNS.

Wenn man das Plasmid wiederum in Kolibakterien überführt, dann vermehrt es sich mit den Bakterien. Mit Hilfe bestimmter Selektionsmethoden ist es möglich, Colistämme zu isolieren, die jeweils ein ganz bestimmtes menschliches Gen enthalten und das entsprechende Protein produzieren. Wenn zum Beispiel in eine Bakterienzelle dasjenige menschliche Gen eingeschmuggelt worden ist, das für die Produktion von Insulin zuständig ist, dann wird von den Colibakterien menschliches Insulin produziert, und zwar theoretisch in beliebiger Menge. Man bezeichnet diesen Vorgang auch als Klonieren eines Gens. Für die klinische Medizin ergeben sich aus dieser Technik vollkommen neue diagnostische und therapeutische Möglichkeiten.

Herstellung tierischer und menschlicher Proteine

Mit der Technik der rekombinanten DNS lassen sich Hormone, Enzyme, Interferon und Impfstoffe in großer Menge herstellen [5, 6]. Einige solcher Proteine, z. B. das Insulin und das Wachstumshormon, werden bereits klinisch erprobt. Für die Dermatologie von besonderem Interesse wäre die großtechnologische Herstellung von Interferon zur Behandlung von Tumoren und Viruskrankheiten.

Genkartierung

Die Technik der rekombinanten DNS wird es ermöglichen, diejenigen Gendefekte, die jeweils einer bestimmten Genodermatose zugrunde liegen, in zunehmender Zahl im menschlichen Chromosomensatz exakt zu lokalisieren. Eine solche Genkarte wird für die pränatale Diagnose von Erbleiden eine große praktische Bedeutung haben [3, 4].

Molekulare Analyse von Erbleiden

Mit Hilfe der Gentechnologie werden sich immer mehr Erbleiden molekular analysieren lassen. Schon heute ist dies auf dem Gebiet der Hämoglobinkrankheiten gelungen [2]. Bei der Analyse der Nukleotidsequenz des menschlichen Gens für Betaglobin haben die Genetiker eine bedeutsame Entdeckung gemacht: Das Gen besteht aus Abschnitten unterschiedlicher Qualität, und zwar aus solchen Abschnitten, welche die Aminosäuren des Proteins kodieren, und aus intervenierenden Sequenzen, die genetisch stumm sind. Ein großer Teil des menschlichen Erbgutes besteht aus solchen genetisch stummen Abschnitten, und in diesen intervenierenden Sequenzen haben sich zahlreiche Mutationen angehäuft. Anhand dieser Polymorphismen kann der Genetiker die DNS eines bestimmten Menschen erkennen, ähnlich wie der Kriminologe anhand der Fingerabdrücke einen Menschen identifizieren kann [5, 6].

Pränatale Diagnose von Erbleiden

Eine pränatale Diagnose ist heute erst bei wenigen schwerwiegenden dermatologischen Erbkrankheiten möglich, z. B. bei schweren Formen der Ichthyosis oder der Epidermolysis bullosa [1]. Die Technik der rekombinanten DNS macht es prinzipiell möglich, alle Erbleiden pränatal zu diagnostizieren, wobei der Genetiker sich eines Tricks bedient: Er sucht gar nicht nach dem eigentlichen Gendefekt, der in den kodierenden Sequenzen liegt, sondern er untersucht vielmehr die unmittelbar benachbarten genetisch stummen Abschnitte, in denen sich alle Menschen aufgrund zahlreicher Polymorphismen unterscheiden [2, 7]. Der Vorteil einer solchen Koppelungsanalyse liegt darin, daß es grundsätzlich nicht mehr darauf ankommt, ob man den betreffenden Gendefekt molekular aufgeklärt hat oder nicht.

Eine Voraussetzung für die pränatale Diagnose mittels Koppelungsanalyse ist allerdings, daß eine möglichst vollständige menschliche Genkarte erarbeitet wird, und daß für jeden speziellen Fall ein erheblicher Arbeitsaufwand geleistet werden muß, so daß die praktische Anwendung dieser neuen Erkenntnisse nicht so sehr von der Entwicklung neuer Methoden als vielmehr von unserer ökonomischen Entwicklung abhängen wird. Dennoch ist es ein faszinierender Gedanke, daß möglicherweise schon in naher Zukunft für Patienten mit tuberöser Sklerose oder Morbus Recklinghausen eine pränatale Diagnose möglich sein wird. In verschiedenen Zentren, z. B. im Institut für Humangenetik der Freien Universität Berlin, sind bereits praktische Ansätze einer solchen Diagnostik entwickelt worden. Bei Angehörigen von Risikofamilien werden schon heute DNS-Proben entnommen und aufbewahrt, insbesondere auch von den Großeltern, um vielleicht später, wenn die Enkel genetisch beraten werden wollen, die pränatale Diagnose mit Hilfe der Koppelungsanalyse vorschlagen zu können [6].

Korrektur von Erbleiden

Ein Fernziel der Gentechnologie ist die Korrektur von Erbleiden. Es wäre theoretisch denkbar, daß rezessive Erbkrankheiten eines Tages dadurch behandelt werden können, daß das fehlende Gen in menschliche Zellen eingeführt wird [3, 5]. Unter den dermatologisch relevanten Leiden wäre an das Bloom-Syndrom zu denken, ein Gendefekt, bei dem die Kinder frühzeitig eine Leukämie entwickeln. Eine Korrektur des Leidens könnte so aussehen, daß man zunächst Knochenmarkzellen des Patienten isoliert und dann in vitro das klonierte Gen, das diesen Zellen fehlt, einschleust. Dann müßten diese umgewandelten Knochenmarkzellen in den Organismus zurückgegeben werden. Eine solche Behandlung kann jedoch nur in Geweben mit hoher Zellteilungsrate Erfolg haben, weil nur dort die transformierten Empfängerzellen selektioniert werden können. Für das Xeroderma pigmentosum wird sich eine solche Korrektur wohl kaum bewerkstelligen lassen, denn die Epidermis gehört nicht zu den Zellverbänden mit hoher Teilungsrate. Vollkommen ausgeschlossen erscheint die gentechnologische Korrektur dominanter Erbleiden, weil hier nicht etwa die Einführung des normalen Allels, sondern die gezielte Ausschaltung des defekten Allels die Aufgabe wäre [6]. Auch bei den polygenen Erbleiden, z. B. bei der Psoriasis oder der Neurodermitis, wird es nach heutigem Wissen keine Möglichkeit einer Gentherapie geben.

Zusammenfassend läßt sich feststellen, daß die Technik der rekombinanten DNS nicht nur für den Grundlagenforscher, sondern auch für den Kliniker eine Fülle neuer Möglichkeiten eröffnet. Wahrscheinlich wird die Technik der rekombinanten DNS in den kommenden Jahren zunehmend an Bedeutung gewinnen und sich für viele unserer Patienten segensreich auswirken, wobei es darauf ankommt, von diesem Fortschritt mit Vernunft Gebrauch zu machen.

Danksagung

Herrn Prof. K. Sperling (Institut für Humangenetik der Freien Universität Berlin) danke ich für die Beratung und für seine hilfreichen Informationen zu diesem Thema.

Literatur

1. Anton-Lamprecht I (1981) Prenatal diagnosis of genetic disorders of the skin by means of electron microscopy. Hum Genet 59:392–405
2. Antonarakis SE, Phillips JA, Kazazian HH Jr (1982) Genetic diseases: diagnosis by restriction endonuclease analysis. J Pediat 100:845–846
3. Klingmüller W (1976) Genmanipulation und Gentherapie. Springer, Berlin Heidelberg New York
4. McKusick VA (1980) The anatomy of the human genome. J Heredity 71:370–391

5. Miller WL (1981) Recombinant DNS and the pediatrician. J Pediat 99:1–15
6. Sperling K (1982a) Genforschung in der medizinischen Genetik: Fortschritt oder Bedrohung? In: Tolksdorf M, Spranger J (Hrsg) Klinische Genetik in der Pädiatrie. 3. Symposion in Kiel. Milupa, Friedrichsdorf, pp 11–35
7. Sperling K (1982b) Pränatale Diagnose durch Koppelungsanalyse. Wiener Klin Wschr 94:199–204

Prof. Dr. R. Happle
Univ.-Hautklinik
Von-Esmarch-Str. 56, D-4400 Münster

Epidermolysis bullosa – ein Insider-Problem?

H. Mensing, Hamburg

Zusammenfassung

Die Kenntnisse über die Krankheitsgruppe der bullösen Epidermolysen (EB) sind durch Fortschritte auf klinischem, immunfluoreszenz- und elektronenoptischem Gebiet erweitert worden, so daß heute 17 verschiedene Subtypen zu differenzieren sind. Durch Foetoskopie und ultrastruktureller Analyse der entnommenen Foetalhaut gelang kürzlich der intrauterine Nachweis der EB vom Typ Herlitz und Hallopeau Siemens. Therapeutisch ergeben sich Ansätze bei den dermolytischen EB vom Typ EB dystrophica Hallopeau Siemens und EB dystrophica inversa (Phenytointherapie).

Sog. „Insider-Probleme" scheinen immer dann zu entstehen, wenn bei seltenen Erkrankungen durch kleinere Gruppen von Wissenschaftlern neue Erkenntnisse mittels schwieriger, nicht jedermann zur Verfügung stehender Methoden gewonnen werden. Der daraus resultierende Wissensvorsprung führt zu einer gewissen Resignation der Mehrheit der mit den täglichen Problemen konfrontierten Ärzten, die mangels eigener Patienten wenig Gelegenheit haben, sich in die schwierigen pathophysiologischen Zusammenhänge einzuarbeiten. In der Krankheitsgruppe der bullösen Epidermolysen (EB) wurden in den letzten 15 Jahren durch klinische, genetische, biochemische und elektronenmikroskopische Untersuchungen Erkenntnisse gewonnen, durch die sich heute eine Vielzahl differenter Krankheitsbilder voneinander abgrenzen lassen. Die immer spezieller werdende Unterscheidung in Subtypen der EB schien sich daher zu einem solchen „Insider-Problem" zu entwickeln. Allerdings zeigte sich, daß eine Differenzierung des einzelnen Krankheitstyps nur dann möglich war, wenn die Daten aus der Klinik mit den histologischen, elektronenmikroskopischen und biochemischen Befunden sowie der genetischen Untersuchung abgestimmt wurden, da durch keine dieser Untersuchungsmöglichkeiten *allein* zu erreichen war, ein bestimmtes Krankheitsbild eindeutig zu klassifizieren. Im folgenden soll versucht werden, einen Überblick über die allgemein wichtigen, in den letzten Jahren erzielten Fortschritte auf dem Gebiet der bullösen Epidermolysen zu geben, wobei die Beantwortung spezieller Fragestellungen der großen Zahl der diesbezüglich erschienenen Publikationen vorbehalten bleiben muß. Die insgesamt seltene Erkrankung weist verschiedenartige Erbgänge auf, wobei mit einer Häufigkeit für die dominanten Formen von 1 auf 50000 Geburten, für die rezessiven von 1 auf 300000 Geburten gerechnet wird [10]. Das gemeinsame klinische Merkmal ist die erhöhte Bereitschaft der Haut und Schleimhäute auf geringfügige mechanische Belastungen in Form von Blasenbildung zu reagieren. Da von der Lage der Blase abhängig ist, ob als Folgezustand klinisch eine Restitutio ad integrum, eine Atrophie oder eine Narbe resultiert, ergibt sich daraus eine Einteilung in 3 Untergruppen: EB mit 1. epidermaler, 2. junktionaler und 3. dermaler Blasenlage (s. Tabelle 1–3) [11].

Tabelle 1. Klassifizierung bullöser Epidermolysen. Klinischer Verlauf: narbenlose Abheilung; Lage der Blase: intraepidermal

Erbgang	Typ	Ultrastruktur
aut.-dom.	EB simplex Köbner	
aut.-dom.	EB simplex Weber Cockayne	
aut.-dom.	EB simplex Ogna	subnukleäre zytoplasmatische Lyse
aut.-dom.	EB simplex „mottled pigmentation"	
aut.-dom.	EB simplex Bart	?
aut.-dom.	EB herpetiformis Dowling Meara	Tonofilamentverklumpung
X-rez.	Dystrophia bullosa hereditaria (Mendes da Costa)	intrazytoplasmatische Lyse

Tabelle 2. Klassifizierung bullöser Epidermolysen. Klinischer Verlauf: narbenlose Abheilung, Atrophie; Lage der Blase: junktional

Erbgang	Typ	Ultrastruktur
aut.-rez.	EB atrophicans generalisata gravis Herlitz	
aut.-rez.	EB atrophicans generalisata mitis	
aut.-rez.	EB atrophicans lokalisata	Rarefizierung (Defekte) der Hemidesmosomen
aut.-rez.	EB atrophicans inversa	
aut.-rez.	EB progressiva (sive neurotrophica)	Ablagerungen (L lucida)
aut.-rez.	EB atrophicans generalisata benigna	Hemidesmosomendefekte

Tabelle 3. Klassifizierung bullöser Epidermolysen. Klinischer Verlauf: Narbenbildung; Lage der Blase: dermal

Erbgang	Typ	Ultrastruktur
aut.-dom.	EB dystrophica Pasini	Rarefizierung der Ankerfibrillen
aut.-dom.	EB dystrophica Cockayne Touraine	
aut.-rez.	EB dystrophica Hallopeau Siemens	Kollagenolyse
aut.-rez.	EB dystrophica inversa	
acquiriert	EB acquisita	Ankerfibrillendefekt

Tabelle 4. Klinische Differenzierungsmöglichkeiten bullöser Epidermolysen

Zeitpunkt des Auftretens	nach dem 1. Monat	EB-WC, EB-O, EB-CT
	Jugendalter	EB-WC, EB-P
	Erwachsenenalter	EB-acquisita
	bei Geburt	alle übrigen
Genetik	autosomal dominant	epidermale EB ohne MdC, EP-dP, EB-CT
	autosomal rezessiv	junktionale EB, EB-HS, EB-di
	X-chromosomal rezessiv	EB-MdC
Lokalisation	generalisiert bei Geburt	EB-sK, EB-smp, EB-DM, EB-aH, EB-HS, EB-ai, EB-di
	generalisiert (persistierend)	EB atrophicans mitis
	intertriginös	EB-ai, EB-di, EB-aH
	Hände, Füße	epidermale EB, EB-P
	Ellenbogen, Knie, Fingerknöchel	EB-dP, EB-HS, EB-CT
	perinasal, perioral	EB-aH (Spätform)
Verlauf	schwer (letal)	EB-aH, EB-HS
	mäßig (Jahrzehnte)	alle übrigen
	Besserung nach 1. Dekade	EB-DM
	Besserung nach ½ Jahr – Verschlechterung in Jugend	EB-atrophicans inversa
Abheilung	narbenlos	epidermale EB
	narbenlos-atrophisch	junktionale EB
	narbig-dystrophisch	dermale EB

EB-aH = EB atrophicans gravis Herlitz;
EB-ai = EB atrophicans inversa;
EB-CT = EB dystrophica Cockayne Touraine;
EB-di = EB dystrophica inversa;
EB-DM = EB herpetiformis Dowling Meara;
EB-dP = EB dystrophica Pasini;
EB-HS = EB dystrophica Hallopeau Siemens;
EB-MdC = Dystrophia bullosa Mendes da Costa;
EB-O = EB simplex Ogna;
EB-P = EB progressiva;
EB-sK = EB simplex Köbner;
EB-smp = EB simplex with mottled pigmentation;
EB-WC = EB simplex Weber Cockayne

Diagnostische Fortschritte

Für die Zuordnung der einzelnen EB-Typen in diese Untergruppen stehen mit der Histologie, Immunfluoreszenz und Elektronenmikroskopie verschiedene Verfahren zur Verfügung.

Die histologische Untersuchung erlaubt im wesentlichen nur eine grobe Unterscheidung in epidermale und subepidermale Blasenlage. Eine zusätzliche diagnostische Möglichkeit bietet sich jetzt mit einem kürzlich vorgestellten Immunfluoreszenzverfahren an [8], welches auf der Aufklärung der Strukturelemente der Basalmembran basiert: Diese setzt sich vorwiegend aus 3 Komponenten zusammen, dem bullösen Pemphigoid Antigen und dem Laminin, welche gemeinsam die Lamina lucida bilden, und dem die Lamina densa ausmachenden Typ IV Kollagen. Durch Herstellung spezifischer Antikörper gegen diese 3 Proteine läßt sich mittels direkter Immunfluoreszenz die Lokalisation der Kontinuitätstrennung nachweisen und somit eine orientierende Zuordnung des Krankheitsbildes zu einer der 3 Untergruppen durchführen. Zur weiteren Klassifizierung sind allerdings ultrastrukturelle Untersuchungen unerläßlich, da, wie aus den Tabellen 1–3 ersichtlich, z. B. in der Gruppe der epidermalen EB eine intrazytoplasmatische Blasenbildung von derjenigen durch Tonofilamentverklumpung zu unterscheiden ist. In der Gruppe mit dermaler Blasenlage sind Ankerfibrillendefekte und Kollagenolyse (durch erhöhte Kollagenaseaktivität) für die dermolytische Spaltbildung verantwortlich. Als gemeinsamer Strukturdefekt in der Gruppe mit junktionaler Blasenbildung (mit Ausnahme der EB progressiva) konnte eine Verminderung der Hemidesmosomen identifiziert werden.

Nur die Kenntnis *aller* klinischen und labortechnischen Befunde erlaubt somit die Einordnung eines Krankheitsbildes in die verschiedenen Formen der EB

[7], da auch die auf ultrastruktureller Basis feststellbaren Veränderungen für den einzelnen Typ nicht spezifisch sind. Eine Ausnahme macht hierbei die EB herpetiformis Dowling Meara (Tabelle 1), die nach jüngsten Mitteilungen [2] relativ häufig sein soll (ca. 20% aller EB). Klinisch und histologisch ähnelt diese Entität dem M. Duhring, so daß in der Vergangenheit möglicherweise einzelne Fälle dieses EB-Typs fehl eingeordnet wurden.

Klinische Differenzierungsmerkmale

Die klinischen Differenzierungsmerkmale sind in Tabelle 4 aufgelistet.

Pränatale Diagnostik

Die diagnostischen Fortschritte mittels Elektronenmikroskopie und Immunfluoreszenz sind als wichtiges Hilfsmittel in der Differenzierung der bullösen Epidermolysen anzusehen. Die Klärung und Einordnung der einzelnen Erkrankungen dient dabei nicht nur nosologischen Bemühungen, sondern führte auch zu wichtigen praktischen Konsequenzen auf dem Gebiet der genetischen Beratung. In den letzten Jahren gelang es in Zusammenarbeit von Genetikern, Gynäkologen, Dermatologen und Elektronenmikroskopikern, eine pränatale Diagnostik bei Risikoschwangerschaften durchzuführen. Nach intrauteriner Hautbiopsie des Feten konnte bei Schwangeren mit dem anamnestischen Risiko einer EB atrophicans gravis Herlitz oder EB dystrophia Hallopeau Siemens in 2 Fällen die Diagnose einer entsprechenden Erkrankung gestellt, in mehreren Fällen ausgeschlossen werden [1, 9]. Der frühestmögliche Zeitpunkt zum Nachweis der Strukturdefekte bei diesen beiden schweren EB-Formen liegt ca. in der 18. bis 20. Woche. Das Risiko des Eingriffs beträgt z.Z. ca. 4% (Abortrate) und läßt sich dadurch rechtfertigen, daß die betroffenen Schwangeren a priori zu einer Interruptio tendieren, um nicht das Risiko der Geburt eines an einer EB erkrankten Kindes einzugehen. Allein die Kenntnis um diese wichtige Erweiterung der pränatalen Diagnostik als Folge der kontinuierlichen Entwicklung der Ultrastrukturforschung muß zu der Feststellung führen, daß hier nicht etwa ein Insider-Problem vorliegt, sondern ein allgemein zugänglicher Kenntnisstand, der im Interesse der betroffenen Patienten jedermann geläufig sein sollte.

Therapeutische Konzepte

Die therapeutische Insuffizienz war über viele Jahre trotz diagnostischer Fortschritte ein wesentliches Hindernis für eine befriedigende Betreuung dieser Patienten. In molekularbiologischen Arbeiten konnte vor einigen Jahren nachgewiesen werden, daß bei den dermolytischen EB dystrophica Hallopeau Siemens und EB dystrophica inversa eine vermehrte Kollagenaseaktivität vorliegt [4]. Erste klinische Studien mit Phenytoin, einem die Kollagenaseaktivität reduzierenden Pharmakon, konnte eine signifikante Besserung bei diesen beiden rezessiven Epidermolysetypen nachweisen [5]. Eine optimale Wirkung trat bei Plasmakonzentrationen über 8 µg/ml ein, wo hingegen niedrigere Werte geringere klinische Besserung aufwiesen. Die Dosierung (initial 3 mg/kg Körpergewicht) sollte danach abhängig von der Plasmakonzentra-

tion des Phenytoins bis zu Werten über 8 µg/ml gesteigert werden. Eine andere therapeutische Möglichkeit bietet sich bei der EB herpetiformis Dowling Meara an. Bei dieser ließ sich Besserung der Symptomatik unter fieberhaften Erkrankungen feststellen. Durch Simulierung einer Hyperthermie in Heißwasserbädern sollen nahezu erscheinungsfreie Intervalle induziert werden [7]. Dieser Erkrankungstyp neigt aber mit Ende der ersten Lebensdekade zu spontanen Abheilungen. Altbewährt und nicht zu vergessen bleiben prophylaktische Maßnahmen zur Verhütung mechanischer Belastung der Prädilektionsstellen, insbesondere im Bereich der Hände und Füße sowie über den großen Körpergelenken.

Von fraglichem Wert ist die empfohlene Vitamin-E-Therapie [3], da in einer kontrollierten Studie [6] keine signifikanten Besserungen der Vitamin-E-therapierten Patienten nachzuweisen war.

Eine hochdosierte Kortikosteroidtherapie mit erheblichen Cushing-induzierenden Nebenwirkungen soll bei der EB atrophicans gravis Herlitz zumindest eine passagere Linderung der Symptomatik für die Patienten bringen und vor allem Synechien vermeiden helfen [10]. Andere Autoren halten eine Kortikosteroidtherapie bei diesen Erkrankungen für nicht hilfreich [7].

Die in den letzten Jahren auf dem Gebiet der bullösen Epidermolysen erzielten Fortschritte lassen für die Zukunft hoffen, daß durch verbesserte diagnostische Möglichkeiten bei der Klassifizierung des Einzelfalls, vor allem aber auf dem Gebiet der pränatalen Diagnostik, für die betroffenen Patienten eine therapeutische Konsequenz gefunden wird, welche die Lebensbedingungen entscheidend verbessern hilft. Daraus wächst die Forderung, daß nach den Vorarbeiten der „Insider" die Problematik jetzt von den klinisch Verantwortlichen erkannt und aufgegriffen werden sollte, um die sich abzeichnende Verbesserung für die an einer der vielen Sonderformen der bullösen Epidermolysen leidenden Patienten auch tatsächlich zu erreichen.

Literatur

1. Anton-Lambrecht I (1981) Prenatal diagnosis of genetic disorders of the skin by means of electron microscopy. Hum Genet 59:392–405
2. Anton-Lambrecht I, Schnyder U (1982) Epidermolysis bullosa herpetiformis Dowling Meara. Dermatologica 164:221–235
3. Ayres S, Mehan R (1971) Vitamin E: A reappraisal of its value in dermatoses of mesodermal tissue. Cutis 7:35–45
4. Bauer E, Gedde-Dahl T, Eisen A (1977) The role of human skin collagenase in epidermolysis bullosa. J Invest Dermatol 68:119–124
5. Bauer E, Cooper T, Tucker D, Esterly N (1980) Phenytoin therapy of recessiv dystrophic epidermolysis bullosa. New Engl J Med 303:776–781
6. Bauer E, Cooper T (1982) Epidermolysis bullosa, letter reply. Arch Dermatol 118:372
7. Gedde-Dahl T (1981) 16 types of epidermolysis bullosa. Acta Dermatovener Suppl 95:74–87
8. Hintner H, Stingl G, Schuler G, Fritsch P, Stanley J, Katz S, Wolff K (1981) Immunofluoreszenz mapping of antigenic determinants within the dermal-epidermal junction in mechanobullous diseases. J Invest Dermatol 76:113–118
9. Rodeck C, Eady R, Gosden C (1980) Prenatal diagnosis of epidermolysis bullosa letalis, Lancet i:949–952
10. Rook A (1979) Epidermolysis bullosa. In: Rook A, Wilkinson DS, Ebling FJG (eds) Textbook of dermatology, 3rd ed. Blackwell Scientif, Oxford, London, Edinburgh, pp 1444–1448

11. Voigtländer V, Schnyder U, Anton-Lambrecht I (1979) Hereditäre Epidermolysen. In: Korting GW (Hrsg) Dermatologie in Klinik und Praxis. Thieme, Stuttgart, S 22.45–22.59

Dr. H. Mensing
Univ.-Hautklinik
Martinistr. 52
D-2000 Hamburg 20

Bullöse Dermatosen im Kindesalter

W. Maciejewski, München

Blasenbildende Dermatosen im Kindesalter können als angeborene oder erworbene Krankheiten auftreten.

Zu der ersten Gruppe gehören vor allem die verschiedenen Formen der Epidermolysis bullosa hereditaria (besprochen als Hauptthema in einem anderen Referat), ferner die Incontinentia pigmenti, die Urtikaria pigmentosa und das Mastozytom. Bei der Incontinentia pigmenti Bloch-Sulzberger, einer seltenen Erbkrankheit mit einem wahrscheinlich X-chromosomalen Genschaden, kommt es zur Bläschen- und Blasenbildung im ersten, kurz nach der Geburt auftretenden Stadium. Zum Entstehen von Blasen kann es bei Kindern im Verlauf der Urtikaria pigmentosa, einer kutanen Mastozytose kommen. Auch bei der lokalisierten Form der kutanen Mastozytose, dem Mastozytom, kann sich gelegentlich nach mechanischen oder thermischen Irritationen eine Blase entwickeln.

Erworbene bullöse Dermatosen können akut oder chronisch auftreten. Beispiele für die erste Gruppe sind die Impetigo bullosa, eine toxische oder allergische Kontaktdermatitis, die Wiesengräserdermatitis, das bullöse Arzneimittelexanthem, das bullöse Erythema exsudativum multiforme und ein staphylogenes oder medikamentös bedingtes Lyell-Syndrom. Auf andere infektiöse Kinderkrankheiten soll hier nicht weiter eingegangen werden.

Bei der Impetigo contagiosa handelt es sich bekanntlich um eine ansteckende, oberflächliche Infektion der Haut durch Streptokokken der Gruppe A und/oder Staphylokokken häufig der Phagengruppe II. Die Impetigo bullosa wird vorwiegend durch Staphylokokken hervorgerufen. Klinisch unterscheidet man eine klein- und eine großblasige Impetigoform.

Eine bullöse toxische Kontaktdermatitis sowie die Wiesengräserdermatitis im Kindesalter entspricht dem Krankheitsbild der Erwachsenen. Eine allergische Kontaktdermatitis kommt dagegen bei Kindern nur selten vor.

Ein bullöses Erythema exsudativum multiforme wird bei den Kindern, ähnlich wie bei Erwachsenen, meist durch einen Infekt oder auch Medikamente ausgelöst.

Die Dermatitis exfoliativa neonatorum Ritter von Rittershain ist eine sehr seltene Erkrankung der Neugeborenen und Kleinkinder und wird heute als staphylogenes Lyell-Syndrom angesehen [4]. Dieses Krankheitsbild wird in der englischen Literatur auch staphylococcal scalded skin syndrom (SSSS) genannt [5]. Verursacht wird die Exfoliation der Haut durch ein Exotoxin (auch als Epidermolysin bezeichnet) von Staphylococcus aureus, meist von Phagentyp 55 oder 71. Hierbei kommt es hochintraepidermal zur Spalt- und Blasenbildung.

Für das Entstehen des medikamentös bedingten Lyell-Syndroms werden verschiedene Therapeutika, vor allem Sulfonamide und Pyrazolone verantwortlich gemacht. Bei dieser Form liegt die Blase subepidermal. Diese unterschiedliche Lokalisation der Blasen ist von diagnostischer Bedeutung und ermöglicht bereits im Kryostatschnitt die Differenzierung beider Krankheitsbilder [1].

Die Gruppe der chronischen bullösen Dermatosen bei Kindern bilden immunologisch bedingte Krankheiten, die in vielen Fällen nur auf Grund der immunologischen Untersuchungen diagnostiziert oder klassifiziert werden können.

Es handelt sich dabei um die Pemphigus-Gruppe, das bullöse Pemphigoid, die Dermatitis herpetiformis (Morbus Duhring) und um die sogenannte benigne chronische bullöse Dermatose der Kinder [2, 3, 8, 10–12]. Diese Krankheiten kommen sehr selten vor, und die klinischen, histologischen und immunologischen Befunde entsprechen weitgehend denjenigen der erwachsenen Patienten.

Wie bei den Erwachsenen sieht man beim Pemphigus vulgaris schlaffe Blasen und Erosionen. Die Mundschleimhaut ist allerdings bei Kindern fast obligat und häufig bereits vor dem äußeren Integument befallen [2, 10]. Beim Pemphigus foliaceus finden sich vor allem erythematöse und verkrustete Herde in den seborrhoischen Regionen. Vom Pemphigus sind vorwiegend Mädchen befallen. In der Histologie sieht man wie bei Erwachsenen eine intraepidermale Blase mit Akantholyse und in der direkten immunologischen Untersuchung die Bindung von IgG und C3 in den interzellulären Räumen der Epidermis. Im Serum lassen sich Antikörper gegen Interzellularsubstanz nachweisen.

Beim bullösen Pemphigoid [2, 3, 8, 10–12] sind wie bei Erwachsenen einzeln stehende, pralle Blasen mit klarem Inhalt auf unveränderter oder erythematöser Haut charakteristisch. Häufiger als bei Erwachsenen kommt es bei Kindern zum Befall der Mundschleimhaut. Zur Therapie ist eine höhere Dosis von Kortikosteroiden erforderlich. Histologisch sieht man eine subepidermale Blase mit einer unterschiedlich großen Anzahl an Eosinophilen. Bei der direkten immunologischen Untersuchung finden sich im Bereich der Basalmembran lineäre Ablagerungen von C3 und IgG, manchmal auch andere Immunglobuline. In der Mehrheit der Fälle sind im Serum Antikörper gegen Basalmembran nachweisbar. Nur kurz erwähnt werden soll der Herpes gestationis – eine Variante des Pemphigoids bei Schwangeren – bei dem nur ausnahmsweise auch beim Neugeborenen die Hauterscheinungen auftreten können.

Eine typische Dermatitis herpetiformis kommt ebenfalls bei Kindern vor [2, 3, 8, 10, 11]. Sie ist durch ein polymorphes Bild mit juckenden Papeln, Papulovesikeln und gelegentlich auch größeren Blasen gekennzeichnet. Die Effloreszenzen sind typischerweise am Gesäß und an den Extremitätenstreckseiten, häufig aber auch am Kopf lokalisiert. Wie bei den Erwachsenen findet man eine

Gluten-Enteropathie und HLA-Antigene B8 und DW3. Die Krankheit verläuft bei Kindern chronisch, mit neuen akuten Schüben bis ins Erwachsenenalter. Therapeutisch zeigt sich ein gutes Ansprechen auf Sulfapyridin oder Sulfone sowie eine günstige Wirkung einer glutenfreien Diät. Histologisch ist zunächst ein Ödem und Ansammlung von Neutrophilen in den dermalen Papillen, später subepidermale Blasenbildung mit zahlreichen Neutrophilen charakteristisch. In der direkten Immunfluoreszenz sind typisch granuläre IgA Niederschläge in den Papillen.

Der Begriff benigne chronische bullöse Dermatose der Kinder wurde 1970 von Jordon ursprünglich für bullöse Krankheitsbilder mit negativem, immunologischem Untersuchungsbefund geprägt [9]. Diese Krankheit ist gekennzeichnet durch einen Beginn meist vor dem 6. Lebensjahr sowie durch das Auftreten von vorwiegend großen prallen, serösen Blasen und Bläschen, die oft rosettenartig gruppiert, angeordnet sind. Zu den Prädilektionsstellen gehören Gesicht, Genital- und Perigenitalregion, Oberschenkelinnenseite und dorsaler Rumpf [3, 6, 8, 10, 11]. Eine Mundschleimhautbeteiligung ist selten. Das HLA-Antigen B8 kommt bei diesen Kindern nicht gehäuft vor, auch findet sich keine Enteropathie. Die Krankheit verläuft chronisch-rezidivierend, zeigt häufig spontane Remissionen und hat insgesamt bessere Prognose als die Dermatitis herpetiformis. Therapeutisch spricht diese Erkrankung gut auf eine Kombinationsbehandlung (niedrige Dosis von Kortison und Sulfapyridin oder Sulfon) an. Die histologische Untersuchung ist oft nicht verwertbar, da sich neben Zeichen eines M. Duhring oder Zeichen des Pemphigoids auch unspezifische histologische Bilder finden lassen. In der direkten Immunfluoreszenz sieht man heute regelmäßig lineäre Ablagerungen von IgA im Verlauf der Basalmembran [3, 6, 10, 11], während man früher das anti-IgA-Serum nicht verwendet hatte. Außerdem sind manchmal Serienschnitte oder wiederholte Untersuchungen erforderlich. Bei vielen Fällen sind IgA-Antikörper gegen Basalmembran nachweisbar [11].

Die Einordnung dieser Erkrankung bleibt umstritten. Einige Autoren betrachten sie als bullöse Variante der Dermatitis herpetiformis im Kindesalter [13], andere sehen dieses Krankheitsbild als Sonderform des Pemphigoids an [7]. Weitere Autoren plädieren für die Abgrenzung dieser Dermatose als Krankheitsentität [11] und sehen Beziehungen zur lineären IgA-Dermatose der Erwachsenen [3].

Literatur

1. Amon RB, Dimond RL (1975) Toxic epidermal necrolysis: rapid differentiation between staphylococcal- and drug-induced disease. Arch Dermatol 111:1433–1437
2. Bean SF, Jordon RE (1974) Chronic nonhereditary blistering disease in children. Arch Dermatol 110:941–944
3. Chorzelski TP, Jablonska S (1979) IgA linear dermatosis of childhood (chronic bullous disease of childhood). Br J Dermatol 101:535–542
4. Dimond RL, Wuepper KD (1977) Das staphylogene Lyell-Syndrom. Hautarzt 28:447–455
5. Elias PM, Fritsch P, Epstein Jr EH (1977) Staphylococcal scalded skin syndrome. Arch Dermatol 113:207–219
6. Esterly NB, Furey NL, Kirschner BS, Kretschmer RR, Septon RM (1977) Chronic bullous dermatosis of childhood. Arch Dermatol 113:42–46
7. Faber WR, Van Joost TH (1973) Juvenile pemphigoid. Br J Dermatol 89:519–522
8. Grosshans E, Maleville J, Weber M, Larregue M (1979) Die Duhring-Broqsche Krankheit bei Kindern. Monatsschr Kinderheilkd 127:303–305
9. Jordon RE, Bean SF, Triftshauser CT, Winkelmann RK (1970) Childhood bullous dermatitis herpetiformis: negative immunofluorescent tests. Arch Dermatol 101:629–634
10. Marsden RA, Skeete MVH, Black MM (1979) The chronic acquired bullous diseases of childhood. Clin Exp Dermatol 4:227–240
11. Marsden RA, McKee PH, Bhogal B, Black MM, Kennedy LA (1980) A study of benign chronic bullous dermatosis of childhood and comparison with dermatitis herpetiformis and bullous pemphigoid occuring in childhood. Clin Exp Dermatol 5:159–172
12. Robison JW, Odom RB (1978) Bullous pemphigoid in children. Arch Dermatol 114:899–902
13. Weber L, Meigel WN (1980) Zur bullösen Form der Dermatitis herpetiformis im Kindesalter. Z. Hautkr 55(1):19–29

Dr. med. W. Maciejewski
Dermatolog. u. Allergolog. Abt.
Städt. Krankenhaus München-Schwabing
Kölner Platz 1
D-8000 München 40

Ichthyosis congenita – ein Sammeltopf verschiedener Verhornungsanomalien?

D. Petzoldt und I. Anton-Lamprecht, Heidelberg

Das klinische Bild der *Ichthyosis congenita* ist in der Regel bereits bei der Geburt manifest. Es besteht in wechselnd ausgeprägten Hyperkeratosen mit groblamellärer, meist oval oder rhombisch gefälteter Schuppung, oftmals mit schmutzig-braunem Kolorit (Abb. 1). Die entzündlichen Veränderungen sind unterschiedlich stark. Die Schleimhäute bleiben frei, die Gelenkbeugen sind befallen. Häufig findet sich eine diffuse Palmoplantarkeratose. Von der Ichthyosis congenita ist bekannt, daß sie autosomal rezessiv vererbt wird, daß die Genfrequenz etwa 1:20000 beträgt und daß die Erkrankung auch im Zeitalter der Retinoide therapeutische Schwierigkeiten bereitet.

Nach dem heutigen Stand der Wissenschaft ist diese Erkrankung aber nicht – der Aussage unseres Vortragsthemas entsprechend – ein Sammeltopf verschiedener Verhornungsanomalien, sondern eine Entität:

In allen Fällen findet sich eine Proliferationshyperkeratose, es wird relativ wenig, aber normal strukturiertes alpha-Keratin gebildet, und in fast allen Fällen sieht

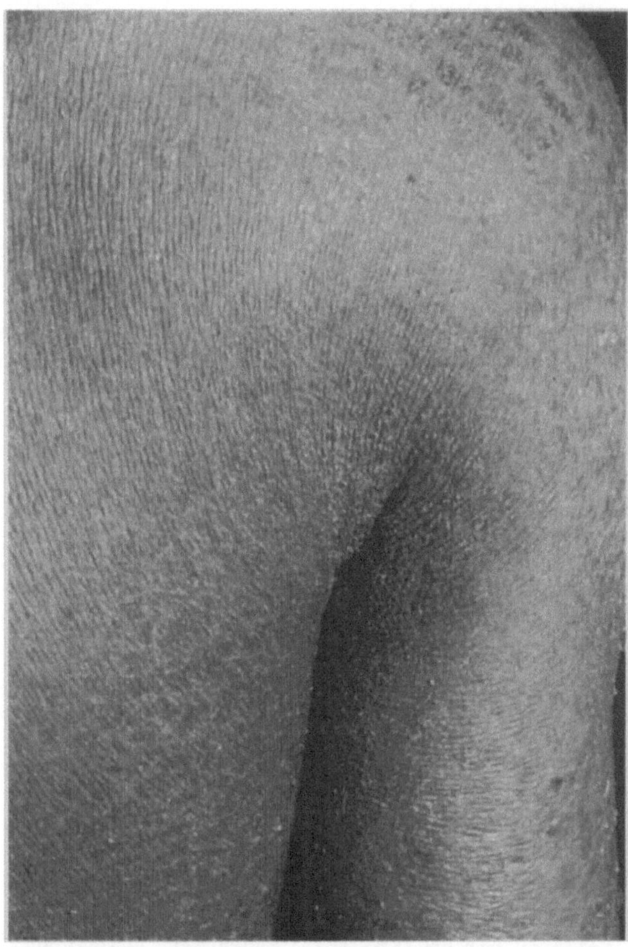

Abb. 1. Ichthyosis congenita. Groblamellöse Schuppung auf geröteter Haut unter Beteiligung der Beugen

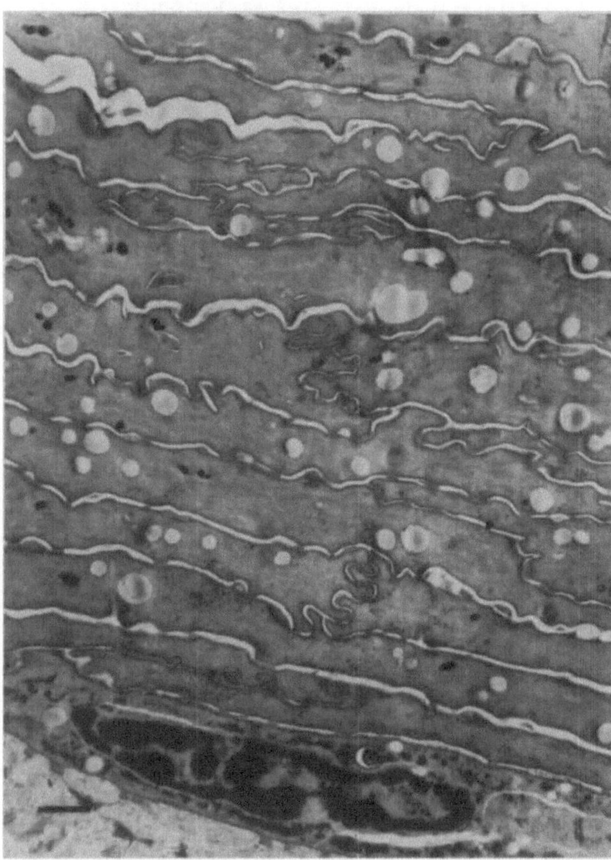

Abb. 2. Ichthyosis congenita. Lipidvakuolen in der Hornschicht; 7000 x

Tabelle 1. Differentialdiagnostische Möglichkeiten beim Collodiumbaby. Symptom: Kollodiumbaby

→ Ichthyosis congenita
→ Sjögren-Larsson-Syndrom
→ Netherton-Syndrom
→ Conradi-Syndrom
→ X-chromosomale Ichthyose
→ Lamellar exfoliation of the newborn

man in der Hornschicht Lipidvakuolen, die in normaler Haut in dieser Form nicht vorkommen (Abb. 2).

Die Uniformität dieser Veränderungen erlaubt es nicht, von einem Sammeltopf verschiedener Verhornungsanomalien zu sprechen. Vielmehr ist die Ichthyosis congenita eine Genodermatose mit stets gleichartiger Verhornungsanomalie.

Ein Teil der Kinder mit Ichthyosis congenita werden als sogenannte *Collodiumbabies* geboren. Collodium ist ein Leim, der beim Antrocknen einen Film bildet. Collodiumbabies sehen aus, als wären sie von einem derartigen Leimfilm überzogen. Tatsächlich handelt es sich um einen festen Hornpanzer, durch dessen Unnachgiebigkeit Mund und Augen ektropioniert werden. Die Kinder sind hochgradig gefährdet durch mechanische Behinderung der Atmung, die fehlende Wasserabdunstung und durch Behinderung beim Saugen und Schlucken. Günstigenfalls platzt der Panzer auf und schuppt großflächig ab.

Das Bild des Collodiumbabys ist nicht spezifisch für Ichthyosis congenita; es ist vielmehr ein Symptom, das bei verschiedenartigen Erkrankungen vorkommen kann. Als ein solches ist es tatsächlich ein Sammeltopf verschiedener Verhornungsanomalien (Tabelle 1).

Vom Collodiumbaby abgegrenzt muß der Harlekinfetus werden. Das Bild des *Harlekinfetus* ist gekennzeichnet durch panzerartige Hornplatten, durchzogen von tiefen Rhagaden. Die Akren sind häufig mißgebildet, die Körperöffnungen verlegt. Die Erkrankung ist mit dem Leben unvereinbar: Es kommt zu intrauterinem Fruchttod oder Exitus in den ersten Lebenstagen.

Die Art der Verhornungsanomalie des Harlekinfetus ist bis heute nicht befriedigend aufgeklärt. In einem Falle wurde anstelle des normalen alpha-Keratins sogenanntes beta-Keratin und eine abweichende Zusammensetzung der fibrillären Proteine in der Hornschicht gefunden. beta-Keratin ist das Hauptfaserprotein in Vogelfedern und kommt außerdem in Schuppen von Reptilien vor. In anderen Fällen von Harlekinfetus fand sich dagegen normales alpha-Keratin. Offenbar liegen dem Harlekinfetus verschiedene genetische Typen zugrunde, wofür auch die gewisse klinische Verschiedenartigkeit der bisher mitgeteilten Fälle spricht.

Genetische Beziehungen zwischen Harlekinfetus und Ichthyosis congenita bestehen nicht. Die für Ichthyosis congenita typischen Lipidvakuolen können nicht nachgewiesen werden. Eine Beziehung zwischen Harlekinfetus und Ichthyosis congenita besteht nur hinsichtlich der Nomenklatur (Ichthyosis congenita gravis) und der differentialdiagnostischen Abgrenzung gegenüber dem Collodiumbaby.

Das *Sjögren-Larsson-Syndrom* beinhaltet die Einzelsymptome: Congenitale Ichthyose, spastische Di- oder Tetraplegie und Oligophrenie. Der Erbgang ist autosomal rezessiv.

Die Hauterscheinungen sind wie bei Ichthyosis congenita bereits bei der Geburt vorhanden. Wie bei Ichthyosis
congenita sind die Hyperkeratosen an den Beugen besonders stark ausgebildet. Es besteht aber bereits klinisch ein
Unterschied: Die beugennahen Hyperkeratosen besitzen
oft einen grobstreifigen Aspekt. Auch elektronenmikroskopisch ist das Bild des Sjögren-Larsson-Syndroms von
dem der Ichthyosis congenita verschieden: Es fehlen die
Lipidvakuolen in der Hornschicht.

Neuere Untersuchungen zeigen, daß beim Sjögren-
Larsson-Syndrom wahrscheinlich ein Defekt im Fett-
säurestoffwechsel vorliegt. Die Umwandlung von Linolsäure zu langkettigen, mehrfach ungesättigten Fettsäuren (Abb. 3) scheint gestört.

Linolsäure

$\downarrow$ Δ6-Fettsäure CoA-Dehydrogenase

γ-Linolensäure

$\downarrow$ ß-Ketothiolase

Dihomo-γ-Linolensäure $\longrightarrow$ PGE$_1$ u. PGE$_1\alpha$

Abb. 3. Angriffspunkt des Enzyms Delta-6-Fettsäure-
CoA-Dehydrogenase. Metabolische Umwandlung von Linolsäure

Die Syntheseprodukte der Delta-6-Fettsäure-CoA-
Dehydrogenase (auch Delta-6-Desaturase genannt) fehlen oder sind stark vermindert, was auf einen Defekt dieses Enzyms hindeutet. Das Sjögren-Larsson-Syndrom ist
also keine Ichthyosis congenita mit assoziierten Symptomen, es ist eine Entität, wobei der Hautbefund dem der
Ichthyosis congenita ähnlich ist.

Dasselbe gilt schließlich für die *Erythrodermie ichthyosiforme congénitale bulleuse.* Im Erwachsenenalter
zeigt die Haut bräunliche, beugenbetonte Hyperkeratosen, ähnlich der Ichthyosis congenita. Eine Frage zur

Anamnese kann die Abgrenzung bereits ermöglichen,
nämlich die Frage nach der Blasenbildung oder der Verletzlichkeit der Haut, insbesondere in der Kindheit. Die
Haut des Patienten mit Erythrodermie ichthyosiforme
congénitale bulleuse zeigt in der Kindheit sehr häufig Blasen und Erosionen. Bei der Geburt können großflächige
Erosionen sogar das Bild einer „verbrühten Haut" vermitteln.

Auch feingeweblich kann die Erythrodermie ichthyosiforme congénitale bulleuse eindeutig von der Ichthyosis congenita aufgrund der Akanthokeratolyse abgetrennt werden. Auf ultrastruktureller Ebene liegt dem
ein Defekt der Tonofibrillen zugrunde. Die Tonofibrillen
liegen klumpenartig im Zytoplasma oder mehr schalen-
artig in der Nähe des Kernes.

Zusammengefaßt läßt sich feststellen, daß die Ichthyosis congenita *kein* Sammeltopf verschiedener Verhornungsanomalien ist. Das Sjögren-Larsson-Syndrom
und die Erythrodermie ichthyosiforme congénitale bulleuse sind Erkrankungen mit großer Ähnlichkeit zur Ichthyosis congenita, können aber aufgrund harter Kriterien
von dieser abgegrenzt werden. Auch der Harlekinfetus ist
ein gesondertes Krankheitsbild mit klarer Abgrenzungs-
möglichkeit zur Ichthyosis congenita. Ein Sammeltopf
verschiedener Verhornungsanomalien ist lediglich das
Collodiumbaby. Hier handelt es sich nicht um eine Entität, sondern um ein Symptom, unter dem sich auch eine
Ichthyosis congenita verbergen kann.

Literatur

Anton-Lamprecht I (1978) Hereditäre Ichthyosen. In: Herz-
    berg JJ, Korting GW (Hrsg) Pädiatrische Dermatologie.
    Schattauer, Stuttgart New York, S 161–183
Jagell S (1981) Sjögren-Larsson Syndrome in Sweden. Umeå
    University Medical Dissertations. New Series Nr 68

Prof. Dr. D. Petzoldt
Prof. Dr. I. Anton-Lamprecht
Univ.-Hautklinik
Voßstr. 2
D-6900 Heidelberg

Das endogene Ekzem – immunologische und nicht immunologische Faktoren einer Krankheit oder theoretische Überlegungen in ihrer Bedeutung für die Praxis

W. P. Herrmann, Bremen

Das endogene Ekzem beginnt meist schon in früher
Kindheit und pflegt in ca. 40 % der Fälle nach mehrjährigem, zyklischem Verlauf spontan abzuklingen [6]; das
Leiden kommt deshalb in der Kindheit häufiger vor als in
höherem Lebensalter. Klinische Merkmale wie Trockenheit der Haut, Juckreiz-Krisen, Prädilektionsstellen
u.a.m. weisen auf konstitutionelle Faktoren hin, durch die
der Neurodermitiker sich von anderen Ekzemkranken
unterscheidet.

Familiäre Häufung wie auch die Neigung, in der Folgezeit Respirationsallergien zu entwickeln, beruhen auf
erblichen Faktoren [18]. In Familien, wo nur ein Eltern-
teil an endogenem Ekzem leidet, erkranken bis zum
2. Lebensjahr 58 % der Nachkommen an endogenem Ek-

zem; wenn beide Elternteile behaftet sind, beträgt die Er-
krankungswahrscheinlichkeit 79 % [9]. Die Tendenz zur
gesteigerten Reaginbildung scheint ebenfalls erblich zu
sein und dürfte von mindestens zwei verschiedenen genetischen Mechanismen kontrolliert werden [24].

Das Phänomen der vermehrten IgE-Produktion ist
nicht spezifisch für das endogene Ekzem und zudem keine conditio sine qua non für die Manifestation atopischer
Hautveränderungen. Es beruht auf einer überschießen-
den humoralen Immunantwort und ist deshalb in der
Kindheit altersabhängig und daher in den ersten Lebensjahren nicht so deutlich ausgeprägt wie bei Erwachsenen
mit endogenem Ekzem. Nach Benz und Wüthrich liegen
die Mittelwerte aber in allen Altersklassen deutlich höher

als bei gesunden Kindern und stehen zudem in direkter Beziehung zu Schwere und Ausdehnung der Hautveränderungen [2].

RAST-Befunde zeigen, daß die überwiegende Mehrheit der Ekzemkinder schon sehr früh spezifische IgE-Antikörper gegen Umweltallergene ausbilden, wobei bis zum 5. Lebensjahr vor allem Antikörper gegen nutritive Allergene gebildet werden und vom 6. Lebensjahr an in zunehmendem Maße Antikörper gegen Inhalationsallergene [17]. Daher reagieren Ekzemkinder im Prick- bzw. Intracutantest während der ersten Lebensjahre vornehmlich auf Nahrungsmittelallergene und später überwiegend auf Inhalationsallergene, und zwar mit urticariellen Sofortreaktionen [1, 3].

Dieser Sachverhalt ist seit langem bekannt und vielfach als Beweis für eine allergische Genese des endogenen Ekzems angeführt worden. Dem wird jedoch mit Recht entgegengehalten, daß die urticarielle Testreaktion dem klinischen Erscheinungsbild des endogenen Ekzems nicht adäquat ist, und daß sich das endogene Ekzem weder passiv übertragen noch experimentell reproduzieren läßt [3]. Hinzu kommt, daß das endogene Ekzem oft schon in einem Lebensalter auftritt, wo die körpereigene humorale Immunantwort noch gar nicht ausgereift ist, und daß sich bei einer qualifizierten Minderheit von ca. 20–25 % aller Neurodermitiker zu keinem Zeitpunkt irgendwelche urticariellen Testreaktionen oder spezifische IgE-Antikörper nachweisen lassen [17, 18]. Auch stimmen Testbefunde und Allergen-Exposition häufig nicht überein, und Verlaufskontrollen haben ergeben, daß das Spektrum der RAST-Befunde von Mal zu Mal wechselt, und zwar unabhängig vom jeweiligen Allergenaufkommen, z. T. sogar entgegen allen diesbezüglichen Erwartungen [13]. Außerdem haben Allergen-Karenz und Hyposensibilisierungsversuche bei der Mehrzahl der Patienten keinen Einfluß auf den Verlauf des Hautleidens. Die weitverbreitete Vorstellung, daß der Ausbruch des endogenen Ekzems im Säuglingsalter durch eine Sensibilisierung gegen Kuhmilchproteine hervorgerufen werde, wurde inzwischen gleichfalls widerlegt [10].

Die überschießende IgE-Produktion der Atopiker beruht offenbar auf einer angeborenen Schwäche des T-Zellen-Systems, welche sowohl Effektor-Zellen als auch Suppressor-Zellen erfaßt. Klinischer Ausdruck der gestörten T-Zellen-Funktion ist einmal die große Anfälligkeit der Ekzemkranken für Sekundärinfektionen durch Bakterien und Viren [12], zum anderen die bemerkenswert geringe Neigung zu Kontaktallergien. In vitro findet sich dementsprechend eine verminderte Stimulierbarkeit der Lymphozyten durch pflanzliche Mitogene [11, 23]. Auch ist die Zahl der zirkulierenden T-Zellen beim endogenen Ekzem gewöhnlich reduziert, wobei das Ausmaß der T-Zellenverminderung im allgemeinen mit der Schwere der Erkrankung korreliert [19]; aber auch bei klinisch gesunden Neugeborenen aus atopisch vorbelasteten Familien wurden die zirkulierenden T-Zellen vermindert gefunden [8]. Allem Anschein nach handelt es sich dabei um eine mangelhafte Ausdifferenzierung der Lymphozyten, denn durch Inkubation mit Thymusextrakten soll sich die verminderte T-Zellen-Zahl auf Normalwerte anheben lassen [5]. Im übrigen wurde nicht nur die Gesamtzahl der T-Zellen erniedrigt gefunden, sondern auch der Anteil an sogen. T-γ-Zellen sowie einer Subpopulation von T-Lymphozyten mit Fc-Rezeptoren für IgE, denen eine Suppressor-Funktion und damit eine Schlüsselstellung für die Regulierung der IgE-Produktion zugeschrieben wird [6, 16, 20, 21]. Dies dürfte auch der Grund sein, weshalb die IgE-Produktion kultivierter B-Lymphozyten bei endogenem Ekzem höher ist als normal [4].

Weitere funktionelle Störungen finden sich an Granulozyten und Monozyten, insbesondere an basophilen Leukozyten und Gewebsmastzellen, die bei Patienten mit endogenem Ekzem übererregbar sind und deshalb schon auf minimale Reize mit Histamin-Ausschüttung reagieren [6, 7].

Diese Phänomene stehen in enger Beziehung zu dem abnormen Verhalten des Neurodermitikers gegenüber vasoaktiven Substanzen, das auf eine herabgesetzte Empfänglichkeit für β-adrenerge Reize hinweist [22]. Das gilt nicht nur für die glatten Muskelzellen der Gefäßwände, sondern auch für immunkompetente Zellen und Granulozyten, die nach neueren Erkenntnissen gleichfalls über α- und β-Rezeptoren, z. T. auch über Histamin-Rezeptoren vom H_2-Typ verfügen. Eine Vielzahl leukozytärer Funktionen wird über diese Rezeptoren gesteuert, insbesondere die Freisetzung von Histamin und lysosomalen Enzymen aus basophilen bzw. neutrophilen Zellen, auch die Chemotaxis eosinophiler Zellen, lymphozytäre Toxizität, Antikörperproduktion u.a.m. [1.c. 6, 14].

Beim endogenen Ekzem sind diese Regulationsmechanismen offenbar gestört, und manches spricht dafür, daß der funktionellen Störung ein Mißverhältnis zwischen α- und β-Rezeptoren an der Zellmembran zugrunde liegt [6, 14, 15].

Zum gegenwärtigen Zeitpunkt stellt sich die Pathogenese des endogenen Ekzems demnach so dar, daß aufgrund einer genetisch determinierten Funktionsstörung membranständiger Regulationsmechanismen die physiologische Kontrolle sowohl der Freisetzung bestimmter Mediatoren versagt, als auch die Kontrolle der zellvermittelten Immunantwort und der Produktion von IgE-Antikörpern – Faktoren, welche sich wechselseitig beeinflussen und damit einen circulus vitiosus bilden, dessen Anfang derzeit noch nicht klar erkennbar ist.

Literatur

1. Bandmann HJ (1962) Ekzeme und ekzematoide Dermatitiden im frühen Kindesalter. In: Jadassohn J (Hrsg) Entzündliche Dermatosen. Springer, Berlin Göttingen Heidelberg (Hdb d Haut- u Geschl-Krkh, Erg-W, Bd II/1, S 320–368)
2. Benz A, Wüthrich B (1981) IgE-Spiegel und RAST-Scores bei Neurodermitis atopica infantum unter Berücksichtigung der Altersgruppen und einer begleitenden Inhalationsallergie. Grosse, Berlin (RAST 3 Berichtsband, S 8–13)
3. Borelli S, Schnyder UW (1962) Neurodermitis constitutionalis sive atopica. II. Teil: Ätiologie, Pathophysiologie, Pathogenese, Therapie. In: Jadassohn J (Hrsg) Entzündliche Dermatosen. Springer, Berlin Göttingen Heidelberg (Hdb d Haut- u Geschl-Krkh, Erg-W, Bd II/1, S 254–319)
4. Buckley RH, Becker WG (1978) Abnormalities in the regulation of human IgE synthesis. Immunol Rev 41:288–414
5. Byrom NA, Staughton RCD, Campbell MA, Timlin DM, Chooi M, Lane AM, Copeman PWM, Hobbs JR (1979) Thymosin-inducible „null" cells in atopic eczema. Br J Dermatol 100:499–510
6. Hanifin JM (1982) Atopic dermatitis. J Amer Acad Dermatol 6:1–13
7. Ishizaka T, Ishizaka K (1973) IgE molecules and their receptor sites on basophiles. In: Goodfriend L, Sehon AH, Orange RP (eds) Mechanisms in allergy. Marcel Dekker Inc, New York, pp 221–234
8. Juto P, Strannegard O (1979) T-lymphocytes and blood

eosinophils in early infancy in relation to heredity for allergy and type of feeding. J Allergy Clin Immunol 64:38–42

9. Kaufman HS, Frick OL (1976) The development of allergy in infants of allergic parents: a prospective study concerning the role of heredity. Ann Allergy 37:410–415
10. Kjellman N-IM, Johansson SGO (1979) Soy versus cow's milk in infants with a biparental history of atopic disease: development of atopic disease and immunglobulins from birth to 4 years of age. Clin Allergy 9:347–358
11. Lobitz WC, Honeyman JF, Winkler MW (1972) Suppressed cell-mediated immunity in two adults with atopic dermatitis. Brit J Dermatol 86:317–328
12. Neubert U, Wolff HH (1982) Komplikationen bei atopischem Ekzem. Allergologie 5:52–57
13. Pullmann H, Gnenings-Schimmung B, Gottmann-Lückerath I, Steigleder GK (1981) Wechselnde RAST-Befunde beim endogenen Ekzem. Grosse, Berlin (RAST 2 Berichtsband, S 45–49)
14. Ring J (1981) Atopische Dermatitis: Versuch einer Synopse immunologischer Phänomene. Grosse, Berlin (RAST 2 Berichtsband, S 28–38)
15. Ring J (1982) Atopisches Ekzem. Dtsch med Wschr 107:483–485
16. Rocklin RE, Briard DJ, Gupta S, Good RA, Melmon KL (1980) Characterization of the human blood lymphocytes that produce a histamine-induced suppressor factor (HSF). Cell Immunol 51:226–237
17. Sandor I, Jarisch R (1981) Spezifische IgE-Antikörper bei der atopischen Dermatitis und daraus resultierende thera-peutische Ansätze. Grosse, Berlin (RAST 2 Berichtsband, S 39–44)
18. Schnyder UW (1960) Neurodermitis-Asthma-Rhinitis. Eine genetisch-allergologische Studie. S. Karger, Basel New York
19. Schöpf E (1974) Störung zellvermittelter Immunreaktionen bei Neurodermitis atopica. Dermatologica 149:210–219
20. Schuster DL, Bongiovanni BA, Pierson DL, Barbaro JF, Wong DT, Levinson AI (1976) Selective deficiency of a T-cell subpopulation in active atopic dermatitis. J Immunol 117:2171–2174
21. Stingl G, Gazze L, Czarnecki N, Wolff K (1981) T-cell abnormalities in atopic dermatitis patients. Imbalance in T-cell subpopulations and impaired generation of non-A-induced suppressor cells. J invest Derm 76:468–472
22. Szentivanyi A (1968) The beta adrenergic theory of the atopic abnormality in asthma. J Allergy 42:203–232
23. Thestrup-Pedersen K, Ellegaard J, Thulin H, Zachariae H (1977) PPD and mitogen responsiveness of lymphocytes from patients with atopic dermatitis. Clin exp Immunol 27:118–127
24. Wüthrich B, Wyss S (1981) Atopien bei Zwillingen: IgE- und RAST-Ergebnisse. Grosse, Berlin (RAST 2 Berichtsband, S 12–21)

Prof. Dr. W. P. Herrmann
Dermatolog. Klinik
Zentralkrankenhaus St.-Jürgen-Straße, D-2800 Bremen 1

Cutis laxa

W. N. Meigel, Hamburg

Zusammenfassung

Cutis laxa ist eine sehr seltene systemische Erkrankung des elastischen Gewebes mit Befall der Haut und innerer Organe. Cutis laxa existiert in erworbenen Formen und in mehreren congenitalen Formen mit autosomal dominanter, rezessiver oder X-gebundener Vererbung. Dermatologische Leitsymptome sind ausgeprägte Faltenbildung und Schlaffheit der Haut. Klinische, histologische und elektronenoptische Charakteristika ermöglichen eine klare Abgrenzung von anderen Bindegewebserkrankungen.

Cutis laxa (CL) ist eine sehr seltene, meist generalisierte Bindegewebserkrankung, deren dermatologisches Leitsymptom eine in schlaffen Falten herabhängende unelastische Haut ist. Neben dem Integument sind der Gastrointestinaltrakt, die Lungen und das Gefäßsystem betroffen. Außer der congenitalen CL, die unterschiedliche Erbgänge aufweist, gibt es noch erworbene Formen der Erkrankung.

Die Geschichte dieses Krankheitsbildes ist durch ständige, meist semantische Verwechslungen mit dem Ehlers-Danlos-Syndrom geprägt, nicht zuletzt deshalb, weil sowohl Ehlers [5] als auch Danlos [4] die Hautveränderungen ihrer Fälle mit dem Etikett „Cutis laxa" versehen haben. Erst Parkes Weber hat 1923 eine klinische Unterscheidung der beiden Bindegewebserkrankungen vorgenommen [14]. In seinem Artikel „Chalasodermia or loose skin and its relationship to subcutaneous fibrous or calcareous nodules ect." beschreibt er zwei Typen von „loose skin" wie folgt: „Typ A ist die Form mit den *erhal-tenen elastischen Eigenschaften der Haut,* meist ist sogar eine gewisse *Hyperelastizität,* zu beobachten ... Die Haut kann in Falten abgehoben werden, so daß z.B. Haut von der Brust so weit abgezogen werden kann, bis Teile des Gesichts damit abgedeckt werden. Wenn man die Falte losläßt, kehrt die Haut von selbst durch ihre Elastizität in die normale Position zurück. In typischen Fällen scheint die Haut absolut oder relativ zuviel elastisches Gewebe zu enthalten ...". „Beim Typ B besteht offensichtlich ein *Mangel an Elastizität der Haut* mit einer absoluten oder relativen *Hypoplasie der elastischen Elemente,* oder es liegen degenerative Elastikaveränderungen vor. Aus diesem Verlust der elastischen Eigenschaften der Haut ergibt sich, daß das Integument taschenartig verändert wird bzw. sack- oder volantartig über darunterliegende Körperpartien fällt."

Typ A von P. Weber entspricht exakt den Eigenschaften der Haut beim Ehlers-Danlos-Syndrom, Typ B beschreibt die funktionelle Störung der Haut bei Cutis laxa.

Dermatologische Leitsymptome der CL

Wie bei anderen erblichen Bindegewebserkrankungen ist auch die klinische Symptomatik der integumentalen Veränderungen bei CL so charakteristisch, daß eine Prima-vista-Diagnose möglich ist. Leitsymptom ist die in Falten am Körper herabhängende Haut, die wie ein zu großer Anzug wirkt. Neben der Rumpf- und Bauchhaut ist vor allem das Gesicht betroffen. Hängebacken, Faltenbildung auf dem Nasenrücken, eine überlange Oberlippe

Tabelle 1. Genetische Heterogenität und Symptomausprägung der CL-Formen

Cutis laxa Typ	Vererbung	Hautsymptome	Int. Beteiligung	Prognose	Defekt
I	dominant	mäßig bis stark	fehlt meist	gut	unbekannt
II	rezessiv	sehr ausgeprägt	obligat	schlecht	unbekannt
III	X-geb.	wenig ausgeprägt, zus. ED-S-Symptome	vorhanden	gut	Lysyloxidasemangel
IV	sog. „erworbene" Form	ausgeprägt, vorgehende Entzündungen	vorhanden, jedoch nicht obligat	eingeschränkt	unbekannt

sowie schlaffe, lange Ohrläppchen geben den Patienten ein trauriges, depressiv verstimmtes Aussehen. Bedingt durch die extrem ausgebildete Faltenbildung wirken CL-Patienten in der Regel vorgealtert. Die Haut ist grob textiert und wirkt eher verdickt. Sie läßt sich zu dikken, elefantenhautartigen Falten zusammenschieben und ist nicht überdehnbar. CL-Patienten haben jedoch, von der sehr seltenen X-gebundenen Form abgesehen, keine Wundheilungsstörungen, die Narbenbildung ist normal, Einblutungen in die Haut sowie eine erhöhte Verletzlichkeit nach Bagatelltraumen werden nicht beobachtet [12].

Histologie und Ultrastruktur der CL

Rarefizierung bis zum völligen Schwund der elastischen Fasern in der papillären Dermis sowie Ausdünnung, Fragmentierung und Verklumpung der Elastika in den tieferen dermalen Schichten werden beschrieben [10]. Kalkanlagerungen an elastische Strukturen wie beim Pseudoxanthoma elasticum fehlen. Elektronenoptisch finden sich normal strukturierte Mikrofibrillen, jedoch nur wenig Elastin, so daß die typischen elektronendurchlässigen hellen Elastikabündel nicht ausgebildet sind. Außerdem lassen sich regelmäßig pathologisch veränderte elektronendichte, amorphe oder granuläre Strukturen beobachten [9].

Systemische Manifestationen der CL

Von der mangelhaften Ausbildung der Elastika werden auch interne Organe betroffen, vor allem sind dies der Gastrointestinaltrakt, Harnblase und Uterus, Lunge und die großen arteriellen Gefäße. Aus der Vielzahl der beschriebenen Veränderungen sind als wichtigste Rektum- und Uterusprolaps, Darm- und Blasendivertikel, Lungenemphysem mit Cor pulmonale sowie Dilatationen der Aorta und anderer großer Arterien mit Aneurysmabildung zu nennen [7].

Typen der CL

Bei genauerer Analyse stellt die CL eine Erkrankungsgruppe mit unterschiedlicher Heredität, verschieden schwerer Ausprägung der klinischen Symptomatik und unterschiedlichem Organbefall dar [1] (s. auch Tabelle 1). Die autosomal dominanten Formen der congenitalen CL sind vor allem durch eine ausgeprägte Hautbeteiligung ausgezeichnet, innere Organe werden bei dieser Form in der Regel nicht betroffen. Dementsprechend haben diese Patienten eine gute Prognose, und die Korrektur der durch die Hautveränderungen bedingten Entstellungen steht im Vordergrund.

Bei identischem integumentalen Befall sind die Patienten mit autosomal rezessiv vererbter CL regelmäßig mit internen Manifestationen der Erkrankung belastet. Die Prognose quoad vitam ist schlecht, vor allem die Lungen- und Gefäßkomplikationen begrenzen die Lebenserwartung der Patienten. Pathogenetisch gibt es bei beiden Formen außer hypothetischen Ansätzen, die von der morphologisch faßbaren Elastikaveränderung ihren Ausgang nehmen, keinerlei Hinweise für die Störung auf molekularer Ebene.

Lediglich bei der von Byers et al. [3] beschriebenen X-gebundenen rezessiven Form der CL ließ sich eine Defizienz der Lysyloxydase finden. Die Lysyloxydase ist für die regelrechte Vernetzung sowohl von Elastin als auch von Kollagen verantwortlich. Es verwundert deshalb nicht, daß bei diesen Patienten auch Symptome einer Kollagenfunktionsstörung wie Gelenküberstreckbarkeiten beschrieben wurden. Ein interessanter Aspekt, der möglicherweise der Aufklärung der molekularen Ursache der Erkrankung eine Richtung weist, ist das spontane Auftreten von „erworbenen" CL-Erkrankungen. Die klinischen und histologischen Befunde bei diesen Patienten unterscheiden sich nicht von den congenitalen Formen. Vor Auftreten der Hautveränderungen wurden bei der erworbenen CL häufig Entzündungen verschiedener Genese am Hautorgan beschrieben [11]. Es muß sich aber auch bei den sog. erworbenen Formen um metabolische Störungen handeln, die den gesamten Bindegewebsstoffwechsel betreffen, da sonst die auch bei erworbenen Formen der CL beschriebenen Beteiligungen innerer Organe nicht erklärbar wären [8].

Differentialdiagnose der CL

Schlaffe, cutis laxa-artige Hautfaltenbildungen, jedoch meist umschriebener Art, finden sich als Folge chronischer Entzündungen wie Sarkoidose, Lues oder Onchocerkiasis. Ausgeprägte Wammenbildung bei der Neurofibromatose kann zu Hauterschlaffungen mit Faltenbildung führen.

Bei bestimmten Formen von Pseudoxanthoma elasticum kann es zu cutis laxa-artigen Hautveränderungen kommen, diese sind jedoch vor allem in den intertriginösen Bereichen lokalisiert und mit anderen typischen PXE-Veränderungen gekoppelt [13].

Therapie der CL

Aus dem sehr unvollständigen Kenntnisstand über die
Pathogenese der Erkrankung ergibt sich fast von selbst,
daß eine medikamentöse Therapie, welche die Elastinstö-
rung beseitigt oder deren Auftreten verhindert, nicht existiert. Die Gabe von Vitamin C als Cofaktor für bestimmte posttranslationelle Enzyme des Kollagenstoff-
wechsels, wie sie z. B. beim Ehlers-Danlos Typ VI versucht wurde [6], hat bei der CL keine Aussicht auf Erfolg.

Die aus dem Befall innerer Organe resultierenden klinischen Symptome, z. B. das Lungenemphysem, müssen
symptomatisch therapiert werden. Die integumentalen
Veränderungen können durch korrektive dermatochirurgische Eingriffe gebessert werden [2]. Da bei CL Wundheilungsstörungen oder pathologische Narbenbildung
nicht zu erwarten sind, kann man CL-Patienten zu solchen Eingriffen ohne Einschränkung raten.

Literatur

1. Beighton B (1972) The dominant and recessive forms of
cutis laxa. Med Genetics 9:216–221
2. Breitbart E, Mensing H, Meigel W (1980) Operative Therapie der Hautveränderungen bei Cutis laxa. Z Hautkr
56:90–97
3. Byers PH, Narayana A, Bornstein P, Hall G (1976) An
X-linked form of cutis laxa due to deficiency of lysyl
oxidase. Birth defects 12:293–298
4. Danlos M (1908) Un cas de cutis laxa avec tumeurs par
contusion chronique des coudes et des genoux (xanthome
juvenile pseudo-diabetique de M.M. Hallopeau et Mace
de Lèpinay). Bull Soc Franc Derm Syph 19:70
5. Ehlers E (1901) Cutis laxa, Neigung zu Hämorrhagien in
der Haut und Lockerung mehrerer Artikulationen. Derm
Wschr 8:173
6. Elsas LJ, Miller RL, Pinell SR (1978) Inherited human
collagen lysyl hydroxylase deficiency – ascorbic acid response. J Pediatr 92:378–384
7. Goltz RW, Hult AM, Goldfarb M, Gorlin RJ (1965) Cutis
laxa. Manifestations of generalized elastolysis. Arch Dermatol 92:373–386
8. Harris RB, Heaphy MR, Perry HO (1978) Generalized
elastolysis (Cutis laxa). Am J Med 65:815–822
9. Hashimoto K, Kanzaki T (1975) Cutis laxa. Ultrastructural and biochemical studies. Arch Dermatol
111:861–868
10. Hult AM, Goltz RW, Midtgaard K (1964) The dermal
elastic fibers in cutis hyperelastica (Ehlers-Danlos syndrome) and in cutis laxa (generalized elastolysis): A histological, histochemical and electron microscopic study.
Acta Derm Venereol 44:415–420
11. Kerl H, Burg G (1975) Erworbene postinflammatori-
sche Dermatochalasis: „Dermatitis herpetiformis Duhring“, Zöliakie-Syndrom, Dermatochalasis. Hautarzt
26:191–196
12. Meigel WN (1980) Mesenchymale Fehlbildungssyndrome der Haut. In: Korting GW (Hrsg) Dermatologie in
Praxis und Klinik, Bd II. Thieme, Stuttgart, S 2017–2033
13. Schibli H, Stutz SB, Vogel A, Jaeger W, Bersch A, Schnyder UW (1982) Systemisches Cutis-laxa-artiges Pseudoxanthoma elasticum. Hautarzt 33:101–106
14. Weber FP (1923) Chalasodermia, or „loose skin“, and its
relationship to subcutaneous fibroid or calcareous nodules. Urol Cutan Rev 27:407–409

Prof. Dr. W. Meigel
Chefarzt der Hautklinik
des Allg. Krankenhauses Hamburg-Heidberg
Tangstedter Landstr. 400, D-2000 Hamburg 62

Soll und kann man Kinder mit PUVA behandeln?

R. Breit, München

Die Photochemotherapie mit *P*soralenen und *UV-A*
(PUVA) hat heute ihren festen Platz in der Dermatologie
[5, 16]. Mögliche Langzeitnebenwirkungen schränken
ihren Einsatz bei jungen Menschen ein [21], jedoch auch
Besonderheiten des Kindesalters, in dem das Wachstum
noch nicht abgeschlossen ist, verdienen Beachtung [11].
Wir untersuchten deshalb die Frage, welche Position die
deutsche klinische Dermatologie bei der PUVA-Behandlung von Kindern bezogen hat und welche Hinweise aus
der umfangreichen PUVA-Literatur für die Altersgruppe
der unter 16jährigen zu entnehmen sind.

Material und Methode

An 45 deutsche Hautkliniken wurde im März 1982 ein
Fragebogen gesandt, der Aufschluß darüber geben sollte,
ob an der jeweiligen Abteilung Photochemotherapie bzw.
Phototherapie betrieben wird, wie hoch die jährlichen Patientenzahlen für Erwachsene und Kinder sind und welche Indikationen für eine derartige Behandlung bestehen
oder abgelehnt werden.

In der Literatur wurde sowohl nach Einzelberichten
von PUVA bei Kindern gesucht, als auch größere Studien dahingehend durchgesehen, ob Kinder in die Therapiegruppen einbezogen waren.[1]

Ergebnisse

34 Kliniken, das sind 76%, haben auf unsere Anfrage ge-
antwortet, allerdings in unterschiedlich vollständiger
Weise. Alle Kliniken führen PUVA durch, aber nur 30,
das sind 88%, Phototherapie. Von 24 Kliniken, das sind
53% der angeschriebenen, liegen Angaben zur Patien-
tenfrequenz vor. Ca. 5500 Patienten werden in diesen
Zentren einer UV-Therapie unterzogen, davon 3200
(58%) einer Phototherapie, 1400 (25%) einer internen
und 900 (17%) einer externen PUVA-Behandlung.
PUVA extern wird allerdings in nennenswertem Umfang
nur in drei Kliniken durchgeführt. 328 dieser 5500 Patienten (5,5%) waren Kinder unter 16 Jahren. Der Anteil

---

1 Für Hilfe bei der Literatur-Recherche danke ich der Fa.
Basotherm

Tabelle 1. Jährliche Patientenzahlen in 24 deutschen Kliniken

Art der UV-Therapie	Zahl der Patienten	Zahl der Kinder	%
Phototherapie/SUP	3200	217	6,8
PUVA intern	1400	4	0,3
PUVA extern	900	107	12,0
PUVA extern (–1)	880	67	7,6
PUVA (–1)	2280	71	3,1

Anmerkung: (–1) abzüglich 1 Klinik mit alleiniger Indikation: „Verrucae vulgares"

Tabelle 2. Indikationen von 24 Kliniken für eine Phototherapie (PHOTO) und Photochemotherapie (PUVA) bei Kindern

Erkrankung	ohne Einschränkung		mit Einschränkung		keine Indikation	
	PHOTO	PUVA	PHOTO	PUVA	PHOTO	PUVA
Psoriasis vulgaris, leicht	16%	(5)%	32%	0%	52%	95%
Psoriasis vulgaris, schwer	39%	5 (+5)%	43%	5%	18%	85%
Psoriasis pustulosa (v. Zumbusch)	27%	17%	40%	25%	33%	58%
Parapsoriasis en plaques	44%	13%	39%	6%	17%	81%
kutane T-Zell-Lymphome	38%	24%	24%	24%	38%	52%
Urticaria pigmentosa	18%	(5)%	47%	20%	35%	75%
Dermatitis atopica	18%	0%	55%	(5)%	27%	95%
Akne vulgaris	23%	0%	32%	(9)%	45%	91%

Anmerkung: Zahlen in Klammern ( ) = nur PUVA extern

von PUVA intern behandelten Kindern war verschwindend gering, im Vordergrund stand der Einsatz der Phototherapie, insbesondere, wenn man berücksichtigt, daß eine Klinik für PUVA extern als Indikation nur Warzen gelten läßt (Tabelle 1). Für alle auf dem Fragebogen vorgegebenen Diagnosen fand sich für PUVA eine deutliche Mehrheit für die Feststellung: „Keine Indikation" (Tabelle 2). Am schwächsten war diese ablehnende Haltung mit 52 % für „Kutane T-Zell-Lymphome" und mit 58 % für „Psoriasis pustulosa". Die Zurückhaltung bei einer Phototherapie von Kindern ist weitaus geringer, nur die Indikation „Psoriasis vulgaris, leichter Verlauf" wurde mit 52 % knapp abgelehnt.

Kasuistische Beiträge über PUVA bei Kindern finden sich insbesondere zur Behandlung der Vitiligo [15, 19], der Psoriasis pustulosa [3, 7, 9], aber auch anderer Erkrankungen (Literatur bei [16]). Aber auch ausführliche Studien zur Behandlung der Psoriasis umfassen häufig auch Kinder, die untere Altersgrenze reicht bis zum Alter von 4 Jahren [13, 14, 17, 22]. Auch die Europäische PUVA-Studie [6] müßte nach Abb. 2 der Veröffentlichung ca. 150 Kinder unter 16 Jahren beinhaltet haben.

Diskussion

6,8 % der einer Phototherapie und 3,1 % der einer PUVA-Behandlung unterzogenen Patienten waren Kinder unter 16 Jahren. Der Anteil dieser Altersgruppe in der Bevölkerung der Bundesrepublik beträgt 19,5 %, damit dürften Kinder in der UV-Therapie deutlich unterrepräsentiert sein. PUVA intern kommt fast gar nicht zum Einsatz. Dies steht in einem deutlichen Widerspruch zu einer Reihe von Veröffentlichungen [6, 12–14, 17, 22]. Der Klinikalltag wird von der ärztlichen Einstellung geprägt, die sich in Veröffentlichungen nicht so klar darstellt. Für die Praxis gilt damit, mit direkten Folgerungen aus der Literatur für das eigene Verhalten sehr vorsichtig zu sein.

Weitaus häufiger wird die Phototherapie bei Kindern eingesetzt. Mit Gschnait [5] bin ich überrascht, „daß gerade die Phototherapie, deren karzinogenes Potential außerhalb jeder Diskussion steht, für weniger gefährlich als PUVA bezeichnet wird", auch sollte die Zurückhaltung bei PUVA nicht dazu führen, die Phototherapie bei Erkrankungen (kutane T-Zell-Lymphome, Psoriasis pustulosa) einzusetzen, bei denen sie überfordert ist. PUVA bringt bei der Psoriasis pustulosa (v. Zumbusch) in allen Altersstufen ausgezeichnete Ergebnisse ([3, 5, 7, 9] eigene Ergebnisse).

Wegen der hohen, statistischen Lebenserwartung sind Langzeitnebenwirkungen bei Kindern von besonderer Bedeutung. In mindestens drei prospektiven Studien wurde die Möglichkeit der Entstehung von Hauttumoren (Basaliome, Spinaliome) durch PUVA untersucht [8, 18, 20]. Die aus theoretischen Gründen befürchtete Onkogenität von PUVA allein konnte nicht bewiesen werden, eine Vorbehandlung mit Röntgen oder Arsen scheint jedoch ein Risikofaktor zu sein. Bei Kindern muß deshalb bedacht werden, welche onkogene Noxe später noch einwirken könnte, außerdem ist der Beobachtungszeitraum zur Beurteilung dieses Risikos noch sehr kurz [4].

Dies trifft ebenfalls zu für eine Möglichkeit, die prospektiv noch nie untersucht wurde. Da sich mehr als 10 % des Blutvolumens ständig in den corialen Gefäßen befindet, werden auch Blutzellen durch eine nicht zu vernachlässigende PUVA-Dosis getroffen und geschädigt [1]. Da nun im peripheren Blut zirkulierende pluripotente Stammzellen in einer Konzentration von 1 pro 10^5 kernhaltiger Zellen nachgewiesen wurden [2], könnte PUVA gerade bei Kindern einen Risikofaktor für die Entstehung von Hämoblastosen darstellen, eine Gefahr, die weit über die innerhalb der Dermatologie zu lösende Hautkrebsproblematik [21] hinausgehen würde.

Wenn auch erst bei hochtoxischen Psoralen-Dosen (10–100fache therapeutische Dosierung) Nebenwirkungen am Auge auftreten, so muß doch über 12 bis 24 Stunden nach Medikamenteneinnahme ein konsequenter Augenschutz angewandt werden [10]. Das Auge des Kindes ist aber durch PUVA in einer besonderen Gefahr. Die jugendliche Linse ist weitgehend UV-A-durchlässig, so daß gefährliche photochemische Reaktionen sogar an der Netzhaut möglich sind [11]. Deswegen ist der Augenschutz bei Kindern besonders wichtig, aber ambulant kaum sicherzustellen. PUVA kann also bei Kindern praktisch nur stationär durchgeführt werden.

Technisch eignen sich für PUVA bei Kindern besser Metallhalogenidstrahler als Fluoreszenzlampen, da durch den großen Bestrahlungsabstand eine Hilfsperson für die richtige Lagerung des Kindes sorgen kann.

Zusammenfassung

1. In der Bundesrepublik Deutschland werden Kinder nur äußerst selten PUVA-behandelt, Literaturangaben vermitteln ein zu großzügiges Bild.
2. Es gibt nach der Meinung der knappen Hälfte der Kliniken und nach der Literatur zumindest die Indikationen: „Kutane T-Zell-Lymphome" und „Psoriasis pustulosa (v. Zumbusch)" auch im Kindesalter.
3. Bei Kindern erfordert die lange Lebenserwartung eine besondere Gewichtung der möglichen Onkogenität von PUVA, wobei nicht nur die Möglichkeit von Hauttumoren, sondern auch von Hämoblastosen diskutiert werden muß.
4. Der Augenschutz bei PUVA ist bei Kindern schwieriger, wegen der höheren Durchlässigkeit der Linse für UV-A jedoch noch wichtiger als bei Erwachsenen.

Literatur

1. Bohnert E, Humbel WG (1980) DNA-Reparatur von Lymphocyten unter PUVA-Behandlung. Arch Dermatol Res 267:175–178
2. Breivik H (1971) Haematopoietic stem cell content of murine bone marrow, spleen, and blood. Limiting dilution analysis of diffusion chamber cultures. J Cell Physiol 78:73–78
3. Esca SA (1980) Psoriasis pustulosa. Dermatol Monatsschr 166:48
4. Farber EM, Nall L, Abel EA, Oseroff A (1981) PUVA: A forward view in 1981. Proc Int Psoralens SIR. Pergamon, Paris, pp 269–277
5. Gschnait F (1982) Orale Photochemotherapie, Grundlagen – Klinik – Praxis – Forschung. Springer, Wien New York
6. Henseler T, Christophers E (1981) Die europäische PUVA-Studie: Ergebnisse der Photochemotherapie bei Psoriasis. Der Hautarzt 32, Suppl V:365–368
7. Hoenigsmann H, Gschnait F, Konrad K, Wolff K (1977) Photochemotherapy for pustular psoriasis (von Zumbusch). Brit J Dermatol 97:119–126
8. Hoenigsmann H, Wolff K, Gschnait F, Brenner W, Jaschke E (1980) Keratoses and nonmelanoma skin tumors in long-term photochemotherapy (PUVA). J Amer Acad Dermatol 3:406–414
9. Hofmann C, Plewig G, Braun-Falco O (1978) PUVA-Therapie der Psoriasis pustulosa Typ von Zumbusch. Dermatol Monatsschr 146:662–667
10. Koch H-R (1981) Augenschutz bei der Photochemotherapie. Der Hautarzt 32:600
11. Lerman S (1980) Ocular side effects of psoriasis therapy. New Engl J Med 303:941–942
12. Morison WL, Parrish JA, Fitzpatrick TB (1978) Oral psoralen photochemotherapy of atopic eczema. Brit J Dermatol 98:25–30
13. Ortonne J-P, Coussa M-S, Thivolet J (1977) La photochimiothérapie orale du psoriasis. Ann Derm Vénéréol (Paris) 104:635–644
14. Petrozzi JW, Kaidbey KM, Kligman AM (1977) Topical methoxsalen and blacklight in the treatment of psoriasis. Arch Dermatol 113:292–296
15. Polemann G (1978) Zur Blacklight-Behandlung der Vitiligo. Z Hautkr 53:727–736
16. Pullmann H, Tronnier H (1982) Praxis der Phototherapie. Grosse, Berlin
17. Roenigk HH (1979) Photochemotherapy for psoriasis. A clinical cooperative study of PUVA-48 and PUVA-64. Arch Dermatol 115:576–579
18. Roenigk HH, Caro WA (1981) Skin cancer in the PUVA-48 cooperative study. J Amer Acad Dermatol 4:319–324
19. Runne U (1980) Segmental begrenzte, halbseitige Vitiligo bei Morbus Scheuermann. Z Hautkr 55:323
20. Stern RS, Thibodeau, LA, Kleinermann RA, Parrish JA, Fitzpatrick TB (1979) Risk of cutaneous carcinoma on patients treated with oral methoxsalen photochemotherapy for psoriasis. New Engl J Med 300:809–813
21. Wolff K (1979) Psoriasis und PUVA. Dtsch med Wschr 104:1543–1546
22. Wolff K, Fitzpatrick TB, Parrish JA, Gschnait F, Gilchrest B, Hoenigsmann H, Pathak MA, Tanenbaum L (1976) Photochemotherapy for psoriasis with orally administered methoxsalen. Arch Dermatol 112:943–950

Dr. R. Breit
Ltd. Oberarzt
Dermatolog. und Allergolog. Abt.
Städt. Krankenhaus München-Schwabing
Kölner Platz 1, D-8000 München 40

Das Gianotti-Crosti-Syndrom – Entwicklung des Begriffs in den letzten Jahren

R. Milbradt, Frankfurt

1955 beschrieb Gianotti in Mailand erstmals anhand von drei Fallbeobachtungen bei Kindern eine Dermatitis mit eruptiv aufschießenden, erythematösen Papeln, die ausschließlich im Bereich der Extremitäten, des Gesichtes, des Halses und des Gesäßes lokalisiert sind. Diese Hautveränderungen würden nach seiner Meinung länger als alle bis dahin bekannten Virusexantheme persistieren.

Die topographisch-morphologische Benennung Acrodermatitis papulosa eruptiva infantum wurde dieser Erkrankung 1956 durch Crosti und Gianotti gegeben. Bereits rasch nach den ersten Veröffentlichungen wurde die Krankheit deshalb in der internationalen Literatur auch als Gianotti-Crosti-Syndrom geführt.

Ein Syndrom ist nach der Definition ein sich stets mit der gleichen klinischen Symptomatik manifestierendes

	Gianotti-Crosti-Krankheit	Gianotti-Crosti-„Syndrom"
Hauterscheinungen	monomorph 3–4 mm ⌀ erythematopapulös, oft mit Purpurakomponente	polymorph 2–4 mm ⌀
Verteilung	bilateral symmetrisch	bilateral aggregiert oder asymmetrisch
Lokalisation	Gesicht, Extremitäten, Gesäß	Gesicht, Gesäß, Extremitäten (Hand- u. Fußrücken, Knie)
Pruritus	⌀	immer
Köbner	gelegentlich	⌀
Krankheitsdauer	15–25 Tage	30–60 Tage
Lymphknoten	axillär und inguinal immer	axillär und inguinal gelegentlich
Hepatomegalie	immer	⌀
Splenomegalie	selten	⌀
Leberfunktionstest	SGOT, SGPT, HBS-Antigen positiv	normal

Krankheitsbild mit unbekannter, vieldeutiger, plurikausaler oder nur teilweise bekannter Ätiogenese.

Die Acrodermatitis papulosa eruptiva infantum wird heute als fest umrissenes Krankheitsbild durch die folgende Trias definiert:

1. symmetrisch angeordnete, nicht juckende, rötlich bis kupferfarbene, 3 mm im Durchmesser messende lichenoide Papeln mit Prädilektion der Streckseiten der Extremitäten, des Gesäßes und des Gesichtes,
2. einer axillären und inguinalen Lymphknotenvergrößerung,
3. einer in 95 % anikterisch verlaufenden Hepatitis.

Bereits 1964 wurde diese von Crosti und Gianotti zum Krankheitsbild gehörend beschrieben, 1970 wurde sie von Gianotti eindeutig als Hepatitis-B-Infektion erkannt. Der Nachweis des Hepatitis-B-Oberflächen-Antigens ist deshalb zur Bestätigung der Diagnose als conditio sine qua non zu fordern.

Allein aus Gründen des Selbstverständnisses einer sauberen Sprachhygiene sollte deshalb die Acrodermatitis papulosa eruptiva infantum seit Beginn der 70er Jahre, d.h. nach der Aufklärung der Aetiologie, nur noch als Gianotti-Crosti-Krankheit geführt werden. Es ist keine philologische Beckmesserei, wenn wir bedauernd feststellen, daß der Begriff Syndrom in der Nomenklatur für die Acrodermatitis papulosa infantum bis zum heutigen Tage noch benutzt wird. Auch wir haben noch 1974 auf der 30. Tagung der DDG in Graz in diesem Punkte gefehlt.

So wie Wilkinson heute zwei verschiedene Formen der subcornealen Pustulose unterscheidet oder Lyell verschiedene Typen der toxischen epidermalen Nekrolyse differenziert, so grenzten Crosti und Gianotti bereits 1964 von der Acrodermatitis papulosa eruptiva infantum papulöse, papulovesikulöse oder vesikuloide Hauterscheinungen ohne Hepatitis ab. Diese klinischen Bilder sind weitaus häufiger und morphologisch variabler. Sehr wahrscheinlich liegen ihnen auch verschiedene Ursachen zugrunde. Gianotti selbst forderte 1976, daß nur diese infantilen papulovesikulären acrolokalisierten Hauterscheinungen unbekannter Genese und ohne gleichzeitiger Hepatitis als Gianotti-Crosti-Syndrom klassifiziert werden sollten.

Hauterscheinungen, die bei der infektiösen Mononukleose, bei der Cytomegalie, bei der Purpura-Schönlein-Henoch auftreten, sollten unter diesen Krankheitsbegriffen geführt werden; als „Vaccinide" sollten papulo-vesikuläre Erscheinungen nach Polio-, Pocken- oder BCG-Impfungen bezeichnet werden.

Wenn wir nun die Gianotti-Crosti-Krankheit dem Gianotti-Crosti-Syndrom differentialdiagnostisch gegenüberstellen, so bestehen zwischen beiden Krankheitsbildern zum Teil doch erhebliche klinische Unterschiede (Tabelle 1). Bei der Acrodermatitis papulosa infantum treten die monomorphen erythemato-papulösen Effloreszenzen symmetrisch, disseminiert auf, nur im Gesicht besteht eine Tendenz zur Konfluenz, eine Köbnersche Reaktion ist gar nicht selten zu beobachten.

Bei den infantilen acrolokalisierten Syndromen sind die polymorphen, oft erheblich juckenden Hauterscheinungen, ebenfalls symmetrisch angeordnet, aber oft in Nestern, bevorzugt sind im Bereich der Extremitäten die Hand- und Fußrücken, sowie die Knie. Die regionären Lymphknoten können leicht vergrößert sein, eine Hepatomegalie besteht aber niemals.

Gianotti (1976) unterscheidet z.Z. bei den infantilen papulösen Acrodermatiden 3 Subtypen.

Typ A: papulo-ödematöse, voneinander isolierte Erscheinungen,
Typ B: papulo-vesikulöse Erscheinungen mit einer eindeutigen Tendenz zur Konfluenz,
Typ C: papulöse, oft mit einer hämorrhagischen Komponente versehen, selten juckende Hauterscheinungen, die über 2 Monate persistieren können. In Einzelfällen sollen ähnliche Erscheinungen, nur flüchtiger Natur auch am Stamm auftreten.

Zumindestens die Hauterscheinungen sind bei der Acrodermatitis papulosa eruptiva infantum nach 15 bis 25 Tagen abgeheilt. Bisher wurde nur einmal von Gschnait und Brenner ein Rezidiv beobachtet und beschrieben. Bei den acrolokalisierten papulovesikulösen Erkrankungen persistieren diese für 30 bis 65 Tage, die Rezidivquote ist ebenfalls wesentlich höher.

In Zweifelsfällen werden die Bestimmungen von verschiedenen Laborparametern zur Diagnose führen. Beim Gianotti-Crosti-Syndrom besteht keine Erhöhung der

Transaminasen, bei der Acrodermatitis papulosa eruptiva infantum sind neben einer Monozytose bis zu 20%, die Transaminasen: SGOT und SGPT immer deutlich bis erheblich erhöht, Aldolase, LDH und alkalische Phosphatase können erhöht sein, der Bilirubinspiegel ist fast immer normal. Der Nachweis des Hepatitis-B-Oberflächenantigens ist unbedingt zur Sicherung der Diagnose zu fordern. In Einzelfällen gelingt es aber erst im Laufe der Krankheit. Nach unserer Beobachtung (1975) steht die Persistenz des positiven HB-Antigens nach der Erkrankung in vielen Fällen in umgekehrter Relation zur Schwere der Hepatopathie. Übergänge in eine chronisch persistierende oder manchmal auch aggressive Hepatitis wurde von Gianotti beschrieben, über einen letalen Ausgang berichtete bisher nur einmal Pouillade.

1976 wurde in Japan von Ishimaru et al. über ein epidemisches Vorkommen von 25 Fällen einer Acrodermatitis papulosa eruptiva infantum berichtet. Bei dem nachgewiesenen Hepatitis-B-Oberflächenantigen handelt es sich um den Subtyp ajw. Warum insbesondere Kinder aus den angrenzenden Mittelmeerländern oder Kinder mit einem Down-Syndrom eine gewisse Prädisposition zur Acrodermatitis papulosa infantum haben, ist z.Z. noch ungeklärt. Möglicherweise reagieren junge Menschen mit einem praedisponierenden HLA-Muster nach der Infektion mit dem Hepatitis-B-Virus im Sinne einer Acrodermatitis papulosa eruptiva infantum. Diese Hypothese bedarf aber noch ihres Beweises.

Sicher wird zur gegebenen Zeit auch die Ätiologie einer der genannten Subtypen des Gianotti-Crosti-Syndroms befriedigend geklärt werden.

So haben James et al. vor wenigen Wochen über Gianotti-Crosti-Syndrom ähnliche Erscheinungen bei einer Coxsackievirus-A-16-Infektion bei einem 2 Jahre alten Jungen berichtet. Ich befürchte, der Anfang für neue Verwirrungen in der Nomenklatur ist gemacht.

Literatur

Crosti A, Gianotti F (1956) Dermatosi infantile eruttive acroeposta di probabile origine virosica. Minerva Dermatologica 31:483

Crosti A, Gianotti F (1964) Ulteriore contributo alla conoscenza dell' acrodermite papulosa infantile. Giornale italiano di dermatologica 105:477

Endo MH, Morishima T (1975) On infantile papular acrodermatitis (Gianotti disease) and infantile papularsimivesicular acrodermatitis (Gianotti-syndrom). J Dermat 2:5–14

Gianotti F (1955) Rilievi di una particolare casistica tossinfettiva caratterizzata da eruzione eritemato-infiltrativa desquamativa a focolai lenticolari, a sede elettiva acroesposta. G Ital Derm 96:678–697

Gianotti F (1970) The Australian antigen in infantile papular acrodermatitis. In: Proceeding of the 6th Meeting of the European Association for the Study of the Liver. London. Communication 16

Gianotti F (1975) Papular acrodermatitis of childhood. An Australia antigen disease. Pediatric Dermatology 17:180–189

Gianotti F (1976) Die infantilen papulösen Akrodermatitiden. Hautarzt 27:467–472

Gschnait F, Brenner W (1978) Die Acrodermatitis papulosa infantilis und das infantile akrolokalisierte papulovesiculöse Syndrom. Z Hautkr 53:125–131

Ishimaru Y, Ishimaru H, Toda G (1976) An epidemic of infantile papular acrodermatitis (Gianotti disease) in Japan associated with hepatitis B-surface antigen subtype ayw. Lancet I:707–709

James WD, Odom RB, Hatch MH (1982) Gianotti-Crosti-like eruption associated with coxsackievirus A-16 infection. J American Academy of Dermatology 6:862–866

Milbradt R (1976) Zur Klinik und Histologie des Exanthems beim Gianotti-Crosti-Syndrom. Hautarzt Supp I:117–119

Milbradt R, Nasemann T (1975) Über die Entität des Gianotti-Crosti-Syndroms und seine Beziehung zur Hepatitis-B-Infektion. Hautarzt 26:471–47

Pouillade JM, Moulin G, Morlat C, Francois R (1975) L'acrodermatite érythemato-papuleuse infantile des Gianotti-Crosti. Discussion de ses rapports nosologiques avec l'hépatite vivale. Apropos d'une observation d'evolution mortelle. Pédiatrie 30:351–360

Prof. Dr. R. Milbradt
Zentrum der Dermatologie und Venerologie
der Univ. Frankfurt
Theodor-Stern-Kai 7
D-6000 Frankfurt

Die Dermatitis seborrhoides, eine existente Dermatose des Säuglings?

H. H. Wolff, Lübeck

Die als Thema gestellte Frage ist offenbar provokativ gemeint, denn das Krankheitsbild „Dermatitis seborrhoides infantum" ist zumindest in der mit Säuglingsdermatologie befaßten Literatur durchweg existent. Beschreibungen dieser Dermatose sind seit Unna unter verschiedenen Synonyma mit großen Namen unseres Faches wie Moro, Jadassohn, Darier, Brocq und Gans verknüpft (Übersicht bei [1]). Auch die Herren Vorsitzenden dieser Tagungssektion haben die Dermatitis seborrhoides infantum ausführlich beschrieben (Bandmann [1]; Korting [5]). Andererseits fällt es schwer, eine klare Definition der Erkrankung, gesicherte Vorstellungen zu Ätiologie und Pathogenese und auch eindeutige Kriterien zur Abgrenzung von anderen Säuglingsdermatosen herauszuarbeiten. Prinzipiell sind drei Antworten auf die eingangs gestellte Frage möglich [7]:

– Die Krankheit ist nicht existent, die beobachteten klinischen Bilder sind bei sorgfältiger Analyse definierten Dermatosen wie Psoriasis vulgaris, atopische Dermatitis, Windeldermatitis, Kandidose etc. zuzuordnen;
– es handelt sich um eine Krankheitsentität;
– die Dermatitis seborrhoides infantum ist eine klinisch typische Réaction cutanée mit multifaktorieller Ursache.

Das Krankheitsbild, das gemeinhin als Dermatitis seborrhoides infantum bezeichnet wird, kann ausschließlich durch klinische Parameter definiert werden:
– Das Manifestationsalter,
– die Lokalisation,
– die Morphe und
– den Verlauf.

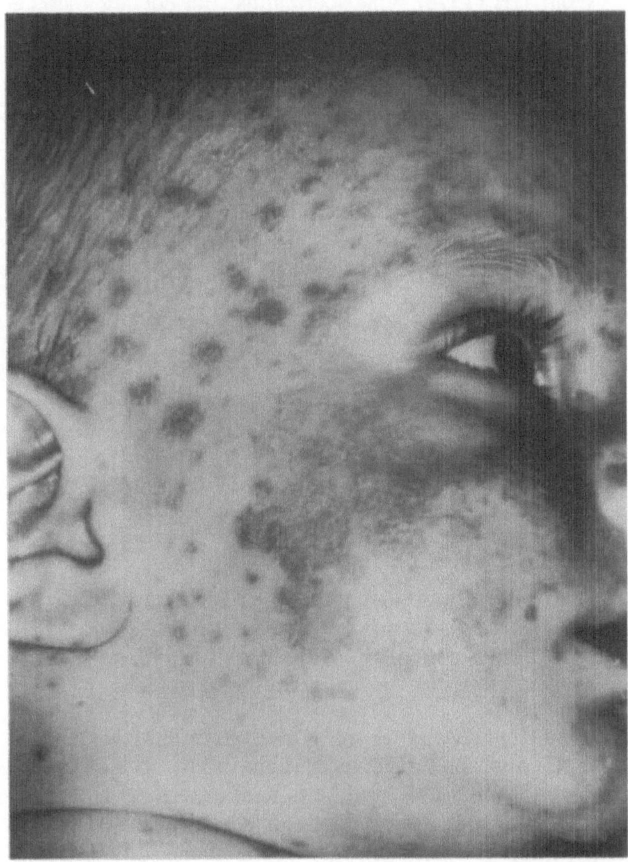

Abb. 1. Dermatitis seborrhoides infantum, typischer Befund im Gesicht

Die histologische Untersuchung und sonstige Laborbefunde sind für die Diagnose allenfalls zum Ausschluß anderer Dermatosen relevant.

Die Dermatitis seborrhoides infantum tritt fast ausschließlich um die 3.–4. (2.–10.) Lebenswoche auf [2]. Sie beginnt meist im Bereich des behaarten Kopfes, breitet sich bevorzugt über die großen Talg- und Schweißstraßen des Integuments [5] und in den intertriginösen Hautbezirken aus. Typisch sind scharf begrenzte, landkartenartige oder gyrierte, auch kleinfleckig-streuende Erytheme mit gelblich-bräunlicher fettiger Schuppung oder Krustenauflagerung (Abb. 1). Die für das Ekzem typischen Papulovesikeln fehlen auch initial. Je nach Akuität und Pflege- bzw. Therapiemaßnahmen findet sich ein Spektrum zwischen psoriasiform schuppenden, trockenen oder stark geröteten exsudativen Herden. Sehr typisch für die Diagnose ist der Verlauf mit Abheilung in wenigen Wochen, unter ungünstigen Umständen auch erst in Monaten. Rezidive sind so selten, daß sie geradezu Zweifel an der Diagnose aufkommen lassen [2].

Differentialdiagnostisch müssen vor allem abgegrenzt werden [8, 9]: Die Windeldermatitis im engeren Sinne (Beschränkung auf die Windelregion), die Dermatitis atopica und die Psoriasis vulgaris (Familienanamnese, Verlaufsbeobachtung, bei letzterer ggf. auch eine Biopsie), Kandidose (mykologische Untersuchung). Allerdings ist eine Kandidose als sekundäre Komplikation ebenso wie eine bakterielle Infektion durch ubiquitäre Keime, auch eine Ekzematisation und Reizung durch allzu gutgemeinte lokale Fettapplikationen möglich. Als seltenere differentialdiagnostische Möglichkeiten sollen noch das Wiskott-Aldrich-Syndrom, der M. Letterer-Siwe (Histiozytosis X) und die Dermatitis exfoliativa neonatorum (Ritter von Rittershain) erwähnt werden.

Zur Ätiologie und Pathogenese der Dermatitis seborrhoides infantum werden eine Vielzahl von Ursachen angegeben; die Lokalisation und das Lebensalter erklärt man über die Wirkung mütterlicher Hormone auf die Talgsekretion in den typischen seborrhoischen Arealen („Pubertät en miniature"); bakterielle und Candida-albicans-Infektionen, eine Candidid-Reaktion [6], Pflegefehler, nutritive Faktoren und Vitaminmangel (Biotin) sollen zumindest Cofaktoren darstellen. In einigen Fällen von schwerer Dermatitis seborrhoides und der als Maximalvariante angesehenen Erythrodermia desquamativa Leiner wurden angeborene Defekte des Komplementsystems (C5) und damit Störungen der Phagozytosefähigkeit nachgewiesen [3, 7]. Ein durch Verlaufsbeobachtungen gesicherter eindeutiger Nachweis, daß es sich bei der Dermatitis seborrhoides infantum um Frühmanifestationen von Dermatitis atopica oder Psoriasis vulgaris handelt, liegt bisher nicht vor. Auch sind die Beziehungen zum seborrhoischen Altersekzem keineswegs geklärt, daher sollte stets von Dermatitis seborrhoides *infantum* gesprochen werden.

Die Prognose der Erkrankung ist gut, einzelne Todesfälle letztlich ungeklärter Ursache („Ekzemtod") kamen jedoch insbesondere bei ausgedehnten oder generalisierten Formen vor. Ein derartiger Todesfall eines 2 Monate alten Säuglings wurde kürzlich in Lübeck gerichtsmedizinisch untersucht. Makroskopisch bestand das klassische Bild einer ausgedehnten Dermatitis seborrhoides; Candida albicans konnte weder histologisch noch kulturell nachgewiesen werden.

Zusammenfassend ist festzustellen:
1. Die Dermatitis seborrhoides infantum ist aufgrund von Manifestationsalter, Lokalisation, Morphe und Verlauf als klinisches Krankheitsbild existent.
2. Der Beweis, daß sich alle Fälle dieses Krankheitsbildes klar definiert anderen Dermatosen zuordnen lassen (Dermatitis atopica, Psoriasis vulgaris, Kandidose etc.) ist bisher nicht erbracht worden.
3. Die Vielzahl von ätiologisch zumindest mitbeteiligten Faktoren legt nahe, daß es sich bei der Dermatitis seborrhoides infantum nicht um eine Krankheitsentität handelt, sondern daß sie als eine für das Manifestationsalter und die Lokalisation typische Réaction cutanée betrachtet werden kann.

Danksagung

Für die Überlassung von Befunden danke ich Herrn Prof. Dr. O. Pribilla, Direktor des Instituts für Rechtsmedizin der Medizinischen Hochschule Lübeck

Literatur

1. Bandmann H-J (1962) Ekzeme und ekzematoide Dermatitiden im frühen Kindesalter. In: Jadassohn J (Hrsg) Handbuch der Haut- und Geschlechtskrankheiten, Ergänzungswerk II/I. Springer, Berlin Göttingen Heidelberg, S 320–368
2. Beare JM, Rook A (1979) The Newborn. In: Rook A, Wilkinson DS, Ebling FJG (eds) Textbook of dermatology, 3rd edn, vol I. Blackwell, Oxford London Edinburgh Melbourne, pp 185–212
3. Geiger H (1978) Angeborene Defekte des Komplementsystems und der Phagozytose. Ihre Bedeutung für die pädiatrische Dermatologie. In: Herzberg JJ (Hrsg) Pädiatrische Dermatologie. Schattauer, Stuttgart New York, S 107–120
4. Jacobs AH (1978) Eruptions in the diaper area. The pediatric clinics of North America, vol 25, no 2: Symposium on pediatric dermatology. Saunders, Philadelphia London Toronto, pp 209–224

5. Korting GW (1982) Hautkrankheiten bei Kindern und Jugendlichen, 3. Aufl. Schattauer, Stuttgart New York
6. Seebacher C (1978) Zur Ätiologie und Pathogenese der sogenannten Dermatitis seborrhoides infantum. Kinderärztl Praxis 46:113–120
7. Solomon LM, Esterly NB (1973) Neonatal dermatology. Major problems in clinical pediatrics, vol IX. Saunders, Philadelphia London Toronto
8. Wolff HH (1976) Windeldermatitis: Ein polyätiologisches Syndrom. Fortschritte d prakt Derm u Venerol 9:9–17
9. Wolff HH (1982) Windeldermatitis. Pädiat Prax 24:469–479 (1980/81); Gynäk Prax 6:309–319

Prof. Dr. H. H. Wolff
Klinik f. Dermatologie u. Venerologie d. Med. Hochschule
Ratzeburger Allee 160, D-2400 Lübeck 1

Die Differentialdiagnose der kleinfleckigen Exantheme: infektiös, allergisch, toxisch

K. Bork, Mainz

Makulöse und makulo-papulöse Exantheme im Kindesalter sind ebenso wie bei Erwachsenen Symptome zahlreicher heterogener Krankheitsbilder; teilweise gehören sie zu den konstanten, obligaten Kardinalsymptomen, nicht selten auch als Leitsymptom, teilweise ist das Exanthem aber auch das einzige klinische Krankheitszeichen. Bei zahlreichen Krankheiten zählt das Exanthem zu den regelmäßigen Begleitsymptomen, bei anderen dagegen gehört es zu den inkonstanten, oft nur selten vorhandenen Krankheitsmanifestationen.

Die Bezeichnungen „allergisch" und „toxisch" beziehen sich auf den Pathomechanismus, über den nur selten genauere Informationen vorliegen, und nicht auf die Ursache. Beide Pathogeneseformen kommen bei allen der 3 unten genannten Exanthem-Gruppen vor, so auch bei den Infektionskrankheiten, bei denen der der Hauptsymptomatik vorausgehende „rash" meist allergischer Natur, das Exanthem als Hauptsymptom meist toxisch bedingt ist [10].

Unterteilt man die kleinfleckigen Exantheme nach ätiologischen Aspekten, wird bereits die Vielfalt der Ursachen deutlich.

Makulöse und makulo-papulöse Exantheme im Rahmen von Infektionskrankheiten

Makulöse Exantheme sind die häufigsten cutanen Manifestationsformen einer systemischen Infektion. Ursächlich überwiegen im Kindesalter unter den kleinfleckigen Exanthemen die viralen Infektionskrankheiten, wobei im Vergleich zu den klassischen exanthematischen Kinderkrankheiten die übrigen exanthematischen Viruskrankheiten häufiger zu beobachten sind. Hierzu zählen vor allem Krankheiten durch Coxsackieviren A und B, ECHOviren, und seltener auch Adenoviren, Reoviren, Rhinoviren [1, 8, 16]. Heute sind bei Kindern die Enteroviren die führende Ursache exanthematischer Krankheiten. Nicht weniger als 32 Typen können ein Exanthem hervorrufen, wobei die klinische Expressionsrate je nach den einzelnen Erregertypen sehr unterschiedlich ist. Coxsackie A 16 und ECHO 9 rufen z.B. bei 50 % der Kinder ein Exanthem hervor, während ECHO 4 z.B. nur bei 15 % der Patienten zu einem Exanthem führt und ECHO 6 fast nie Ursache eines Exanthems ist [4]. Neben Viruskrankheiten gibt es zahlreiche Krankheiten durch Rickettsien, Bakterien, Pilze, Protozoen und Metazoen, die mit kleinfleckigen Exanthemen einhergehen können.

Makulöse und makulo-papulöse Exantheme bei allergischen oder toxischen Reaktionen auf von außen zugeführte Substanzen (z. B. Medikamente, Nahrungsmittel, Toxine)

Arzneimittelexantheme im Kindesalter sind wegen des geringeren Arzneimittelverbrauchs nicht so häufig wie bei Erwachsenen; sie sind bei Kleinkindern selten, bei älteren Kindern etwas häufiger zu beobachten [3]. Exantheme nach Schutzimpfungen sowie allergische und toxische makulöse Exantheme durch Nahrungsmittel, die keineswegs stets urticariell sind, sondern auch durchaus kleinfleckig imponieren können, müssen in die Differentialdiagnose einbezogen werden.

Makulöse und makulo-papulöse Exantheme im Verlauf von nichtinfektiösen Krankheiten

Makulöse Exantheme sind weiterhin im Verlauf verschiedenartiger nichtinfektiöser Krankheiten möglich, wie z.B. im Verlauf eines SLE, einer Dermatomyositis, einer Subsepsis allergica Wissler, einer rheumatoiden Arthritis und eines Still-Syndroms. Das Erythema neonatorum toxicum, Begleitexantheme bei Verbrennungen und das Erythema anulare rheumaticum werden von Dermatologen nur selten beobachtet.

Die wichtigsten diagnostischen und differentialdiagnostischen Aspekte finden sich in Tabelle 1.

Die Morphologie der Einzeleffloreszenz für sich allein liefert nicht selten nur wenig Hinweise, die zur Differentialdiagnose „infektiös" oder „nichtinfektiös" beitragen. Wesentliche Hilfen sind durch die anamnestischen Informationen über die Exposition gegeben, also z.B. der Kontakt mit Kindern mit infektiösen Krankheiten oder die vorausgegangene Medikamentenzufuhr. Häufig bekommen Kinder mit Infektionskrankheiten aufgrund der extracutanen Symptomatik gleichzeitig Medikamente [12, 13], so daß blickdiagnostisch nicht zu unterscheiden ist, ob es sich beispielsweise um Rubeolen oder ein rubeoliformes Arzneimittelexanthem handelt. Die Infektionsquelle ist meistens apparent, wenn es sich um Krankheiten mit hoher klinischer Exanthemexpressivität handelt wie bei Masern, Röteln oder beispielsweise auch Windpocken. Hierbei lassen sich häufig kranke Kontaktkinder oder wenigstens andere Krankheitsfälle in der weiteren Umgebung eruieren. Schwieriger wird es bei Krankheiten, bei denen nur ein geringer Teil der Erkrankten mit ei-

Tabelle 1. Die wichtigsten Aspekte bei Diagnose und Differentialdiagnose exanthematischer Krankheiten

---

A) *Anamnestische Informationen*
1. Exposition
2. Zeitliche Beziehung zwischen Exposition und Krankheitsbeginn
3. Zeitliche Beziehung zwischen Exanthem und Fieber
4. Frühere Exantheme

B) *Allgemeine Informationen*
5. Lebensalter des Kindes
6. Jahreszeit

C) *Morphologische Informationen*
7. Art der Einzeleffloreszenz
8. Konfluenz?
9. Lokalisation und Verteilung
10. Enanthem?
11. Lymphknotenbeteiligung?
12. Juckreiz
13. Zeitliches Verhalten bzw. Ausbreitungsart des Exanthems

D) *Weitere klinische Symptome*, Fieber etc.

E) *Labordiagnostik*

Tabelle 2. Konfluenz der infektiösen Exantheme

Sehr deutlich bei
Scharlach
Staphylokokkenscharlach
Masern
Rocky-Mountain-Fieber

Fehlt immer bei
Exanthemen durch
   Cytomegalievirus
   Enterovirus 71
   Rhinoviren
   Influenza-Viren A und B
   Parainfluenza-Viren 1–4
Mumps-Exanthem
Hepatitis B
Meningokokkensepsis
Listeriose
Brucellose
Toxoplasmose
Strongyloidiasis

---

nem Exanthem reagiert, z.B. adenoviralen, einigen enteroviralen Krankheiten und Influenza. Vermutet man bei Kindern Arzneimittel als Ätiologie, sollte gerade auch bei Kleinkindern nicht nur nach der vorausgegangenen Medikation gefragt werden, sondern auch nach allen weiteren Medikamenten, die sich in der erreichbaren Umgebung des Kindes befanden, also auch nach Medikamenten der übrigen Familienmitglieder. Auch ist die Auslösung unerwünschter Reaktionen durch Medikamente möglich, die mit der Muttermilch dem kindlichen Organismus zugeführt wurden.

Neben den Angaben über das Intervall zwischen Exposition und Exanthem sowie zwischen Exanthem und Fieber ergeben sich auch aus dem Lebensalter wichtige differentialdiagnostische Hinweise: Arzneimittelexantheme sind um so seltener, je jünger das Kind ist, aber letztlich nie auszuschließen. Zahlreiche Exanthemkrankheiten sind abhängig vom Lebensalter, wie beispielsweise das Erythema neonatorum toxicum und das Exanthema subitum. Zu bedenken ist, daß sich durch Schutzimpfungen im Bereich der exanthematischen Krankheiten einiges geändert hat. Masern sind heute nicht mehr wie früher eine Krankheit der jüngeren Kinder, sondern der großen Kinder und der jüngeren Erwachsenen. Dies gilt ebenso für Rubeolen. Enterovirale Exantheme sind bei zunehmendem Lebensalter seltener, sie sind bei Kindern häufig anzutreffen.

Die Informationen aus der Morphologie des Exanthems beziehen sich zunächst auf die Art und Größe der Einzeleffloreszenz, wobei diese nicht bei der Entscheidung „infektiös" oder „nichtinfektiös" hilfreich sind, jedoch wesentlich beitragen zur Differentialdiagnose der infektiösen Krankheiten. Für die Lokalisation des Exanthems gilt das gleiche. Auch die Neigung zur Konfluenz ist bei den nichtinfektiösen Exanthemen genauso unterschiedlich wie bei den exanthematischen Infektionskrankheiten, wo sie erhebliche diagnostische Relevanz besitzt. Bei Masern und Scharlach ist die Konfluenz am stärksten, bei Röteln fehlt sie meistens (Tabelle 2).

Das Vorhandensein oder Fehlen eines Enanthems ist ebenso zur Unterscheidung infektiös oder nichtinfektiös nicht geeignet, wohl aber zur Differentialdiagnose der infektiösen Krankheiten. Es gibt eine Reihe von Infektionskrankheiten, die nie mit einem Enanthem einhergehen, hierzu gehört z.B. das Exanthema subitum [7].

Eine Lymphknoten-Beteiligung ist immer ein wichtiger Hinweis für eine infektiöse Genese des Exanthems, beispielsweise bei Rubeolen und infektiöser Mononucleose.

Erhebliche diagnostische Bedeutung besitzt die Ausbreitungsweise, also das zeitliche Verhalten des Exanthems. Charakteristisch ist das Ausbreitungsmuster der Morbilli mit Beginn des Exanthems hinter den Ohren, an der Haargrenze bzw. über der Stirn und den Halsseiten am 1. Tag, am 2. Tag am Stamm und am 3. Tag an den Extremitäten und dem Verschwinden des Exanthems in derselben Reihenfolge [11, 14]. Ein so typisches Ausbreitungsmuster wie bei den Masern der Ungeimpften läßt sich bei nichtinfektiösen morbilliformen Exanthemen nicht feststellen. Bei den atypischen Masern durch Schutzimpfung beginnt das Exanthem an den Knöcheln, Handgelenken, Handtellern und Fußsohlen und breitet sich auf die oberen Extremitäten und den Stamm aus [6, 9].

Juckreiz ist häufig bei nichtinfektiösen Exanthemen stärker ausgeprägt als bei infektiösen Exanthemen.

Auch die assoziierten klinischen Symptome sind in ihrer Art und ihrem Ablauf diagnostisch außerordentlich bedeutsam [2, 5, 15], ebenso die Labordiagnostik, die gerade bei viralen Krankheiten vielfach zur Bestätigung der Diagnose im Nachhinein dient.

Literatur

1. Cherry JD (1969) Newer viral exanthems. Adv Pediatr 16:233–286
2. Duncan WC (1977) Cutaneous manifestations of infectious diseases. In: Hoeprich PD (ed) Infectious diseases, a modern treatise of infectious processes. Harper & Row, Hagerstown, pp 68–74
3. Erdmann G (1974) Besonderheiten der Arzneimittelallergien im Kindesalter. Z Immunitätsforsch, Suppl 1:145–149
4. Forman ML, Cherry JD (1968) Exanthems associated with uncommon viral syndromes. Pediatrics 41:873–882
5. Hall CB (1977) The exanthematous family tree – diseases one, two, three and five? Am J Dis Child 131:816–833

6. Hall WJ, Hall CB (1979) Atypical measles in adolescents: evaluation of clinical and pulmonary function. Ann Int Med 90:882–887
7. Horstmann DM (1968) Viral exanthems and enanthems. Pediatrics 41:867–887
8. Lerner AM, Klein JO, Cherry JD, Finland M (1963) New viral exanthems. N Engl J Med 269:678–684 and 736
9. Martin DB, Weiner LB, Nieburg PI, Blair DC (1979) Atypical measles in adolescent and young adults. Ann Int Med 90:877–883
10. Mims CA (1966) Pathogenesis of rashes in virus diseases. Bacteriol Rev 30:739–760
11. Nasemann Th (1982) Diagnostik nach Masern. Hautarzt 33:117
12. Patel BM (1967) Skin rash with infectious mononucleosis and ampicillin. Pediatrics 40:910–911
13. Pullen H, Wright N, Murdoch J, McC (1967) Hypersensitivity reactions to antibacterial drugs in infectious mononucleosis. Lancet 2:1176–1178
14. Robbins FC (1962) Measles: Clinical features. Am J Dis Child 103:266–273
15. Shapiro L (1967) On the numbered exanthemata. Clin Pediatr 6:611–612
16. Wenner HA (1973) Virus diseases associates with cutaneous eruptions. Prog Med Virol 16:269–336

Prof. Dr. K. Bork
Univ.-Hautklinik
Langenbeckstr. 1
D-6500 Mainz

Die Akne vulgaris – ein Pubertätszeichen oder eine Krankheit?

S. W. Wassilew, Hamburg

An der Akne vulgaris erkranken gewöhnlich Jugendliche und junge Erwachsene während der Pubertät. Erste Hautveränderungen, die der Akne vulgaris zugerechnet werden können, häufig noch ohne subjektiven Krankheitswert, können bereits vor und parallel zu den ersten Pubertätszeichen beobachtet werden.

Der Begriff Pubertät bezeichnet die Lebensperiode, in der unter Einfluß von Gonadotropinen die Hormonsekretion der Gonaden zur Entwicklung sekundärer Geschlechtsmerkmale führt. Als Pubertätszeichen gelten Wachstum und Entwicklung, betreffende Charakteristika gesunder Kinder [2, 3, 5]. Die Akne wird nicht hierzu

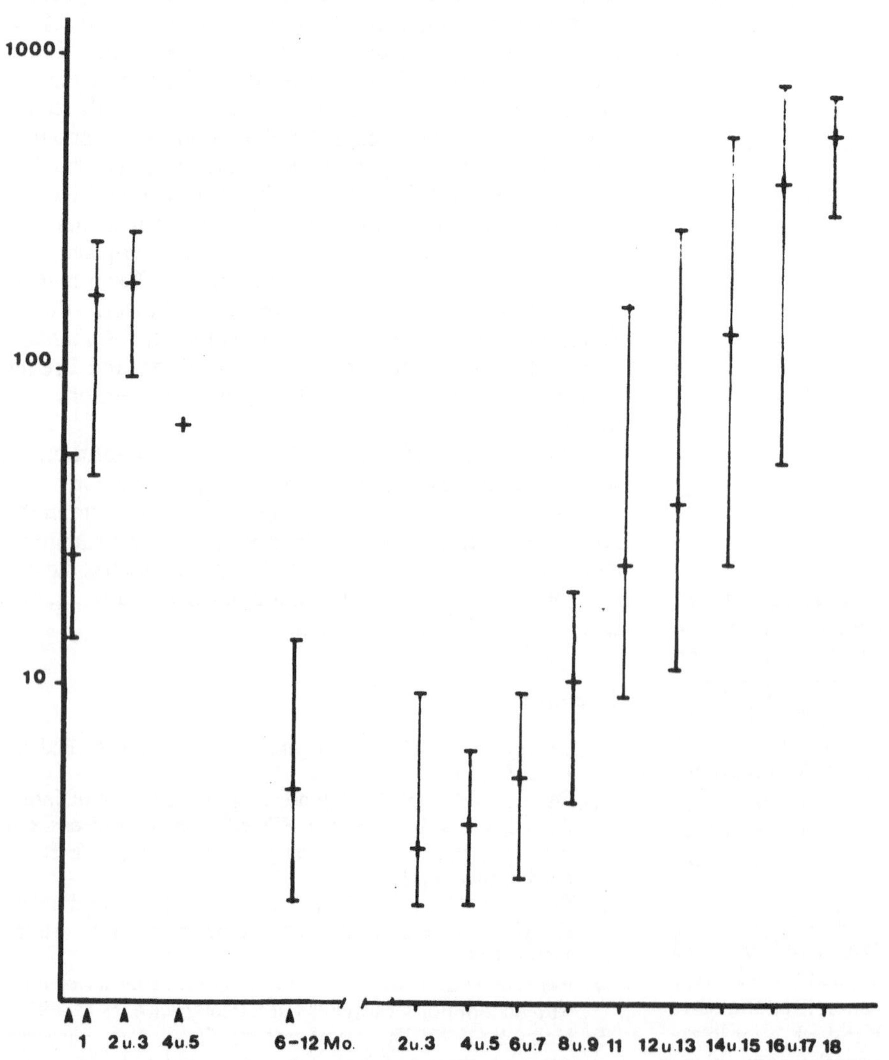

Abb. 1. Normalwerte für Testosteron im Plasma im Laufe der Entwicklung von Jungen (ng/dl) nach Knorr, 1978. Medianwerte (x) und 10. und 90. Perzentile. Das durchschnittliche Lebensalter der Pubertät wird bei Jungen mit 9,5–15, bis 17 Jahren angegeben. Die Akne vulgaris kann im 8. bis 9. Lebensjahr auftreten und erreicht ihre höchste Inzidenz im 16. bis 19. Lebensjahr

gezählt. Es gibt jedoch auch Zeichen an der Haut, die für die Pubertätsperiode typisch sind. Dies sind die Umwandlung zahlreicher Vellus-Follikel in Terminalfollikel mit der Entstehung geschlechtsspezifischer Behaarungsmuster, eine Steigerung der Schweißdrüsen- und besonders der Talgdrüsenfunktion und eine Steigerung der epidermalen Mitoserate und der Fibroblastenproliferation. Die Akne vulgaris kann auch hier nicht dazu gezählt werden. Im Zusammenhang mit diesen funktionellen Umstellungen können aber in der Pubertät Hautkrankheiten entstehen, unter denen die verschiedenen Formen der Akne vulgaris am häufigsten sind.

Vergleicht man die Faktoren, die einerseits die physiologischen Pubertätszeichen induzieren und beeinflussen mit solchen Faktoren, die die Entstehung und den Verlauf einer Akne beeinflussen, so wird der zeitliche Zusammenhang der Entstehung von Akneeffloreszenzen erklärbar, vor allem mit der hormonellen Umstellung im Verlauf der Pubertät. Wie wichtig die Rolle dieser neurohormonalen Neuregulation ist, kann aus dem Vergleich der Testosteronspiegel im Serum und dem Auftreten der Pubertätszeichen bei gesunden Jungen und auch Mädchen abgelesen werden (Abb. 1 und 2). Vergleicht man die Höhe des Testosteronspiegels mit den epidemiologischen Angaben zur Entstehung einer Akne [1, 4, 7], so wird die Wichtigkeit des Testosteronspiegels und seine Änderung pro Zeiteinheit sehr deutlich für die Entstehung der Akne vulgaris einerseits und für die Akne neonatorum andererseits.

Die Testosteronspiegel mit ihrer für die Pubertät charakteristischen Veränderung sind für die Erklärung der Akne vulgaris aber nicht ausreichend. Dies ist leicht erkennbar aus der mangelnden Korrelation von Testosteronspiegel und Schweregrad der Akne und auch aus den meist normalen Testosteronspiegeln bei Patienten mit schwerstgradiger Akne [6, 7]. Die Veränderungen im Testosteronspiegel erklären bestensfalls die Entstehung der Akne in der Pubertät, nicht aber ihren Schweregrad, und gerade dieser ist entscheidend für den objektiven und subjektiven Krankheitswert der Akne vulgaris. Dieser Krankheitswert wird am besten in der Plewigschen Gradeinteilung der Akne mit Angaben zum Schweregrad je nach Häufigkeit des Vorkommens von Akneeffloreszenzen erfaßt. Er korreliert mit Ausdehnung und Intensität vor allem der entzündlichen Veränderungen. Hier spielen genetische Faktoren, Talg und Bakterien eine große Rolle, Hormone mehr eine indirekte.

Dies geht auch deutlich aus den epidemiologischen Untersuchungen hervor, soweit sie die Ausprägung der Akne berücksichtigen. Frühe Stadien, besser Zeichen der Akne, werden bei ¼ der 8- und 9jährigen und bei 42% der 8- bis 10jährigen Mädchen sowie 36% der Jungen gefunden [1]. Die schweren Akneformen erreichen nach den Untersuchungen dieser Autoren ihren Häufigkeitsgipfel bei Mädchen zwischen dem 14. und 15. Lebensjahr, bei Jungen zwischen dem 16. und 17. Lebensjahr (50% bzw. 78%). Dies ist ein Zeitpunkt, an dem die Pubertätsperiode bereits weitgehend abgeschlossen ist. Da-

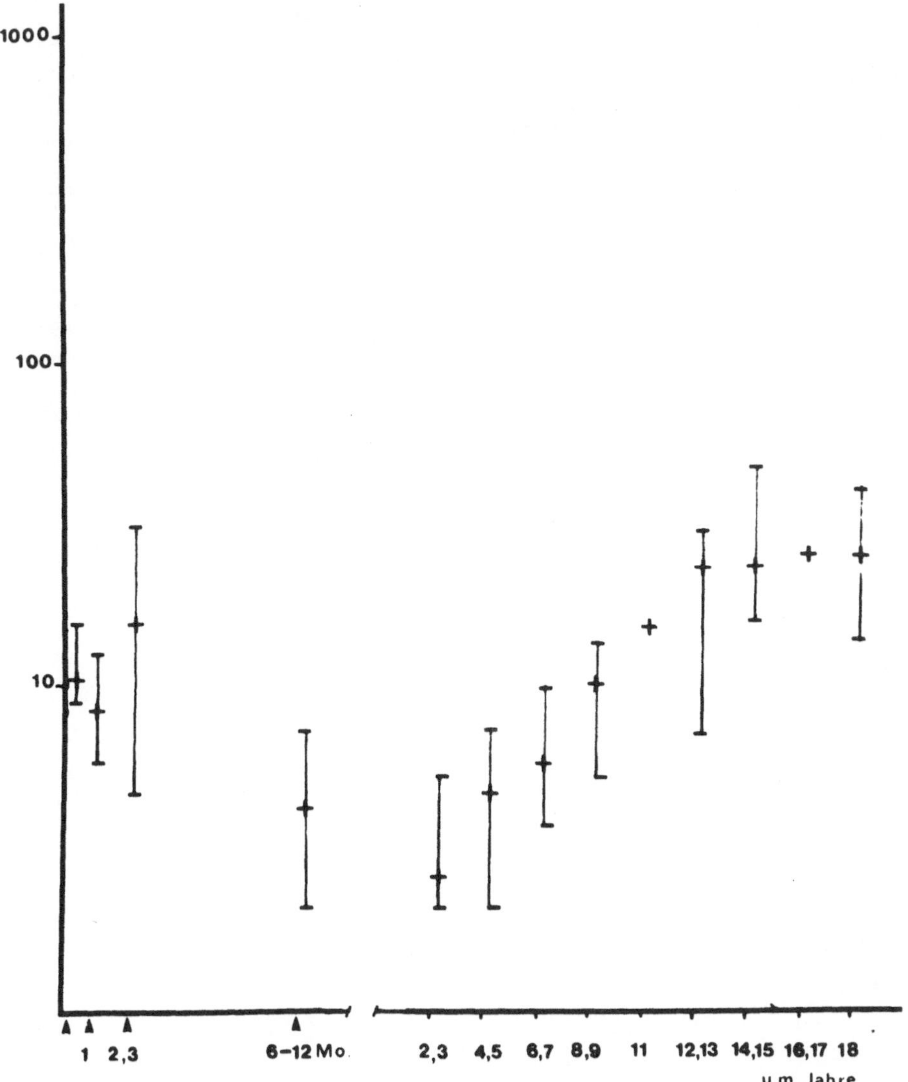

Abb. 2. Normalwerte für Testosteron im Plasma im Laufe der Entwicklung von Mädchen (ng/dl) nach Knorr 1978. Medianwerte (x) und 10. und 90. Perzentile. Das durchschnittliche Lebensalter der Pubertät wird bei Mädchen mit 8–13, bis 19 Jahren angegeben. Der Beginn der Akne kann mit 8 Jahren beobachtet werden, ihre Inzidenz erreicht bei 14–17jährigen ihren Höhepunkt

nach nimmt die Inzidenz der Akne vulgaris langsam ab, so daß besonders bei Jungen auch nach Abschluß der Pubertät Akne vulgaris, besonders die schweren Varianten, weiterbestehen. Leider gehen die Burtonschen Untersuchungen nicht über das 18. Lebensjahr hinaus. Die Autorengruppe konnte auf Grund ihrer Untersuchungen keine signifikante Korrelation von Schwere der Akne und Alter der Menarche finden und schließt einen Einfluß der Pubertät auf die Schwere der Akne aus.

Die Altersverteilung von Patienten an der Universitäts-Hautklinik Hamburg mit Akne vulgaris und Akne conglobata demonstriert ebenfalls, daß gerade die Akneformen mit großem Krankheitswert häufiger nach der Pubertät gefunden werden. 17 Patienten wurden im Rahmen einer therapeutischen Studie erfaßt. 12 litten an einer Akne conglobata. Sie waren zwischen 16 und 43 Jahren alt, das Durchschnittsalter betrug 23,4 Jahre. 15 Patienten litten an einer Akne papulopustulosa Grad III und IV. Sie waren zwischen 17 und 32 Jahren alt, das Durchschnittsalter betrug 21,1 Jahre. Die Durchschnittsalter beider Patientengruppen liegen somit jenseits der Pubertätsperiode.

Zusammenfassung

Vor und während der frühen Pubertät entstehen unter hormonellen Einflüssen Veränderungen am Talgdrüsenfollikel, die Voraussetzung zur Entstehung der Akne vulgaris sind. Da sie insbesondere Ausdruck veränderter neurohormoneller Regulationen bzw. des Testosteron-Spiegels sind, sollte ihr Ausbleiben eine endokrinologische Untersuchung des Jugendlichen veranlassen.

Die Entwicklung von ersten Akneeffloreszenzen zur Krankheit Akne vulgaris mit ihren verschiedenen Schweregraden hängt wesentlich von Faktoren ab, die keinen unmittelbaren Zusammenhang mit der Pubertät haben. Sie sind therapeutisch beeinflußbar, ohne daß der physiologische Ablauf der Pubertät gestört wird.

Die Akne vulgaris ist somit eine Erkrankung der Talgdrüsenfollikel, für die während der Pubertät optimale Entwicklungsmöglichkeiten bestehen. Sie ist nicht auf die Pubertät beschränkt und sollte nicht als Pubertätszeichen sondern als behandlungsbedürftige Krankheit angesehen werden.

Literatur

1. Burton JL, Cunliffe WJ, Stafford J, Shuster S (1971) The prevalence of acne in adolescence. Brit J Derm 85:119–126
2. Joss E (1980) Wachstum und Entwicklung gesunder Kinder. In: Bachmann KD, Ewerbeck H, Joppich G, Kleihauer E, Rossi E, Stalder GR (Hrsg) Pädiatrie. Gustav Fischer, Stuttgart, pp 14.1–14.14
3. Girard J (1980) Differentialdiagnose der Störungen der Pubertätsentwicklung. In: Bachmann KD, Ewerbeck H, Joppich G, Kleihauer E, Rossi E, Stalder GR (Hrsg) Pädiatrie. Gustav Fischer, Stuttgart, pp 14.69–14.71
4. Götz H, Zabel G, Estermann J (1974) Neuere Erhebungen über die Acne juvenilis mit Betrachtungen über die Rolle des Corynebacterium acnes. Hautarzt 25:288–290
5. Knorr D (1980) Erkrankungen der männlichen und weiblichen Gonaden. In: Bachmann KD, Ewerbeck H, Joppich G, Kleihauer E, Rossi E, Stalder GR (Hrsg) Pädiatrie. Gustav Fischer, Stuttgart, pp 14.55–14.68
6. Meinhof W (1978) Akne vulgaris und ähnliche Erkrankungen. Dr. Straube, Erlangen
7. Plewig G, Kligman AM (1975) Acne Morphogenesis and treatment. Springer, New York

Prof. Dr. med. S. W. Wassilew
Univ.-Hautklinik
Martinistr. 52
D-2000 Hamburg 20

Hauptthema II: Präkanzerosen, Pseudokanzerosen und Paraneoplasien

Präkanzerosen und Pseudokanzerosen

Einleitung

H. Kresbach, Graz

Die Präkanzerosen der Haut gewinnen im Laufe des Lebens eine zunehmende Bedeutung, weil das bloße Altern kokarzinogen im strengen Sinn ist. Diese Eigenschaft ist eine jener vielen lebenszeitabhängigen Veränderungen des Organismus oder eines Organs, die in ihrer Gesamtheit das «Altern» ausmachen.

Malignes Wachstum ist zumeist nicht einfach eine biologische Entgleisung, sondern eine Folge von vorwiegend exogenen Faktoren. Der Faktor «Zeit» spielt sowohl bei der Einwirkung der kausalen Noxen als auch beim mehrstufigen prozeßhaft-dynamischen Vorgang der Karzinogenese, der besonders in tierexperimentellen Modellen erschlossen werden kann, eine Rolle. Karzinogene werden in proliferierenden oder proliferationskompetenten Zellen wirksam. Das Endergebnis ist unkoordinierte und unkontrollierte, grenzenlose und zerstörende Autonomie. Das Lebensalter kann in diesem Zusammenhang als grobdimensionaler Risikoindikator aufgefaßt werden.

Die Dermatologie hat Wesentliches zur Kenntnis der Präkanzerosen beigetragen. Die Haut ist und bleibt – ebenso wie die Mundschleimhaut und die Vulva – infolge leichter Zugänglichkeit ein bevorzugtes Terrain zur Erfassung und Erforschung von Vor- und Frühstadien maligner Tumoren. Nicht von ungefähr ist der Begriff der „Präkanzerose" von Dubreuilh 1896 zuerst für Veränderungen der Haut angewandt worden. Es ist ferner das Verdienst des Dermatologen Schwimmer, 1877 den Begriff der „Leukoplakie" geprägt und in einer 1878 hier in Wien erschienenen Monographie näher präzisiert zu haben. Wir wissen natürlich, daß man „Leukoplakie" nicht mit „Präkanzerose" gleichsetzen darf. Die Definition einer Präkanzerose stößt allerdings nach wie vor auf nicht geringe Schwierigkeiten. Grundsätzlich kann man eine Präkanzerose morphologisch, statistisch, ätiologisch, pathogenetisch oder mittels meßbarer Parameter auch zyto- und histophotometrisch, zytochemisch und zytogenetisch definieren, wozu sich neuerdings auch sog. Tumormarker oder immunzytochemische Kriterien atypischer Zellen gesellen.

Die ursprüngliche Definition der *Präkanzerosen* als klinisch sichtbare Veränderungen der Haut, die erfahrungsgemäß häufig in einen malignen Tumor übergehen, hat natürlich nach wie vor ihren praktischen Wert, ist aber zweifellos wissenschaftlich zu unexakt und läßt vor allem die zentrale Bedeutung der histopathologischen Diagnostik unberücksichtigt. Auch die klassische Einteilung von Miescher 1943 in Präkanzerosen im weiteren und Präkanzerosen im engeren Sinn kann kaum aufrechterhalten werden. Die ehemaligen Präkanzerosen im weiteren oder fakultativen Sinn stellen nichts anderes als heterogene präkanzeröse Konditionen im Sinne von chronischen, zur Präkanzerose prädestinierenden Vorschäden der Haut dar. Als bekannte Beispiele seien die chronische Lichthaut, Intoxikationsschäden durch Mineralölprodukte oder andere chemische Karzinogene, chronisch-entzündliche Atropho-Sklerosen, aber auch Genodermatosen und epitheliale Hamartien genannt. Man könnte auch von rein klinisch zu erfassenden „Karzinom-Risikoerkrankungen" sprechen.

Von einer „Präkanzerose" hingegen sollte überhaupt nur dann die Rede sein, wenn es sich um eine histologisch als solche zu erfassende und zu definierende *präkanzeröse Läsion* handelt. Zumeist entsprechen solchen Läsionen auch bestimmte klinische Erscheinungsbilder mit entsprechenden Krankheitsbezeichnungen wie aktinische Keratose, Teer- oder Arsenkeratose, Morbus Bowen, Cheilitis abrasiva präcancerosa u. a. Diese Präkanzerose-Definition deckt sich zunächst weitgehend mit den früheren Präkanzerosen im engeren oder obligaten Sinn. Ob dahinter aber auch wirklich immer obligate Präkanzerosen im Sinne obligater Vorläufer invasiver und metastasierender *Karzinome* stehen, ist allerdings eine ganz andere Frage und heute eher mit „Nein" zu beantworten. Als „obligat" könnte man Präkanzerosen mit hohem definitiven Entartungsrisiko und kurzer Latenzphase, als „fakultativ" solche mit niedriger Entartungsfrequenz und langem Intervall zwischen Präkanzerose und Frühkrebs bezeichnen. Eine andere Definitionsmöglichkeit „fakultativer" oder „potentieller" Präkanzerosen bestünde darin, von solchen nur vor der bzw. bis zur Irreversibilität des Prozesses zu sprechen. Die Dermatologie ist in der günstigen Lage, mit definierten Krankheitsbildern bestimmte klinisch-prognostische Erfahrungen verbinden zu können und Prognose und daraus sich ergebende Konsequenzen – zumindest bei keratinozytären Präkanzerosen – nicht ausschließlich vom histologischen Augenblicksbild und dessen schwieriger Interpretation ableiten zu müssen.

Präkanzerose bedeutet Zustand (Läsion), Vorgang und Phase. Leider sind die morphologisch-biologischen Korrelationen nicht eindeutig oder gar spezifisch und entsprechende Deutungen nicht frei von Subjektivität. Die biologische neoplastische Transformation kann der morphologischen Evidenz dieser Veränderungen vorausgehen und die morphologische Evidenz der Transformation bedeutet nicht immer unwiderrufliche letale Progression. Auch bei einem klassischen Carcinoma in situ wie dem Morbus Bowen steht die Histomorphologie vor gewissen Grenzen. Man kann ein Carcinoma in situ als Präkanzerose im sozusagen engsten Sinn, als besonders hochgradige Dysplasie oder auch als Frühkarzinom interpretieren. Man muß allerdings dabei zur Kenntnis nehmen, daß es einerseits auch bei einem Carcinoma in situ Regressionen in situ gibt und daß andererseits invasive und metastasierende Karzinome beobachtet werden, die von Dysplasien niedrigeren Grades ausgehen. Solche Überlegungen markieren natürlich theoretisch die Grenzen jeglicher Präkanzerose-Definition. Handelt es sich dabei um endgültige Tumorzellen, deren Wachstum sich aus äußeren Gründen noch nicht voll entfalten kann oder fehlen den potentiell-malignen Zellen doch noch wesentliche Eigenschaften einer Tumorzelle? Wünschenswert wäre vor allem die zytologisch-histologische Erkennbarkeit der Reversibilität oder Irreversibilität der Vorgänge zwischen Initiation, Latenz und Promotion der Karzinogenese. Ein latentes Karzinom gibt es aber strenggenommen an der Haut gar nicht, weil eine entsprechende Läsion ja auf jeden Fall klinisch sichtbar sein würde.

Die histologische Terminologie der Präkanzerosen ist verwirrend. Man spricht von atypischer Hyperplasie, Dysplasie verschiedenen Grades, Carcinoma in situ und Frühkarzinom, andererseits mitunter auch von Dystrophie und intraepithelialer Neoplasie. Wenn „Atypie" vor allem zelluläre Phänomene anspricht, dann „Dysplasie" die Abweichung des zytologisch-histologischen Gewebsaufbaues von der Normalstruktur. Der Dysplasiegrad ist somit ein Maß für eine zelluläre und gewebliche Entartung und ein maßgebliches Kriterium für die Beurteilung der Dignität. Frühe Malignität und Frühkarzinom bedeuten nicht überall das gleiche, auch nicht Frühkarzinom und minimal invasives bzw. mikroinvasives oder Mikrokarzinom. Der Dysplasiebegriff – von Krompecher 1924 für „ortsfremde Differenzierung" eingeführt – stammt vorwiegend von den Oberflächenkarzinomen der Zervix und Vulva und den frühen Magenkarzinomen und wird dermatologisch vor allem bei oralen Leukoplakien und bei den Vor- und Frühstadien des malignen Melanoms, seltener bei den aktinischen Keratosen, verwendet. Gegen den Terminus „Dysplasie" gibt es natürlich erhebliche etymologische Bedenken, weil damit allgemeinmedizinisch ja eine anlagebedingte Mißbildung oder Entwicklungsstörung gemeint ist. Trotzdem dürften beim gegenwärtigen Stand der Dinge die Termini „Dysplasie" und „Carcinoma in situ" aussagekräftiger als die relativ nichtssagenden Begriffe „intraepitheliale Neoplasie" oder „atypische intraepitheliale Proliferationen" sein. Daß beide Termini („Dysplasie" und „Carcinoma in situ") grundsätzlich unbefriedigend sind und daß eine Dysplasie von verschiedener biologischer Potenz und variabler Pathogenese sein kann, bleibt davon unberührt. Es erscheint uns vorläufig zweckmäßig, ein Carcinoma in situ als besonders hochgradige Dysplasie zu interpretieren, weil eben im allgemeinen „Dysplasie" ein Oberbegriff mit bestimmter Bedeutung ist. Aufgabe der nächsten Zukunft wird es sein, die Nomenklatur zu vereinfachen und zu vereinheitlichen sowie die entsprechenden morphologischen und funktionellen Phänomene mit der prospektiven Potenz und der prospektiven Bedeutung einer präkanzerösen Läsion in Einklang zu bringen. Auch die Analyse der subepithelialen und intraepithelialen Stromareaktion und die Erfassung etwaiger extraepithelialer bzw. extrakutaner Parameter wird vermutlich zur Begriffsschärfe der Präkanzerosen beizutragen vermögen. Die Sammlung aller erreichbaren Daten ist zweifellos ein wichtiger Beitrag zur Geschwulstforschung.

Vorläufig wird theoretisch und angesichts der bis zu einem bestimmten Zeitpunkt oder bis zu einem bestimmten Grad möglichen Reversibilität von Atypie und Dysplasie sowie angesichts eines gewissen „Zwischenreiches" zwischen benignen und malignen Neoplasien die Frage offen bleiben, ab wann man verbindlich von „Präkanzerose" sprechen soll: Von der ersten Veränderung am Zellgenom durch karzinogene Primärfaktoren an oder erst nach Etablierung eines Carcinoma in situ?

Trotz aller Problematik sollte schon aus ärztlich-diagnostischen und präventivmedizinischen Gründen am Begriff der Präkanzerosen in einer möglichst engen Definition festgehalten werden. Ganz besonders gilt dies auch für die *melanozytären Prä- und Frühmalignome der Haut,* die – im Gegensatz zu den keratinozytären Präkanzerosen – meist erst durch die histologische Diagnose erfaßt werden. Die klinische Kenntnis „atypischer Lentigines" und „atypischer Naevuszellnaevi" ist ein ebenso aktuelles wie wichtiges Anliegen. Auf die diagnostische Bedeutung „asymmetrischer Qualitäten" ist besonders hinzuweisen.

Die in ihrer allgemeinmedizinischen Bedeutung nicht zu unterschätzenden *Vorstadien maligner Lymphome* nehmen insofern eine Sonderstellung ein, als die Lymphozyten und ihre Funktionsformen – neben Makrophagen und „natürlichen Killer-Zellen" – u. a. auch die Zellen der „Immunüberwachung" sind. Es sind also jene Zellen selbst betroffen, von deren Funktion bei der Krebsentstehung und vielleicht auch beim Übergang einer Präkanzerose in ein echtes Malignom viel abhängt. Auch hier sollte man möglichst exakt zwischen „prälymphomatösen Konditionen" und „prälymphomatösen Läsionen" differenzieren.

Pseudokanzerosen schließlich sind klinisch und/oder histopathologisch nur schwer von einem echten Karzinom zu unterscheiden, biologisch aber durch einen gutartigen Verlauf gekennzeichnet. Ihre Grenzen sind zweifellos unscharf und fließend. Diese Definition gilt mutatis mutandis auch für Pseudolymphome und Pseudosarkome der Haut. Ob und wie häufig sich dahinter „Wartegruppen" verbergen, kann vorerst nicht beurteilt werden.

Unter den *epithelialen Pseudokanzerosen* nehmen die Keratoakanthome in mehrfacher Hinsicht eine Sonderstellung ein. Unter den übrigen heterogenen epithelialen Pseudokanzerosen („pseudokarzinomatöse Hyperplasien") finden sich Entitäten (Papillomatosis cutis carcinoides, floride orale Papillomatose), deren Existenz, Bezeichnung und Zuordnung durch das Konzept der „Karzinome niedriger Malignität" sicher fragwürdig geworden ist. Nach heutiger Auffassung handelt es sich dabei um „verruköse Karzinome".

Das große Problem der *Pseudolymphome* ist – neben der grundsätzlichen Differenzierung von malignen Lymphomen – ihre Abgrenzung gegenüber Prälymphomen bzw. „prolongierten" oder „limitierten" malignen Lymphomen. Definitionsgemäß sind kutane Pseudolymphome rückbildungsfähige lymphoproliferative Infiltrationen der Haut. Eine „rhythmische paradoxe Eruption" wie die lymphomatoide Papulose wirft natürlich in besonderer Weise Fragen hinsichtlich Relevanz und Dignität einschlägiger Definitionskriterien auf.

Auf *Pseudosarkome* der Haut (und der peripheren Weichteile) sind manche bekannten Malignitätskriterien nur bedingt übertragbar. Das klinische Erscheinungs- und Verlaufsbild sowie das biologische Verhalten spielen dabei eine vergleichsweise sehr wichtige Rolle. Pseudosarkome können von nahezu allen mesenchymalen Strukturen der Haut ausgehen und sind u. a. durch die Vielfältigkeit und Komplexität ihrer morphologischen Ausprägung gekennzeichnet. So stehen z. B. klinisch gutartigen Neubildungen mit „unruhigem" histologischen Bild klinisch infiltrierende Neubildungen mit „ruhigem" histologischen Bild gegenüber.

Die Programmgestaltung hat sich bemüht, wichtige Aspekte der kutanen Prä- und Pseudokanzerosen (einschließlich der entsprechenden melanozytären, lympho-proliferativen und mesenchymalen Äquivalente) modell-haft herauszustellen. Vollständigkeit sollte und konnte nicht angestrebt werden. Die offenkundige Problematik dieser Veränderungen ist eine Aufgabe, die in internatio-naler Zusammenarbeit gelöst werden sollte. Idealziel ei-ner solchen Übereinkunft sind zweifellos Definitionen und Nomenklaturen, deren Kriterien richtig, spezifisch und reproduzierbar sind.

Danksagung

Allen Vortragenden, die sich für diesen Verhandlungstag zur Verfügung gestellt haben und mit ihren Referaten zu einer Standortbestimmung beitragen, sei auch an dieser Stelle herz-lich gedankt.

Prof. Dr. Hans Kresbach
Vorst. d. Univ.-Klinik f. Dermatologie u. Venerologie in Graz
Auenbruggerplatz 8, A-8036 Graz

Präkanzerosen aus pathologisch-anatomischer Sicht[*]

G. Seifert, Hamburg

Zusammenfassung

Pathologisch-anatomisch sind Präkanzerosen morpho-logisch faßbare gewebliche und zelluläre Veränderungen, die im weiteren Verlauf mit großer Wahrscheinlichkeit in einen malignen Tumor übergehen können. In der präkan-zerösen Latenzperiode besitzen transformierte Zellen so-wohl die Option zur Progression in ein Krebsfrühstadium als auch zur Rückbildung (Reversion). Experimentelle Präkanzerosen sind durch eine erhöhte Transformations-frequenz, gesteigerte Zellproliferation mit Änderung der Zelldifferenzierung und Stromaveränderungen gekenn-zeichnet. Zu den zytologischen Kriterien menschlicher Präkanzerosen rechnen zelluläre Atypien und zytogene-tische Abweichungen. Die histopathologischen Merk-male werden durch die Begriffe Dysplasie, Atypie und Carcinoma in situ definiert. Die Schweregrade der Ver-änderungen werden organspezifisch festgelegt. Zusätz-liche Kriterien ergeben sich aus der immunpathologi-schen Stromareaktion.

Eine morphologische Klassifikation der Präkanzero-sen kann nach Gewebstypen (z. B. Plattenepithel, Drü-senepithel, Mesenchym), Organregionen und dem Le-bensalter erfolgen. Einzelheiten werden am Beispiel or-ganspezifischer Präkanzerosen demonstriert. Die Begrif-fe Präsarkom, Präleukämie und Prälymphom werden kurz erläutert. Besonderheiten ergeben sich aus der Ana-lyse der Vorstadien angeborener und kindlicher Tumoren (z. B. Neuroblastoma in situ). Neue Aspekte für die Er-kennung von Präkanzerosen können aus dem Einsatz sog. Tumor-Marker erwartet werden. Morphologische Tumor-Marker sind Tumor-assoziierte Antigene mit Lo-kalisation an der Zellmembran, Lektin-Rezeptoren und intrazytoplasmatische Antigene als Komponenten des Zytoskelettes. Mittels der Immun-Zytochemie lassen sich auch intranukleäre Viruspartikel bei fokalen Epithel-hyperplasien und verrukösen Läsionen nachweisen.

Einleitung

Das komplexe Thema der Präkanzerosen (Lit.: Hamperl 1974; Grundmann 1981) erfordert klare begriffliche De-

finitionen und eine thematische Begrenzung auf morpho-logische Gesichtspunkte. Pathologisch-anatomisch sind Präkanzerosen morphologisch faßbare gewebliche und zelluläre Veränderungen, die im weiteren Verlauf mit gro-ßer Wahrscheinlichkeit in einen malignen Tumor über-gehen können. Aus dieser Definition ergeben sich eine Reihe von Prämissen:

1. Der klinischen Manifestation eines Krebses gehen Vorstadien voraus, in denen eine schrittweise Transfor-mation von Zellverbänden unter der Einwirkung kan-zerogener Noxen erfolgt.

2. In der präkanzerösen Latenzperiode besitzen die transformierten Zellen zwei Optionen: die Progression in das Frühstadium eines Krebses oder die Rückbildung (Reversion) zur Normalität.

3. Die neoplastische Transformation ist ein komplizierter molekularpathologischer Prozeß, der nur teilweise mor-phologisch erfaßbar wird. Strukturelles Hauptmerkmal ist eine Zellproliferation, die mit Veränderungen der Zell-differenzierung einhergeht. Die Präkanzerosen müssen daher von Pseudokarzinosen abgegrenzt werden, welche reaktive tumorähnliche Gewebsläsionen darstellen.

4. Präkanzerosen im weiteren Sinne umfassen auch prä-neoplastische Konditionen bzw. Krankheitszustände. Hierzu gehören Risikofaktoren und organspezifische Krankheiten mit erhöhtem Krebsrisiko.

Im Rahmen dieses Referates möchte ich auf folgende thematischen Gesichtspunkte eingehen:
1. Strukturelle Veränderungen bei experimentellen Prä-kanzerosen
2. Zytologische und pathohistologische Kriterien bei menschlichen Präkanzerosen
3. Morphologische Klassifikationsprinzipien mensch-licher Präkanzerosen
4. Tumor-Marker bei Präkanzerosen.

Strukturelle Veränderungen
bei experimentellen Präkanzerosen

Onkogene Viren, z. B. die RNS-haltigen Retroviren (Kir-sten 1979) lösen in der virus-infizierten Gewebekultur Zelltransformationen aus, die morphologisch durch die Umwandlung einschichtiger Zellrasen in mehrschichtige Zellhaufen gekennzeichnet sind und eine Störung des Zellwachstums sowie der Zelldifferenzierung dokumen-tieren. Biochemisches Merkmal ist eine reverse Trans-

---

[*] Herrn Prof. Dr. V. Becker, Direktor des Pathologischen In-stitutes der Universität Erlangen, zum 60. Geburtstag ge-widmet

skriptase im Virusnukleoid, welche bei der Transformation die Synthese einer DNS-Zwischenstufe katalysiert. Die transformierten Zellen enthalten ein „Transformations-Protein", welches die Funktion einer Proteinkinase besitzt. Die erhöhte Transformationsfrequenz stellt somit das morphologisch faßbare Merkmal der virusinduzierten Präkanzerose dar.

Bei der *chemischen Kanzerogenese* (Rabes 1979) durchläuft die maligne Transformation ebenfalls eine präkanzeröse Latenzphase, in der frühe experimentelle Läsionen noch rückbildungsfähig sind. Die dosisabhängige kanzerogene Zytotoxizität bewirkt zunächst eine initiale Wachstumsdepression, auf die die eigentliche Proliferationsphase mit mangelhafter Zelldifferenzierung folgt. Die Transformierbarkeit ist abhängig vom Zellzyklus, die Proliferationsrate von zusätzlichen kokarzinogenen Noxen.

Die mit der *Transformation verbundenen zellulären Vorgänge* (Tabelle 1) betreffen den *Zellkern* und das

Tabelle 1. Strukturelle Merkmale experimenteller Präkanzerosen

Erhöhte Transformationsfrequenz (Gewebekultur)

Biphasische gesteigerte Zellproliferation
   Initiale zytotoxische Wachstumsdepression
   Sekundäre Proliferationsphase

Änderung der Zelldifferenzierung
   Zellkern
   Zytoplasma
      Fokale Stoffspeicherung
      (z.B. Glykogen, Mukopolysaccharide, Lipide)
      Proliferation des agranulären endoplasmatischen
      Retikulums
      Desorganisation des Zytoskelettes
   Zellmembran
      Gesteigerte Permeabilität
      Fokale Ausstülpungen
      Verlust der Zelladhäsion
      Veränderungen der Zellrezeptoren
      Ausbildung neuer Membran-Antigene
      Bildung neuer Membran-Enzyme

Stromaveränderungen
   Immunpathologische Stromareaktion

Zytoplasma (Bannasch 1979). Die Phänomene am Zellkern (Poly- oder Aneuploidie, Chromatinkondensation, Chromosomenanomalien, Störung der Karyokinese) sind nicht tumorspezifisch, sondern werden auch bei anderen Zellschädigungen beobachtet.

Als charakteristische ultrastrukturelle Zytoplasmaphänomene werden fokale Stoffspeicherungen (Glykogen, Mukopolysaccharide, Lipide) und eine Proliferation des agranulären endoplasmatischen Retikulums angesehen. Parallel hiermit finden sich Enzymabweichungen (z.B. Defekte der Glukose-6-Phosphatase). Die Desorganisation des rauhen endoplasmatischen Retikulums ist dagegen nicht Ausdruck der neoplastischen Transformation, sondern der gestörten Proteinsynthese durch die Wirkung des Karzinogens. Mitochondrienveränderungen stellen ebenfalls ein sekundäres Phänomen dar.

Veränderungen der Zellmembran (Bauer 1981) sind im Hinblick auf die zukünftige Bedeutung sog. Tumor-Marker von besonderem Interesse. Die Tumorzelltransformation geht mit einer Steigerung der Membranpermeabilität, fokalen Ausstülpungen der Zellmembran

durch Anhäufung von Mikrofibrillen des Zytoskelettes, einem Verlust der Zelladhäsion, Veränderungen der Zellrezeptoren und der Ausbildung neuer Antigene (z.B. der onkofetalen Antigene) oder Enzyme (z.B. einer Plasminogen-Aktivator-Protease) einher. Differenzierungsverlust und Erwerb neuer Eigenschaften sind somit die gemeinsamen Merkmale der Zellmembranveränderungen bei der Transformation.

Weitere Kennzeichen der Präkanzerose sind immunologische Stromreaktionen (Burkhardt 1980) und Mechanismen der Tumorangiogenese (Shubik 1982).

Tabelle 2. Zytologische und histopathologische Kriterien bei menschlichen Präkanzerosen

Zytologische Kriterien

Veränderungen der Kernstruktur
   Größe, Form, Chromatingehalt, Nukleolen

Veränderungen des Zytoplasmas
   Organellendifferenzierung
   (Dyskeratosen, Schleimbildung)
   Stoffeinlagerungen

Veränderungen der Proliferations-Kinetik
   Mitosesteigerung

Umdifferenzierung der Zellmembran
   Verlust von Membran-Antigenen
   Exprimierung neuer Membran-Antigene

Zytophotometrische Streuung der DNS-Meßwerte

Klonale, numerische Chromosomen-Anomalien
   Hyperploidie, Trisomie

Pathohistologische Kriterien

Gewebsdysplasien
   Abnorme fokale Gewebsproliferationen
   Desorganisation der Gewebsstruktur
   Störung der Epithelschichtung
   Beschränkung auf den Ausgangsort
   Keine Infiltration

Atypien

Carcinoma in situ
   Merkmale der schweren Dysplasie
   in einem gesteigerten Ausmaß
   Aufhebung der Epithelschichtung
   Keine Stromainfiltration

Immunpathologische Stroma-Reaktion
   Lymphozyten, Plasmazellen, Langerhans-Zellen

Sonstige Stromaalterationen
   Kollagenstrukturen, Fibronektin,
   Myofibroblasten, Angiogenese

Zytologische Kriterien bei menschlichen Präkanzerosen

Zelluläre Atypien (Tabelle 2) stellen ein relativ konstantes Merkmal der Präkanzerosen dar. Hierzu gehören Veränderungen der Kernstruktur (Größe, Form, Chromatingehalt, Nukleolen), der Organellendifferenzierung des Zytoplasmas (Dyskeratosen, Störung der Schleimbildung u.a.), Umdifferenzierungen an der Zellmembran und Änderungen der Proliferationskinetik (Mitosesteigerung). Die Zellkernatypien lassen sich mit der Zytophotometrie (Sandritter 1979) exakt erfassen.

Streuungen der zytophotometrischen Meßwerte gehen mit dem Schweregrad der Atypie parallel.

Die *zytogenetischen Befunde* sind uneinheitlich (Hossfeld 1979; Gropp 1981). Bei stärkeren Atypien sind klonale, numerische Chromosomenanomalien gefunden worden (Hyperploidie, Trisomie), jedoch keine strukturellen Alterationen. Dabei muß darauf hingewiesen werden, daß erworbene somatische Chromosomenanomalien keine irreversiblen, obligat zur Neoplasie führenden Ereignisse darstellen. Durch den DNS-Reparaturmechanismus (Exzisionsmechanismus) können Defekte am DNS-Strang geheilt werden (Grundmann 1981).

Histopathologische Kriterien menschlicher Präkanzerosen

Als übergeordnete Merkmale aller Präkanzerosen – unabhängig von der jeweiligen Organstruktur – gelten Gewebsproliferationen, welche von der ortsständigen Normalstruktur abweichen, zu einer Desorganisation des Organaufbaues führen, jedoch noch auf den Ausgangsort beschränkt bleiben (Grundmann 1979).

Zur Typisierung werden die Begriffe der *Dysplasie* und *Atypie* (Tabelle 2) oft synonym verwendet, obwohl sie etwas verschiedene morphologische Sachverhalte beinhalten. Erfolgt die Gewebsproliferation und Entdifferenzierung fokal innerhalb eines im Prinzip normalen oder lediglich entzündlich veränderten Terrains (z. B. Haut oder Schleimhaut), so stellt die Dysplasie die Summe der geweblichen Alterationen einschließlich zellulärer Atypien dar (Eder 1979). Liegt dagegen eine benigne Neoplasie (z. B. ein Dickdarmadenom) vor, in der das Wechselspiel zwischen Proliferation und Differenzierung bereits aufgehoben und somit kein direkter Vergleich zur Normalstruktur mehr möglich ist, so wird der Umfang der zellulären Atypie zur Charakterisierung verwendet.

Der *Schweregrad der Dysplasie bzw. Atypie* wird nach Stadien eingeteilt, deren Einzelmerkmale organspezifisch etwas verschieden sind. Als Beispiel führe ich die Dysplasiegrade bei oralen Präkanzerosen an (Seifert u. Burkhardt 1979). Zu den Dysplasiekriterien des mehrschichtigen Plattenepithels (Tabelle 3) gehören die Hy

Tabelle 3. Dysplasiegrade und Carcinoma in situ (nach Seifert und Burkhardt, 1979)

Schweregrad	Merkmale
geringgradig	Basalzellhyperplasie Störung der Basalzellpolarität
mittelgradig	Basalzellhyperplasie Verlust der Basalzellpolarität Mäßige Zellpolymorphie Gering erhöhte Mitoserate Vereinzelte Dyskeratosen
hochgradig	Basalzellhyperplasie Verlust der Basalzellpolarität Deutliche Zellpolymorphie Zahlreiche Dyskeratosen Erhöhte Mitoserate Störung der Epithelschichtung
Übergang in Carcinoma in situ	Aufhebung der Epithelschichtung Steigerung der Merkmale der hochgradigen Dysplasie Keine Stromainvasion

perplasie und gestörte Polarität der Basalzellen, das Vorkommen von Dyskeratosen und die Störung der Epithelschichtung. Im Schleimhautepithel des Magendarmkanals sind andere Merkmale (Rücken-an-Rückenstellung der Drüsen, atypische Drüsenknospen, veränderte Schleimsekretion, Aufhebung der Zellkernpolarität) charakteristisch.

Der *Begriff des Carcinoma in situ* (Broders 1932) bedarf einer besonderen Interpretation. Wenn Präkanzerosen definitionsgemäß potentielle Vorstadien eines Krebses mit der Möglichkeit zur Reversibilität sind, so würde der Begriff des Carcinoma in situ bereits das Frühstadium eines Krebses, allerdings mit fehlender Stromainvasion beinhalten. Es ergibt sich jedoch aus Sammelstatistiken und Verlaufsbeobachtungen, daß das Cacinoma in situ lediglich eine fokale Präkanzerose ist, weil nur etwa 50 % in ein manifestes Karzinom übergehen, während in den übrigen Fällen das Carcinoma in situ in einem nichtinvasivem Stadium persistiert oder sogar reversible Veränderungen aufweist (Hamperl 1974; Grundmann 1979).

Das Carcinoma in situ stellt daher eine fokale nichtinvasive Präkanzerose dar, die sich von der schweren Dysplasie lediglich durch das gesteigerte Ausmaß der morphologischen Veränderungen und speziell beim mehrschichtigen Epithel durch die zusätzliche Aufhebung der Epithelschichtung unterscheidet. Der neuerlich vorgeschlagene Terminus der intraepithelialen Neoplasie vermeidet zwar den Ausdruck Karzinom, trägt jedoch zur Aufklärung der Problematik wenig bei. In drüsigen Organen stößt die Verwendung des Begriffes Carcinoma in situ auf terminologische Schwierigkeiten und ist lediglich als Carcinoma lobulare in situ der Mamma fest eingebürgert. Das Magen-Frühkarzinom ist kein Carcinoma in situ, sondern bereits ein infiltratives Karzinom mit Ausbreitung in der Mukosa und Submukosa.

Zusätzliche Kriterien der Präkanzerosen sind *Veränderungen* des *bindegewebigen Stromas*. Die *immunpathologische Stroma-Reaktion* (Burkhardt 1980) dokumentiert sich in einer Veränderung der Zahl und Funktion der Lymphozyten, Plasmazellen und LangerhansZellen. Bei den oralen Dysplasien nimmt die Zahl der Lymphozyten und Ig-bildenden Plasmazellen mit dem Schweregrad erheblich zu. Die Langerhans-Zellen als Teil des mononukleären Makrophagensystems (Tabelle 4) sind zur Aufnahme von Antigenmolekülen befähigt

Tabelle 4. Strukturmerkmale und Funktion der interepithelialen Langerhans-Zellen (nach Seifert, 1982)

Bestandteil des mononukleären Makrophagen-Systems
Ähnlichkeit mit dendritischen Retikulumzellen
   der T-Zellzone der Lymphknoten
Intrazytoplasmatische Birbeckgranula
Expression von HLA-DR-Antigenen
   („Ia-like antigens")
Anti-T6-Oberflächen-Antigene
FcIgG- und C3-Rezeptoren
ATPase-Aktivität
Antigenerkennung und Konzentration
   Aufnahme kleiner Antigenmoleküle
Kooperation mit Lymphozyten
   Induktion
   Stimulation
   Proliferation

und üben eine Induktionswirkung auf die T-Lymphozyten aus. Immunzytochemisch sind die Langerhans-Zellen durch den Nachweis von HLA-DR-Antigenen und elektronenmikroskopisch durch intrazytoplasmatische Birbeck-Granula definiert.

Morphologische Klassifikationsprinzipien der Präkanzerosen

Prinzipien der Klassifikation sind Gewebstypen, Organregionen und Lebensalter.

Bei der *Differenzierung nach Gewebstypen* werden Präkanzerosen des Platten-, Übergangs- und Drüsenepithels sowie der mesenchymalen und neuroektodermalen Gewebe unterschieden. Da die einzelnen Gewebstypen für bestimmte Organregionen charakteristisch sind, lassen sich organspezifische Präkanzerosen definieren (Tabelle 5). Die dermatologischen Aspekte werden im Rah-

Tabelle 5. Beispiele organspezifischer Präkanzerosen

Organregion	Formen der Präkanzerose
Mundhöhle, Pharynx, Larynx	Epitheldysplasien, Carcinoma in situ
Magen	Atrophische Gastritis mit Dysplasien Magenstumpf-Gastritis mit Dysplasien
Darm	Adenome mit Atypien Colitis ulcerosa mit Dysplasien
Pankreas	Intraduktale papilläre Epithel- proliferation mit Atypien
Bronchialbaum	Epitheldysplasien, Carcinoma in situ Tumorlets
Harnwege	Fokale flache atypische Epithel- hyperplasien
Prostata	Fokale Epitheldysplasien
Uterus	Epitheldysplasien der Portio/Zervix Adenomatöse Hyperplasie des Endometriums
Mamma	Atypische lobuläre Hyperplasie Carcinoma lobuläre in situ
Mesenchymale Gewebe	Präsarkome Präleukämien Prälymphome

men dieser Tagung ausführlich erörtert, so daß ich mich auf Beispiele *organspezifischer Präkanzerosen* aus anderen Organregionen beschränken kann.

Die *oralen, pharyngealen oder laryngealen Präkanzerosen* sind pathohistologisch hochgradige Epitheldysplasien mit ausgeprägter immunologischer Stromareaktion (Seifert u. Burkhardt 1979; Burkhardt 1980; Löning 1982). Der makroskopische Aspekt der Leukoplakie oder Erythroplakie erlaubt nur eine Verdachtsdiagnose, die pathohistologisch untermauert werden muß. Hochgradige Epitheldysplasien einschließlich des Carcinoma in situ kommen bei etwa 10% der oralen Leukoplakien vor.

Präkanzerosen der Magenschleimhaut finden sich bei der atrophischen Gastritis und der Magenstumpf-Gastritis mit Epitheldysplasien. Ausgangspunkt der Dysplasien ist die Drüsenhalsregion, die physiologisch auch die Hauptzone der Epithelregeneration darstellt.

Im *Dickdarm* stellen die *tubulären* und *villösen Adenome,* nicht dagegen die hyperplastischen und juvenilen Polypen eine typische Präkanzerose dar (Eder 1979). Adenome entstehen durch eine Hochverlagerung nicht differenzierter, proliferationsfähiger Zellen vom Kryptengrund zur Schleimhautoberfläche. Die Entwicklung von Karzinomen auf dem Boden von Adenomen, die sog. Adenom-Karzinom-Sequenz findet häufiger bei villösen

als bei tubulären Adenomen statt und nimmt mit der Adenomgröße zu. Bei über 50% der Kolonkarzinome, die noch auf die Submukosa beschränkt sind, sind Adenomreste nachweisbar. Bei der insgesamt seltenen familiären Adenomatosis coli, bei der mitunter über 1000 Adenome entwickelt sind, erklärt sich das hohe Karzinomrisiko aus der Vielzahl der Adenome. Nur 1% der Kolonkarzinome treten bei der *Colitis ulcerosa* auf. Das Karzinomrisiko ist von der Dauer der Colitis, der Ausdehnung und Schwere sowie dem Zeitpunkt der Erstmanifestation abhängig (Otto u. Gebbers 1979). Bei der totalen Colitis beträgt die Karzinomfrequenz 3–5%, bei einer Colitisdauer von über 25 Jahren über 40%. Die dysplastischen präkanzerösen Epithelläsionen bestehen aus tubulo-villösen Proliferationen, adenomatös-endophytischen Sproßbildungen und zytologischen Atypien mit Störung der Epithelstruktur.

Im *Bronchialbaum* sind als Präkanzerosen mehrschichtige Epitheldysplasien mit gestörter Gewebsarchitektur und Zellkernpleomorphie auch in den oberen Epithelzonen anzusehen (Müller 1979). Als Vorstufen der Epitheldysplasie werden Basalzellhyperplasien, Plattenepithelmetaplasien und die Mikropapillomatose beschrieben. Die Frequenz dieser Veränderungen liegt bei chronischer Bronchitis, Rauchern und Krebspatienten wesentlich höher als bei Kontrollgruppen. Eine weitere Veränderung sind sog. Tumorlets. Hierunter werden kleinzellige neurosekretorische Zellansammlungen in der Bronchialwand verstanden, von denen möglicherweise kleinzellige Bronchialkarzinome ausgehen können.

Für das *Pankreas* ergeben sich aus Beobachtungen beim Menschen und im Tierexperiment, daß intraduktale papilläre Epithelproliferationen mit zellulärer Atypie als präkanzeröse Gangveränderungen angesehen werden können (Klöppel et al. 1980; Volkholz at al. 1982).

Präkanzerosen der *ableitenden Harnwege* sind flache atypische Hyperplasien des Urothels (Koss 1979), Präkanzerosen der *Prostata* atypische Hyperplasien bzw. postatrophische Hyperplasien (Altenähr et al. 1979; Dhom 1979).

Über die Epitheldysplasien der *Portio-Zervixregion* liegt ein so umfangreiches Untersuchungsgut vor, daß ich darauf nicht näher einzugehen brauche. Für das Endometriumkarzinom stellt die adenomatöse Hyperplasie ein obligates Vorstadium dar, besonders in Verbindung mit einem längeren Hyperöstrogenismus (Dallenbach-Hellweg 1979). Zu den Krebsvorstadien der *Mamma* gehören die epitheliale Hyperplasie der Ductuli mit soliden, papillären und kribriformen Epithelformationen, die Epitheliose der Drüsenendstücke und die atypische lobuläre Hyperplasie (Holzner 1979).

Als Präkanzerosen *mesenchymaler Gewebe* werden neuerdings die Begriffe *Präsarkom* (Meister 1979), *Präleukämie* (Fisher u. Schaefer 1979) und *Prälymphom* (Lennert et al. 1979) verwendet. Die Trennschärfe ist bei den Präsarkomen unsicher. Kriterien, wie Zellatypie, abnorme Differenzierung oder Störung der Gewebsarchitektur sind nicht unbedingt Zeichen der Malignität. Eine wichtige zusätzliche Rolle spielen die Größe und Lokalisation des Tumors sowie das Lebensalter und Geschlecht des Patienten. So sind Knorpeltumoren des Körperstammes älterer Patienten in der Regel Chondrosarkome, auch wenn Zellatypien selten sind, während Enchondrome der Phalangen auch bei Zellatypien immer benigne bleiben.

Die *Präleukämie* als Vorstadium einer akuten myeloischen Leukämie ist durch eine hämatopoetische Dysplasie der Erythro-, Granulo- und Megakaryozytopoese gekennzeichnet. Als präleukämische Latenzperiode wird die Zeitspanne zwischen der Einwirkung eines leukämogenen Stimulus und dem Erscheinen des ersten Klons einer leukämisch transformierten Zellpopulation angesehen. Dieser Vorgang kann mit Chromosomenaberrationen einhergehen. Insgesamt liegt ein schrittweiser Transformationsprozeß mit Differenzierungsverlust und Reifungsblock vor.

Prälymphome (Lennert et al. 1979) entstehen aus Zellen, die für die Immunüberwachung verantwortlich sind. Dabei wird angenommen, daß chronische Antigenreize zu einer unkontrollierten Überstimulation der B-Zellen führen und das Zusammenspiel der T-Helfer- und T-Suppressorzellen durch eine ungenügende T-Suppressorfunktion gestört ist. Prälymphome beginnen als fokale monoklonale B-Zellproliferationsherde. Weitere diagnostische Kriterien sind Marker-Chromosomen, Chromosomen-Aberrationen oder Veränderungen der Isoenzyme. Prälymphome wurden bei der chronischen Graftversus-Host-Reaktion, bei Autoimmunkrankheiten (Lupus erythematodes, Sjögren-Syndrom, Struma Hashimoto, Gluten-sensitive Zöliakie), bei der angioimmunoblastischen Lymphadenopathie (sog. Lymphogranulomatitis X) und bei verschiedenen Immunmangelzuständen (genetisch bedingte Immunopathien, erworbene Immunmangelsyndrome nach Organtransplantation) beobachtet.

Weitere interessante Aspekte der Klassifikation von Präkanzerosen ergeben sich aus der Analyse der *Vorstadien angeborener* und *kindlicher Tumoren* (Wigger 1979). Aus den Beziehungen zwischen Teratogenese und Onkogenese resultiert, daß teratoide Syndrome gehäuft mit Tumoren vorkommen und auch Immundefekte mit einer erhöhten Tumorfrequenz korrelieren. Ein spezielles Beispiel sind die Vorstadien des Neuroblastoms als *Neuroblastoma in situ* (Harms et al. 1979). Hierunter werden mikroskopisch kleine Tumorherde in der Nebenniere von Neugeborenen subsummiert, die bei systematischer Untersuchung in einer Frequenz von 1:100 bis 1:300 bei Obduktionen von Säuglingen bis zum 3. Lebensmonat vorkommen. Das weitere Schicksal dieser Tumorvorstadien läßt sich in vier Punkte zusammenfassen: 1. Regression mit Vernarbung, 2. Progression in ein manifestes Neuroblastom, 3. Ausreifung zu einem Ganglioneurom oder Neurofibrom, und 4. Differenzierung zu einem Phäochromozytom. Die biologische Potenz läßt sich aus dem morphologischen Substrat nicht erkennen, so daß die Ursachen für die unterschiedliche Weiterentwicklung der Neuroblastom-Vorstadien noch nicht geklärt sind.

Tumor-Marker bei Präkanzerosen

Neue Aspekte für die Tumorklassifikation und damit auch für die Erkennung von Präkanzerosen ergeben sich aus der Anwendung sog. Tumor-Marker (Birkmayer u. Klavins 1982; Seifert 1982; Taylor u. Kledzik 1981). Unter dem Begriff der Tumor-Marker werden biochemisch sehr heterogene Substanzen zusammengefaßt. Der klinische Idealfall eines biologischen Tumor-Markers wäre der serologische Nachweis von tumorspezifischen antigenen Substanzen in einem möglichst frühen, prognostisch günstigen Tumorstadium.

Morphologisch lassen sich mittels der Immun-Zytochemie (Heitz 1982) durch spezifische monoklonale Antiseren definierte Strukturelemente der Tumorzellen darstellen, speziell Tumor-assoziierte Antigene der Zellmembran und des Zytoplasmas (Tabelle 6).

Tabelle 6. Morphologische Tumor-Marker

Tumor-assoziierte Antigene
  Zellmembran-Antigene
    Karzino-embryonales Antigen (CEA)
    Alpha-Feto-Protein (AFP)
    Tissue Polypeptide Antigen (TPA)
    Blutgruppen-Antigene A und B
    Lektin-Rezeptoren

Intrazytoplasmatische Antigene
  Komponenten des Zytoskelettes
    Mikrofilamente (Aktin, Myosin)
    Intermediär-Filamente (Präkeratin, Vimentin, Desmin, Skeletin)
    Mikrotubuli

Intrazytoplasmatische Zellprodukte
  Lysozym
  Laktoferrin
  Immunglobuline
  Myoglobin

Zu den *Zellmembran-Antigenen* gehören als Hauptgruppe die onkofetalen Antigene, insbesondere das karzinoembryonale Antigen (CEA) und das Alpha-Fetoprotein (AFP), daneben das TPA (Tissue Polypeptide Antigen: Björklund 1980) und die Blutgruppen-Antigene A und B. Als spezielles Beispiel möchte ich die Blutgruppen-Antigene A und B anführen, die an der Oberfläche der Zellmembranen des mehrschichtigen Plattepithels lokalisiert sind. Bei der oralen Dysplasie als Präkanzerose findet sich eine deutliche Abnahme dieses Antigens, ein Befund, der als Marker für frühe prämaligne Epithelveränderungen angesehen werden kann und einen Differenzierungsverlust der Epithelzellen beinhaltet (Mackenzie et al. 1980; Löning 1982).

Als weitere Marker für Veränderungen der Zellmembran sind *Lektin-Rezeptoren* (Howard et al. 1981) anzusehen. Lektine sind Glykoproteine mit der Fähigkeit zur spezifischen Bindung von Kohlenhydraten an der Zellmembran. Bei der malignen Zelltransformation kommt es auch zu Veränderungen der Kohlenhydratkomponente der Zellmembran und damit zu neuen Zelleigenschaften (Abnahme der Zellverbindungen, Exprimierung neuer Antigene). Einige Lektine zeigen eine besondere Affinität zu Tumor-assoziierten Antigenen oder zu Blutgruppen-Antigenen, so das Erdnuß-Lektin PNA (Pea-nut agglutinin) zum T-Antigen (Thomsen-Friedenreich-Antigen) des Blutgruppensystems MN und das Weinbergschnecken-Lektin HPA (Helix pomatia agglutinin) zur Blutgruppensubstanz A. Die Exprimierung von T-Antigen ist ein Marker für eine maligne Zelltransformation und zugleich Induktor für eine immunologische Reaktion des Organismus gegen den Tumor.

Eine weitere Gruppe von Tumor-Markern sind *intrazytoplasmatische Antigene* als Komponenten des *Zytoskeletts*. Dem Zytoskelett kommt besondere Bedeutung für die Aufrechterhaltung der Zellform, der Beteiligung an intrazellulären Transportvorgängen und der Zellmotilität zu (Altmannsberger et al. 1982; Gabbiani et al. 1981; Caselitz et al. 1981). Nach der Größe der filamentären Strukturen werden Mikrofilamente, Intermediär-Filamente und Mikrotubuli unterschieden. Speziell die Intermediär-Filamente sind zur Differenzierung von Tumorzellen und ihrer Zytogenese geeignet. Präkeratin ist ein typischer Marker für Epithelzellen, Vimentin für mesenchymale Zellen. Auf weitere Einzelheiten kann ich im Rahmen dieses Referates nicht eingehen. Es erscheint jedoch im Hinblick auf virus-induzierte Tumorbildungen erwähnenswert, daß mittels der Immun-Zytochemie bei fokalen Epithelhyperplasien und verrukösen Läsionen das Papilloma-Virus intranukleär demonstriert werden kann (Löning et al. 1981). Damit korreliert der elektronenmikroskopische Virusnachweis von Viruspartikeln. Insgesamt eröffnet sich über die Tumor-Marker ein weites Feld der Forschung mit der Möglichkeit, frühe Phasen der Zelltransformation bei Präkanzerosen zu erfassen.

Literatur

Altenähr E, Kastendieck H, Siefert H (1979) Koinzidenz von Prostatacarcinom und Dysplasie bei totalen Prostataektomien und Autopsien. Verh Dtsch Ges Path 63:415–418

Altmannsberger M, Weber K, Hölscher A, Schauer A, Osborn M (1982) Antibodies to intermediate filaments as diagnostic tools. Labor Invest 46:520–526

Bannasch P (1979) Präneoplastische Stadien der chemischen Carcinogenese: Zelluläre Vorgänge. Verh Dtsch Ges Path 63:40–61

Bauer H (1981) Zellmembranveränderungen und biologisches Verhalten von Virus-transformierten Zellen. Verh Ges Dtsch Naturf 111:120–127

Birkmayer GD, Klavins JV (1982) International conference on human tumor markers. Biological basis and clinical relevance. Cancer Detection and Prevention 5:231–281

Björklund B (1980) On the nature and clinical use of tissue polypeptide antigen (TPA). Tumor Diagnostik 1:9–20

Broders AC (1932) Carcinomas in situ contrastes with benign penetrating epithelium. J Amer med Ass 99:1670–1674

Burkhardt A (1980) Der Mundhöhlenkrebs und seine Vorstadien. – Ultrastrukturelle und immunpathologische Aspekte. Gustav Fischer, Stuttgart New York

Caselitz J, Osborn M, Seifert G, Weber K (1981) Intermediate-sized filament proteins (prekeratin, vimentin, desmin) in the normal parotid gland and parotid gland tumours. Immunofluorescence study. Virchows Arch (Pathol Anat) 393:273–286

Dallenbach-Hellweg C (1979) Krebsvorstadien und -frühstadien im Endometrium. Verh Dtsch Ges Path 63:613–628

Dhom G (1979) Frühe neoplastische Veränderungen der Prostata. Verh Dtsch Ges Path 63:213–218

Eder M (1979) Krebsvorstadien am Darm. Verh Dtsch Ges Path 63:96–105

Fischer R, Schaefer HE (1979) Präleukämien. Verh Dtsch Ges Path 63:154–169

Gabbiani G, Kapanci Y, Barazzone Ph, Franke WW (1981) Immunochemical identification of intermediate-sized filaments in human neoplastic cells. A diagnostic aid for the surgical pathologist. Amer J Path 104:206–216

Gropp A (1981) Chromosomenaberrationen, Geschwülste und Entwicklungsstörungen. Verh Dtsch Ges Naturf 111:129–139

Grundmann E (1979) Histopathologie früher neoplastischer Veränderungen. Verh Dtsch Krebs Ges 2:27–39

Grundmann E (1981) Das Wesen des malignen Wachstums. Verh Dtsch Ges Naturf 111:95–105

Hamperl H (1974) Präcancerose und Carcinoma in situ. Springer, Berlin Heidelberg New York (In: Handbuch Allg Pathologie, Bd VI/5:351–415)

Harms D, Willke E, Wilke H (1979) Neuroblastomvorstadien. Morphologie und prospektive Potenz. Verh Dtsch Ges Path 63:339–346

Heitz PhU (1982) Immunocytochemistry. – Theory and application. Acta histochem Suppl XXV:17–35

Holzner JH (1979) Pathologie der Krebsvorstadien und Frühkarzinome der Mamma. Verh Dtsch Ges Path 63:553–562

Hossfeld DK (1979) Cytogenetische Befunde im Frühstadium der Neoplasie. Verh Dtsch Krebs Ges 2:11–20

Howard DR, Ferguson P, Batsakis JG (1981) Carcinoma-associated cytostructural antigenic alterations: Detection by lectin binding. Cancer 47:2872–2877

Kirsten WH (1979) Präneoplastische Veränderungen durch onkogene Viren. Verh Dtsch Ges Path 63:1–11

Klöppel G, Bommer G, Rückert K, Seifert G (1980) Intraductal proliferation in the pancreas and its relationship to human and experimental carcinogenesis. Virchows Arch (Pathol Anatt) 387:221–233

Koss LG (1979) Frühe neoplastische Veränderungen in der Harnblase. Verh Dtsch Ges Path 63:241–245

Lennert K, Knecht H, Burkert M (1979) Vorstadien maligner Lymphome. Verh Dtsch Ges Path 63:170–196

Löning Th (1982) Immun- und Ultrastrukturpathologie der Mundschleimhaut. Regeneration, Entzündung, Hyperplasie, Dysplasie, Karzinom. Habil.-Schrift Hamburg

Löning Th, Rougier M, Viac J, Guillet G (1981) Fokale epitheliale Hyperplasie (Morbus Heck): Eine Virus-induzierte Läsion der oralen Mucosa? Verh Dtsch Ges Path 65:339–343

Mackenzie IC, Dabelsteen E, Squier ChrA (1980) Oral premalignancy. University of Iowa Press, Iowa City

Meister HP (1979) Problematik der „Präsarkome". Verh Dtsch Ges Path 63:141–153

Müller KM (1979) Krebsvorstadien der Bronchialschleimhaut. Verh Dtsch Ges Path 63:112–131

Otto HF, Gebbers JO (1979) Präkanzeröse Epithelläsionen bei Colitis ulcerosa: Die Bedeutung ihres Nachweises zur Früherfassung des individuellen Carcinom-Risikos. Verh Dtsch Ges Path 63:293–296

Rabes HM (1979) Proliferative Vorgänge während der Frühstadien maligner Transformation. Verh Dtsch Ges Path 63:18–39

Sandritter W (1979) Cytophotometrische Methoden zur Abgrenzung normaler und maligner Zellen. Verh Dtsch Krebs Ges 2:3–9

Seifert G (1982) Der Einsatz von Tumormarkern bei der Diagnostik von Speicheldrüsentumoren. Wien klin Wschr 94:372–375

Seifert G (1983) Pathologisch-anatomische Einteilung der Tumoren von Mundhöhle und Oropharynx. Verh Dtsch Krebs Ges 4:245–266

Seifert G, Burkhardt A (1979) Orale Krebsvorstadien. Verh Dtsch Ges Path 63:74–96

Shubik Ph (1982) Vascularization of tumours: A review. J Cancer Res Clin Oncol 103:211–226

Taylor CR, Kledzik G (1981) Immunohistologic techniques in surgical pathology. A spectrum of „new" special stains. Human Pathol 12:590–596

Volkholz H, Stolte M, Becker V (1982) Epithelial dysplasias in chronic pancreatitis. Virchows Arch (Pathol Anat) 396:331–349

Wigger HJ (1979) Vorstadien angeborener und kindlicher Tumoren. Verh Dtsch Ges Path 63:329–338

Prof. Dr. G. Seifert
Inst. für Pathologie
der Univ. Hamburg
Martinistr. 52
D-2000 Hamburg 20

Präkanzerosen aus dermatologischer Sicht

O. P. Hornstein, Erlangen

Die Haut als *das* flächenhafte Grenz- und Kontaktorgan des Individuums zu seiner gesamten „Umwelt" ist für die Erkennung und Erforschung von Präkanzerosen prädestiniert, da die makro- und mikroskopische Direktuntersuchung der Läsionen und ihrer Umgebung wesentliche Aufschlüsse über die Voraussetzungen, Bedingungen und Erscheinungsformen prämalignen Wachstums ermöglicht. Dieses Primat der Klinik, gleichwohl auch experimentelle Zusatzmodelle benötigend, verdeutlicht den Rang der Dermatologie für die gesamte Tumorforschung.

Epidermale Präkanzerosen entstehen auf der gemeinsamen, sich überdeckenden Basis von individueller Disposition und karzinogener Exposition (Abb. 1). Die Disposition beruht auf hereditären, immungenetischen und immunologischen Faktoren, die Exposition auf der – auch von Beruf und Lebensstil abhängigen – Summation fakultativ karzinogener, physikalischer und/oder chemischer Noxen. Die individual-spezifische Konstellation dispositioneller und expositioneller Bedingungen führt zu chronischen Vorschäden der Haut, die als *präkanzeröse Konditionen* oder als „fakultative" Präkanzerosen [20, 27] bezeichnet werden. Erst auf diesem Boden pflegt sich dann – nach oft sehr langer Latenzzeit – die eigentliche *präkanzeröse Läsion* bzw. Präkanzerose im „obligaten" Sinn zu entwickeln. Fakultative Präkanzerosen als krebs-disponierende Hautveränderungen sind vorwiegend klinisch, obligate Präkanzerosen klinisch und histologisch zu definieren [20].

Karzinogene Expositionsfaktoren der Epidermis sind in der Hauptsache physikalisch-aktinischer, chemisch-subtoxischer oder viral-infektiöser Natur. Im einzelnen lassen sich folgende Gruppen unterscheiden:

- chronisch-kumulative Hautschäden durch energiereiche Strahlen (UV, Gammastrahlen)
- chronisch-kumulative externe Intoxikationen durch Mineralölprodukte (Teer, Ruß, Pech u. a.)
- chronisch-kumulative interne Intoxikationen durch chemische Karzinogene (z. B. Arsen)
- chronisch-entzündliche Infektionen (z. B. Blastomykose, Tbc. luposa, chronische osteomyelitische Hautfisteln)
- chronisch-entzündliche Atropho-Sklerosen (z. B. Kraurosis vulvae)
- bestimmte epidermotrope Virusinfekte (aus der Herpes- und HPV-Gruppe).

Individuelle Krebsdisposition

Hier ist zwischen angeborenen (immungenetischen) und erworbenen Bedingungen zu unterscheiden. Ein intaktes zelluläres und humorales Immunsystem, dem Makrophagen und bestimmte T-Zellpopulationen als spezifische oder „natürliche" Effektorzellen zugeordnet sind, sorgt für die ständige Erkennung, Fixierung, Zerstörung und Elimination maligner Zellmutanten, die wahrscheinlich zeitlebens – aber mit dem Alter zunehmend – in verschiedenen Organen entstehen und vom immunologischen Überwachungssystem abgefangen werden. Für das optimale Zusammenspiel des immunzellulären Orchesters und die Kompetenz seiner Mitglieder sind bestimmte Immune response-Gene verantwortlich. Angeborene Immundefekte (z. B. beim Zinsser-Engman-Cole-Syndrom) führen zu fehlerhafter Codierung von Immunzellen, so daß diese zur adäquaten Abwehr exogener Mikroorganismen oder endogener Zellmutanten unfähig werden. Auch wirken mit steigendem Lebensalter die potentielle Akkumulation atypischer Zellmutanten und nachlassende generelle Immunüberwachung zunehmend krebsdisponierend zusammen. Die Intaktheit unseres Immunsystems ist also wesentlich für die Frage, wer, wann und wo an Krebs erkrankt. Klinische Beispiele für erhöhte Krebsneigung sind die Epidermodysplasia verruciformis, bei der immungenetische Empfänglichkeit und Infektion mit onkogenen HPV-Viren vom Typ 5 und 8 zusammentreffen [29, 30], vor allem aber das Xeroderma pigmentosum, bei dem ein enzymatischer Defekt der DNA-Reparaturmechanismen in den Zellkernen der lichtexponierten Epidermis besteht.

Kanzerogene Exposition

Die ätiologische Bedeutung des *Sonnenlichtes* für die Entstehung des menschlichen Hautkrebses wird seit Beginn dieses Jahrhunderts diskutiert und durch neuere epidemiologische Studien, besonders aus den USA und Australien, nachhaltig unterstützt [5, 6, 15, 25]. So bestehen altersabhängige Prävalenz- und Inzidenzraten bei der kaukasoiden Rasse in Relation zum geographischen

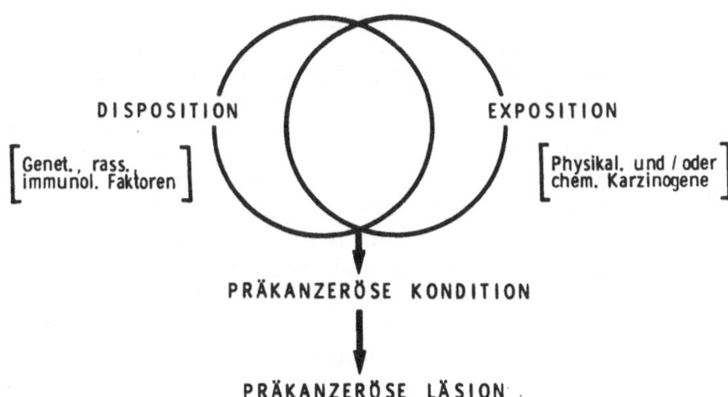

Abb. 1. Ätiologische Basis epidermaler Präkanzerosen

Breitengrad, exemplifiziert durch Vergleichsuntersuchungen bei weißen Bevölkerungen aus geographischen Regionen mit verschiedener Distanz zum Äquator [2, 28, 39]. Beispielsweise wurden in Queensland, Texas und Südafrika relativ hohe, in Südwestengland deutlich niedrigere Inzidenzraten gefunden – bei Frauen jeweils niedriger als bei Männern, aber in Texas und Südafrika mit steilem Anstieg bereits im dritten Lebensjahrzehnt [8, 15, 35].

Auch innerhalb einer gleichen Bevölkerung wurden Abhängigkeiten der Inzidenz vom klimatischen Breitengrad gefunden, so in den australischen Küstenregionen [8, 34, 36]. Eine epidemiologische Studie aus den USA kommt zu einer annähernden Verdoppelung der Inzidenzrate für Hautkrebs in Abständen von jeweils ca. 8 Breitengraden südwärts [15]. Zahlreiche weitere Daten stützen die Hypothese, daß Hautkrebs bei der weißen Bevölkerung fast exponentiell mit den Werten der regionalen UV-Belastung ansteigt [8, 25, 28], wobei als Risikofaktoren helle Hautkomplexion und erhöhte Sonnenbrandneigung (besonders bei Angehörigen der keltischen Rasse) gelten. Auch die weltweite Zunahme der malignen Melanome bei der weißen Rasse in den letzten drei Jahrzehnten – in der Steilheit des Anstiegs nur vom Lungenkrebs übertroffen – scheint in die gleiche Richtung zu weisen: erhöhte Sonnenlichtexposition bei genetisch inadäquater Adaptation [6, 7, 15].

Mit der sich ändernden Alters- und Sozialstruktur der weißen Bevölkerung in den Industrieländern ändert sich auch das Spektrum und die Intensität der kanzerogenen Einflüsse. Im Vergleich zu den UV-bedingten Präkanzerosen sind die durch ionisierende Strahlen verursachten Formen wesentlich geringer und insgesamt rückläufig. Auch die Häufigkeit von Karzinomen auf Narben und Verbrennungsnarben ist nach amerikanischen Untersuchungen relativ gering [1, 23], vielleicht infolge konsequenter Anwendung von Lichtschutz und Hautpflege.

Unter den *chemischen Karzinogenen* spielen Arsen und die Verbrennungs- und Destillationsprodukte von Stein- und Braunkohle, bituminösen Schiefern und Petroleum die bekannteste Rolle. Zwar dürften bei Arbeitern der petrochemischen Industrie die sog. Pech-, Ruß- und Teerwarzen dank verbesserter Hygiene- und Schutzmaßnahmen heute seltener geworden sein, doch ist der Skrotalkrebs dieser Berufsgruppe noch nicht eradiziert. Götz fand unter 111 Arbeitern mit sog. Teerhaut – also präkanzeröser Kondition – auch nach Beendigung der beruflichen Exposition häufig eine erhöhte Lichtempfindlichkeit und sukzessives Auftreten präkanzeröser und kanzeröser Herde [14]. Seborrhoische Hautkonstitution, Lichtexposition (71 % der präkanzerösen Erstmanifestationen an Gesicht und Handrücken!) sowie anatomische Besonderheiten (Scrotum als weiterer Prädilektionsort) fördern die präkanzeröse Disposition. Dabei variiert, keineswegs überraschend, die individuelle Latenzzeit von Jahren bis Jahrzehnten. Mit zunehmendem Lebensalter nehmen Teerkeratosen am Fußrücken und Innenknöchel zu, entarten hier aber nur selten maligne, wie aus vergleichenden Inzidenzraten von Götz hervorgeht (Tabelle 1). Während 5jähriger Beobachtungszeit entwickelten sich Hautkarzinome in 41 % der Fälle, vorwiegend zwischen dem 50. und 65. Lebensjahr, am häufigsten an Gesicht und Scrotum, und erwartungsgemäß mit Lebensalter und Dauer der beruflichen Exposition zunehmend [14].

Auch die kanzerogene Rolle des Arsens – 1965 von Knoth umfassend dargestellt [22] – scheint trotz weitgehender Elimination aus der Therapie noch nicht ausgespielt, zumal wegen langer Latenzperioden auch jetzt noch mit Arsenkeratosen sowie kutanen und viszeralen Karzinomen zu rechnen ist [12a,

Tabelle 1. Inzidenz von Teerwarzen und Teer-Hautkrebs (5 Jahre Beobachtungszeit, Götz, 1976)

Lokalisation	Zahl der Fälle	
	Teerwarzen	Teerkrebs
Gesicht	43	23
Hals	5	2
Arm	21	3
Handrücken	51	5
Stamm	6	3
Scrotum	10	12
Penis	1	–
Bein	11	–
Fußrücken	64	1
Innenknöchel	80	–

32, 33, 37]. Versteckte Arsenquellen können in der metallurgischen und glaserzeugenden Industrie sowie im Trinkwasser liegen, letzteres sehr drastisch aus Taiwan berichtet, wo Ende der sechziger Jahre eine endemische Arsenintoxikation mit gehäuften Haut- und Viszeralkrebsen entdeckt wurde [38, 40, 41]. Auch zwischen Morbus Bowen und chronischer Arsenzufuhr werden Zusammenhänge teils behauptet [7a, 16, 17], teils bestritten [3]. Pathogenetisch nimmt Jung [21] eine enzymatische Inhibition des dark repair-Mechanismus der DNA an, während Petres und Berger [31] eine Reduzierung der Lymphozyten-Transformation in vitro fanden.

Aktuelle Befunde über die Kanzerogenität bestimmter humanpathogener *Warzenviren* legen deren ätiologische Bedeutung für die gelegentliche maligne Transformation anogenitaler Viruspapillome nahe. Neben der Epidermodysplasia verruciformis – ein Modell für die Rolle von HPV 5 und 8 bei der Induktion malignen Wachstums [29, 30] – können auch spitze Kondylome, häufig durch HPV Typ 6 hervorgerufen, nach verschieden langer Persistenz maligne entarten. Die Beteiligung von Papillomviren an Zervix-, Vulva- und Peniskarzinomen ist zwar noch nicht experimentell gesichert [18], doch konnten ultramikroskopisch und immunserologisch bei etwa der Hälfte aller zervikalen Dysplasien entsprechende Viruspartikel und Virus-Antigene aufgedeckt werden [19, 26]. Auch für die bowenoide Papulose der Anogenitalregion wird eine Auslösung durch Papillomviren diskutiert [42], doch stehen Beweise m. W. noch aus.

2-Stufen-Modell der Kanzerogenese

Auf der molekular-subzellulären Ebene ist bei jeder Präkanzerose zwischen einer Latenzperiode und der allmählichen Ausprägung des neoplastischen Phänotyps der Zelle zu unterscheiden. Proliferationskompetenz dürfte eine Voraussetzung für die Wirksamkeit karzinogener Insulte, d. h. für die Fähigkeit zur malignen Transformation der Zelle sein. Diese Transformation wird durch eine Genmutation, also eine Veränderung der nukleären DNA, ausgelöst. Viele muta- und karzinogen wirkende Substanzen sind dosisabhängig zytotoxisch, was sich z.B. in der Haut von mit 0,25 % Methylcholanthren-Lösung bepinselten Mäusen zunächst als initiale Wachstumshemmung zeigt, die von einer Phase kompensatorischer Hyperplasie im Sinne einer initialen unspezifischen Wachstumsstimulation gefolgt ist [9, 31a, 32a]. Ruhende Zellen des sog. Q-Compartment werden in das proliferative P-Compartment überführt und somit für die transformierende Karzinogenwirkung anfällig. Erhöhte toxische und mutagene DNA-Empfindlichkeit besteht besonders in der späten G_1- und der frühen bis mittleren S-

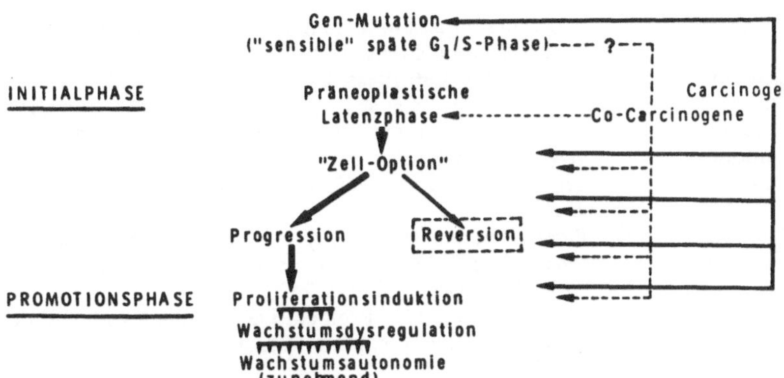

Abb. 2. Stufenkonzept der Zellkanzerisierung

Phase. Diese Zellzyklusspezifität der Karzinogenwirkung läßt sich nach Rabes damit erklären, daß die DNA-Synthese weiter über die karzinogene Modifikation des DNA-Stranges hinwegläuft und zur Bildung fehlerhafter Strukturen im Komplementärstrang führt. Nur rechtzeitige DNA-Reparatur vermag die replikative Fixierung eines mutagenen DNA-Defekts zu verhindern [9, 24].

Unsere heutigen Vorstellungen über die zellulären Entwicklungsschritte der Karzinogenese beruhen auf dem von Berenblum [5] experimentell begründeten 2-Stufen-Modell mit Unterscheidung einer *Initial-* und *Promotionsphase* (Abb. 2). Die mutagene Initiation wird durch ein Karzinogen (z. B. Benzpyren) hervorgerufen, die weitere Entwicklung durch unspezifische Irritantien (z. B. Krotonöl) promoviert. Diese sind für sich allein nicht zur präkanzerösen Initiation imstande, wohl aber zur Tumorerzeugung *nach* Vorbehandlung der Haut mit dem eigentlichen Karzinogen. Der irritative Faktor im Krotonöl, ein Phorbol-Fettsäureester, wirkt als Promotor bereits in Dosen, die wesentlich unter denjenigen für manifeste Entzündung liegen [1, 5]. Während also die Initiatorsubstanz die karzinogene Gen-Mutation hervorruft, scheint das weitere Schicksal der Mutante – Latenz, Vervielfältigung oder Rückbildung – von der Wirkung des Promotors abzuhängen [10, 11a, 13]. Auch gibt es Agentien (z. B. zyklisches AMP und Cortisol), welche die Effizienz der Promotionssubstanzen durch Unterdrückung der Entzündung oder der proliferativen Aktivität der initiierten Zelle hemmen. Nach Farber hat die Zelle im frühesten Stadium der Präneoplasie noch zwei „Optionen", entweder Rückkehr zur „Normalität" oder Progression in Richtung zur Neoplasie [12].

Erst in der fortgeschrittenen Promotionsphase sind zelluläre Atypien und Störungen der Gewebsstruktur licht- und erst recht ultramikroskopisch sichtbar. Es kommt über zunehmende Proliferation und allmählichen Verlust der Reaktion auf homöostatische Wachstumsregulationen zu einem auch adaptativ völlig abnormen Zellverhalten, und schließlich werden die Zellen im Sinne fortschreitender Wachstumsautonomie auch im biologischen Sinn maligne, d. h. sie wachsen invasiv und destruktiv. Wahrscheinlich liegt der „point of no return" bereits in der frühen Promotionsphase der Zelle, doch ist diese Frage letztlich offen. Die maligne Potenz der Zelle kann nur noch durch frühen Zelltod – in erster Linie durch zytotoxische Aktivität des Immunsystems – gestoppt werden.

Schlußfolgerung

Vielleicht darf man, den Bogen zum ärztlich-therapeutischen Denken schlagend, zum Präkanzeroseproblem folgendes sagen: Dem Bombardement der DNA unserer Hautzellen durch verschiedenartige kanzerogene Noxen bzw. „Initiatoren" hat der Organismus ein großes Potential von genetisch gesteuerten Schutz- und Neutralisationsmechanismen entgegenzusetzen, deren Wirksamkeit aber durch zusätzliche Schädigungen beeinträchtigt wird. Den karzinogenen Primärnoxen arbeiten also co-karzinogene Sekundärnoxen zu, die wir in unserer Umwelt, aber auch in Gewohnheiten der Lebensführung und des Konsumverhaltens zu suchen haben. Diese co-karzinogenen Faktoren rational zu erkennen und selbstverantwortlich vermeiden zu lernen, könnte ein sicherlich schwieriger, aber doch sinnvoller Beitrag der Dermatologie zu einer wirksameren Verhütung des Hautkrebses werden.

Literatur

1. Albert RE (1976) Skin carcinogenesis. In: Andrade R, Gumport SL, Popkin GL, Rees TD (eds) Cancer of the skin. Saunders, Philadelphia London Toronto, p 111
2. Auerbach H (1961) Geographic variation in incidence of skin cancer in the United States. Public Health Rep 76:345
3. Bean SF, Foxley EG, Fusaro RM (1968) Palmar keratoses and international malignancy. A negative study. Arch Dermatol 97:528
4. Belisario IC (1959) Cancer of the skin. Butterworth, London
5. Berenblum I (1964) The two-stage mechanism of carcinogenesis as an analytical tool. In: Emmelot P, Muhlbock O (eds) Cellular control mechanisms and cancers. Elsevier, Amsterdam
6. Blum HF (1969) Quantitative aspects of cancer induction by ultraviolet light: including a revised model. In: Urbach F (ed) The biological effects of ultraviolet radiation. Pergamon Press, Oxford, p 543
7. Davis NC (1980) Queensland Melanom-Projekt. Ein Modell zur Früherkennung. In: Weidner F, Tonak J (Hrsg) Das maligne Melanom der Haut. perimed, Erlangen, p 51
7a. Dobson RL, Young MR, Pinto JS (1965) Palmar keratosis and cancer. Arch Dermatol 92:553
8. Doll R, Muir CS, Waterhouse JAH (1970) Cancer incidence in five continents, vol 2. Geneva UICC. Springer, Berlin Heidelberg New York
9. Duuren BL van, Sivak A, Goldschmidt BM, Katz C, Melchionne S (1970) Initiating activity of aromatic hydrocarbons in two-stage carcinogenesis. J Natl Cancer Inst 44:1167
10. Duuren BL van (1969) Tumor promoting agents in two-stage carcinogenesis. Progr Exp Tumor Res 11:31
11. Epstein JH, Roth HL (1968) Experimental ultraviolet light carcinogenesis: A study of croton oil promoting effects. J Invest Dermatol 50:387
12. Farber E (1978) Experimental liver carcinogenesis: A perspective. In: Remmer H, Bolt HM, Bannasch P, Pop-

per H (eds) Primary liver tumors. MTP Press, Lancaster, p 357

12 a. Fierz U (1966) Katamnestische Untersuchungen über die Nebenwirkung der Therapie von Hautkrankheiten mit organischem Arsen. Arch Klin Exp Dermatol 227:286

13. Frei JV, Stephens P (1968) The correlation of promotion of tumour growth and of induction of hyperplasia in epidermal two-stage carcinogenesis. Br J Cancer 22:83

14. Götz H (1976) Tar Keratosis. In: Andrade R, Gumport SL, Popkin GL, Rees TD (eds) Cancer of the skin. Saunders, Philadelphia London Toronto, pp 493

15. Gordon D, Silverstone H (1976) Worldwide epidemiology of premalignant and malignant cutaneous lesions. In: Andrade R, Gumport SL, Popkin GL, Rees TD (eds) Cancer of the skin. Saunders, Philadelphia London Toronto, pp 405

16. Graham JH, Helwig EB (1966) Cutaneous premalignant lesions. In: Montagna W, Dobson RL (eds) Advances in biology of skin. Vol VII, Carcinogenesis. Pergamon Press, Oxford

17. Graham JH, Mazzonti GR, Helwig EB (1961) Chemistry of Bowen's disease: Relationship to arsenic. J Invest Dermatol 33:317

18. zur Hausen H (1981) Virusinfektionen der Haut. Verh Dtsch Ges Pathol 65:324

19. zur Hausen H (1980) The role of viruses in human tumors. Adv Cancer Res 33:77–107

20. Hornstein OP (1979) Präneoplasien der Epidermis. Verh Dtsch Ges Pathol 63:132

21. Jung EG, Trachsel B (1970) Molekularbiologische Untersuchung zur Arsencarcinogenesis. Arch Klin Exp Dermatol 237:819

22. Knoth W (1966) Psoriasis vulgaris, Arsenbehandlung. Arch Klin Exp Dermatol 227:228

23. Lawrence EA (1952) Carcinoma arising in the scars of thermal burns with special references to influence of age at burn on length of induction period. Surg Gynecol Obstet 95:579

24. Lee PN, O Neill JA (1971) The effect both of time and dose applied on tumor incidence rate in benzopyrene skin painting experiments. Br J Cancer 25:759

25. Macdonald EJ, Bubendorf E (1964) Some epidemiologic aspects of skin cancer. In: Tumors of the skin. Seventh Annual Clinical Conference on Cancer, Houston, Texas, 1962. Year Book Medical Publishers, Chicago

26. Meisels A, Roy M, Fortier M, Morin C, Casas-Cordero M, Shah KV, Turgeon H (1981) Human papillomavirus infection of the cervix. The atypical condyloma. Acta Cytol 25:7

27. Miescher G (1943) Die Präkanzerose der Haut und der angrenzenden Schleimhäute. Schweiz Med Wochenschr 24:1072

28. National Cancer Institute (1974) Report of third cancer incidence survey

29. Orth G, Favre M, Breitburd F, Croissant O, Jablonska S, Obalek S, Jarzabek-Chorzelska M, Rzesa G (1980) Epidermodysplasia verruciformis, a model for the role of papilloma viruses in human cancer. In: Essex M, Todaro G, zur Hausen H (eds) Viruses in naturally occurring cancers. Harbor Lab Press, Cold Spring, vol A:259–282

30. Orth G, Jablonska S, Favre M, Croissant O, Jarzabek-Chorzelska M, Rzesa G (1978) Characterization of two new types of human papilloma viruses in lesions of epidermodysplasia verruciformis. Proc Nat Acad Sci U.S. 75:1537

31. Petres J, Berger A (1972) Zum Einfluß anorganischen Arsens auf die DNS-Synthese menschlicher Lymphocyten in vitro. Arch Dermatol Res 242:243

31 a. Rabes HM (1979) Proliferative Vorgänge während der Frühstadien der malignen Transformation. Verh Dtsch Ges Pathol 63:18

32. Rhodes EL (1970) Palmar-plantar seed keratoses and internal malignancy. Br J Dermatol 82:361

32 a. Rohrbach R (1975) Zur Steuerung der Zellproliferation durch Chalone. Veröff Pathol 99:1

33. Sanderson KV (1976) Arsenic and skin cancer. In: Andrade R, Gumport SL, Popkin GL, Rees TD (eds) Cancer of the skin. Saunders, Philadelphia London Toronto, pp 473

34. Silverstone H, Searle JHA (1970) The epidemiology of skin cancer in Queensland: the influence of phenotype and environment. Br J Cancer 24:235

35. Sweet RG (1964) Skin cancer in England. In: Blum HF, Urbach F (eds) Conference on sunlight and skin cancer. National Cancer Institute of Health, Bethesda, Maryland, p 69

36. ten Seldam REJ (1963) Skin cancer in Australia. In: Urbach F (ed) Conference of biology of cutaneous cancer. National Cancer Institute Monograph No 10, Washington, p 153

37. Thièrs H, Colomb D, Moulin G, Cohn L (1967) Le cancer cutané arsénical des viticulteurs du Beaujolais. Ann Dermatol Syphiligr (Paris) 94:133

38. Tseng WP, Chu HM, How SW, Fong JM, Lin CS, Yeh S (1968) Prevalence of skin cancer in an endemic area of chronic arsenicism in Taiwan. J Natl Cancer Inst 40:453

39. Urbach F (1966) Ultraviolet radiation and its relationship to skin cancer in man. In: Montagna W (ed) Advances in biology of skin. Vol VII, Carcinogenesis. Pergamon Press, Oxford, p 581

40. Yeh S, How SW, Lin CS (1968) Arsenical cancer of the skin: histological study with special reference to Bowen's disease (review). Cancer 21:312

41. Yeh S (1973) Skin cancer in chronic arsenicism. Hum Pathol 4:469

42. Zelickson AS, Prawer STE (1980) Bowenoid papulosis of the penis. Demonstration of intranuclear viral-like particles. Am J Dermatopathol 2:305

Prof. Dr. O. P. Hornstein
Univ.-Hautklinik
Hartmannstr. 14
D-8520 Erlangen

Das moderne Konzept der aktinischen Keratosen

E. G. Jung, Mannheim

Zusammenfassung

Die Unterscheidung der morphologischen Varianten der aktinischen Keratosen ist bekannt. Als Ursprung wird eine UV-induzierte somatische Mutation von Keratinozyten angenommen. Die Entwicklung der Präkanzerose aus der Mutation unterliegt einer Vielzahl von Einflüssen, ebenso wie der Übergang der Präkanzerose in einen realisierten Tumor.

Aktinische Keratosen stellen Präneoplasien (Präkanzerosen) im epidermalen Kompartiment dar, die klinisch erkennbar und histologisch durch dysplastische Kerati-

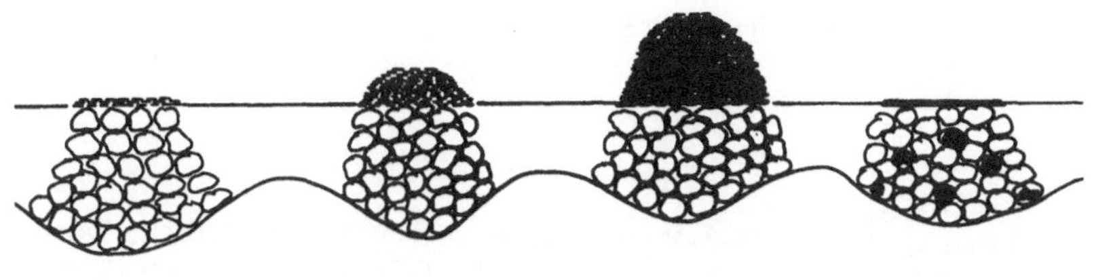

Abb. 1. Die 4 wichtigsten morphologischen Typen der aktinischen Präkanzerose

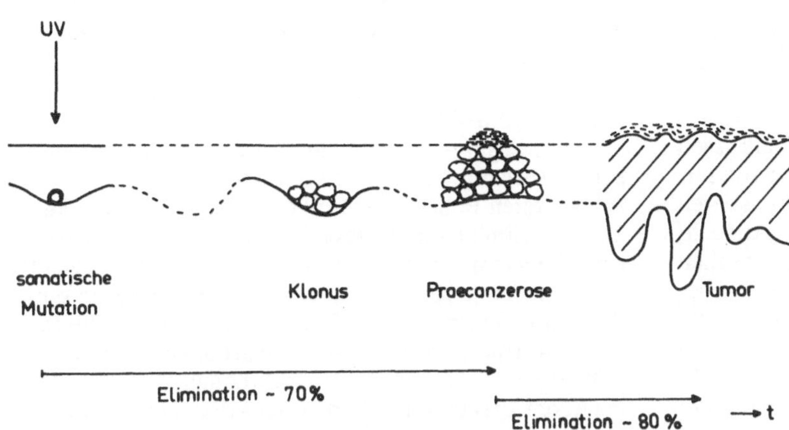

Abb. 2. Schematische Darstellung der Entwicklung von aktinischen Präkanzerosen und Tumoren aus einer UV-indizierten somatischen Keratinozyten-Mutation

nozyten charakterisiert sind. Sie entstehen in der Folge einer somatischen Mutation von Keratinozyten, die sich in der Epidermis als Klonus ausbreiten, das epidermale Kompartiment herdförmig ausfüllen und auftreiben. Nur selten und spät werden auch die Bereiche der Follikel- und Schweißdrüsenausgänge besetzt. Die Zellen des pathologischen Klonus zeigen histologisch Kernatypien, vermehrt Mitosen, ungeordnete Anordnung der Zellen zueinander und gestörte Verhornung. Klinisch bemerkbar werden die aktinischen Keratosen durch die manifeste Verhornungsstörung und durch die epidermale Substanzvermehrung.

Man unterscheidet klinisch und histologisch 4 morphodynamische Typen (Abb. 1):

1. Plane (atrophische) Keratose mit wenig Substanzvermehrung in atrophischer Epidermis und parakeratotischer Verhornung.
2. Verruköse (hypertrophische) Keratose, bei der die Hyper-Parakeratose klinisch und histologisch im Vordergrund steht.
3. Cornu cutaneum als maximale Ausprägung der verrukösen Keratose, wobei Substanzvermehrung und eine turmförmige Hyperkeratose im Vordergrund steht.
4. Bowenoide Präkanzerose mit besonders ungeordneten Zellen des malignen Klonus im epidermalen Kompartiment, Einzelzelldyskeratosen und relativ geringen Veränderungen der Hornschicht.

Die planen und verrukösen Keratosen sowie das Cornu cutaneum stellen die häufigsten Formen der aktinischen Keratosen dar. Cornu cutaneum-artige Hyperkeratosen an Handflächen und Fußsohlen sowie bowenoide Präkanzerosen am Stamm stellen typische und charakteristische Veränderungen für Arsenspätschäden dar. Auf die pagetoide Präkanzerose mit Beziehungen zu den apocrinen Schweißdrüsen und großen glykogenhaltigen Zellen wird hier nicht weiter eingegangen. Auch auf seltene Sonderformen, die möglicherweise mit aktinischen Schäden zusammenhängen, soll hier nur verwiesen werden:

Großzellakanthom, aktinische Porokeratose, lichenoide Keratose.

Die Entwicklung der aktinischen Keratosen erfolgt aus einer somatischen Mutation, ausgelöst durch ein- oder mehrmalige UV-Schädigung von Keratinozyten, und nimmt eine beträchtliche Zeitspanne in Anspruch. Klinisch diagnostizierbar werden die aktinischen Keratosen erst durch ihre Verhornungsstörung und die Auftreibung des epidermalen Kompartimentes. Sowohl das Auftreten der somatischen Mutation wie auch die Ausbildung eines malignen epidermalen Zellklonus benötigen Zeit und unterliegen einer Vielzahl von regulierenden und korrigierenden Faktoren. Dasselbe gilt für die Phase der Ausbreitung der aktinischen Keratose im epidermalen Kompartiment und deren Durchbruch der Basalmembran mit invasivem Wachstum und damit Realisierung eines epidermalen Tumors (Basaliom oder Spinaliom). Auch diese Phase benötigt sehr viel Zeit und unterliegt regulierenden und limitierenden Faktoren. Man kann die in Abb. 2 schematisch dargestellte Entwicklung von aktinischen Schäden der menschlichen Epidermis in 3 Abschnitte unterteilen:

- Lichtinduzierte somatische Mutation von Keratinozyten,
- Ausbildung einer klinisch und histologisch manifesten Präkanzerose,
- Tumorentwicklung aus der Präkanzerose.

Im folgenden sollen die drei Abschnitte getrennt besprochen werden:

1. Tumorentwicklung aus der Präkanzerose

Diese Phase benötigt Jahre bis Jahrzehnte und entspricht histologisch einem mehr oder weniger balancierten Wettstreit zwischen der normal proliferierenden Epidermis und dem autonom sich vermehrenden, malignen Keratinozytenklonus. Dabei spielt die Teilungsrate des mali-

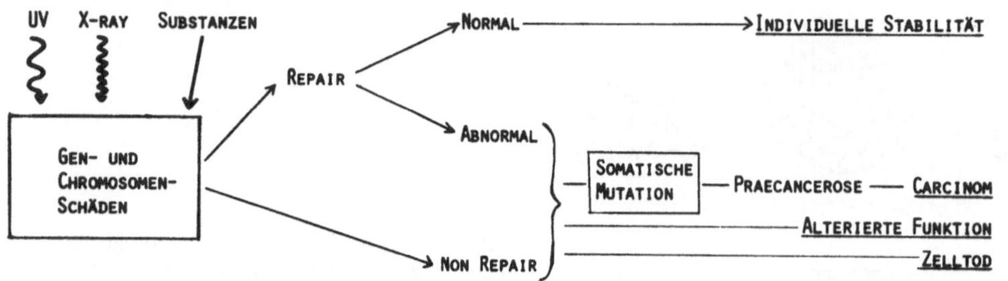

Abb. 3. Schematische Darstellung der Auswirkungsmöglichkeiten eines Gen- oder Chromosomenschadens

gnen Klonus, der epidermale Zellverlust durch Differenzierung, Stromareaktion, nekrotische Umwandlung und immunologische Abwehrreaktion eine bedeutende Rolle. Während die normale Epidermis im Gleichgewichtszustand eine Eliminationsrate der Keratinozyten von 100% in zeitlich und morphologisch geordneten Verhältnissen hat, weist der Klonus maligner Zellen eine solche von nur 80–90% auf. 10–20% der malignen Zellen persistieren und führen zum Überwuchern und damit zur Ausdehnung des Prozesses. Der balancierte Wettstreit zwischen normaler Epidermis und malignem Klonus kann über Jahre und Jahrzehnte unentschieden bleiben, der maligne Klonus kann eliminiert werden oder er kann zu einem realisierten Tumor auswachsen [5]. Aus klinischen Beobachtungen und Nachuntersuchungen ist eruierbar, daß sich nur ca. 20% der aktinischen Präkanzerosen im Laufe von Jahren und Jahrzehnten zu Tumoren entwickeln, während ca. 80% der Präkanzerosen stationär verbleiben oder spontan eliminiert werden.

2. Ausbildung der Präkanzerosen aus somatisch mutierten Keratinozyten

Auch diese Entwicklung benötigt Jahre oder Jahrzehnte und wird erst klinisch erkannt, wenn die Präkanzerose sich ausgebildet hat. In dieser Phase spielt der balancierte Wettstreit zwischen der normalen Epidermis und dem malignen Klonus ebenfalls eine determinierende Rolle. Dazu kommt die immunologische Überwachung mit einem Wechselspiel zwischen Abstoßung der Tumorzellen und UV-induzierter Suppression dieser Abstoßung [4]. Aus Tierversuchen kann vermutet werden, daß in dieser Phase eine Elimination von ca. 70% aller somatischen Mutationen erfolgt. Diese hohe Eliminationsrate wird durch eine langfristige Immunsuppression herabgesetzt, weshalb bei immunsupprimierten Nierenpatienten vermehrt und mit einer kürzeren Latenzzeit aktinische Keratosen auftreten [1].

3. UV-Induktion somatischer Mutationen in Keratinozyten

Durch die UV-B-Bestrahlung (295–315 nm unter natürlichen Verhältnissen) werden in der DNS der epidermalen Zellkerne passagere und stabile Veränderungen hervorgerufen. Die Pyrimidin-Dimere stehen im Vordergrund und scheinen die wichtigsten Veränderungen darzustellen. Sie sind irreversibel und zerfallen nicht spontan, führen demnach zu einer funktionellen Schädigung der genetischen Information und damit der Zelle. Dies zu verhindern, ist jede Zelle mit einer Reihe von Reparatur- und Erholungsmechanismen ausgestattet, die es erlauben, UV-induzierte Schäden vor der nächsten Zellteilung (DNS-Replikation) zu beheben [2, 3].

Die Excisionsreparatur als mehrschrittiger enzymatischer Vorgang vermag in vivo und in vitro in einer raschen ersten Phase (60 Min.) ca. 50% der Pyrimidin-Dimere zu eliminieren, während noch einmal 30 bis 40% in einer langsameren Phase (24 Std.) eliminiert werden [6]. Es persistieren 10 bis 20% der Dimere und lösen sekundäre, im Gegensatz zu Excisionsreparatur, fehlerhafte Reparaturmechanismen aus (Postreplikationsreparatur, SOS-Repair). Dabei werden die Dimere zwar entfernt, bei deren Ersatz aber können punktförmige Schäden der DNS eintreten, die als Ausgangspunkt einer somatischen Mutation in Frage kommen. Während die fehlende Reparatur mit einer Persistenz der Dimere wahrscheinlich zum Tode der Zelle führt, so nimmt man an, daß die fehlerhafte Reparatur (miss-repair) am Anfang der somatischen und möglichen onkotischen Mutation steht (Abb. 3). Eine solche Mutation in einem Keratinozyten kann einen malignen epidermalen Klonus auslösen.

Literatur

1. Hoxtell EO, Mandel JS, Murray SS, Schuman LM, Goltz RW (1977) Incidence of skin carcinoma after renal transplantation. Arch Dermatol 113:436–438
2. Jung EG, Bohnert E (1979) Lichtbiologie der Haut. In: Jadassohn J (Hrsg) Handbuch der Haut- und Geschlechtskrankheiten, Ergänz-Bd I/4 A. Springer, Berlin Heidelberg New York, S 459–540
3. Jung EG (1982) Licht und Hautkrebse. Sitzungsbericht der Heidelberger Akademie der Wissenschaften, 1982. Springer, Berlin Heidelberg New York, S 23
4. Kripke ML (1980) Immunology of UV-induced skin cancer. Yearly review. Photochemistry and Photobiology 32:837–839
5. Laerum OD, Iversen OH (eds) (1981) Biology of skin cancer (excluding melanomas). International Union Against Cancer, Geneva, Tech Rep Series, vol 83, p 263
6. Sutherland BM, Harber LC, Kochevar IE (1980) Pyrimidine dimer formation and repair in human skin. Cancer Res 40:3181–3185

Prof. Dr. E. G. Jung
Hautklinik
Klinikum der Stadt Mannheim
Postfach 23
D-6800 Mannheim

Klassifikation und Beurteilung oraler Leukoplakien

E. Haneke, Erlangen

Zusammenfassung

Leukoplakien sind weiße, nicht abwischbare, keiner definierten Krankheit zuzuordnende Veränderungen der Schleimhaut. Sie entstehen als unspezifische Reaktion des Epithels auf verschiedenste Reize. Abgesehen von den nosogenen Leukoplakien, die auf der Grundlage einer spezifischen Krankheit entstehen oder selbst eine solche darstellen, bedürfen sie stets einer histologischen Klärung zur Bestimmung ihrer Dignität. Nach der Entstehung unterscheidet man erbliche und erworbene, nach der Ätiopathogenese nosogene und noxigene, nach der Dignität benigne und präkanzeröse Leukoplakien. Erosive Anteile und Lokalisation an Zunge und Mundboden stellen besondere klinische, Tabak- und Alkoholabusus in Kombination mit mangelnder Mundhygiene besondere ätiologische Risikofaktoren dar. Auch nach erfolgter Therapie ist eine konsequente Nachkontrolle erforderlich, da die leukoplakogenen Noxen meist weiterwirken oder gar nicht aufgegeben wurden.

Leukoplakien sind weiße, nicht abwischbare, keiner anderen definierten Krankheit zuzuordnende Schleimhautbezirke [21]. Diese Bezeichnung ist unspezifisch und besagt nichts über ihre Dignität. Eine histologische Klärung ist im allgemeinen erforderlich [6, 8, 9, 18]. Nur die Kenntnis aller mit weißen Läsionen der Mundschleimhaut einhergehenden Erkrankungen erlaubt die Diagnose einer Leukoplakie im engeren Sinne. Die weiße Farbe ist durch eine Hyperkeratose bedingt. Zweifellos ist die Leukoplakie die häufigste orale Präkanzerose, und Leukoplakieträger erkranken 6mal häufiger an Mundhöhlenkrebs, doch ist es nicht gerechtfertigt, den Begriff der Leukoplakie mit Präkanzerose gleichzusetzen.

Leukoplakien können nach ihrer Entstehung in angeborene und erworbene, nach ihrer Dignität in benigne und präkanzeröse einschließlich Carcinoma in situ und nach ihrer Ätiopathogenese in nosogene, d.h. auf einer definierten Krankheit beruhende, und noxigene, d.h. durch physikalisch-chemische Reize induzierte Leukoplakien unterteilt werden [7, 8]. Eine eindeutige Zuordnung ist gelegentlich nicht möglich, da die Entwicklung einer Leukoplakie ein dynamischer und manchmal auch reversibler Vorgang ist.

Erbliche Leukoplakien

Hereditäre Leukoplakien sind selten. Konstitutionelles Leuködem und weißer Schleimhautnaevus sind eigentlich keine Leukoplakien, da die weiße Farbe durch ein stark verdicktes Epithel und nicht durch eine Hyperkeratose bedingt ist. Durch Strecken der Schleimhaut läßt sich an der Wange die weißliche Verfärbung mehr oder weniger vollständig zum Verschwinden bringen. Die Leukoplakien bei der Pachyonychia congenita, insbesondere aber bei der Dyskeratosis congenita, haben ein hohes Entartungsrisiko, während Karzinome der Schleimhaut bei der Epidermolysis bullosa dystrophica Hallopeau-Siemens vermutlich auf den straffen atrophischen Narben entstehen [6–8].

Nosogene Leukoplakien

Nosogene (symptomatische) Leukoplakien [9] stellen die häufigste Form der Leukoplakien dar. Am häufigsten ist der Lichen planus mucosae. Bei der atrophischen Form kann nach jahrelangem Verlauf ein Plattenepithelkarzinom entstehen. Auch hier ist vermutlich nicht der Lichen planus, sondern die chronisch atrophisierende Entzündung der eigentlich präkanzeröse Zustand. Auch die bei Mangelernährung auftretende orale submuköse Fibrose [17], die Glossitis interstitialis luica und die Glossitis granulomatosa müssen als fakultative Präkanzerosen angesehen werden [7, 8]. Besondere Beachtung hat neuerdings der Nachweis von Antigen humaner Papillomviren bei der fokalen epithelialen Hyperplasie und in verrukösen Karzinomen einschließlich florider oraler Papillomatose gefunden [13].

Noxigene Leukoplakien

Die häufigsten physikalischen und chemischen Noxen, die Leukoplakien verursachen, sind schadhafte Zähne, insuffiziente Prothesen und andere mechanische Reizfaktoren sowie Tabakabusus, in Südostasien auch Betelkauen. Ursache der Leukoplakien und Karzinome an der Unterlippe ist die chronische Lichtbelastung.

Klinik der noxigenen Leukoplakien

Entsprechend dem klinischen Erscheinungsbild werden die Leukoplakien in einfache, verruköse und erosive [19] oder homogene und gesprenkelte Leukoplakien [16] unterteilt. Subjektive Beschwerden fehlen im allgemeinen, weshalb Leukoplakien meist nur zufällig entdeckt werden. Multiple Läsionen sind häufig. Prädilektionsstelle benigner noxigener Leukoplakien ist die Wangenschleimhaut. Präkanzeröse Leukoplakien sind am häufigsten an Zunge und Mundboden, Mundhöhlenkarzinome an Mundboden und Zunge [10]. Größe, Oberfläche und Farbe können sehr unterschiedlich sein und selbst beim selben Patienten variieren. Scharfe, wie abgerissene Begrenzung und erosive Anteile kennzeichnen die gesprenkelte (= erosive) Leukoplakie. Die Häufigkeit maligner Entartung nimmt von der homogenen zur erosiven Leukoplakie von praktisch 0 auf ca. ⅓ der Fälle zu. Klinisches Bild und Histologie korrespondieren oft nicht [18].

Leukoplakiediagnostik

Heilt eine Leukoplakie nach Beseitigung vermuteter ursächlicher Faktoren nicht innerhalb von 2–3 Wochen ab, muß eine Biopsie zur histologischen Untersuchung entnommen werden. Bei größeren und multiplen Leukoplakien sollten die klinisch als am weitesten fortgeschritten anmutenden Areale biopsiert werden. Zur Auswahl der geeigneten Biopsiestelle ist die Toluidinblauprobe geeignet. Nach Behandlung entzündlicher Veränderungen, die zu falsch positiven Ergebnissen führen können, färbt man die Leukoplakien mit 1% Toluidinblau-Lösung an und differenziert nach 2–3 Minuten mit verdünnter Essigsäure [20]. Präkanzerosen und Karzinome bleiben dabei blau. Nur 2 von 105 malignen Läsionen wurden unter Berücksichtigung von klinischen Kriterien, Lokalisation und Toluidinblau-Probe falsch diagnostiziert [14].

Histologie der Leukoplakien

Benigne Leukoplakien sind durch einen meist regelmäßigen Epithelaufbau mit Akanthose und Hyperorthokeratose gekennzeichnet, was zum Bild der sog. Epidermisation des Mundschleimhautepithels führt.

Dysplasien bestehen in etwa 15–25 % der klinischen Leukoplakien [1, 18], wobei allerdings erhebliche Unterschiede zwischen verschiedenen Leukoplakiestatistiken bestehen, wohl bedingt durch unterschiedliche Definition und Auslegung des Begriffs Dysplasie. Präkanzeröse Leukoplakien zeigen schwere Dysplasien, unregelmäßige Epithelatrophie, gemischte Ortho- und Parakeratose mit erosiven Anteilen, plasmazellreiches Infiltrat mit mehr Russell-Körperchen und eine häufigere Candida-Besiedlung mit Zunahme der Dysplasie [8, 11].

Ätiologie

Tabakabusus, Alkoholismus und mangelnde Mundhygiene sind die wichtigsten ursächlichen Faktoren. Die Kombination dieser Faktoren wirkt offensichtlich potenzierend [4, 15]. Vitamin-B-, Protein- und Eisenmangel können als systemische Leukoplakie- und Karzinom-fördernde Faktoren angesehen werden, während die Rolle des Östrogenmangels noch umstritten ist [18].

Immunologie der Leukoplakie

Immunologische Untersuchungen ergaben Hinweise auf eine Depression der zellvermittelten Immunität [3, 12] und der Granulozytenfunktion [3]. Auch die zunehmende Candida-Besiedlung präkanzeröser Leukoplakien und Karzinome ist als Indikator einer lokalen Immunschwäche zu interpretieren [5].

Therapie

Bleibt nach einer konservativen Therapie – Behandlung von Zahnschäden, Tabakabstinenz u.v.a. – die Leukoplakie unverändert, muß eine histologische Klärung vorgenommen werden. Leukoplakien ohne Epitheldysplasie bleiben meist benigne, während bereits mittelgradige Dysplasien kaum noch reversibel sind [18]. Leukoplakien mit Dysplasie sollten, wenn möglich, vollständig exzidiert werden. Kryochirurgie ist Leukoplakien mit geringem Dysplasiegrad vorbehalten [2]. Shklar [18] betont, daß eine Therapie so lange sinnlos ist, wie der Patient nicht das Rauchen aufgibt.

Verlauf

Jeder Leukoplakie-Patient sollte auch nach erfolgter Therapie konsequent kontrolliert werden, da die leukoplakogenen Noxen im allgemeinen weiter wirken und der Patient daher ein höheres Risiko zur Entwicklung weiterer Leukoplakien hat [7]. Auch das Auftreten multipler Leukoplakien ist mit diesem Phänomen der Feldkanzerisierung erklärbar [6].

Literatur

1. Bánóczy J, Csiba A (1976) Occurrence of epithelial dysplasia in oral leukoplakia. Oral Surg 42:766–771
2. Becker R, Esser E (1981) Orale Präneoplasien – Klinik und Therapie. Dtsch Ärztebl 7:271–279
3. Djawari D, del Castillo-Carillo LF, Simon M, Jr, Hornstein OP (1981) Immunpathologische Befunde bei Präkanzerosen und Karzinomen der Mundschleimhaut. Dtsch med Wochenschr 106:1289–1293
4. Graham S, Dayal H, Rohrer T, Swanson M, Sultz H, Shedd D, Fishman S (1977) Dentition, diet, tobacco and alcohol in the epidemiology of oral cancer. J Natl Cancer Inst 59:1611
5. Gräßel-Pietrusky R, Hornstein OP (1980) Histologische Untersuchungen zur Häufigkeit des Candidabefalls präkanzeröser oraler Leukoplakien. Hautarzt 31:21–25
6. Haneke E (1981) Cancerization of the oral mucosa. J Méd esthét 8:14–16
7. Haneke E (1981) Leukoplakien der Mundschleimhaut. In: Petres J, Müller R (Hrsg) Präkanzerosen und Papillomatosen der Haut. Springer, Berlin Heidelberg New York, S 47–55
8. Hornstein OP (1977) Leukoplakien der Mundschleimhaut. Zentrbl Haut-Geschlkr 139:1–17
9. Hornstein OP (1979) Orale Schleimhautaffektionen. In: Korting GW (Hrsg) Dermatologie in Praxis und Klinik, Bd III Spezielle Dermatologie. Thieme, Stuttgart, S 31.1–31.44
10. Hornstein OP, Schirner E, Schell H (1981) Prädilektionsstellen von Leukoplakien und Karzinomen der Mundschleimhaut. Dtsch med Wochenschr 106:1168–1173
11. Kramer IRH, El-Labban N, Lee KW (1978) The clinical features and risk of malignant transformation in sublingual keratosis. Br Dent J 144:171–189
12. Lehner T (1971) Immunopathology of leukoplakia. J dent Res 50:684
13. Löning T (1982) Mundschleimhauterkrankungen unter Berücksichtigung virenbedingter Erkrankungen, Diagnose und Therapie. Pathologisch-anatomische und histologische Aspekte. 15. Dtsch zahnärztl. Fortbildungskongr, Berlin 1982
14. Mashberg A (1980) Reevaluation of toluidine blue application as a diagnostic adjunct in the detection of asymptomatic oral squamous carcinoma: A continuing prospective study of oral cancer III. Cancer 46:758–763
15. Pasche R, Junod B (1978) Mund-Rachen-Carcinom. Schweiz Krebstagung, ref Med Trib 3/40
16. Pindborg JJ, Renstrup G, Poulsen HE, Silverman S (1963) Studies in oral leukoplakias. V. Clinical and histologic signs of malignancy. Acta Odont Scand 21:407
17. Pindborg JJ, Sirsat SM (1966) Oral submucous fibrosis. Oral Surg 22:764–779
18. Shklar G (1981) Modern studies and concepts of leukoplakia in the mouth. J Dermatol Surg Oncol 7:996–1003
19. Sugár L, Bánóczy J (1959) Untersuchungen bei Präkanzerose der Mundschleimhaut. Dtsch Zahn, Mund, Kieferheilk 30:132
20. Wang P, Wang I, Hornstein OP (1973) Vitalfärbung mit Toluidinblau als klinische Methode zur Früherkennung von Präkanzerosen und Karzinomen der Lippen. Therapiewoche 23:1–4
21. WHO (1978) Definition of leukoplakia and related lesions: An aid to studies on oral precancer. Oral Surg 46:518–539

Prof. Dr. E. Haneke
Dermatolog. Univ.-Klinik
Hartmannstr. 14
D-8520 Erlangen

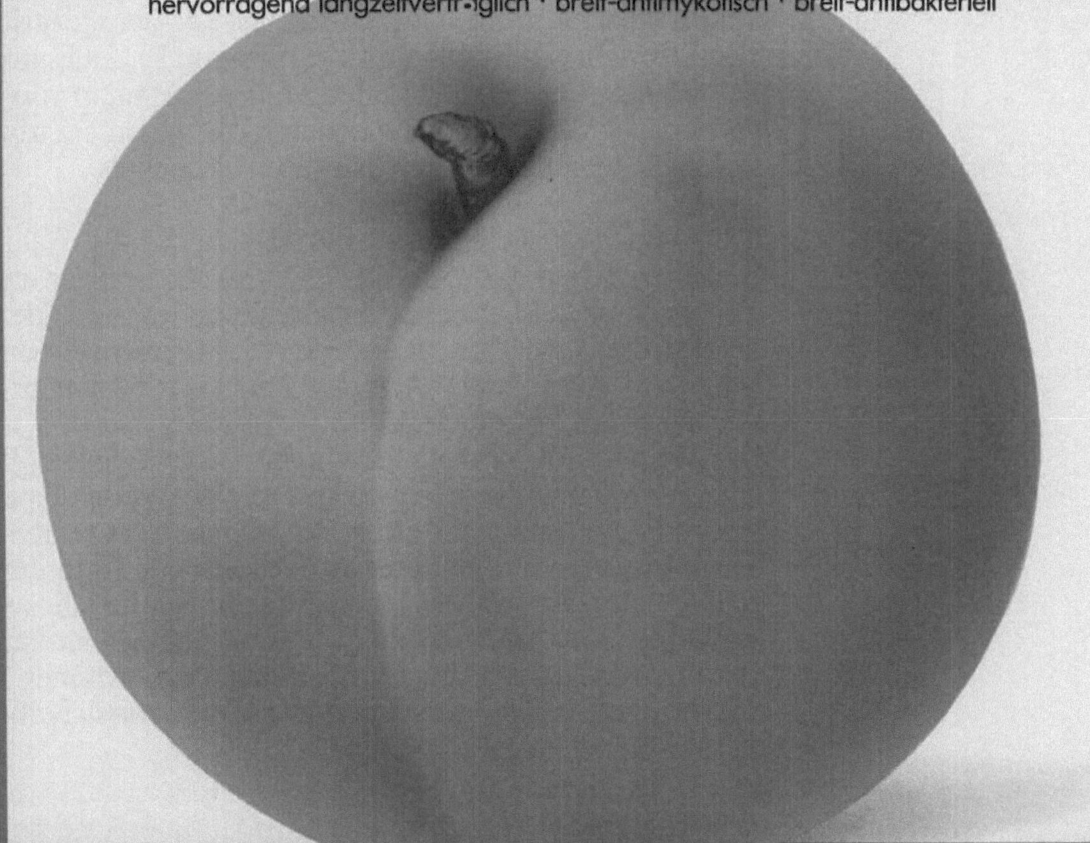

Das Alternative Therapie-Konzept bei Ekzemen/Dermatitiden:
Baycuten®
(cum Dexamethason)
Wenn Sie bei Ekzemen/Dermatitiden rasch und umfassend helfen müssen.
Antiallergisch · juckreizstillend · entzündungshemmend · breit-antimykotisch · breit-antibakteriell
Baycuten® SD
(sine Dexamethason)
Wenn Sie infizierte Hauterkrankungen längerfristig behandeln müssen.
hervorragend langzeitverträglich · breit-antimykotisch · breit-antibakteriell
Bayc 01

Baycuten® Zusammensetzung: 100 g Creme enth.: 0,0443 g Dexamethasonacetat, entspr. 0,040 g Dexamethason, 1 g Clotrimazol, 1 g Azidamfenicol.
Anwendungsgebiete: Eczema vulgare: z.B. Kontaktekzem, Berufsekzem, Hausfrauenekzem, nummuläres Ekzem, unspezifischer Pruritus. Seborrhoisch-mikrobielles Ekzem: z.B. bakterielles Ekzem, mykotisches Ekzem, seborrhoisches Ekzem. Endogenes Ekzem: z.B. atopisches Ekzem, Neurodermitis.
Gegenanzeigen: Erwiesene Unverträglichkeiten gegen die Einzelsubstanzen; Haut-Tbc, Virusinfektionen der Haut, einschl. Vaccina, Varizellen, Herpes simplex.
Vorsichtsmaßnahmen: Baycuten ist wegen seines Dexamethasongehaltes bei Schwangeren und Säuglingen mit Vorsicht anzuwenden.

Hinweis: Allgem. Wirk. sind bei lok. Anw. von Baycuten nicht zu erwarten.
Nebenwirkungen: Durch die Anw. von Nebennierenrindenhormonen sind nach längerer Anw. folgende örtl. Nebenwirk. mögl.: Erweiterung kleiner Hautgefäße, Haarwuchsveränderungen, Hautatrophie, Striae distensae. Bayropharm GmbH · 5000 Köln
Dosierung: Die erkrankte Stelle ist – nach der Reinigung – 2mal tgl., mögl. morgens u. abends, mit einer ausreichenden Menge Baycuten solange einzureiben, bis die Creme nicht mehr sichtbar ist. Die Behandl. sollte mehrere Tage über das Verschwinden der Krankheitszeichen fortgesetzt werden, ggf. mit Baycuten SD.
Packungsformen und Preise*:
15 g Creme DM 15,75; 30 g Creme DM 27,55; 50 g Creme DM 42,05 *Stand Januar 1983

Baycuten® SD Zusammensetzung: 100 g Creme enth.: 1 g Clotrimazol, 1 g Azidamfenicol.
Anwendungsgebiete: Eczema vulgare: z.B. Kontaktekzem, Berufsekzem, Hausfrauenekzem, nummuläres Ekzem. Seborrhoisch-mikrobielles Ekzem: z.B. bakterielles Ekzem, mykotisches Ekzem, seborrhoisches Ekzem. Endogenes Ekzem: z.B. atopisches Ekzem, Neurodermitis. Spezielle Indikationen: Folliculitis, Pyodermie, Impetigo, Infektionen nach akzidentellen Wunden. Dermatomykosen, Hauterkrankungen, die durch Pilze superinfiziert sind.
Gegenanzeigen: Erwiesene Unverträglichkeit gegen die Einzelsubstanzen.
Nebenwirkungen: Gelegentl. können Hautreizungen (z.B. Jucken, Brennen) vorkommen.
Hinweis: Trockenheit der Haut sollte Veranlassung sein, die Haut zusätzl. mit einer geeigneten blanden Fettsalbe zu behandeln. Bayropharm GmbH · 5000 Köln
Dosierung: Die erkrankte Stelle ist – nach der Reinigung – 2 mal tgl., möglichst morgens u. abends mit einer ausreichenden Menge Baycuten SD solange einzureiben, bis die Creme nicht mehr sichtbar ist. Um die Infektion zu beseitigen, sollte die Behandl. mehrere Tage über das Verschwinden von Krankheitszeichen fortgesetzt werden.
Packungsformen und Preise*:
15 g Creme DM 14,10; 30 g Creme DM 25,15; 50 g Creme DM 38,05. *Stand Januar 1983. Weitere Informationen durch unsere Mitarbeiter im wiss. Außendienst und durch unseren ausführlichen wiss. Ärzteprospekt.
Bayropharm Köln

A. Siebert

Strafrechtliche Grenzen ärztlicher Therapiefreiheit

1983. XIV, 157 Seiten. (Recht und Medizin).
DM 49,–
ISBN 3-540-12142-0

Inhaltsübersicht: Einleitung: Bedeutung des Themas und sein Verhältnis zum Begriff des ärztlichen Kunstfehlers: Relevanz des Themas; Zum Begriff des ärztlichen Kunstfehlers. Abgrenzung des Themas: Unterscheidung vom medizinischen Experiment; Fehlende Notwendigkeit einer weiteren Differenzierung zwischen Heilbehandlung und Heilversuch. – Stellungnahmen in Rechtsprechung und Literatur: Rechtsprechung. Meinungen in der Literatur. – Entwicklung einer eigenen Auffassung: Reichweite richterlicher Nachprüfbarkeit ärztlicher Entscheidungen: Ausgangspunkt: Wesen des ärztlichen Handelns; Erfordernis einer Differenzierung zwischen Wahl der Therapie und ihrer Ausführung. Überprüfbarkeit der fachspezifischen Therapiewahl des Arztes: Entwicklung von Prüfungskriterien; Abgrenzung der Lehre vom Beurteilungsspielraum von der Problematik der ärztlichen Aufklärungspflichten. – Zusammenfassung. – Literaturverzeichnis. – Sachverzeichnis.

Dieses Buch behandelt Probleme über die richtige Wahl der ärztlichen Behandlungsmethoden, wann die Grenzen ärztlicher Therapiefreiheit überschritten werden und inwieweit dem Arzt schuldhaftes Verhalten vorzuwerfen ist. In diesem Zusammenhang werden die für den Arzt relevanten Sorgfalts- und Aufklärungspflichten festgelegt.

Das Thema wird – ausgehend von höchstrichterlichen Entscheidungen und unter Heranziehung einer großen Bandbreite medizinischer, strafrechtlicher und zivilrechtlicher Literatur – einem Lösungskonzept zugeführt, das erhöhte Anforderungen an die Methodenwahl des medizinischen Außenseiters und des Verfechters von medizinischen Neulandmethoden stellt.

Das Buch soll dazu beitragen, das Verständnis zwischen Ärzten und Juristen zu verbessern und somit die Rechtssicherheit auf diesem Gebiet zu gewährleisten.

2382/4/1

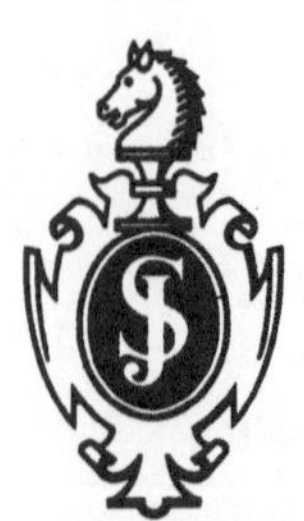

Springer-Verlag Berlin Heidelberg New York Tokyo

Tiergartenstr. 17, D-6900 Heidelberg 1, 175 Fifth Ave., New York, NY 10010, USA, 37-3, Hongo 3-chome, Bunkyo-ku, Tokyo 113, Japan

A4

Genodermatosen als präkanzeröse Konditionen

V. Voigtländer, Heidelberg

Annähernd 250 Erbkrankheiten disponieren zu Krebs und fast 50 von diesen haben Hautsymptome oder betreffen die Haut ausschließlich [12, 14]. Genau betrachtet liegt die Zahl höher, denn einige der phänotypisch geordneten Krankheitsbilder haben sich als heterogen erwiesen und werden nun mit wachsender Kenntnis ihrer strukturellen oder biochemischen Basisdefekte aufgegliedert, z. B. die hereditären Epidermolysen mit inzwischen allein 16 [1] oder das Xeroderma pigmentosum mit 8 voneinander abgrenzbaren Genotypen [3].

Unter präkanzerösen Konditionen werden entsprechend einer WHO-Definition alle klinischen Zustände verstanden, die mit einem signifikant erhöhten Krebsrisiko verbunden sind, ohne in jedem Fall Krankheiten zu sein [6], also Terrainfaktoren bzw. zu Präkanzerose disponierende Vorschäden, histologisch noch ohne Zeichen von Entdifferenzierung, entsprechend den fakultativen Präkanzerosen, die nach unterschiedlich langer Latenz zu histologisch charakterisierbaren präkanzerösen Läsionen führen, den obligaten Präkanzerosen [8].

Aus der Vielzahl der erblichen Syndrome mit Hautbeteiligung und erhöhter Tumorbereitschaft sollen einige nach Häufigkeit und aktuellem Interesse ausgewählt und kurz besprochen werden. Das Spektrum ist dabei weit und reicht vom Musterbeispiel „Xeroderma pigmentosum" über so komplexe Syndrome wie das Basalzellnaevussyndrom oder die Neurofibromatosis Recklinghausen, bis hin zu den dystrophischen Epidermolysen, auf deren Narbenfeldern Plattenepithelkarzinome entstehen können. Eine Einteilung mit den wichtigsten Beispielen ist in Tabelle 1 dargestellt.

Die *Porokeratosis Mibelli* manifestiert relativ spät. Es wird ein unregelmäßig dominanter Erbgang mit relativer Geschlechtsbegrenzung (Männer überwiegen) angenommen. In Fibroblastenkulturen aus betroffenen Hautarealen können vermehrt Chromosomenaberrationen nachgewiesen werden. Die Porokeratose wird als klonale Verhornungsstörung aufgefaßt, wobei der abweichende Keratinozytenklonus offenbar gegenüber einer zweiten und wahrscheinlich aktinisch ausgelösten somatischen Mutation anfällig ist und damit zu Lichtkrebsen der Haut disponiert. Das Entartungsrisiko beträgt ca. 7 % [5].

Der *okulokutane Albinismus* umfaßt mindestens 6 verschiedene genetische Defekte der Melaninbildung [4]. Bei intensiver Lichtexposition kommt es früh zu Elastose und aktinischen Keratosen. Maligne Entartungen (Basaliome, Spinaliome, selten amelanotische Melanome) sind in Mitteleuropa selten, in äquatornahen Zonen dagegen die Regel. Eine Untersuchung an 989 nigerianischen Albinos ergab bei den über 20jährigen ausnahmslos Präkanzerosen und/oder Lichtkrebse, vor allem Spinaliome [13].

Das *BK-Naevus-Syndrom* ist gekennzeichnet durch familiär gehäufte, multiple, bizarr konfigurierte und inhomogen pigmentierte Naevi, die besonders melanomgefährdet sind [2]. Die familiären Melanome haben ein durchschnittlich früheres Manifestationsalter und eine relativ günstige Prognose, sind nicht selten multipel und mit Hellhäutigkeit gekoppelt. Die Eigenständigkeit des Syndroms wird inzwischen wieder in Frage gestellt. Happle und Traupe [7] postulieren mit guten Gründen, daß die erbliche Melanomdisposition durch 2 polygene Merkmale, nämlich Hellhäutigkeit und Vorläufernaevi

Tabelle 1. Genodermatosen bzw. erbliche Syndrome mit Hautbeteiligung als präkanzeröse Konditionen (ausgewählte Beispiele). Zusammenfassende Darstellung bei Lynch und Frichot (1978)

1. Hereditäre Verhornungsstörungen
   - Porokeratosis Mibelli
   - Keratosis palmoplantaris mit Ösophaguskarzinom
   - Hyperkeratosis lenticularis perstans (Flegel)
   - Multiple Epitheliome (Ferguson-Smith)
   - Dyskeratosis congenita
   - Pachyonychia congenita

2. Hereditäre Pigmentstörungen
   - Okulokutaner Albinismus
   - BK-Naevus-Syndrom
   - Peutz-Jeghers-Syndrom

3. Phakomatosen und andere Fehlbildungssyndrome
   - Neurofibromatosis Recklinghausen
   - Epithelioma adenoides cysticum Brooke
   - Basalzellnaevussyndrom
   - Multiple Hamartome-Syndrom (Cowden)
   - Hidrotische Ektodermaldysplasie

4. Hereditäre Syndrome mit chromosomaler Instabilität und Defekte der DNS-Reparatur
   - Bloom-Syndrom
   - Fanconi-Anämie
   - Ataxia teleangiectatica (Louis-Bar)
   - Xeroderma pigmentosum

5. Hereditäre Immundefizienzsyndrome
   - Chediak-Higashi-Syndrom
   - Wiskott-Aldrich-Syndrom
   - Epidermodysplasia verruciformis

6. Sonstige
   - Dystrophische Epidermolysen

gekennzeichnet sei. So finden sich die Vorläufernaevi häufig auch solitär und zeigen fließende Übergänge zur Norm, sowohl klinisch, als auch histologisch. Außerdem können sie bei einem hohen Prozentsatz von Patienten mit malignem Melanom ohne familiäre Belastung nachgewiesen werden. Durch Publikation besonders betroffener Familien (Interessantheitsauslese) könnte ein falsches Bild entstanden sein. Systematische Familienuntersuchungen, vor allem aber Zwillingsuntersuchungen sollten die Erbgangsfrage und damit die Frage der Eigenständigkeit dieses Syndroms klären können.

Die *Neurofibromatosis Recklinghausen* gehört mit einer ungefähren Inzidenzrate von 1:3000 zu den häufigen Erbkrankheiten. Das Tumorrisiko ist besonders hoch mit Schätzungen bis zu 25 %. Neben der sarkomatösen Umwandlung von Neurofibromen werden signifikante Assoziationen mit Wilms-Tumoren, Phäochromozytom, Leukosen und weiteren Karzinomen (Mamma, Magen und Schilddrüse) beobachtet [15]. Trotz der zahlreichen Pigmentanomalien scheint eine erhöhte Melanomdisposition nicht zu bestehen.

Das *Basalzellnaevus-Syndrom* zeigt wie die Neurofibromatose eine sehr ausgeprägte Variabilität im klinischen Erscheinungsbild und in den assoziierten Tumoren (Fibrosarkom, Astrozytom, Medulloblastom, Ovarial-Ca). Die Vorläufer – flache, fleischfarbene oder sogar transparente, randbetonte Papeln mit Teleangiektasien und milienartigen Einschlüssen – verhalten sich klinisch zunächst gutartig (naevoide Phase). Der Übergang in destruierende Basaliome vollzieht sich meist im 2. Lebensjahrzehnt. Lichtexponierte Areale und Lokalisationen nahe der Mittellinie scheinen bevorzugt. Ein Basisdefekt ist nicht bekannt. Kürzlich wurde über eine herabgesetzte DNS-Reparaturkapazität in Patientenleukozyten berichtet [16].

Das *Xeroderma pigmentosum (XP)* ist eine der bestuntersuchten präkanzerösen Konditionen und zu einem Modell geworden für das Studium der Beziehungen zwischen aktinischer Karzinogenese und DNS-Reparatur. Klinisch kommt es früh auf dem Boden von Epheliden und Dyschromien über aktinische Keratosen und melanotische Präkanzerosen zu Basaliomen, Spinaliomen und Melanomen. Der Erbgang ist autosomal rezessiv. Das Syndrom ist heterogen. Hybridisierungsexperimente an Fibroblasten haben gezeigt, daß sich die verschiedenen Genotypen in ihrer Reparaturkapazität gegenseitig ergänzen, also ihre Defekte kompensieren können. Mit Hilfe dieser Technik konnten bisher 7 in der Exzisionsreparatur defiziente Genotypen, sog. Komplementationsgruppen (A–G), identifiziert werden. Eine 8. Gruppe, ursprünglich als pigmentiertes Xerodermoid [10], inzwischen als „XP-variant" bezeichnet, hat eine normale Exzisionsreparaturkapazität, jedoch einen Defekt in der Postreplikationsreparatur. Heterogenie konnte innerhalb dieser Gruppe noch nicht nachgewiesen werden.

Inzwischen ist durch die Arbeitsgruppe um Jung eine Analyse der in der Bundesrepublik erreichbaren XP-Patienten erfolgt [3]. Dabei hat sich gezeigt, daß zwischen Komplementationsgruppen und Tumortyp Gesetzmäßigkeiten bestehen. So überwogen bei der XP-Variant-Gruppe bei weitem die Basaliome, in der D-Gruppe fanden sich vermehrt melanotische Präkanzerosen und Melanome, während in der A- und C-Gruppe eine Bevorzugung von Spinaliomen zu erkennen war.

Die *Epidermodysplasia verruciformis* wird durch verschiedene Humanpapillomviren hervorgerufen. Potentiell onkogen ist nach bisheriger Erkenntnis nur der Typ 5, der neben planen Warzen auch braun-rote Flekken und Pityriasis versicolor-ähnliche Herde (Gesicht, Handrücken, Stamm) zeigt [11]. Die Tumoren (Bowen-Ca, Basaliome, Spinaliome) treten früh auf, durchschnittlich im Alter von 30 Jahren. Autosomal rezessive Vererbung ist wahrscheinlich. Der Gendefekt ist nicht bekannt. Fast immer ist eine Störung der zellulären Abwehr nachzuweisen. Möglicherweise ist die DNS-Reparaturkapazität eingeschränkt, bisherige Ergebnisse sind widersprüchlich [9]. Die durch Typ 3 ausgelösten Veränderungen, die klinisch planen Warzen entsprechen, disponieren nicht zur malignen Transformation. Die Identifikation des Virustyps ist somit für die Prognosestellung, Überwachung und genetische Beratung der Patienten wichtig.

Genodermatosen bzw. erbliche Syndrome mit Hautbeteiligung und erhöhter Tumordisposition sind zwar selten, der Dermatologe sollte sie jedoch kennen im Hinblick auf frühe Diagnose und Krebsvorsorge. Darüber hinaus bieten einige präkanzeröse Konditionen wie das Xeroderma pigmentosum oder die Epidermodysplasia verruciformis als „natural experiments" die große Chance, einen Einblick in frühe Stadien der Karzinogenese und deren Voraussetzungen zu gewinnen.

Literatur

1. Anton-Lamprecht I, Schnyder UW (1982) Epidermolysis bullosa herpetiformis Dowling-Meara. Report of a case and pathomorphogenesis. Dermatologica 164:221–235
2. Clark WH, Reimer RR, Greene M, Ainsworth AM, Mastrangelo MJ (1978) Origin of familial malignant melanomas from heritable melanocytic lesions. Arch Dermatol 114:732–738
3. Fischer E, Thielmann HW, Neundörfer B, Rentsch FJ, Edler L, Jung EG (1982) Xeroderma pigmentosum patients from Germany: clinical symptoms and DNA repair characteristics. Arch Dermatol Res 274:229–247
4. Frenk E (1982) Albinismus und andere genetisch bedingte generalisierte oder fleckig disseminierte Hypopigmentierungen der Haut. Hautarzt 33:89–95
5. Goerttler EA, Jung EG (1975) Parakeratosis Mibelli and skin carcinoma (a critical review). Humangenetik 26:291–296
6. Grundmann E (1979) Präneoplasien. In: Verhandlungen der Deutschen Ges f Pathologie, 63. Tagung. Fischer, Stuttgart New York, S 246–249
7. Happle R, Traupe H (1982) Polygene Vererbung der familiären malignen Melanome. Hautarzt 33:106–111
8. Hornstein OP (1979) Präneoplasien der Epidermis. In: Verhandlungen der Deutschen Ges f Pathologie, 63. Tagung. Fischer, Stuttgart New York, S 132–140
9. Jablonska D (1980) Epidermodysplasia verruciformis. In: Korting GW (Hrsg) Dermatologie in Praxis und Klinik. Thieme, Stuttgart, S 18.201–18.208
10. Jung EG (1973) Bedeutung und Heterogenität des Syndroms Xeroderma pigmentosum. Hautarzt 24:175–179
11. Lutzner MA (1978) Epidermodysplasia verruciformis. An autosomal recessive disease characterized by viral warts and skin cancer. A model for viral oncogenesis. Bull Cancer 65:169–182
12. Lynch HT, Frichot III BC (1978) Skin, heredity, and cancer. Seminars in Oncology 5:67–84
13. Okoro AN (1975) Albinism in Nigeria. Br J Derm 92:485–492
14. Purtilo DT, Paquin L, Gindhart T (1978) Genetics of neoplasia – Impact of ecogenetics on oncogenesis. Am J Pathol 91:609–688
15. Riccardi VM (1981) Von Recklinghausen Neurofibromatosis. New Engl J Med 305:1617–1627
16. Ringborg U, Lambert B, Landegren J, Lewensohn R (1981) Decreased UV-induced DNA repair synthesis in peripheral leukocytes from patients with the nevoid basal cell carcinoma syndrome. J Invest Dermatol 76:268–270

PD. Dr. V. Voigtländer
Hautklinik Mannheim
Theodor-Kutzer-Ufer
D-6800 Mannheim

Morphologische Aspekte der Vor- und Frühstadien des Vulvakarzinoms

H. Pickel, Graz

Der Gynäkopathologe neigt, wenn er Biopsiematerial von der Vulva zu befunden hat, naturgemäß dazu, Vergleiche mit den Epithelveränderungen an der Cervix uteri anzustellen. Dies gilt insbesonders für die Beurteilung von präkanzerösen bzw. karzinomatösen Affektionen des Vulvaepithels.

Die folgenden Ausführungen befassen sich in Form einer Bestandsaufnahme von typischen Epithelveränderungen an der Vulva, die als Ausdruck des Krebswachstums angesehen werden können. Es soll aber auch auf die Frage eingegangen werden, ob rein morphologisch Analogieschlüsse hinsichtlich Wachstumsverhalten und Ausbreitungsart zwischen karzinomatösen Veränderungen an Vulva und Cervix zulässig sind.

Bekanntlich ist die formale Genese des Cervixkarzinoms mit seiner beeindruckenden Histomorphologie weitgehend als abgeklärt zu betrachten [1]. Die Suche nach entsprechenden bzw. ähnlichen Erscheinungsbildern an der Vulva gestaltet sich jedoch sehr viel schwieriger. Ein Grund ist sicherlich in der Tatsache zu suchen, daß es sich bei der Vulva um ein Areal des Körpers handelt, in dem zwei morphologisch und histochemisch differente Deckepithelvarianten aufeinandertreffen und miteinander verzahnt sind. Besonders im Gebiet desjenigen Epithelkompartiments, das weitgehend der Epidermis entspricht, lassen sich, wie auch an der übrigen epidermalen Decke, karzinomatöse Vor- und Frühstadien meist nur schwer diagnostizieren.

Grundsätzlich können an der Vulva zwei Varianten eines, vorsichtig ausgedrückt, präkanzerösen Plattenepithels unterschieden werden, wobei auf die Frage der noch nicht völlig geklärten Dignität dieser Epithelveränderungen nicht eingegangen werden soll. Hierbei handelt es sich, um in der Terminologie der Gynäkopathologie zu verbleiben, um das sogenannte *Carcinoma in situ* [3] und um die *Dysplasie* [2, 5, 9]. Beide Affektionen treten in unterschiedlichen Varianten sowohl im Gebiet des glykogenhaltigen Plattenepithels als auch im Epidermisbereich der Vulva auf. Das Carcinoma in situ trug früher bekanntlich den Namen Morbus Bowen bzw. Queyrat. Für die sogenannten dysplastischen Formen ist bis heute eine nomenklatorische Sprachverwirrung zu beklagen [6, 9].

Nun zur ersten, vielleicht wichtigsten Frage:

Läßt sich wie an der Cervix uteri die beginnende Kanzerisierung im Vulvaplattenepithel nachweisen? Hierbei kommt für diese Körpergegend nur der Umbauvorgang eines vorher nicht pathologischen Epithels durch die sogenannte *atypische basale Hyperplasie* [1] in Frage. Dieses an der Portio markante Erscheinungsbild mit der deutlichen Trennung der Basalzellschicht mit Kernatypien und Mitosenvermehrung von den unveränderten oberen Epithelschichten kann an der Vulva nicht mit hinreichender Sicherheit beobachtet werden. Vor allem bei den dysplastisch-dystrophischen Veränderungen ist man fast immer vor die vollendete Tatsache des bereits vollzogenen malignen Epithelumbaues gestellt. Nachdrücklich soll aber darauf hingewiesen werden, daß bei derartigen Erscheinungsbildern, bei denen man eine Art von atypischer basaler Hyperplasie zu erkennen vermeint, ein wichtiges Kriterium der Malignität, nämlich die pathologische Vermehrung der Mitosefiguren fehlt, so daß auch virusbedingte Affektionen für derartige Anisokaryosen in Frage kommen. Nur ganz vereinzelt sind im Randge-

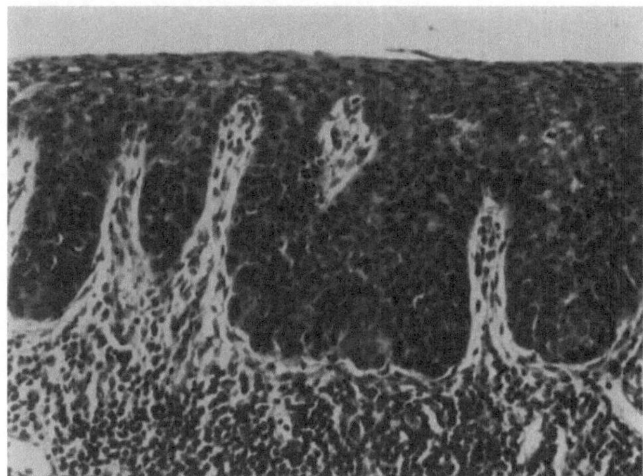

Abb. 1a. Carcinoma in situ der Vulva mit beginnend invasiven Epithelabknospungen in der Basalis, die durch eine charakteristische Aufhellung infolge geringerer Kerndichte auffallen. HE; Vergr. ca. 175fach

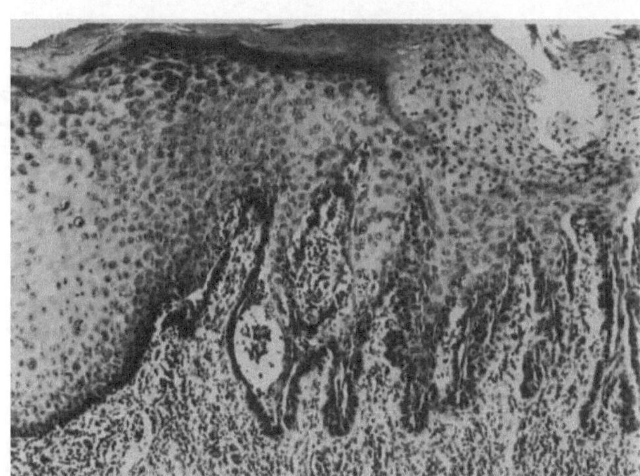

Abb. 1b. Schwere Dysplasie der Vulva mit beginnender Stromainvasion, die vor allem durch die auffallenden unregelmäßig schlanken infiltrativen Epithelzapfen zu diagnostizieren ist. HE; Vergr. ca. 115fach

biet von Carcinomata in situ Veränderungen zu beobachten, bei denen das isolierte Auftreten von atypischen Kernen und Mitosen in einer sonst unverdächtigen Epidermis als Ausdruck einer besonders früh erfaßbaren Verkrebsung diskutiert werden könnte.

Sehr viel leichter läßt sich im voll malignisierten Vulvaepithel das Phänomen der beginnenden *Stromainvasion* als Manifestation des einsetzenden destruierenden Karzinomwachstums beobachten [8]. Diese Erscheinungsbilder sind etwa gleich gut bei Dysplasien und Carcinomata in situ zu erkennen. Die typischen Veränderungen mit der Abknospung eines vom Mutterepithel nicht nur morphologisch differenten invasiven Sprosses ist bei den Carcinomata in situ leichter zu diagnostizieren. Bei den Dysplasien hingegen ist die Erfaßbarkeit dieses Phänomens oft nur an besonders gestalteten stromawärts gerichteten Epithelzapfen gewährleistet (Abb. 1). Aber auch ganz unterschiedlich tief invasive Epithelareale lassen sich in der

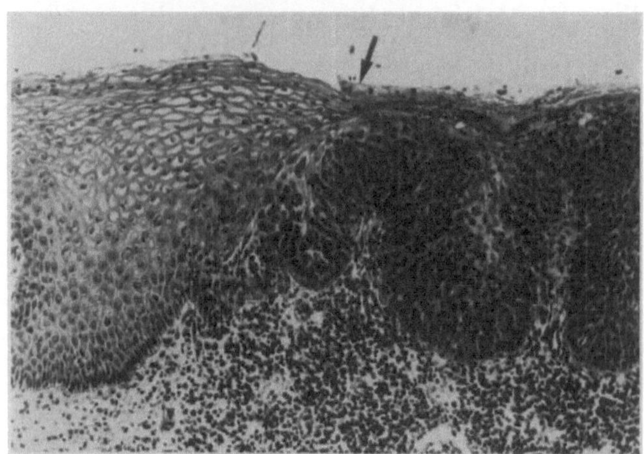

Abb. 2a. Scharfe Grenze zwischen einem Areal mit Carcinoma in situ (*rechts im Bild*) und dem umgebenden glykogenhaltigen Plattenepithel der Vulva (*Pfeil*). HE; Vergr. ca. 175fach

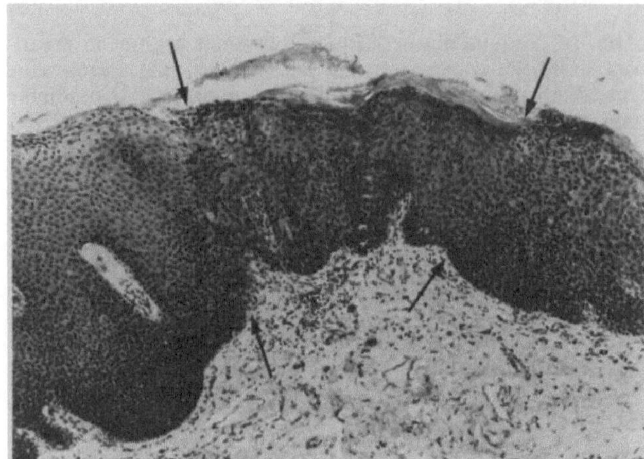

Abb. 2b. Grenzen innerhalb pathologischen Plattenepithels (Carcinoma in situ), wodurch unterschiedlich differenzierte Epithelareale hervortreten (*Pfeile*). HE; Vergr. ca. 115fach

Umgebung von manifesten Karzinomen nachweisen, womit auf eine unterschiedliche Kanzerisierung bzw. auf eine flächenhaft differente Invasionstendenz des kanzerisierten Epithels zu schließen wäre.

Diese Erscheinungsformen führen zu einem weiteren wichtigen Phänomen, nämlich zu der *scharfen Begrenzung* zwischen unterschiedlich differenzierten Epithelfeldern, die das Hauptargument für die Theorie der mosaikartigen Entstehung und Ausbreitung des Karzinoms darstellt. An der Vulva sind nicht allein die scharfen Grenzen

zwischen glykogenhaltigem Plattenepithel und der Epidermis festzustellen. Viel häufiger zeigt das pathologische Epithel deutliche Begrenzungen sowohl gegen seine unveränderte Umgebung als auch innerhalb des gesamten kanzerisierten Epithelareals. Dadurch werden differente Varianten von Dysplasien und Carcinomata in situ erst auffällig (Abb. 2). Diese Epithelgrenzen sind aber nicht immer wie bei den Fällen mit Carcinomata in situ leicht erkennbar. Vor allem bei den dysplastischen Veränderungen muß nach den oft diskreten Zeichen der Epithelbegrenzung gesucht werden, wobei deren Nachweis häufig am leichtesten in der Basalzellschicht gelingt [7].

Diese Schilderung an sich schon bekannter, aber für die Vulva noch nicht voll akzeptierter Phänomene der formalen Genese und des Wachstumsverhaltens der Vor- und Frühstadien des Plattenepithelkarzinoms läßt einerseits unschwer erkennen, wie vielfältig die Morphologie der malignen Epithelveränderungen in dieser Körpergegend sein kann. Andererseits ist aber noch die Hinzugewinnung neuer Erkenntnisse mit speziellen morphologischen Methoden wie der Histophotometrie [4] nötig, um noch nicht Gesichertes zum festen Allgemeingut der Histopathologie der Vulva werden zu lassen.

Literatur

1. Burghardt E (1972) Histologische Frühdiagnose des Zervixkrebses. Thieme, Stuttgart
2. Buscema J, Stern J, Woodruff JD (1980) The significance of the histologic alterations adjacent to invasive vulvar carcinoma. Am J Obstet Gynecol 137:902–909
3. Buscema J, Woodruff JD, Parmley FH, Genadry R (1980) Carcinoma in situ of the vulva. Obstet Gynecol 55:225–230
4. Fu YS, Reagan JW, Townsend DE, Kaufman RH, Richart RM, Wentz WB (1981) Nuclear DNA study of vulvar intraepithelial and invasive squamous neoplasms. Obstet Gynecol 57:643–652
5. Kaufman RH, Gardner HL (1978) Vulvar dystrophies. Clin Obstet Gynecol 21:1081–1106
6. International Society for the Study of Vulva Disease (1975) New nomenclature for vulvar disease I. Int J Gynecol Obstet 13:237–239
7. Pickel H (1974) Besondere morphologische Aspekte bei Vor- und Frühstadien des Vulvakarzinoms. Arch Gynäkol 216:359–368
8. Pickel H (1976) Die beginnende Stromainvasion an der Vulva. Arch Gynäkol 221:197–201
9. Sanchez NP, Mihm MC Jr (1982) Reactive and neoplastic epithelial alterations of the vulva. J Am Acad Dermatol 6:378–388

Dr. H. Pickel
Univ.-Frauenklinik, Auenbruggerplatz 14, A-8036 Graz

Zur Morphologie und Dignität des Morbus Bowen

F. Vakilzadeh, Münster

Die Bowensche Dermatose ist der Prototyp einer Präkanzerose im engeren Sinne, d.h. eine Hautveränderung, die nach der klinischen Erfahrung obligat in ein Karzinom übergeht. Sie kann jahrzehntelang intraepidermal verweilen und sich horizontal ausbreiten, ohne ein invasives Wachstum zu zeigen. Erst bei einem Durchbruch

durch die Basalmembran wird sie zu einem biologisch vollwertigen Karzinom.

Der Morbus Bowen entsteht als ein unauffälliger, kleiner, roter Herd ohne Beschwerden. Deshalb wird er in dieser Phase von dem Träger nicht beachtet. In seiner ausgeprägten, klinisch diagnostizierbaren Form, ist er ein umschriebener, rötlich-brauner Herd mit gelb bis gelb-brauner Schuppung. Die Oberfläche kann erosiv sein. Die Begrenzung ist scharf und oft arkadenförmig. Der Herd wächst langsam peripherwärts ohne zentrale Abheilung.

Je nach der Lokalisation kann seine Oberflächenbeschaffenheit variieren. An Händen und Füßen kann der Morbus Bowen verrukös sein. Im Genitalbereich, insbesondere an der Glans penis ist er oft intensiv rot mit einer samtartigen Oberfläche, weil hier die Schuppung fehlt. Es ist das Bild der Erythroplasie Queyrat, die mit dem Morbus Bowen identisch sein dürfte. Bei einer stärkeren Hyperkeratose kann der Morbus Bowen auch leukoplakisch sein.

Das histologische Bild des Morbus Bowen ist sehr typisch. Die Epidermis ist akanthotisch mit einer Parakeratose. Die Struktur der Epidermis ist stark verändert. Viele Keratinozyten zeigen eine Dyskeratose und pyknotische Kerne. Die Kern-Plasmarelation ist zugunsten des Kernes verschoben. Charakteristisch für das histologische Bild sind noch die Monster-Zellen mit einem oder mehreren Riesenkernen und atypischen Mitosen, die sog. Brökkel-Mitosen [1]. Die Basalmembran ist intakt.

Der M. Bowen ist eine Hautaffektion des Alters und kommt hauptsächlich in belichteten Hautpartien, insbesondere im Kopf- und Halsbereich vor. Bei seiner Entstehung sind sehr wahrscheinlich verschiedene kanzerogene Faktoren gleichzeitig oder nacheinander beteiligt. Bei einer Zahl der Patienten spielt die Aufnahme von anorganischem Arsen eine große Rolle. Es ist häufig der Fall bei älteren Psoriatikern und auch bei Winzern. Diese Patienten zeigen oft multiple Herde an nicht belichteten Hautarealen. Das kombinierte Vorkommen des Morbus Bowen mit viszeralen Karzinomen beruht mit großer Wahrscheinlichkeit auf einer chronischen Arsenintoxikation [5, 6]. Die Annahme, daß der M. Bowen die kutane Manifestation einer systemischen Neoplasie ist, deren Ursache nicht bei einer Arsenintoxikation liegt [3], ist wohl durch die Untersuchungen von Andersen et al. [2] widerlegt.

Die Früherkennung und Therapie des Morbus Bowen ist wichtig, da der Morbus Bowen eine obligate Präkanzerose ist. Es ist aber oft nicht so leicht, den Morbus Bowen klinisch zu diagnostizieren, denn einige Hautkrankheiten sehen ihm sehr ähnlich. Eine solare Keratose zum Beispiel kann oft mit einem Morbus Bowen verwechselt werden.

An den Händen und Füßen kann der Morbus Bowen hyperkeratotisch oder verruciform sein und so eine alte vulgäre Warze oder eine Tuberculosis cutis verrucosa imitieren.

Auch ein chronisch discoider Lupus erythematodes läßt sich nur bei genauer Betrachtung der festhaftenden Schuppung und follikulären Betonung ausschließen. Bei älteren Psoriatikern muß man immer an einen Morbus Bowen denken, wenn ein Herd persistiert und therapieresistent ist.

Schwieriger ist die Trennung von der Tuberculosis cutis luposa, denn sowohl Lupus vulgaris als auch Morbus Bowen zeigen eine positive Diaskopie und ein positives Mandrän-Phänomen.

Sehr schwer kann auch die Differenzierung gegenüber dem extramammären Morbus Paget sein.

Im Genitalbereich ist die Abgrenzung gegenüber der Balanitis plasmazellularis oft unmöglich.

Bei allen erwähnten Dermatosen bringt die Histologie die Klärung. Anders ist es aber bei der bowenoiden Papulose, einer kleinpapulösen Dermatose im Genitalbereich. Diese Hautveränderung ist sowohl klinisch als auch histologisch dem Morbus Bowen sehr ähnlich. Die bowenoide Papulose ist aber oft multizentrisch, hat einen gutartigen Verlauf und heilt spontan ab, so daß die Verlaufsbeobachtung zur richtigen Diagnose führen kann.

Die Therapie der Wahl ist die chirurgische Entfernung des Morbus Bowen. Im Bereich des Präputium bringt eine Zirkumzision, im Bereich der Glans penis eine Vorhautlappenplastik nach Happle [4] den gewünschten Therapieerfolg. Ist das operative Vorgehen nicht möglich, können andere Behandlungsmethoden wie Röntgen, Chemotherapie oder auch Kryotherapie mit gutem Erfolg angewandt werden. Man muß wissen, daß diese zuletzt genannten Therapiemethoden im Bereich des männlichen Genitale unter Umständen eine Paraphimose hervorrufen können, die zur Unterbrechung der Therapie führt.

Zusammenfassend läßt sich sagen, daß der Morbus Bowen der Prototyp einer Präkanzerose im engeren Sinne ist. Er tritt auf bei älteren Patienten, meistens nach dem 50. Lebensjahr, er ist klinisch gekennzeichnet durch seine scharfe Begrenzung, seine rötlich-braune Farbe und seine Oberflächenbeschaffenheit. Er ist histologisch charakteristisch durch Dyskeratose, Riesenzellen mit vielen Kernen, Bröckel-Mitosen und eine intakte Basalmembran. Durchbricht der Morbus Bowen die Basalmembran, dann entsteht ein biologisch vollwertiges Karzinom, und wir haben keinen Morbus Bowen mehr.

Literatur

1. Albertini AV (1958) Studien zur Karzinogenese I. Die menschlichen Präkanzerosen. Schweiz Z Path 21:688–706
2. Andersen A, Nielsen A, Reymann F (1973) Relationship between Bowen disease and internal malignant tumors. Arch Dermatol 108:367–370
3. Graham HJ, Helwig EB (1959) Bowen's disease and its relationship to systemic cancer. Arch Dermatol 80:133–159
4. Happle R (1977) Surgical treatment of erythroplasia of Queyrat. Plast Reconstr Surg 59:642–645
5. Hornstein OP (1979) Präneoplasien der Epidermis. Verh Dtsch Ges Path 63:132–140
6. Hundeiker M, Petres J (1968) Morphogenese und Formenreichtum der arsenindizierten Präkanzerosen. Arch klin exp Derm 231:355–365

Prof. Dr. med F. Vakilzadeh
Univ.-Hautklinik
Von-Esmarch-Str. 56
D-4400 Münster

Vor- und Frühstadien des malignen Melanoms der Haut

H. Kerl und S. Hödl, Graz

Das maligne Melanom der Haut zeigt in zahlreichen Ländern eine extreme Zunahme der Häufigkeit, und angesichts dieser beunruhigenden Entwicklung sind wir besonders verpflichtet, uns über die Frühdiagnose dieses Tumors zu informieren. Zum Verständnis der Frühphasen des Melanoms ist es notwendig, die wesentlichen Faktoren und neuen Konzepte der letzten Jahre kurz aufzuzeigen [13]:

1. Im Hinblick auf ätiopathogenetische Faktoren spielt das UV-Licht (intermittierende starke Sonnenexposition und kumulative lebenslange solare UV-Strahlung) eine wichtige Rolle [10].

2. Prinzipiell unterscheidet man heute zumindest vier verschiedene klinisch-histologische Melanomtypen, nämlich das Lentigo maligna-Melanom, das „superficial spreading"-Melanom, das knotige Melanom und das akral-lentiginöse Melanom. Dieses Konzept wurde kürzlich von Ackerman [1] in Frage gestellt.

3. Lange Zeit wurde das Melanom als einer der bösartigsten Tumoren mit völlig unberechenbarer Prognose angesehen. Prognostische Unterschiede wurden jedoch erkannt, als man Kriterien fand, welche die Überlebenszeit beeinflussen (Geschlecht, Lokalisation, Ulzeration der Oberfläche, Invasionslevel, prognostischer Index [12] und maximale Tumordicke [2]). Es hat sich ergeben, daß Melanome mit einer Tumordicke < 0,75 mm bzw. < 0,85 mm [4] eine ausgezeichnete Prognose aufweisen.

4. Die wichtigste Tatsache ist, wie auch bei anderen malignen Neoplasien, daß das Melanom in den frühen Phasen seiner Entwicklung erkannt werden kann und daß diese Frühläsionen heilbar sind [9].

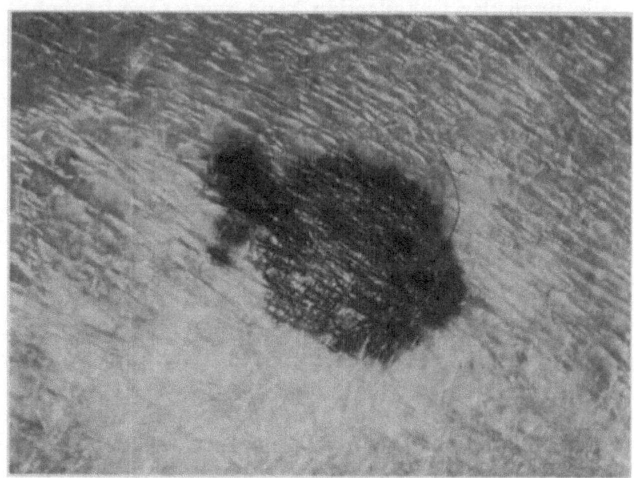

Abb. 1. „Melanoma in situ"

Tabelle 1. Klinische Kriterien zur Frühdiagnose des malignen Melanoms

1. Unregelmäßige Form und unscharfe Begrenzung
2. Variables Pigmentmuster und Farbänderung
3. Größenzunahme und Oberflächenveränderung
4. Plötzliches Auftreten einer Pigmentläsion (> 7 mm ⌀) beim Erwachsenen ist verdächtig

Klinische Kriterien zur Frühdiagnose des Melanoms sind in Tabelle 1 zusammengefaßt. Das Melanom entsteht entweder de novo auf klinisch unveränderter Haut oder im Bereich eines präexistenten Naevuszellnaevus. Kürzlich wurden klinisch und histologisch spezielle Varianten von Naevuszellnaevi (dysplastische Naevi) beschrieben, welche offensichtlich wichtige Präkursoren des kutanen Melanoms darstellen [5].

In den frühen Phasen (Abb. 1) entspricht nahezu jedes primäre Hautmelanom einem asymmetrischen unscharf begrenzten Fleck mit Farbnuancierungen von hellbraun bis dunkelbraun oder schwarz. Die Hautleisten können verstrichen sein. Eine Vergrößerung erfolgt zunächst durch horizontales Wachstum. Nach einer variablen Zeitperiode findet man eine mäßig palpable Elevation. Lentigo maligna-Melanome sind meist bereits in der intraepidermalen Wachstumsphase relativ groß. Knotige Melanome werden leider im allgemeinen in frühen Stadien nicht identifiziert. Akral-lentiginöse Melanome [8]

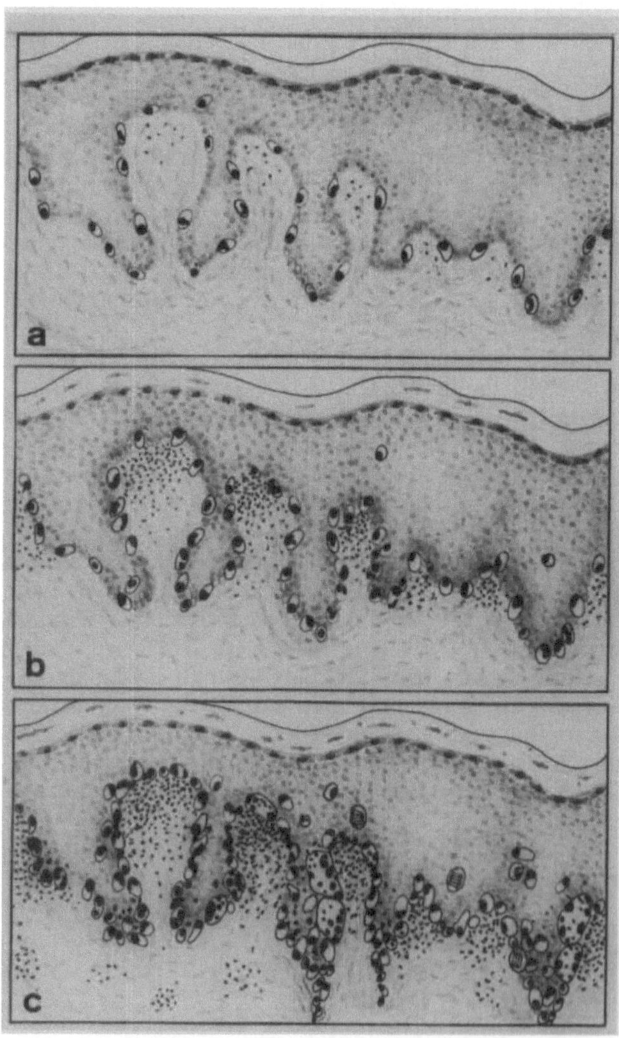

Abb. 2. Spektrum der Entwicklung und der intraepidermalen Stadien des malignen Melanoms der Haut, a melanozytäre Hyperplasie, b atypische melanozytäre Hyperplasie, c „melanoma in situ"

beginnen als braune oder schwarze Flecke; eine sich horizontal ausbreitende periunguale Pigmentierung (Hutchinsonsches Zeichen) oder pigmentierte Streifen im Nagelbett sind wichtige Hinweise für die Diagnose eines subungualen Melanoms.

Die unregelmäßige Randbegrenzung des Melanoms wird durch die sich in verschiedener Richtung mit verschiedener Geschwindigkeit zentrifugal ausbreitenden intraepidermalen Melanozyten verursacht [1]. Der braunschwarze Farbton resultiert aus der Migration der Melanozyten an die Epidermisoberfläche, insbesonders in das Stratum corneum. Weiße Areale korrespondieren histologisch mit dermalen regressiven Veränderungen. Blaue (braunes Pigment in der tieferen Dermis – Tyndalleffekt) und rote Farbtöne (dilatierte Gefäße) findet man meist bei fortgeschritteneren Melanomen.

Für die Frühdiagnose eines Melanoms ist selbstverständlich die histologische Untersuchung entscheidend. Wenn wir bestrebt sind, das histologische Verhalten und die Entwicklung des Melanoms zu untersuchen, so müssen wir versuchen, das Melanom in allen Stadien seiner Evolution zu studieren [1, 3, 6, 7, 9, 11]. Eine diesbezügliche Einteilung der präinvasiven Vor- und Frühstadien des malignen Melanoms der Haut wurde von uns bereits vor 5 Jahren vorgelegt und ist schematisch in Abb. 2 dargestellt. Die frühesten Veränderungen sind durch eine Vermehrung von individuell in den basalen Epidermislagen verteilten Melanozyten charakterisiert. Die Zellen sind meist etwas vergrößert, zeigen jedoch im übrigen eine normale Struktur. Diese initiale Phase wird als *melanozytäre Hyperplasie* bezeichnet. Im weiteren Verlauf breiten sich die Melanozyten teils einzeln oder in kleinen Nestern entlang der dermo-epidermalen Junktionszone aus. Die Zellen sind atypisch und können auch in höheren Epidermislagen nachgewiesen werden. Dieses Stadium entspricht der *atypischen melanozytären Hyperplasie*. Die zytologischen Kennzeichen der melanozytären Atypie sind: Verlust der Zellkohäsion, hyperchromatische Kerne, Variationen in der Kerngröße und Kernform, deutliche Nukleolen, Zunahme der Kern-Zytoplasma-Ratio und Vermehrung atypischer Mitosen. Das nächste Stadium dieser kontinuierlichen präinvasiven Veränderungen ist das *„melanoma in situ"* (Tabelle 2),

Tabelle 2. Histologische Kriterien zur Diagnose des „melanoma in situ"

1. Horizontaler Durchmesser meist > 7 mm
2. Unscharfe Begrenzung der (intraepidermalen) melanozytären Komponente (Asymmetrie)
3. Atypische Melanozyten (einzeln und in Nestern) in allen Epidermisschichten nachweisbar
4. Melanozytennester variieren in Form und Größe. Neigung zu Konfluenz
5. Ausbreitung der Melanozyten entlang der epithelialen Adnexstrukturen
6. Stromareaktion (lichenoides entzündliches Infiltrat, Fibrose, aktinische Elastose)

welches durch eine Vermehrung atypischer Melanozyten, einzeln und in z.T. konfluierenden Nestern, in allen Epidermisschichten (einschließlich der Hornschicht) charakterisiert ist. Die Proliferation atypischer Melanozyten ist auf die Epidermis und epithelialen Adnexstrukturen beschränkt. Im allgemeinen werden zwei Wachstumsmuster (Abb. 3) unterschieden. Ein lentiginöses Muster mit epidermaler Hyperplasie und unregelmäßiger basaler melanozytärer Proliferation und ein naevozytisches

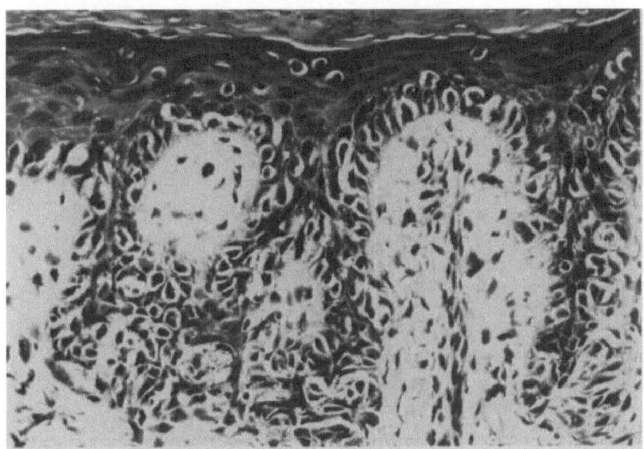

Abb. 3. „Melanoma in situ". Lentiginöses und naevozytisches Muster. Atypische Melanozyten sind in allen Epidermislagen (auch im Stratum corneum) nachweisbar

Muster mit Nestformation [11]. Die neoplastischen Melanozyten zeigen ein breites Spektrum zytologischer Typen. Neben dendritischen Melanozyten mit nicht selten sehr langen Fortsätzen [8] sind besonders kuboidale (einschließlich pagetoide) und spindelige Zellformen nachweisbar.

Es ist nicht immer möglich, eine scharfe Grenze zwischen der atypischen melanozytären Hyperplasie und dem „melanoma in situ" zu ziehen. Quantifizierbare Unterschiede können durch morphometrische Untersuchungen mittels Computeranalyse erfaßt werden (Abb. 4). Auf Probleme der Terminologie (melanozytäre Dysplasie, „carcinoma in situ", „melanoma in situ") kann in diesem Zusammenhang nicht eingegangen werden [9]; s. auch Amer J Dermatopathol 4:91, 1982).

Nach einer variablen Zeitperiode gelangen atypische Melanozyten von der Epidermis in das Stratum papillare. Diese *Mikroinvasion* konfluierender Nester oder einzelner Zellen erfolgt fokal oder multizentrisch unterhalb der Junktionszone. In vielen Fällen findet man ein dichtes lichenoides lymphoidzelliges Infiltrat. Nicht selten werden regressive Phänomene mit Fibrose, Teleangiektasien und Melanophagen im verdickten Stratum papillare beobachtet.

Die großen Fortschritte in der Früherkennung der Melanome haben dazu geführt, daß die *Prognose* nicht mehr so ungünstig ist, wie vielfach noch angenommen wird. Eigene Untersuchungen [9] einer Serie von 76 Patienten mit „frühen" (dünnen) Melanomen (bis 1,5 mm dick; ohne „melanoma in situ") ergaben folgende 5-Jahres-Überlebensraten: Tumoren < 0,75 mm zeigen eine 5-Jahres-Überlebensrate von 100%. Bei Melanomen mit einem Dickendurchmesser von 0,76 mm bis 1,5 mm beträgt die 5-Jahres-Überlebensrate 84%. Die statistische Auswertung ergab, daß die Grenze zur ungünstigeren Prognose bei einer Tumordicke von etwa 1 mm gegeben ist. Ein wichtiges Problem stellen die „frühen" Melanome mit regressiven Veränderungen dar. In solchen Fällen ist es manchmal unmöglich, die Prognose zu evaluieren, weil der Tumor zu einem gewissen Zeitpunkt in der Vergangenheit vor der partiellen Involution möglicherweise eine Dicke mit der Potenz zur Metastasierung aufgewiesen hat.

Zur *Behandlung* des „melanoma in situ" und dünner Melanome (< 1 mm; *ohne regressive Veränderungen*) wird die chirurgische Exzision mit einem Resektionsrand von 2 cm empfohlen. Eine prophylaktische Lymphadenektomie ist nicht notwendig. 6monatliche Kontrolluntersuchungen sind angezeigt.

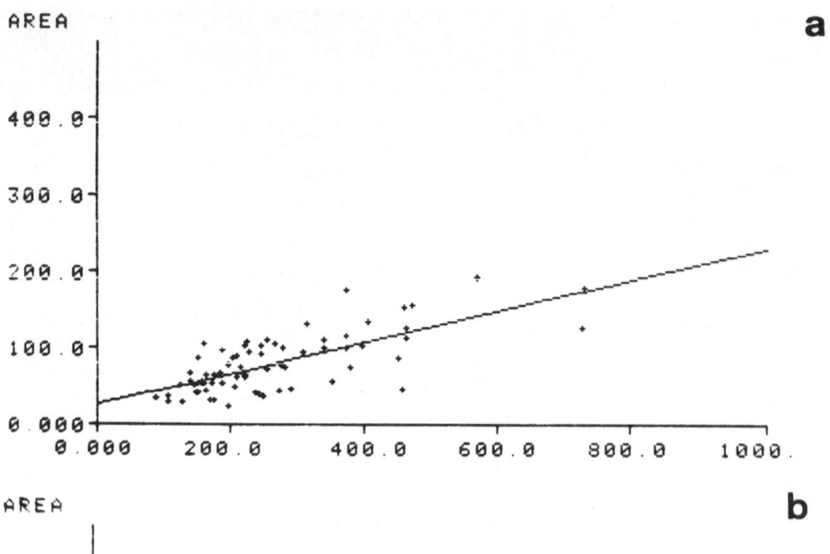

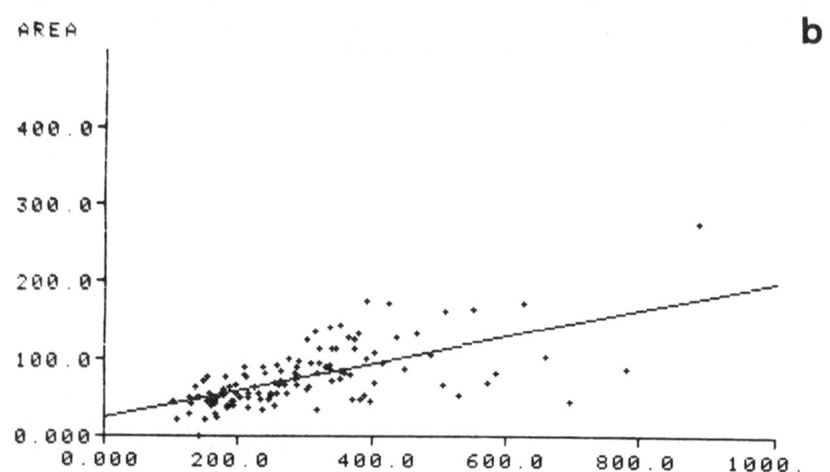

Abb. 4. Beim „melanoma in situ" (b) sind im Vergleich zur atypischen melanozytären Hyperplasie (a) deutlich vermehrt atypische Melanozyten nachweisbar. Morphometrische Untersuchungen (Videoplan-Bildanalyse)

In der unmittelbaren Zukunft werden die klinische Diagnose, die exakte histologische Klassifikation und das Studium des biologischen Verhaltens der Frühstadien des Melanoms den wichtigsten Fortschritt in der Prophylaxe und Behandlung dieser Krankheit darstellen.

Literatur

1. Ackerman AB (1980) Malignant melanoma: a unifying concept. Human Pathol 11:591–595
2. Breslow A (1979) Prognostic factors in the treatment of cutaneous melanoma. J Cut Pathol 6:208–212
3. Cramer SF, Kiehn CL (1982) Sequential histologic study of evolving lentigo maligna melanoma. Arch Pathol Lab Med 106:121–125
4. Day CL, Lew RA, Mihm MC, Harris MN, Kopf AW, Sober AJ, Fitzpatrick TB (1981) The natural break points for primary tumor thickness in clinical stage I melanoma. New Engl J Med 305:1155
5. Elder DE, Greene MH, Bondi EE, Clark WH (1981) Acquired melanocytic nevi and melanoma. The dysplastic nevus syndrome. In: Ackerman AB (ed) Pathology of malignant melanoma. Masson Publ, USA, pp 185–215
6. Gartmann H, Pullmann H (1981) Vorläufer und Frühformen der malignen Melanome der Haut aus histologischer Sicht. Z Hautkr 56:509–534
7. Kamino H, Ackerman AB (1981) Malignant melanoma in situ: the evolution of malignant melanoma within the epidermis. In: Ackerman AB (ed) Pathology of malignant melanoma. Masson Publ, USA, pp 59–91
8. Kerl H, Hödl S, Stettner H (1981) Acral lentiginous melanoma. In: Ackerman AB (ed) Pathology of malignant melanoma. Masson Publ, USA, pp 217–242
9. Kerl H, Hödl S, Kresbach H, Stettner H (1982) Diagnosis and prognosis of the early stages of cutaneous malignant melanoma. In: Burghardt E, Holzer E (eds) Minimal invasive cancer (microcarcinoma). Clinics in oncology, vol 1/no 2. Saunders, London Philadelphia Toronto, pp 433–453
10. MacKie RM (1982) The changing face of melanoma. Clin Exper Dermatol 7:231–246
11. Reed RJ, Clark WH, Mihm MC (1981) Premalignant melanocytic dysplasias. In: Ackerman AB (ed) Pathology of malignant melanoma. Masson Publ, USA, pp 159–183
12. Schmoeckel C, Nejad KK, Braun-Falco O (1980) Der prognostische Index beim malignen Melanom. Eine verbesserte Methode zur Einschätzung des Metastasierungsrisikos. Pathologe 1:71–78
13. Sober AJ, Fitzpatrick TB, Mihm MC (1980) Primary melanoma of the skin: recognition and management. J Amer Acad Dermatol 2:179–197

Prof. Dr. H. Kerl
Univ.-Klinik für Dermatologie
und Venerologie
Auenbrugger Platz 8
A-8036 Graz

Epitheliale Pseudokanzerosen

K. Konrad, Wien

Die epithelialen Pseudokanzerosen der Haut umfassen eine Gruppe von Krankheiten, die sowohl ätiologisch als auch pathogenetisch uneinheitlich sind. Sie sind definiert als Hauterkrankungen, die klinisch und/oder histopathologisch nur schwer von einem echten Karzinom zu unterscheiden sind; der biologische Verlauf ist jedoch gutartig. Neben dem Keratoakanthom, das in einem getrennten Beitrag besprochen wird, gehören in diese Gruppe die Papillomatosis cutis carcinoides Gottron, die floride orale Papillomatose, die Condylomata acuminata vom destruierenden Typ nach Buschke-Loewenstein, die proliferierende Tricholemmalcyste und die pseudokarzinomatöse Hyperplasie unterschiedlicher Genese. Auch das erst kürzlich beschriebene Krankheitsbild der genitalen bowenoiden Papeln [9] ist definitionsgemäß als Pseudokanzerose aufzufassen.

Im Folgenden soll auf wichtige Punkte der Klinik und Histologie dieser Krankheitsbilder eingegangen werden.

Papillomatosis cutis carcinoides Gottron

Die Papillomatosis cutis carcinoides Gottron ist fast ausschließlich am Unterschenkel älterer Menschen lokalisiert (Abb. 1b). Ätiologisch spielen eine chronische venöse Stauung und die Einwirkung von Traumen eine große Rolle. Das Krankheitsbild ist in den letzten Jahren ex-

trem selten geworden [5]. Histologisch sieht man eine massive Akanthose und Papillomatose mit oberflächlicher Hyperkeratose oder Parakeratose (Abb. 1a). Die stark verbreiterten Epidermiszapfen wachsen bis in die tieferen Schichten der Dermis vor, sie sind scharf gegen das Bindegewebe abgesetzt. Der Aufbau des Epithels ist geordnet; die Zellen zeigen eine gleichmäßige Differenzierung. Die Interzellularbrücken sind erhalten. In fortgeschrittenen Fällen kann auch ein destruierendes Wachstum mit Zerstörung des darunterliegenden Muskel- und Knochengewebes vorkommen. Die tumorösen Wucherungen weisen eine starke Rezidivneigung auf. Nur durch radikale Excision und plastisch-chirurgischer Defektdeckung ist eine Abheilung zu erzielen. Wenn eine operative Sanierung nicht möglich ist, sind regelmäßige klinische und histologische Kontrollen angezeigt [5].

Floride orale Papillomatose

Die floride orale Papillomatose ist mit dem von Eva Scheicher-Gottron 1958 unter dem Titel „Papillomatosis cutis carcinoides der Mundschleimhaut" beschriebenen Krankheitsbild identisch [7]. Die meist älteren Patienten sind fast ausschließlich starke Raucher. Klinisch handelt es sich um knotig verruköse Wucherungen an der Mundschleimhaut; einzeln oder multipel auftretend mit flä-

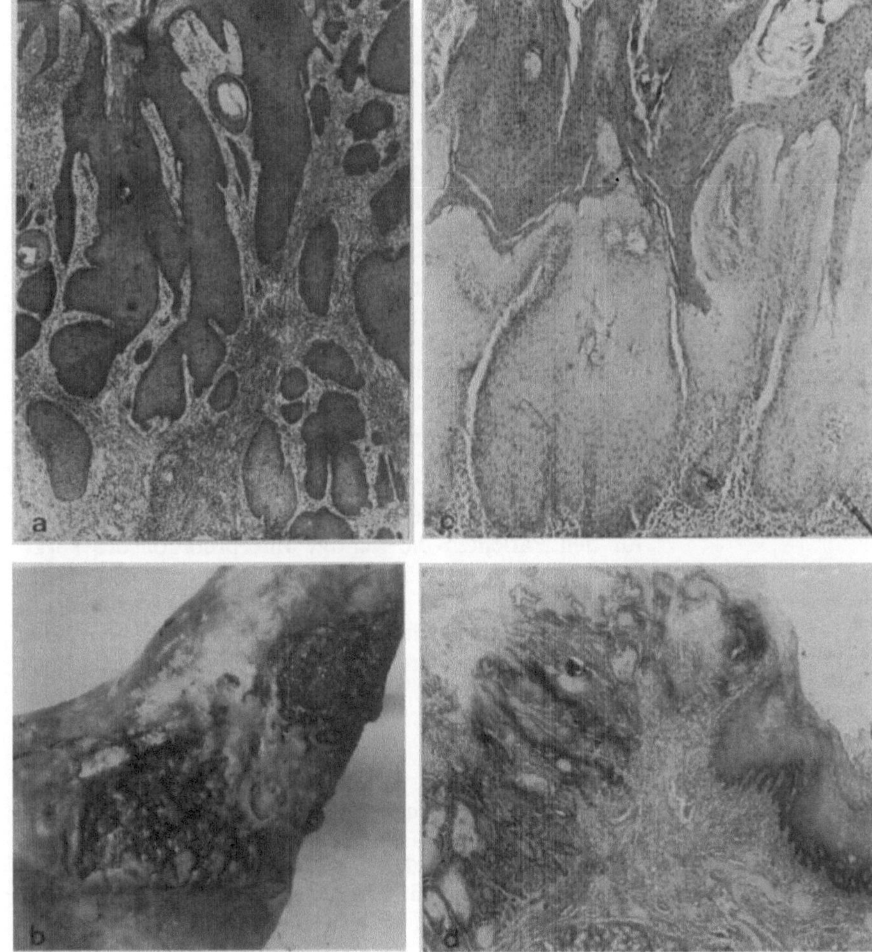

Abb. 1. a Papillomatosis cutis carcinoides. Unregelmäßig verbreiterte und verlängerte Epidermiszapfen bis tief in die Dermis vorwachsend. HE x 41,5. b Papillomatosis cutis carcinoides bei einem 68jährigen Patienten am Unterschenkel, Papillomatöse und verruköse Wucherungen neben Ulzerationen. c Floride orale Papillomatose. Mächtige Akanthose, Papillomatose und parakeratotische Hornmassen. Relativ scharfe Begrenzung gegen das Bindegewebe. HE x 76. d Plattenepithel-Karzinom auf Basis einer floriden oralen Papillomatose. In der niedrigen Vergrößerung sieht man gut den unregelmäßigen Aufbau und das infiltrierte Wachstum des Karzinoms (*links*) im Vergleich zur floriden oralen Papillomatose (*rechts*). HE x 21

chenhaftem Wachstum. Typisch ist der über viele Jahre
gehende, progrediente Verlauf und die ausgeprägte Rezidivneigung nach verschiedenen Therapiemaßnahmen.
Wie bereits in der Literatur beschrieben [7], konnten
auch wir in den letzten Jahren zwei Patienten mit einem
Plattenepithel-Karzinom auf Basis einer floriden oralen
Papillomatose beobachten.

Histologisch sieht man eine mächtige Akanthose und
Papillomatose, bei meist parakeratotischer Hyperkeratose. Das Stratum basale ist regelrecht und die Basalmembran intakt (Abb. 1c). Die maligne Entartung ist am Verlust der geordneten Architektur des Epithels, dem Auftreten von Hornperlen und an der Pleomorphie der Zellen
zu erkennen (Abb. 1d).

Sowohl bei der floriden oralen Papillomatose als auch
bei der seltenen Papillomatosis cutis carcinoides sind in
einzelnen Fällen nach jahrelangem Verlauf Plattenepithel-Karzinome aufgetreten. Die traditionelle Einteilung
dieser beiden Krankheitsbilder in die Gruppe der Pseudokanzerosen ist deshalb in Frage gestellt. In letzter Zeit
wird – in Analogie zum Epithelioma cuniculatum [6] –
eine Zuordnung der Papillomatosis cutis carcinoides und
der floriden oralen Papillomatose zum verrukösen Karzinom nach Ackerman [1] befürwortet [10]. Man versteht
unter diesem Begriff ein gut differenziertes Plattenepithel-Karzinom von niedrigem Malignitätsgrad [1].

Condylomata acuminata vom destruierenden Typ

Die von Buschke und Loewenstein beschriebenen karzi-
nomähnlichen Condylomata acuminata mit destruierendem Wachstum, weniger treffend auch als Condylomata
acuminata gigantea bezeichnet, sind heute extrem selten
geworden. In ihrer Übersichtsarbeit über die Beziehung
der spitzen Kondylome zu den Karzinomen des Penis [4]
treffen die beiden Erstbeschreiber bereits eine genaue Unterscheidung zwischen: ausgedehnten spitzen Kondylomen ohne zerstörendem Wachstum, den karzinomähnli-
chen spitzen Kondylomen mit destruierendem Wachstum und Zerstörung der Corpora cavernosa penis und
den karzinomatös entarteten spitzen Kondylomen, wobei
die Frage diskutiert wird, ob letztere nicht primär Plattenepithel-Karzinome des Penis darstellen.

Während destruierend wachsende karzinomähnliche
Condylomata acuminata, die interessanterweise nur bei
nicht-zirkumzidierten Männern vorkamen, heute praktisch nicht mehr beobachtet werden, gibt es vereinzelte
Berichte über echte Plattenepithel-Karzinome auf Basis
von Condylomata acuminata [2]. In diesem Zusammenhang ist sehr interessant, daß für das humane Papillom-
virus vom Typ 6, dem Erreger der Condylomata acuminata, eine onkogene Potenz nachgewiesen wurde [2].

Proliferierende Tricholemmalcysten

Die proliferierende Tricholemmalzyste ist ein seltenes
Krankheitsbild, das bei älteren Menschen, und zwar nur
im Bereich des Capillitiums vorkommt. Meist finden sich
in der Nähe des Tumors noch andere Zysten am Capillitium [3]. Histologisch sieht man in der Dermis scharf begrenzte, gut differenzierte epitheliale Tumorzellmassen.
Typisch ist die Differenzierung und Verhornung der Zellen nach Art der Pilarcyste. Therapeutisch ist eine operative Sanierung durch plastisch-chirurgische Maßnahmen erfolgreich. Eine maligne Entartung von proliferierenden Tricholemmalzysten wurde vereinzelt beobachtet [3].

Pseudokarzinomatöse Hyperplasien

Unter pseudokarzinomatöser Hyperplasie versteht man
reaktive Veränderungen der Epidermis, die histologisch
ein Karzinom vortäuschen können [8]. In der folgenden
Liste sind die ätiologisch und pathogenetisch uneinheitli-
chen Krankheiten, bei denen eine pseudokarzinomatöse
Hyperplasie der Epidermis als Begleitphänomen gefunden wird, aufgeführt.
1. Virale Erkrankungen: Molluscum contagiosum, Verruca vulgaris, chronisch vegetierender Herpes simplex
   (Abb. 2d).
2. Granulomatös-bakterielle Erkrankungen: Tuberculosis cutis verrucosa, Leishmaniose, Schwimmbadgra-
   nulom.
3. Granulomatös-mykotische Erkrankungen: Candida-
   granulom, Blastomykose, Sporotrichose, Aktino-
   mykose.
4. Medikamentös-induzierte Erkrankungen: Bromoder-
   ma und Jododerma tuberosum.
5. Chronische Pyodermien und chronische Ulzerationen.
6. Ätiologisch unterschiedliche Erkrankungen: Lichen
   ruber verrucosus, vegetierender Morbus Darier,
   Chondrodermatitis nodularis helicis, Narben.
7. Bei Tumoren: Granularzellmyoblastom (Abb. 2a),
   Spitz' Nävus, Fibrom und Histiocytom.

Zur Illustration möchte ich kurz auf zwei klinische
Fälle eingehen.

Bei einem 30jährigen Mann hatte sich innerhalb von
5 Monaten dieser zentral ulzerierte Tumor mit wallarti-
gem Rand entwickelt (Abb. 1a). Histologisch fand sich
eine unregelmäßige Hyperplasie der Epidermis mit Auflösung der Epithel-Bindegewebsgrenze und zahlreichen
Hornperlen (Abb. 2b). Zwischen den tumorartigen Epi-
thelsträngen fanden sich im Stroma die typischen Zellen
eines Granularzellmyoblastoms (Abb. 2c). Die epidermalen Veränderungen können somit als pseudokarzino-
matös eingestuft werden.

Ein 68jähriger Patient leidet an einer chronischen lymphatischen Leukämie. Innerhalb von 4 Wochen entwik-
kelte sich an der Unterlippe ein großer verruköser, zentral exulcerierter Knoten, begleitet von einem mächtigen
entzündlichen Infiltrat der Unterlippe (Abb. 2d). Die Histologie zeigt unregelmäßig gestaltete Epithelstränge, die
tief in das darunterliegende Bindegewebe vorwachsen
(Abb. 2e). Die Zellen zeigen eine beträchtliche Pleomorphie; das Vorhandensein von epithelialen Riesenzellen
erweckt den Verdacht auf eine herpetische Infektion. Die
Diagnose, chronisch vegetierender Herpes simplex, wurde durch den direkten Virusnachweis im Elektronenmikroskop gesichert. Unter einer Acyclovir-Therapie
heilten die Veränderungen innerhalb von 14 Tagen ab.

Diese Beispiele zeigen, von welch großer Bedeutung
für den Patienten die richtige Interpretation des karzi-
nomähnlichen histologischen Bildes ist. Für den Histo-
pathologen ist es bei der Beurteilung dieser Veränderungen von großer Wichtigkeit, daß der Kliniker bereits bei
der Zuweisung seinen Verdacht auf eine Grundkrankheit
mitteilt.

Literatur

1. Ackerman LV (1948) Verrucous carcinoma of the oral
   cavity. Surgery 23:670–678
2. Albrecht G (1982) Riesenkondylom Buschke-Loewenstein des Penis mit Übergang in Plattenepithel-Ca. Dia-
   Klinik 33. Tagung der Dtsch Dermatol Ges, Wien. Springer, Berlin Heidelberg New York

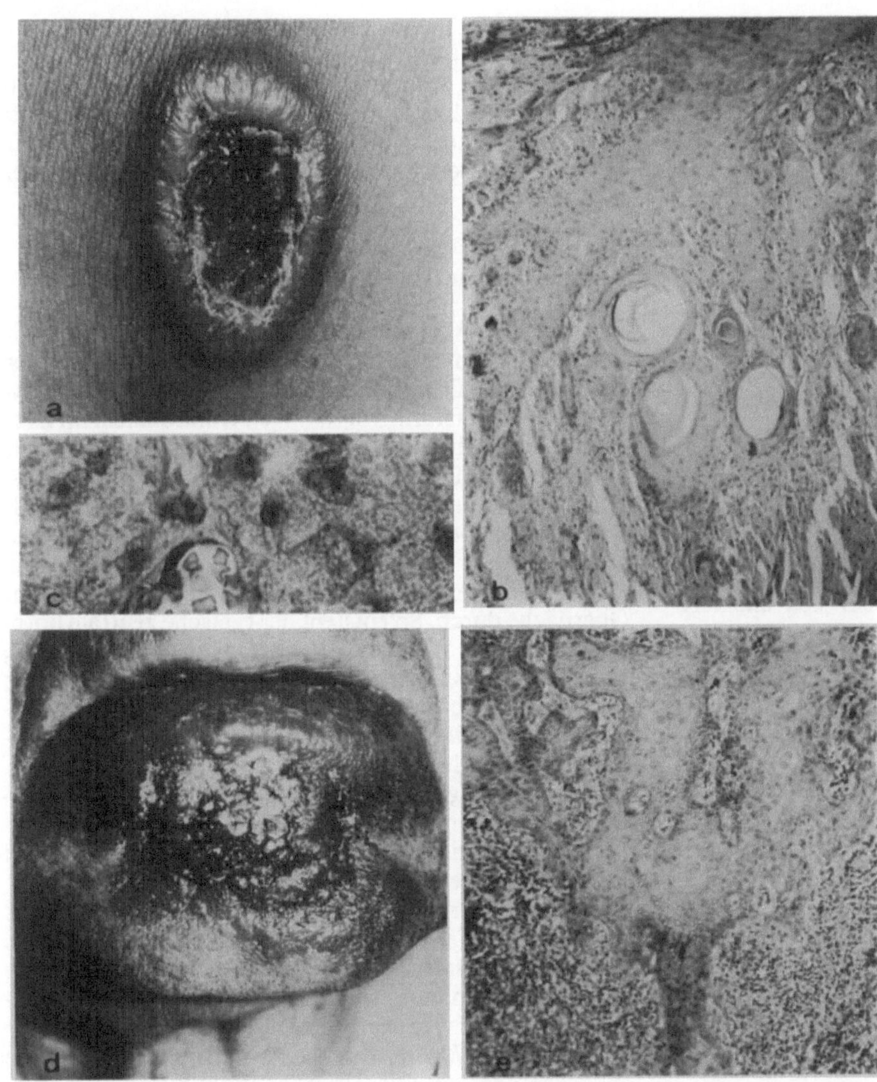

Abb. 2. a Granularzellmyoblastom an der Schulter. b Pseudokarzinomatöse Hyperplasie der Epidermis mit Hornperlen. HE x 109. c Im Stratum papillare die charakteristischen Zellen des Granularzellmyoblastoms. HE x 850. d Chronisch vegetierender Herpes simplex bei Patienten mit chronisch lymphatischer Leukämie. e Pseudokarzinomatöse Hyperplasie der Epidermis bei chronisch vegetierendem Herpes simplex. HE x 150

3. Bloch PH, Müller HD (1979) Pilartumor der Kopfhaut. Hautarzt 30:84–88
4. Buschke A, Loewenstein L (1931) Beziehungen der spitzen Condylome zu den Carcinomen des Penis. Archiv Derm Syph 163:30–46
5. Nikolowski W (1973) Papillomatosis cutis carcinoides. In: Braun-Falco O, Petzold D (Hrsg) Fortschritte der praktischen Dermatologie und Venerologie. Springer, Berlin Heidelberg New York
6. Ratzenhofer E (1982) Epithelioma cuniculatum: Eine Sonderform eines verrukösen Karzinoms. Wien Klin Wochenschr 94:118–120
7. Tappeiner J, Wolff K (1971) Floride orale Papillomatose. Wien Klin Wochenschr 83:795–800
8. Tilgen W, Haag D, Anton-Lamprecht I, Schnyder UW (1979) Pseudokanzerosen der Haut. Verh Dtsch Ges Pathol 63:313–317
9. Wade TR, Kopf AW, Ackermann AB (1979) Bowenoid papulosis of the genitalia. Arch Dermatol 115:306–308
10. Wolff K, Tappeiner J (1973) Floride orale Papillomatose (Papillomatosis mucosae carcinoides). In: Braun-Falco O, Petzold D (Hrsg) Fortschritte der praktischen Dermatologie und Venerologie, Bd 7. Springer, Berlin Heidelberg New York S 40–51

Doz. Dr. K. Konrad
I. Univ.-Hautklinik
Alser Str. 4, A-1090 Wien

Die Keratoakanthome

M. Hundeiker, Gießen

Zusammenfassung

Eine Übersicht des histologischen Untersuchungsmaterials der dermatologischen Universitätsklinik Gießen ergibt für Keratoakanthome (KA) eine etwa ¼ so große Häufigkeit wie für Plattenepithelcarcinome. Der weitaus größte Teil entfällt auf die krateriforme Variante (über 90 %) der solitären KA. Seltener sind deren plattenförmige oder aggregierte Varianten sowie successiv multiple Keratoakanthome. Sehr selten dagegen sind eruptiv multiple KA, die gehäuft bei Patienten mit internen malignen Tumoren auftreten, sowie multiple KA im Rahmen des Torre-Muir-Syndroms. Diese Formen haben in letzter Zeit besonderes Interesse gewonnen im Hinblick auf eine u. U. systemische oder z. B. beim Keratoakanthoma marginatum centrifugum ausbreitungsfähige Störung der Wachstumsregulation, während bisher die Häufung von KA in lichtexponierten Arealen sowie Auslösung KA-ähnlicher Experimentaltumoren in bestimmten Haarcyclusphasen bei Versuchstieren die Aufmerksamkeit mehr auf verschiedene übliche Carcinogene als mögliche Auslöser des KA-Wachstums gelenkt hatten. KA haben mit Plattenepithelcarcinomen zwar spinocelluläre Differenzierung und anfangs auch infiltratives destruierendes Wachstum gemeinsam; sie unterscheiden sich davon aber durch völlig anderen Verlauf mit Spontanregression, deren Auslösefaktoren noch immer ungeklärt sind, sowie durch eine andere Architektur, die wieder aus dem anderen geweblichen Ursprung resultiert: Im Gegensatz zu den fast ausnahmslos vom Oberflächenepithel ausgehenden Plattenepithelcarcinomen entwickeln sich alle KA vom „Zimmermannschen Kragen" im supraseboglandulären Haarfollikelanteil oder in vereinzelten Fällen von den Ausführungsgängen freier Talgdrüsen aus. Deshalb sind sie nicht etwa pseudomaligne Homologentwicklungen zu den spinocellulären Carcinomen der Haut, sondern gehören zu den cutanen Adnextumoren.

Abgrenzung der Keratoakanthom-Gruppe

Die Keratoakanthome sind eine Gruppe pseudomaligner spinozellulär differenzierter epithelialer Hauttumoren mit follikulärem Ursprung, initialem infiltrativen Wachstum und finaler Spontanregression. Wichtig sind sie vor allem einerseits durch die relative Häufigkeit ihres Auftretens, andererseits die noch immer sehr große Häufigkeit differentialdiagnostischer Abgrenzungsschwierigkeiten gegenüber spinocellulären Carcinomen [5, 7, 14]. Keratoakanthome gehören mit etwa 1–2 % in einem durchschnittlichen dermatohistologischen Untersuchungsmaterial zu den 10 häufigsten Diagnosegruppen. Sie sind ein Viertel bis ein Drittel so häufig wie verhornende Plattenepithelcarcinome. Genauere Angaben zur Incidenz sind mangels verläßlicher Register heute noch nicht möglich. Die von Plattenepithelcarcinomen nicht unterscheidbaren Detailbefunde der infiltrativ wachsenden Tumoren waren Anlaß zu vielfältigen Spekulationen über Beziehungen zwischen beiden Geschwulstarten und zu intensiven Bemühungen, mit histochemischen, cytophotometrischen, elektronenmikroskopischen Methoden Unterscheidungshilfen zu gewinnen. Diesen Versuchen blieb bisher jeder Erfolg versagt [vgl. 5, 7, 14, 20]. Die bisher faßbaren Unterschiede liegen nicht im Detail, sondern im Prinzip. Differentialdiagnostische Abgrenzungsschwierigkeiten gegenüber Carcinomen beruhen vor allem auf noch zu geringer Verbreitung der Kenntnisse über die unterschiedliche Entwicklung und Architektur [7, 10, 12, 15].

Noch in Publikationen der letzten Zeit werden Keratoakanthome vielfach falsch als Invaginationstumoren der Epidermis dargestellt [2, 6]. Sie gehen in Wirklichkeit aber, im Gegensatz zu den fast ausnahmslos aus Praecancerosen des Oberflächenepithels entstehenden Plattenepithelcarcinomen der Haut, vom Bereich des „Zimmermannschen Kragens" im supraseboglandulären Haarfollikelanteil aus, in vereinzelten Fällen auch von Ausführungsgängen freier Talgdrüsen [10, 11, 15, 22].

Sie sind also keine pseudomalignen Homologentwicklungen zu den cutanen Plattenepithelcarcinomen, sondern gehören zu den Adnextumoren der Haut [9, 10, 13]. Aus dieser Entwicklung von einem Ausgangspunkt unter der Oberfläche ergeben sich die gemeinsamen morphologischen Charakteristika aller Keratoakanthom-Varianten [11, 12].

Morphologische Tumorvarianten

Krateriforme Keratoakanthome sind die mit über 90 % häufigste Formvariante [9, 18]. In der Mehrzahl treten sie solitär auf. Die Epithelproliferation geht bei dieser typischen Verlaufsform von wenigen Haarfollikeln im Zentrum aus. In ihrer Mitte entwickeln sich confluierende Hornmassen. Diese brechen nach einer Wachstumsphase von wenigen Wochen durch Zerstörung der ursprünglichen Decke aus Epidermis und Bindegewebe und durch Ausdehnung der „Opercula", der Mündungen in das Tumorwachstum einbezogener Haarfollikel, zur Oberfläche durch. So entsteht der typische zentrale horngefüllte Krater. Wenn das Wachstum zuerst am Grunde, später an den Rändern, sistiert und von der Verhornung überholt wird, bröckeln die Hornmassen allmählich heraus. An der Stelle des Tumors entwickelt sich eine unebene Narbe [12, 14].

Plattenförmige Keratoakanthome sind die zweithäufigste Wachstumsform [11, 13]. Bei ihnen bleibt die Decke an Epidermis und Bindegewebe über den zentralen Tumoranteilen erhalten. Daraus resultiert eine infolge der Hornfüllung derbe, gelblich durchscheinende, randwärts von radiären Teleangiektasien überzogene plattenartige Verdickung. Durch mangelndes Herausbröckeln des keratatischen Inhaltes ist die Rückbildungsphase bei dieser Form stark verzögert [12, 13].

Aggregierte Keratoakanthome sind relativ selten. Sie entstehen durch multizentrisches Wachstum von mehreren benachbarten Haarfollikelgruppen aus. Daraus entsteht eine unregelmäßige und uncharakteristische Tumorform. Deshalb wird dieser Typ kaum jemals klinisch richtig diagnostiziert. Der Ablauf der Wachstumsphasen gleicht dem bei solitären krateriformen Tumoren [10–12].

Keratoakanthoma marginatum centrifugum ist eine extrem seltene Wachstumsform, charakterisiert dadurch, daß bei zentraler Rückbildung an der Peripherie das infiltrative Wachstum weiter fortschreitet unter Hinterlassung einer narbig verwüsteten Fläche im Inneren [12, 16].

Syndrome mit multiplen Keratoakanthomen

Successiv multiple Keratoakanthome sind relativ häufig. Dabei treten über Jahre bis Jahrzehnte hinweg bei den gleichen Patienten nacheinander einzelne, manchmal zugleich wenige Tumoren auf, die morphologisch völlig gewöhnlichen krateriformen Keratoakanthomen entsprechen [8, 11, 13]. Eine familiäre Häufung wird nicht beobachtet.

Multiple mutilierende Keratoakanthome werden von Sterry et al. [22] als besonderes Krankheitsbild aufgefaßt wegen ihres durch mangelnde Involutionsneigung und destruierendes Wachstum charakterisierten Verlaufes. Neue Tumoren entwickeln sich oft an Verletzungsstellen. Auch dieser Typ zeigt keine familiäre Häufung.

Multiple selbstheilende Epitheliome vom sogenannten „Ferguson Smith-Typ" werden von einzelnen Autoren

als besondere Entität unterschieden [15, 22]. Sie sind
sehr selten, zeigen in etwa der Hälfte der Fälle familiäres,
möglicherweise autosomal dominant genetisch bestimmtes Auftreten von meist etwa 10–30 Knoten und sind bisher bei Männern dreimal so häufig beobachtet worden
wie bei Frauen. Sie treten in Schüben auf, die Spontaninvolution setzt meist nach 6–12 Monaten ein.

Torre-Muir-Syndrom bezeichnet eine sehr seltene genetisch bestimmte, möglicherweise autosomal dominant
vererbte Krankheit, bei der multiple Keratoakanthome
zusammen mit Talgdrüsenadenomen und, oft multiplen,
intestinalen, besonders Coloncarcinomen auftreten.
Wahrscheinlich besteht ein enger genetischer Zusammenhang mit dem sogenannten „Cancer-family-Syn-
drom" [25].

Eruptiv multiple Keratoakanthome sind ebenfalls sehr
selten (Abb. 1, 2). Sie treten nicht familiär auf. Sie sind
oft, aber nicht immer kombiniert mit dem Auftreten interner Carcinome oder Leukosen [2, 21–23]. Der Hautbefund ist charakterisiert durch schubweise Manifestation oft vieler hundert kleiner papulöser Tumoren am
ganzen Integument. Dieser Typ befällt manchmal
auch Übergangsschleimhäute, soweit sie freie Talgdrüsen aufweisen, vor allem die Wangenschleimhaut [2,
23].

Wachstum, Rückbildung und Therapie

Die Ursachen des Tumorwachstums sind nach wie vor im
wesentlichen ungeklärt. Zwar zeigen die eben aufgeführten familiären Syndrome, daß genetische Faktoren daran

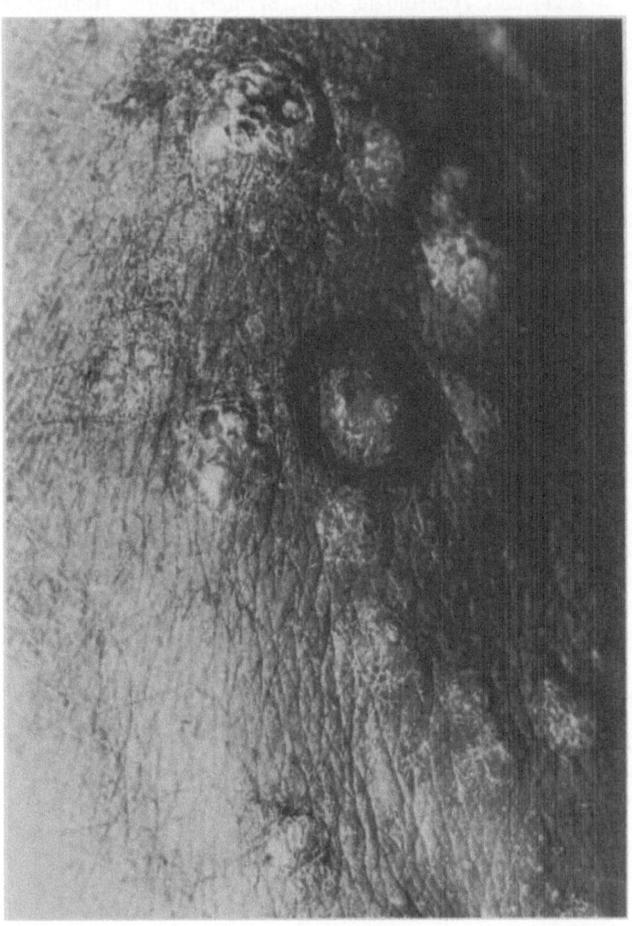

Abb. 1. Eruptiv multiple Keratoakanthome (Unterarmstreck-
seite, 60j. Mann mit generalisiertem Befall)

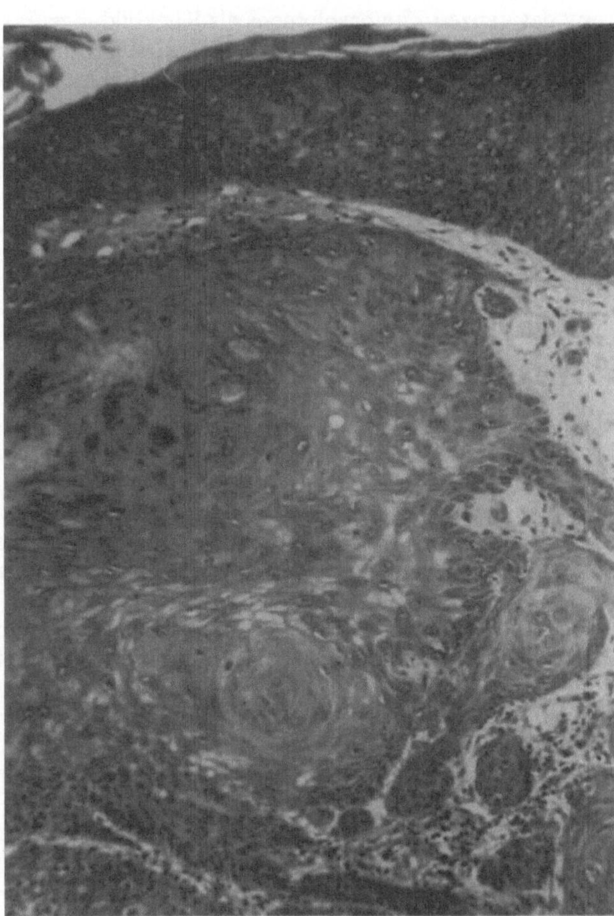

Abb. 2. Histologischer Befund des in Abb. 1 durch Farbring
markierten Tumors: Mit der nicht praecancerös veränderten
Epidermis nur durch „Opercula" (linker Bildrand) zusammenhängende Stachelzellproliferationen

beteiligt sein können – kaum anders als z.B. bei Basaliomen auch. Wie bei Basaliomen oder Carcinomen deutet
auch bei Keratoakanthomen die relative Bevorzugung
lichtexponierter, oft ausgesprochen lichtgeschädigter
Areale stark auf aktinische Noxen hin. Die Auslösbarkeit
keratoakanthoähnlicher Experimentaltumoren bei Versuchstieren in Abhängigkeit von bestimmten Haarcyclusphasen hatte lange die Aufmerksamkeit vor allem
auf übliche chemische Carcinogene als mögliche Auslösefaktoren gelenkt [7, 14, 19]. Demgegenüber lassen
seltene Verlaufsvarianten, wie z.B. das Keratoakanthoma marginatum centrifugum eher an lokal sich ausbreitende Induktionsfaktoren, die eruptiv multiplen, gehäuft
bei Patienten mit internen Tumoren auftretenden Keratoakanthome oder diejenigen beim Torre-Muir-Syndrom
an systemisch wirksame Faktoren denken [2, 3, 6, 21, 23,
25].

Die Ursachen der Rückbildung sind nicht weniger un-
klar. Einzelne neuere Publikationen weisen auf immuno-
logische Vorgänge hin. So wurden z.B. antiepitheliale
Antikörper nachgewiesen [1, 4]. Jedoch lassen sich die
Befunde bisher nicht in ein einheitliches Konzept fassen.
In der zellulären Immunabwehr sind alle Untersuchun-
gen negativ geblieben, obwohl gerade die dichten, in der
Rückbildungsphase gegen die epithelialen Tumorforma-
tionen vordringenden lymphohistiocytären Infiltrate die
Aufmerksamkeit auf diesen Sektor gelenkt hatten [7, 22].

Frühere Untersucher hatten vor allem das Sistieren
einer auslösenden Noxe oder ein „Überholen" des Wachstums durch zunehmende Ausreifung und Keratinisie-

rung des ganzen Tumorvolumens als Rückbildungsursache diskutiert [10, 14, 15, 19]. Auch eine Produktion chalonähnlicher wachstumslimitierender Faktoren ist vorstellbar. Insgesamt ist aber der Vorgang der Spontaninvolution noch voller Rätsel [5, 12, 13].

Die Therapie der Wahl bei allen Keratoakanthomformen bewegt sich je nach Befund zwischen zwei extremen Möglichkeiten – und nur diese beiden sind begründet: Einmal die Excision, zweitens das Nichtstun. Die Excision in toto ist das einzige Verfahren, welches das Tumorwachstum ad hoc beendet und zugleich eine histologische Kontrolle ermöglicht, für die Teilbiopsien nicht genügen [10, 12, 13, 15]. Das Nichtbehandeln bzw. Abwarten unter Kontrolle ist begründet durch die Aussicht auf eine Spontaninvolution. Es kommt vor allem in Frage bei vielen oder typischen Tumoren in unproblematischer Lokalisation. Sonst sprechen meist folgende Gesichtspunkte dagegen: Ein stets vor histologischer Aufarbeitung verbleibender Rest diagnostischer Unsicherheit, die Unvorhersehbarkeit des Zeitpunktes der Rückbildung und des bis dahin erreichten destruierenden Tumorwachstums und schließlich die im Vergleich zur Excision und Naht meist häßliche Narbe nach Spontaninvolution [11, 14, 18].

Konservative Therapiemethoden sind immer wieder vorgeschlagen und benutzt worden, so insbesondere die schon von Kalkoff inaugurierte Strahlentherapie, die topische Therapie mit Lokalcytostatica und mit Vitamin-A-Säure. Nach allen Verfahren ist Rückbildung der Tumoren beschrieben und selbstverständlich als Erfolg der jeweiligen Methode angesehen worden (vgl. Übersichten bei [13, 14, 22, 25]). Die Beurteilung eines therapeutischen Effektes ist jedoch bei einer Geschwulst mit Spontanrückbildung besonders schwierig. Bisher ist es für kein einziges konservatives Verfahren einschließlich der Strahlentherapie gelungen, durch statistische Vergleichsstudien Unterschiede zum Spontanverlauf zu belegen. Deshalb müssen wir die allgemein akzeptierten Vorstellungen über eine zumindest beschleunigte Rückbildungsphase nach 5-Fluor-Uracil- oder Vitamin-A-säurehaltigen Externa, Retinoid, Radiatio noch immer als „subjektive Eindrücke" auffassen, deren weitere Untersuchung eine lohnende Aufgabe bleibt.

Literatur

1. Ahmed AR, Sofen H, Saxon A (1982) Detection of an antisquamous antibody in multiple keratoacanthoma. Clin Immunol Immunopathol 22:20–31
2. Balus L, Fazio M, Carducci M, Muscardin L, Piazza PY (1981) Une varieté rare de kérato-acanthome multiple: Le kérato-acanthome eruptif. Ann Derm Vénéréol 108:995–1000
3. Bönniger F, Burg G (1981) Multiple Keratoakanthome. In: Petres J, Müller R (Hrsg) Präkanzerosen und Papillomatosen der Haut. Springer, Berlin Heidelberg New York, S 139–143
4. Bonnetblanc M, Gualde N, Bonnetblanc F (1981) Hypocomplementemia in Keratoacanthoma. Arch Dermatol Res 270:189–191
5. Ehlers G, Knoth W, Sandritter W (1976) Zur Frage der nosologischen Sonderstellung des Keratoakanthoms. Klinische, histologische und vergleichende feulgen-zytophotometrische Untersuchungen. Fortschr Med 94:1623–1629, 1788–1795, 1799–1804
6. Fathizadeh A, Medenica MM, Soltani K, Lorincz AL, Griem ML (1982) Aggressive Keratoacanthoma and internal malignant neoplasm. Arch Dermatol 118:112–114
7. Gründer B, Hundeiker M (1973) Keratoakanthom und Karzinom. Dermatol Monatsschr 159:122–133
8. Hundeiker M, Gründer B (1973) Multiple nichteruptive Keratoakanthome im höheren Alter. Akt Geron 3:339–343
9. Hundeiker M, Friedrich HJ (1975) Gibt es verschiedene Keratoakanthome? Dermatol Monatsschr 161:735–738
10. Hundeiker M (1978) Keratoakanthome: Entwicklung und Diagnose. Diagnostik 11:423–425
11. Hundeiker M (1978) Klinische Varianten der Keratoakanthome. Z Hautkr 53:563–571
12. Hundeiker M (1981) Praekanzerosen und Pseudokanzerosen. In: Korting GW (Hrsg) Dermatologie in Praxis und Klinik, Bd 4. Thieme, Stuttgart, S 41.49–41.80
13. Hundeiker M (1981) Die Keratoakanthome. In: Petres J, Müller R (Hrsg) Präkanzerosen und Papillomatosen der Haut. Springer, Berlin Heidelberg New York, S 133–138
14. Kalkoff KW (1960) Das Keratoakanthom (Molluscum pseudocarcinomatosum) im Rahmen des Krebsproblems. Strahlentherapie 112:163–187
15. Kalkoff KW, Macher E (1961) Zur Histogenese des Keratoakanthoms. Hautarzt 12:8–15
16. Miedzinski F, Dratwinski Z, Brzozowski J, Sarankiewicz B (1973) Ein Beitrag zur nosologischen Stellung des Keratoakanthoma marginatum centrifugum. Hautarzt 24:120–123
17. Poiares Baptista A, Born M (1982) L'invasion périnerveuse dans le Kérato-acanthome. Ann Dermatol Vénéréol 109:27–33
18. Rassner G (1973) Keratoakanthom. In: Braun-Falco O, Petzoldt D (Hrsg) Fortschritte der praktischen Dermatologie und Venerologie, Bd 7. Springer, Berlin Heidelberg New York, S 52–58
19. Rudolph R, Hundeiker M (1975) „Keratoakanthome" bei Mastomys natalensis. Arch Dermatol Res 254:239–243
20. Siegismund G, Gorka T, Loblich HJ (1978) Vergleichende elektronenmikroskopische Untersuchungen von Keratoakanthomen und Plattenepithelcarcinomen der Haut. Verh Dtsch Ges Pathol 63:318–321
21. Snider BL (1981) Eruptive Keratoakanthoma with an internal malignant neoplasm. Arch Dermatol 117:788–790
22. Sterry W, Steigleder G-K, Pullmann H, Bauermeister K (1981) Eruptive Keratoakanthome. Hautarzt 32:11–125
23. Weber G, Stetter H, Pliess G, Stickl H (1970) Assoziiertes Vorkommen von eruptiven Keratoakanthomen, Tubencarcinom und Paramyeloglastenleukämie. Arch klin exp Dermatol 238:107–119
24. Wolinsky S, Silvers DN, Kohn ST, Sanders SL, Herman EW (1981) Spontaneous regression of a giant Keratoacanthoma. Photographic documentation and histopathologic correlation. J Dermatol Surg Oncol 7:897–901
25. Worret W-I, Burgdorf WHC, Fahmy A Pitha J (1981) Torre-Muir-Syndrom. Talgdrüsenneoplasien, Keratoakanthome, multiple interne Karzinome und Vererbung. Hautarzt 32:519–524

Prof. Dr. med. M. Hundeiker
Zentrum für Dermatologie
Univ.-Kliniken
Gaffkystr. 14
D-6300 Gießen

Die lymphomatoide Papulose als Modell eines Pseudolymphoms

O. Braun-Falco und G. Burg, München

Pseudolymphome der Haut sind primär benigne, nicht systemische, rückbildungsfähige lymphoproliferative Infiltrationen, die maligne Hautlymphome nachahmen und Kriterien anderer spezifischer Krankheitsentitäten vermissen lassen [3].

In diesem Sinne ist die lymphomatoide Papulose (LP) der Prototyp eines Pseudolymphoms, das ein malignes T-Zell-Lymphom imitiert.

Dupont beschrieb 1965 [5] ein an eine „Retikulose" erinnerndes Krankheitsbild mit einem histologisch maligne erscheinenden Substrat und klinisch gutartigem Verlauf. Verallo u. Haserick [13] berichteten über 2 Patienten, die klinisch unter dem Bild einer Pityriasis lichenoides et varioliformis acuta Mucha-Habermann (PLEVA) verliefen und histologisch das Bild eines malignen Lymphoms boten. Macaulay prägte 1968 [8] für diese klinisch gutartige, histologisch an ein malignes Lymphom erinnernde Krankheitsgruppe die Bezeichnung „lymphomatoide Papulose", die heute in der Literatur überwiegend Verwendung findet. Sie stellt eine klinische Verlaufsvariante der „rhythmisch paradoxen Eruptionen" [9] dar, die als Krankheitsgruppe auch größere solitäre oder multiple z. T. ulzerierende aber spontan rückbildungsfähige und damit pseudolymphomatöse Tumoren umfaßt.

In den letzten Jahren hat dieses Krankheitsbild insbesondere auch im Licht moderner Methoden zur Differen-

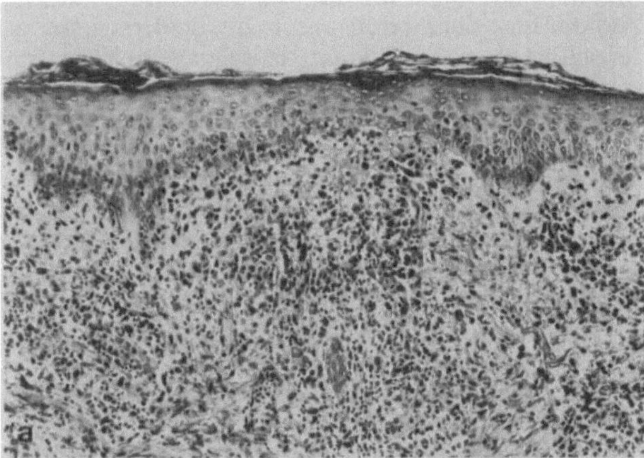

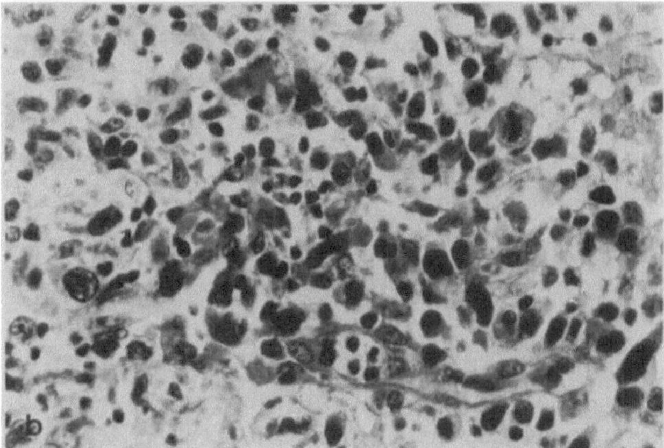

Abb. 2. Lymphomatoide Papulose. Dichtes Infiltrat aus kleinen und großen lymphoiden Zellen im oberen und mittleren Korium mit Epidermotropismus (a). Große atypische Lymphoblasten mit klumpigen hyperchromatischen Kernformationen und großem, ausladendem, eosinophilem Zytoplasma neben kleineren lymphoiden Zellelementen (b)

zierung von Infiltratzellen zunehmend Interesse gefunden [1, 2, 4, 6, 14].

Klinisches Bild

Die LP ist eine Erkrankung des 2. bis 4. Lebensdezenniums; sie kann aber ausnahmsweise auch bei Kindern oder im hohen Lebensalter auftreten.

Im allgemeinen finden sich disseminiert oder an Extremitäten (23 %), am Stamm (11 %), am Kopf (1 %) oder in gemischter Lokalisation (65 %) 10 bis 20 sukkulente braunrote Papeln von bis zu 1 cm Durchmesser mit glatter glänzender Oberfläche oder mit festhaftender Schuppung (Abb. 1a u. b).

Zentral entwickelt sich meist eine kleine Nekrose, mit der das Regressionsstadium der Einzeleffloreszenz eingeleitet wird.

Selten finden sich auch plaqueförmige erythematöse Infiltrate oder größere tumoröse Veränderungen mit einem Durchmesser von über 2 cm, die an einen malignen Prozeß denken lassen. Daraus ergibt sich, daß das klinische Spektrum der Erkrankung vielgestaltig sein kann.

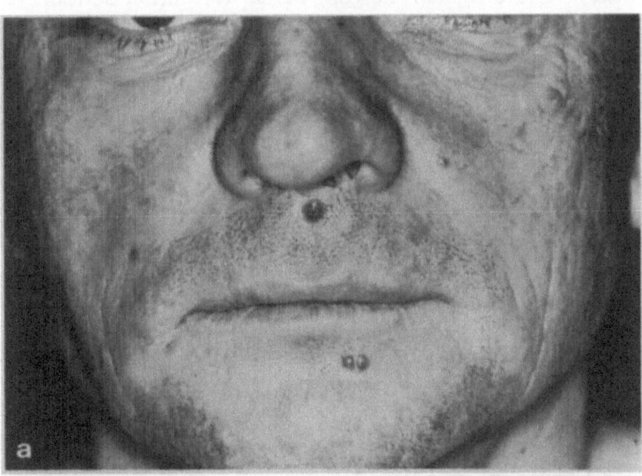

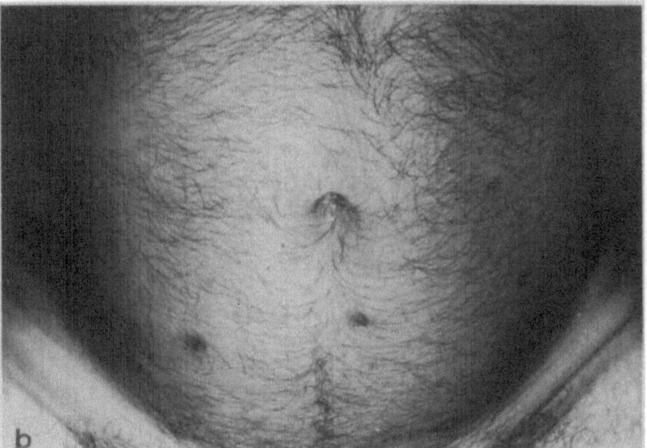

Abb. 1. Lymphomatoide Papulose. Sukkulente Papeln im Gesicht (a) und am Stamm (b)

Histologisches Bild

Unter einer spongiotisch veränderten, häufig ulzerierten Epidermis findet sich im oberen und mittleren Korium ein dichtes diffuses, teilweise auch perivasculär orientiertes lymphohistiozytäres Infiltrat, das die epidermo-dermale Verbundzone durchbricht und in die Epidermis einwandert (Abb. 2 a u. b). Charakteristischerweise stellen sich große lymphoblastoide Zellen mit großen, gewundenen, chromatindichten, klumpigen, bizarren Kernen und breitem, meist eosinophilem Zytoplasmasaum dar, die überwiegend ein hypertetraploides DNA-Muster zu erkennen geben [12]. Weiterhin findet sich Ödem in den Papillen, Erythrozytenextravasate, Schwellung und Proliferation von Gefäßendothelien mit fibrinoiden Ablagerungen in den Gefäßwänden sowie Mitosen (Tabelle 1).

Tabelle 1. Histologische Kriterien der lymphomatoiden Papulose bei 91 Patienten [2]

	In % der Fälle
Blasten	98
Epidermotropismus	97
Mitosen	67
Erythrozytenextravasation	48
Eosinophile Granulozyten	46
Zeichen von Vaskulitis	37
Neutrophile Granulozyten	24
Plasmazellen	11

Neutrophile Granulozyten, deren diagnostische Bedeutung in der Literatur unterschiedlich beurteilt wird [14], finden sich bei etwa einem Viertel der Patienten. Daneben gibt es Formen von LP mit ausgeprägter Eosinophilie [10].

Elektronenmikroskopisch zeigen die großen lymphoblastoiden Zellen gut ausgebildetes endoplasmatisches Retikulum, Mitochondrien, Golgi-Apparat und Ribosomen [6]. Daneben finden sich in der Literatur Hinweise auf die mögliche makrophagozytäre Natur der Zellen mit wechselnder Zahl von Lysosomen sowie intranukleären und intrazytoplasmatischen Einschlüssen virusartiger Partikel [11].

Enzymzytochemische und immunzytologische Befunde
(Tabelle 2)

Im Kryostatschnitt oder in Tupfpräparaten zeigen die lymphoiden Zellen des Infiltrates fleckförmige paranukleäre positive Reaktionen beim Nachweis der sauren Phosphatase und der sauren alpha-Naphthylazetat-

esterase, als Hinweise für die T-Helferzell-Natur der Infiltratzellen [4].

Einzelzellsuspensionen aus Tumorhomogenaten lassen spontane Rosettenbildung mit Schafbluterythrozyten erkennen; hingegen findet sich keine Fixierung von Erythrozyten-Antikörper (IgM)-Komplement (EAC)-Komplexen.

Bei Verwendung monoklonaler Antikörper lassen sich mit Hilfe der Immunperoxydasetechnik bei dem überwiegenden Teil der lymphoiden Infiltratzellen Rezeptoren für T-Zellen (Okt 3^+, 4^+, 8^-) bei negativer Reaktion mit Ia-Antikörper nachweisen. Diese Befunde können als Hinweis für die T-Helferzellnatur des überwiegenden Teiles der Infiltratzellen gewertet werden.

Diagnose und Differentialdiagnose der lymphomatoiden Papulose

Die Diagnose der lymphomatoiden Papulose stützt sich auf das klinische Erscheinungsbild rhythmisch auftretender und spontan sich rückbildender Papeln mit feingeweblich maligne erscheinendem Substrat. Zytochemische, immunologische und feinstrukturelle Untersuchungen haben keine praktisch-diagnostische Bedeutung.

Schwierigkeiten können sich bei der Abgrenzung zur Pityriasis lichenoides et varioliformis acuta Mucha-Habermann (PLEVA) ergeben, die sowohl klinisch als auch histologisch einer lymphomatoiden Papulose sehr ähnlich sein kann.

Bei der PLEVA treten die Veränderungen meist in großer Zahl (> 20 Effloreszenzen), und unterschiedlichen Entwicklungsstufen auf; die Krankheitsdauer ist im Vergleich zur lymphomatoiden Papulose (Jahre) kurz (Monate). Histologisch zeigen beide Krankheitsbilder ein polymorphzelliges Infiltrat, wobei sich bei der lymphomatoiden Papulose charakteristischerweise große atypische lymphoblastoide Zellen nachweisen lassen, während bei PLEVA die Zeichen einer Vasculitis im Vordergrund stehen.

Therapie und Krankheitsverlauf

Sieht man von der Neigung der Effloreszenzen zur Spontanremission ab, so kommt neben einer örtlichen Glukokortikoidbehandlung vor allem Penizillin in Betracht. Auch UV-Bestrahlung mit oder ohne Psoralen zeigt meist einen positiven Effekt auf die Rückbildung der Effloreszenzen. Daneben sind zahlreiche andere Behandlungsmodalitäten (Tetrazyklin, Sulfone, Griseofulvin u. a.) versucht worden [2].

Trotz verschiedener therapeutischer Ansätze ist der Krankheitsverlauf bei der lymphomatoiden Papulose chronisch protrahiert über Jahre und Jahrzehnte [7]. Da-

Methode	Material	Ergebnis
Saure Phosphatase	K, I	Fokal paranukleär positiv
Saure Esterase	K, I	Fokal paranukleär positiv
E-Rosetten	S	positiv
EAC-Rosetten	K, S	negativ
Okt 3 (pan T)	K	positiv (80 %)
Okt 4 (Helfer T)	K	positiv
Okt 8 (Surpressor T)	K	negativ
Ia-Antikörper	K	negativ
Kappa und Lambda	P	negativ

Tabelle 2. Enzymzytochemische und immunzytologische Merkmale der Infiltratzellen bei lymphomatoider Papulose [2, 4]

K = Kryostatschnitt, I = Imprint, S = Zellsuspension, P = Paraffinschnitt

bei ist die Möglichkeit eines Überganges in ein malignes Lymphom (ca. 4 % der in der Literatur mitgeteilten Fälle) stets im Auge zu behalten.

Zusammenfassend kann gesagt werden, daß die lymphomatoide Papulose ein Pseudolymphom der T-Helferzellen darstellt, bei dem die Diskrepanz zwischen dem klinisch meist gutartigen und histologisch malignen Bild diagnostische und therapeutische Probleme aufwirft.

Im Hinblick auf die – seltene – Entwicklung eines malignen Lymphoms ist eine sorgfältige Betreuung der Patienten unerläßlich.

Zusammenfassung

Pseudolymphome der Haut sind primär benigne, nicht systemische, rückbildungsfähige lymphoproliferative Infiltrationen der Haut, die maligne Hautlymphome nachahmen und Kriterien anderer spezifischer Krankheitsentitäten (z. B. Lupus erythematodes) vermissen lassen.

Die lymphomatoide Papulose imitiert *klinisch* das Bild einer „kleinknotigen Retikulose" älterer Nomenklatur, gibt *histologisch* – neben unterschiedlich ausgeprägten Zeichen einer Vaskulitis – das Bild eines hochmalignen Lymphoms mit Beteiligung großer atypischer Zellen (Lymphoblasten) zu erkennen und läßt sich *immunologisch* als Proliferation überwiegend von T-Helfer-Lymphozyten definieren.

Die lymphomatoide Papulose ist als eine Spielart der „Rhythmisch Paradoxen Eruptionen" den Pseudo-T-Zell-Lymphomen im engeren Sinne zuzurechnen.

Literatur

1. Black MM, Wilson Jonses E (1972) Lymphomatoid pityriasis lichenoides; a variant with histological features simulating a lymphoma. Br J Dermatol 86:329–347
2. Braun-Falco O, Nikolowski J, Burg G, Schmoeckel C (1982) Lymphomatoide Papulose. Übersicht und eigene Beobachtungen an 4 Patienten. Hautarzt (im Druck)
3. Burg G, Schmoeckel C, Braun-Falco O (1981) Möglichkeiten zur Abgrenzung von Pseudolymphomen und malignen B-Zell-Lymphomen der Haut. Hautarzt 32, Suppl V:210–217
4. Burg G, Hoffmann-Fezer G, Nikolowski J, Schmoeckel C, Braun-Falco O, Stünkel K (1981) Lymphomatoid papulosis – a cutaneous T-cell pseudolymphoma. Acta Derm Venereol 61:491–496
5. Dupont A (1965) Langsam verlaufende und klinisch gutartige Reticulopathie mit höchst maligner histologischer Struktur. Hautarzt 16:284–286
6. Jimbow K, Kato M, Sugiyama S (1978) Immunohistochemical and electron microscopic characterization of lymphomatoid papulosis. J Dermatol 5:110–125
7. Kerl H, Kresbach H (1978) Lymphoretikuläre Hyperplasien und Neoplasien. In: Doerr W, Seifert G, Uehlinger U (Hrsg) Spezielle Pathologische Anatomie. Haut und Anhangsgebilde (red. von Schnyder UW). Springer, Berlin Heidelberg New York
8. Macaulay WL (1968) Lymphomatoid papulosis. A continuing self-healing eruption, clinically benign-histologically malignant. Arch Dermatol 97:23–30
9. Macaulay WL (1978) Lymphomatoid papulosis. Int J Dermatol 17:204–212
10. Moreland ME, Johnson WT (1981) Lymphomatoid papulosis with eosinophilia. Arch Dermatol 117:181–182
11. Shamsuddin AKM, Nedwich A, Toker C (1980) Lymphomatoid papulosis. Ultrastructural studies with demonstration of intranuclear and intracytoplasmic virusliec particles. Dermatologica 161:238–242
12. Verallo V, Fand SB (1969) DNA measurements in lymphomatoid papulosis: evidence for this new entity. J Invest Dermatol 53:51–57
13. Verallo VM, Haserick JR (1966) Mucha-Habermann's disease simulating lymphoma cutis. Arch Dermatol 94:295–299
14. Weinmann VF, Ackermann AB (1981) Lymphomatoid papulosis. A critical review and new findings. Am J Dermatopathol 3:129–163

Prof. Dr. Dr. h.c. O. Braun-Falco
Prof. Dr. G. Burg
Dermatolog. Univ.-Klinik
Frauenlobstr. 9
D-8000 München 2

Pseudosarkome – Aktuelle Aspekte

P. Fritsch und R. Pechlaner, Innsbruck

Pseudosarkome sind als neoplastische oder „reaktive" Läsionen mesenchymaler Gewebe von sarkom-ähnlicher Charakteristik aber benigner Natur definiert, wobei sich die Ähnlichkeiten vorwiegend auf histologische Parameter beziehen.

Die histologische Diagnostik von Sarkomen gilt als schwierig. Die Liste der histologischen Merkmale zur Diagnose eines Sarkoms ist relativ kurz: einerseits *zytologische Merkmale,* wie gestörte Differenzierung (die Bestimmung der zytogenetischen Abkunft von Sarkomzellen ist bekannt schwierig und lichtmikroskopisch oft unmöglich), sowie selbstverständlich das Vorhandensein von Zellatypien und Mitosereichtum. Weiters *architektonische Merkmale,* vor allem die Neigung zu solider zellreicher Proliferation, invasives Wachstum und Ausbildung von Nekrosen. Architektonische Merkmale spielen bei der Diagnostik von Sarkomen eine viel geringere Rolle als bei Karzinomen, da die ersteren aus einem Gewebe und nicht, wie die letzteren, einem streng strukturierten Organ mit klaren Begrenzungsstrukturen entstammen.

Leider können alle genannten Merkmale sowohl Sarkomen als auch Pseudosarkomen, in wechselndem Ausmaß, zu eigen sein. Die Fähigkeit mancher mesenchymaler Gewebe zu Proliferation und Ausbildung vielfältiger Morphen kann auch bei biologischer Gutartigkeit zu soliden Zellproliferationen, scheinbar invasivem Wachstum und auch zu oft sehr bizarren Kernatypien und Mitosereichtum führen. Als weitere Schwierigkeit kommt eine oft erhebliche regionale Verschiedenheit sowohl bei Sarkomen als auch bei Pseudosarkomen hinzu. Da somit im Bildausschnitt Pseudosarkome oft kaum oder nicht von echten Sarkomen unterschieden werden können, gilt es generell als bedenklich, aufgrund histologischer Merkmale allein über Benignität oder Malignität derartiger mesenchymaler Läsionen zu entscheiden [13]; klinischen Merkmalen kommt hier ein hoher diagnostischer Stellenwert zu [7, 12].

Man sollte eine klare Unterscheidung zwischen „pseudosarkomatösen Reaktionen" und den eigentlichen „Pseudosarkomen" treffen. Erstere repräsentieren eine klinisch wenig bedeutsame histologische Begleitfacette von Läsionen anderer Natur, hauptsächlich im Rahmen von chronischen Entzündungen (Tabelle 1), während die letzteren klinisch und histologisch wohl definierbare Entitäten darstellen. Die Zusammenstellung der heute als Pseudosarkome anerkannten Läsionen (Tabelle 2) zeigt, daß jeder mesenchymale Gewebstyp Pseudosarkome ausbilden kann.

Tabelle 1. Pseudosarkomatöse Reaktionen sind fakultative Befunde bei:

Chron. Entzündungen:
Fremdkörperreaktionen („Fremdkörpersarkome")
Granulome (Xanthogranulome etc.)
Strahlenreaktionen
   („atypisch proliferierende Strahlenfibrosen")
„aktivierte Fibroblasten"

Fibromatosen:
palmoplantare Fibromatose
Induratio penis plastica
„fibrous hamartoma of infancy"

Benigne Tumoren bzw. reaktive Hyperplasie:
Fibrom
Neurom
subunguales Osteochondrom
hypertrophes Angiom
Lipom mit Fettzellnekrose

Tabelle 2. Pseudosarkome

Bindegewebe:
atypisches Fibroxanthom
noduläre Fasciitis
pseudosarkomatöses Dermatofibrom

Fettgewebe:
Spindelzell-Lipom
polymorphes Lipom

Muskel:
proliferierende Myositis

Gefäße
Pseudo-Kaposi-Sarkom
papilläre endotheliale Hyperplasie
histiozytoide Haemangiome

Das *atypische Fibroxanthom* [8] ist das klassische Pseudosarkom des dermalen Bindegewebes. Ein klinisch wenig charakteristischer, derber, manchmal erosiver Herd von meist weniger als 3 cm Durchmesser mit klarer Prädilektion für UV-geschädigte Haut von Individuen der 2. Lebenshälfte, ist er histologisch durch eine außerordentlich vielfältige fibroblastisch-histiozytäre Proliferation der oberen Dermis gekennzeichnet. Zellreiche Spindelzellareale wechseln mit myxoiden, pseudoxanthomatösen, haemosiderinspeichernden und dann wieder durch sehr bizarre ein- und mehrkernige Riesenzellen gekennzeichneten Regionen ab („Potpourri"). Trotz des malignen Erscheinungsbildes ist das atypische Fibroxanthom selbstlimitiert und rezidiviert nach Excision üblicherweise nicht.

Ähnlich aufgebaut, jedoch unfähig zur Ausbildung histiozytärer Eigenschaften wie Riesenzellbildung und Speicherung, sind die *noduläre Fasciitis* [10] und das *pseudosarkomatöse Dermatofibrom* [11]. Das erstere stellt eine nicht so seltene, vorwiegend am Rumpf Erwachsener auftretende knotige Läsion der tiefen Fascie dar, die histologisch das Bild einer eher monomorphen Spindelzellproliferation mit Kernatypien, Mitosen und – oft prominent – Entzündungszeichen aufweist; letzteres stellt ein analoges Geschehen in der Dermis dar. Als bedeutsam gilt das Fehlen sogenannter Radspeichenstrukturen, ein charakteristisches histologisches Phänomen, das ein sternförmiges Auseinanderlaufen von Spindelzellzügen aus einem gemeinsamen Zentrum bezeichnet. Solche Radspeichenstrukturen wurden von vielen Autoren generell als signum mali ominis bei Bindegewebsgeschwülsten gedeutet. Eigene Untersuchungen konnten den diagnostischen Wert dieser Struktur nicht untermauern, da sie auch bei gutartigem mesenchymalem Turnover, selbst bei Dermatofibromen, auftreten kann. Nach neuerer Auffassung werden die Naben der Radspeichenstrukturen – früher als Foci der Zellproliferation betrachtet [15] – als Treffpunkte mehrerer wirbelartig proliferierender Spindelzellmassen interpretiert [12].

Pseudosarkomatöse („atypische") Lipome unterscheiden sich klinisch kaum von gewöhnlichen Lipomen, außer ihrer deutlichen Prädilektion für die Schulterregionen von Männern mittleren Alters [4, 5]. *Spindelzellipome* sind histologisch durch eine scharf abgegrenzte Durchmischung von Arealen reifen Fettgewebes mit soliden Spindelzell- und fibromyxoiden Regionen sowie Entzündungszeichen wechselnder Ausprägung gekennzeichnet. Das außerordentlich seltene *pleomorphe Lipom* zeigt darüber hinaus Regionen mit hochgradiger Zellatypie, Mitosenreichtum sowie bizarren ein- und mehrkernigen Riesenzellen.

Die *proliferative Myositis* [9] ist ein seltener entzündlicher Pseudotumor der Skelettmuskulatur, vorwiegend bei Männern mittleren Alters in der Schulter- und Beckengürtelmuskulatur. Histologisch findet sich eine tumorähnliche Fibroblasten- und pleomorphe Histiozyten-Proliferation, durch die die – teils degenerierten – Muskelfasern auseinandergetrennt werden. Fokal finden sich reichlich sehr auffällige basophile mehrkernige sogenannte „aktivierte Fibroblasten", die aufgrund ihres atypischen Aussehens den sarkomähnlichen Aspekt dieser Entität bedingen (Abb. 1).

Das am längsten bekannte Pseudosarkom des Gefäßsystems ist die *papilläre endotheliale Hyperplasie* [6]. Es handelt sich um einen außerordentlich seltenen derben, schmerzhaften, langsam wachsenden, manchmal blaurot durchschimmernden subcutanen Knoten vorwiegend an den Acren und im Kopf-Halsbereich, der ohne Alters- und Geschlechtsprädisposition in thrombosierten Angiomen, Varicen, Haemorrhoiden oder gar Haematomen auftreten kann. Früher als benigner Gefäßtumor mit konsecutiver Thrombose interpretiert, gilt die papilläre endotheliale Hyperplasie heute als eine Reaktionsform des Endothels nach Thrombosen [2]. Histologisch besteht eine umschriebene Tumor-ähnliche Proliferation verästelter und verzweigter Capillaren inmitten eines thrombosierten Gefäßes. Im Gegensatz zu Endothelsarkomen fehlen solide zellreiche Areale und Nekrosen,

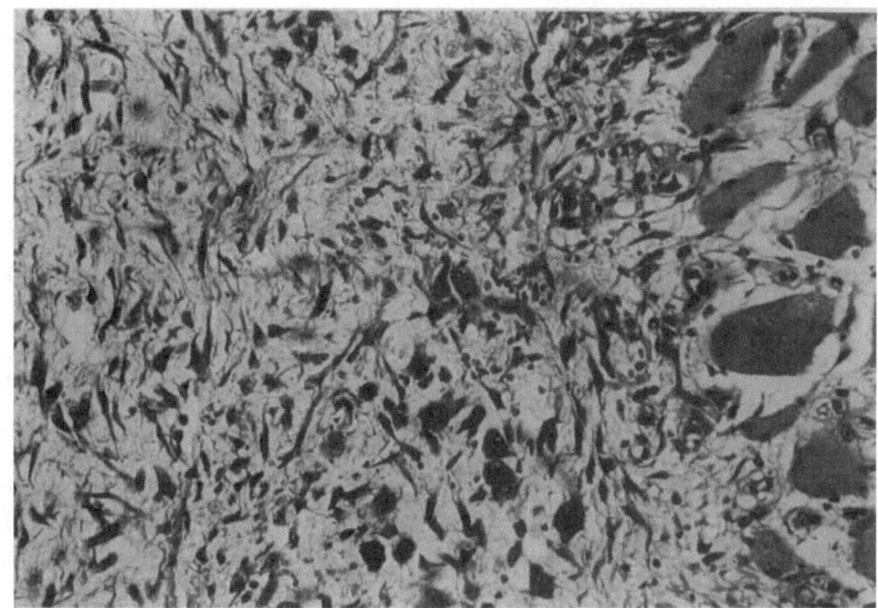

Abb. 1. Proliferative Myositis: Fibromyxoides, die Muskelfasern auseinanderdrängendes Gewebe mit charakteristischen basophilen, bizarr geformten „aktivierten Fibroblasten". x 34

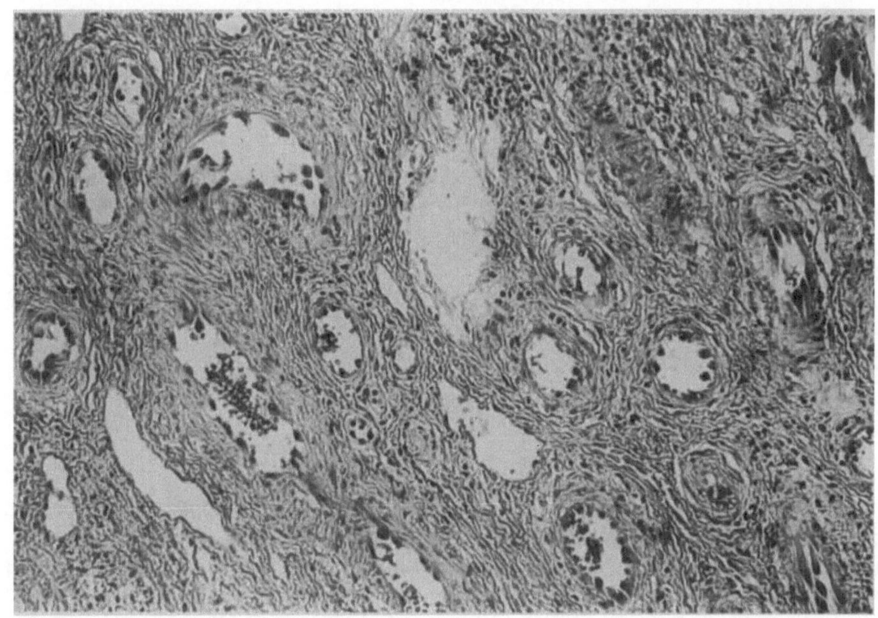

Abb. 2. Angiolymphoide Hyperplasie mit Eosinophilie: Kapillarproliferation mit den charakteristischen, polsterartig vorspringenden, „histiozytoiden" Endothelzellen. x 21

Zellatypien und Mitosen sind selten. Wie bei allen anderen Pseudosarkomen, bleibt nach Excision das Rezidiv aus.

Die *angiolymphoide Hyperplasie mit Eosinophilie* [16, 17] ist ein relativ seltenes Krankheitsbild, das durch multiple derbe Knoten im Capillitium, Ohr- und Nackenbereich, vorwiegend von Frauen mittleren Alters gekennzeichnet ist. Die Knoten sind meist selbstlimitiert und neigen nach Excision nicht zum Rezidiv. Histologisch entsprechen sie lokalen Proliferationsherden von Kapillaren, die durch sehr charakteristische polsterartig ins Lumen vorstehende Endothelzellen ausgezeichnet sind (Abb. 2). Als weiteres Charakteristikum finden sich dichte lymphozytäre Infiltrate von gelegentlich Pseudolymphom-artigem Aussehen mit reichlich Eosinophilen. In der Einschätzung dieses Krankheitsbildes, dessen Klassifikation als „reaktiv" oder neoplastisch (Endotheliom niederen Malignitätsgrades) noch immer umstritten ist, haben sich in den letzten Jahren bedeutsame Änderungen ergeben: histochemische und elektronenmikroskopische

Untersuchungen von Castro und Winkelmann [1] sowie von Eady und Wilson Jones [3] zeigten auf, daß die pathognomonischen Endothelzellen mit sonst für Histiozyten typischen Attributen ausgestattet sind: Sie sind – anders als die Endothelzellen – reich an lysosomalen und Atmungs-Enzymen, jedoch negativ für die sonst bei Kapillarendothelien typischerweise positive alkalische Phosphatase; sie sind reicher an diversen Zellorganellen als Endothelzellen und sind zur Phagozytose befähigt, besitzen jedoch nur wenige – für Endothelien diagnostische – Waibel-Palade-Körperchen. Auf diesen Befunden basierend, wurde von Castro und Winkelmann der Begriff der sogenannten „histiozytoiden Endothelzelle" eingeführt. Rosai et al. [14] sehen die histiozytoide Endothelzelle als neoplastisch an und postulieren, beruhend auf der Beobachtung analoger Gefäßläsionen in extracutaner Lokalisation (Knochengefäße, große Gefäße, Lymphgefäße, Endokard), die Existenz eines Spektrums prinzipiell allerorten möglicher benigner Endotheliome dieser Charakteristik, für die sie die Bezeichnung „histio-

zytoide Haemangiome" vorschlagen. Der angiolympho-
iden Hyperplasie mit Eosinophilie kommt in diesem
Spektrum lediglich die Rolle einer cutanen Erscheinungs-
variante zu.

Literatur

1. Castro C, Winkelmann RK (1974) Angiolymphoid
   hyperplasia with eosinophilia in the skin. Cancer
   34:1696–1705
2. Clearkin KP, Enzinger FM (1976) Intravascular papillary
   endothelial hyperplasia. Arch Pathol Lab Med
   100:441–444
3. Eady RA, Wilson Jones E (1977) Pseudopyogenic granuloma: enzyme histochemical and ultrastructural study.
   Human Path 8:653–668
4. Enzinger F, Harvey D (1975) Spindle cell lipoma. Cancer
   36:1852–1859
5. Evans HL, Soule EH, Winkelmann RK (1979) Atypical
   lipoma, atypical intramuscular lipoma and well differentiated retroperitoneal liposarcoma: a reappraisal of
   30 cases formally classified as well differentiated liposarcoma. Cancer 43:574–584
6. Ewing J (1922) Neoplastic Diseases. W. B. Saunders,
   Philadelphia
7. Hajdu SI (1979) Pathology of soft tissue tumours. Lea &
   Febiger, Philadelphia
8. Helwig EB (1963) Atypical fibroxanthoma (Tumor seminar, Case 6). Tex Med 59:664–667
9. Kern WH (1960) Proliferative myositis: a pseudosar-
   comatous reaction to injury. Arch Pathol 69:209–216
10. Konwaler BE, Kehsbey L, Kaplan L (1955) Subcutane-
    ous pseudosarcomatous fibromatosis (fasciitis). Am J
    Clin Pathol 25:241–252
11. Levan NE, Hirsch P, Kwong MQ (1965) Pseudosar-
    comatous dermatofibroma. Arch Derm 88:908–012
12. Meister P, Höhne N, Konrad E, Eder M (1979) Fibrous
    histiocytoma: an analysis of the storiform pattern.
    Virchows Arch [Pathol Anat] 383:31–41
13. Meister HP (1979) Problematik der „Präsarkome". Verh
    Dtsch Ges Pathol 63:141–159
14. Rosai J, Cold J, Landy R (1979) The histiocytoid hem-
    angioma. A unifying concept embracing several previous-
    ly described entities of skin, soft tissue, large vessels, bone
    and heart. Human Pathol 10:707–730
15. Vilanova JR, Flint A (1974) The morphological varieties
    of fibrous histiocytomas. J Cutan Pathol 1:155–164
16. Wells GC, Whimster IW (1969) Subcutaneous angio-
    lymphoid hyperplasia with eosinophilia. Br J Dermatol
    81:1–15
17. Wilson Jones E, Bleehen SS (1969) Inflammatory
    angiomatous nodules with abnormal blood vessels occur-
    ring about the ears and scalp (pseudo or atypical pyogenic
    granulomas). Br J Dermatol 80:804–816

Doz. Dr. D. Fritsch
Univ.-Klinik für Dermatologie
und Venerologie
Anichstr. 35
A-6020 Innsbruck

Zur Problematik des atypischen Fibroxanthoms

H.H. Wolff, Lübeck

Die Problematik des atypischen Fibroxanthoms sei anhand eines soeben beobachteten Beispiels illustriert: Ein
76jähriger Mann wird zur Frage der Nachexzision in die
Klinik überwiesen; die ambulante Exzision eines als Granuloma pyogenicum angesprochenen Knötchens an der
Wange hatte bei der histologischen Untersuchung durch
einen auswärtigen Pathologen die Diagnose „malignes
Melanom" ergeben. Die Nachbefundung und Untersuchung von Weiterschnitten zeigte ein relativ gut abgegrenztes Infiltrat der oberen Dermis, das aus teils spindeligen, teils polygonalen, z.T. schaumigen Zellen und viel-
kernigen Riesenzellen bestand. Auffällig waren ein starker Pleomorphismus und zahlreiche, auch atypische Mitosen. Das Infiltrat drang in einem Bereich von basal in
die Epidermis ein, jedoch fanden sich weder die für Melanom typischen junktionalen Nester noch eine pagetoide
Durchsetzung der Epidermis. In Randbereichen des
Knotens waren subepidermal einige Melanophagen (Ei-
senfärbung negativ) nachweisbar. Zahlreiche Anschnitte
von blutgefüllten Kapillaren erklärten die klinische Verdachtsdiagnose. Dieser histologische Befund entspricht
einem atypischen Fibroxanthom. Da die Exzision gut im
Gesunden erfolgt war, wurde lediglich eine regelmäßige
klinische Nachkontrolle vereinbart; die Prognose ist gut.

Das atypische Fibroxanthom ist ein nicht allzu selten
vorkommender Tumor, der vor allem bei alten Menschen
in lichtexponierter oder röntgenbestrahlter Haut auftritt.

Die Benennung wurde von Hellwig geprägt [3], der von
Lund und Kraus [7] zitiert wird [vgl. 6].

Makroskopisch-klinisch findet sich ein exophytischer
Knoten von meist 1–3 cm Durchmesser, überwiegend im
Gesicht und hier an Schläfen und Ohrmuschel, seltener
an den Streckseiten der Unterarme und Hände; er entwickelt sich in wenigen Monaten. Der Knoten ist mäßig
derb, von rötlicher bis braungelber Farbe, oberflächlich
ist er nicht selten ulzeriert und krustenbedeckt.

Differentialdiagnostisch wird meist an ein Granuloma
teleangiectaticum [2], Basaliom, Keratoakanthom, spinozelluläres Karzinom, auch gelegentlich an amelanotisches malignes Melanom oder Lymphome gedacht [5].

Überraschung bringt die histologische Untersuchung
[4, 6, 8]: Es findet sich ein meist in der oberen und mittleren Dermis gelegenes, relativ gut abgegrenztes, sehr zell-
reiches Infiltrat von ungewöhnlichem Pleomorphismus
(Abb. 1, 2). Die Zellen sind spindelig, in Faszikeln angeordnet, oder von ganz unregelmäßig polygonaler Form;
letztere zeigen dann oft schaumiges Zytoplasma. Riesenzellen mit monströsen Kernkonglomeraten oder zahlreichen Kernen sind unregelmäßig eingestreut. Mitosen,
auch atypische und multipolare Formen sind nicht selten.
Die lichtmikroskopischen Befunde weisen darauf hin,
daß es sich um atypische Fibroblasten und Histiozyten
mit teilweiser Xanthomatisation handelt; diese Beurteilung wird durch die wenigen bisher durchgeführten elek-

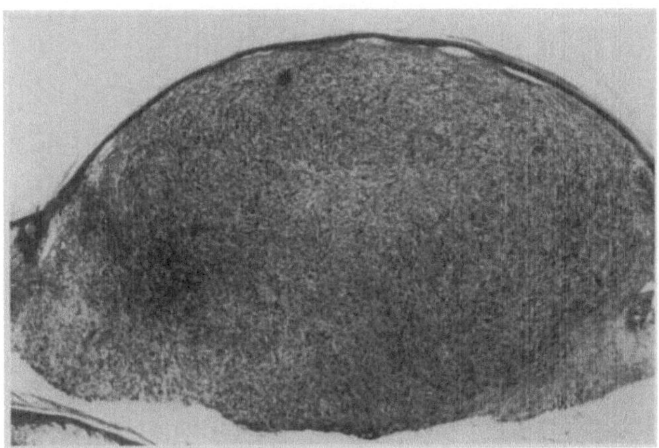

Abb. 1. Atypisches Fibroxanthom. Zellreicher Tumor in der oberen Dermis. HE, 20:1

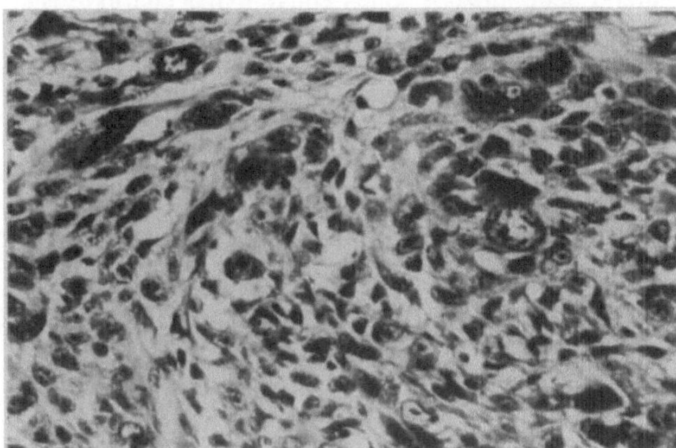

Abb. 2. Atypisches Fibroxanthom. Außerordentlicher Pleomorphismus mit z. T. monströsen Kernen. HE, 240:1

tronenmikroskopischen Untersuchungen gestützt [1, 9], wobei bemerkenswerterweise die histiozytoiden Zellen in einem Fall Langerhans-Zellorganellen enthielten [1].

Das oben beschriebene histologische Bild läßt ohne Frage zunächst an einen malignen Bindegewebstumor denken. Die Prognose des atypischen Fibroxanthoms ist jedoch günstig, wenngleich nach Exzision in ca. 10 % Rezidive vorkommen sollen. Es handelt sich um den Prototyp eines pseudomalignen bzw. pseudosarkomatösen Tumors.

Die Problematik des atypischen Fibroxanthoms liegt in folgenden Punkten:
1. Es wird diskutiert, ob es sich um einen „echten" Tumor oder um eine reaktive (entzündliche) Bildung handelt. Die Frage kann nicht eindeutig beantwortet werden und ist auch von der Definition des Tumor- bzw. Neoplasiebegriffes abhängig. Sie wird in gleicher Weise für das Histozytom/Dermatofibrom gestellt. Es besteht im übrigen weitgehende Einigkeit darüber, daß es sich bei den Fibroblasten und Histiozyten bzw. Xanthomzellen um Varianten des gleichen Zelltyps handelt.
2. Es ist unklar, ob bei jüngeren Patienten, an bedeckten Körperstellen vorkommende, in tieferen Schichten des Koriums gelegene ähnliche Tumoren als Varianten des atypischen Fibroxanthoms anzusehen sind [5]. Wir möchten diese Tumoren abtrennen, da sie wesentliche

klinische und histologische Kriterien des atypischen Fibroxanthoms nicht erfüllen.
3. Die histologische Abgrenzung des atypischen Fibroxanthoms von anderen malignen Spindelzelltumoren (Spindelzellsarkom, Rhabdomyosarkom, Spindelzellmelanom, Spindelzellkarzinom), besonders aber vom malignen fibrösen Histiozytom, kann in Einzelfällen schwierig sein.
4. Ganz vereinzelt wurde bei Tumoren, die als atypische Fibroxanthome klassifiziert wurden, Metastasierung bis hin zu tödlichem Verlauf beobachtet [5]. Im Interesse einer klaren Definition sollten diese Fälle, die durch die Metastasierung zweifelsfrei als echte maligne Tumoren zu gelten haben, nicht als atypische Fibroxanthome, sondern als maligne fibröse Histiozytome eingeordnet werden. In Einzelfällen kann die Diagnosestellung somit erst retrospektiv erfolgen.

Es sollte betont werden, daß derartige Problemfälle die Ausnahme darstellen; das atypische Fibroxanthom ist in den meisten Fällen bei Zusammenschau von Anamnese, klinischem und histologischem Befund so charakteristisch, daß eine Diagnose eindeutig gestellt werden kann. Der Tumor ist allerdings bisher nicht so allgemein bekannt, daß Fehldiagnosen immer sicher vermieden werden, wie die eingangs geschilderte histologische Fehlinterpretation des Tumors als amelanotisches Melanom zeigt.

Danksagung

Für die Überlassung von Präparaten sei Prof. Dr. A. B. Ackerman (New York), Prof. Dr. H. Kerl (Graz) und Priv.-Doz. Dr. Ch. Schmoeckel (München) gedankt.

Literatur

1. Alguacil-Garcia A, Unni KK, Goellner JR, Winkelmann RK (1977) Atypical fibroxanthoma of the skin. An ultrastructural study of two cases. Cancer 40:1471–1480
2. Goette DK, Odom RB (1976) Atypical fibroxanthoma masquerading as pyogenic granuloma. Arch Dermatol 112:1155–1156
3. Helwig EB (1963) Atypical fibroxanthoma (zit n Hödl). Tex Med 59:664–667
4. Hoede N, Korting GW (1968) Pseudosarkomatöses Xanthofibrom. Arch klin exp Derm 232:119–126
5. Hödl St (1982) Metastasierendes atypisches Fibroxanthom oder malignes fibröses Histiocytom. Klinik, Histologie, Nosologie, Nomenklatur. Arch Dermatol Res 273:25–35
6. Hudson AW, Winkelmann RK (1972) Atypical fibroxanthoma of the skin: a reappraisal of 19 cases in which the original diagnosis was spindle cell squamous carcinoma. Cancer 29:413–422
7. Lund HZ, Kraus JM (1962) Atlas of tumor pathology, Section 1 – Fascicle 3: Melanotic tumors of the skin, P. F 3–100–101. Armed Forces Institute of Pathology, Washington
8. Nödl F (1982) Pseudosarkomatöses Reticulohistiozytom (Atypisches Fibroxanthom) Akt Dermatol 8:16–17
9. Schmoeckel Ch, Braun-Falco O, Burg G (1980) Das typische Fibroxanthom. Hautarzt 31:213–215

Prof. Dr. H. H. Wolff
Klinik für Dermatologie und Venerologie
der Med. Hochschule
Ratzeburger Allee 160
D-2400 Lübeck 1

Cutane Paraneoplasien: Begriffsbestimmung

J. J. Herzberg, Bremen

Wollte man doktrinär sein, dann müßte man die cutanen Paraneoplasien (cP) wie folgt definieren: Es handelt sich um *nicht metastatische* Hautveränderungen, deren enge Bindung zum viszeralen Malignom in dem Parallelverlauf von Tumor und Dermatose zu erkennen ist. Gelingt es, die bösartige Geschwulst zu beseitigen, gleichgültig auf welchem Wege, dann schwindet die cP „spontan". Das Wiederauftreten der Hautsymptomatik zeigt dagegen die Metastase oder das Rezidiv des Malignoms an. Derartig enge pathogenetische Beziehungen sind jedoch nur für wenige cP maßgeblich. Wenn dennoch zahlreiche weitere Hauterscheinungen als cP anerkannt sind, obwohl die auf der Haut sichtbaren Symptome gar nicht schwinden können, wenn die Geschwulst entfernt wurde, z.B. beim Leser-Trélat-Syndrom, oder bei den Phaenokopien einiger Genodermatosen, oder bei den seltenen Syndromen mit weit überdurchschnittlicher Tumorerwartung: Cowden- bzw. Bloom-Syndrom, dann deshalb, weil deren *Signalwirkung* für Patient und Arzt von übergeordneter Bedeutung ist. Übrigens war die Signal-wirkung schon vor über 100 Jahren die erste bei den cP erkannte: A. Trousseau, 1865. Weitere wichtige Funktionen der cP sind: die Lokalisationsbestimmung bei okkulten viszeralen Malignomen, die Voraussage, welche Tumorart vorliegt, ja sogar welche feingewebliche Beschaffenheit der Geschwulst zu erwarten ist, prognostische Hinweise und die Kontrolle der Therapie, sofern jene enge Tumorbindung der Dermatose besteht, die sich im Parallelverlauf beider zu erkennen gibt.

Von den über 40 schon bekannten cP – es kommen laufend neue hinzu – sollen einige näher charakterisiert werden, so daß möglichst alle cP mit je einem Beispiel vertreten sind, d.h. neue und alte, solche mit enger und weiter Bindung zum Tumor, Phaenokopien von Genodermatosen und seltene Syndrome als cP.

J. J. Herzberg
Straßburger Str. 1
D-2800 Bremen 1

Die paraneoplastische Akrokeratose (Acrokeratosis paraneoplastica). Das Bazex-Syndrom

E. Grosshans und F. Keller, Strasbourg

Zusammenfassung

Das Bazex-Syndrom ist eine obligate paraneoplastische Dermatose, deren 63 Fälle bis 1982 veröffentlicht wurden. Der klinische Befund ist typisch: erythematosquamöse und hyperkeratotische akrale Veränderungen der Haut und der Nägel (paraneoplastische Onychose) und, im Gesichtsbereich, des Nasenrückens, der Ohrmuscheln und evtl. des Kinnes und der Wangen. Das Vorkommen des Syndroms ist gewöhnlich mit einem Plattenepithel-Karzinom der oberen Speis- und Luftwege verbunden, und in den meisten Fällen wird die Diagnose erst gestellt, wenn bereits schon zervikale Lymphknotenmetastasen vorhanden sind. Die Physiopathologie des Syndroms ist unbekannt, aber das Auftreten und die Rückbildung der akrokeratotischen Veränderungen sind beide eng mit dem metastasierenden Prozeß in den Lymphknoten der Halsregion verbunden.

Die erst kürzlich bekannt gewordene, von Bazex beschriebene Akrokeratose, die immer eine paraneoplastische Erkrankung darstellt, ist eine akrale, erythematosquamöse entzündliche Dermatose, die in der überwiegenden Mehrzahl der Fälle von einem Malignom der oberen Luft- und Speisewege begleitet wird.

Bazex et al. [1] von Toulouse (Frankreich) kommt der Verdienst zu, diese Krankheitsentität im Jahre 1965 [2] herausgestellt und sie der Gruppe der obligatorisch paraneoplastischen Syndrome zugeordnet zu haben. Schon früher (1922) hatten Gougerot u. Ruff [9] eine Fallbeschreibung publiziert, deren Lektüre a posteriori auf eine paraneoplastische Akrokeratose schließen läßt.

Insgesamt wurde bis 1982, wenn man den Fall von Gougerot und Ruff miteinbezieht, über 59 Beobachtungen meistens unter dem Titel „Bazex-Syndrom" berichtet: 52 Fälle aus Frankreich (Abb. 1), 3 Fälle aus Italien [11, 13, 15], 3 Fälle aus Spanien [5] und vielleicht einer aus den USA [4] mit der Diagnose „Psoriasis mit einem Karzinom verbunden". Wir selbst haben 4 typische Fälle beobachtet, so daß die Zahl der bekannten Fälle nun 63 beträgt.

Fallbeschreibungen

Fall Nr. 1 (1971): Herr G. H., 65 Jahre alt, wird wegen einer Lungenerkrankung stationär aufgenommen. Wegen 3 Monate zuvor beginnender hyperkeratotischer Veränderungen an Ohren, Nase und Fingern wird er in der Dermatologischen Klinik vorgestellt. Die Diagnose paraneoplastische Akrokeratose wird durch die Demonstration des neoplastischen Charakters der Lungenaffektion bestätigt. Der Kranke lehnt die Behandlung ab und verläßt das Krankenhaus 2 Monate später.

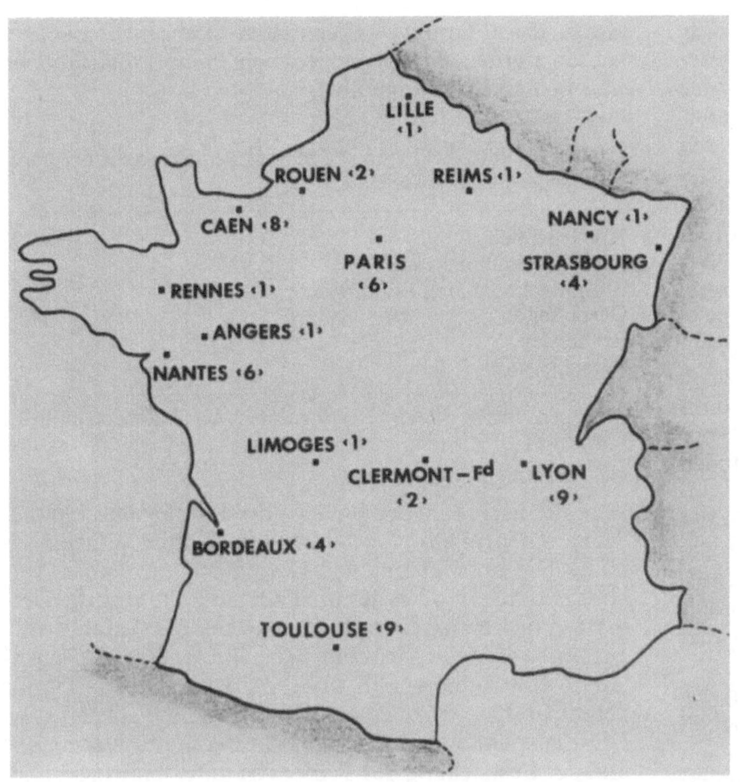

Abb. 1. Verteilung der 56 Fälle von paraneoplastischer Akrokeratose, die in Frankreich beobachtet wurden. In 〈 〉 die Zahl der Fallberichte: die entsprechenden Literaturhinweise (37 Angaben) sind bei den Autoren erhältlich

Fall Nr. 2 (1975): Herr G. G., 47 Jahre alt, stellt sich wegen psoriasiformer Veränderungen der Finger, der Nase, des Kinnes, der Ohren und der Zehen in der Dermatologischen Klinik vor. An der Diagnose paraneoplastische Akrokeratose besteht kein Zweifel, jedoch erst nach auf Drängen des Dermatologen wiederholten Untersuchungen in der HNO-Klinik wird schließlich ein Karzinom des Sinus piriformis gefunden und radiotherapeutisch behandelt. Mit dem Verschwinden des Pharynxkarzinoms bilden sich die Hautveränderungen vollständig zurück, und anläßlich einer 4 Jahre späteren Nachuntersuchung finden sich weder Hauterscheinungen noch Zeichen eines lokalen Rezidives.

Fall Nr. 3 (1980): Herr S. J., 55 Jahre alt, wird vom Tumorzentrum, wo er wegen eines Karzinoms des mittleren Oesophagusdrittels operiert worden ist und nachbestrahlt wird, in die Dermatologische Klinik überwiesen. Die für eine paraneoplastische Akrokeratose typischen Hautveränderungen sind während der Radiotherapie gleichzeitig mit einer Lymphangitis carcinomatosa der lateralen Halsregion entstanden. Der Patient verstirbt 3 Monate später.

Fall Nr. 4 (1982): Herr B. E., 55 Jahre alt, stellt sich wegen erythematosquamöser Veränderungen der Finger und Zehen, verbunden mit einem violetten Erythem der Ohren und der Nase, in der Dermatologischen Klinik vor. In der Folge wird er in der HNO-Klinik wegen eines Tonsillenkarzinoms mit zervikalen Lymphknotenmetastasen aufgenommen. Da das Karzinom inoperabel ist, wird nur eine Lymphadenektomie durchgeführt. Merkwürdigerweise kommt es anschließend zu einer vollständigen Rückbildung der Hauterscheinungen. Der Patient verstirbt einen Monat später an einem vermutlich zirrhotisch bedingten Leberversagen.

Klinischer Befund

Das klinische Bild ist in der Mehrzahl der Fälle charakteristisch. Zu Beginn sind die Veränderungen an den Akren lokalisiert: betroffen sind Finger, Zehen, Nase und Ohren (Abb. 2) mit bilateraler, symmetrischer Verteilung; im weiteren Verlauf werden Palmae und Plantae, Unterarme, Ellbogen, Knie, Kinn, Wangen und behaarte Kopfhaut betroffen. Die Fingernägel sind besonders frühzeitig befallen. Der Befall ist symptomatisch und kann manchmal isoliert auftreten (paraneoplastische Onychose). Die Nagelveränderungen können sehr variieren: subunguale

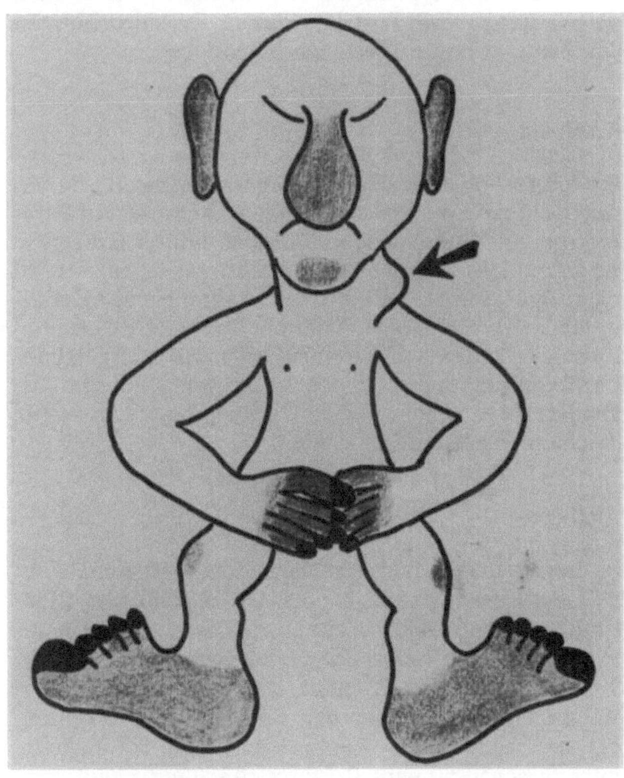

Abb. 2. Schematisierung der Lokalisation der klinischen Leitsymptome der paraneoplastischen Akrokeratose und der Häufigkeit der zervikalen Lymphknoten-Metastasen

Hyperkeratosen, unregelmäßige Furchung, Verdickung, Aufsplitterung des freien Nagelrandes und partielle oder vollständige Onycholyse; sie betreffen normalerweise sämtliche Nägel und sind häufig von einer entzündlichen, mehr oder weniger verrukösen Perionychie begleitet.

Die Hautveränderungen betreffen zunächst die distalen Dorsalseiten der Finger, an denen sich eine fest haftende Hyperkeratose bildet. Sie kann sich zu längs verlaufenden, bandförmigen Hyperkeratosen auf einer sie überschreitenden erythematös zyanotischen Grundlage ausdehnen. Die Finger können aufgrund eines ständigen Ödems pachydermisch erscheinen. Die Hyperkeratose tritt außerdem an den Palmarseiten der Finger und an den Handflächen, insbesondere im Thenar- und Hypothenarbereich auf. Die keratotischen Veränderungen können einen gelblichen Farbton annehmen, mit unscharfer Begrenzung, ohne Mazeration, oder inselförmig pseudoverrukös erscheinen. Die Veränderungen der Zehen und Füße sind gleichartig; die plantare Hyperkeratose ist am stärksten an den belasteten Stellen ausgeprägt, das begleitende Ödem ist oft ausgeprägter als an den Händen.

Die Veränderungen an Nase und Ohren treten in der Regel gleichzeitig auf: sie beginnen auf dem Nasenrücken mit einem blau-roten Erythem, das sich nach und nach mit einer größtenteils follikulär gebundenen, manchmal spinulösen, fest haftenden Hyperkeratose bedeckt. An den Ohrmuscheln ist die Hyperkeratose ausgeprägter als das Erythem. An Knien und Ellbogen, die erst später befallen werden, bilden sich psoriasiforme Plaques, im Kinn- und Wangenbereich bleibt die Hyperkeratose spinulös und an der behaarten Kopfhaut erinnert sie an eine Tinea amiantacea. Alle diese Veränderungen verursachen keine ernsthaften Beschwerden: einige Patienten beklagen sich über geringgradigen Juckreiz oder Schmerzen.

Neben diesen typischen Veränderungen wurde auch das Auftreten von Pusteln, Blasen, dyshidrosiformen Bläschen und Blut-Suffusionen beschrieben.

Histologie

Das mikroskopische Bild ist uncharakteristisch und unspezifisch: die Epidermis zeigt eine Akanthose und Parakeratose mit häufig hinzukommender diffuser Exoserose und Exozytose mononukleärer Infiltrate; seltener beobachtet man eine vakuoläre Degeneration einiger Keratinozyten oder bowenoide Bilder mit Dyskeratose in spongiotisch veränderten Epidermisanteilen. In sehr entzündlichen Veränderungen können im Stratum spinosum Mikroabszesse entstehen, und im Corium finden sich unspezifische perivaskuläre Infiltrate.

Ätiologie

Die Begleitumstände dieser Dermatose sind einheitlich: das Überwiegen des männlichen Geschlechtes ist offensichtlich, und von den 63 bekannten Fällen ist nur ein unbestreitbarer Fall weiblichen Geschlechtes [15]. Bei den betroffenen Männern ist immer ein Alkohol- und Nikotinabusus nachzuweisen; der Beginn der Erkrankung liegt zwischen 38 und 82 Jahren mit einem Häufigkeitsgipfel zwischen 60 und 70 Jahren (45 % der Fälle).

Der zugrunde liegende Tumor ist meistens im Bereich der oberen Luft- und Speisewege lokalisiert; in nicht wenigen Fällen konnten lediglich nur Lymphknotenmeta-

stasen eines Tumors unbekannten Ursprunges nachgewiesen werden. Die verschiedenen Tumorlokalisationen sind in Tabelle 1 aufgeführt.

Tabelle 1. Verteilung und Häufigkeit der Tumoren bei paraneoplastischer Akrokeratose

HNO-Bereich	47 %
Lymphknotenmetastasen	
ohne erkennbaren Primärtumor	19 %
Oesophagus	14 %
Bronchien	11 %
Verschiedenes[a]	9 %

[a] Lippen, Brust, Vulva [15], inguinales Retikulosarkom [13], Thymus

In der Mehrzahl der Fälle ist der Primärtumor epithelialen Ursprunges (verhornendes Plattenepithelkarzinom). Die Entwicklung von Dermatose und Tumor verläuft parallel. In 63 % der publizierten Fälle ging die Dermatose den ersten Symptomen seitens des Tumors voraus und war in der Mehrzahl der Fälle der eigentliche Anlaß für eine Tumorsuche, wobei oft der gefundene Tumor bereits in die zervikalen Lymphknoten metastasiert war. Die Zeitspanne zwischen dem Auftreten der Dermatose und der Feststellung des Tumors ist unterschiedlich, aber sie kann bis zu 2 Jahren betragen. Hervorzuheben sind die chronologischen Verhältnisse zwischen dem Auftreten der paraneoplastischen Hautveränderungen und dem der Lymphknotenmetastasen; oft sind sie, wie in unseren eigenen Fallbeobachtungen 3 und 4, merkwürdig.

Im Falle einer erfolgreichen Behandlung des Tumors oder besonders seiner Metastasen gehen die akrokeratotischen Veränderungen schnell zurück, um bei Tumorrezidiven erneut wieder aufzuflammen. Eine narbige Nagelatrophie kann bestehen.

Diagnose

Ist es relativ einfach, ein Nagelpsoriasis, eine Onychomykose oder einen Erythematodes chronicus discoides auszuschließen – Diagnosen, die im allgemeinen von unerfahrenen Dermatologen angesichts der Anfangssymptome der Nägel und des Gesichtes gestellt werden – so ist die Diagnostik im vollentwickelten Stadium des Bazex-Syndromes die der erworbenen palmoplantaren Keratosen. Übrigens herrscht in der dermatologischen Literatur, insbesondere der englischen, eine relative Verwirrung in der Terminologie und Nosologie.

Zunächst bezüglich des von Howel-Evans et al. [10] beschriebenen Syndromes: es ist eine kongenitale dominant vererbte Keratodermie, wo im Erwachsenenalter bei den meisten der betroffenen Personen ein Oesophaguskarzinom entsteht. Es handelt sich um eine proneoplastische Genodermatose und nicht um eine Paraneoplasie. Die Keratose betrifft ausschließlich die Fußsohlen und Handflächen, ohne sie zu überschreiten, und ist, wie in den meisten Fällen der vererbten Keratodermien, mit einer Hyperhidrosis verbunden.

Dann bezüglich der nicht hereditären Palmoplantarkeratosen, die mit tiefen Malignomen einhergehen: diese Assoziation, die bei einigen signifikant ist [6, 7] und von anderen verneint wird [3, 8, 14, 16] ist zu diskutieren, um so mehr, als in vielen publizierten Fallbeobachtungen nicht erwähnt wird, ob die Keratose kongenital oder erworben ist, oder es wird keine Angabe über eventuelle Nagelveränderungen oder gleichzeitig vorkommende

Veränderungen im Gesicht gemacht. Es ist nicht auszuschließen, daß sich unter den unter diesem Namen veröffentlichten Keratosen einige authentische, symptomärmere paraneoplastische Akrokeratosen befinden. Beschreibungen von Fällen, die nach der ersten Publikation von Bazex et al. [2] gemacht wurden, zeugen von dieser Verwirrung. So z. B. die 5 Fallberichte von De Angelis Parnell u. Johnson [6], die vielleicht paraneoplastischen Akrokeratosen entsprachen, oder die erst kürzlich erschienene Arbeit von Millard u. Gould [12] über 3 Fälle von palmoplantaren Keratosen, die mit tiefen Epitheliomen (Magen, Uterus, Lunge) assoziiert waren. Diese Arbeiten geben keine präzisen Hinweise auf den klinischen Befund und auf die Entwicklung der Dermatose im Verhältnis zu dem einhergehenden Tumor, und es scheint deswegen schwierig, daraus irgendwelche Schlußfolgerungen bezüglich der diagnostischen und nosologischen Beziehungen zu äußern.

Schließlich bezüglich der unter der Rubrik anderer paraneoplastischer Dermatosen aufgeführten Keratosen, wie z. B. die Acanthosis nigricans oder die Ichthyosis acquisita, bei der die palmoplantaren Veränderungen nie isoliert auftreten.

Die Diagnose paraneoplastische Akrokeratose erfordert gründliche klinische und anamnestische Angaben und durch eine retrospektive Studie müßte man später klarstellen, ob die mit einem Tumor assoziierten erworbenen Keratosen nicht in Wirklichkeit monosymptomatische oder fehlinterpretierte Formen der Bazexschen Akrokeratose waren. In der Literatur gibt es eine gewisse Anzahl von Beobachtungen, die dem von Bazex et al. beschriebenen Krankheitsbild nahekommen, obwohl bei ihnen keine Veränderungen im Gesichtsbereich beschrieben wurden, sondern lediglich eine Keratose mit generalisierten Onychopathie und Erythrodermie im Falle von Levi et al. [11] oder im Falle von Nazzaro et al. [13] erythematopapulöse, keratotische Veränderungen der Extremitäten und eine diffuse spinulöse Keratose. In späten Stadien der paraneoplastischen Akrokeratose vermögen sich die erythematokeratotischen Effloreszenzen dermaßen zu generalisieren, daß die akralen diagnostisch-spezifischen Symptome nicht mehr erkennbar sind. In den beiden oben erwähnten italienischen Fällen ist jedoch die klinische Beschreibung so präzis, daß die Diagnose unbestreitbar scheint: im Falle von Nazzaro et al. [13] könnte trotzdem das sog. Retikulosarkom der Leiste auch eine Metastase eines anaplastischen Karzinoms gewesen sein.

Die Erweiterung des nosologischen Zusammenhanges bei der paraneoplastischen Akrokeratose kann ebenso wie seine Fehldeutung oder die vereinfachte Zuordnung zu den mit viszeralen Tumoren einhergehenden nicht erblichen Keratosen Quelle von Verwirrungen sein.

Pathophysiologie

Zur Zeit ist man auf Hypothesen angewiesen. In 2 Fällen wurde ein Mangel an Vitamin A gefunden, jedoch trotz massiver therapeutischer Zufuhr dieses Vitamins konnte keine Besserung der Akrokeratose erzielt werden. Dieselben Autoren haben auch die Hypothese eines Mangels an Chalonen aufgestellt, der für die Akanthose der Epidermis und die Tumorproliferation verantwortlich wäre. In 2 Fällen von Palmoplantaren Keratosen haben Millard u. Gould [12] einen hohen STH-Spiegel beobachtet.

Bis jetzt kann man nur einige typische Fakten hervorheben: in der Mehrzahl der Fälle handelt es sich histologisch um ein Plattenepithelkarzinom und die Akrokera-

tose tritt oft im Stadium der Lymphknotenmetastasen auf. In einem eigenen Fall (Nr. 4), bei dem der Primärtumor nicht operiert wurde, kam es nach chirurgischer Entfernung der Lymphknotenmetastasen zur Abheilung der akrokeratotischen Hautveränderungen. Die begleitenden Tumoren sitzen in 90 % der Fälle im Abflußgebiet der zervikalen und oberen thorakalen Lymphknoten. Dies legt die Vermutung nahe, daß nicht der Tumor selbst, sondern die durch den Tumor beeinflußten Lymphknoten durch die Sekretion einer bestimmten Substanz die akrokeratotischen Veränderungen hervorrufen. Was die spezifisch akrale Lokalisation der Hautveränderung betrifft, so kann sie ebenso wenig erklärt werden wie die durch β-Blocker hervorgerufenen psoriasiformen akralen Hautveränderungen. Diese Analogie könnte auch zu Beginn einer Hypothese stehen, die sich mit der Pathogenese dieses unerklärten Syndromes auseinandersetzt.

Danksagung

Die Übersetzung dieses Textes ins Deutsche erfolgte durch Frau Dr. Irmgard Brändle, der wir für ihre Hilfe herzlich danken.

Addendum bei der Korrektur

Bei der anschließenden Diskussion stellte sich heraus, daß wenigstens 2 Fälle in der Bundesrepublik Deutschlands beobachtet wurden, bzw. in Düsseldorf und in Münster/Westf. [Ansorge S, Goertz G (1977) Paraneoplastische Akrokeratose. Bazex-Syndrom. Z Hautkr 52:25–26. Herzberg JJ (1980) Cutane paraneoplastische Syndrome. Perimed, Erlangen]. Ein Fall wurde auch kürzlich von M. Hagedorn in Freiburg i. Br. beobachtet und soll unverzüglich veröffentlicht werden. Die Zahl der bekannten Fälle beträgt nun 66.

Literatur

1. Bazex A (1979) Paraneoplastische Akrokeratose. Hautarzt 30:119–123
2. Bazex A, Salvador R, Dupré A, Christol B (1965) Syndrome paranéoplasique à type d'hyperkératose des extrémités. Guérison aprés le traitement de l'épithélioma laryngé. Bull Soc Franç Derm Syph 72:182
3. Bean SF, Foxyley EG, Fusaro RM (1968) Palmar keratoses and internal malignancy. A negative study. Arch Dermatol 97:528–532
4. Bravermann JM (1970) Skin signs of systemic diseases. Saunders, Philadelphia London Toronto, p 30
5. Cabre J, Balibrea JL, Gonzalez JA, Sanz C, Cros L (1975) Acrokératose paranéoplastique de Bazex. Bull Soc Franç Derm Syph 82:270–271
6. De Angelis Parnell D, Johnson (1969) Tylosis palmaris et plantaris. Its occurrence with internal malignancy. Arch Dermatol 100:7–9
7. Dobson RL, Young MR, Pinto JS (1965) Palmar keratoses and cancer. Arch Dermatol 92:553–556
8. Gilbertsen VA, Bean SF, Fusaro RM (1972) Palmar keratoses and visceral cancer. Arch Dermatol 105:222–224
9. Gougerot, Rupp (1922) Dermatose érythémato-squameuse avec hyperkératose palmo-plantaire, porectasies digitales et cancer de la langue latent. Paris Médical, pp 234–237
10. Howel-Evans W, Mc Connell RB, Clarke CA, Sheppard PM (1958) Carcinoma of the oesophagus with keratosis palmaris et plantaris (tylosis), Quart J Med 27:413–429

11. Levi L, Crippa D, Beneggi M, Sala GP (1982) Erythroder-
    mie transitoire au cours d'une acrokératose paranéoplasti-
    que de Bazex. Ann Dermatol Venereol 109:497–500
12. Millard LG, Gould DJ (1976) Hyperkeratosis of the
    palms and soles associated with internal malignancy and
    elevated levels of immunoreactive human growth hor-
    mone. Clin Exp Dermato 1:363–368
13. Nazzaro P, Argentieri R, Balus L, Bassetti F, Fazio M,
    Giacalone B, Ponno R (1974) Syndrome paranéoplasique
    avec lésions papulo-kératosiques des extrémités et kéra-
    tose pilaire spinulosique diffuse. Ann Dermatol Venereol
    101:411–413
14. Rhodes El (1970) Palmar and plantar seed keratoses and
    internal malignancy. Br J Dermatol 82:361–363
15. Scarpa C, Nini G, Pasqua MC, Franchi A, Frati C (1971)
    Singolare osservazione di eritroacrocheratosi paraneo-
    plastica. Giorn E Min Derm 46–112:17–25
16. Stolman LP, Kopf AW, Garfinkel L (1970) Are palmar
    keratoses a sign of internal malignancy. Arch Dermatol
    101:52–55

Prof. Dr. E.M. Grosshans
Clinique Dermatologique
1, Place de l'Hôpital
F-67091 Strasbourg

Zur Kenntnis des Muir-Torre-Syndroms

G. Weber, Nürnberg

1967 beschrieben Muir et al. [5] multiple primäre Karzinome im Bereich des Colon, Duodenum und Larynx
kombiniert mit multiplen Keratoakanthomen im Gesicht.
Zur gleichen Zeit beobachteten Weber et al. [8] die Syn-
tropie von eruptiven Keratoakanthomen, Tubenkarzi-
nom und Paramyeloblasten-Leukämie. 1968 schließlich
berichtete Torre [7] über das Auftreten von „Talgdrüsen-
tumoren" einhergehend mit Karzinomen der Ampulla
Vateri und des Colons. Diese Beschreibung mündete im
sogenannten „Torre-Syndrom". Unter den etwa 30 publizierten diesbezüglichen Kasuistiken sind es nur neun
(Tabelle 1), bei denen mehr als zwei Keratoakanthome
bzw. Talgdrüsen-„Tumoren" assoziiert mit Karzinomen
nachgewiesen werden konnten und damit der Mitteilung
von Muir bzw. von Torre entsprechen. Im Hinblick auf
die Erstbeschreibung von Keratoakanthomen der Haut
und internen Karzinomen ist die Benennung dieser Kombination als „Muir-Syndrom" gerechtfertigt.

KA/	TdT	Karzinom	Autoren	Jahr
7		Kolon, Duodenum, Larynx	Muir	1967
< 100		Tuben, Leukämie	Weber	1970
3		Kolon, Magen	Bakker	1971
3		Kolon, Ösophagus, Prostata	Poleksic	1974
5		Caecum, Kolon, Duodenum	Housholder	1980
4		Caecum, Kolon, Rektum, Uterus	Lynch	1981
9		Vesica, Kolon, Lunge	Fahmy	1981
3		Kolon, Rektum	Worret	1981
3			Worret	1981
	2	Ampulla vateri, Kolon	Torre	1968

Tabelle 1. Muir-Syndrom. > 2 Keratoakanthome/Talgdrüsen-„Tumoren" kombiniert mit internen Karzinomen

Literatur

1. Bakker PM, Tjon a Joe SS (1971) Multiple sebaceous gland
   tumors, with multiple tumors of internal organs. A new syndrome? Dermatologica 142:50–57
2. Fahmy A, Burgdorf WHC, Schosser RH, Pitha J (1981)
   Muir-Torre syndrome. Re-evaluation of the dermatopatho-
   logical features and consideration of its relationship to the
   cancer family syndrome. Cancer
3. Housholder MS, Zeligman I (1980) Sebaceous neoplasma
   associated with visceral carcinomas. Arch Dermatol
   116:61–64
4. Lynch HT, Lynch PM, Pester J, Fusaro RM (1981) The
   cancer family syndrome: Rare cutaneous phenotypic linkage of Torre's syndrome. Arch Intern Med 141:607–611
5. Muir EG, Bell AJY, Barlow KA (1967) Multiple primary
   carcinomata of the colon, duodenum, and larynx associated with keratoacanthomata of the face. Br J Surg
   54:191–195
6. Poleksic S (1974) Keratoacanthoma and multiple carcinomas. Br J Dermatol 91:461–463
7. Torre D (1968) Multiple sebaceous tumors. Arch Dermatol
   98:549–551
8. Weber G, Stetter H, Pliess G, Stickl H (1970) Assoziiertes
   Vorkommen von eruptiven Keratoakanthomen, Tubencarcinom und Paramyeloblastenleukämie. Arch Klin Exp
   Derm 238:107–119
9. Worret WI, Burgdorf WHC, Fahmy A, Pitha J (1981)
   Torre-Muir-Syndrom. Talgdrüsenneoplasien, Keratoakanthome, multiple interne Karzinome und Vererbung. Hautarzt 32:519–524

Prof. Dr. G. Weber
Hautklinik im Klinikum Nürnberg
Flurstr. 17
D-8500 Nürnberg

Torre-Muir-Syndrom

W.-I. Worret, W. H. C. Burgdorf, A. Fahmy und J. Pitha, München und Oklahoma City

Bis heute wurden 35 Patienten mit einem Torre-Muir-Syndrom (TMS) beschrieben. Die meisten primären internen Karzinome, nämlich 9, wurden bei einem Patienten in Oklahoma gefunden. Er starb im November 1980 [1]. Bei 2 von uns 1981 beschriebenen Patienten [3] traten zwischenzeitlich neue primäre Karzinome auf. Die dritte Patientin entwickelte in dieser Zeit neue Talgdrüsenadenome, und wir befürchten, daß auch sie ein weiteres Karzinom bekommt.

Die Stammbäume unserer Patienten lassen eine autosomal dominante Vererbung erahnen. Da sie nicht vollständig sind, können wir den Vererbungsmodus nicht beweisen. Untersuchungen von Lynch et al. [2] lassen aber annehmen, daß Talgdrüsenneoplasien und Keratoakanthome Hautmarker des Cancer-Family-Syndroms sind. Da Neoplasien der Haut oft Marker interner Karzinome darstellen, (z. B. beim Leser-Trélat-Zeichen) dachten wir, daß Adenokarzinome Stoffe produzieren, die Hauttumoren auslösen können. Wegen der Kolon- und besonders der Duodenumkarzinome interessierten wir uns für den Epidermal-Growth-Faktor. Carpenter in Nashville, der sich in den letzten Jahren mit diesem Faktor beschäftigte, konnte aus dem Urin eines unserer Patienten nur Normalwerte nachweisen. Trotzdem denken wir auch weiterhin an einen körpereigenen Stoff, der bei Patienten mit einer angeborenen Neigung zu malignen Tumoren, weitere Neoplasien fördern kann.

Das TMS ist möglicherweise nicht so selten. Man sollte alle Patienten mit Talgdrüsenneoplasien und multiplen Keratoakanthomen auf interne Karzinome untersuchen. Umgekehrt muß man sich bei allen Patienten mit intestinalen Karzinomen und positiver Familienanamnese das gesamte Integument ansehen. Wird dabei ein Torre-Muir-Syndrom gefunden, wird man eine genauere Prognose des Tumorleidens stellen können.

Literatur

1. Fahmy A, Burgdorf WHC, Schosser RH, Pitha J (1982) Muir-Torre syndrome: Report of a case and reevaluation of the dermatopathologic features. Cancer 49:1898–1903
2. Lynch HT, Lynch PM, Pester J, Fusaro RM (1981) The cancer family syndrome: Rare cutaneous phenotypic linkage of Torre's syndrome. Arch Intern Med 141:607–611
3. Worret W-I, Burgdorf WHC, Fahmy A, Pitha J (1981) Torre-Muir-Syndrom. Hautarzt 32:519–524

Dr. W.-I. Worret
Bundeswehr-Krankenhaus, Abt. für Dermatologie
Cincinnatistr. 64, D-8000 München 90
Dr. W. H. C. Burgdorf
Dept. of Dermatology, Univ. of Oklahoma
Dr. A. Fahmy
Dr. J. Pitha
Dept. of Pathology, Univ. of Oklahoma
Veterans Administration Medical Center
Oklahoma City, USA

Angeborene Tylosis palmaris et plantaris

M. Hagedorn, Freiburg

1958 haben Howel-Evans et al. [7] in einer zusammenfassenden Publikation über das gleichzeitige Vorkommen von flächenhaften Palmo-Plantarkeratosen und Oesophaguskarzinomen berichtet. Einzelne Beobachtungen dieses Zusammentreffens wurden seitdem mitgeteilt [4].

Die Ergebnisse der Familienuntersuchung des von uns beschriebenen Falles [4] sollen hier dargelegt werden. Es handelt sich dabei um zwei Familien, die im gleichen Schwarzwaldtal beheimatet sind. In der Familie 1 konnten insgesamt 20 Mitglieder mit Tylosis palmaris et plantaris ermittelt werden, zwei davon sind bereits an einem Oesophaguskarzinom gestorben, einer war der publizierte Fall. In der Familie 2 konnten 6 Personen mit den flächenhaften Palmo-Plantarhyperkeratosen nachgewiesen werden, wobei 2 an Oesophaguskarzinom starben, ein Patient wird derzeit wegen dieses Leidens bestrahlt. Nach Aussagen der Familienmitglieder besteht ein Verwandtschaftsverhältnis dieser beiden Familien, was wiederum nach Auskunft des Dorfpfarrers wohl 2–3 Generationen zurückliegen muß.

Makroskopisch ist die Tylosis palmaris et plantaris durch flächenhafte Hyperkeratosen gekennzeichnet, die nach unseren Untersuchungen stets an den Fußsohlen beginnen. Das Beginnalter ist unterschiedlich und reicht vom 8. bis zum 15. Lebensjahr. Die Entwicklung der palmaren Hyperkeratosen vollzieht sich zwischen dem 14. und 25. Lebensjahr.

Derzeit wird ein 52jähriges Familienmitglied mit ausgeprägten palmo-plantaren Hyperkeratosen wegen eines Oesophaguskarzinoms bestrahlt. Die Plantarkeratosen sind nur auf die Druckstellen der Fußsohlen beschränkt. An den Handinnenflächen bestehen ebenfalls flächenhafte Verhornungsstörungen. Histologisch findet sich eine enorme orthokeratotische Hyperkeratose mit Akanthose. Ganz vereinzelt bestehen auch Entzündungszellen im Papillarkörper und perivasculär gelegen im oberen Corium. Gleichzeitig bestehen bei diesem Patienten leukoplakische Veränderungen im Bereich der bukkalen Mundschleimhaut. Pathologisch-anatomisch zeigt sich eine parakeratotische Hyperkeratose bei akanthotischer Verbreiterung der Epidermis. Die Schichtung ist erhal-

	erhöht	normal	marginal	defizitär
Tylosis palmaris et plantaris				
Vitamin A n = 12	–	4	6	2
Vitamin E n = 10	–	9	1	–
β-Carotin n = 10	–	1	–	9
Tylosis palmaris et plantaris und Leukoplakie				
Vitamin A n = 6	–	3	2	1
Vitamin E n = 5	–	4	1	–
β-Carotin n = 5	–	–	–	5
Tylosis palmaris et plantaris, Leukoplakie und Oesophaguskarzinome				
Vitamin A n = 1	–	–	–	1
Vitamin E n = 1	–	–	1	–
β-Carotin n = 1	–	–	–	1
Familienmitglieder ohne Tylosis				
Vitamin A n = 10	–	1	7	2
Vitamin E n = 10	–	9	1	–
β-Carotin n = 10	4	1	–	5

Tabelle 1

Tabelle 2. Tylosis palmaris et plantaris

	Ca.-Lokalisation	Anzahl der Fälle
angeborene Form		
Frühmanifestation		
Yesudian et al. (1980)	Oesophagus + Haut	1
	Haut	2
Spätmanifestation		
Harper et al. (1969)	Oesophagus	23
Dulanto et al. (1977)	Oesophagus	2
	Magen	3
Hagedorn (1982)	Oesophagus	5
erworbene Form		
Everall (1958)	Bronchus	1
Clarke (1967)	Bronchus	2
Haines (1967)	Larynx + Magen	1
Parnell and Johnson (1969)	Bronchus	1
	Oesophagus	1
Schwindt et al. (1970)	Oesophagus	1
	Bronchus	1
Powell and Mackey (1981)	Bronchus	1

ten, die Basalzellen sind gedoppelt und zeigen stellenweise Atypien. Im Corium besteht ein geringgradiges entzündliches Infiltrat.

Bei der Familienuntersuchung konnten folgende Befunde eruiert werden: Untersucht wurden insgesamt 44 Familienmitglieder, wobei die erste Generation und einzelne Mitglieder der zweiten Generation nur anamnestisch ausgewertet werden konnten. Davon wiesen 26 eine Tylosis auf, wobei 5 nur eine Keratosis plantaris und 21 eine Keratosis plantaris et palmaris zeigten. In 7 Fällen konnte eine Leukoplakie und in 15 Fällen eine Keratosis pilaris mit Schwerpunkten an Oberarmen, Oberschenkeln und Gesäß gefunden werden. Ein Oesophaguskarzinom konnte bei 5 der 26 Patienten festgestellt werden. Als weitere assoziierte Symptome fanden sich Schwerhörigkeit und Ohrenschmerzen 11mal und rezidivierende Bronchitiden 5mal.

Die Lokalisation der Oesophaguskarzinome war – soweit eruierbar – in allen Fällen das distale Oesophagusdrittel. Pathologisch-anatomisch handelte es sich immer um hochdifferenzierte Plattenepithelkarzinome, wobei der Verhornungsgrad nicht ganz einheitlich war.

Wir haben nun bei allen erreichbaren Familienmitgliedern den Vitamin-A- und E-Spiegel und das Betakarotin bestimmt. Diese Ergebnisse sollen tabellarisch getrennt nach den klinischen Befunden gezeigt werden (Tabelle 1). Es konnte keine Korrelation zwischen den verschiedenen Spiegeln und dem klinischen Befund hergestellt werden, vielmehr fanden sich in allen Gruppen defizitäre Vitamin-A- und Betakarotin-Spiegel. Die Untersuchung dieser Parameter ermöglicht wohl keine weiteren Einblicke in die Pathogenese dieses seltenen Krankheitsbildes.

Bei einer Literaturdurchsicht (Tabelle 2) wird deutlich, daß die Tylosis palmaris et plantaris überwiegend angeboren, gelegentlich aber auch erworben sein kann. Innerhalb der angeborenen Form existiert eine Frühmanifestationsform, die jedoch bisher erst einmal beschrieben wurde, wobei vornehmlich Hautkarzinome im Bereich der Hyperkeratosen entstanden und in einem Fall zusätzlich auch ein Speiseröhrenkrebs. Es erscheint fraglich, ob diese Form mit der Spätmänifestationsform zusammengefaßt werden kann. Unsere beiden Familien entsprechen den von Clarke et al. [1] beschriebenen Familien bezüglich klinischem Bild, Beginnalter und Tumortyp.

Davon abzugrenzen ist die erworbene Tylosis palmaris et plantaris, die nicht nur mit Oesophaguskarzinomen, sondern auch mit Magen-, Bronchus- und Larynxkarzinomen einhergehen kann. Vom klinischen Bild her gesehen ist die erworbene von der angeborenen Tylosis palmaris et plantaris nicht zu unterscheiden.

1974 hat Tyldesley [11] die erstmals beschriebenen Familien bezüglich oraler Leukoplakien nachuntersucht und eine auffällige Inzidenzrate gefunden. Wir haben in unseren beiden Familien in einem nicht unerheblichen Teil ebenfalls Leukoplakien gesehen, ein Befund, der auf eine allgemeine Keratinisierungsstörung hinweist. Eigenartigerweise sind aber weder in der Literatur noch in unseren Familien je ein Mundhöhlenkrebs aufgetreten.

Zusammenfassend sollte der Schluß gezogen werden, daß das Krankheitsbild der angeborenen Tylosis palmaris et plantaris und Oesophaguskarzinom nicht die Voraussetzungen erfüllt, um als kutanes paraneoplastisches Syndrom bezeichnet zu werden, sondern daß es sich hier um ein echtes Tumorsyndrom handelt, d. h. um eine Koppelung von mehreren Symptomen und Befunden, welches am besten – wie schon größtenteils üblich – nach den Erstbeschreibern benannt werden sollte, Clarke-Howell-Evangs-McConnell-Syndrom. Auf der anderen Seite erscheint es aber sinnvoll, die erworbenen Formen der Tylosis palmo-plantaris, solange die pathogenetischen Zusammenhänge noch nicht abgeklärt sind, als kutane Paraneoplasie zu bezeichnen.

Literatur

1. Clarke CA, Howel Evans AW, McConnell RB (1957) Carcinoma of oesophagus associated with tylosis. Brit Med J 1:954
2. De Angelis Parnell D, Johnson SAM (1969) Tylosis palmaris et plantaris. Arch Dermatol 100:7–9
3. De Dulanto F, Martinez FC, Moreno MA, Sintes RN, Gonzales RMR, Dulanto MC, Garcia MM, Lloret SF (1977) Sindrome de Clarke-Howel Evans. Acta Derm Sifil 5:127–137
4. Hagedorn M, Thomas C (1978) Tylosis palmaris et plantaris. Akta Dermatol 4:245–248
5. Haines D (1967) Primary carcinoma duplex associated with tylosis. J R Nav med Serv 1:75–78
6. Harper PS, Harper RMJ, Howel-Evans AW (1970) Carcinoma of the oesophagus with tylosis. Q J Med 39:317–333
7. Howel-Evans W, McConnell RB, Clarke CA, Sheppard PM (1958) Carcinoma of the oesophagus with keratosis palmaris et plantaris (tylosis). Q J Med 27:413–429
8. Powell F, Mackey JP (1981) Bronchialcarcinoma and hyperkeratosis palmaris et plantaris. Postgrad Med J 57:47–59
9. Schwindt WD, Bernhardt LC, Johnson SAM (1970) Tylosis and intrathoracic neoplasms. Chest 57:590–591
10. Thomas C (1975) Das paraneoplastische Syndrom. Med Klin 70:2053–2065
11. Tyldesley WR (1974) Oral leukoplakia associated with tylosis and esophageal carcinoma. J Oral Path 3:62–70
12. Yesudian P, Premalatha S, Thambiah AS (1980) Genetic tylosis with malignancy: a study of a South Indian pedigree. Br J Dermatol 102:597–600

Prof. Dr. med. M. Hagedorn
Univ.-Hautklinik Freiburg, Hauptstr. 7, D-7800 Freiburg

Das Bloom-Syndrom

S. Marghescu, Hannover

Beschrieben 1954 von Bloom [1], erhielt das eigenständige Syndrom durch die relativ häufige Koinzidenz mit Leukämie, Lymphomen und Karzinomen [5] eine besondere Bedeutung. Unlängst haben Rodermund u. Hausmann [8] die Daten von 42 mitgeteilten Beobachtungen ausgewertet. Das Syndrom ist wahrscheinlich autosomal-rezessiv vererbt. Konsanguinität der Eltern und Befall von Geschwistern kommen häufiger vor. Das Syndrom zeichnet sich neben zahlreichen anderen, wahrscheinlich fakultativ assoziierten Merkmalen [8] vor allem durch die Konstanz von 5 Symptomen aus:

1. Niedriges Geburtsgewicht, stets unter 2500 g, bei nur sehr selten verkürzter Schwangerschaftsdauer (2 von 42).
2. Proportionierter Zwergwuchs. Im Erwachsenenalter wurden Mittelwerte für die Körperlänge von 144,8 ± 5,7 cm und für das Körpergewicht von 44 ± 7,8 kg errechnet [8].
3. Fleckiges Erythem zunächst im Gesicht, häufig in Schmetterlingsform, und so an Erythematodes erinnernd, meist ab 1. Lebensjahr. Das Erythem ist zu Beginn noch reversibel, später durch Zunahme von Teleangiektasien persistierend. Ähnliche Veränderungen treten dann auch an den Unterarmen auf.
4. Sonnenempfindlichkeit, die sich vor allem in Form einer Verstärkung des Erythems und durch Blasenschübe an den Lippen manifestiert.
5. Chromosomenanomalien verschiedenster Art, von denen der Anstieg des Schwester-Chromatid-Austausches in Lymphozyten als beständig und so als pathognomonisch beurteilt wurde [3].

Die Diapositive zeigen eine bereits publizierte eigene Beobachtung [6]. Die Differentialdiagnose des Bloom-Syndroms bereitet bei Beachtung der wesentlichen Hautmorphen keine Schwierigkeiten. Es handelt sich ja nicht um eine Poikilodermie im eigentlichen Sinne [7], sondern um ein teleangiektatisches Erythem, so daß alle kongenitale Poikilodermien abgegrenzt werden können. Auch die Ähnlichkeit mit dem Sjögren-Larsson-Syndrom ist nur sehr entfernt [2]. Ein Cockayne-Syndrom ist vor allem durch das Fehlen von Retitinitis pigmentosa und Taubheit [5], das Louis-Bar-Syndrom durch das Fehlen zerebellarer Störungen auszuschließen [4].

Literatur

1. Bloom D (1954) Congenital telangiectatic erythema in a Levi-Loraine dwarf. Arch Dermatol 69:526

2. Braun-Falco O, Marghescu S (1966) Kongenitales tele-angiektatisches Erythem (Bloom-Syndrom) mit Diabetes insipidus. Hautarzt 17:155–161
3. German J, Schonberg S (1977) Bloom's syndrome. Sister-chromatid exchanges in lymphocytes. Am J Human Genetic 29:248–255
4. Gschait F, Grabner G, Brenner W, Tappeiner J (1979) Ataxia teleangiectatica (Louis-Bar-Syndrom). Hautarzt 30:527–531
5. Herzberg J (1980) Cutane paraneoplastische Syndrome der Haut. In: Meinhof W (Hrsg) Beiträge zur Dermatologie, Bd 5. Perimed, Erlangen, S 151–153
6. Keutel J, Marghescu S, Teller W (1967) Bloom-Syndrom. Bericht über einen Fall mit dermatohistologischen, endokrinologischen, immunologischen und cytogenetischen Untersuchungen. Kinderhlkd 101:165–180
7. Marghescu S, Braun-Falco O (1965) Über die kongenitalen Poikilodermien (Ein analytischer Versuch). Derm Wschr 151:9–19
8. Rodermund OE, Hausmann D (1978) Das Bloom-Syndrom. Übersicht und Abgrenzung. Fortschr Med 96:1852:1858

Prof. Dr. med. S. Marghescu
Hautklinik Linden
Ricklinger Str. 5
D-3000 Hannover 91

Das Cowden-Syndrom

S. Marghescu, Hannover

Beschrieben 1963 von Lloyd u. Denis (5) und benannt nach dem Familiennamen der ersten Patientin, vereinigt das Cowden-Syndrom eine ständig wachsende, kaum überschaubare Anzahl von Fehlbildungen [3] in Geweben aller 3 Keimblätter („multiple hamartoma syndrome"). Ihre Bedeutung liegt vor allem in der Frühwarnung vor Karzinomen verschiedener Art, vor allem vor Brust- und Schilddrüsenkarzinomen [1, 2] ab dem 3. Lebensjahrzehnt, da die Haut- und Schleimhauterscheinungen der Karzinomentstehung Jahre bis Jahrzehnte vorangehen können [3].

Das wahrscheinlich autosomal-dominante Erbleiden [3], mit Manifestation auch bei mehreren Familienmitgliedern [4], ist an folgenden Kardinalsymptomen zu erkennen, die mit Hilfe freundlicherweise ausgeliehener Diapositive über publizierte Beobachtungen von Brenner u. Hutterer aus der I. Wiener Klinik [1] sowie von Fritsch et al. aus der Innsbrucker Klinik [2] demonstriert werden:

1. Diffuse, „pflastersteinartige" Papillomatose der Lippen- und Mundschleimhaut.
2. Multiple, oft gruppierte, vor allem zentrofacial lokalisierte papillomatös-verruköse Knötchen, die histologisch häufiger Trichilemmomen entsprechen.
3. Akrolokalisierte Verruca-plana-artige Knötchen.
4. Punktförmige Palmoplantarkeratosen.

Besonders durch die charakteristischen Schleimhautveränderungen ist das Syndrom unverwechselbar und verpflichtet zu einer intensiven Suche nach Malignomen und zu enger Überwachung des Patienten.

Literatur

1. Brenner W, Hutterer J (1982) Cowden-Syndrom (Multiple Hamartoma Syndrome). Hautarzt 33:37–39
2. Fritsch P, Pechlaner R, Czarnecki N, Hintner H (1981) Das Multiple-Hamartome-Syndrom (Cowden-Syndrom). Hautarzt 32:285–291
3. Herzberg J (1980) Cutane paraneoplastische Syndrome der Haut. In: Meinhof W: Beiträge zur Dermatologie, Bd 5. Perimed, Erlangen, S 123–124 u. 141
4. Laugier P, Kuffer R, Olmos L, Hunziker N, Rougier M, Fiore-Donno G (1979) Maladie de Cowden: A propos de 8 cas familiaux. Ann Dermatol Venereol 106:453–463
5. Lloyd KM, Dennis M (1963) Cowden's disease. A possible new symptom complex with multiple system involvement. Ann Intern Med 58:136–142

Prof. Dr. med. S. Marghescu
Hautklinik Linden
Ricklinger Str. 5
D-3000 Hannover 91

Glukagonom-Syndrom

J. Metz, Wiesbaden

Die Bezeichnung *Glukagonom-Syndrom* wurde 1974 erstmals für ein Paraneoplastisches Syndrom geprägt, welches in seiner Symptomatologie bereits 1925 Rothman bekannt war, später von Becker et al. [1], Sweet [7], Wilkinson [9, 10] und der Arbeitsgruppe um Mallinson [5] genauer analysiert wurde.

Es handelt sich um ein Glukagon-sezernierendes Alpha-2-Inselzellkarzinom des Pankreas, ein sogenanntes

Glukagonom, das klinisch mit einer Reihe kutaner und extrakutaner Symptome assoziiert auftritt: *Nekrolytische Erytheme* an der Haut, *Stomatitis* bzw. *atrophische Glossitis, Gewichtsverlust*, leichter *Diabetes mellitus* und *normochrome, normozytäre Anämie*.

Aufgrund des phänomenologischen Erscheinungsbildes der Haut und Schleimhautmanifestation und der Tatsache, daß die Hauterscheinungen führendes Symptom dieses Syndroms darstellen, wurde diese Paraneoplasie in der Literatur rein descriptiv auch als *Erythema necroticans migrans, superficial epidermal necrolysis* oder als *Staphylodermia superficialis circinata* apostrophiert.

Das Glukagonom ist der seltenste Tumor unter den Pankreastumoren. Bis heute wurden – überwiegend im ausländischen Schrifttum – etwas mehr als 35 Fälle beschrieben. Die Verdachtsdiagnose eines Glukagonoms läßt sich klinisch durch die charakteristische Begleitsymptomatik stellen, die an zwei Beispielen demonstriert werden.

Fall 1. Es handelt sich um eine 43jährige Patientin, bei der 1973 erstmals eine Psoriasis inversa, ein leichter Diabetes und eine Anämie festgestellt wurden. Innerhalb eines Jahres kam es, verbunden mit Inappetenz, Übelkeit und Oberbauchbeschwerden, zu Gewichtsverlust von über 10 kg. Zur gleichen Zeit Ausbreitung eines polymorphen, migrierenden, nekrolytischen Erythems, das zunächst an den unteren Rumpfpartien, speziell Leisten- und Genitalregion begann und sich langsam auf das gesamte Integument ausbreitete.

Charakteristisch sind kleinere und größere Herde mit Krusten und Schuppenbildung, Erosionen, aber auch schlaffe Blasen. Infolge zentraler Abheilung entstehen zirzinär, anulär figurierte und gyrierte, scharf begrenzte Läsionen. Nebeneinander finden sich frische und ältere sowie spontan abheilende Effloreszenzen unter Hinterlassung brauner Hyperpigmentierungen. Bemerkenswert ist der chronisch rezidivierende Verlauf der Hauterscheinungen, die auf keine externe oder interne Behandlung ansprechen.

Neben der äußeren Haut können auch die Schleimhäute unter dem Bild einer chronisch-persistierenden Perlèche, einer Glossitis oder Stomatitis sowie einer Vulvitis befallen sein. Die klinische Differentialdiagnose der Hautläsionen erstreckt sich auf eine Reihe anderer Dermatosen, die hier aufgelistet sind (Tabelle 1).

Tabelle 1. Differentialdiagnose der Hautläsionen

Pemphigus Folliaceus
Pemphigus Hailey-Hailey
Toxische epidermale Nekrolyse
Acrodermatitis, enteropathica
Generalisierte psoriasis Pustulosa

Das *histologische Bild* wird vielfach als unspezifisch angesehen. In frischen Läsionen findet man jedoch regelmäßig eine hydropische Degeneration der oberen Epidermisschichten, die in eine subcorneale Spalt- und Blasenbildung ohne Akantholyse übergeht. Die übrige Epidermis ist akanthotisch verbreitert, die Granularschicht fehlt. In etwas älteren Läsionen imponieren subcorneale Pusteln, die zahlreiche polymorphkernige Leukozyten enthalten und mit Bakterien kontaminiert sind.

Die Tumorsuche ergab bei dieser Patientin das Vorliegen eines bereits in die Leber metastasierten Pankreaskarzinoms.

Fall 2. Bei der 58jährigen Patientin entwickelte sich die gleiche Symptomatik: Gewichtsverlust von 10 kg innerhalb von zwei Jahren, Ausbildung einer normochromen Anämie und eines leichten Diabetes mellitus sowie einer konstanten BSG-Erhöhung. Nach einem Jahr plötzliches Auftreten migrierender, nekrolytischer Erytheme, vor allem perianal und perigenital und an den unteren Extremitäten.

Die klinische Verdachtsdiagnose Glukagonom-Syndrom konnte durch die daraufhin gezielte Diagnostik leicht bestätigt werden (Tabelle 2).

Tabelle 2. Laboratoriumsbefunde bei Glukagonom-Syndrom

1. Erhöhte BSG
2. Normozytäre, normochrome Anämie
3. Pathologische Glukosetoleranz
4. Paradoxer Tolbutamid-Test
5. Hyperglukagonämie
6. Hypoaminoacidurie

Als wichtigster Laborparameter ist der Nachweis einer Glukagonkonzentration im Plasma zu nennen. Im vorliegenden Fall war er auf das 1000fache angestiegen. Weiterhin Verminderung der Plasmakonzentration aller Aminosäuren, die möglicherweise für die Entstehung der Hautläsionen relevant sind, pathologische Glucosetoleranz und ein paradoxer Tolbutamid-Test. Die bei der Patientin durchgeführte explorative Laparotomie ergab ein Alpha-2-Inselzellkarzinom, das bereits in die Leber metastasiert war.

Auch wenn die Hautläsionen unter dem Bild eines Erythema necroticans migrans ganz überwiegend mit einem Glukagonom vergesellschaftet sind, so kann die gleiche kutane und extrakutane Symptomatik auch ohne Pankreastumor auftreten wie an Einzelkasuistiken belegt wurde, weshalb in diesen Fällen auch von *Pseudoglukagonom-Syndromen gesprochen werden kann* (Tabelle 3).

Tabelle 3. Erythema Necroticans Migrans ohne Glukagonom = Pseudoglukagonom-Syndrom

1. Thivolet et al. 1974	chronische Pankreatitis
2. Röckl et al. 1977	Kollum-Karzinom
3. Doyle et al. 1979	Leberzirrhose
4. Goodenberger et al. 1979	–

Die Therapie besteht nach wie vor in der frühzeitigen Tumorentfernung. Eine zytostatische Behandlung mit DTIC ist nur bei metastasierenden Verlaufsformen angebracht und führt gelegentlich zu Vollremissionen. Dagegen hat sich das bei Insulinomen durchaus bewährte Zytostaticum Streptozocin beim Glukagonom als unwirksam erwiesen.

Die Prognose bei dem Glukagnomom-Syndrom ist äußerst ungünstig, in mehr als der Hälfte der Fälle lag bei Auftreten der diagnostisch relevanten Hauterscheinungen bereits eine Metastasierung vor. Darüber hinaus sind atypische Verläufe beschrieben, bei denen das Glukagonom in ein Insulin produzierendes Karzinom umschlug, was auf eine polyklonale Tumorentstehung dieser Pankreaskarzinome hinweist.

Literatur

1. Becker W, Kahn D, Rothmann S (1942) Cutaneous manifestations of internal malignant tumors. Arch Dermatol Syph 45:1069–1080
2. Binnick AN, Spencer SK, Dennison WL, Horton ES (1977) Glucagonoma syndromie. Report of two cases and literateur review. Arch Dermatol 113:749–754
3. Doyle JA, Schroeter AL, Rogers SR (1979) Hyperglucagonaemia and necrolytic migratory erythema in cirrhosis – possible pseudoglucagonoma syndrome. Br J Dermatol 100:581–587
4. Goodenberger DM, Lawley TJ, Strober W (1979) Necrolytic migratory erythema without glucagonoma. Arch Dermatol 115:1429–1432
5. Mallinson C, Bloom S (1974) Lésions cutanées associées d'un diabeté, anémie et tumeur pancréatique de type insulaire. Bull Soc Franc Dermatol et Syph 81:275
6. Röckl H, Metz J, Ackermann-Schopf C (1977) Staphylodermia superficialis circinata. Die 5. obligate kutane Paraneoplasie. Hautarzt 28:178–184
7. Sweet RD (1974) A dermatosis specifically associated with a tumor of pancreatic alpha cells. Br J Dermatol 90:301–308
8. Thivolet J, Perrot C, Hermier C, Pellerat J (1974) Erythème cutanée migrateur avec nécrose épidermique superficielle au cours d'un pancréatite chronique. Bull Soc Franc Dermatol et Syph 81:415–417
9. Wilkinson DS (1971) Necrolytic migratory erythema with pancreatic carcinoma. Proc R Soc Med 64:25–26
10. Wilkinson DS (1973) Erythème necrotique migrant révélateur d'un cancer du pancréas. Bull Soc Franc Dermatol et Syph 80:382–838

Prof. Dr. J. Metz
Dermatolog. Klinik
der Städt. Kliniken der Landeshauptstadt
D-6200 Wiesbaden

Erythema Necrolyticum Migrans (Wilkinson) in Patientin mit Glukagon-produzierendem Alpha-Zelltumor des Pankreas

F. Helm, Buffalo

Zusammenfassung

Fallbericht: Typische Hautveränderungen (wanderndes nekrolytisches Erythem), Glossitis, Anämie, latenter Diabetes mellitus, erhöhte Serumglukagonwerte, positiver CT-Scan, wurden in einer Patientin mit Alphazelltumor der Bauchspeicheldrüse beobachtet.

Eine 74jährige Hausfrau kommt zur ärztlichen Behandlung wegen eines sich ausbreitenden veränderlichen Hautausschlages, der erstmals vor 6 Monaten während eines Floridaaufenthaltes beobachtet wurde. Außer starkem Jucken und Zungenbrennen hatte die Patientin keine Beschwerden. Ein Gewichtsverlust und Durchfälle traten nicht auf. Die Behandlung mit verschiedenen Salben blieb erfolglos.

Dermatologische Untersuchung

Ein Hautausschlag an den Füßen, Unterschenkeln, Gesäß und Armen besteht aus scharf begrenzten runden und ovalen, leicht schuppenden Ekzemherden. Bläschen wurden keine gesehen (Abb. 1).

Ursprüngliche Diagnose: nummuläres Ekzem.

Die weitere Untersuchung ergab Rötung der Zungenspitze mit leichter Atrophie der Papillen. Trockene Schuppung beider Füße, ausgeprägt an den Sohlen. Die Zehennägel sind verdickt, schmutziggelb verfärbt, durch subunguale Keratosen teilweise vom Nagelbett abgehoben. KOH-Pilzbefund von Nägeln und Sohle positivhyphen.

Laboratoriumsuntersuchungen

Biopsie von der Haut des Unterschenkels: Die obere Hälfte der Stachelzellschicht erscheint blaß. Interzellulä-

res Ödem und ausgeprägte ballonierende Degeneration und beginnende Bläschenbildung und Nekrose einiger Zellen ist sichtbar. In der papillären Dermis findet sich etwas Ödem und ein mildes Rundzelleninfiltrat, das aus Lymphozyten und Histiozyten besteht.

Diagnose: Vesikuläre Dermatitis mit ballonierender Degeneration und Nekrose einiger Zellen der Epidermis.

Solche Veränderungen sind charakteristisch für Erythema Necrolyticum Migrans, können aber auch in Acrodermatitis Enteropathica, Pellagra, toxischem Kontaktekzem und in phototoxischen Reaktionen gesehen werden.

Hb 10,5, per os Glukose, Toleranztest zeigt eine diabetische Kurve. Serumglukagon 450 pg/ml, 639 pg/ml (Normalwerte 50–250 pg/ml). Serumzink normal, CT-Scan des Abdomens zeigt einen Tumor des Pankreas. Leber und Milz sind nicht vergrößert.

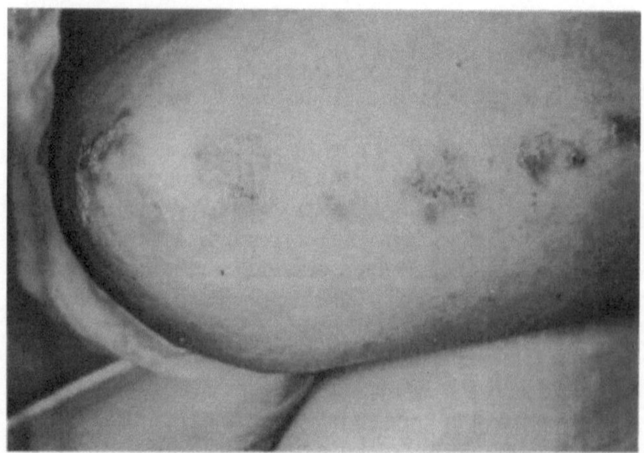

Abb. 1. Unterarm und Ellbogen

Verlauf

Bei der Operation wurde im Körper des Pankreas ein 6 cm großer Tumor gefunden (Abb. 2), der sich histologisch als Alphazelltumor erwies. Aus technischen Gründen wurde auch die gesunde Milz entfernt. Leber- und Lymphknotenmetastasen wurden keine gefunden. Postoperativ trat für eine Woche eine Oligurie auf. Die Glukagonwerte normalisierten sich und die Hautveränderungen begannen sich langsam zurückzubilden (Abb. 3).

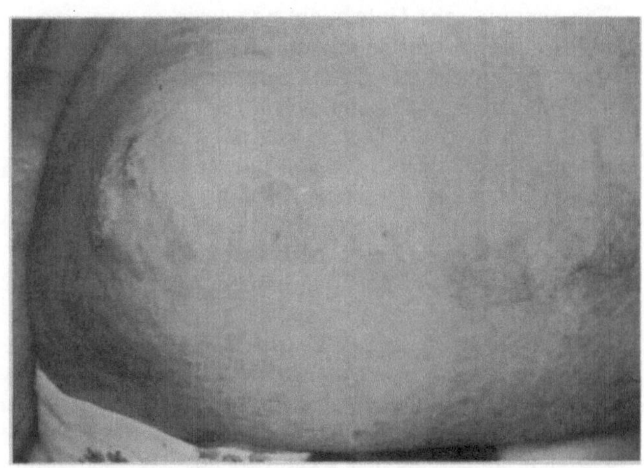
Abb. 3. Ellbogen 2 Wochen post operationem

Unglücklicherweise erlitt die Patientin am 17. postoperativen Tag einen Schlaganfall, an dem sie eine Woche später verstarb. Für eine Autopsie wurde keine Erlaubnis erteilt.

Prof. Dr. F. Helm
Dept. of Health
Roswell Park Mem. Institute
666 Elm Street, Buffalo, N. Y. 14263, USA

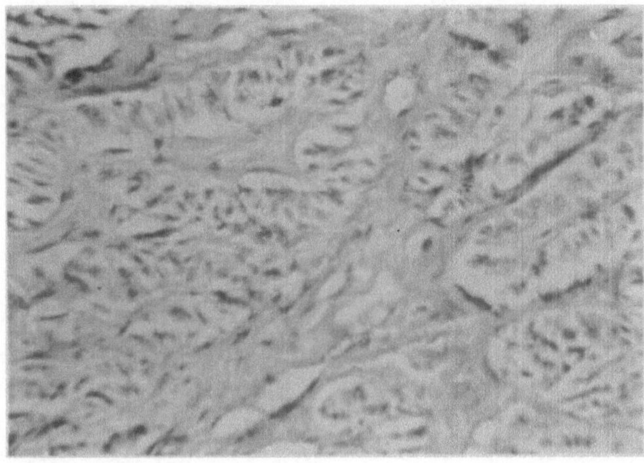
Abb. 2. Tumor des Pankreas

Paraneoplastisches Erythem – Fallbericht

N. Hunziker und P. Laugier, Genf

„Abgesehen von den metastatischen Hauttumoren und der Acanthosis nigricans sind über Hauterscheinungen, die Karzinome und sonstige bösartige Geschwülste innerer Organe begleiten, in der Literatur nur vereinzelte Beobachtungen verzeichnet" [17]. Seither haben viele klinische Beobachtungen klar dargelegt, daß das Hautorgan einen malignen Prozeß anzeigen kann, ohne daß es sich um eine Metastase handeln muß. Diese mehr oder weniger spezifischen Hautmanifestationen können die Auffindung des malignen Geschehens begleiten oder ihr sogar vorangehen. Es ist dann Aufgabe des Arztes, die Primärläsion mit großer Sorgfalt aufzusuchen. Es ist dabei allerdings unmöglich auszuschließen, ob eine solche vielleicht im Anfangsstadium schon bestanden hat. Die Hautmanifestationen eines viszeralen malignen Tumors können sich sehr unterschiedlich manifestieren: Acanthosis nigricans, Dermatomyositis des Erwachsenen, erworbene Ichthyose, Acrokeratose von Bazex; manchmal sind sie sogar an einen malignen Tumor eines ganz bestimmten inneren Organes gebunden. Was das paraneoplastische Erythem [14] betrifft, so stellt es keine klar definierte Einheit dar. Vielleicht handelt es sich um ein weniger typisches Erythema annulare centrifugum (chronisches, papulo-circináres Erythema migrans) und analogen 1916 von Darier beschriebenen Eruptionen. Wir möchten an Hand einer Fallbeschreibung auf die Klassifikationsschwierigkeiten eingehen und die eventuellen Auslösemechanismen dieser Eruptionen diskutieren.

Fallbericht

M. L., 79 Jahre, keine ernstlichen Krankheiten bekannt. Die Aufnahme in die dermatologische Klinik erfolgte wegen großflächiger, erythematöser, juckender Plaques, die nur wenig infiltriert waren und leicht schuppten. Diese unregelmäßig geformten und relativ unscharf begrenzten Herde fanden sich vorwiegend am Stamm, Hals, Oberarmen und Schenkeln. Die Hautläsionen fielen durch ihre große Unbeständigkeit auf: innerhalb eines Tages bildeten sie sich an einer Stelle zurück, um in der Nachbarschaft alsbald wieder aufzutreten.

Die Patientin hatte stark an Gewicht verloren und war sehr asthenisch geworden. Alle Bemühungen, einen malignen Tumor aufzudecken, schlugen fehl.

Folgende Laboruntersuchungen waren pathologisch: Leucocytose um 10000/mm³, Bluteosinophilie 18 %. BKS 103/127 mm, CPK-Erhöhung 213 U/l, Aldolase: 6,4 U/l. Immunologische Untersuchung normal, Muskelbiopsie und Elektromyogramm normal. Sämtliche röntgenologischen Untersuchungen negativ. Kein pathologischer Befund im gynäkologischen, intestinalen und pulmonären Bereich.

Die histologische Untersuchung wurde zu verschiedenen Zeitpunkten und an verschiedenen Stellen durchgeführt: Umschriebene Parakeratose, akantholytische Epidermis mit ungeordneten Keratinozyten, die sich stellenweise zu wirbelförmigen Formationen zusammenfügen, und so den Eindruck von intraepidermalen Hornperlen geben (Abb. 1). Viele Keratinozyten haben den Kern verloren. In der oberen Dermis findet sich ein spärliches lymphohistiozytäres, perivasculäres Infiltrat.

Die elektronenoptischen Untersuchungen zeigen keine Störung des Keratinisationsprozesses, aber deutliche Zeichen einer epidermalen Degenerierung in Form von intracytoplasmatisch vermehrtem Glycogen (Abb. 2) und Vakuolenbildung sowie einer Verminderung des endoplasmatischen Retikulums. Die Anzahl der Langerhanszellen scheint in den Regionen der „Wirbelbildungen" erhöht. Es lassen sich keinerlei tubuläre Strukturen vom Paramyxomvirustyp in den Gefäßendothelzellen nachweisen.

Verlauf

Da mit lokalen Maßnahmen keine Beeinflussung des starken Juckreizes zu erreichen war, wurde eine Behandlung mit ACTH-Injektionen i. m. und Prednison p. o. vorgenommen. Unter dieser Therapie kam es zu einem Verschwinden des Juckreizes. Die Hautveränderungen zeigten einen intermittierenden Verlauf. 5 Monate später erfolgte eine neuerliche Spitalsaufnahme wegen einer rapiden Verschlechterung des Allgemeinzustandes. Zu diesem Zeitpunkt bestanden keine Hautveränderungen, aber eine große Tumormasse war im Abdomen zu tasten. Eine chirurgische Entfernung war in diesem fortgeschrittenen Stadium nicht mehr möglich. Die Patientin verstarb rasch. Die Autopsie deckte ein undifferenziertes Ovarialkarzinom auf, welches zu einer großen Tumormasse im kleinen Becken geführt hatte. Es bestand eine peritoneale Karzinomatose, Leber- und Lungenmetastasen.

Diskussion

Das klinische Bild ließ uns an eine lymphomatoide Granulomatose mit kutanem Beginn denken. Diese Krankheit ist durch einen schubweisen Verlauf gekennzeichnet, wobei sich der Allgemeinzustand nur langsam mit dem Befall der inneren Organe verschlechtert. Das feingewebliche Bild unseres Falles läßt diese Vermutung absolut ausschließen. Eine Dermatomyositis kann sowohl klinisch als auch histologisch ausgeschlossen werden. Das Erythema gyratum repens (EGR) könnte für unseren Fall eventuell in Frage kommen: klinischer Aspekt, die Eosinophilie und der Juckreiz sprechen dafür. Hingegen ist das histologische Bild des EGR nur wenig spezifisch, weist jedenfalls keine Veränderungen der Epidermis auf. Bei unserer Patientin standen aber die Epidermisläsionen im Vordergrund. Ein publizierter Fall scheint teilweise dem unseren zu entsprechen: 55jährige Patientin, die wegen eines Cervixkarzinoms operiert wurde, entwickelte 3 Jahre später gleichzeitig mit dem Auftreten von Metastasen eine pruriginöse Eruption mit Bluteosinophilie. Die Hautveränderungen verschwanden kurz vor ihrem Tod. Der histologische Befund zeigt im Gegensatz zum EGR außer einem Infiltrat der Dermis degenerative Epidermisveränderungen mit kernlosen Keratinozyten und Vakuolenbildung [2].

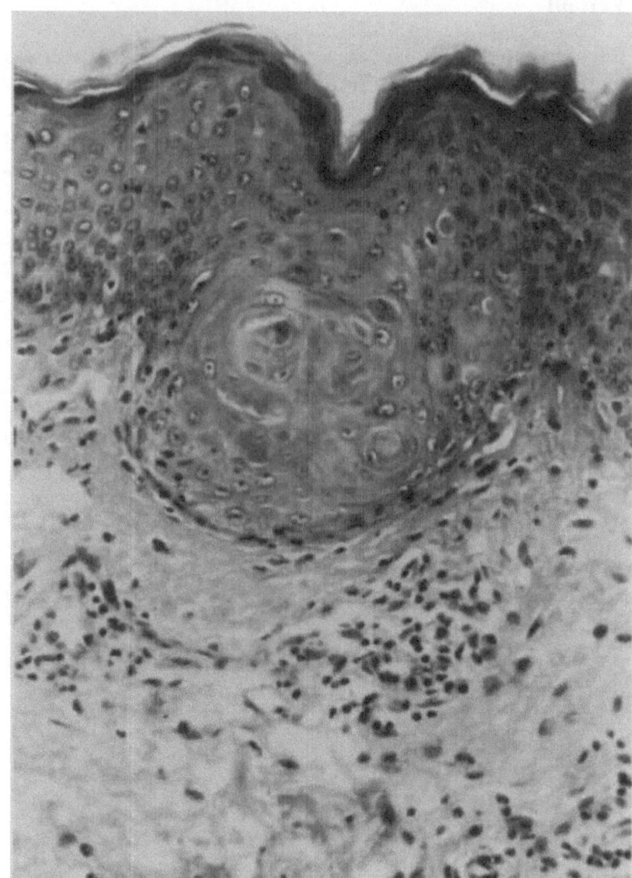

Abb. 1. Akanthose, wirbelförmige Formationen in der Epidermis, fokale eosinophile Epidermiszellnekrose

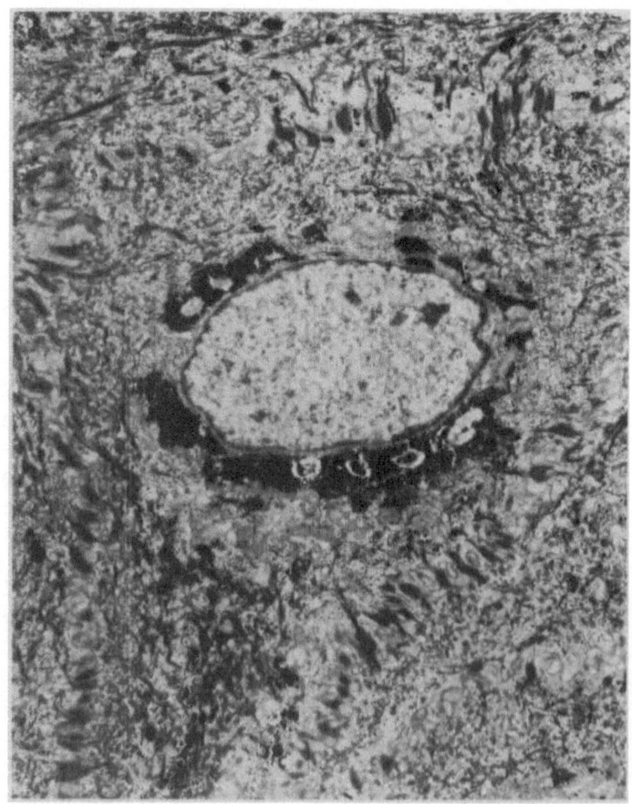

Abb. 2. Degenerierte Keratinozyte: intrazytoplasmatisches Glykogen, E. M. X 2600 O. G.

Eine Sonderform des Lupus erythematodes, der Lupus erythematodes gyratum repens (LEG) [11, 13] konnte insbesondere wegen der histologischen Ähnlichkeit in Erwägung gezogen werden: eosinophile Nekrose der Keratinozyten der oberen Epidermis. Die wenigen beschriebenen Fälle zeichnen sich durch einen fehlenden Lupusbandtest aus [1, 16]. Meist findet man gleichzeitig einen typischen, chronischen Lupus erythematodes im Gesicht. Ein Fall [13] trat mit einem Karzinom des Sinus piriformis auf und ein anderer [3] war an ein Lungenkarzinom gebunden. Die eventuelle Verwandtschaft oder Identität des LEG mit dem Erythema gyratum repens (EGR) [6] und dem Erythema annulare centrifugum (EAC) [4] ist nicht klar. Das EGR ist immer an einen viszeralen malignen Tumor gebunden, beim EAC kommt dies nur gelegentlich vor [8, 10, 19]. Schließlich könnte noch ein anderes Erythem mit histologisch vorwiegend in der Epidermis gelegenen Veränderungen genannt werden: „necrolytic migratory erythema" [2, 12, 21]. Diese Diagnose kann aber wegen Fehlens eines Glukagonoms, Fehlens von Schleimhautveränderungen und Bestehen von erosiven Läsionen nicht aufrechterhalten werden. Allerdings berichtet 1979 Goodenberger [7] von 2 Fällen ohne Glukagonom, aber mit anderen intestinalen Beschwerden.

Zusammenfassend kann gesagt werden, daß unsere Patientin in mancher Hinsicht den erwähnten Erythemen ähnelt, ohne ihnen aber ganz zu entsprechen. Die Durchsicht der Literatur zeigt aber auch, wie sehr sich diese Erytheme überschneiden. Die klinische und histologische Interpretation muß daher mit größter Vorsicht vorgenommen werden.

Ein anderes Krankheitsbild, dessen histologisches Bild gewisse Ähnlichkeiten mit unserem Fall aufweist, ist das Graft-versus-host-Syndrom (GVH). Die histologische Untersuchung von beginnenden Hautläsionen des GVH weist eine vakuoläre Degeneration der Basalzellen auf und eine eosinophile Degeneration der Epidermiszellen [5, 9, 15, 18]. Die Hautreaktion des GVH ist als Folge einer immunologischen Reaktion der lymphoiden Spenderzellen auf die immunosupprimierten Empfängerzellen anzusehen. Wäre eine ähnliche pathogenetische Erklärung für die paraneoplastischen Erytheme möglich? Die Tumorzellen könnten die Rolle der Fremdzellen übernehmen.

Dennoch kann die Haut auf verschiedene Aggressionen mit einem gleichen Krankheitsprozeß antworten, und deshalb muß ein gleiches histologisches Bild nicht einem gleichen Auslösemechanismus entsprechen.

Zusammenfassung

Wir berichten von einer 79jährigen Patientin mit ungewöhnlichen, generalisierten, erythematösen Hautveränderungen. Obwohl das klinische Bild nicht mit den bekannten Paraneoplasien übereinstimmte, vermuteten wir das Vorliegen eines malignen Tumors, der nach 5monatigem Verlauf im Ovar aufgefunden wurde.

Die histologische Untersuchung wies ausschließlich Veränderungen der Epidermis auf: große Zellunruhe, intraepidermale Hornperlen und Wirbelbildungen. Elektronenoptisch war neben vermehrter Vakuolenbildung und Glycogenspeicherung, die große Zahl von Langerhanszellen auffällig. Differentialdiagnostisch wurde klinisch eine lymphomatoide Granulomatose, eine Dermatomyositis und ein Lupus erythematodes gyratum repens diskutiert. Histologisch wurde ein „necrolytic migratory erythema" in Erwägung gezogen.

Literatur

1. Baccareda A (1974) Lupus érythémateux chronique centrifuge disseminé. Bull Soc Franc Dermatol et Syph 81:262
2. Becker SW, Kahn D, Rothman S (1942) Cutaneous manifestations of internal malignant tumors. Arch Dermatol Syphil 45:1069–1080
3. Blanc D, Kienzler JL (1982) Lupus erythematosus gyratum repens. Report of a case associated with a lung carcinoma. Clin Exp Dermatol 7:129–134
4. Darier J (1916/1917) De l'erythème annulaire centrifuge. Ann Dermatol Syph 6:57–76
5. De Dobbeleer GD, Ledoux MH, Achten GA (1975) Graft versus host reaction: An ultrastructural study. Arch Dermatol 111:1597–1602
6. Gammel JA (1952) Erythema gyratum repens. Skin manifestations in patient with carcinoma of breast. Arch Dermatol 66:494–505
7. Goodenberger DM, Lawley TJ, Strober W, Wyatt L, Sangree MH, Sherwin R, Rosenbaum H, Braverman I, Katz SI (1979) Necrolytic migratory erythema without glucagonoma. Arch Dermatol 115:1429–1432
8. Gougerot P, Blum P, Bralez (1931) Succession puis coexistence d'erythème annulaire centrifuge et de dermatite polymorphe douloureuse. Bull Soc Dermatol Syph 38ème année :616
9. Grogan TM, Odom RB, Burgess JH (1977) Graft versus host reaction. Arch Dermatol 113:806–812
10. Herzberg JJ, Seelemann K (1953) Erythema annulare centrifugum symptomaticum bei akuter Leukose. Arch Dermatol u Syph 195:434–446
11. Hewitt J, Benveniste M, Kaufmann P, Lessana-Leibowitch M (1975) Les éruptions figurées centrifuges au cours du lupus érythémateux. A propos d'un cas de lupus érythematosus gyratum repens. Ann Dermatol Syph 102:481–489
12. Kahan RS, Perez-Figaredo MRA, Neimanis A (1977) Necrolytic migratory erythema. Distinctive dermatosis of the glucagonoma syndrome. Arch Dermatol 113:792–797
13. Laugier P (1977) Lupus érythémateux gyratum repens. Ann Dermatol Venereol 104:464–466
14. Laugier P, Hunziker N, Olmos L, Posternak F, Harms M, Polla L (1978) Erythème paranéoplasique. Ann Dermatol Venereol 105:967–970
15. Lerner KG, Kao GF, Storb R, Buckner CD, Clift RA, Thomas ED (1974) Histopathology of Graft-vs.-Host Reaction (GvHR) in human recipients of marrow from HL-A-matched sibling donors. Transplant Proc 6:367–371
16. Rekant SI, Becker LE (1973) Auto-immune erythema. A variant of lupus erythematosus? Arch Dermatol 107:424–426
17. Rothman S (1925) Über Hauterscheinungen bei bösartigen Geschwülsten innerer Organe. Arch Dermatol u Syph 149:99–123
18. Saurat JH (1981) Cutaneous manifestations of graft-versus-host disease. Int J Dermatol 20:249–256
19. Stillians A (1953) Erythema annulare centrifugum; its relation to internal diseases. Arch Dermatol 67:590–593
20. Van Dijk E (1961) Erythema gyratum repens. Dermatologica 123:301–310
21. Wilkinson DS (1973) Necrolytic migratory erythema with carcinoma of the pancreas. Trans St Johns Hosp Dermatol Soc 59:244–250

Dr. N. Hunziker
Dr. P. Laugier
Clinique Universitaire de Dermatologie
Hôpital Cantonal Universitaire
CH-1211 Geneve 4

Perifollikuläre Fibromatose. Eine kutane Paraneoplasie?

M. Simon jr., O. P. Hornstein und E. Haneke, Erlangen

Fibrome mit perifollikulärer Anordnung wurden zuerst im Jahre 1925 von Burnier u. Rejsek beschrieben. Die Bezeichnung perifollikuläres Fibrom (P.F.) ist 35 Jahre jünger, stammt von Zackheim u. Pinkus. P.F. sind sehr seltene, multipel oder solitär auftretende organoide Tumoren der mesenchymalen Haarwurzelscheide. Differentialdiagnostisch sind weitere relativ seltene, benigne Neoplasien des Pilarkomplexes wie Trichofollikulome, Trichoepitheliome und vor allem Trichodiscome zu erwähnen [1, 2, 6].

Hornstein et al. berichteten 1975 über zwei Geschwister mit einer im mittleren Lebensalter aufgetretenen exzessiven perifollikulären Fibromatose. Da auch beim Vater ähnliche Hautveränderungen bestanden hätten, wurde für beide Fälle eine erbliche Ursache der Erkrankung mit relativ später Manifestation angenommen. Bei der einen Schwester fanden sich mehrere adenomatöse Kolonpolypen, einer davon karzinomatös entartet, der Bruder lehnte die gastroenterologische Untersuchung ab [5]. Vor kurzem beobachteten wir erneut zwei Patientinnen mit multiplen P.F. Bei der einen Patientin konnte aufgrund gezielter Magen-Darm-Diagnostik im mittleren Sigmabereich ein villöses Adenom mit schweren Zellatypien aufgedeckt werden.

Über die Assoziation solitärer und/oder multipler P.F. mit Darmtumoren wurde unseres Wissens bisher nur von Hornstein et al. berichtet, die daraus eine besondere nosologische Entität schlossen und ihren Fall von anderen bekannten dermatologischen Syndromen aufgrund distinkter klinischer und histopathologischer Befunde abgrenzten (Tabelle 1).

Im zweiten Fall führte also zur frühzeitigen Erkennung des klinisch noch asymptomatischen Darmtumors nur die Vorkenntnis einer möglichen dermo-intestinalen Assoziation. Da bei zwei von insgesamt vier bisher von uns beobachteten Patienten mit spätmanifesten perifollikulären Fibromen ein bereits maligner Darmtumor nachgewiesen wurde, ist mit der Möglichkeit einer überzufälligen Koinzidenz zu rechnen. Wir bekräftigen daher unsere frühere Empfehlung, alle Patienten mit P.F. einer sorgfältigen, ggf. in Abständen wiederholten Magen-Darm-Diagnostik zu unterziehen. Dabei neigen wir zur Auffassung, daß multiple P.F. entweder nach Hagedorn den seltenen sog. Tumorsyntropien oder nach Herzberg den kutanen paraneoplastischen Syndromen im weitesten Sinne zuzuordnen sind [3, 4].

Syndrome	Symptome	
	Haut/Schleimhaut	Gastrointestinal-Trakt
Gardner	Talg- und Epidermiscysten, Trichoepitheliome, Fibrolipome	Karzinome des Kolons
Torre-Muir	Keratoakanthome, Talgdrüsenhyperplasien	Ösophagus-, Magen-, Duodenum-, Kolon-Karzinome
Cowden	hyperkeratotisch, verrukoide, papillomatöse, lichenoide Papeln, Papillome	Karzinome des Kolons
Leser-Trélat	seborrhoische Keratosen	intraabdominale Adenokarzinome

Tabelle 1. Differentialdiagnose der „verwandten" dermo-intestinalen Syndrome

Literatur

1. Birt AR, Hogg GR, Dubé WJ (1977) Hereditary multiple fibrofolliculomas with trichodiscomas and acrochordons. Arch Dermatol 113:1674–1677
2. Burnier R, Rejsek B (1925) Fibromes sous-cutanés péripilaires multiples du cou. Bull Soc Franc Derm Syph 32:242–243
3. Hagedorn M, Hauf GF, Thomas C (1978) Paraneoplasien, Tumorsyntropien und Tumorsyndrome der Haut. Springer, Wien New York, S 108–111
4. Herzberg J (1980) Cutane paraneoplastische Syndrome der Haut. Perimed, Erlangen, S 123–159
5. Hornstein, OP, Knickenberg M (1975) Perifollicular fibromatosis cutis with polyps of the colon – a cutaneo-intestinal syndrome sui generis? Arch Dermatol Res 253:161–175
6. Zackheim HS, Pinkus H (1960) Perifollicular fibromas. Arch Dermatol 82:913–917

Dr. med. M. Simon jr.
Prof. Dr. med. O. P. Hornstein
Prof. Dr. med. E. Haneke
Dermatol. Klinik
Hartmannstr. 14
D-8520 Erlangen

Paraproteinämische Dermatosen

W. P. Herrmann, Bremen

Die maligne Entartung immunglobulinbildender Zellen geht in der Regel mit einer exzessiven Vermehrung elektrophoretisch homogener Immunglobuline einher, die man als „Paraproteine" bezeichnet hat.

Paraproteine erwecken deshalb immer Verdacht auf einen malignen Prozeß, obwohl sie gelegentlich auch bei gutartigen Erkrankungen und sogar bei klinisch gesunden Menschen vorkommen; solche „rudimentäre" oder „kryptogenetische" Paraproteine sind aber entschieden in der Minderzahl, ihr Anteil beläuft sich auf etwa 25 %.

Nach dem derzeitigen Stand unseres Wissens werden im Knochenmark fünf Klassen von Immunglobulinen gebildet. In Analogie dazu kennt man fünf verschiedene Paraproteinklassen, deren relative Häufigkeit in etwa dem prozentualen Anteil der einzelnen Immunglobuline im Serum gesunder Menschen entspricht. Darüber hinaus wird bei manchen paraproteinämischen Erkrankungen – teils zusätzlich, teils ausschließlich – ein Überschuß an L-Ketten produziert, die wegen ihrer geringen Molekulargröße sehr schnell aus dem peripheren Blut verschwinden, aber im Harn nachweisbar sind: die sog. Bence-Jones-Proteine. Als extreme Seltenheit gibt es zudem lymphoproliferative Erkrankungen mit einer qualitativen Störung der Immunglobulin-Biosynthese, welche zur Bildung von H-Ketten-Fragmenten bzw. defekten H-Ketten führt: die sog. Schwerketten-Krankheit. Derartige Paraproteine vom Typ γ, α und μ sind wiederholt beschrieben und z. T. sogar hinsichtlich ihres molekularen Aufbaus genau analysiert worden; Paraproteine vom Typ δ und ε wurden m. W. bisher noch nicht beschrieben. Doppelparaproteinämien kommen gleichfalls vor.

Die absolute Häufigkeit der Paraproteinämien ist nicht sehr groß, aber sie nimmt mit fortschreitendem Lebensalter kontinuierlich zu. Nach dem Altersaufbau des dermatologischen Krankengutes ist allein von daher zu erwarten, daß Paraproteine auch in Verbindung mit Erkrankungen der Haut gefunden werden; in der Literatur wird ihre Häufigkeit mit 2,5 % angegeben, im Krankengut der Kölner Hautklinik beträgt sie nach eigenen Ermittlungen 1,3 %.

Ursachen der Paraproteinbildung sind
1. B-Zellen-Lymphome vom Typ des Plasmozytoms und der Makroglobulinämie Waldenström;
2. Benigne B-Zell-Dyskrasien mit sog. kryptogenetischer Paraproteinämie;
3. T-Zellen-Lymphome mit Helferzell-Aktivität, z. B. Mycosis fungoides, Sézary-Syndrom, M. Hodgkin (?).

Für die Praxis ist wichtig, daß speziell in den beiden erstgenannten Gruppen Hautveränderungen von hoher diagnostischer Relevanz vorkommen, die geradezu richtungweisende Leitsymptome darstellen; dies gilt nicht nur für die tumorbildenden Formen von Plasmozytom und Makroglobulinämie Waldenström, sondern in noch höherem Maße für manche Ablagerungsdermatosen.

B-Lymphozyten und B-Zell-Lymphome haben nur wenig Neigung, sich in der Haut anzusiedeln. Daher kommen extramedulläre Tumoren der Haut bei Plasmozytom und Makroglobulinämie Waldenström nur äußerst selten vor. Solitäre Plasmozytome der Haut pflegen zudem in der Regel keine Paraproteine zu bilden. Demgegenüber weisen Hauttumoren bei Makroglobulinämie Waldenström oft einen exzessiv hohen Paraproteingehalt

auf und gehen immer mit einer Paraproteinämie einher. Beim systematisierten Plasmozytom kennt man zudem medulläre Tumoren, welche im Terminalstadium den Knochen durchwachsen und in die Haut penetrieren.

Bei den nur fakultativ paraproteinämischen Erkrankungen aus der Lymphomgruppe handelt es sich überwiegend um leukämische Krankheitsbilder der B-Zellreihe, gelegentlich allerdings auch um T-Zellen-Lymphome der Haut wie Mycosis fungoides, Sézary-Syndrom, Morbus Hodgkin oder das relativ benigne Paragranulom, bei denen die Paraproteinbildung auf einer Regulationsstörung der T- und B-Zellen-Interaktion beruht.

Als Folgeerscheinung der Paraproteinämie kommt weiterhin eine Reihe kutaner Manifestationen vor, die man grobschematisch einteilen kann in
1. Ablagerungsdermatosen,
2. Vaskuläre Phänomene,
3. Mikrobielle Infektionen,
4. Verschiedene andere Morphen.

Unter den Ablagerungsdermatosen ist an erster Stelle die primäre oder systematisierte Haut-Muskelamyloidose zu nennen, die – im Gegensatz zu den loaklisierten Formen – in wenigstens 65 % der Fälle ein Paraprotein aufweist. Dabei handelt es sich in ca. 11 % um kryptogenetische Paraproteine, die übrigen haben Plasmozytome, und zwar in 60–70 % der Fälle reine Bence-Jones-Plasmozytome, die sonst nur ca. 10 % aller Plasmozytome ausmachen.

Die Kardinalsymptome der systematisierten Haut-Muskel-Amyloidose sollen an drei Beispielen vorgestellt werden:
a) ein 53jähriger Mann mit Bence-Jones-Plasmozytom vom kappa-Typ und der kleinpapulösen Variante;
b) zwei Frauen mit kryptogenetischen Paraproteinen der IgG-Klasse, von denen die eine nur Hautblutungen aufwies, während die andere großknotige, subkutane Amyloidablagerungen und eine Makroglossie hatte. Die Prognose ist bei solchen Kranken immer schlecht; mit Plasmozytom beträgt die mittlere Überlebenszeit nur etwa 4 Monate, ohne Plasmozytom rund 15 Monate.

Auch die disseminierten, planen Xanthome sind in der Regel mit einem Plasmozytom, seltener mit einer kryptogenetischen Paraproteinämie kombiniert, wobei es sich allerdings nicht um Bence-Jones-Proteine handelt, sondern um Paraproteine vom Typ IgA oder IgG. Demgegenüber werden beim Skleromyxödem Arndt-Gottron nahezu regelmäßig kryptogenetische Paraproteine beschrieben, und zwar fast immer extrem langsam wandernde Paraproteine der IgG-Klasse mit L-Ketten vom lambda-Typ, während beim Pyoderma gangraenosum und der subcornealen Pustulose von Sneddon-Wilkinson vorzugsweise solche der IgA-Klasse vorkommen.

Die pathogenetischen Zusammenhänge sind dabei nur z. T. geklärt. Bei disseminierten planen Xanthomen kommen immunologisch aktive Paraproteine mit Antikörper-Spezifität für Lipoproteine und zirkulierende Lipoprotein-Paraprotein-Komplexe vor, bei den hyperlipämischen Formen auch Paraproteine mit Anti-Heparin-Aktivität.

Die vaskulären Phänomene beruhen teils auf Hyperviskosität des Blutserums infolge hoher Paraproteinkonzentrationen, teils auf Gefäßwandläsionen durch Amyloideinlagerungen oder Vasculitis als Folge einer Komplementaktivierung durch zirkulierende Immunkomplexe, Kryoglobuline oder Kryopräzipitate bzw. auf regelrechten Gefäßverschlüssen. Sie manifestieren sich als Raynaud-Anfälle, Purpura, haemorrhagische Nekrosen und periphere Gangrän oder als nodöse Vaskulitiden mit oder ohne Gerinnungsstörungen – je nachdem, welches pathogenetische Prinzip im Einzelfalle vorherrscht. Paraproteine mit Antikörpereigenschaften gegen Erythrozyten, Thrombozyten, Gerinnungsfaktoren, Immunglobuline (Rheumafaktor-Aktivität) u. a. sind ebenfalls beschrieben worden.

Die Infektanfälligkeit der Patienten mit Neigung zu Zoster generalisatus, Pyodermien, rezidivierenden Abszessen usw. beruht sicher z. T. auf der reziproken Verdrängung anderer Immunglobuline, möglicherweise auch auf Komplementverbrauch und paraproteinämisch bedingter Beeinträchtigung von Chemotaxis und Phago-

zytosefähigkeit der Granulozyten; auch bei Pyoderma gangraenosum und subcornealer Pustulose scheint die Funktion der Granulozyten beeinträchtigt zu sein.

Gelegentlich kommen Paraproteine auch als pathogenetisch irrelevanter Nebenbefund vor, und zwar bei Dermatosen ganz unterschiedlicher Art; die Skala reicht vom Ulcus cruris varicosum über die chronische Urticaria bis zum malignen Melanom, bei dem wir in vier von insgesamt 317 untersuchten Fällen Paraproteine nachweisen konnten – d. h. in einer Frequenz von 1,26 % und damit in derselben Größenordnung, die im gesamten dermatologischen Krankengut gefunden wurde (1,3 %).

Prof. Dr. W. P. Herrmann
Dermatolog. Klinik
Städt. Krankenanstalten
St.-Jürgen-Str. 51, D-2800 Bremen

Hauptthema III: Alterungsvorgänge der Haut

Einführung

H. W. Kreysel, Bonn

Das Generalthema „Die Haut im Laufe des Lebens" zieht die Alterungsvorgänge an und in der Haut in den ihnen zustehenden Mittelpunkt der Betrachtung.

Eine besondere Aktualität erlangt dieser Themenkreis durch die Tatsache,

1. daß fast jeder 7. Einwohner der modernen Industriestaaten über 75 Jahre alt ist und älter,
2. daß die Weltgesundheitsorganisation die Alterungsvorgänge zu einem Hauptarbeitsthema ihrer diesjährigen Tagung gemacht hat und
3. daß bisher das Altern vorzugsweise unter dem Aspekt der Arteriosklerose betrachtet wurde.

Man sollte sich hier an den Satz erinnern „Der Mensch ist so alt wie seine Gefäße bzw. sein Bindegewebe" oder an die Doerrsche Vorstellung eines fließenden Übergangs von der Physiosklerose zur Pathosklerose.

Das heißt mit anderen Worten: Die Aufmerksamkeit der Gerontologie galt vorzugsweise den Gefäß- und Stoffwechselerkrankungen.

Die mahnenden Worte Max Bürgers aber, des Altvaters der Deutschen Gerontologie, geriatrische Probleme experimentell gerontologisch bearbeiten zu lassen, weist eindeutig in die Richtung, daß nur eine theoretische interdisziplinäre Grundlagenforschung die Alterungsfragen beantworten kann.

Am Beispiel des mehrschichtigen Hautorgans haben wir uns in unserer heutigen Sitzung vorgenommen, molekularbiologische Veränderungen aufzuzeigen, die sich aus einer wiederkehrenden Überforderung der zellulären Reparatur ergeben können.

Hier spielen die exogenen und endogenen Einflüsse, denen die Haut im Rahmen der Lebensabläufe, aber auch in ihrer Funktion als Schutzorgan gegenüber einer chemikalisierten Umwelt unterworfen ist, eine wesentliche Rolle.

Aus verschiedenen Standorten sind jetzt Vertreter ihrer Disziplinen gebeten worden, unser Hautorgan einer kritischen Würdigung zu unterziehen.

Prof. Dr. H. W. Kreysel
Univ.-Hautklinik und Poliklinik
Sigmund-Freud-Str. 25
D-5300 Bonn 1

Haut-Alterung (Übersicht): Morphologie und Biochemie[*]

J. Lindner, Hamburg

Zusammenfassung

Die Morphologie und Biochemie der Haut-Alterung wird in einer Übersicht zusammengefaßt. Neue Ergebnisse über Veränderungen von Synthese, Zusammensetzung, Gewebskonzentration u.a. Parametern der Zellen, Grundsubstanz und Fasern bei physiologischer Haut-Alterung werden anhand vergleichender Untersuchungen an Mensch und Ratte dargestellt. Befunde an der Epidermis sind berücksichtigt. Die Leistungen der Haut-Fibroblasten bleiben im Lebensablauf konstant, auch bei Wundheilungs-Reparation. Ihre Verzögerung im höheren Alter wird erklärt. Die Abnahme der Fibroblastenzahl im Wundgranulationsgewebe des alten Organismus bedingt dessen Leistungs- und Heilungsverzögerung. Die Ergebnisse der Bindegewebs-Grundlagenforschung zur Haut-Alterung sind von praktischer und klinischer Bedeutung.

Das makroskopische Bild der sog. Greisenhaut ist bekannt (Übersicht [12]). Morphologische Alterns-Veränderungen der Haut sind nicht ausreichend systematisch untersucht. Das ist aber erforderlich, denn Alterung ist ein Prozeß im Lebenslauf und kann nicht nur durch einen Vergleich der jugendlichen mit der senilen Haut beschrie-

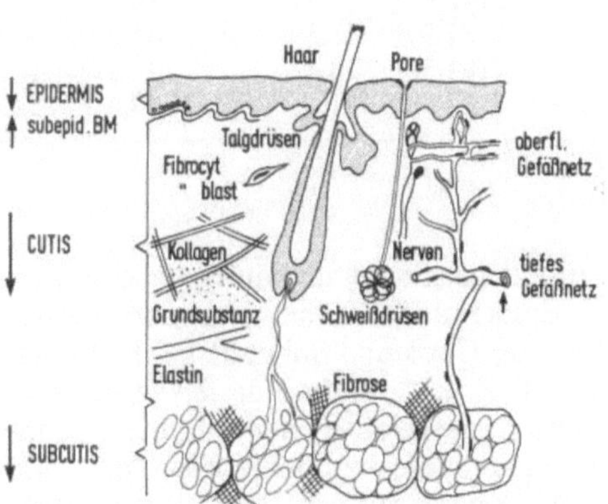

Abb. 1. Haut-Alterung (Weiteres s. Text)

---

[*] Mit dankenswerter Unterstützung der Deutschen Forschungsgemeinschaft, Bonn-Bad Godesberg

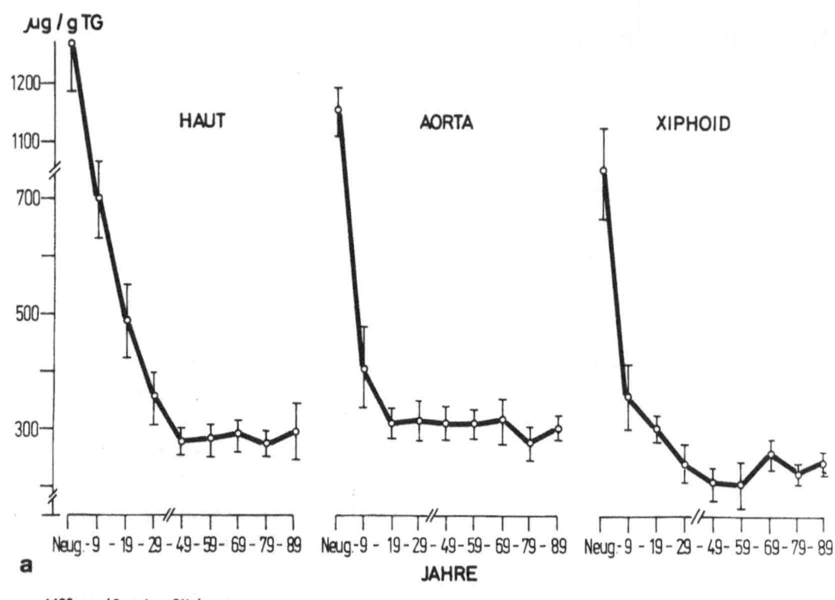

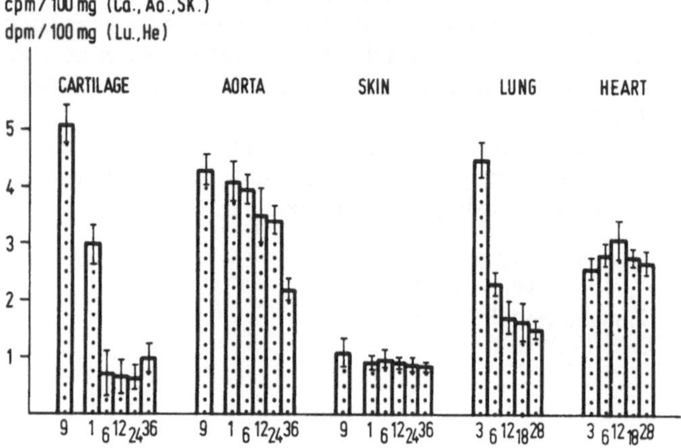

Abb. 2. Reifungs- und alterungsabhängige Veränderungen **a** des Zell- bzw. DNA-Gehaltes der Haut (im Vergleich zu Aorta und Xiphoidknorpel) des Menschen, **b** der speziellen Fibroblasten-Leistung der Haut: ^{35}S-Sulfatinkorporation (als Indikatormethode der Synthese sulfatierter GAG), bezogen auf den DNA-Gehalt (im Vergleich zu Knorpel, Aorta, Lunge und Herz) der Ratte (Weiteres s. Text)

Alter (Monate)	4	12	22
a			
Leber	0,70 ± 0,10	0,42 ± 0,25	0,75 ± 0,19
Haut	54,28 ± 6,27	58,06 ± 23,77	60,23 ± 18,38
Niere	3,51 ± 0,71	3,40 ± 0,53	4,18 ± 1,68
Lunge	9,87 ± 1,71	9,85 ± 1,52	11,40 ± 3,53
b			
Leber	7030 ± 1560	5620 ± 2160	5040 ± 1410
Haut	20 ± 5	6 ± 2	7 ± 1
Niere	2287 ± 457	1092 ± 150	984 ± 231
Lunge	525 ± 79	216 ± 41	285 ± 43
c			
Leber	1142,6 ± 104,3	519,7 ± 234,1	685,7 ± 250,9
Haut	51,9 ± 23,5	66,8 ± 40,9	132,7 ± 71,1
Niere	181,3 ± 28,4	131,1 ± 16,4	130,7 ± 20,6
Lunge	1560,0 ± 251,0	1227,5 ± 151,6	257,5 ± 79,2

Tabelle 1. **a** Kollagengehalt (mg Hydroxyprolin/g TG), **b** spezifische Hydroxyprolin-Aktivität (24 std. nach i.p. Injektion von 0,04 µCi [^{14}C]-Prolin/g Ratte [dpm/mg Hyp]) und **c** PPH-Aktivität der Haut (dpm x 10^{-3}/g TG) (im Vergleich zu Leber, Niere und Lunge) der Ratte vom 4.–22. Lebensmonat (Weiteres s. Text)

ben werden. Morphologisch wird am häufigsten eine Verschmälerung der Epidermis (z.T. mit Verbreiterung des Stratum corneum), der Cutis und Subcutis bei Hautalterung angegeben, z.T. eine Verbreiterung der subepidermalen Basalmembran, eine relative oder absolute Abnahme der Hautanhangsgebilde, besonders der Talg- und Schweißdrüsen, der Kapillaren mit Basalmembranverbreiterung (mehr im oberflächlichen als im tiefen Gefäßbett, hier mit Gefäßwandverdickungen und subcutanen Fettgewebsfibrosen) (Abb. 1) [4, 12–16].

Im Gegensatz zur Morphologie sind biochemische Quantifizierungen von Altersveränderungen der Haut, besonders an Zellen, Kollagen, Proteoglykanen und Elastin erfolgt (hier nur eine Übersicht, Details in den folgenden Referaten). Der Zell- bzw. DNA-Gehalt der menschlichen Haut (Abb. 2 a) fällt bis zur Lebensmitte ab, an der

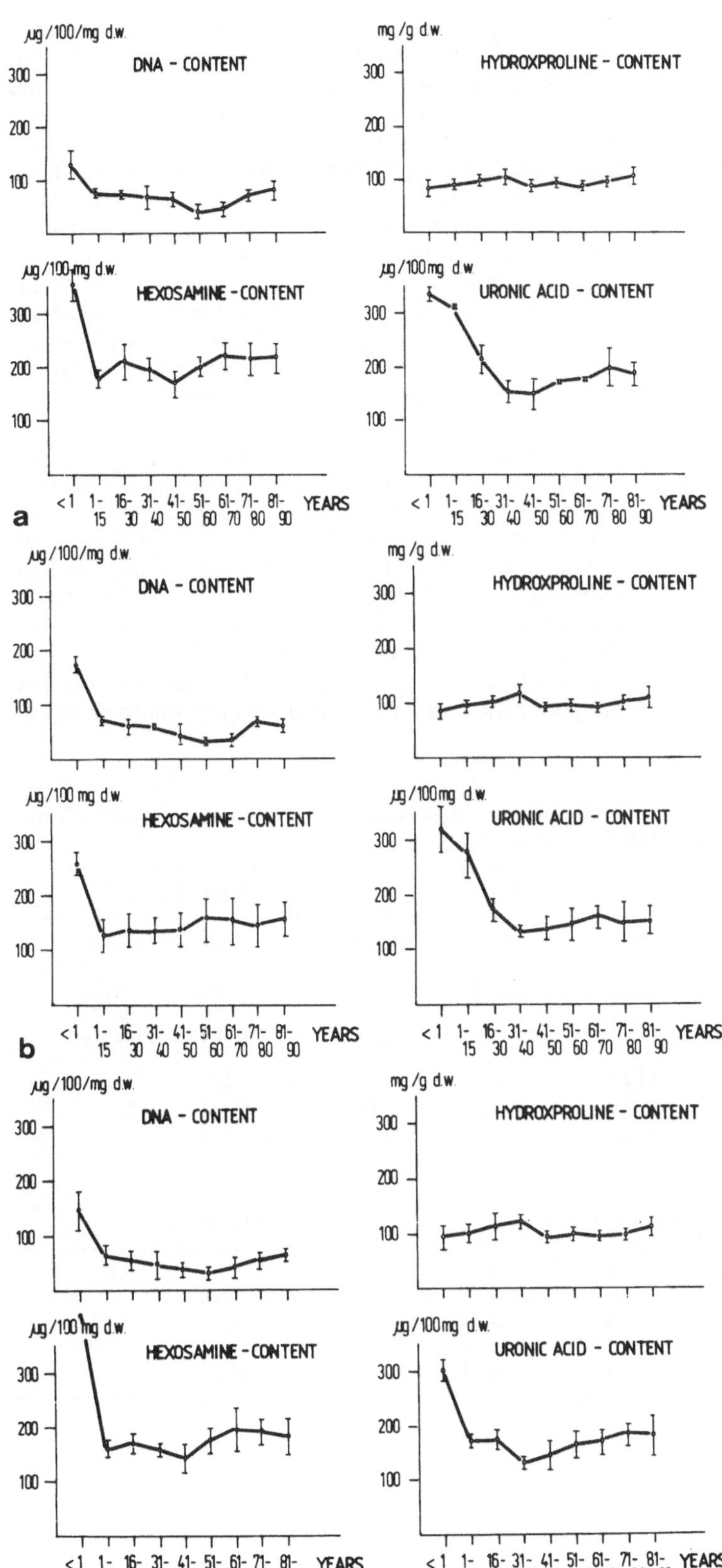

Abb. 3. Entwicklungs- und Alterungsänderungen des DNA-, Hydroxyprolin-, Hexosamin- und Uronsäuren-gehaltes der Nacken- (a), Brust- (b) und Bauchhaut (c) des Menschen (Weiteres s. Text)

Aorta (im Vergleich) wesentlich steiler während der Wachstumsphase, mit folgender geringerer Abnahme bis zu deren Ende und dann ebenfalls mit weitgehender Konstanz bis zum Greisenalter. Demgegenüber nimmt der Zellgehalt des Xiphoid-Knorpels nach einem entsprechenden steilen Abfall während der 1. Phase des Wachstums dann langsamer ab, mit Übergang zur Konstanz (wie an der Haut) und folgender geringer Zunahme bei Alterung des Menschen (Abb. 2a). Eigene und andere Untersuchungen an größeren und kleineren Säugern (La-

bortieren) zeigen ähnliche Befunde an der Haut und Vergleichsorganen [2–5, 10, 13–20].

Im Gegensatz zu diesen 2 bindegewebigen Organen (Aorta und Knorpel) bleibt die *Leistung* der Haut-Fibroblasten bis ins hohe Alter konstant, nicht nur diese Leistung der ^{35}S-Sulfat-Inkorporation als Indikator-Methode für die Synthese saurer Glykosaminoglykane (GAG), mit vergleichbaren Befunden bei Analysen der spezifischen Aktivität sulfatierter GAG, bezogen auf den DNA-Gehalt (Abb. 2b), sondern auch der Kollagensynthese u. a. Leistungsparameter [2, 5, 13–16, 18–20, 22, 23].

Dagegen bestehen an Aorta und Lunge der Ratte alternsabhängige Abnahmen dieser speziellen GAG-Syntheseleistung, am Knorpel sogar eine Zunahme im hohen Alter, am Herz eine Konstanz wie an der Haut (Abb. 2b).

Dabei ist (wie beim Menschen) in der Rattenhaut der höchste Kollagengehalt von den 4 miteinander verglichenen Organen mit den Veränderungen bis zum 22. Lebensmonat der Ratte nachweisbar (nur z. T. eine Zunahme). Der Kollagengehalt der Haut liegt fast 100fach über dem Wert der Leber (Tabelle 1a). Demgegenüber ist die spezifische Hydroxyprolin-Aktivität der Haut fast 400fach, die PPH-Aktivität über 20mal niedriger als die der Leber (mit z. T. signifikanter Altersabnahme (Tabelle ·1b u. c)). PPH (= Protokollagen-Prolylhydroxylase) ist das Indikatorenzym der Kollagen-Biosynthese [3, 5, 8, 13]. Organe mit einem hohen Kollagengehalt, wie die Haut, zeigen also einen wesentlich geringeren Kollagenumsatz als Organe mit einem niedrigen Kollagengehalt (und umgekehrt: s. Leber, Niere und Lunge in Tabelle 1).

Lokalisationsabhängige Unterschiede der DNA-, GAG- und Kollagensynthese der Haut sind am besten während der Reifung nachweisbar und schon vor deren Ende ausgeglichen (Abb. nicht im Druck). Danach bestehen keine signifikanten Lokalisations-abhängigen Unterschiede des DNA-, Hydroxyprolin-, Hexosamin- und Uronsäuren-Gehaltes – mit weitgehender Konstanz nach Wachstumsende bis zum Greisenalter an der Nackenhaut (Abb. 3a), im Vergleich zur Brusthaut des Menschen (Abb. 3b), mit fast völlig gleichen Befunden, auch in der menschlichen Bauchhaut (Abb. 3c). Ausnahmen sind geringe Alterszunahmen des Uronsäuren- und z. T. des Hexosamin-Gehaltes. Die Gesamtgehalte sind als Ergebnis von Auf- und Abbauprozessen dieser Informations- und Strukturmakromoleküle anzusehen, also als deren Umsatz-Ergebnis im Lebenslauf, deren Details in den folgenden Referaten besprochen werden [1–3, 6–10, 13–20, 21–23].

Veränderungen des Kollagengehaltes der Haut (wie anderer Organe) stehen im Vordergrund der Alternsforschung, mit teilweisem Nachweis einer sog. Altersfibrose, mit Zunahme des unlöslichen Kollagens auf Kosten der löslichen Kollagenfraktionen, mit Verschiebung des Kollagentyp-III:I-Verhältnisses zugunsten von Kollagentyp I von der Entwicklung bis zur Alterung (Weiteres zu den Kollagentypen s. Referat Müller u. Kühn) [2–9, 14–16, 19, 20]. Der Kollagengehalt der Haut des Menschen ist nur gering, der der Aorta und des Rippenknorpels signifi-

Tabelle 2. Vergleich des Kollagen- (a) und des Wassergehaltes (in %) (c) in vergleichbaren Altersgruppen von Mensch und Ratte im Lebensablauf; (b) Quotientenbeispiele, bezogen auf DNA (Weiteres s. Text)

a

Altersgruppe	Haut		Aorta		Rippenknorpel	
	Mensch	Ratte	Mensch	Ratte	Mensch	Ratte
Bis 9 Jahre Mensch ≙ 3 Monate Ratte	98,75	106,03	52,04	109,83	81,03	29,90
Bis 30 Jahre Mensch ≙ 12 Monate Ratte	92,36	111,89	42,23	59,27	62,20	30,73
Bis 45 Jahre Mensch ≙ 18 Monate Ratte	123,74	107,26	48,89	62,25	59,67	25,41
	↓	(↓)	↓	↓	↓	
Bis 60 Jahre Mensch ≙ 24 Monate Ratte	69,02	99,81	34,12	57,00	37,74	24,22

b

Ratte	Uronsäuren/DNA			Hexosamine/DNA			^{3}H-Thymidin/DNA		
Monate	3	6	18	3	6	18	3	6	18
Aorta	0,56	0,51	0,48[a]	0,50	0,51	0,44[a]	6,35	3,89	2,71[a]
Haut	0,29	0,23	0,17[a]	0,48	0,53	0,31[a]	7,74	7,98	2,79[a]
Leber	0,11	0,04	0,10	0,16	0,13	0,22[a]	0,43	0,27	0,18[a]

c

	Xiphoid-Knorpel	Aorta	Haut	Leber	Lunge	Herz	Niere
Ratte							
3 Monate	52,46	68,34	60,30	72,11	79,51	77,46	76,17
6 Monate	46,83	72,21	62,43	71,52	79,86	77,79	76,46
12 Monate	57,90	67,30	54,82	71,90	77,85	77,41	78,26
22 Monate	48,37	64,20	57,58	71,92	78,90	76,09	76,52
31 Monate	–	59,83	43,42	71,05	78,42	76,73	76,39
Mensch							
0– 5 Jahre	–	78,90	69,51	–	80,26	82,24	–
11–15 Jahre	69,07	71,99	66,56	–	77,98	79,40	–
30–39 Jahre	62,79	77,08	67,08	–	82,23	80,30	–
50–64 Jahre	57,27	73,27	62,42	–	80,26	76,02	–
75–79 Jahre	63,13	73,56	70,42	–	80,28	77,89	–

[a] p < 0,01, 3 → 18 Monate

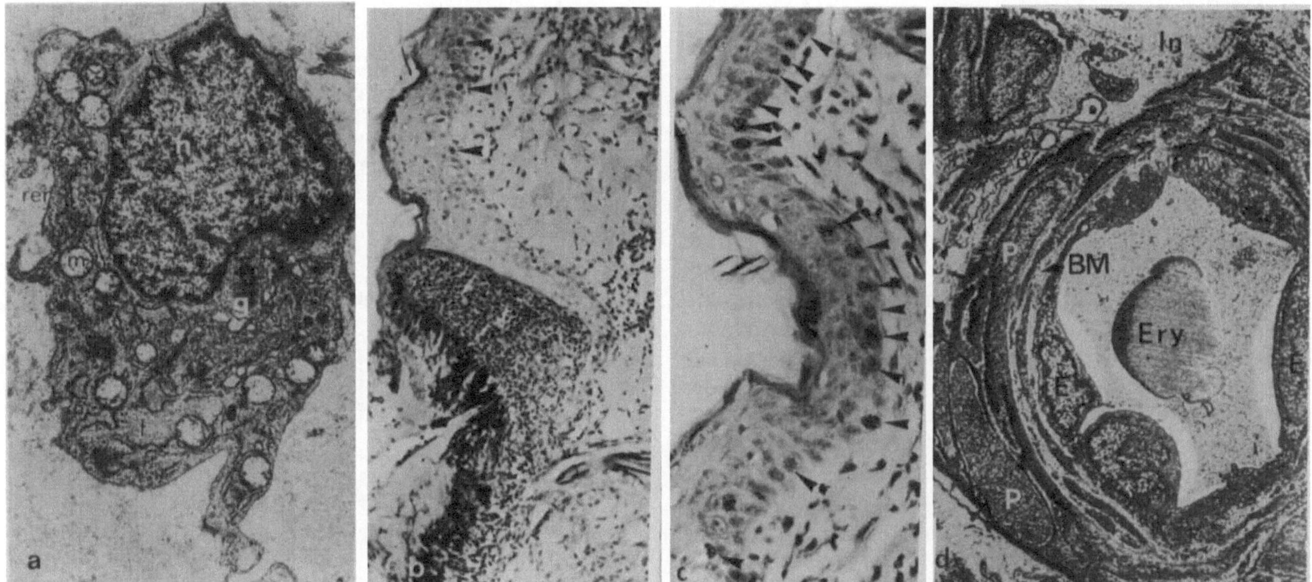

Abb. 4. a Beispiel eines im Wundfeld aktivierten Haut-Fibroblasten: n = Nukleus, rer = vermehrtes rauhes endoplasmatisches Retikulum sowie g = Golgi-Feld und reichlich Mitochondrien (m) bei gesteigerter Fibroblasten-Funktion (f = Filamentbündel); **b und c** ^{3}H-Thymidin-autoradiographische Beispiele des frühen Beginns der Basalzell-Proliferation der Epidermis neben dem Wundschorf (s. *Pfeile*) (b); c) bei stärkerer Vergrößerung nachweisbare Zunahme der Markierung der basalen Epidermiszellen (Weiteres, auch zur Quantifizierung, s. Text); **d)** Haut-Kapillare mit Altersverbreiterung der Basalmembran und den im Text beschriebenen Reaktionen bei initialer Erhöhung von Permeation und Exsudation bei Wundheilung (im alten prinzipiell wie im jungen Organismus) (weitere Beschreibung: s. Text)

kant höher als der der Ratte, z. T. mit signifikantem Altersabfall zur ältesten der vergleichbaren Altersgruppe beider Spezies (Tabelle 2a). Bindegewebige Organe altern somit verschieden!

Tabelle 2b zeigt Quotienten-Beispiele, die als Leistungsparameter anzusehen sind: mit signifikanter Abnahme der spezifischen DNA-Aktivität sowie des Uronsäuren- und Hexosamin-Gehaltes, bezogen auf den DNA-Gehalt der Haut (wie der Aorta), vom 3. bis zum 18. Lebensmonat der Ratte (danach noch stärker). Relationen der Grundsubstanzbausteine zum Hydroxyprolingehalt (Hexosamin/Hydroxyprolin- und Uronsäuren/Hydroxyprolin-Quotienten) sind nach Wachstumsende bis ins Greisenalter überwiegend konstant. Auch der Hexosamin/Uronsäuren-Quotient der menschlichen Haut zeigt eine weitgehende Konstanz. Das bedeutet, daß Glykoproteine und Proteoglykane in ihrem Verhältnis zueinander im Lebenslauf in der menschlichen Haut unter physiologischen Bedingungen nur gering verändert werden können (Abb. nicht im Druck) [1–8, 13–16, 18–23].

Alternsveränderungen der Strukturmakromoleküle (einschließlich ihrer chemischen und Typenzusammensetzungen, Gewebskonzentrationen, Aggregatgrößen und Wechselwirkungen) beeinflussen den prozentualen Wassergehalt [1–8, 11, 13–16, 19, 21]. In Tabelle 2c sind wiederum vergleichbare Altersgruppen des Menschen und der Ratte gegenübergestellt. Bei beiden Spezies besteht im Lebenslauf eine weitgehende Konstanz des Wassergehaltes der Haut, mit Ausnahme einer geringen Zunahme beim Menschen von 75–79 Jahren und einer Abnahme bei der Ratte vom 22. bis zum 31. Lebensmonat. Der prozentuale Wassergehalt der Haut beider Spezies ist fast gleich. Das gilt auch für den prozentualen Wassergehalt der überwiegend aus Bindegewebe bestehenden Organe Lunge und Herz. Dabei liegen die Werte für den Menschen signifikant über den Werten vergleichbarer Altersgruppen der Ratte. Bei den beiden bindege-

webigen Organen Aorta und Xiphoidknorpel, die mit der Haut verglichen werden, liegen dagegen die prozentualen Wassergehalte beim Menschen z. T. signifikant über den Werten der vergleichbaren Altersgruppen der Ratte (Tabelle 2c). Insgesamt zeigt dieser Vergleich keine Evidenz für eine sog. „Altersaustrocknung" der Haut (wie der damit verglichenen bindegewebigen und der fast nur aus Bindegewebe bestehenden Organe). Das gilt auch für die Konstanz des Wassergehaltes der parenchymatösen Organe Leber und Niere der Ratte (nach den neuesten Ergebnissen auch für Menschen) [4, 11, 13, 16, 18–20, 23].

Die im hohen Alter mögliche Verzögerung der Hautwundheilung ist u. a. durch eine Abnahme der Fibroblastenzahl im Granulationsgewebe alter Menschen verursacht [2, 5, 9, 13–20, 22]. Abb. 4a zeigt einen hochaktiven Fibroblasten mit den morphologischen Äquivalenten für die gesteigerte Leistung der GAG- und Kollagen-Synthese. Denn viele Befunde sprechen dafür, daß die Fibroblasten-Leistungen im höheren Alter gleich wie in der Jugend sind (s. auch Abb. 2b).

Keine signifikanten Altersunterschiede wurden bisher im Wundheilungsbeginn ^{3}H-Thymidin-autoradiographisch zur Proliferation der basalen Epidermiszellen nachgewiesen, deren konstanter physiologischer Umsatz im Lebensablauf anfangs besprochen wurde (s. auch Abb. 2a). 24 Std. nach experimenteller Hautschnittwunde liegt bei jungen wie bei alten Ratten zentral eine irreversibel geschädigte Zone vor, mit bedeckender Schorfbildung (Abb. 4b), die als Leitmatrix für die Wanderung epidermaler Epithelien und hämatogener Mesenchymzellen dient (unter Mitwirkung von Mediatoren, Mitogenen, Fibronectin u. a. Substanzen unter Verlust der epidermalen Chalone). Besser ist bei stärkerer Vergrößerung (Abb. 4c) in der unmittelbaren Wundperipherie die Erhöhung der ^{3}H-Thymidin-autoradiographisch erfaßten Proliferation basaler Epidermiszellen und angrenzender Mesenchymzellen nachweisbar (markiert durch die Silberkörner im ^{3}H-Thymidin-Autoradiogramm). Ihre

Quantifizierung ergibt einen reduzierten ^{3}H-Thymidin-Markierungsindex im Wundzentrum unter 60%iger Erhöhung beiderseits vom Wundschnitt und damit der Zellproliferation nicht nur von Epithelien, bei Verlust ihrer epidermalen Chalone, sondern auch der Bindegewebszellen – bis zu 40% – 300 Basalzellen vom Wundschnitt entfernt – *über* den Kontrollen der Wundperipherie der gleichen wie unverletzter Tiere. Am 2. Tag nach Wundsetzung liegt ein umgekehrtes Bild vor (Auswertungen sind vorgewiesen, Abb. nicht im Druck). Die höchste Zellproliferation besteht jetzt im Wundzentrum, mit Wanderung der epidermalen Zellen, die pro Zeiteinheit gemessen sehr hoch ist. Ihre Proliferationsrate (und die der mesenchymalen Zellen) liegt an beiden Seiten der Schnittwunde noch signifikant über dem Kontrollwert. Diese wie enzymhistochemische Befunde ergeben im Wundheilungsbeginn *keine* signifikanten Altersunterschiede (Beispiele nicht im Druck), dagegen die Hautkapillaren. In Abb. 4 d ist die altersabhängige Verbreiterung der kapillären Basalmembran (BM) *und* ihre Schwellung sowie die Schwellung der Endothelien (E) und Perizyten (P) als auch des perikapillären Interstitiums (In) im Rahmen der exsudativen Schwellung der Zwischensubstanz dargestellt. Die Basalmembran-Kollagentypen IV und V werden im folgenden Referat näher besprochen, auch die Tatsache, daß bei embryonaler wie bei postembryonaler Bindegewebsneubildung (z. B. Wundheilung) neben den beiden Kollagentypen IV und V dann zunächst der Kollagentyp III (häufig mit dem früheren Retikulin identifiziert) gebildet wird, dann der allgemeine Kollagentyp I [8]. Dessen Menge nimmt im weiteren Wundheilungsverlauf auf Kosten des Kollagentyps III zu, wie bei Reifung und Alterung der Haut [3, 8, 16, 19]. Dieser Ablauf ist während des Lebens bei Mensch und Ratte sowie anderen Nagern vergleichbar, also auch in dieser Hinsicht ohne wesentlichen Unterschied zwischen dem Reifungs-, Erwachsenen- und Greisenalter.

In allen Altersgruppen kann bereits innerhalb der ersten 60 min nach Wundsetzung eine Erhöhung der Grundsubstanz-Synthese gegenüber der Ausgangslage der unverletzten Haut nachgewiesen werden, die bei Wundheilung *vor* der Kollagensynthese startet, wie bei jeder postembryonalen und embryonalen Bindegewebsneubildung [5, 13–16, 18, 19]. In Abb. 5 a ist der Verlauf der Grundsubstanz-Synthese (bei Routinemessung der ^{35}S-Sulfat-Inkorporation, bezogen auf den GAG-Gehalt) dargestellt und mit dem Sauerstoffverbrauch des Wundgranulationsgewebes verglichen (Maxima am 5. und 11. Tag nach Wundsetzung). Darauf bezieht sich die altersabhängige Verschiebung der Maxima in Abb. 5 b.

Die zuvor beschriebenen physiologischen relativen und/oder absoluten altersabhängigen Zunahmen der Zwischensubstanz und damit die Verbreiterung der sog. Transitstrecke sind (neben der Abnahme der Fibroblastenzahl u. a.) mitverantwortlich für die morphologischen und funktionellen altersabhängigen Wundheilungs-Verzögerungen. Dafür wird in Abb. 5 b am Beispiel der Grundsubstanz gezeigt, in welcher Weise hemmende und fördernde Einflüsse auf die Wundheilung nachweisbar sind: Gegenüber dem Maximum der Matrixbildung am 11. Tag nach Wundsetzung (= Kontrolle, s. auch Abb. 4 a) kann eine Beschleunigung = Vorverlegung dieses Maximums erfolgen oder zusätzlich eine Förderung = Vorverlegung *und* Erhöhung dieses Maximalwertes der Kontrolle. In gleicher Weise können Hemmungen der Wundheilung – wie bei Hautalterung – zu einer Verlangsamung, also zu einer zeitlichen „Rechtsverschiebung" = Verzögerung des Maximums des Kontrollwertes führen

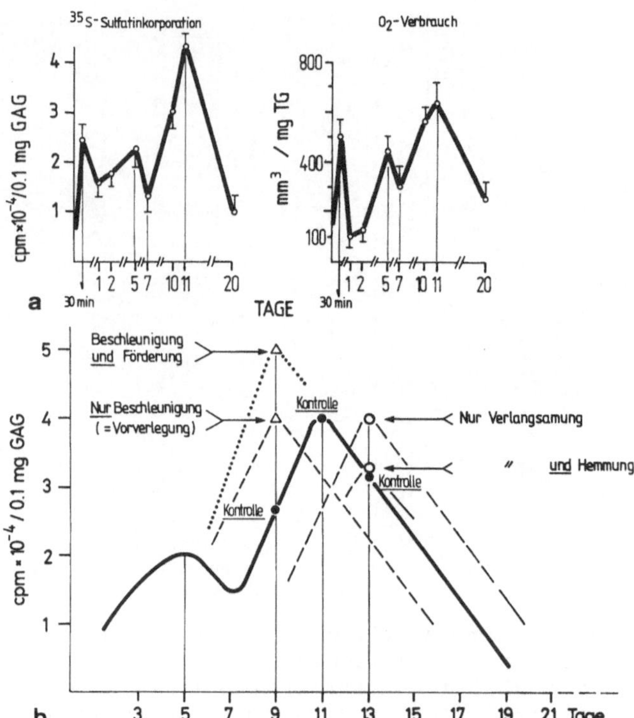

Abb. 5 a Beispiele für den Verlauf der ^{35}S-Sulfat-Inkorporation (als Indikator-Methode für die Synthese sulfatierter GAG) sowie des O$_2$-Verbrauches mit parallelen Maxima am 5. und 11. Tag nach exp. Hautwundsetzung im Rahmen der rasch danach startenden anabolen Prozesse (zur Kompensation des primären Katabolismus im Wundfeld); **b** Zusammenfassung der verschiedenen Möglichkeiten der Beeinflussung der Hautwundheilung am Beispiel der Grundsubstanzbildung mit den im Text dazu angegebenen Alterns-Verzögerungen

oder zusätzlich zu einer Senkung desselben. Das bedeutet, daß fördernde und hemmende Einflüsse auf die Wundheilung nicht an *einem* Verlaufszeitpunkt prüfbar sind, sondern im Verlauf! Sonst entstehen falsche Bewertungen der Wundheilungsbeeinflussung (wie an Beispielen entsprechender Untersuchungen der Wundheilungsbeeinflussung durch verschiedene Medikamente und durch Alterung dargestellt wird (nicht im Druck) [3, 5, 8, 9, 12, 14, 23]. So wird im hohen Alter, besonders wegen der geringeren Fibroblasten-Zahl im Granulationsgewebe, diese sog. „Rechtsverschiebung" der Synthese-Maxima im Sinne einer Verzögerung der Wundheilung nachweisbar. Die Fibroblasten-Leistung kann gleich bleiben und im hohen Greisenalter auch abnehmen, also Verzögerung *und* zusätzliche Hemmung (s. Pfeilrichtungen in Abb. 5 b).

Insgesamt ist also die Reparation der Hautwunde im alten Organismus unvollständiger als im jugendlichen, einschließlich der verzögerten Epithelisierung, Basalmembranbildung, Gefäßregeneration etc. So resultiert besonders bei alten Menschen ein Narbengewebe, dessen Zwischensubstanz-Charakteristika *jünger* sind als die des übrigen Organismus bzw. in der unverletzten Haut der Wundumgebung. Dieser „lokale" Altersunterschied (besonders des sog. „Kollagenalters") der Wunde gegenüber ihrer Umgebung gleicht sich erst im Laufe mehrerer Jahre aus [2, 9, 14, 22].

Literatur

1. Aguilar JH, Jacobs HC, Butler WT, Cunningham LW (1973) The distribution of carbohydrate groups in rat skin collagen. J Biol Chem 248:5106

2. Beneke G (1971) Altersabhängige Veränderungen des Kollagens und der Bindegewebszellen. Altern und Entwicklung 3:1
3. Buddecke E (1978) Pathobiochemie. de Gruyter, Berlin New York
4. Bürger M (1965) Altern und Krankheit als Problem der Biomorphose. Thieme, Leipzig
5. Chvapil M (1967) Physiology of connective tissue. Butterworth, London
6. Clausen B (1962 a) Influence of age on connective tissue. Hexosamine and hydroxyproline in human aorta, myocardium and skin. Lab Invest 11:229
7. Clausen B (1962 b) Influence of age on connective tissue. Uronic acid and uronic acid-hydroxyproline ratio in human aorta, myocardium and skin. Lab Invest 11:1340
8. Gay S, Miller EJ (1978) Collagen in the physiology and pathology of connective tissue. Fischer, Stuttgart New York
9. Hernandez-Richter HJ, Struck H (1970) Die Wundheilung. Thieme, Stuttgart
10. Hilz H, Erich C, Glaubitt D (1963) Veränderungen von Zelldichte und Polysaccharidstoffwechsel im alternden Bindegewebe. Klin Wochenschr 41:332
11. Kewitsch F, Schütte B, Eurich R, Lindner J (1978) Beitrag zur Frage des Wassergehaltes (mit Untersuchung von Frisch- und Trockengewicht) mesenchymaler und parenchymatöser Organe von Mensch und Ratte im Lebensablauf. Aktuel Gerontol 8:303
12. Korting GW (1973) Die Haut im Alter und ihre Krankheiten. Schattauer, Stuttgart New York
13. Lindner J (1972 a) Altern des Bindegewebes. In: Altmann HW et al (Hrsg) Handbuch der allgemeinen Pathologie, Bd IV, Teil 4. Springer, Berlin Heidelberg New York, S 245–368
14. Lindner J (1972 b) Die posttraumatische Entzündung und Wundheilung. In: Gohrbandt E, Gabka J, Bernsdorfer A (Hrsg) Handbuch der plastischen Chirurgie, Teil 1. de Gruyter, Berlin New York, S 1–153
15. Lindner J (1973) Skin-Ageing. In: Vogel HG et al (eds) Connective tissue and ageing. Excerpta Medica, Amsterdam, pp 249–259
16. Lindner J (1975) Zur Alterung der Organe. Verh Dtsch Ges Path 59:181
17. Lindner J, Schütte B (1976) Beitrag zu DNA-Gehalts-Änderungen bei Alterung. In: Platt D (Hrsg) Alternstheorien. Schattauer, Stuttgart New York, S 153–158
18. Lindner J, Schütte B (1976) Neue Aspekte zur Entwicklung, Reifung und Alterung des Hautbindegewebes. Hautarzt 27:214
19. Lindner J (1981) Zur Entwicklung und Alterung von Binde- und Stützgeweben. Verh Anat Ges 75:61
20. Platt D (1976) Biologie des Alterns, Quelle u. Meyer, Heidelberg
21. Prodi G (1962) The biochemical alterations of the acid polysaccharides of the skin of various ages. J Gerontol 10:821
22. Schmitt W, Beneke G (1970) Untersuchungen der Bindegewebsproliferation in verschiedenen Lebensaltern. Virchows Arch Abt B Zellpath 5:351
23. Theimer W (1973) Altern und Alter. Stand der experimentellen Gerontologie. Thieme, Stuttgart

Prof. Dr. med. Dr. h. c. J. Lindner
Patholog. Institut
Univ.-Krankenhaus Eppendorf
Martinistr. 52
D-2000 Hamburg 20

Altersabhängige Veränderungen des Proteoglykanstoffwechsels der Haut

H. Kresse und E. Buddecke, Münster

In allen Bindegeweben sind Hyaluronat, Proteoglykane und Kollagen wichtige strukturelle Komponenten der interzellulären Matrix. In der Dermis besteht die Kohlenhydratkomponente der Proteoglykane vorzugsweise aus Chondroitinsulfat und Dermatansulfat. Beide Glykosaminoglykane sind covalent mit Proteinzentralfilamenten verknüpft. Ein aus der Schweinehaut isoliertes Chondroitinsulfat-reiches Proteoglykan [1] ähnelt insofern den genauer untersuchten Proteoglykanen des Knorpels, als es ein Molekül mit einem Molekulargewicht von etwa 10^6 Dalton darstellt. Circa 50 Polysaccharidketten und einige neutrale Oligosaccharidseitenketten sind mit dem Proteinzentralfilament verbunden. Im Gegensatz zu Knorpelproteoglykanen ist dieses wie auch die anderen Proteoglykane der Haut jedoch nicht in der Lage, höhermolekulare Aggregate mit Hyaluronsäure zu bilden. Auffällige Eigenschaften weist ein Proteodermatansulfat der Schweinehaut auf. Es hat ein Molekulargewicht von lediglich 70000, enthält nur eine Dermatansulfatseitenkette von einem Molekulargewicht von 25000 und mehrere Oligosaccharidseitenketten [2]. Unveröffentlichte Untersuchungen legen nahe, daß das Proteodermatansulfat menschlicher Haut aus zwei verschiedenen, genetisch determinierten Komponenten besteht. Zwei Proteinzentralfilamente mit einem Molekulargewicht von 49000 bzw. 46000 wurden nachgewiesen. Von großer funktioneller Bedeutung sind Heparansulfatproteine, die mit der Zellmembran assoziiert sind und daher im Falle der Epidermis überwiegen [3]. Eines der beiden Heparansulfatproteine stellt einen integralen Membranbaustein der [4] und ist auf noch nicht genauer bekannte Weise bei der Kontrolle der Zellproliferation und der Zellmobilität beteiligt.

Extrazellulär vorliegende Proteoglykane, insbesondere Dermatansulfatproteine, sind an der Ordnung von Kollagenfibrillen beteiligt [5]. Sie können ferner eine Permeabilitätskontrolle und Ionenaustauschfunktion ausüben. Schließlich sind Hyaluronat für die Wasseraufnahme und Proteoglykane für die Wasserretention vor allem verantwortlich.

Seit längerer Zeit ist bekannt, daß die Proteoglykankonzentration der Haut im Alter abnimmt [6]. Innerhalb der ersten Lebensjahre vermindert sich der Gesamt-Glykosaminoglykangehalt der Dermis um fast die Hälfte. Im weiteren Leben tritt nur eine langsamere Abnahme ein, bis im Greisenalter erneut ein steiler Abfall der Proteoglykankonzentration zu beobachten ist. Die Ursachen dieser altersbedingten Konzentrationsabnahme sind in einer verminderten Synthese von Hyaluronat und Proteoglykanen zu suchen. Einbaustudien mit $[^3H]$-Glukosamin und $[^{35}S]$-Sulfat an in Organkultur gehaltener Rattenhaut zeigten, daß mit steigendem Alter die radioaktiven Stoffwechselstufen vermindert zur Synthese von Glykosaminoglykanen genutzt werden (Abb. 1).

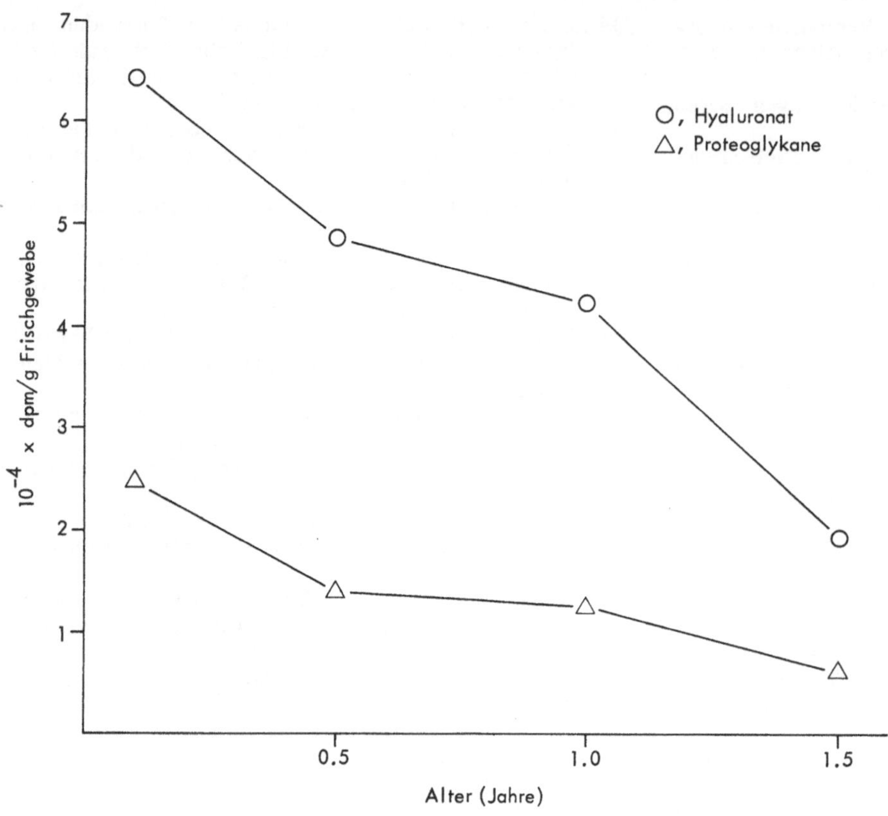

Abb. 1. Einbau von [6-3H]-Glukosamin und (35S)-Sulfat in Hyaluronat und Proteoglykane der Rattenhaut unter Organkulturbedingungen

Am intakten Organ sind Stoffwechselveränderungen der Proteoglykane nur begrenzt studierbar, da, wie schon aufgeführt, den Proteoglykanen eine unterschiedliche topographische Lokalisation zukommt und sie entsprechend ihrer Lokalisation einen unterschiedlichen Stoffumsatz besitzen. Membran-assoziierte Proteoglykane werden relativ rasch metabolisiert, da sie a priori leicht durch Pinocytose in das lysosomale Kompartiment gelangen können, wo ein kompletter Abbau zu Monosacchariden und Aminsäuren möglich ist. Extrazelluläre Proteoglykane müssen erst in Kontakt mit der Zellmembran treten, bevor eine adsorptive Pinocytose möglich ist. Verschiedene Proteoglykantypen werden in unterschiedlichem Ausmaß internalisiert. Kultivierte Fibroblasten eignen sich als Modellsystem, um das Stoffwechselverhalten von Proteoglykanen in verschiedenen topographischen Kompartimenten studieren zu können.

Werden kultivierte Hautfibroblasten nach unterschiedlichen Passagezahlen auf ihre Fähigkeit zur Sekretion neusynthetisierter Proteoglykane und zur Abgabe von Hyaluronat untersucht, bestätigt sich der Befund, daß mit zunehmendem „in-vitro-Alter" eine geringere Menge dieser Makromoleküle produziert wird. Besonders auffällig sind die Unterschiede bei seneszenten Fibroblasten [7–9]. Im Fall der Proteoglykane ist diese Abnahme der Syntheseleistung nicht als eine verminderte Kapazität zur Synthese von Glykosaminoglykanketten oder zur Sulfatierung dieser Ketten zurückzuführen. Diesen Schluß legen zwei Beobachtungen nahe: die Abnahme der Syntheserate wird erst nach Erreichen der Konfluenz und nicht in präkonfluenten Kulturen beobachtet. Nach exogener Zufuhr von Xylosiden, die als Akzeptoren für die Synthese von Glykosaminoglykanketten ohne Proteinzentralfilament dienen, läßt sich eine normale Stimulierbarkeit der Kohlenhydratkettensynthese feststellen. Eine verminderte Sekretion von Proteoglykanen in den Extrazellulärraum ließe sich bei normaler Syntheserate dann erklären, wenn vermehrt neusynthetisierte Proteoglykane direkt vom Golgi-Apparat zum lysosomalen Kompartiment transferiert würden und dort einem enzymatischen Abbau unterlägen. Zwar ist die Geschwindigkeit der Proteoglykansekretion in alternden Fibroblasten herabgesetzt, doch ist die intrazelluläre Akkumulation nicht signifikant erhöht. Daraus muß geschlossen werden, daß der geschwindigkeitsbestimmende Schritt bei der Proteoglykansynthese die Produktion des Proteinzentralfilaments darstellt. Dessen altersabhängige Synthese ist allerdings noch nicht untersucht worden, doch liegt es nahe anzunehmen, daß die Abnahme der Proteoglykanproduktion auf einer verminderten Synthese der Proteinzentralfilamente beruht.

Im Gegensatz zu Hyaluronat, Chondroitinsulfat und Dermatansulfat nimmt die Synthese von Heparansulfat im Alter zu. Diese Beobachtung steht im Einklang mit Befunden, nach denen prämitotisch der Heparansulfatgehalt der Zellmembran vermindert wird und nach denen transformierte Zellen weniger Membran-assoziiertes Heparansulfat als nichttransformierte Zellen besitzen [10]. Die Ursache dieses Phänomens ist allerdings nicht geklärt.

Ein wichtiger Aspekt der Dynamik des Proteoglykanstoffwechsels, das Ausmaß der adsorptiven Endocytose extrazellulärer Proteoglykane, ist bis jetzt noch nicht in Abhängigkeit vom Alter untersucht worden. Es erscheint denkbar, daß im Alter die Fähigkeit zur Endocytose abnimmt, wie auch die Geschwindigkeit der Sekretion im Alter zurückgeht. Vorstellbar ist auch, daß extrazelluläre Proteoglykane proteolytische Veränderungen erfahren, die eine verminderte Pinocytierbarkeit zur Folge haben. Proteoglykane werden durch noch nicht näher bekannte Bezirke innerhalb des Proteinzentralfilaments von Membranrezeptoren erkannt und nachfolgend endocytiert. Solche hypothetischen Veränderungen würden zu einem verlangsamten turnover der Proteoglykane führen und damit eine gewisse Kompensation der verminderten Proteoglykansynthese darstellen. Eine Verminderung der

Kapazität lysosomaler Enzyme zum Proteoglykanabbau konnte in Fibroblasten in den letzten Stadien der Seneszenz festgestellt werden und dürfte nur eine geringe biologische Bedeutung besitzen.

Zusammenfassend läßt sich sagen, daß die Untersuchungen über altersabhängige Veränderungen im Proteoglykanstoffwechsel der Haut sich in phänomenologischer Beschreibung erschöpft. Im Vergleich zu anderen Veränderungen sind die festgestellten quantitativen Veränderungen im Proteoglykanstoffwechsel eher gering und dürften sekundäre Phänomene darstellen. Ein wesentlicher Beitrag zur Theorie des Alterns ist daher beim Studium des Proteoglykanstoffwechsels der Haut nicht zu erwarten.

Literatur

1. Damle SP, Kieras FJ, Tzeng W-K, Gregory JD (1979) Isolation und characterization of proteochondroitin sulfate from pig skin. J Biol Chem 254:1614–1620
2. Damle SP, Cöster L, Gregory JD (1982) Proteodermatan sulfate isolated from pig skin. J Biol 257:5523–5527
3. King IA (1982) Characterization of epidermal glycosaminoglycans synthesized in organ culture. Biochim Biophys Acta 674:87–95
4. Kjellen L, Pettersson I, Höök M (1981) Cell-surface heparan sulfate: an intercalated membrane proteoglycan. Proc Natl Acad Sci USA 78:5371–5375
5. Scott JE (1980) Collagen-proteoglycan interactions. Localization of proteoglycans in tendon by electron microscopy. Biochem J 187:887–891
6. Fleischmajer R, Perlish JS, Baskey RJ (1972) Human dermal glycosaminoglycans and aging. Biochim Biophys Acta 279:265–275
7. Matuoka K, Mitsui Y (1981) Changes in cell-surface glycosaminoglycans in human diploid fibroblasts during in vitro aging. Mech Ageing Dev 15:153–163
8. Sluke G, Schachtschabel DO, Wever J (1981) Age-related changes in the distribution pattern of glycosaminoglycans synthesized by cultured human diploid fibroblasts. Mech Ageing Dev 16:19–27
9. Vogel KG, Kendall VF, Sapien RE (1981) Glycosaminoglycan synthesis and composition in human fibroblasts during in vitro cellular aging (IMR-90). J Cell Physiol 107:271–281
10. Roblin R, Albert SO, Gelb NA, Black PH (1975) Cell surface changes correlated with density-dependent growth inhibition. Glycosaminoglycan metabolism in 3T3, SV3T3, and Con A selected revertant cells. Biochemistry 14:347–357

Prof. Dr. H. Kresse
Prof. Dr. E. Buddecke
Physiol.-Chem. Institut
d. Univ. Münster
Waldeyerstr. 15
D-4400 Münster

Ultrastruktur der Altershaut

D. Tsambaos und C.E. Orfanos, Berlin

In einer Zeit steigender Lebenserwartung ist unser Wissen über die Alterungsprozesse der Haut noch sehr unvollkommen.

In den letzten Jahren haben wir uns mit der elektronenmikroskopischen Untersuchung der Altershaut befaßt. Unsere besondere Aufmerksamkeit galt der nicht lichtexponierten Altershaut mit ihren rein senilen Veränderungen, die bislang wenig beachtet wurden. Ziel unserer Untersuchungen war zum einen die aktinischen von den rein senilen Veränderungen morphologisch abzugrenzen und zum anderen ihre topographische Verteilung innerhalb der Altershaut zu erfassen.

Abgesehen von einer Atrophie mit Abflachung der dermoepidermalen Grenze wies die nicht lichtexponierte Epidermis keine wesentlichen ultrastrukturellen Veränderungen auf.

An der lichtexponierten Epidermis hingegen fand sich zusätzlich eine auffällige Variabilität in Größe und Form der Keratinozyten sowie eine Kondensierung des Kernes und des Zytoplasmas mit Verdichtung der Tonofilamente, die im Sinne einer beginnenden Dyskeratose zu deuten ist. Außerdem war an der lichtexponierten Epidermis eine fibrilläre Umwandlung einiger Keratinozyten zu beobachten, die außer Tonofibrillen keine der übrigen für die Verhornung notwendigen Elemente aufwiesen. Diese fibrillär umgewandelten Keratinozyten werden offenbar im Rahmen eines apoptotischen Prozesses aus der lebenden Epidermis durch die Basallamina nach unten eliminiert und sind als fibrilläre bzw. als Civatte-Körper subepidermal anzutreffen.

Die epidermalen Melanozyten der lichtexponierten Altershaut zeigten an einigen Stellen eine Steigerung der zytoplasmatischen Aktivität mit vermehrtem Auftreten von Melanosomen und Zytofilamenten (mit einem Durchmesser um die 100 Å) und an anderen Stellen eine ausgeprägte Vakuolisierung. Elektronenmikroskopisch hatten wir den Eindruck, daß die Zahl der Melanozyten in der Altersepidermis gering war. Tatsächlich, wie wir lichtmikroskopisch nachweisen konnten, zeigt die Zahl der DOPA-positiven Melanozyten in der Altersepidermis eine massive Abnahme (im Vergleich zu der jugendlichen Haut). Diese Abnahme ist in der nicht lichtexponierten Epidermis besonders stark ausgeprägt.

Die Gefäße der nicht lichtexponierten Altershaut wiesen eine deutliche Verdünnung der Wände bzw. der Basallamina auf, während das Endothel in den meisten Fällen unverändert blieb. An der lichtexponierten Altershaut konnte eine topographische Abhängigkeit der Gefäßveränderungen nachgewiesen werden. Im Bereich des Stratum papillare und des oberen Stratum reticulare fand sich eine massive Verdickung der Gefäßwände. Die Gefäße dieser Region, insbesondere die Venolen, waren von einem breiten Band umgeben, das aus multiplen konzentrisch angeordneten Lamellen und dazwischen liegenden Fibrillen bestand. Einige Arteriolen zeigten elastotische Transformation des elastischen Wandmaterials. Alle anderen tiefer gelegenen Gefäße der lichtexponierten Haut wiesen Veränderungen auf, die identisch mit denen der nicht lichtexponierten waren.

Das Kollagen der nicht lichtexponierten Altershaut zeigte eine Aufsplitterung und eine unregelmäßige Verdünnung der Fibrillen. Diese Veränderungen waren jedoch ausschließlich bei über 80jährigen Patienten anzutreffen. An der lichtexponierten Haut wies das Kollagen Veränderungen auf, die je nach Lage im Corium unterschiedlich ausgeprägt waren. Subepidermal fand sich eine schmale Zone mit dicht gepackten Kollagenfibrillen, die meistens parallel zur Epidermisoberfläche ausgerichtet waren und möglicherweise das elektronenmikroskopische Korrelat einer UV-Licht-induzierten Fibrose bzw. einer Photosklerose darstellten. Im Stratum papillare und oberen Stratum reticulare war eine Aufquellung, eine blumenartige Desintegration der Kollagenfibrillen sowie ein feinstfibrilläres Material anzutreffen. Stellenweise fand sich eine Verminderung des Kontrastes und ein Verlust der Querstreifung der Fibrillen. Im mittleren und unteren Stratum reticulare waren die Kollagenveränderungen identisch mit denen der nicht lichtexponierten Altershaut.

In der nicht lichtexponierten Altershaut zeigten die elastischen Fasern einheitliche und von der Lage im Corium unabhängige Veränderungen wie: Auftreten von polyzystischen Räumen, Auflockerung der Matrix, geringgradi-

ge Verminderung der Mikrofibrillen sowie eine geringe Zunahme der elektronendichten Zonen. An der lichtexponierten Altershaut wiesen die elastischen Fasern erhebliche Veränderungen auf, die je nach Lage im Corium unterschiedlich ausgeprägt waren. Es fand sich eine Zunahme der Zahl und der Dicke der Fasern, eine massive Desintegration, eine Abnahme der Mikrofibrillen sowie eine Zunahme der elektronendichten Zonen. Weiterhin konnte eine progrediente Umwandlung der amorphen Matrix in ein feingranuläres Material nachgewiesen werden. Alle tiefer gelegenen elastischen Fasern wiesen Veränderungen auf, die identisch mit denen der nicht lichtexponierten Haut waren.

Unsere Befunde weisen darauf hin, daß im ultrastrukturellen Bereich die Manifestation der Alterungsphänomene in der Haut, insbesondere in der Epidermis, geringgradig ist. Die Einwirkung des Lichtes führt jedoch zu einer massiven Intensivierung der Alterungsprozesse und Ausbildung erheblicher Alterationen.

Dr. D. Tsambaos
Prof. Dr. C. E. Orfanos
Univ.-Hautklinik u. Poliklinik
Klinikum Steglitz d. FU Berlin
Hindenburgdamm 30
D-1000 Berlin 45

Stimulation der Repair-Synthese gegen bleibende DNA-Schäden

W. Born, A. L. Born und M. Kludas, Freiburg und Berlin

Einleitung und Problemstellung

Die Leistungskraft des natürlichen körpereigenen Reparatursystems zur Beseitigung alltäglich entstehender Schäden am genetischen Zellmaterial ist Schwankungen unterworfen und dabei individuell unterschiedlich begrenzt. Wann immer die aktuelle Repair-Kapazität gerade überfordert wird, nehmen irreversible Alterungsvorgänge zwangsläufig zu. Die ungeschützte Haut des Menschen erscheint hierdurch in einem besonders hohen Maße gefährdet, weil sie nicht nur zusammen mit den übrigen Organen des Körpers von innerlich aufgenommenen Schadstoffen belastet wird, sondern darüber hinaus auch den sie direkt treffenden Umwelteinwirkungen ausgesetzt ist.

Dabei sind Altersveränderungen an den Molekülen des Bindegewebes zu einem Teil erst sekundärer Natur als Folge von primären DNA-Schäden, und sie entstehen dann auf dem Wege der Übertragung fehlerhafter Informationen von chemisch veränderter DNA über entsprechend falsch kodierte RNA bis hin zur Eiweiß-Fehlsynthese. So führen unreparierte DNA-Schäden in teilungsfähig bleibenden Bindegewebezellen zu schadhaftem Bindegewebe, als eine der möglichen Formen von bindegewebigen Alterungsprozessen, ebenso wie DNA-Schäden an überlebenden Basalzellen degenerativ veränderte Eiweißmoleküle in der gesamten Epidermis zur Folge haben.

Auf derartige Zusammenhänge ist in den vergangenen

Jahren wiederholt hingewiesen worden, so 1974 von Stüttgen u. Schaefer [7], wonach die Funktionseinschränkung des Dark-Repair-Mechanismus eine besondere Rolle beim Zustandekommen der epidermalen Altersveränderungen spielt. Jung (1977) zufolge [4] ist eine immer wiederkehrende Überforderung der zellulären Reparatur Ursache von chronischen Lichtschäden der Haut, deren individuelle Belastbarkeit von Swanbeck (1979) als determiniert durch die Aktivität der zellulären Exzisionsreparatur angesehen wird [8].

Es stellt sich die Frage, ob und wie einem solchen, im Einzelfalle folgenschweren Defizit über allgemeine Schutz- und Vorsorgemaßnahmen hinaus entgegengewirkt werden kann. Insbesondere der strahlentherapeutisch tätige Dermatologe ist auf ausreichende individuelle DNA-Reparaturleistungen in der Haut des Kranken angewiesen, damit sein Wirken auf lange Sicht nicht Schäden zumindest im Sinne einer vorzeitigen Hautalterung mit allen ihren Folgen verursacht, welche dann womöglich in keinem vernünftigen Verhältnis mehr zu dem Nutzen der jeweiligen Behandlungsmaßnahmen stehen würden.

Zu diesem Problem sind in Wien schon 1973 anläßlich eines internationalen Symposiums über DNA-Reparaturvorgänge Ansätze für eine mögliche Substitution aufgrund experimenteller Untersuchungen an Zellkulturen aufgezeigt worden. Es wurde damals über erste Beobachtungen berichtet, wonach die hohe natürliche Reparaturleistungsfähigkeit junger Zellen übertragen werden konnte auf Zellen mit einer erheblich eingeschränkten Reparaturkapazität. In der Folgezeit ließ sich anhand von Tierversuchen mit Bindegewebezellen in vitro und in vivo zeigen, daß das zugrundeliegende Prinzip offenbar auch beim Aufbringen von Zellfragmenten aus solchen Kulturen auf die Haut wirksam wird [6]. Hieraus ergab sich die Herstellung von Salben mit solchem Zellmaterial als Wirkstoff in einer für das Einschleusen dieser komplexen Substanz in die Haut günstigen Grundlage [9], wie sie unter der Bezeichnung „Repair-Creme" bereits weithin bekannt und in Gebrauch gekommen sind.

Ziel der eigenen Untersuchungen war daher die Frage, ob sich in der Haut des Menschen unter dem Einfluß einer solchen Repair-Creme tatsächlich über das spontane individuelle Höchstmaß hinaus vermehrt DNA-Reparatursynthesen feststellen lassen.

Material und Methode

Als Untersuchungstechnik wurde die Tritium-Thymidin-Histoautoradiographie gewählt, welche Repairsynthesen am Ort ihres Ablaufs in der Zelle markiert. 15 Minuten nach einer zweitägigen Vorbehandlung der gesunden Rückenhaut von 7 Erwachsenen im Alter von 30 bis 76 Jahren mit jeweils 0,05 ml einer allgemein leicht erhältlichen CLR-Repair-Creme mit 10% Wirkstoffkomplex aus inaktivierten Kulturen der Gattung Bifido-Bacterium als O/W-Emulsion unter Testpflaster (Finn Chamber) erfolgte die experimentelle DNA-Schädigung durch das erythemwirksame ungefilterte Ultraviolettlicht einer Xenon-Hochdruck-Quarzlampe (Osram XBO 150 W) für die Dauer von 60 Sekunden bei 19 cm Abstand von der Lichtquelle und Fokussierung mittels Quarzlinse auf 2 m, entsprechend einer Dosis um 8 MED, welche die nach Howard-Flanders [3] maximal mögliche Reparaturantwort auslöst (Abb. 1, *Feld A*).

Ebenso bestrahlt wurde ein Kontrollfeld B mit Placebo-Creme und ein ohne Cremebehandlung gebliebenes Kontrollfeld C. Zum weiteren Vergleich diente unbestrahlte Haut, aus Feld D auch ohne jegliche Cremebehandlung, aus Feld E nach zweitägiger Testbehandlung mit Repaircreme wie in A. Sofort im Anschluß an die Bestrahlungen wurden Stanzzylinder von 2 mm Durchmesser aus allen Feldern entnommen und eine Stunde lang bei 36 °C mit 5 uCi/ml Tritium-Thymidin einer spezifischen Aktivität von 25 Ci/mMol inkubiert.

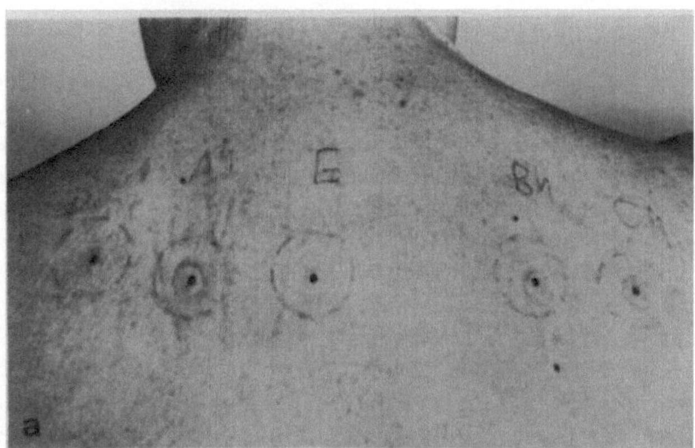

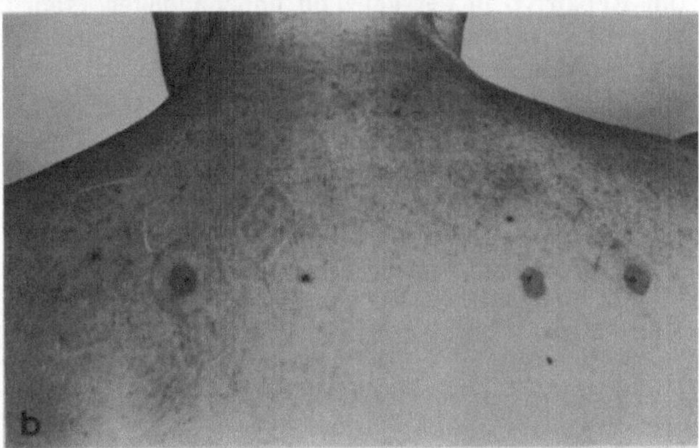

Abb. 1, a, b. 5 Testfelder A, B, C, D und E in gesunder Rückenhaut a sofort nach erythemwirksamer Ultraviolettlicht-Bestrahlung in *A*, *B* und *C* mit unmittelbar anschließender Entnahme von Hautproben als Stanzzylinder von 2 mm ∅ aus allen 5 Testfeldern sowie b 48 Stunden später mit den scharf begrenzten Erythemen in *A*, *B* und *C* entsprechend einer Bestrahlungsfeldgröße von 1 cm ∅. Repaircreme-Behandlungen erfolgten in *A* und *E*. Völlig unbehandelt blieb die Haut im Kontrollfeld *D*

Nach histologischer und autoradiographischer Aufbereitung des Materials wurden in der entwickelten Filmschicht über jeder einzelnen Epidermiszelle die den Repairvorgang markierender Silberkörner unter dem Mikroskop gezählt. Zusätzlich erfolgte eine Hautempfindlichkeitsprüfung mit Repair-Creme und Kontroll-Creme im Epicutantest an 104 gesunden Probanden.

Tabelle 1. DNA-Repair-Synthese im Autoradiogramm gesunder Rückenhaut. Tritium-Thymidin-Einbau als Maß der DNA-Reparatur im Anschluß an eine stark erythemwirksame Ultraviolettlicht-Bestrahlung in *A* nach 2tägiger Vorbehandlung mit Repair-Creme, in *B* nach 2tägiger Vorbehandlung mit Placebo-Creme und in *C* ohne Vorbehandlung. Unbestrahlte Haut ohne Vorbehandlung in *D*

Proband Geschlecht Alter (J)	Anzahl markierender Silberkörner je 100 Epidermiszellen							
	A Repair-Creme Versuch	*B* Placebo-Creme Kontrolle	Differenz *A−B* [a]	*C* ohne Creme Kontrolle	Differenz *A−C* [a]	Faktor *A:B* [a]	Faktor *A:C* [a]	*D* ohne Creme ohne UV
1 m 30	1618	1128	490	1063	555	1,43	1,52	123
2 f 39	1250	969	281	942	308	1,29	1,33	42
3 m 40	1287	923	364	989	298	1,39	1,30	37
4 m 44	1264	866	398	835	429	1,46	1,51	118
5 f 45	1957	1300	657	1356	601	1,51	1,44	128
6 m 69	1190	977	213	941	249	1,22	1,26	25
7 f 76	1578	1214	364	1212	366	1,30	1,30	117
Σ	10144	7377	2767	7338	2806	9,60	9,66	590
μ	1449	1053	395	1048	401	1,37	1,38	84

[a] t-Test 2 p > 0,001

Ergebnisse

Die geringste unter dem Einfluß von Repair-Creme über den spontan erreichten Wert der UV-Kontrollen B und C hinaus gefundene Steigerung der Repair-Zeichen in den Epidermis-Autoradiogrammen A machte bis in die Tiefe der Basalzellschicht hinein 22 % aus bei einer durchschnittlichen Anhebung um 37 %, wobei sich kein Unterschied in der Repairantwort auf den UV-Insult zwischen Placebo-Haut B und ganz ohne Cremebehandlung gebliebener Haut C zeigte. Das Ergebnis ist mit < 0,1 % Irrtumswahrscheinlichkeit im t-Test hochsignifikant (Tabelle 1). Erwartungsgemäß fanden sich ohne die experimentelle UV-Schädigung nur sehr wenig Markierungen vom Repairtyp in der gänzlich unbehandelten Haut D wie auch in der allein mit Repair-Creme behandelten Haut E (Abb. 2).

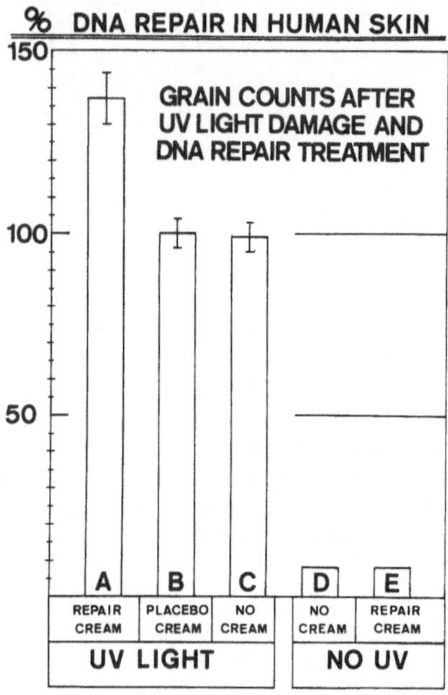

Abb. 2. Autoradiographisch nachgewiesene Vermehrung des Tritium-Thymidin-Einbaus nach 2tägiger Einwirkung von Repair-Creme *A* auf 137 % (gegenüber *B* Placebo-Creme = 100 % und *C* Leerkontrolle 99 %) als Ausdruck entsprechend gesteigerter DNA-Reparaturvorgänge in den Epidermiszellen gesunder Rückenhaut ($n = 7$) sofort nach Bestrahlung mit einer UV-Lichtdosis (*A, B, C*), welche die individuell maximal mögliche spontane DNA-Reparaturleistung herausfordert (in *A* gleichermaßen wie in der mit Placebocreme *B* behandelten und in der nicht mit Creme behandelten Haut *C*). Ohne einen aktuell gegebenen Bedarf an erhöhten Repairleistungen zur Behebung von DNA-Schäden (*D, E*) verursacht die verwendete Repair-Creme (*E*) allein keine Steigerung des Tritium-Thymidin-Einbaus im Vergleich mit gänzlich unbehandelter Haut *D* (Spontanwerte jeweils bei 8 % der UV-Kontrollen)

Innerhalb von 7 Stunden wie auch nach 24 und 48 Stunden waren im Bereich der UV-Bestrahlungsfelder (A, B, C) scharf begrenzte und gleichstark ausgeprägte Erytheme zu erkennen (Abb. 1b), welche an den Folgetagen innerhalb einer Woche gleichmäßig abklangen bei fortschreitender Abheilung der Stanzläsionen in A, B, C, D und E. Hierüber hinausgehende Veränderungen wie etwa auffällige Pigmentierungen in einzelnen Testbezirken oder etwaige Rötungen in unbestrahlt gebliebenen Arealen traten nicht auf. Es waren ferner keine allergischen Hautreaktionen auf die Wirkstoffkomponente der verwendeten Creme festzustellen.

Im Verlauf einer mehrmonatigen weiteren Nachbeobachtungszeit ließen sich die Stellen der Gewebeentnahme zumeist nicht mehr von der umgebenden Haut unterscheiden und somit in der Folgezeit kaum noch eindeutig identifizieren.

Diskussion

Mit den vorliegenden Versuchsergebnissen wird erstmals gezeigt, daß sich die individuelle Fähigkeit zur Behebung akuter DNA-Schäden in der Haut des Menschen über das reparative Spontanverhalten hinaus steigern läßt und daß dies durch ein äußerliches Auftragen bestimmter Cremezubereitungen herbeigeführt werden kann.

Da die in den kernhaltigen Zellen der gesamten Epidermis nachgewiesene Steigerung der Repair-Synthese bis in die Tiefe der Basalzone reicht, wirkt sich ihr Einfluß auch auf die teilungsfähigen Zellen des Stratum germinativum aus. Dabei kann anhand des Markierungscharakters sehr gut von Zellkern zu Zellkern entschieden werden, ob und wo vereinzelt normale programmierte DNA-Synthesen ablaufen [1]. Diese blieben bei der hier vorgenommenen Kornzählung unberücksichtigt, gehen also nicht als etwaige Fehlerkomponente in die Versuchsergebnisse mit ein.

Andererseits führt selbst eine mit 48 Stunden unter Okklusivbedingungen sehr intensive Einwirkung von 10 % Repair-Creme CLR – ganz anders als die parallel mitgetestete alleinige UV-Belichtung der Haut – nicht zur Auslösung von vermehrten Repair-Vorgängen. Auch eine vielleicht denkbare, aus dem Zusammenwirken von Repair-Creme CLR und UV-Licht in der verwendeten sonnenähnlichen Spektralverteilung etwa resultierende zusätzliche Mobilisierung natürlicher Reparaturkapazitäten kann nicht zur andersartigen Erklärung der Befunde mit herangezogen werden, weil der experimentell gesetzte UV-Insult intensiv genug zur Auslösung der maximal möglichen Reparatur-Antwort angelegt wurde [5]. Darüber hinaus waren weder Zeichen photochemotoxischer noch photochemoallergischer Reaktionen auf die zeitlich zusammenhängende Einwirkung beider Komponenten hin zu beobachten.

So ergibt sich insgesamt die Feststellung, daß die Repair-Creme CLR eine augenscheinlich sehr gut hautverträgliche Substanz ist, welche die limitierte individuelle DNA-Reparaturfähigkeit erheblich zu steigern vermag [2].

Zusammenfassung

Die Leistungskraft des natürlichen körpereigenen Reparatursystems zur Beseitigung alltäglich entstehender Schäden am genetischen Zellmaterial ist individuell unterschiedlich begrenzt. Wenn die aktuelle Repair-Kapazität überfordert wird, nehmen Alterungsvorgänge der Haut zu.

Hinweise auf eine Möglichkeit, die DNA-Reparatursynthese in strahlenbelasteter Haut durch äußerlich zugeführte Wirkstoffe merklich zu steigern, stammen bislang nur aus Tierversuchen. Eigene Untersuchungen hatten das Ziel, mit entsprechender Prüfsubstanz eine wirkstoffbedingte Vermehrung von DNA-Reparaturvorgängen in der Haut des Menschen nach Einwirkung von Ultraviolettlicht nachzuweisen. Geprüft wurde das Ausmaß einer experimentell induzierten DNA-Reparatursynthese anhand der Einbaurate von Tritium-Thymidin in die Epidermiszellkerne gesunder Rückenhaut von 7 Probanden nach 48stündiger Vorbehandlung mit wirkstoffhaltiger Creme CLR und im Anschluß an Testbestrahlungen mit dem sonnenähnlichen UV-Licht einer Xenon-Hochdrucklampe. Die Reparatursynthese wurde durch den histoautoradiographischen Nachweis des Einbaus radioaktiver DNA-Vorläufersubstanz in die Epidermiszellkerne festgestellt, ihr Umfang durch Zählung der im Emulsionsfilm über den Zellkernen gebildeten Silberkörner quantifiziert.

Die Autoradiographiebefunde zeigten erwartungsgemäß eine starke individuelle DNA-Repair-Aktivität in sämtlichen Inkubationsproben menschlicher Haut sofort nach standardisierter sonnenlichtähnlicher UV-Belastung (A, B, C). Durch Vorbehandlung der Hauttestareale mit Repair-Creme CLR unter Okklusiv-Bedingungen ließ sich eine Steigerung der Einbaurate des DNA-Vorläufers Thymidin aus dem Inkubationsmedium in die Zellkerne der Epidermis um 37 % nachweisen. Daraus kann eine durch die Behandlung der Haut mit dem Versuchspräparat entsprechend gesteigerte Reparaturkapazität in den UV-geschädigten Zellverbänden gefolgert werden.

Die nachgewiesene Steigerung der DNA-Reparatursynthese reicht unvermindert bis in die tiefsten Schichten der Epidermis, also bis in den Bereich der basalen Keimzellen. Mit dem Versuchsergebnis wird eine erhebliche Steigerung der Reparaturkapazität UV-geschädigter Haut unter dem Einfluß der Prüfsubstanz dokumentiert.

Hieraus ist auf eine Behebung auch solcher Schäden an der DNA zu schließen, welche allein mit der körpereigenen Repairkapazität nicht hätten bewältigt werden können.

Demgegenüber induziert 48stündige Einwirkung von 10 % Repair-Creme CLR selbst unter Okklusivbedingungen bei autoradiographischer Darstellung des Tritium-Thymidin-Einbaus in die Epidermiszellen gesunder Versuchspersonen keine im Vergleich mit völlig unbehandelter Haut (D, E) etwa gesteigerte DNA-Repair-Synthese. Die Repair-Creme allein löst also in der gewählten Versuchsanordnung weder körpereigene Repairvorgänge aus noch täuscht sie solche vor. Ihre im Experiment festgestellte Fähigkeit, den am Tritium-Thymidin-Einbau erkennbaren Umfang der unprogrammierten DNA-Repair-Synthesen nach UV-Schädigung der Haut wesentlich zu steigern, zeigt demnach eine durch den Wirkstoff vermittelte besondere DNA-Repairleistung an, welche entsprechend weit über das individuell gegebene Höchstmaß an körpereigenem Reparaturvermögen hinausgeht und erst in Abhängigkeit vom aktuellen Bedarf wirksam wird.

Die Untersuchungsbefunde ließen weder etwaige lichtsensibilisierende Eigenschaften der Repair-Creme CLR erkennen noch ergab eine Epicutantestung an 104 Probanden unter Standard-Bedingungen Hinweise auf mögliche Unverträglichkeitsreaktionen.

Mit den vorliegenden Untersuchungsergebnissen konnte erstmals die aufgrund von Befunden an Zellkulturen und in Tierversuchen zu erwartende Steigerung der individuellen DNA-Repair-Leistungsfähigkeit auch in der Haut des Menschen sowie im bisher nicht untersuchten Zellverband der Epidermis nachgewiesen werden.

Literatur

1. Born W (1970) Zur Wirkung von Ultraviolettlicht auf die DNS-Synthese in der Epidermis. Arch klin exp Dermatol 237:466–471
2. Born W, Born AL, Kludas M (1982) DNA repair treatment of human skin after UV light damage. XVI. Congressus Internationalis Dermatologiae Tokyo, May 23–28. Abstracts. University of Tokyo Press, Japan, pp 154 and 225–226
3. Howard-Flanders P (1981) Inducible repair of DNA. Sci Am 245:56–64
4. Jung EG (1977) Die chronischen Lichtschäden der Haut. Ärztl. Kosmet 7:97–101
5. Jung EG, Bay F (1969) Untersuchungen über „Dark repair"-Mechanismen menschlicher Epidermis. Arch klin exp Dermatol 235:308–318
6. Niedermüller H (1980) Ein neuer Wirkstoff und seine Testergebnisse. Riechst Aromen Kosmet 30:345–347
7. Stüttgen G, Schaefer H (1974) Funktionelle Dermatologie. Haut und Alter. Springer, Berlin Heidelberg New York, S 312–317
8. Swanbeck G (1979) Altersveränderungen der Epidermis. Aktuel Dermatol 5:89–92
9. Wottawa A (1980) Der neue Wirkstoff und seine Testergebnisse. Riechst Aromen Kosmet 30:347–348

Prof. Dr. W. Born
Univ.-Hautklinik
Hauptstr. 7, D-7800 Freiburg

Einfluß von Reifung und Alterung auf die mechanischen Eigenschaften der Haut

H.G. Vogel, Frankfurt

Die im folgenden berichteten Untersuchungen des Einflusses von Reifung und Alterung auf die mechanischen Eigenschaften der Haut beziehen sich hauptsächlich auf tierexperimentelle Untersuchungen, wobei außer biomechanischen auch biochemische Parameter untersucht wurden. Zusätzlich kann über neuere Untersuchungen von menschlicher Haut aus Autopsie-Material referiert werden.

Material und Methoden

Es wurden Kraft-Dehnungskurven registriert, die mit einem nach oben konkaven Teil beginnen, dann in ein nahezu lineares Stück übergehen und schließlich vor dem Reißen abbiegen. Aus diesen Kraftdehnungskurven kann man die Dehnung beim Abriß, die zum Abriß notwendige Kraft und durch Division durch die Querschnittsfläche die Reißfestigkeit bzw. aus dem geraden Teil der Kurve den Elastizitätsmodul berechnen. Weiterhin wurden das Hystereseverhalten, das Verhalten nach wiederholter Dehnung, das Relaxationsverhalten und das Kriechverhalten bei konstanter Belastung geprüft. Zusätzlich wurden die Bestandteile der Haut, das lösliche und unlösliche Kollagen, die Glykosaminoglykane und das Elastin untersucht.

Ergebnis

Die mechanischen Parameter von Rattenhaut zeigen eine charakteristische Abhängigkeit vom Alter. Während einer frühen Reifungsperiode nimmt die Hautdicke ab, steigt dann an bis zu einem Maximum von 12 Monaten an und nimmt danach geringfügig wieder ab. Die Dehnung bis zum Abriß steigt während der frühen und späten Reifungsperiode an, erreicht ein Maximum nach 4 Monaten und fällt danach deutlich ab. Für die Kraft beim Abriß, die Reißfestigkeit und den Elastizitätsmodul ist ein ähnliches Verhalten zu beobachten. Die Maxima dieser Parameter liegen jedoch im Alter von 12 Monaten.

Mit gleicher Methodik wurden menschliche Hautproben aus Autopsiematerial untersucht. Wir finden eine deutliche Zunahme der Hautdicke während der Reifungsperiode, ein Maximum bei 27 Jahren und anschließend einen deutlichen kontinuierlichen Abfall. Ähnliches gilt für die Reißkraft. Hier ist die Zunahme während der Reifungsperiode noch viel deutlicher. Das Maximum liegt bei etwa 22 Jahren, wonach ein Abfall zu verzeichnen ist.

Für die Reißfestigkeit, die ja ein abgeleiteter Parameter ist, also Reißkraft : Querschnittsfläche, ist ebenfalls ein Anstieg während der Reifung zu verzeichnen. Das Maximum liegt aber schon bei etwa 10 Jahren. Danach ist der Abfall langsam aber kontinuierlich. Für den Elastizitätsmodul gelten ähnliche Verhältnisse. Das Maximum ist hier bei etwa 15 Jahren gefunden worden. Im Gegensatz zu den vorhergehenden Parametern zeigt die Dehnung beim Abriß keinen so eindeutigen Anstieg während der Reifungsperiode. Es ist jedoch auch hier ein Maximum zu verzeichnen, das bei etwa 30 Jahren liegt.

Weitere Parameter sind in tierexperimentellen Untersuchungen geprüft worden. Die Haut von Ratten zeigt ein ausgesprochen anisotropes Verhalten, d.h. die Kraftdehnungskurven von Proben, die längs zur Körperachse ausgestanzt wurden, sehen anders aus als diejenigen, die quer zur Körperachse gewonnen wurden. Während die Kraft bis zum Abriß bei Ratten mittleren Alters etwa gleich ist, ist die Dehnung quer zur Körperachse wesentlich stärker. Soweit wir bis heute sehen können, ist diese Anisotropie an Ratten unterschiedlich von derjenigen an menschlicher Haut. Bekanntlich steht die Anisotropie der menschlichen Haut in enger Beziehung zu den Langerschen Linien, während sie bei Ratten durch das Vorhandensein eines Hautmuskels bedingt ist. In einer großen Versuchsserie wurde die Altersabhängigkeit der Rattenhaut quer und längs zur Körperachse untersucht. Wir mußten natürlich damit zwischen verschiedenen Tieren bzw. Tierkollektiven zu je 30 Ratten vergleichen. Ein Vergleich an demselben Tier war wegen der Größenverhältnisse nicht möglich. Durch entsprechende Randomisierung bestanden hinsichtlich Körpergewicht und Hautdicke bei keiner Altersstufe Unterschiede zwischen den Gruppen längs bzw. quer zur Körperachse. Die Hautdicke nimmt bei der Ratte in der frühen Reifungsperiode ab, durchläuft im Alter von 3 Wochen ein Minimum und er-

reicht im Alter von 12 Monaten ein Maximum. Die Kraft beim Abriß ist bei jungen Tieren längs zur Körperachse signifikant niedriger als quer zur Körperachse. Im späteren Lebensalter verschwinden diese Unterschiede bzw. sind nicht mehr signifikant. Wie bereits in früheren Untersuchungen kann man den steilen Anstieg während der Reifung, das Maximum im Alter von 4 bzw. 12 Monaten und die Abnahme im Senium feststellen. Die Reißfestigkeit zeigt ein ähnliches Verhalten, d.h. wieder ist bei jungen Tieren die Festigkeit längs geringer als quer zur Körperachse. Bei reifen und älteren Tieren verschwinden diese Unterschiede. Ähnliches gilt für den Elastizitätsmodul. Auch dieser ist bei jungen Tieren signifikant geringer längs zur Körperachse, während bei reifen Tieren sogar höhere Werte als quer zur Körperachse gemessen wurden. Am deutlichsten sind die Unterschiede bei der Dehnung beim Abriß. Quer zur Körperachse haben wir den bekannten Anstieg während der Reifung, das Maximum nach 4 Monaten und dann den altersabhängigen Abfall. Längs zur Körperachse sind die Veränderungen während der Reifung und Alterung sehr viel weniger ausgeprägt. Somit sind die Werte längs zur Körperachse bei jungen Tieren eindeutig höher, bei alten Tieren eindeutig niedriger als quer zur Körperachse. Wir müssen also aus diesen Untersuchungen schließen, daß unterschiedliche Strukturen in der Haut in ihrem Festigkeitsverhalten durch Reifung und Alterung unterschiedlich beeinflußt werden.

An Rattenhaut wurden auch biochemische Untersuchungen in größerem Ausmaß durchgeführt. Es wurden die löslichen Kollagenfraktionen, das unlösliche Kollagen sowie das Gesamtkollagen bestimmt und das Verhältnis unlösliches zu löslichem Kollagen berechnet. Die löslichen Fraktionen fallen während der Reifung sehr stark und auch noch während der Alterung geringfügig ab. Dagegen steigt das unlösliche Kollagen während der Reifung stark an, erreicht ein Maximum nach 4 Monaten und nimmt danach wieder ab. Ähnliches gilt für das Gesamtkollagen. Daraus folgt, daß das Verhältnis unlösliches zu löslichem Kollagen während der Reifung sehr stark, während der Alterung nur noch geringfügig ansteigt. Wir haben in diesen Versuchsserien parallel die Reißfestigkeit und den Gehalt an unlöslichem Kollagen bestimmt. Daraus ergibt sich, daß die Reißfestigkeit eng mit dem unlöslichen Kollagen korreliert bzw. mit der Quervernetzung des Kollagens kausal verknüpft ist. Im Gegensatz zum unlöslichen Kollagen steigt das Elastin nicht nur während der Reifungsperiode, sondern auch noch während der Alterungsperiode an. In vielen Untersuchungsreihen konnten wir nie eine Beziehung zwischen Elastingehalt und Elastizitätsmodul der Haut herstellen. Die Glykosaminoglykane der Haut wurden in mehreren Versuchsreihen entweder als Gesamtgehalt oder als Fraktionen bestimmt. Sie fallen während der Reifung deutlich ab und bleiben in der Alterungsperiode nahezu konstant. Dabei ist der Abfall im wesentlichen auf die Hyaluronsäure zurückzuführen.

Drei weitere Phänomene kann man zur Beurteilung der Plastizität der Haut heranziehen. Es handelt sich hier einmal um das Hysterese-Verhalten. Werden Hautproben gedehnt bis zu einer gewissen Dehnungsstufe und dann wieder entdehnt, so fällt die Spannung in stärkerem Maße ab, als sie anstieg, und es bildet sich eine Schleife zwischen den beiden Kurven. Die Fläche unter der Belastungskurve kann man als Maß der Energiezufuhr ansehen, die Fläche innerhalb der Hystereseschleife als Maß des Energieverlustes. Weiterhin kann man feststellen, daß die abfallende Kurve rascher die Null-Linie erreicht, als sie die aufsteigende Kurve verlassen hat. Diese

Strecke kann man als bleibende Dehnung bezeichnen. Das Hystereseverhalten wurde bei verschiedenen Dehnungsstufen von 10–70% Dehnung untersucht. Bei den mittleren Dehnungsstufen, d. h. zwischen 40% und 60%, sahen wir eine deutliche Abhängigkeit des Wertes der Energiezufuhr vom Alter mit einem Minimum bei 4 Wochen. Wenn man nun den Energieverlust berechnet, so zeigen die Kurven eine ähnliche Altersabhängigkeit. Somit ist es nicht verwunderlich, daß das Verhältnis dieser beiden Werte, nämlich zwischen Energieverlust und Energiezufuhr, keine signifikante Altersabhängigkeit, wohl aber eine Abhängigkeit vom Dehnungsgrad zeigt. Hier haben wir also einen Parameter vor uns, bei dem wir nicht, wie bei den übrigen Parametern, die Einflüsse von Reifung und Alterung messen können. Etwas anderes ist es bei der bleibenden Dehnung, die ein deutliches Minimum bei 2 Monaten für alle Dehnungsstufen aufweist.

Wenn man nun in ähnlicher Weise wie im Hysterese-Experiment die Proben zyklisch belastet, wobei man aber die Dehnung nicht steigert, sondern konstant hält, aber die Belastungszyklen bis zu 50mal durchläuft, so sieht man, daß die Spannungswerte am Ende der 40% Dehnung wiederum eine Abhängigkeit von Reifung und Alterung zeigen. Sie fallen nämlich in der Reifungsperiode ab und steigen besonders in der Alterung an. Die wiederholten Zyklen zeigen niedrigere Werte, und die Kurven sind etwa mit dem Logarithmus der Zyklenanzahl nach unten verschoben. Dies hat mit dem Phänomen der Relaxation zu tun, das in speziellen Versuchsreihen geprüft wurde.

Wenn man eine Hautprobe bis zu einer bestimmten Spannung oder bestimmten Dehnung belastet und die bis dahin erreichte Dehnung festhält, dann fällt die Spannung erst schnell, dann immer langsamer ab. Entlastet man nun diese Probe auf 90% der ursprünglichen Dehnung, so tritt ein weiteres Phänomen auf. Die gemessene Spannung fällt natürlich mit der Dehnungsminderung sofort ab, steigt dann aber wieder an. Man nennt dieses Phänomen mechanische Erholung.

Wenn man nun aus dem logarithmischen Abfall der Kurve einen Relaxationskoeffizienten berechnet, so fällt dieser mit der Reifung stark ab, aber auch noch während der Alterung ist ein Abfall zu verzeichnen. Umgekehrt sind die Werte der mechanischen Erholung sowohl während der Reifung als auch noch während der Alterung im Ansteigen begriffen. Die Relaxation, die man als Ausdruck der Plastizität bezeichnen kann, zeigt somit nicht die Biphasität zwischen Reifung und Alterung, die wir von den anderen mechanischen Parametern her kennen.

Ein weiteres Phänomen der Biomechanik ist das Kriechen der Proben. Wenn eine Hautprobe rasch mit einem bestimmten Gewicht belastet wird, so tritt eine Sofortdehnung ein. Diese setzt sich in einer langsam kriechenden Dehnung fort. Diese Anstiegssteilheit kann man messen, ebenso wie die Zeit bis zum Abriß der Proben. Die Dehnungsgeschwindigkeit fällt in der Reifungsperiode enorm stark ab, zeigt aber auch noch während der Alterungsperiode eine geringfügige Abnahme. Andererseits nimmt die Zeit bis zum Abriß während der Reifung und besonders der Alterung kontinuierlich zu. Zumindest die Dehnungsgeschwindigkeit kann man als Maß der Plastizität ansehen, die wiederum das biphasische Verhalten bei Reifung und Alterung vermissen läßt.

Wir haben nun begonnen, neben unseren „in vitro"-Untersuchungen auch Methoden zu entwickeln, die das Kraftdehnungsverhalten der Haut „in vivo" überprüfen lassen. Auch hier wurde wiederum deutlich, daß zwischen Längs- und Querproben eindeutige Unterschiede sind. Für beide Körperrichtungen war ein Abfall der

Spannung während der Reifung und ein Wiederanstieg während der Alterung zu verzeichnen.

Die Ergebnisse können wie folgt zusammengefaßt werden:

1. An ausgestanzten Hautproben kann die Abhängigkeit von Reifung und Alterung mit biomechanischen und biochemischen Methoden erfaßt werden.
2. Die Parameter Reißkraft, Reißfestigkeit und Elastizitätsmodul zeigen sowohl an Ratten- als auch an Menschenhaut einen steilen Anstieg während der Reifung und einen langsamen Abfall während der Alterung. Auch die Dehnung beim Abriß zeigt bei beiden Spezies ein ähnliches Verhalten, wobei aber der Anstieg während der Reifung wesentlich geringer ist.
3. Die altersabhängigen Veränderungen der mechanischen Parameter der Rattenhaut werden wesentlich durch das anisotrope Verhalten beeinflußt. Die unterschiedlichen Veränderungen quer und längs zur Körperachse sind teilweise durch das Vorhandensein des Hautmuskels bei Ratten zu erklären.
4. Das Festigkeitsverhalten der Haut ist eng mit dem Gehalt an unlöslichem Kollagen, d. h. dem Grad der Quervernetzung, korreliert. Dagegen besteht keine eindeutige Beziehung zwischen Festigkeitsverhalten und dem Gehalt an löslichem Kollagen oder an Glykosaminoglykanen oder an Elastin.
5. Im Hystereseexperiment zeigen sowohl die Werte für die Energiezufuhr als auch für den Energieverlust ein Minimum nach der Reifungsperiode. Der für das Hystereseverhalten charakteristische Quotient zeigt jedoch keine Altersabhängigkeit. Die bleibende Dehnung zeigt ein Minimum nach der frühen Reifung.
6. Der Relaxationskoeffizient, der die Abnahme der Spannung bei festgehaltener Dehnung wiedergibt, nimmt während der Reifungsperiode stark ab. Der Abfall setzt sich auch in der Altersperiode fort. Die Steifigkeit nimmt somit während der Reifung und im Alter zu.
7. Im Kriechexperiment zeigt die Dehnungsgeschwindigkeit einen steilen Abfall während der Reifungsperiode, der sich noch im Alter fortsetzt. Die Plastizität nimmt somit während Reifung und Alterung ab.
8. Unter Beobachtung der experimentellen Bedingungen können die „in vitro" genommenen Befunde auf die Verhältnisse „in vivo" übertragen werden.

Literatur

Holzmann H, Korting GW, Kobelt D, Vogel HG (1971) Prüfung der mechanischen Eigenschaften von menschlicher Haut in Abhängigkeit von Alter und Geschlecht. Arch Klin Exp Dermatol 239:355–367
Vogel HG (1976) Altersabhängige Veränderungen der mechanischen und biochemischen Eigenschaften der Cutis bei Ratten. Aktuel Gerontol 6:477–487
Vogel HG (1976) Tensile strength, relaxation and mechanical recovery in rat skin as influenced by maturation and age. J Med 7/2:177–188
Vogel HG (1978) Age dependence of mechanical parameters in rat skin following repeated strain. Aktuel Gerontol 8/11:601–618
Vogel HG (1980) Experimental approaches to maturation and ageing of skin. Cosmetics & Toiletries 95:20–29
Vogel HG (1981) Directional variations of mechanical parameters in rat skin depending on maturation and age. J Invest Dermatol 76:493–497

Prof. Dr. H. G. Vogel
Hoechst AG
D-6230 Frankfurt 80

Struktur und Stoffwechsel des elastischen Gewebes*

L. Robert und C. Frances, Paris**

Einleitung

Elastin ist das wohl stabilste Protein des gesamten Organismus. Dank dieser Eigenschaft konnte es bereits im 19. Jahrhundert durch den deutschen Chemiker Mörner nach Behandlung von Gewebe mit Kalziumhydroxyd isoliert werden. Es zeigte sich, daß ein gelbliches Protein nach dieser Behandlung übrig blieb, das als Elastin be-

Das Aminosäuremuster von Elastin zeichnet sich durch folgende Kriterien aus: hoher Gehalt an Glycin und hydrophoben Aminosäuren, geringer Gehalt an aromatischen Aminosäuren, keine schwefelhaltigen Aminosäuren und Vorkommen von Desmosin, Isodesmosin und Lysinonorleucin, die an der molekularen Vernetzung von Tropoelastinvorstufen wesentlich beteiligt sind.

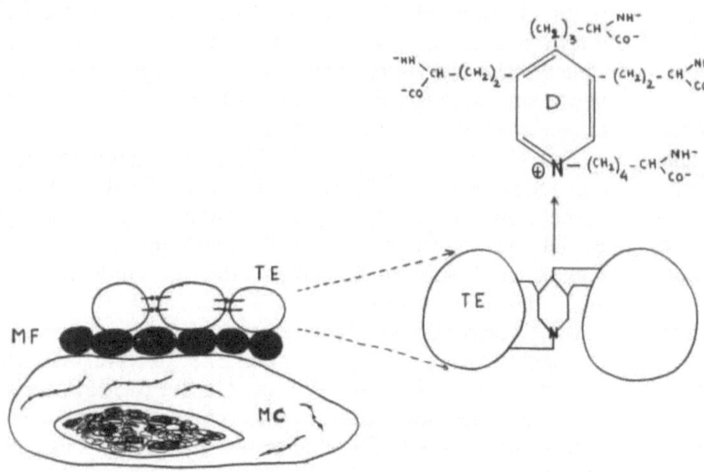

Abb. 1. Schematische Darstellung der Biosynthese von Elastin. Mesenchymzellen (M.C.) synthetisieren Tropoelastinvorstufen (TE) und Mikrofibrillen (MF). Elastinfibrillen werden unter Einwirkung der Lysiloxydase durch Desmosin-Brücken zwischen 2 Tropoelastinmolekülen gebildet

zeichnet wurde ([1], Abb. 1). Auch heute unterscheidet sich die am häufigsten gebrauchte Technik zur Darstellung von Elastin noch nicht zu sehr von dieser originären Methode: von Fetten befreite und salzextrahierte Gewebe werden in 0,1 normaler Natronlauge 45 Min. lang auf 100 °C erhitzt. Nur das Elastin widersteht dieser energischen Behandlung, die zugleich auch die einfachste der heute verfügbaren Reinigungs- und Darstellungsmethoden ist [1, 2].

Das gereinigte Elastin besteht aus einem fibrösen Protein, das durch Ultraschallbehandlung noch weiter in kleine feine Fibrillen fragmentiert werden kann (Abb. 2). Auf dieser fibrillären Struktur basiert die von Gotte erstellte Hypothese bezüglich der Ultrastruktur von Elastin [1, 2]. Folgende Charakteristika zeichnen das gereinigte Protein aus:

1. Unlöslichkeit in wäßrigen oder organischen Lösungsmitteln.

2. Resistenz gegen fast alle Enzyme, außer Elastase. Einige Proteasen haben wohl eine geringere hydrolytische Aktivität auf fibröses Elastin, können aber synthetische oder Peptidsubstrate angreifen und werden daher als *Elastase-Typ-Proteasen* bezeichnet. Sie scheinen eine wesentliche biologische Rolle zu spielen [3].

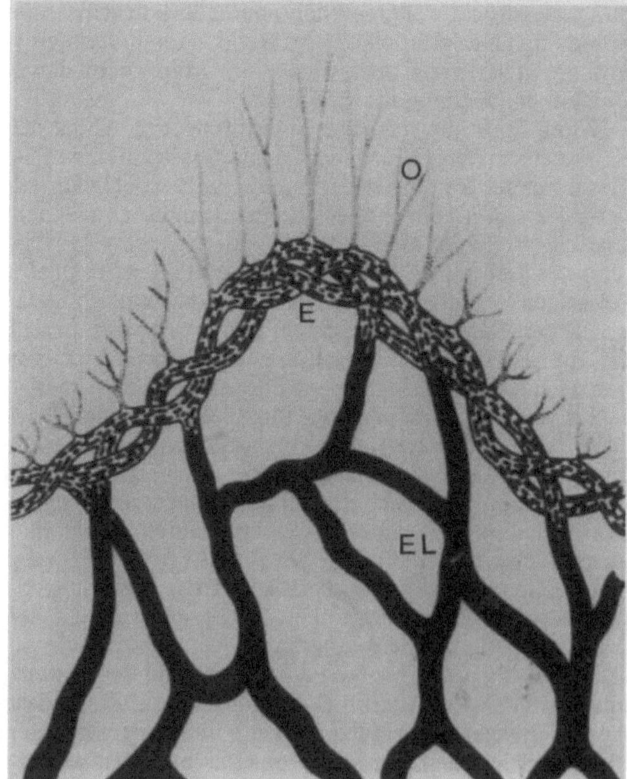

Abb. 2. Elastisches Fasernetz der papillären Dermis nach Cotta-Pereira. Oxytalanfasern (O) bestehen nur aus Mikrofibrillen, verlaufen senkrecht zur dermo-epidermalen Grenzzone und strahlen in die Basallamina ein. Elauninfasern (E) sind unreife elastische Fasern, enthalten vernetztes Elastin und ein mikrofibrilläres Gerüst. Sie setzen sich in reife elastische Fasern (EL) in der tieferen Dermis fort

* Die vorliegenden Arbeiten wurden unterstützt durch: C.N.R.S. (GR Nº 40), INSERM, D.G.R.S.T. und Conseil Scientifique der Universität Paris – Val de Marne und Laboratoire de l'Elastine (Neuilly)

** Wertvolle Mitarbeit leisteten auch die Doktoren W. Hornebeck, J.C. Derouette, D. Brechemier, M.P. Jacob, G. Godeau und G. Meimon

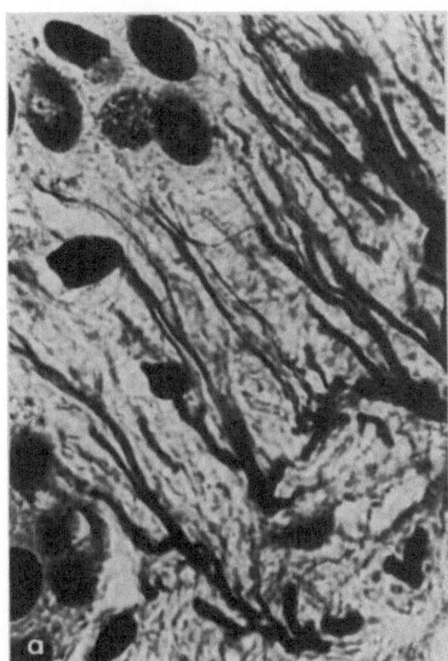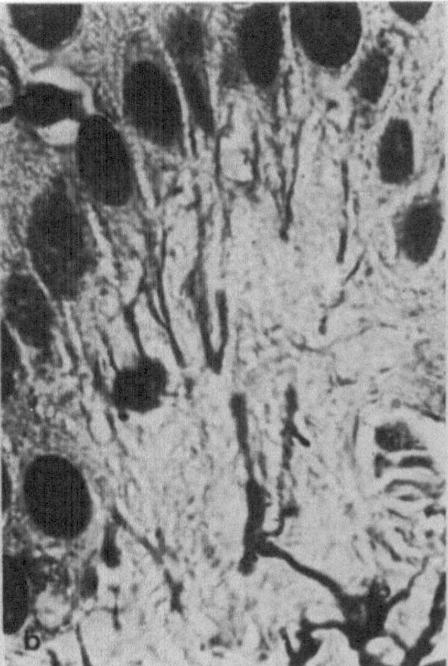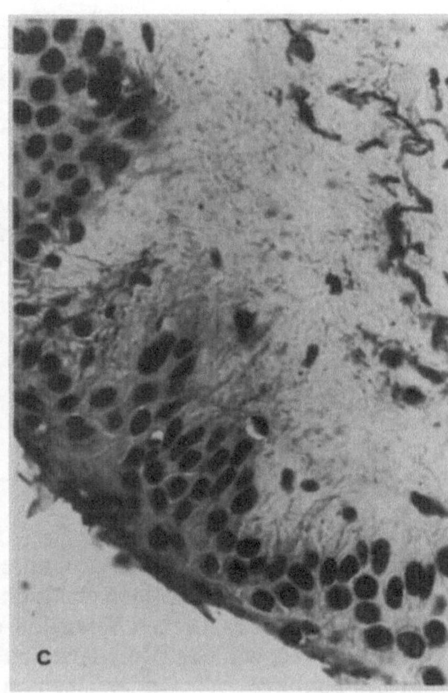

Abb. 3. Elastolyse in der paillären Dermis während des Alterungsvorganges. a Jugendliche Dermis mit intakten elastischen Fasern. b Verminderung und progressive Lyse der Fasern im 35. bis 40. Lebensjahr. c Komplette Auflösung des superfiziellen Elasticanetzwerkes der papillären Dermis jenseits des 50. bis 60. Lebensjahres

Biochemische Studien an Elastin wurden bisher vor allem an glatten Muskel -zellen aus der Aorta oder an Fibroblasten aus dem Ligamentum nuchae des Rindes vorgenommen. Beide Strukturen sind sehr reich an Elastin. Die Aorta enthält 20 bis 40%, das Ligamentum nuchae bis zu 80% Elastin. Menschliche Haut hingegen enthält nur 2 bis 5% Elastin.

In Abb. 1 ist unser Konzept der Elastinbiosynthese schematisch dargestellt: Die in der Elastinsynthese tätigen Mesenchymzellen bilden Mikrofibrillen, die aus Strukturglycoproteinen bestehen. Diese Mikrofibrillen weisen eine negative elektrische Ladung auf und interagieren mit dem positiv geladenen Tropoelastin, wobei junge elastische Fasern entstehen. Tropoelastin ist ein Protein mit einem Molekulargewicht um 74000, das reich an Lysin ist. Diese Anlagerung zwischen Mikrofibrillen und Tropoelastin ermöglicht die Orientierung des Tropoelastins in einer bestimmten Richtung. Dann erfolgt die Oxydation der Lysinresiduen durch die Lysiloxydase, die schließlich den Prozeß des „cross-linking" zweier Moleküle durch Bildung von Desmosin und Isodesmosin-Brücken initiiert. Dieses „cross-linking" ergibt ein eindimensionales fibrilläres Muster. In zweidimensionalen Strukturen, wie z. B. in den konzentrischen elastischen Lamellen der Aorta kann die laterale Interaktion zwischen den elastischen Fibrillen wahrscheinlich sowohl kovalent, als auch nichtkovalent erfolgen, eine genaue Charakterisierung dieses Mechanismus ist aber bis heute nicht erfolgt.

In der Haut kommen nur elastische Fasern vom eindimensionalen Typ vor. Das von Cotta-Pereira [4] erstellte Schema für elastische Fasern trifft ganz besonders gut für die sehr dünnen elastischen Fibrillen des Papillarkörpers zu (Abb. 2). Diese enthalten die sehr dünnen Oxytalanfasern, die in die dermo-epidermale Verbundzone einstrahlen. Oxytalanfasern bestehen nur aus Mikrofibrillen. Sie setzen sich in die sogenannten Elauninfasern fort, die sowohl Mikrofibrillen, als auch vernetztes Tropoelastin enthalten.

Auch diese noch relativ jungen elastischen Fasern finden eine Fortsetzung in die Tiefe und anastomosieren mit den reifen Elastinfasern der tieferen Dermis, die bereits direkt orzeinophil sind. Oxytalanfasern hingegen sind nur nach Oxydation mit Orzein anfärbbar.

Physiko-chemische Eigenschaften von Elastin

Obwohl das sehr widerstandsfähige Elastin durch hydrophobe Gruppen stabilisiert ist, kann es doch durch Lipidlösungsmittel destabilisiert werden. So kann z. B. eine alkalische Hydrolyse beträchtlich durch Zugabe von organischen Lösungsmitteln beschleunigt werden. Auf dieser Eigenschaft basiert unsere Präparationsmethode für das sogenannte Kappa-Elastin oder Soluelastin durch Hydrolyse des fibrösen Elastins in 1 mol. Kalilauge bzw. 80%igem wäßrigen Äthanol [5]. Aus dem gleichen Grund besitzt Elastin auch eine hohe Affinität für Lipide, die innerhalb der elastischen Fasern mit zunehmendem Alter verstärkt auftreten (besonders Cholesterin und freie Fettsäuren). Die Einlagerung von Fetten kann bewirken, daß die Elastizität des Elastin verlorengeht und sein Abbau durch elastolytische Enzyme wesentlich rascher erfolgt [6].

Interessante Beobachtungen in dem Zusammenhang konnten in Zusammenarbeit mit Bouissou gemacht werden [7]. Sie zeigten, daß hydrolytische Enzyme das oberflächliche Elastinnetzwerk der Haut und das der Arterien in gleicher Weise angreifen. Diese Tatsache erlaubt es, aus dem Zustand des Hautelastins Rückschlüsse auf das Stadium der Elastolyse von großen Blutgefäßen zu ziehen. Die feinen Oxytalanfasern werden zuerst lysiert, dann erst folgt die Lyse der Elaunin- und Elastinfasern der tieferen Schichten. Ab dem 50. Lebensjahr enthält das Stratum papillare kein Elastin mehr. Die kollagenen Fasern dissoziieren ebenfalls und Lipide werden in der interzellulären Matrix abgelagert (Abb. 3).

Im Falle einer klinisch manifesten Arteriosklerose und bei Diabetes kann dieser Alterungsprozeß der elastischen Fasern stark beschleunigt sein. Unter solchen Umstän-

Tabelle 1. Pathologie der elastischen Fasern

I. Elasticavermehrt	II. Elasticavermindert	
	A) Mangelhafte Vernetzung	B) Verminderung elastischer Fasern
Solare Elastose	Ehlers-Danlos V	Senile Elastose
Pseudoxanthoma elasticum	Menkes Kinky-Hair Syndrom	frühzeitiges Altern
Elastosis perforans serpiginosa	X-chromosomale rezessive Cutis laxa	(Progerie, Werner, Acrogerie, Metagerie)
Juveniles Elastom	Penicillamin	Diabetes mellitus
Elastofibrom	Lathyrismus	Cutis laxa
Wundheilung		Marfan-Syndrom
Osteogenesis imperfecta		Anetodermie
		striae atrophicae distensae
		dysencephales Syndrom François
		epidermolysis bullosa dystrophica
		chronische Acidose

den kommt es bereits 10 bis 15 Jahre früher zum Verschwinden des oberflächlichen elastischen Fasersystems.

Am Beispiel des Lichen sclerosus et atrophicus der Vulva konnten wir den Mechanismus dieser Elastolyse teilweise abklären. Wir fanden eine von Hautfibroblasten abstammende Metalloprotease in der Vulva, die sowohl Oxytalanfasern, als auch elastische Fasern abbauen kann. Diese Elastase-Typ-Protease konnte in unserem Laboratorium bereits teilweise gereinigt und charakterisiert werden [8].

Nach Injektion dieses elastolytischen Enzyms in die Haut entstehen Veränderungen, die dem alterungsbedingten elastolytischen Geschehen sehr ähnlich sind. Mit Hilfe quantitativer morphometrischer Methoden war es möglich, auch minimale Elastolyse nach Injektion kleiner Mengen dieser Fibroblastenelastase zu objektivieren [8]. Vergleiche mit einer Leukozytenelastase ergaben, daß das von Fibroblasten stammende Enzym sowohl Oxytalanfasern, als auch elastische Fasern viel intensiver verdaut. Der Abbau der elastischen Fasern in der Haut beim alternden Menschen und unter pathologischen Bedingungen dürfte somit höchstwahrscheinlich unter Einwirkung dieses Enzyms erfolgen. Ulraviolettes Licht könnte dabei sehr wohl ein potentes Stimulans zur Produktion und Sekretion dieses Enzymes darstellen.

Elastinpathologie

Es gibt eine große Zahl von pathologischen Zuständen, die mit Modifikationen elastischer Fasern einhergehen. In Tabelle 1 wird versucht, eine Einteilung dieser Zustände in 2 verschiedene Gruppen vorzunehmen. Die erste faßt jene Zustände zusammen, die durch eine Überproduktion von elastischen Fasern verursacht worden sind. In der zweiten Gruppe finden sich Veränderungen, die mit abgebauten oder sonstwie modifizierten elastischen Fasern verbunden sind. Hier sind eine Reihe von verschiedenen Krankheitsbildern angeführt, die mit einem mangelhaften „cross-linking" des Elastins, einer verminderten Synthese oder vermehrten Degradation einhergehen. Vom völligen Verständnis all dieser Vorgänge sind wir aber heute noch weit entfernt. Es wird noch ein großes Stück Arbeit notwendig sein, um diesem Ziel näher zu kommen [9].

Literatur

1. Ausführliche Literatur s. Robert L, Robert AM (eds) (1980) Frontiers of matrix biology, vol 8. In: Biology and pathology of elastic tissues. Karger, Basel, pp 130–167
2. Robert L, Hornebeck W (1976) Preparation of insoluble and soluble elastins. In: Hall DA (ed) The methodology of connective tissue research. Joynson-Bruvvers, Oxford, pp 81–104
3. Bieth J (1978) Elastases: structure, function and pathological role. In: Robert L (ed) Frontiers of matrix biology, vol 6. Karger, Basel, pp 1–82
4. Robert L (1980) L'élastine. In: Meynadier J (ed) Précis de physiologie cutanée. La Porte Verte, Paris, pp 155–173
5. Robert L, Poullain N (1963) Etudes sur la structure de l'élastine et le mode d'action de l'élastase. I. Nouvelle méthode de préparation de dérivés solubles de l'élastine. Bull Soc Chim Biol 45:1317–1326
6. Claire M, Jacotot B, Robert L (1976) Characterization of lipids associated with macromolecules of the intercellular matrix of human aorta. Connect Tissue Res 4:61–71
7. Bouissou H, Pieraggi MT, Julian M, Douste-Blazy L (1973) Cutaneous aging. Its relation with arteriosclerosis and atheroma. In: Robert L (ed) Frontiers of matrix biology, vol 1. Karger, Basel, pp 190–211
7a. Bouissou H, Pieraggi MT, Julian M, Douste-Blazy L (1976) Simultaneous degradation of elastin in dermis and in aorta. In: Robert L (ed) Frontiers of matrix biology, vol 3. Karger, Basel, pp 242–255
8. Godeau G, Frances C, Hornebeck W, Brechemier D, Robert L (1982) Isolation and partial characterization of an elastase-type protease in human vulva fibroblasts: its possible involvement in vulvar elastic tissue destruction of patients with lichen sclerosus et atrophicus. J Invest Dermatol 78:270–275
9. Frances C, Robert L (1982) Elastin and elastic fibers in normal and pathological skin. Int J Dermatol (im Druck)

Dr. L. Robert
Laboratoire de Biochemie du Tissue Conjonctif
Université Paris - Val de Marne
8, rue du Général Sarrail
94010 Creteil Cedex, France
Dr. C. Frances
Clinique Tarnier
Université Paris VI

Maligne Transformation in der Epidermis der Altershaut[*]

G. Mahrle und B. Thiele, Göttingen

Die Altershaut ist ein Hautzustand alter Menschen, der auf physiologische Alterungsprozesse und die Einwirkung physikalisch-chemicher Noxen, insbesondere UV-Licht, zurückzuführen ist. In diesem Sinne umfaßt die „Altershaut" die Haut des alten Menschen und den chronischen Lichtschaden (Abb. 1). Die epidermalen Verän-

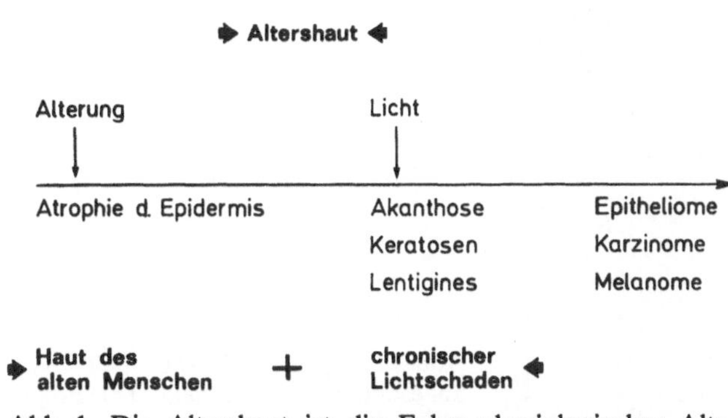

Abb. 1. Die Altershaut ist die Folge physiologischer Alterungsprozesse und exogener Schädigung, in erster Linie durch UV-Licht

derungen, die daraus resultieren, sind Präkanzerosen und Karzinome.

Im Gegensatz zu den dermalen Veränderungen wurde den epidermalen Veränderungen der nicht präkanzerös veränderten Altershaut bisher wenig Aufmerksamkeit geschenkt. Wir sind daher der Frage nachgegangen, ob es bereits in der nicht präkanzerös veränderten Haut zytologische Zeichen einer beginnenden malignen Transformation gibt.

Um die zytologischen Veränderungen den jeweiligen Einflüssen besser zuordnen zu können, wurden zuvor der akute Lichtschaden und Präkanzerosen sowie Karzinome auf dem Boden einer chronisch lichtexponierten Altershaut untersucht. Erst dann haben wir die nicht präkanzerös veränderte Haut alter Menschen studiert, unterteilt nach dem Gesichtspunkt der Lichtexposition und nach ihrem klinischen Aussehen.

Material und Methode

Stanzbiopsien wurden von vier Patientengruppen entnommen:
1. Bei drei Patienten mit Psoriasis (31, 50, 60 Jahre alt) wurde unbefallene Haut ohne und nach UV-Bestrahlung vom Gesäß und Rücken untersucht. Die Bestrahlung erfolgte 24 Std. zuvor mit einer Ultra-Vitalux Lampe (Osram) für 8 Min. (ca. 4fache MED).
2. Es wurden aktinische Keratosen (6 Patienten), Plattenepithelkarzinome (5 Patienten) und Bowenkarzinome (5 Patienten) untersucht. Bis auf einen waren alle Patienten über 70 Jahre alt; bis auf drei Patienten befand sich der Tumor im Bereich der lichtexponierten Haut des Kopfes und der Hände.
3. Bei sechs Patienten/innen, von denen die jüngste 76 Jahre alt war, wurden bis zu drei Stanzen entnommen. Dabei wurde unterschieden zwischen (a) der lichtgeschützten, glatt gespannt oder diskret gefältelten, dünn-atrophischen Haut meist im Handbereich, (b) der lichtungeschützten, pachydermisch-elastotischen Haut mit vergröberter Hautfelderung meist im Halsbereich und (c) der lichtgeschützten, xerotisch, gering schuppenden und leicht gefältelten Haut im Gesäßbereich.
4. Zum Vergleich wurde gesunde Haut von fünf Probanden zwischen 13 und 19 Jahren herangezogen. Die Proben wurden aus lichtgeschützten Hautarealen entnommen.

Alle Proben wurden mit dem üblichen Verfahren für die Transelektronenmikroskopie vorbereitet. Semidünnschnitte wurden mit Azurblau II gefärbt. Die elektronenmikroskopische Untersuchung erfolgte in einem Zeiss EM 10B Elektronenmikroskop.

Ergebnisse

Die akute Lichtschädigung führte bei allen untersuchten Altersgruppen zur Spongiose, Leukozytenimmigration, Zytolyse und Dyskeratose.

Die Zytolose war gekennzeichnet durch ein aufgehelltes, organellen- und filamentarmes Zytoplasma, begleitet von Karyolyse, primär des Euchromatins, dann aber auch des Heterochromatins. Stellenweise markierten nur noch Zellmembran und Kernmembran die Zelle.

Bei der Dyskeratose konnten wir nach dem Filamentmuster zwei Typen unterscheiden. Die perinukleäre Verdichtung aggregierter, stark osmiophiler Tonofilamente (Typ I) und die diffus die ganze Zelle ausfüllende oder globulär in der Zelle gelegene Ansammlung von dicht stehenden, aber nicht aggregierten, schwach osmiophilen Tonofilamenten (Typ II). Dyskeratosen des Typs I wurden überwiegend in der oberen Epidermis angetroffen, Dyskeratosen des Typs II überwiegend in der unteren Epidermis. Die dyskeratotischen Zellen neigten zur Abrundung und Abnahme der Desmosome. Dyskeratose und vakuolige Degeneration wurden gemeinsam in einer Zelle beobachtet. Glykogenreiche dunkle Zellen konnten im Semidünnschnitt dyskeratotische Zellen vortäuschen.

Die Veränderungen, die wir bei der akuten Lichtschädigung fanden, kommen grundsätzlich auch bei Präkanzerosen und Karzinomen auf chronisch lichtgeschädigter Altershaut vor. Neben karyolytischen und pyknotisch, degenerativen Kernveränderungen beobachteten wir beim Karzinom und seltener bei den aktinischen Keratosen Kernatypien, die bei der akuten Lichtschädigung fehlten. Hierzu zählten eine Größenzunahme des Kerns ohne hydropische oder karyolytische Auflockerung des Karyoplasmas. Unregelmäßige Form- und Oberflächengestaltung wie bläschenartige und fingerförmige Ausstülpungen, Zunahme der Nukleoli, intranukleäre Filament- und Zysternenbildung, Verbreiterung der Kernmembran und Satellitenkerne charakterisierten diese „proliferativen" Kernveränderungen.

Bei allen untersuchten Typen der nicht tumorös veränderten Altershaut fanden wir eine schmale und reliefarme Epidermis mit stellenweise diskreter Dyskeratose (Tabelle 1). Zytolyse und degenerative Kernveränderungen traten vor allem in der lichtungeschützten Altershaut auf. Kernatypien wurden vereinzelt in der lichtgeschützten Altershaut angetroffen und hier etwas häufiger in der pachydermisch-elastotischen Haut (Abb. 2a, b). Fibrilläre Körperchen in der oberen Dermis und umschriebene Mehrschichtigkeit verbreiterter Basalmembranfragmente kamen nicht nur in der lichtgeschützten Haut, son-

[*] Mit Unterstützung der Deutschen Forschungsgemeinschaft (Ma 674)

	unbelichtete Haut	belichtete Haut	
		atrophisch	pachyderm
Dyskeratose	(+)	(+)	(+)
Zytolyse	+	+ +	+ +
degenerat. Kernveränderungen	+	+ +	+ +
atypische Kerne	Ø	+	+ +

Tabelle 1. Zytologische Veränderungen in der Epidermis alter Menschen

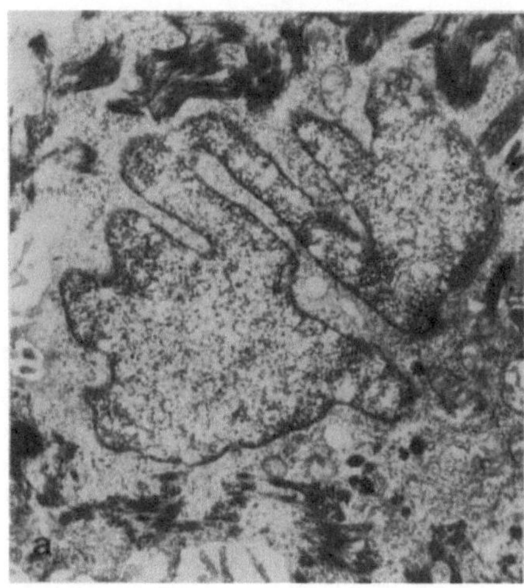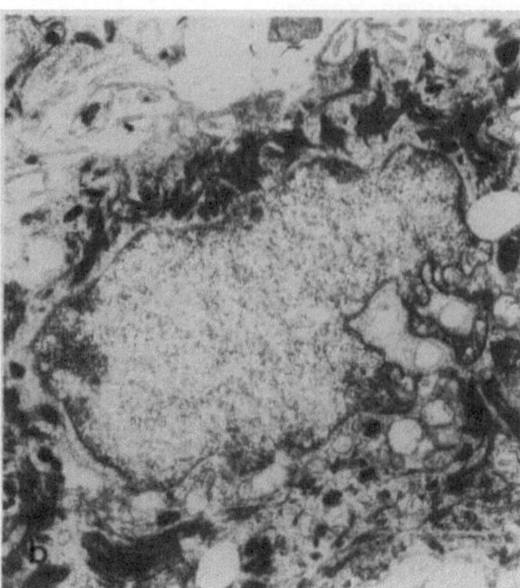

Abb. 2. Atypische Kerne in der licht-ungeschützten Altershaut. (a) Finger-förmige Ausstülpungen und (b) brük-kenförmige Ausstülpungen. a) X 13 400; b) X 10 000

dern auch in der lichtgeschützten Haut vor. Im Vergleich zur Kontrollhaut fiel eine spärliche und nicht bei allen alten Menschen vorhandene Immigration von mononukleären lymphoiden Zellen auf.

Diskussion

Wie unsere Untersuchungen zeigten, treten bei akutem UV-Schaden zytolytische, degenerative und dyskeratotische Veränderungen in der Epidermis auf. Diese Veränderungen fanden sich auch bei aktinischer Keratose, Plattenepithel- und Bowenkarzinom der Haut, wobei die zytolytischen Zeichen etwas in den Hintergrund traten. Sie waren ebenfalls in der Haut alter Menschen vorhanden, betont in der lichtungeschützten Haut (Tabelle 1). Dyskeratotische Veränderungen wurden bereits von Everett et al. [1] und Lavker [2] im Basalzellager lichtungeschützter Haut als Besonderheit der Altershaut beschrieben. Diese Kriterien erlauben aber keine Aussage über die maligne Transformation, obwohl quantitative Unterschiede zwischen den untersuchten Gruppen bestanden.

Form- und Größenvariation der Zellen und ihrer Kerne sowie der Verlust der Ausrichtung der Zellen ist typisch für einen malignen epithelialen Tumor. Diese Veränderungen wurden auch arealweise in der Altershaut beobachtet [2–4]. Auf Grund unserer Untersuchungen scheinen in erster Linie die „proliferativen" Kernveränderungen ein zytologisches Merkmal maligner Transformation zu sein. Sie fehlten beim akuten Lichtschaden jüngerer Probanden. Sie waren vereinzelt in der lichtungeschützten Altershaut vorhanden, besonders in der pachydermisch-elastotischen Haut. Wir fanden sie nicht in der lichtgeschützten Altershaut. Solche Kernatypien könnten im Vergleich zu den anderen zytologischen Veränderungen am ehesten prämonitorische Zeichen einer malignen Transformation in der Altershaut sein.

Literatur

1. Everett MA, Nordquist J, Olson RL (1970) Ultrastructure of human epidermis following chronic sun exposure. Br J Dermatol 84:248–257
2. Lavker RM (1979) Structural alterations in exposed and unexposed aged skin. J Invest Dermatol 73:59–66
3. Nagy G, Jänner M (1970) Altersveränderungen in der menschlichen Epidermis. Arch Klin Exp Dermatol 238:70–86
4. Solomon LM, Virtue C (1975) The biology of cutaneous aging. Int J Dermatol 14:172–181

Prof. Dr. G. Mahrle
Dr. B. Thiele
Univ.-Hautklinik
v.-Siebold-Str. 3
D-3400 Göttingen

Gibt es eine Altersatrophie der sogenannten Lining Mucosa des Menschen?

E. Haneke, Erlangen

Monographien über Gerostomatologie [1, 4] und Publikationen, die sich mit Altersveränderungen der Mundhöhle befassen [2, 11], sprechen von einer Atrophie der Mundschleimhaut und ihres Epithels im Alter, die sich in einem Elastizitätsverlust, leichter Verletzbarkeit, Neigung zu Exulzeration banaler oraler Verletzungen, langsamerer Wundheilung, Brennen und Trockenheit der Schleimhaut, Blässe und Neigung zu Verhornung äußern soll. Eine Altersatrophie ist bisher jedoch nur für das Zungenepithel bewiesen worden [5, 6], während sie bei anderen Schleimhautregionen entweder nur aufgrund qualitativer Untersuchungen vermutet [3, 17] oder für das Gaumenepithel widerlegt wurde [20]. Untersuchungen an schleimhautgesunden Personen sollten klären, ob es eine Altersatrophie der menschlichen Wangenschleimhaut gibt.

Material und Methodik

Biopsien normaler Wangenschleimhaut wurden bei 106 Personen verschiedener Altersstufen sowie 32 Glossodynie-Patienten ohne klinische oder histologische Mundschleimhautveränderungen entnommen. Von allen Kontrollpersonen wurde eine standardisierte allgemeine und zahnärztliche Anamnese erhoben. Bei der allgemeinen Anamnese wurde besonderer Wert auf die Angabe von Leber-, Magen-Darm-Erkrankungen, Blutarmut, Eisenmangel, Diabetes mellitus, schweren Infektionskrankheiten sowie Rauchgewohnheiten, Alkoholgenuß und Medikamenteneinnahme gelegt. Der Mundbefund enthielt neben dem Grund des Klinikbesuches ein Zahnschema und Angaben zum allgemeinen Zahn- und Parodontalstatus sowie zu Habits, Speichelmenge und Konsistenz. Personen, bei denen sich anamnestisch oder bei der Befunderhebung Erkrankungen mit möglichen oder bekannten Auswirkungen auf die Mundschleimhaut ergaben, wurden vom Kontrollkollektiv ausgeschlossen. Die Biopsien wurden in Lokalanästhesie mit 1% Mepivacain gegenüber dem Prämolaren bis ersten Molaren entnommen. Das Material wurde sofort in mit flüssigem Stickstoff gekühltem iso-Pentan schockgefroren, gefriergetrocknet, mit Formaldehyd-Gas fixiert und im Vakuum eingebettet. 4 µ dicke Serienschnitte wurden mit Hämatoxylin-Eosin, PAS, PAS-Diastase, Elastica und Fontana gefärbt, je Färbung 4–6 Schnitte. Für histometrische Untersuchungen wurde das Epithel von mindestens 5 zufällig ausgewählten Schnitten bei 100facher Mikroskopvergrößerung fotografiert und aus Fotografien konstanter Vergrößerung ausgeschnitten. Das Papiergewicht bei konstanter Luftfeuchtigkeit entsprach dann der Epithelfläche.

Ergebnisse

Die histologischen Präparate ergaben keine wesentlichen Unterschiede zwischen den Altersgruppen 0–30, 31–60 und 61–88 Jahre sowie den Patienten mit Glossodynie. Das Epithel der Wangenschleimhaut ist sowohl individuell als auch innerhalb einer Biopsie von sehr unterschiedlicher Dicke. Die quantitativen Messungen ergaben eine enorme Schwankungsbreite, die bei den Kindern einerseits und den Patienten mit Glossodynie andererseits am größten waren. Eine Epithelatrophie im Alter bestand nicht.

In der PAS-Färbung ist im Epithel massenhaft Glykogen nachweisbar, das im Alter nur gering abnimmt. Die Tunica propria besteht aus locker angeordneten kollagenen Faserbündeln, die subepithelial sehr dünn sind und erst im Übergang zur Submukosa dicker werden. Die Kapillaren in der oberen Tunica propria sind bei alten Personen oft sehr weit. Subepithelial finden sich nur wenige zarte elastische Fasern, ein subepitheliales Netz feiner elastischer Fasern wie in der Haut besteht nicht. Diese elastischen Fasern erscheinen in der oberen Tunica propria im Alter eher etwas reduziert und sind gelegentlich körnig. Die untere Tunica propria enthält etwas dickere elastische Fasern, die im Alter an Zahl zunehmen und oft degeneriert anmuten. Insgesamt sind jedoch die Altersveränderungen der elastischen Fasern in der Tunica propria wenig ausgeprägt. In der Submukosa scheinen die elastischen Fasern im Alter vermehrt und verdickt, gelegentlich verklumpt.

Diskussion

Das Wangenschleimhautepithel hat nach Messungen nach Landay u. Schroeder [9] eine Dicke von 480 µ, nach Rennie et al. [13] von 438 µ. Die Bindegewebspapillen sind ca. 340 µ lang und verlaufen oft schräg oder verzweigen sich sogar [7]. Es ist damit das dickste Epithel aller Mundschleimhautregionen [16]. Die eigenen Untersuchungen haben ergeben, daß die Länge der Bindegewebspapillen durchschnittlich 60–90% der Epitheldicke beträgt. Die Reteleisten flachen im Alter nicht ab.

Die HE-Schnitte ergaben keine eindeutigen Altersunterschiede, was etwa mit den Verhältnissen der nicht lichtbelasteten Epidermis übereinstimmt [12, 18]. In den mittleren und alten Kontrollgruppen fand sich eine deutliche Zunahme an Schnitten mit geringerem Glykogengehalt.

Wie für die Haut gibt es auch für die Mundschleimhaut im Alter typische Erkrankungen [1, 2, 4, 11], von denen jedoch ein erheblicher Teil durch mangelnde Mundhygiene mitbedingt ist [10]. Solche Personen wurden daher nicht in das Kontrollkollektiv aufgenommen. Auch Patienten mit eindeutiger Eisenmangelanämie, die zu einer erheblichen Verdünnung des oberen Anteils des Wangenschleimhautepithels führt [13], waren nicht im Patientenkollektiv enthalten.

Die Elastica nimmt in der lichtgeschädigten Haut im Alter zu, in der bedeckten Haut ab [14]. Solche geringen Veränderungen waren in der Wangenschleimhaut nicht quantifizierbar. Auffallend war neben einer gewissen Reduktion elastischer Fasern in der oberen Tunica propria auch deren Degeneration zu kurzen Fragmenten, während sie in der unteren Tunica propria eher verdickt und vergröbert erschienen. Es ist anzunehmen, daß diese mikroskopisch alterierten elastischen Fasern funktionell nicht vollwertig sind [15].

Leichte Verletzbarkeit und Elastizitätsverlust im Alter sind nicht mit einer Epithelatrophie zu erklären, sondern haben ihre Ursache vermutlich in Alterationen des Bindegewebes der Tunica propria und der Submukosa.

Die mechanischen Eigenschaften des Kollagens ändern sich im Alter kaum [19]. Die Rolle der Grundsubstanz wird vermutlich unterschätzt, da sie aufgrund histologischer Untersuchungen kaum beurteilt werden kann. Die Mundschleimhaut ist wie die Haut ein viskoelastisches Gewebe, das sich schnell und in hohem Maße elastisch und anschließend langsam viskös verformen kann. Die elastische Phase ist im Alter kürzer, und die visköse Phase geht langsamer vor sich [8].

Zusammenfassung

Biopsien aus der klinisch und histologisch unauffälligen Wangenschleimhaut wurden bei 106 Personen verschiedenen Alters durchgeführt. Histologisch fanden sich keine auffälligen Altersunterschiede. Eine Altersatrophie des Epithels ließ sich auch quantitativ nicht nachweisen.

Literatur

1. Balogh K, Molnár L, Schranz D, Huszár Gy (1962) Gerostomatologie. JA Barth, Leipzig, pp 54–69
2. Bhaskar SN (1968) Oral lesions in the aged population. Geriatrics 23/3:137–149
3. Dependorf T (1903) Mitteilungen zur Anatomie und Klinik des Zahnfleisches und der Wangenschleimhaut nach mikroskopischen Untersuchungen an verschiedenen menschlichen Altersstadien. Österr-ungar Vjschr Zahnheilk 19:9–59
4. Franks AST, Hedegard B (1973) Geriatric dentistry. Blackwell Scientific Publications, Oxford London Edinburgh Melbourne
5. Haber-Milewska T (1971) Obraz histologiczny blony śluzowej jezyka ludzi starych z uwzglednieniem niektórych odczynow histochemicznych. Czas Stomatol 24:729–737
6. Hübner G, Goerttler K (1968) Die biorheutische Metamorphose der Zungenschleimhaut beim Menschen. Virchows Arch [Pathol Anat] 345:71–92
7. Klein-Szanto AJP, Schroeder HE (1977) Architecture and density of the connective tissue papillae of the human oral mucosa. J Anat 123:93–109
8. Kydd WL, Daly CH, Waltz M (1976) Biomechanics of oral mucosa. Front Oral Physiol 2:108–129
9. Landay MA, Schroeder HE (1977) Quantitative electron microscopic analysis of the stratified epithelium of normal human buccal mucosa. Cell Tissue Res 177:383–405
10. Martinello BP, Leake J (1971) Oral health status in three London Ontario, homes for the aged. J Can Dent Ass 37:429–432
11. Massler M (1956) Tissue changes during aging. Oral Surg 9:1185–1196
12. Nagy G, Jänner M (1970) Altersveränderungen in der den Witterungseinflüssen nicht ausgesetzten menschlichen Epidermis. Arch Klin Exp Dermatol 239:167–175
13. Rennie JS, MacDonald DG, Dagg JH (1982) Quantitative analysis of human buccal epithelium in iron deficiency anaemia. J Oral Pathol 11:39–46
14. Ring JR (1960) Histological and histochemical age changes in oral subepithelial connective tissue. In: Shock NW (ed) Aging, some social and biological aspects. Amer Ass Adv Sci Washington (Publ 65) 393–404
15. Robert B, Robert L (1973) Aging of connective tissues. General considerations. In: Aging of connective tissues-skin. Front Matrix Biol 1:1–45
16. Schroeder HE (1981) Differentiation of human oral stratified epithelia. Karger, Basel München Paris London New York Sydney, pp 77–92
17. Shklar G (1966) The effects of aging upon oral mucosa. J Invest Dermatol 47:115–120
18. Solomon LM, Virtue C (1975) The biology of cutaneous aging. Int J Dermatol 14:172–181
19. Vogel HG, Hilgner W (1977) Analysis of the low part of stress strain curves in rat skin. Influence of age and desmotropic drugs. Arch Dermatol Res 258:141–150
20. Watson IB (1978) The effect of complete dentures on oral mucosa. J Dent 6:171–178

Prof. Dr. E. Haneke
Dermatol. Univ.-Klinik
Hartmannstr. 14
D-8520 Erlangen

Alter und immunologische Reaktivität der Haut

R. Rudolph, M. Brenner, C. Marsiske, D. Lasius und G. Kunkel

Es herrscht Übereinstimmung darin, daß Typ-I-Allergien vornehmlich Krankheiten der jüngeren Altersgruppen sind. Der zahlenmäßige Schwerpunkt liegt zwischen dem 15. und 30. Lebensjahr, jenseits des 35. Lebensjahres geht die Häufigkeit rapide zurück [z.B. 1–5]. Auch die Reaktivität der Haut ist Alterseinflüssen unterworfen; im Kleinkindalter und jenseits des 60. Lebensjahres soll sie deutlich eingeschränkt sein [z.B. 2, 3, 5]. Da wir im Lauf der letzten Jahre in wachsender Zahl ältere Patienten mit allergieverdächtigen Atemwegssymptomem beobachtet hatten, stellte sich die Frage, ob die traditionellen Hauttestverfahren, insbesondere die Pricktechnik, bei dieser Patientengruppe überhaupt noch einen Platz im diagnostischen Repertoire haben.

Ausgewertet wurden 2723 Krankengeschichten der Untersuchungsjahrgänge 1980 und 1981. Tabelle 1 stellt die prozentuale Häufigkeit der Allergiker (allergische Rhinitis, „extrinsic"-Asthma sowie „mixed-type"-Formen) in Abhängigkeit vom Lebensalter dar. Die Diagno-

Tabelle 1. Prozentuale Häufigkeit der Allergiker in Abhängigkeit vom Lebensalter

Altersdekade (Jahre)	Patienten n	Allergiker %
65–83	142	34,5
55–64	166	60,8
45–54	335	69,6
35–44	636	70,8
25–34	578	83,4
15–24	429	88,1
5–14	437	74,1
gesamt	2723	81,8

se war in üblicher Weise durch Anamnese, Haut- und Provokationstests sowie ggf. IgE-Bestimmung und klinische Verlaufskontrolle gestellt worden. Der erwartete

Häufigkeitsgipfel zwischen 15. und 34. Lebensjahr ließ sich eindeutig bestätigen, der Rückgang innerhalb der folgenden Dekaden war aber weniger drastisch als z. B. von Fuchs [1] beobachtet. Erst jenseits des 64. Lebensjahres ging die Häufigkeit markant (d. h. um 43,3 %) zurück. Dennoch ist in der Altersgruppe der 65–83jährigen der Allergikeranteil mit 34,5 % überraschend hoch.

Tabelle 2. Hautreaktionsstärke in Abhängigkeit vom Lebensalter (Histamin 1 : 1000, Pricktest)

Altersgruppe (Jahre)	Patienten n	Stärke I (%)	Stärke II (%)	Stärke III (%)
65–83	142	33,8	51,4	14,8
55–64	166	37,3	54,8	7,8
45–54	335	31,9	55,2	12,8
35–44	636	52,7	39,2	8,2
25–34	578	39,8	42,6	17,6
15–24	429	35,0	46,4	18,6
5–14	437	34,8	49,4	15,8
gesamt	2723	39,8	46,2	14,0

Tabelle 2 zeigt die Altersabhängigkeit der Histamin-Reaktion, wobei die Reaktionsstärke der Haut in die Kategorien I (7–12 mm Quaddeldurchmesser), II (14–18) und III (> 18) unterteilt wurde. Hier fand sich lediglich in der Altersgruppe 35–44 Jahre eine auffällige Häufung schwach positiver Histamin-Reaktionen. In den Gruppen 55–64 und 65–83 Jahren lagen die Prozentzahlen der starken bis sehr starken Histamin-Reaktionen mit 62,6 bzw. 66,2 sogar noch etwas höher als bei den 15–35jährigen. Für eine abgeschwächte Histamin-Reagibilität der Altershaut, wie sie in einschlägigen Lehrbüchern [z. B. 3] geschildert wird, konnten wir an diesem Patientenkollektiv somit keine Hinweise finden.

Ferner untersuchten wir die Häufigkeit positiver Hautreaktionen auf drei der wichtigsten Inhalationsallergene (Hausstaubmilbe, Roggenpollen, Katzenepithel), die im Rahmen eines Prick-Standardprogramms bei sämtlichen Patienten getestet wurden. Tabelle 3 listet die Häufigkeit

Tabelle 3. Altersabhängigkeit der Sensibilisierungen gegen Hausstaubmilbe, Roggen und Katze

Altersgruppe (Jahre)	Milbe (n = 814)	Roggen (n = 1274)	Katze (n = 626)
65–83	4,9 %	3,1 %	2,2 %
55–64	7,2 %	4,0 %	2,6 %
45–54	10,7 %	10,5 %	9,4 %
35–44	18,7 %	19,9 %	15,0 %
25–34	24,8 %	25,2 %	27,0 %
15–24	20,9 %	20,1 %	23,8 %
5–14	12,8 %	17,3 %	20,0 %

positiver Hauttests auf diese Allergene in Abhängigkeit vom Lebensalter auf. Bei der Hausstaubmilbe (1000 PNU/ml) lag der Schwerpunkt zwischen 15. und 44. Lebensjahr, wobei Kinder deutlich seltener sensibilisiert waren. 12,1 % der positiven Milbenreaktionen entfielen auf Patienten jenseits des 54. Lebensjahres. Bemerkenswerterweise fanden sich bei den 55–64jährigen 18,6 % mit histaminäquivalenten und 15,3 % mit exzessiven Reaktionen; bei den über 65jährigen waren es immerhin noch 25,0 bzw. 7,5 %.

Roggenpollen-Allergien sind bereits in der untersten Altersgruppe recht häufig; andererseits waren 3,1 %, also 39 von den Patienten mit positivem Roggen-Pricktest älter als 64 Jahre. 33,3 % dieser Patienten hatten histaminäquivalente Reaktionen, bei weiteren 25,6 % übertraf die Roggen-Reaktion (5000 PNU/ml) sogar die Histaminquaddel. Die verhältnismäßig geringe Anzahl positiver Katzentests in den beiden oberen Altersgruppen (zusammen 4,8 %) hängt nicht nur mit abnehmender immunologischer Stimulierbarkeit zusammen, sondern auch mit fehlender Allergenexposition, denn Katzen werden eher von den jüngeren Generationen gehalten, während alte Menschen eine deutliche Präferenz für Ziervögel zeigen [4]. Die 55–64jährigen mit positivem Katzen-Pricktest (1 : 100 G/V) hatten in je 18,8 % histaminäquivalente bzw. exzessive Hautreaktionen, die 65–83jährigen 35,7 bzw. 7,1 %.

Faßt man die mitgeteilten Ergebnisse zusammen, so zeigt sich, daß die Histamin-Reagibilität des Integuments offenbar unabhängig vom Lebensalter ist, während die allergischen Reaktionen jenseits des 54. Lebensjahres abnehmen. Die Reaktionsbereitschaft ist jedoch auch in dieser Altersgruppe noch stark genug, um dem Pricktest einen festen Platz im Untersuchungsprogramm zu garantieren. Dies ist wegen der einfachen, den Patienten kaum belastenden Technik und der, im Vergleich zum Intrakutantest, relativ guten Korrelation mit den Ergebnissen der Provokationsproben [z. B. 1) von erheblicher praktischer Bedeutung, zumal angesichts der zunehmenden Häufigkeit von Typ-I-Allergien bei Menschen in höherem Lebensalter.

Literatur

1. Fuchs E (1979) Allergische Atemwegsobstruktion (Allergisches – extrinsic – Asthma bronchiale). In: Ulmer WT (Hrsg) Handbuch der Inneren Medizin, Bd IV/2. Springer, Berlin Heidelberg New York, S 543–590
2. Gronemeyer W (1974) Intrakutaner Allergentest. In: Werner M, Ruppert V (Hrsg) Praktische Allergiediagnostik. Thieme, Stuttgart, 2. Aufl, S 11 ff
3. Jäger L (1976) Klinische Immunologie und Allergologie, Bd I. Fischer, Jena, S 422–423
4. Rudolph R, Kunkel G, Diller G, Baumgarten C, Schniggenberg E, Sladek M (1980) Zur Bedeutung der Tierepithelien als Umweltallergene bei isolierter ganzjähriger Rhinitis allergica. Allergologie 3:107
5. Storck H (1973) Allergie. Theorie und Praxis. Huber, Bern Stuttgart Wien, S 65–66

Dr. med. R. Rudolph
Dr. med. M. Brenner
Dr. med. C. Marsiske
Dr. med. D. Lasius
Prof. Dr. G. Kunkel
Abt. f. Klin. Immunologie
u. Asthma-Poliklinik
FU Berlin
Augustenburger Platz 1
D-1000 Berlin 65

Hautreaktivität im höheren Lebensalter

J. Biró, Budapest

In der Erscheinung der Hautreaktivität spielen zahlreiche Faktoren eine Rolle. Die Verminderung der Hautreaktionsfähigkeit ist eine wesentliche Folge des Alterungsprozesses. Diese Verminderung kann durch die niedrige Zahl der sensitiven Lymphozyten, die Abnahme der Aktivität eines T-Suppressors, die Veränderung der Rezeptor-Empfindlichkeit und der vasculären Permeabilität bewirkt werden.

In der klinischen Praxis soll man vor allem mit der Verminderung der Spät-Typ-Überempfindlichkeit im höheren Lebensalter rechnen. Deshalb haben wir zur Charakterisierung der Spät-Typ-Überempfindlichkeit mit bakteriellen und fungösen Antigenen die zelluläre Reaktionsfähigkeit bei gesunden jungen und alten Menschen verglichen. Die Anzahl und die Morphologie der zirkulierenden Lymphozyten wurden untersucht.

Durch Verabreichung von Decaris (Levamisol) und Litoralon (Gamma-L-glutamyltaurin) wurde versucht, die Hautreaktivität zu beeinflussen.

Gegen die zehn Arten von Intrakutan-Antigenen zeigten gesunde junge Probanden in 27 % der Fälle positive Reaktionen, gesunde alte Personen dagegen nur in 18 % der Fälle (Tabelle 1).

Tabelle 1. Positiv-Intrakutan-Tests mit zehn Antigenen bei gesunden Menschen

Alter 20–59 J. (n = 40)	27,5 % ± 3 %
Alter 60–69 J. (n = 64)	18,0 % ± 2,9 %

Durch Bestimmung der Anzahl der zirkulierenden T-Lymphozyten und des Intrakutan-PPD-Tests mit Hilfe planimetrischer Methode vor und nach Verabreichung

Tabelle 2. Planimetrische Auswertung des intrakutanen PPD-Testes und Anzahl der Blut-Lymphozyten vor und nach Behandlung mit Litoralon und Decaris (Levamisol)

	Alter 60–90 J.		Alter 20–59 J.	
	vor der Behandlung	nach der Behandlung	vor der Behandlung	nach der Behandlung
Litoralon	n = 22		n = 20	
$T_{Ly}\,\bar{x}$	806	1151	1418	2174
Papula mm²	88	98	126	150
Erythem mm²	366	415	578	624
Decaris	n = 18		n = 20	
$T_{Ly}\,\bar{x}$	631	838	1560	1674
Papula mm²	84	127	122	232
Erythem mm²	225	1092	478	1142

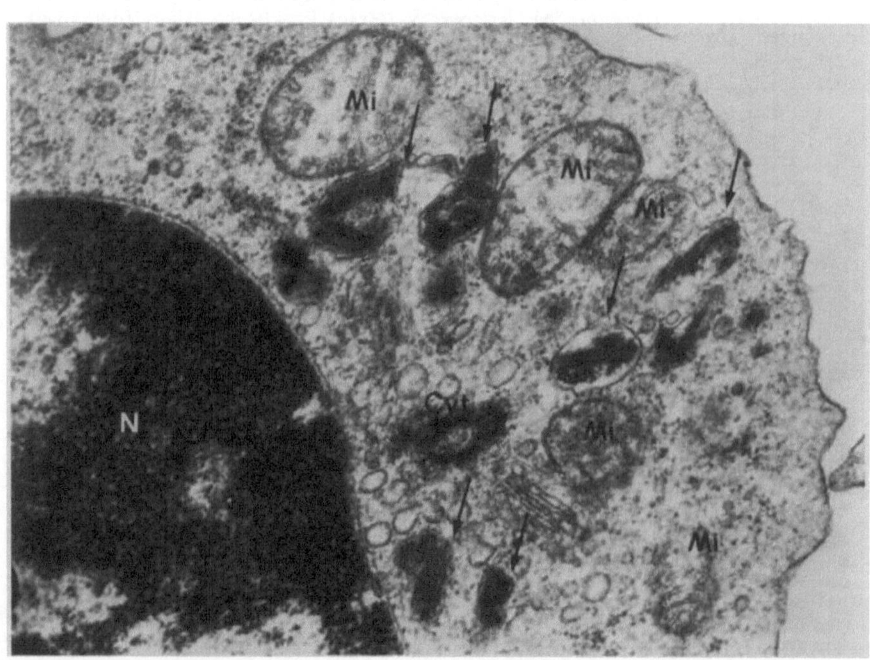

Abb. 1. Membranumgebene multitubuläre Körper im Lymphozyt

von Litoralon und Decaris wurden folgende Werte erhalten:

In beiden Gruppen wurde die Anzahl der zirkulierenden T-Lymphozyten mit der sechswöchigen Verabreichung von Litoralon, 3 x 0,01 mg täglich, erhöht. Der Unterschied bei den zwei Gruppen lag in der Anzahl der T-Lymphozyten, die bei alten Probanden schon vor der Behandlung wesentlich niedriger als bei jungen war.

Die Decaris-Behandlung (3 Wochen, wöchentlich 2 x 150 mg) hat die niedrige Anzahl der T-Lymphozyten bei den Alten erhöht, aber beeinflußte die T-Lymphozyten-Anzahl bei den Jungen nicht.

Die Größe der Papula und des Erythems wurde in beiden Gruppen durch Decaris erhöht (Tabelle 2). Bei Verabreichung von Decaris erscheinen in beiden Gruppen multitubuläre Körper in 10–19 % der T-Lymphozyten im Blut.

Nach der Meinung von Payne et al. sind die Lymphozyten, die multitubuläre Körper enthalten, wahrscheinlich T-Suppressorzellen (Abb. 1).

Zusammenfassend kann festgestellt werden, daß die Hautreaktivität durch Intrakutan-PPD-Test verfolgt werden kann. Die niedrige T-Lymphozyten-Anzahl wird durch Litoralon erhöht. Die durch den Alterungsprozeß bestimmte verminderte zelluläre Reaktionsfähigkeit kann durch Verabreichung von Decaris erhöht werden. Diese Wirkung könnte mit der Zunahme der T-Suppressor-Aktivität erklärt werden.

Dr. J. Biró
Semmelweis Medical School
Dept. of Dermatology
Mariastr. 41
H-1085 Budapest

Altersbedingte Gefäßveränderungen bzw. -neubildungen der Haut

W. Ch. Marsch, Berlin

Die folgende Darstellung ist auf *Blutgefäßveränderungen als Folge des Alterns* sowie auf *Blutgefäßneubildungen im hohen Alter* konzentriert.

Nach Spalteholz und Nachuntersuchern kann der topographische Bauplan der Blutgefäße der Haut gegliedert werden in einen tiefen dermalen horizontalen Gefäßplexus, in einen subpapillären horizontalen Gefäßplexus sowie davon ausgehend in vertikale papilläre Gefäßschlingen. Dabei ist zu berücksichtigen, daß speziell für die epidermisnahen Blutgefäße erhebliche regionale Unterschiede sowie dynamische Adaptationsmöglichkeiten bestehen. Immerhin kann speziell nach Untersuchungen von Braverman u. Yen [2, 14] sowie von Higgins u. Eady [5] eine ACV-unit gemäß Simionescu (Übersicht: [13]), bestehend aus Arteriole, Kapillare und Venole für die Papillarschlingen sowie für den subpapillären horizontalen Gefäßplexus nachgewiesen werden.

Die morphologisch faßbaren *Alterungsvorgänge* an den Blutgefäßen der Haut sind nach wie vor unzureichend untersucht. Dabei müssen einerseits der ultrastrukturell möglichen Bestimmung der mikrozirkulatorischen Gefäßstrecke sowie andererseits den regionalen Unterschieden der Gefäßarchitektonik Rechnung getragen werden. Für die *Kapillare,* gegliedert in Endothelzelle, Basallamina, Perizyt und perivaskuläres Bindegewebe, ist der Alterungsvorgang im perivaskulären Bindegewebe (klinisch: Teleangiektasien) sowie an der Basallamina (fragliche Verdickung mit Verlängerung der Diffusionsstrecke) zu erwarten. Bekannt ist die Rückbildung der papillären vertikalen Gefäßschlingen mit folgender Verminderung der Kapillardichte. Für die *Arteriole* und *postkapilläre Venole* sind alterungsbedingte Veränderungen an der elastischen Membran von Arteriolen sowie an Myozyten bekannt, die funktionell mit Endformationen des autonomen Nervensystems verknüpft sind. Abbau elastischer Membranen durch Matrixvesikel nach Staubesand [11] sind an Arteriolen nachweisbar. Die Kollagenzunahme sowie die Abnahme sulfatierter Glykosaminoglykane sind hingegen morphologisch kaum belegbar [7].

Die *syntrope Wirkung von Alterung, UV-Licht und Glukokortikoiden* am intervaskulären Bindegewebe findet klinischen Ausdruck in der *Purpura senilis.* Histologisch sind die erhebliche Reduktion des Kollagens sowie die massive Ablagerung elastotischen Materials im oberen Corium auffällig. Die Gefäßwände und das perivaskuläre Bindegewebe scheinen wenig gestört zu sein. Die Elektronenmikroskopie zeigt den Schwund von gebündelten Kollagenfibrillen und das Fehlen altersentsprechender elastischer Fasern, hingegen amorphes Material, offenbar kollagene Abbauprodukte sowie elastotisches Material. Im Gegensatz zu den durch Alterung und UV-Licht induzierten Bindegewebsveränderungen sind die äquivalenten rein glukokortikoidbedingten Alterationen reversibel [4].

Unter den *Alterungsvorgängen,* die *unter vornehmlicher additiver Langzeitwirkung von UV-Licht* manifestiert werden, wird häufig das *sog. senile Angiom des freien Lippenrandes* (Pasini) genannt. Es handelt sich histologisch um Ektasien von Kapillaren und Venolen, häufig sind Thrombosierungen zu finden. Die beim älteren Menschen im oberen Corium deutliche aktinische Elastose dürfte aber *keine* wesentliche pathogenetische Rolle spielen, da die Gefäßektasien häufig bis in tiefe Gewebsschichten verfolgbar sind. Vielmehr müssen die besondere gewebliche Textur und die mechanische Belastung der Unterlippe verantwortlich gemacht werden. Daneben verbergen sich unter diesem klinischen Bild auch echte autonome Gefäßproliferate in Form muskelstarker venöser Hämangiome [6]. Kapillarektasien, häufig mit Thromben, sind in aktinisch-elastotischer Haut (meist am Kopf) unter den Termini *Kapillaraneurysma* [3] und *venous lake* [1] bekannt. Die *Erythrosis interfollicularis colli* ist in diesem Kontext ebenfalls zu nennen.

Wenden wir uns nun *alternsbedingten Veränderungen an präexistenten Gefäßanomalien* zu. Die kapillären Säuglingshämangiome finden hier keine Berücksichtigung, da die in hohem Prozentsatz zu erwartende spontane Tumorregression allgemeinpathologisch nicht unter dem Begriff des Alterns subsummiert werden kann. Beim

Naevus teleangiectaticus lateralis (syn. Naevus flammeus, port-wine stain) wird die Ektasie von Kapillaren histologisch erst ab dem 10. Lebensjahr auffällig; im höheren Alter ist eine Zunahme von Zellen in der Gefäßwand der ektatischen Kapillaren nachweisbar [10]. Ultrastrukturell liegt dem eine deutliche Vermehrung von Perizyten zugrunde. Im mittleren und höheren Lebensalter zeigen sich häufig kleine kavernöse Eruptionen in dem ansonsten makulösen Naevus teleangiectaticus lateralis. Histologisch fehlt eine Proliferation von Endothelzellen und Gefäßwandzellen; somit handelt es sich nicht um ein sekundäres Hämangiom. Vielmehr ist eine deutliche Rarefizierung des intervaskulären kollagenen Bindegewebes auffällig. Ultrastrukturell ist dies belegbar; interessant der Nachweis sog. long-spacing-Kollagens als Hinweis einer Kollagenstrukturänderung im perivaskulären Bindegewebe.

Die *sog. senilen Hämangiome* (syn. tardives kapilläres Hämangiom, cherry spot, de Morgan's spot) beginnen meist ab dem 25. Lebensjahr in Form flohstichartiger roter Flecke, später entwickeln sich prominente, nicht mechanisch ausdrückbare rote Papeln und Knötchen [9]. Histologisch zeigen sich follikelartig aggregierte, erheblich erweiterte kapilläre Gefäße im oberen Korium, wobei das intervaskuläre Bindegewebe frei von elastischen Fasern ist. Meist sind muffenartige PAS-reaktive homogene perivaskuläre Zonen nachweisbar, die in den Semidünnschnitten besonders gut darstellbar sind. Elektronenoptisch (Abb. 1) sind die Kapillarstrecken reich an Fenestrationen [12]. Die lichtoptisch hyalinen perivaskulären Zonen erweisen sich als basallaminaartiges Material, in das dünne Kollagenfibrillen ($\varnothing$ 22 nm) eingelagert sind. Untersucht man bei 30jährigen die klinisch flohstichartigen initialen Läsionen, so sind offensichtlich verlängerte Kapillarschlingen das initial faßbare Element. Daneben sind aber schon ektatische Kapillarkonvolute mit den homogenen perivaskulären Ablagerungen ebenso nachweisbar wie Fenestrationen des Endothels. Beide Phänomene stellen also keine Alterung dar, was allerdings für die zunehmende Gefäßektasie gelten muß. Die ultrastrukturellen Details sprechen für eine Verlängerung der venösen Kapillarstrecke. Der Nachweis von IgG in den perivaskulären Ablagerungen unterstreicht die mögliche Bedeutung gefensterter Kapillaren als Permeationsort hochmolekularer Stoffe.

Maligne Blutgefäßtumoren sind selten, treten vorwiegend *im höheren Alter* auf und werden meist klinisch lange verkannt. Zum einen ist das *Angiosarkom des Kopfes* zu nennen, das initial meist makulös, dann plaqueartig imponiert [15]. Zum anderen treten derartige *Angiosarkome* meist nach einer Latenz von 10–20 Jahren *in einem chronischen extremitätenlokalisierten Lymphödem unterschiedlicher Genese* auf [8]. Die multifokale Entstehung des sarkomatösen Prozesses gestattet eine stadiendifferente morphologische Untersuchung. Die klinisch unverdächtige chronisch lymphödematöse Haut zeigt neben den zahlreichen aktivierten Fibroblasten, Fibrin sowie deutliche Kollagenablagerungen. In makulösen blaurötlichen Hautbezirken ist eine deutliche kapilläre Gefäßneubildung mit starken Erythrozytenextravasaten erkennbar. Ultrastrukturell weisen die Endothelzellen deutliche Kernatypien auf. In Tumorknoten, die durch eine erhöhte Durchströmung charakterisiert sind, ist der maligne Charakter der faszikelartig aggregierten Tumorzellen an der Kernpleomorphie und dem Mitosenreichtum ablesbar. Ultrastrukturell (Abb. 2) belegen die nur partiell Lumina ausbildenden pleomorphen Endothelzellen u. a. durch die Umscheidung durch argyrophile kollagene Fasern den *Blut*gefäßcharakter des Angiosarkoms bei chronischem Lymphödem (Stewart-Treves-Syndrom).

Grob zusammenfassend kann festgestellt werden, daß die morphologisch faßbaren Alterungsvorgänge an orthologischen Blutgefäßen und präexistenten Gefäßanomalien der Haut das intervaskuläre Gefäßbett und die Gefäßwand betreffen.

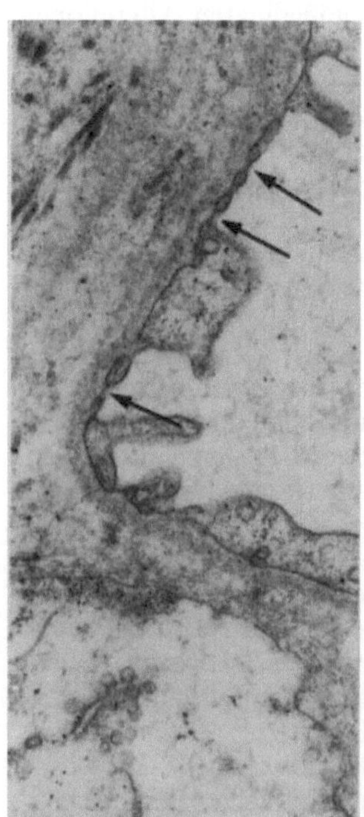
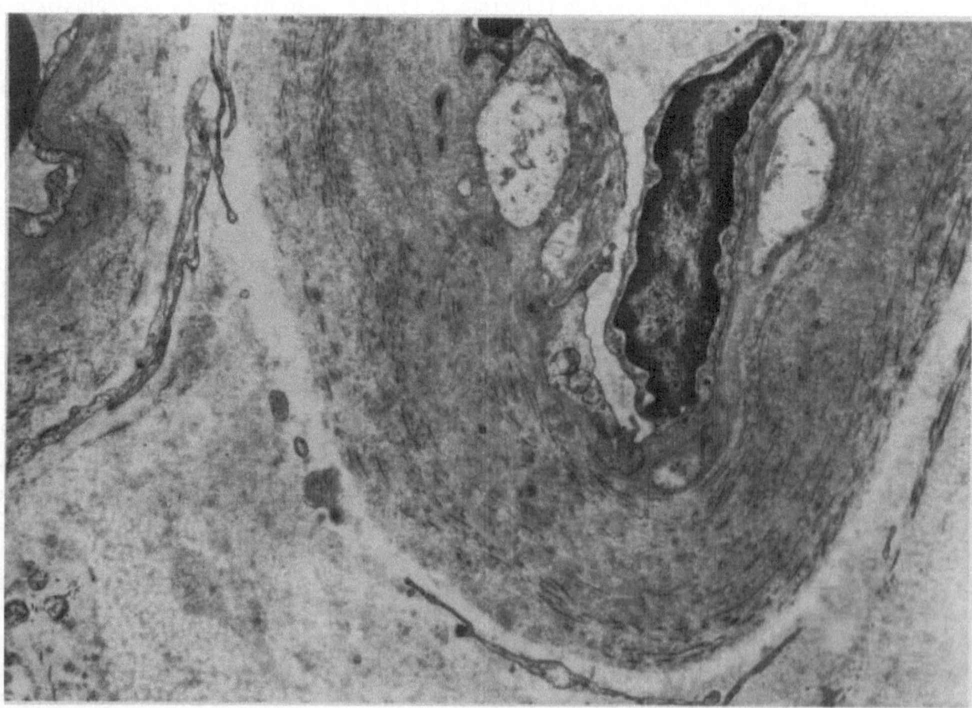

Abb. 1. Tardives kapilläres Hämangiom. Perivaskuläre muffenartige Ablagerung PAS-reaktiven basallaminaartigen Materials, in das dünne Kollagenfibrillen eingelagert sind. x 9870. Insert: Kapillarendothel mit zahlreichen Fenestrationen (*Pfeile*). x 21 800

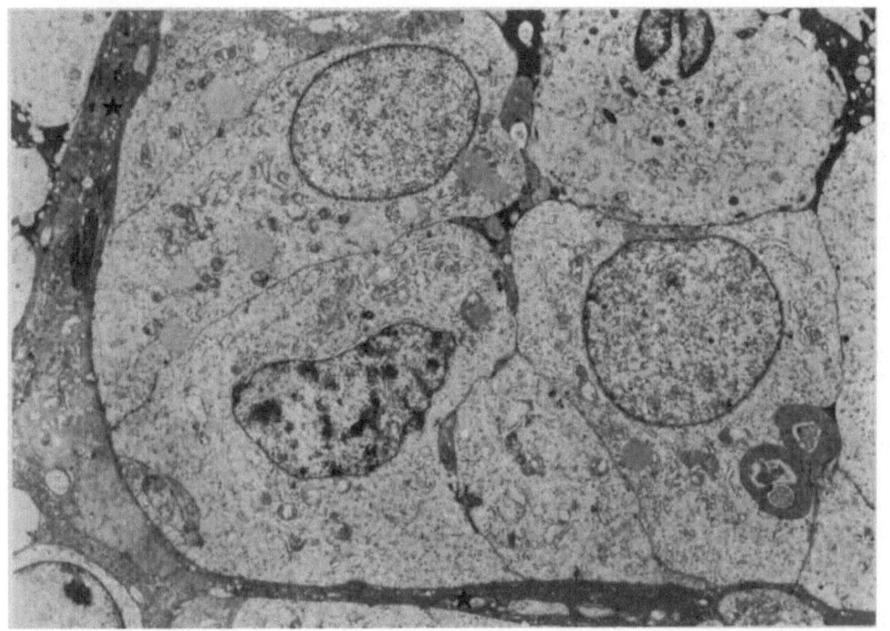

Abb. 2. Hämangiosarkom bei chronischem Lymphödem. Pleomorphe unreife Endothelzellen, kaum ausgeprägte Lumenbildung. Umscheidung durch argyrophile Fasern (*Stern*). x 3445

Literatur

1. Bean WB, Walsh JR (1956) Venous lakes. Arch Dermatol 74:459–463
2. Braverman IM, Yen A (1977) Ultrastructure of the human dermal microcirculation. II. The capillary loops of the dermal papillae. J Invest Dermatol 68:44–52
3. Epstein E, Novy jr FG, Allington HV (1965) Capillary aneurysms of the skin. Arch Dermatol 91:335–341
4. Hermanns JF, Pierard GE Lachapelle JM, Lapière CM (1978) Post corticotherapy recovery of dermal ultrastructure. J Cutan Pathol 5:305
5. Higgins JC, Eady RAJ (1981) Human dermal microvasculature: I. Its segmental differentiation. Br J Dermatol 104:117–129
6. Keller R (1959) Zur Klinik und Histologie der sogenannten „senilen Angiome des freien Lippenrandes" (Pasini). Dermatologica 118:231–241
7. Lindner J (1976) Zur Alterung der Organe. In: Dhom G (Hrsg) Biologie des Alterns. Hauptthema der 59. Verhandlungen der Deutschen Gesellschaft für Pathologie 1975. Gustav Fischer, Stuttgart, S 181–242
8. Marsch WCh (1980) Angiosarkom bei chronischem Lymphödem der unteren Extremität. Med Welt 31:585–587
9. Schnyder UW, Keller R (1954) Zur Klinik und Histologie der Angiome. III. Mitteilung. Zur Histologie und Pathogenese der senilen Angiome. Arch Dermatol Syph 198:333–342
10. Schnyder UW (1955) Zur Klinik und Histologie der Angiome. I. Mitteilung: Zur Histologie des Naevus flammeus (Naevus teleangiectaticus). Arch Dermatol Syph 200:483–490
11. Staubesand J, Adelmann G, Steel F (1980) Matrix lysosomes and medial dysplasia. Folia Angiol 28:9–17
12. Stehbens WE, Ludatscher RM (1968) Fine structure of senile angiomas of human skin. Angiology 19:581–592
13. Stüttgen G, Forssmann WG (1981) Pharmacology of the microvasculature of the skin. In: Stüttgen G, Spier HW, Schwarz E (Hrsg) Handbuch der Haut- und Geschlechtskrankheiten, Ergänzungswerk Band I/4B. Springer, Berlin Heidelberg New York, pp 379–540
14. Yen A, Braverman IM (1976) Ultrastructure of the human dermal microcirculation: the horizontal plexus of the papillary dermis. J Invest Dermatol 66:131–142
15. Wilson Jones E (1964) Malignant angioendothelioma of the skin. Br J Dermatol 76:21–39

Dr. W. Ch. Marsch
Hautklinik und Poliklinik d. FU Berlin
Rudolf-Virchow-Krankenhaus
Augustenburger Platz 1
D-1000 Berlin 65

Schlußwort

G. Stüttgen, Berlin

Es war die Absicht der Moderatoren, die Alterungsprozesse unter verschiedenen Gesichtspunkten zu gliedern und entsprechend auszuwerten. Die Unterteilung in
a) Strukturänderungen in histologischer und elektronenmikroskopischer Sicht,
b) zytologische und biochemische Veränderungen unter besonderer Beachtung des Bindegewebes,
c) funktionelle Eigenheiten der alternden Haut,
d) Auswirkungen aggressiver Faktoren bei alternder Haut unter besonderer Berücksichtigung der Ultraviolettstrahlen,
e) die Reaktivität der alternden Haut unter besonderer Berücksichtigung der immunologischen bzw. allergologischen Situation und schließlich auch die Aufnahme der Untersuchung der Altersatrophie der Mundschleimhaut

mündeten in gleichartige Ergebnisse ein, unabhängig davon, ob die Morphologie, die Biochemie oder schließlich die Funktion im Vordergrund stand.

Zunächst ist es bemerkenswert, wie schwierig der Vorgang der physiologischen Hautalterung unter Ausschluß der Aggressionen der Umwelt mit histologischen, elektronenmikroskopischen und biochemischen Methoden für den primären Ansatzpunkt des Alterns zu erfassen ist, soweit es die menschliche Haut anbetrifft. Biochemisch steht die Änderung der Syntheseleistung der Fibroblasten, die sich in der Zahl im Verlaufe des Alters nicht vermehren, im Vordergrund. Die Zunahme des Heparansulfates im perizellulären Raum der Epidermis und die Abnahme des Dermatansulfates, Chondritinsulfates und schließlich Hyaluronat in den bindegewebigen Schichten mit Auffaserung und vermehrtem Abbau (Elastase) von Fasern, decken sich mit den genetisch vorgegebenen Ausnahmesituationen präkoxer Alterungsvorgänge bei der Progerie und dem Werner-Syndrom, die als extreme Variante der physiologischen Alterung darstellbar sind.

Neben den genetischen Faktoren, die den Alterungsprozeß steuern, kommt in allen Referaten deutlich zum Ausdruck, daß die Aggressivität der Umwelt, insbesondere die Lichtexposition, ein entscheidender Schritt zur vorzeitigen Alterung ist, die sich von den physiologischen Alterungsvorgängen dadurch unterscheidet, daß es unter der aktinischen Elastose zu einer Auflösung der elastischen Fasern im oberen Corium kommt. Fibrosierende Vorgänge als Fotosklerose im oberen Corium, aber auch die Fibrosierung in der Gefäßwand neben dem Schwund elastischer Elemente im Bereiche der Mikrozirkulation, sind weitere Charakteristika. Die Summe der durch Lichtexposition stimulierten Alterungsvorgänge ist in den tieferen Schichten der Haut nicht mehr nachweisbar, und es zeigen sich hier keineswegs Leitsymptome in morphologischer Hinsicht für entsprechende Altersveränderung, wie sie sich z.B. bei den großen Gefäßen im Rahmen einer Arteriosklerose darstellen lassen. Die Funktion der alten Haut bleibt, wenn auch gemindert, im Hinblick auf Aktivität der Anhangsgebilde, wie Schweißdrüsen und Talgdrüsen erhalten und mündet dann erst in den Begriff der Altersdermatosen mit exsikkotischen Veränderungen ein, wenn exogene Faktoren aus der Lichtexposition und aus zivilisatorischen Gewohnheiten zum Tragen kommen. Präkanzerosen als Lichtschäden zeigen eine lineare Zunahme der Veränderung von Keratinozyten, die schließlich in eine Basaliom- oder Spinaliomentwicklung einmünden. Die physiologische Minderung der Dark-repair-Mechanismen im Alter scheint sich mit der irreparablen Lichtschädigung in den jüngeren Jahren nach entsprechender Latenzzeit zu vereinigen.

Beachtenswert ist, daß auch die gealterte Haut zu allergischen Reaktionen befähigt ist, auch wenn das Ausmaß der Reaktionsfähigkeit sowohl in bezug auf den allergischen Prozeß als auch auf die Injektion von Mediatoren der allergischen Reaktion gemindert ist. Auch im Alter gibt der Hauttest bei allergischen Erkrankungen die notwendigen Hinweise für eine Eruierung der Allergene.

Im Hinblick auf eine Therapie der Altersveränderungen durch Medikamente im Sinne einer Restitution sind abgesehen von gedanklichen Vorstellungen und auch Ansätzen, wie zum Beispiel die medikamentöse Stimulation der Immunzellen durch Levamisol oder die Erhöhung der aktuellen Repairkapazität nach lokaler Hautbehandlung mit Bakterienextrakten, keine neuen Daten gegeben worden, ganz abgesehen davon, daß die Stimulation der Dark-repair-Synthese durch spezifische quantitative Analysen der daran beteiligten Enzyme einer Konsolidierung bedarf. Die Therapie wird heute, auch wenn man sich das Forum der Therapie der Altersdermatosen zum Vergleich heranzieht, vornehmlich im Sinne einer prophylaktischen Einstellung zur Verhinderung aggressiver Faktoren gesehen, die den Zeitpunkt der sichtbaren Hautalterung vorzeitig entwickeln lassen.

Es hat sich bisher kein Anhalt dafür gezeigt, daß man die Uhr, die schließlich die Entwicklung der Regelkreise bestimmt, die zur Hautalterung führen, in ihrem Gang verlangsamen kann. Faktoren, die diesen Vorgang direkt beschleunigen oder indirekt beeinflussen über parallel geschaltete irreparable Schäden, sind vornehmlich Faktoren der Umwelt, insbesondere Ultraviolett, zu denen sich die epikutane, orale und inhalative Aufnahme von Schadstoffen hinzugesellt. Die bindegewebselastische Reduktion des Hautmantels im Alter ist eine Adaptation an geschwundene Fettpolster bzw. Muskulatur. Damit gewinnt in ästhetischer Hinsicht die Beachtung des Zustandes der Subcutis und Entwicklung ihres Fettdepots ein besonderes Gewicht.

Bei relativ kurzlebigen Tieren ist der Alterungsprozeß von der fötalen zur perinatalen Zeit und schließlich die Altersentwicklung deutlicher festzuhalten. Der Schwerpunkt der physiologischen Alterungsvorgänge der Haut, analysiert an den Gefäßen, den Fasersystemen und der Grundsubstanz läßt sich mit den Veränderungen der mechanischen Eigenschaften der Haut und den Leistungen der Hautanhangsgebilde dahingehend interpretieren, daß die Daten, die signifikant von der Norm sich unterscheiden, erst im sehr hohen Alter deutlich werden. Die funktionelle Abnahme der Leistungen der Haut im Alter im Verhältnis zu den bekannten Organveränderungen in der Geriatrie erfolgt verzögert, wenn es sich um physiologische Alterungsprozesse und nicht um stimulierte präkoxe Alterungen durch Umweltfaktoren handelt. Hinzuzufügen ist, daß, je früher die Prophylaxe sich entwickelt, um so wirksamer die Unterdrückung solcher Regelkreise ist, die das Altern der Haut beschleunigen.

Prof. Dr. G. Stüttgen
Hautklinik der FU Berlin
im Rudolf-Virchow-Krankenhaus
Augustenburger Platz
D-1000 Berlin 65

Symposium I: Phlebologie

Die primäre Varikose im Laufe des Lebens

H. Fischer, Tübingen

Die zunehmende Verschlechterung einer primären Varikose im Laufe des Lebens ist eine allgemein anerkannte Erfahrung. Strittig ist jedoch, ob mit zunehmendem Lebensalter immer mehr Menschen erkranken oder die Erkrankung in einem bestimmten, frühen Lebensabschnitt auftritt und die Altersrelation dadurch entsteht, daß sich die Entwicklung zum Vollbilde der Erkrankung verschieden rasch vollzieht.

Auch die Tübinger Studie, die wir nach Genehmigung durch das baden-württembergische Ministerium für Arbeit, Gesundheit und Sozialordnung mit großzügiger Unterstützung der Firma Zyma GmbH im Rahmen der in Baden-Württemberg gesetzlich vorgeschriebenen Röntgen-Reihenuntersuchung durchführen konnten, bestätigte erneut diese signifikante Altersrelation sowohl für die Stamm- (Abb. 1) als auch für die Astvarikose (Abb. 2),

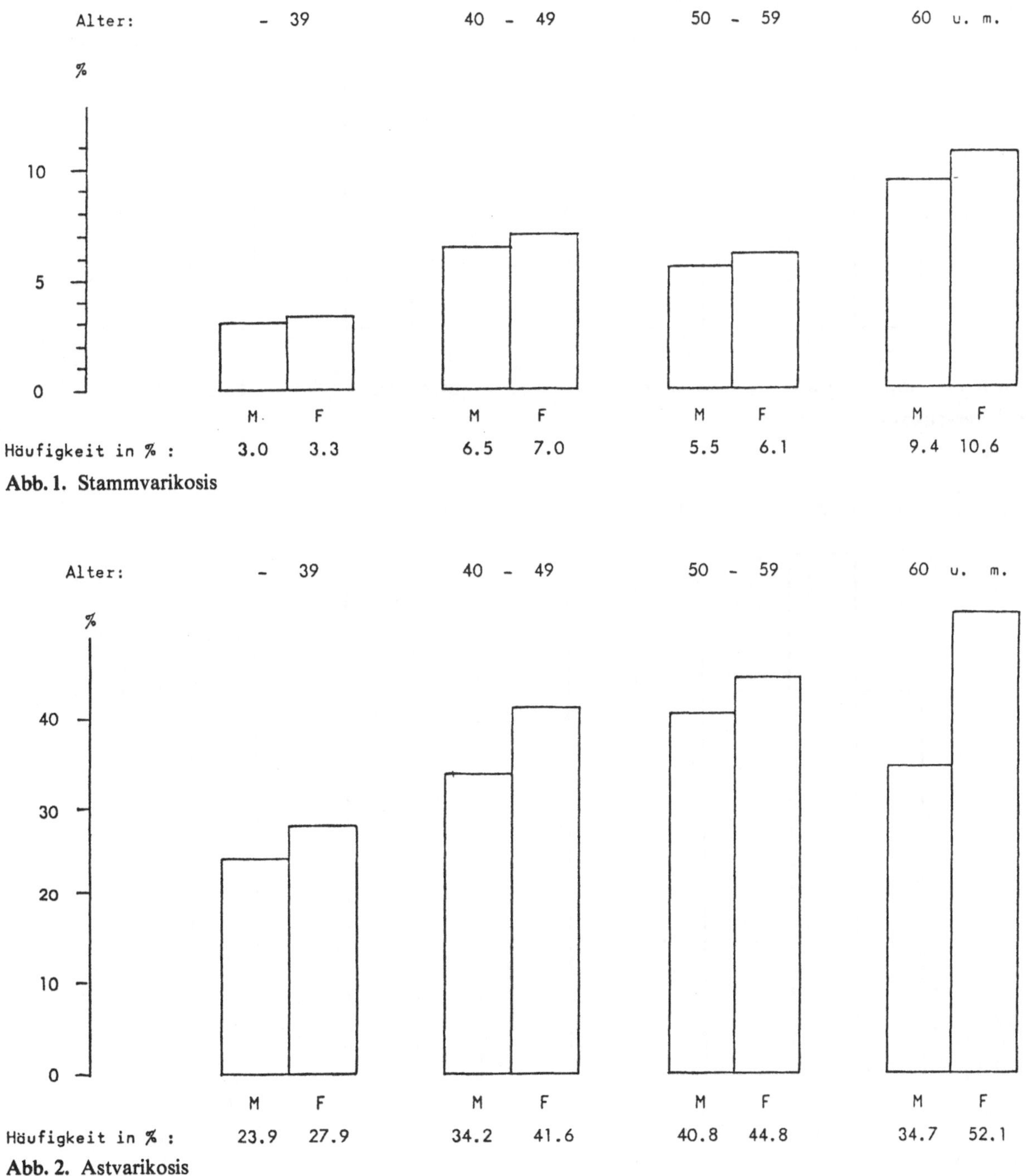

Abb. 1. Stammvarikosis

Abb. 2. Astvarikosis

die Widmer in seiner Baseler Studie schon gefunden hatte mit jeweils geringem Überwiegen der Frauen. Daß die Besenreiservarizen (Abb. 3) dieser strengen Altersrelation nicht unterliegen, hat Widmer ebenfalls schon beobachtet – auffallenderweise fallen bei unserer Studie auch die retikulären Varizen (Abb. 4) in diese Gruppe.

Um die eingangs gestellte Frage: Zunehmende Manifestation der primären Varikose mit zunehmendem Lebensalter oder verschiedenartiger Verlauf bei gleichzeitiger Manifestation, zu klären, haben wir folgende Überlegung angestellt (Abb. 5):

Wenn sich die primäre Stamm- und Astvarikose in einem bestimmten Lebensabschnitt, z. B. in der Mitte des 2. Dezeniums manifestiert und sich dann nur verschieden rasch entwickelt, müssen in frühen Lebensdekaden die leichteren Fälle überwiegen und im Laufe des weiteren Lebens zugunsten der schwereren abnehmen. Im anderen Falle einer Manifestation in verschiedenen Lebensaltern mit nachfolgender – ebenfalls ungleichmäßiger Verschlechterung – muß die Zahl sowohl der leichten als auch der schweren Fälle in der Bevölkerung mit zunehmendem Alter ansteigen.

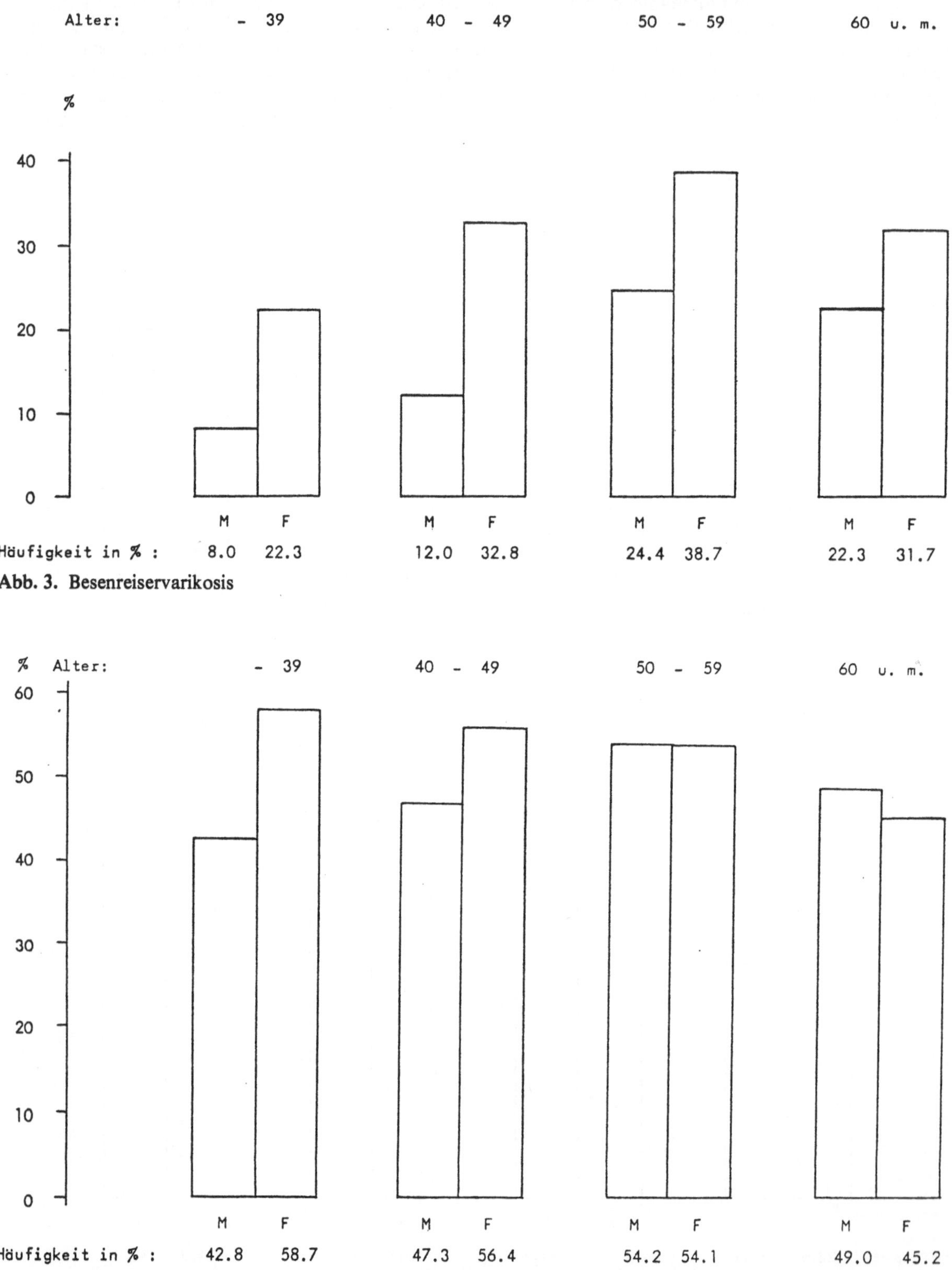

Abb. 3. Besenreiservarikosis

Abb. 4. Retikuläre Varikosis

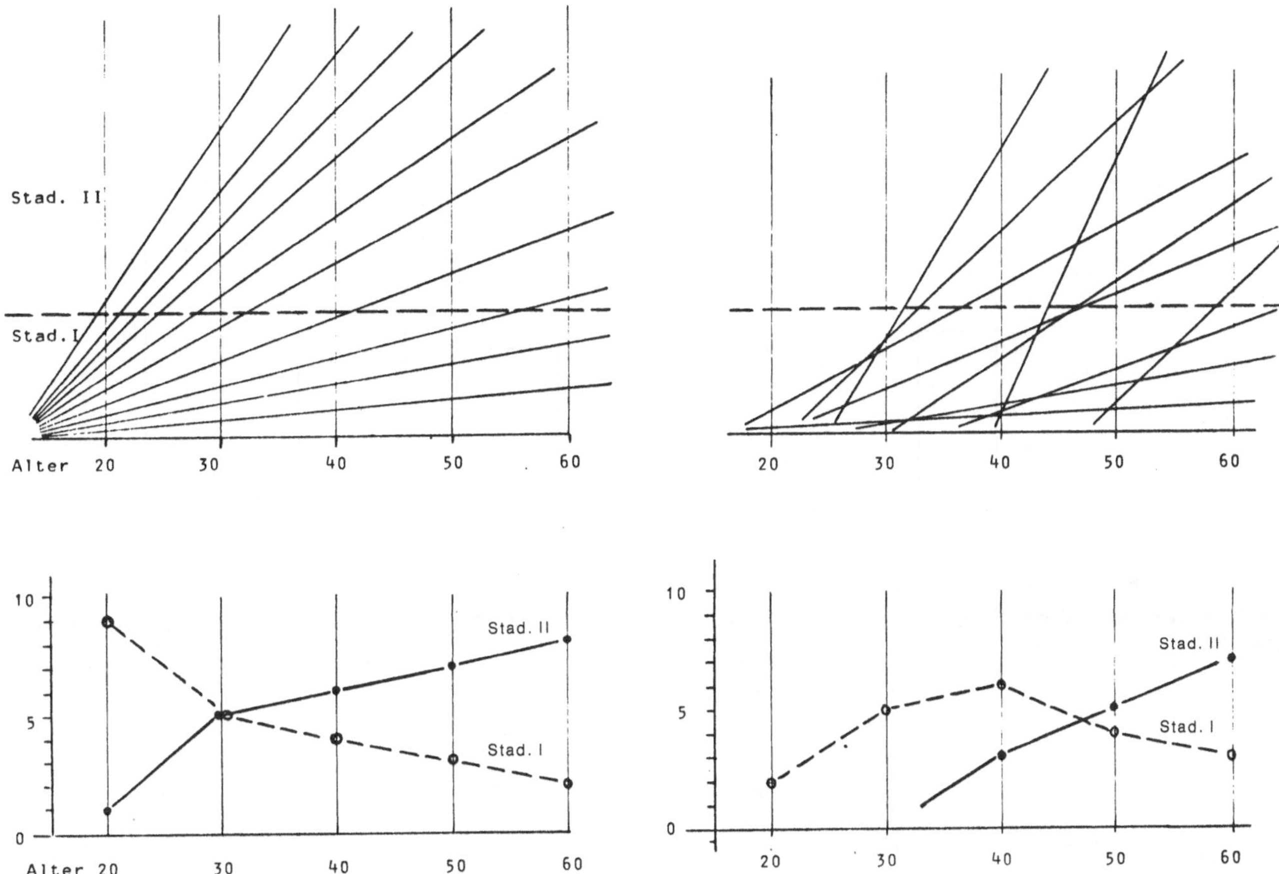

Abb. 5. Altersverteilung verschiedener (latenter I und manifester II) Stadien bei gleichzeitigem (*li*) und verschiedenem Beginn (*re*)

Trennen wir nun in der Tübinger Studie die leichten und die schweren Fälle und betrachten ihre Altersrelation (Abb. 6), so finden wir hier mit zunehmendem Lebensalter in beiden Gruppen einen Anstieg. Dieses Verhalten spricht eindeutig dafür, daß sich die primäre Varikose mit zunehmendem Lebensalter immer häufiger manifestiert und sich ihr Beginn nicht auf einen bestimmten frühen Lebensabschnitt zurückverfolgen läßt, von dem aus sich die Erkrankung mit jeweils verschiedener Geschwindigkeit bis zu ihrem Vollbild entwickelt.

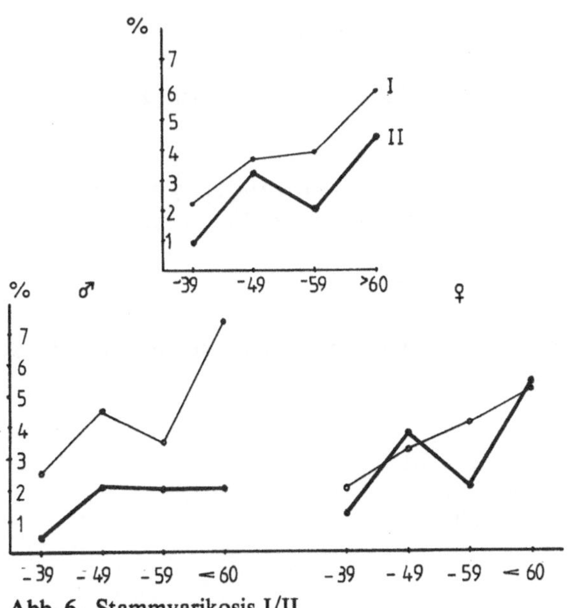

Abb. 6. Stammvarikosis I/II

Schwierigkeiten bereitet uns die Deutung des Kurvenknicks in der 6. Lebensdekade, der merkwürdigerweise bei den Männern in der leichten, bei den Frauen in der schwereren Krankheitsgruppe auftritt. Ob sich hier die Erfolge der Therapie ausprägen?

Unsere Ergebnisse gewinnen an Gewicht, wenn sie mit den Angaben über subjektive Beschwerden und Komplikationen in Verbindung gebracht werden. Die folgenden Zahlenangaben beziehen sich allerdings – was einschränkend bemerkt werden muß – auf das gesamte Untersuchungsgut:

„Krampfadern" geben mit ebenfalls deutlicher Altersabhängigkeit durchschnittlich 40 % der Befragten an (Abb. 7), Frauen fast doppelt so häufig wie Männer (Frauen zu 34–64 %, Männer zu 12–36 %).

„Probleme mit den Beinen" hatten mit zunehmendem Alter ebenfalls etwa die Hälfte der Befragten, die Frauen wiederum häufiger als die Männer, in jüngeren Jahren fast doppelt so häufig (Frauen zu 44–72 %, Männer zu 18–56 %). Der sprunghafte Anstieg in der 4. Lebensdekade, der sich später wieder ausgleicht, erklärt sich möglicherweise mit dem Einfluß durchgemachter Schwangerschaften.

Bei der Frage nach durchgemachten „Venenentzündungen" zeigt sich bei wiederum eindeutiger Altersrelation, die an sich klar ist, ebenfalls das Überwiegen des weiblichen Geschlechtes, ebenso bei der nach einer durchgemachten „Thrombose" oder einer Lungenembolie.

Medizinisch und volkswirtschaftlich wichtig sind jedoch vor allem die Fälle, die nach der Terminologie von Widmer nicht nur eine „Disorder", sondern ein echtes (und schweres) Leiden („disease") darstellen:

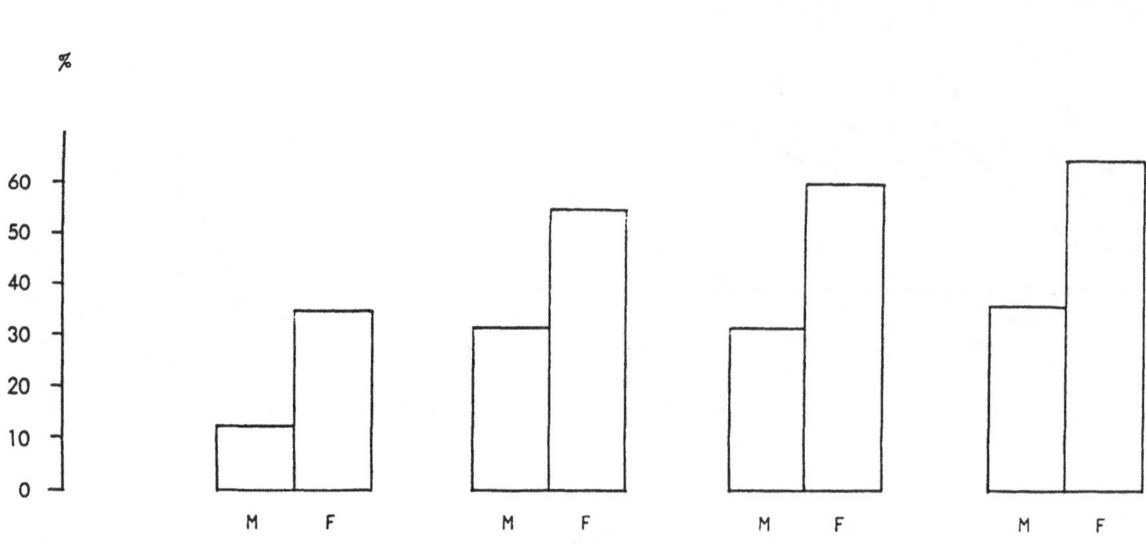

Abb. 7. Antworten auf die Frage „Welche der folgenden Beinerkrankungen haben oder hatten Sie schon: Krampfadern, Varikosis?»

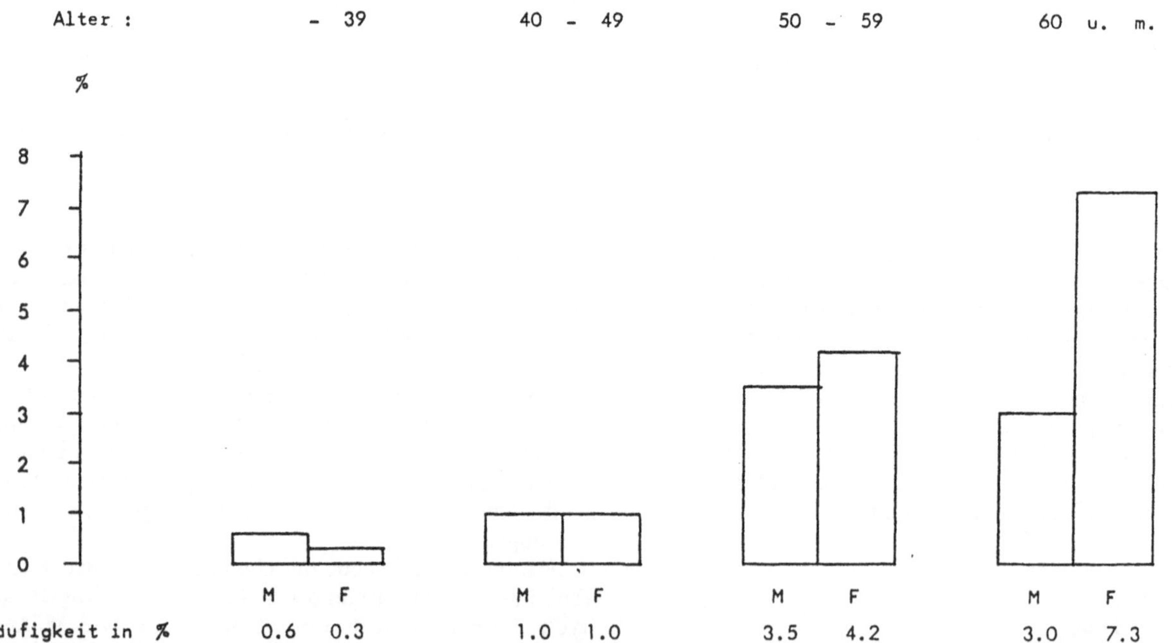

Abb. 8. Antworten auf die Frage „Welche der folgenden Beinerkrankungen haben oder hatten Sie schon: Offene Beine?"

„Offene Beine" (Abb. 8) geben im Durchschnitt 2,2 % der Befragten an. Dabei tritt eine deutliche Zunahme verständlicherweise erst in der 6. Lebensdekade auf, und bei der Auswertung der Fotografien zeigt sich ebenfalls die fortschreitende Verschlechterung der chronischen Veneninsuffizienz, wiederum Grad II und III, parallellaufend (s.o.) mit dem Anstieg der schweren Fälle in der 6. Lebensdekade.

Wenn in dieser Altersgruppe 3,5 % der Männer und 5 % der Frauen an einer schweren chronischen Veneninsuffizienz leiden, so geht daraus nicht nur die Bedeutung der chronischen Veneninsuffizienz als Volkskrankheit hervor, sondern auch die dringende Notwendigkeit einer entsprechenden, geeigneten Vorsorge.

Literatur

Fischer H (1981) Venenleiden. Urban und Schwarzenberg, München Wien Baltimore

Prof. Dr. H. Fischer
Abt. Dermatologie III
d. Univ.-Hautklinik
D-7400 Tübingen

Ulcus cruris venosum und Lebensalter
unter Berücksichtigung der arteriellen Beteiligung

N. Klüken und R. Rosenheim, Essen

Das Ulcus cruris ist nicht mehr als ein Symptom, keinesfalls eine Diagnose. In Tabelle 1 sind die verschiedenen ätiopathogenetischen Gruppen aufgeführt, die ebenfalls weder nosologisch noch ätiopathogenetisch einheitlich sind. Wenn im Folgenden von dem Ulcus cruris venosum die Rede ist, so möchten wir ätiopathogenetisch diesen Terminus auf jene Geschwürsform beschränken, die bei der chronisch-venösen Insuffizienz auftritt. Analog beschränken wir uns beim Ulcus cruris arteriosum auf geschwürige Prozesse im Rahmen der arteriellen Verschlußkrankheit.

Tabelle 1. Das Ulcus cruris als polyätiologisches Symptom. Übersicht über die ätiopathogenetischen Gruppen der Unterschenkelgeschwüre

---

I. Ulcus cruris venosum
II. Ulcus cruris arteriosum
III. Ulcus cruris exogenicum
IV. Ulcus cruris infectiosum
V. Ulcus cruris trophicum
VI. Ulcus cruris haematopathogenicum
VII. Ulcus cruris neoplastium

Die chronisch-venöse Insuffizienz ist ein von van der Molen geprägter klinischer Begriff, der durch eine charakteristische Symptomatologie definiert wird. Diese stellt eine nosologische, jedoch nicht eine pathogenetische Einheit dar. So unterscheidet man zwei Formen, die suprafasziale und die subfasziale chronisch-venöse Insuffizienz. Diese Unterteilung ist deshalb von großer praktischer Bedeutung, weil sie wichtige therapeutische Konsequenzen beinhaltet.

Die suprafasziale Form der chronisch-venösen Insuffizienz hat ihre Ursache in Krossen-Insuffizienzen, das heißt Mündungsinsuffizienzen der großen Stamm- in die großen Leitvenen, also der Vena saphena magna in die Vena femoralis und der Vena saphena parva in die Vena poplitea. Außerdem können ausgeprägte Insuffizienzen von hämodynamisch wichtigen Venae perforantes eine solche suprafasziale, chronisch-venöse Insuffizienz hervorrufen. Häufig, leider auch in zahlreichen dermatologischen Lehrbüchern, wird immer noch vom dem „varikösen Symptomenkomplex" gesprochen, wie ihn 1911 Nobl in Wien geprägt hat. Inzwischen wissen wir, daß selbst eine sehr ausgeprägte Stammvaricosis Jahre und Jahrzehnte ohne jede Komplikation bestehen kann. Andererseits gibt es Kranke mit voll ausgeprägter chronisch-venöser Insuffizienz, mit hochgradigen Krossen- und/oder Venae perforantes-Insuffizienzen ohne nennenswerte Varizen, aber mit voll ausgeprägtem Symptomenkomplex. Somit kann die Varicosis von sich aus nicht der entscheidende pathogenetische Faktor einer Ulcus-Genese sein. Die gestörte Hämodynamik ist der entscheidende Faktor. Ob eine chronisch-venöse Insuffizienz entsteht, hängt von dem Ausmaß der Störung des venösen Rückflusses, nicht aber von dem Ausprägungsgrad der Varizen ab. In diesem Zusammenhang sei betont, daß die suprafasziale chronisch-venöse Insuffizienz und das in ihrem Rahmen auftretende Ulcus cruris venosum, je nach vorliegendem Befund, durch Operation oder durch Sklerosierungsbehandlung therapeutisch gut zu beherrschen ist.

Die subfasziale chronisch-venöse Insuffizienz beruht auf Verschlüssen hämodynamisch wichtiger tiefer Leitvenen, also auf dem Boden einer tiefen Thrombophlebitis (auch als tiefe Thrombose oder tiefe Phlebothrombose bezeichnet). Diese Strombahnhindernisse führen zur Erhöhung des Druckes in den distal gelegenen Venenbereichen und beinhalten eine ausgeprägte Symptomatik dieses Syndroms, das wie die suprafasziale Form bis zum Geweheverlust führen kann, das heißt zum Unterschenkelgeschwür. Bei dieser Form tritt sie auf Grund klinischer Erfahrung wie auch auf Grund statistischer Untersuchungen schneller auf, als dies bei der suprafaszialen Form der Fall ist.

Das Ulcus cruris bei arterieller Verschlußkrankheit hat seine Pathogenese nicht nur auf dem Boden der Ischämie. Nach unseren Erfahrungen tritt es überwiegend im Stadium II nach Fontaine der arteriellen Verschlußkrankheit auf. In diesem Stadium der Belastungsdekompensation im arteriellen System ist der Ischämiegrad nicht so ausgeprägt, daß es zum Gewebetod kommt. Ist dieser jedoch so ausgeprägt, dann tritt der Gewebetod dort ein, wo die Durchblutung physiologischerweise schon am ungünstigsten ist, und das ist im Bereich der distalsten Anteile der Extremitäten, nämlich im Zehen- oder Fersenbereich, nicht aber am Unterschenkel. Beim Ulcus cruris arteriosum müssen wir neben dem Durchblutungsmangel in der Pathogenese Realisationsfaktoren mit berücksichtigen. Dies können Bagatelltraumen sein oder unsachgemäße therapeutische Maßnahmen. Der Phlebologe sollte berücksichtigen, daß gegebenenfalls auch eine Sklerosierungstherapie eine gewisse Gefahr bedeutet. Oft, jedoch längst nicht immer, läßt sich auf Grund der Makromorphe und der Symptomatologie das Ulcus cruris bei arterieller Verschlußkrankheit von venösen Ulzera durch die ausgeprägte und oft unerträgliche Schmerzhaftigkeit abgrenzen. Das Unterschenkelgeschwür bei chronisch-venöser Insuffizienz ist gewöhnlich mehr oder weniger indolent. Findet man bei einem Unterschenkelgeschwür Randnekrosen, ein Freiliegen von Sehnen oder gar von Knochen, so sollte ein solcher Befund den Verdacht auf ein Ulcus cruris bei arterieller Verschlußkrankheit geben.

Diese klinischen Fakten müssen wegen unserer folgenden Ausführungen vorausgeschickt werden.

Das eigentliche Thema, nämlich die Beziehungen des Ulcus cruris bei chronisch-venöser Insuffizienz und bei arterieller Verschlußkrankheit sowie Unterschenkelgeschwüre in Kombination mit beiden Pathogenesen hat uns veranlaßt, unser Krankengut daraufhin zu untersuchen. Die von uns vorgelegte Studie umfaßt 669 Ulcera cruris der genannten Pathogenesen. Wie sich aus dieser ergibt, sind unter diesen Ulzera 82 % venöser Genese. Bei 6 % lag eine arterielle Verschlußkrankheit vor, ohne daß eine venöse Dekompensation bestand. Bei 12 % lag eine Kombination beider Krankheitsformen vor.

Unterteilt man die Unterschenkelgeschwüre bei chronisch-venöser Insuffizienz in suprafasziale und subfasziale und solche, bei denen die erforderliche invasive Diagnostik nicht durchgeführt werden konnte, in nicht näher zu differenzierende Ulzera, die in der Tabelle als venös bezeichnet sind, so ergeben sich jene Prozentsätze, wie sie sich aus Abb. 1 ergeben. Es war etwas überraschend

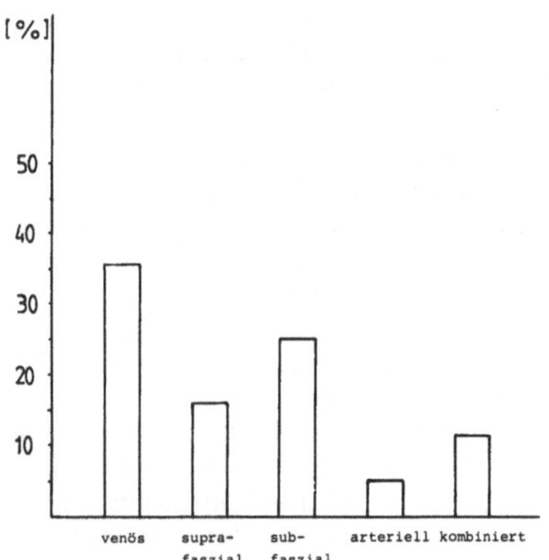

Abb. 1. Prozentuale Aufteilung des Ulcus cruris

für uns, daß in unserem Krankengut die Ulzera bei subfaszialer gegenüber denjenigen bei suprafaszialer chronisch-venöser Insuffizienz etwas überwiegen. Möglicherweise wäre das Gesamtbild anders, wenn die nicht näher differenzierten venösen Ulzera hätten pathogenetisch abgeklärt werden können.

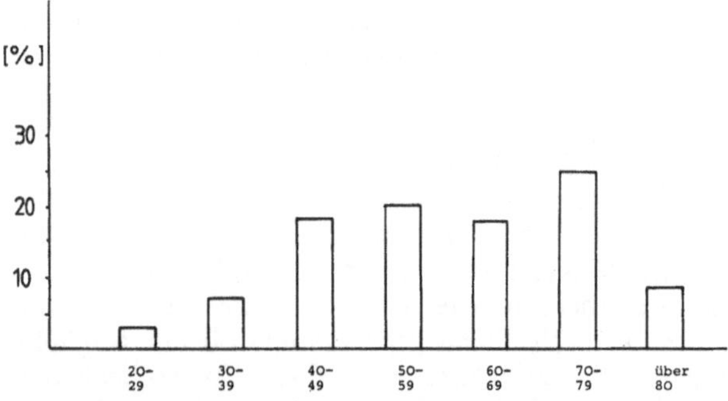

Abb. 2. Altersverteilung beim Ulcus cruris

In Abb. 2 ist der Anteil der einzelnen Altersklassen sämtlicher erfaßter Unterschenkelgeschwürsformen dargestellt. Daraus ergibt sich, daß die Altersklassen zwischen dem 20. und 39. Lebensjahr ebenso wie diejenigen über 80 Jahren erheblich geringer betroffen sind als die Altersklassen zwischen 40 und 79 Jahren.

Stellt man nun jede der von uns erfaßten pathogenetischen Arten der Ulzera cruris in Relation zu den Altersklassen, so ergeben sich Befunde, wie sie in Abb. 3 dargestellt sind. Aus dieser Abbildung ergibt sich, daß bei den nicht näher differenzierten venösen Ulzera die Altersklassen zwischen 50 und 79 Jahren am stärksten betroffen sind, wobei die Altersklasse 70 bis 79 Jahre einen Gipfel zeigt. Bei der suprafaszialen Form des Unterschenkelgeschwüres überwiegen dagegen jüngere Klassen. Die Jahre zwischen 40 und 59 sind am stärksten betroffen, wobei der Gipfel zwischen dem 40. und 49. Lebensjahr zu finden ist. Ein analoges Bild ergibt sich auch bei den subfaszialen venösen Geschwüren. Die Verlaufskurve der Ulcera cruris bei arterieller Verschlußkrankheit zeigt einen Gipfel in der Altersgruppe zwischen 40 und 49 Jahren und zwischen 70 und 79 Jahren. Ganz aus dem Rahmen fallen die Tendenzen beim sogenannten kombinierten Ulcus cruris. Hier ist ein ungleich starker Anteil in der Altersgruppe zwischen 70 und 79 Jahren. Noch deutlicher werden die Relationen, wenn man alle Ulzera bis 50 Jahre und über 50 Jahre getrennt berücksichtigt. Der Anteil aller in dieser Studie erfaßten Ulzera bis 50 Jahre ergibt eine ähnliche Tendenz, wie sie bei allen venösen Ulzera zusammengefaßt sich darstellt. Die stärksten Anteile der über 50jährigen Patienten zeigen die sogenannten kombinierten Ulzera mit 97 % und die nicht näher differenzierten venösen Ulzera mit 84 %. Der Grund, weshalb diese letztere Gruppe eine solche Altersverteilung aufweist, liegt wohl darin, daß bei älteren Menschen größere Zurückhaltung mit invasiven diagnostischen Methoden praktiziert wurde, wohl auch deshalb, weil bei diesen spezielle therapeutische Maßnahmen sich aus einer verbesserten Diagnostik nicht ergaben.

Zusammenfassung

Es wird eine Studie über die Häufigkeit der pathogenetischen Formen des Ulcus cruris venosum und des Ulcus cruris bei arterieller Verschlußkrankheit sowie deren kombiniertes Auftreten mitgeteilt. Außerdem werden die Altersrelationen dieser Unterschenkelgeschwüre mitgeteilt.

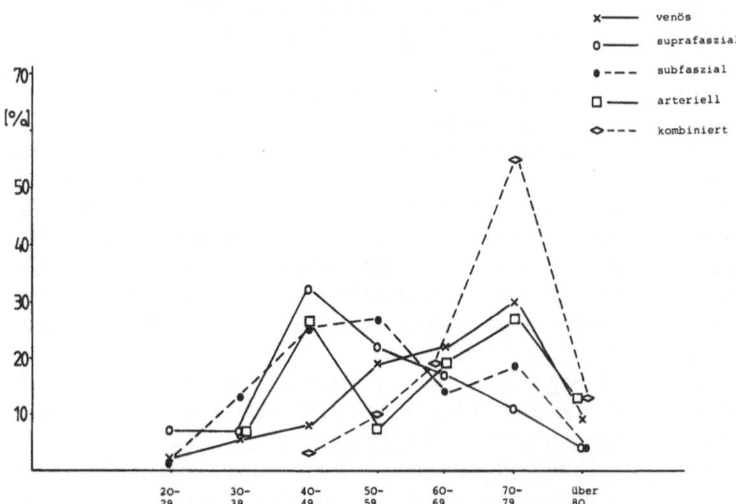

Abb. 3. Verteilung der unterschiedlichen Formen von Ulcus cruris in den einzelnen Altersstufen

126

Literatur

Földi M, Klüken N, Collard M (1974) Praxis der Lymphgefäß-
und Venenerkrankungen. G. Fischer, Stuttgart. Dort weitere Literatur
Klüken N (1978) Ätiologie und Pathogenese des Ulcus cruris.

In: Hach W (Hrsg) Ergebnisse der Angiologie, Bd 17.
Schattauer, Stuttgart New York, S 165–213

Prof. h.c. Dr. h.c. N. Klüken
Dr. R. Rosenheim
Angiol. Abt., Hufelandstr. 55, D-4300 Essen

Die epidemiologischen Daten junger Ulkuskranker

V. Várkonyi und E. Terstyánszky, Budapest

Bei unserer vorliegenden Arbeit war unser Vorbild die
große Tübinger Studie. Das Neue unserer Forschung ist,
daß wir von dem gemischten Krankengut unseres der-
matophlebologischen Zentrums besonders die arbeitsfä-
hige Altersgruppe prüften. Dazu hat uns die Erkenntnis
bewogen, daß die Komplikationen der chronischen venösen Insuffizienz in letzterer Zeit sich in der arbeitsfähigen
Population häufen.

Wir versuchten zunächst festzustellen, in welchem
Grade eine Venenthrombose bei diesen Kranken in der
Anamnese vorkommt (Tabelle 1). Wir sehen, daß das

Tabelle 1. Ulcus cruris in der arbeitsfähigen Altersgruppe
(> 55 Jahre)

In der Anamnese	Männer (103)	Frauen 111)	Insgesamt (214)
Primäre Varikose	51	40	91
Thrombose	52	71	123

Vorkommen einer Thrombose nicht signifikant ist. Dann
versuchten wir, die häufigsten auslösenden Faktoren eines Geschwürs in dieser Altersgruppe zu finden (Tabelle 2). Hier geht hervor, daß der auslösende Faktor bei den

Tabelle 2. Die Ursachen der Thrombose

Auslösende Faktoren in der Anamnese	Männer $n = 52$	Frauen $n = 71$
Trauma	12	4
Operation	7	6
Schwangerschaft	–	40
Kontrazeptiva	–	2
Unbekannt	33	19

Männern anamnestisch unbekannt blieb. Bei den Frauen
sehen wir, daß oft eine Schwangerschaft vorangeht. Wir
konnten feststellen, daß die Frauen, die im Zeitraum der
Schwangerschaft oder Geburt eine Venenthrombose bekamen, schon vor der Schwangerschaft eine primäre Varikose hatten. Bei Frauen hat auch die primäre Varikose
Priorität vor der Thrombose. Die Kontrazeptiva hatte bei
unseren Kranken nicht so große Bedeutung, wie oft angenommen wird.

Von den 91 Kranken, bei denen in der Anamnese eine
primäre Varikose feststellbar war, wurden 24 operiert

(Tabelle 3). Davon bekamen leider 75 % ein Ulcus trotz
der Varizektomie. Die Ursache ist, daß meistens die
Varizektomie nicht richtig ausgeführt wird.

Drittens gingen wir dem Problem nach, ob das Übergewicht in der Auslösung eines Ulcus cruris eine Rolle
spielt (Tabelle 4). Wir fanden, daß nur ungefähr 14 % der
Kranken ein beträchtliches Übergewicht hatten.

Tabelle 3. Ulcus cruris trotz Varizektomie

Varizektomie in der Anamnese	$n = 57$	Ulcus	Kein Ulcus
Varizektomie nach Thrombose	33	29 (87,8 %)	4 (12,1 %)
Varizektomie wegen primärer Varikose	24	18 (75 %)	6 (25 %)

Tabelle 4

Körpergewicht	
Normal	24 (11,2 %)
– 10 %	6 (2,8 %)
+ 10 %	139 (64,9 %)
< + 10 %	45 (21,0 %)

Tabelle 5

Ulcus-Risikofaktoren	
Übergewicht	184 (85,9 %)
Beruf	148 (69,1 %)
Erbliche Belastung	115 (53,7 %)
Schwangerschaft ($n = 71$)	40 (56,3 %)
Kontaktdermatose	99 (46,2 %)

Wenn wir die Risikofaktoren bei unserer Kranken-
gruppe aneinanderreihen, können wir sehen (Tabelle 5),
daß an erster Stelle das Übergewicht steht, dann folgt der
stehende und/oder sitzende Beruf, dann folgt die erbliche
Belastung. Beinahe 50 % der Kranken hatte vor der Ausbildung des Ulcus eine Kontaktdermatose. Die Kontaktdermatose ist ein sekundärer Risikofaktor. Primär ist die
Varikose, auf deren Boden sich eine juckende Hautentzündung ausbildet, die mit sensibilisierenden Externa behandelt wird. Diese provozieren eine Kontaktdermatose,
die die Ausbildung des Ulcus fördert.

Was wir hier vorführten, ist nur ein kurzer Auszug der Bearbeitung des Problems. Wir hielten uns bei der Beobachtung der arbeitsfähigen Altersgruppe an die Richtlinien der Tübinger Studie. Wir hoffen, mit Hilfe der so erworbenen Erfahrungen die Prophylaxe für die gefährdeten Ulkus-Kandidaten ausarbeiten zu können.

Was bedeutet also gemäß unserer Untersuchungen die Prophylaxe?

1. Reihenuntersuchungen der Werktätigen an den Arbeitsplätzen, an denen stehende oder sitzende Arbeit verrichtet wird.
2. Reihenuntersuchungen bei den Schwangerschaftsfürsorgestellen.
3. Propaganda für gesunde Ernährung.
4. Sorgfältige Venenoperation.

Dr. V. Várkonyi
Dr. E. Terstyánszky
Semmelweis Orvostudomanyi Egyetem
Mária Str. 41
H-1085 Budapest

Ulkus und Nervensystem

H. Partsch, Wien

Die Vorstellung einer neurotrophischen Beeinflussung des Gewebes ist bis heute umstritten. Gesichert ist die Tatsache, daß Traumen bei Wegfall von Schmerzreflexen eine zentrale Rolle bei der Auslösung von sogenannten „neurotrophischen Läsionen" spielen. Darüber hinaus gibt es aber doch verschiedene klinische und klinisch-experimentelle Indizien dafür, daß eine Störung der Innervation zu Gewebsveränderungen führen kann, die nicht primär vaskulär oder traumatisch erklärt werden können.

Neben den bekannten trophischen Ulzera im Gesichtsbereich nach Schädigung des N. trigeminus ist vor allem das Mal perforant du pied ein Modell für die Entstehung von trophischen Läsionen an Haut und Knochen im Rahmen einer neurologischen Grunderkrankung.

Während in der älteren Literatur einerseits die Tabes dorsalis, andererseits die Syringomyelie und Myelodysplasie, also zentralnervöse Veränderungen, als Hauptursachen angesehen werden, überwiegen im eigenen Krankengut periphere Neuropathien bei weitem (Tabelle 1).

Die typische klinische Symptomentrias besteht aus:

1. trophischen Ulzera an belasteten Stellen der Füße mit kallösem Rand, z. T. auch nur schwielenartigen Hyperkeratosen,
2. einer Osteolyse der Mittelfußknochen und Phalangen, die bis zur Mutilation fortschreiten kann,
3. Sensibilitätsstörungen als Zeichen einer peripheren Neuropathie.

Der treffendste Terminus zur Charakterisierung dieses Symptomenkomplexes scheint die Bezeichnung „ulzeromutilierende Neuropathie".

Klinik

An druckbelasteten Stellen der Fußsohle (Abb. 1), also vorwiegend über den Metatarsaleköpfchen I und V sowie über den Phalangen, bestehen Ulzera, welche meist von einem kallösen Randsaum begrenzt und auffallend schmerzarm sind.

Oft besteht eine erhebliche Fußdeformität, welche zum Teil durch Muskelatrophie, zum Teil durch Zusammensinken des Fußgewölbes aufgrund der ossären Veränderungen bedingt ist. Die Füße zeigen eine auffallende Hyperhidrose, bei Diabetikern überwiegt der warme trockene Fuß mit Anhidrose und rissiger Haut.

Im *Vorfußröntgen* (Abb. 2) finden sich Zeichen von Osteolyse, die auch ohne aktuelle Hautulzera auftreten können, und die oft als Osteomyelitits fehlinterpretiert

Tabelle 1. Malum perforans pedis ($n = 121$)

Zentrale Ursachen (Myelodysplasie, Kaudaläsionen, Syringomyelie)		$n = 9$
Periphere Neuropathien („Ulzero-mutilierende Neuropathien")		$n = 112$
Symptomatische Formen		$n = 74$
Diabetes	39	
Alkoholismus (+ Resorptionsstörung	31	
Vitamin-B$_{12}$-Mangel	2	
Exogen-toxische Neuropathie	1	
Lepra	1	
Hereditäre sensorische Neuropathien		$n = 22$
Autosomal dominant (Typ I; 6 Fam.)	21	
Rezessiv (Typ II)	1	
Sporadische Formen „Idiopathisch"		$n = 16$

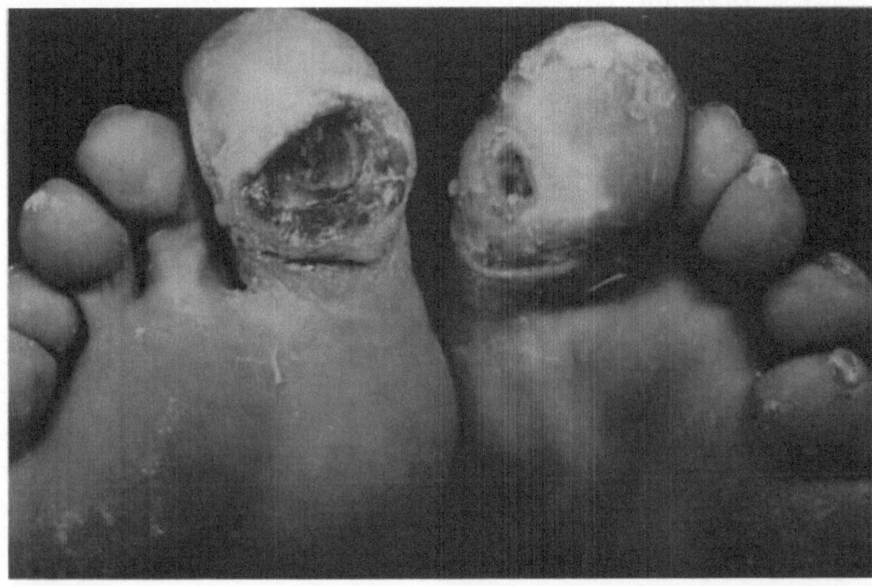

Abb. 1. Typische neurotrophische Ulzera an den Großzehenkuppen bei einem Patienten mit alkoholischer Neuropathie

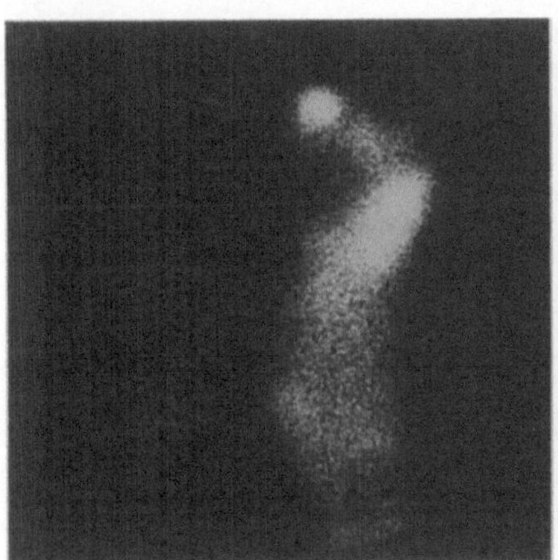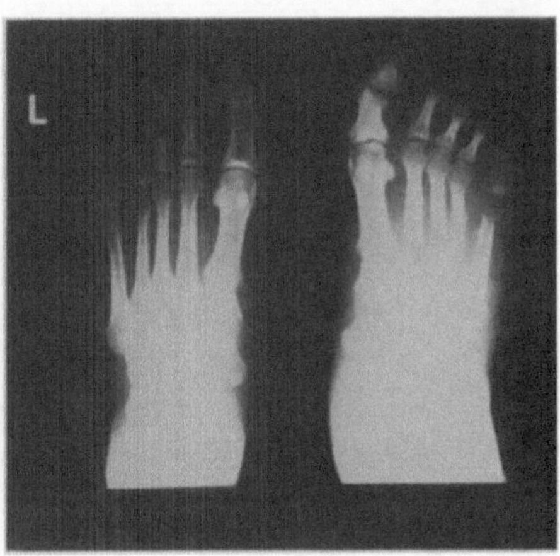

Abb. 2. Knochenszintigramm (*links*) und Vorfußröntgen bei einem Patienten mit Lepra und osteolytischen Veränderungen in Großzehe und 5. Zehenstrahl

werden. (Natürlich kann es über die Ulzera zu einer Infektion mit Lymphangitis und Lymphadenitis und auch zu einer Osteomyelitis kommen.)

Im *Knochenszintigramm* sind gelegentlich Zonen erhöhter Umbauaktivität noch vor Auftreten von röntgenologischen Erscheinungen erkennbar (Abb. 2).

Die *Sensibilitätsstörungen* können diskret und nur ganz akral lokalisiert sein und müssen dann sorgfältig gesucht werden. Typischerweise ist die Vibrationsempfindung sowie die Oberflächensensibilität in einem sockenförmigen Areal gestört.

Der Achillessehnenreflex ist oft abgeschwächt oder fehlt, zusätzlich besteht gelegentlich eine peroneale Muskelatrophie. Die maximale motorische Nervenleitgeschwindigkeit ist entweder nur gering vermindert oder fehlt (Befundmuster wie bei axonaler Neuropathie). Auch die Nervenbiopsiebefunde entsprechen vorwiegend einer axonalen Neuropathie mit primärem und bevorzugtem Befall der marklosen und dünnkalibrigen markhaltigen Nervenfasern.

Ursachen

Im eigenen Krankengut von 121 Patienten mit neurotrophischen Fußläsionen lag nur in 9 Fällen keine periphere Neuropathie zugrunde (St. n. Kaudaläsionen, Meningo-

myelokele, Syringomyelie usw.). Bei den peripheren Neuropathien unterscheiden wir symptomatische, hereditäre und sporadische Formen. Die Tabelle 1 zeigt die Aufschlüsselung des eigenen Krankengutes.

Die diabetischen Neuropathien sind oft mit einer Angiopathie kombiniert. Auch bei Fehlen von Veränderungen in den großen Transportarterien liegt doch oft eine „small vessel disease" vor. (Die klinische Bedeutung der praktisch obligaten Mikroangiopathie ist noch weitgehend unklar.)

Durchblutung

Prinzipiell ist schon vom klinischen Bild her die neurotrophische Läsion klar von der arteriellen Gangrän abzugrenzen (Tabelle 2). Die Makrozirkulation ist in den typischen Fällen unbehindert, wie das durch Oszillographie (Abb. 3), Rheographie, Plethysmographie, Doppler-Ultraschall und Angiographie nachgewiesen werden kann.

Mit allen durchblutungsmessenden Methoden finden wir im erkrankten Fuß eine Hyperämie. Die Werte der transkutanen Sauerstoffpartialdruckmessung sind normal. Ein erhöhtes Shuntvolumen sowie vor allem eine Diskrepanz zwischen nur mäßig erhöhten Xenon-Clearancewerten in der Haut („nutritive Durchblutung") und

Tabelle 2. Abgrenzung von neurotrophischer Läsion und arterieller Gangrän

	Neurotrophische Läsion	Arterielle Gangrän
Geschlecht	männlich ⩾ weiblich	männlich ⩾ weiblich
Erstauftreten	< 40	> 40
Lokalisation	druckbelastete Stellen der Sohle, oft doppelseitig	akral, meist einseitig
Beschwerden	Sensibilitätsstörungen der Füße, evtl. Neuralgie, durch Gehen gebessert	Claudicatio-Anamnese, Schmerzen: Liegen > Sitzen
Inspektion	Ulkus mit kallösem Rand, „Pseudophlegmone"	schwarze Zehe, Gangrän
Palpation	warm, Fußpulse +	kalt oder warm, Fußpulse –
Neurologischer Befund	sockenförmige Sensibilitätsstörungen, meist dissoziiert, ev. ASR↓, motorische Schwäche	Sensibilitätsausfall und ASR↓ möglich
Knochenröntgen	Osteolyse und Osteodestruktion	Osteoporose

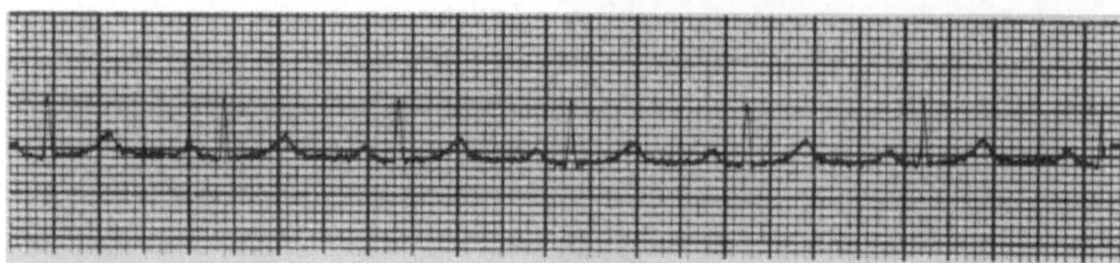

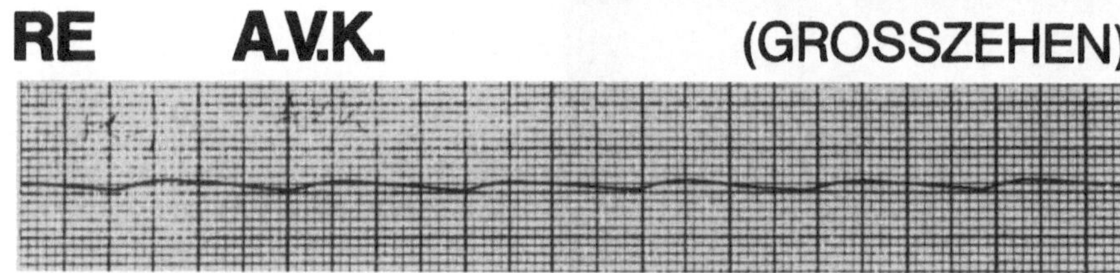

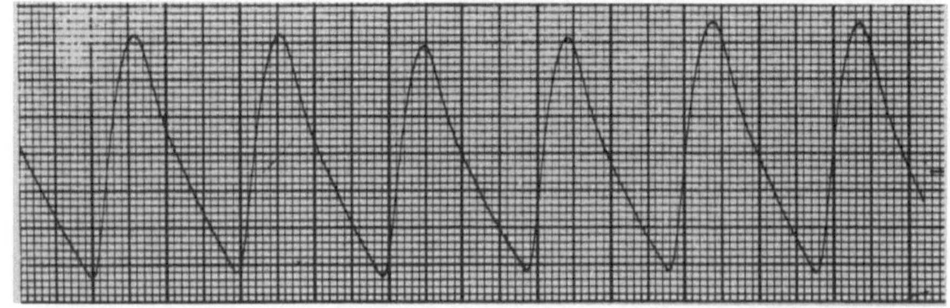

Abb. 3. Akrales Oszillogramm bei einem Diabetiker mit arteriellen Verschlüssen im rechten Bein (AVK = arterielle Verschlußkrankheit) und einem trophischen Zehenulkus links, in dessen Bereich die Pulsamplituden deutlich erhöht sind (fehlende Dikrotie spricht für Gefäßsklerose)

stark erhöhten Flußwerten bei der Venenverschlußplethysmographie („Globaldurchblutung") jeweils im Vergleich zur gesunden Seite sprechen dafür, daß diese Hyperämie vor allem die nichtnutritive Durchblutung betrifft.

Bei indirekter Erwärmung des Rumpfes sowie zum Teil auch nach direkter Kühlung fehlt eine entsprechende Vasodilatation bzw. Vasokonstriktion am erkrankten Fuß. Dies läßt sich durch Flußmessungen mit der Venenverschlußplethysmographie, aber auch mit der Thermographie nachweisen (Abb. 4). Diese gestörte Gefäßinnervation ist ein Faktor, der zusammen mit den Sensibilitätsstörungen eine pathogenetische Bedeutung haben dürfte. Die genannten Durchblutungsmessungen unter verschiedenen Wärmebelastungen stellen eine brauchbare Methode zur Beurteilung einer autonomen Neuropathie dar, die sich klinisch vorwiegend durch eine Störung der lokalen Schweißsekretion ausdrückt (Hyperhidrose, besonders bei Diabetes und Lepra oft Anhidrose).

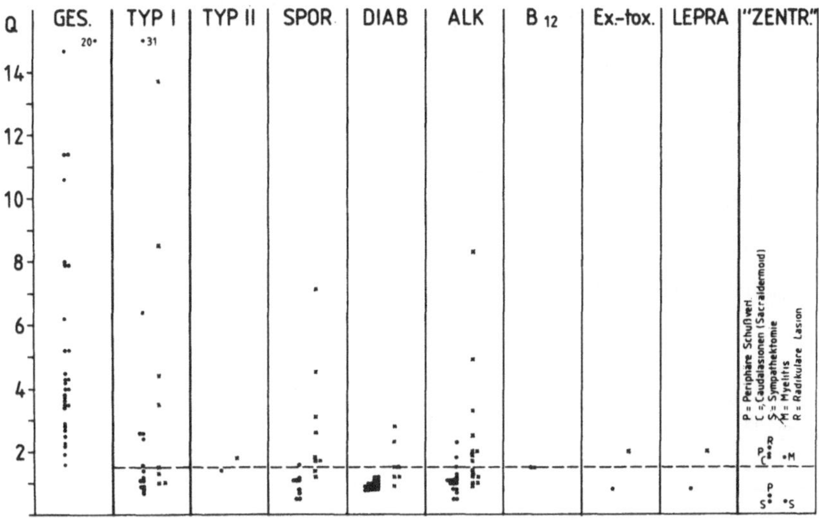

Abb. 4. Quantitative Durchblutungsmessung am Vorfuß mittels Venenverschlußplethysmographie. Aufgetragen sind die Quotienten aus Durchblutung nach indirekter Rumpferwärmung und dem Ruhefluß. Bei Gesunden (*links*) ist die Durchblutung nach Körpererwärmung in allen Fällen um mehr als den Faktor 1,8 höher als in Ruhe. Bei Störung der indirekten Reflexvasodilatation als Ausdruck einer autonomen Neuropathie sind die Quotienten überwiegend erniedrigt

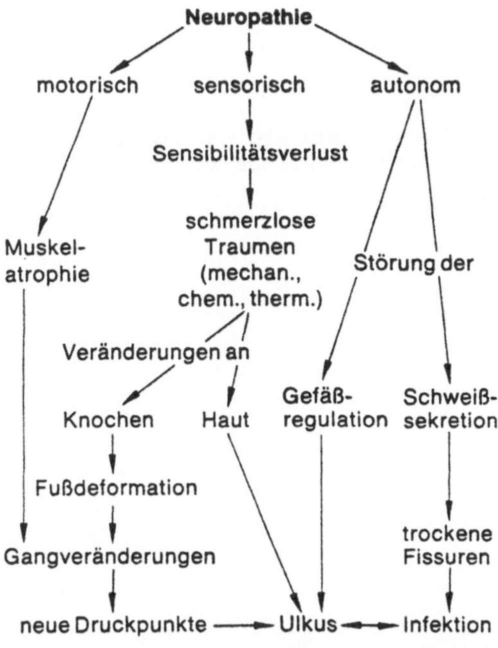

Abb. 5. Schema der möglichen Auslösemechanismen von „trophischen Gewebsdefekten" durch eine periphere Neuropathie

Pathogenese

Die Pathogenese des Mal perforant du pied ist nach wie vor unklar. Unsere Befunde legen nahe, daß es sich nicht primär um eine Störung des An- und Abtransportes von lebensnotwendigen Substanzen über die Blutbahn handelt, sondern um eine Funktionsstörung der Zellen. Externe Realisationsfaktoren (vor allem eine pathologische Druckbelastung) scheinen obligate Voraussetzungen für die Entwicklung der „neurotrophischen Läsionen" zu sein.

Das Schema (Abb. 5) zeigt eine Übersicht über die multifaktorielle Genese der Gewebsdefekte.

Zusammenfassung

Das Mal perforant du pied ist oft mit Knochenveränderungen (Osteolyse, Mutilation) und in der Regel mit einer neurologischen Grundkrankheit assoziiert. Es überwiegen periphere Neuropathien (symptomatische wie bei Diabetes, Alkoholismus usw., hereditäre und sporadische Neuropathien).

Typischerweise besteht eine Hyperämie im Bereich der trophischen Läsionen, welche einer normalen Durchblutungsregulation entzogen ist (autonome Neuropathie).

Die Pathogenese ist multifaktoriell, eine vaskuläre Beteiligung ist nicht Ursache, sondern Folge der primären Zellstoffwechselstörung.

Literatur

Partsch H (1978) Neuropathien vom ulzero-mutilierenden Typ. Vasa [Suppl] 6

Univ.-Doz. Dr. H. Partsch
Gefäßambulanz
Hanuschkrankenhaus
Heinrich-Collin-Str. 30
A-1140 Wien

Zur formalen Pathogenese der Varizenkrankheit

J. Staubesand, Freiburg

Das neue Konzept zur formalen *Pathogenese der Varikose* (und anderer Erkrankungen der Gefäßwand und des Bindegewebes; Riede u. Staubesand 1977; Staubesand 1978, 1981, 1982) konnte anhand weiterer ex-

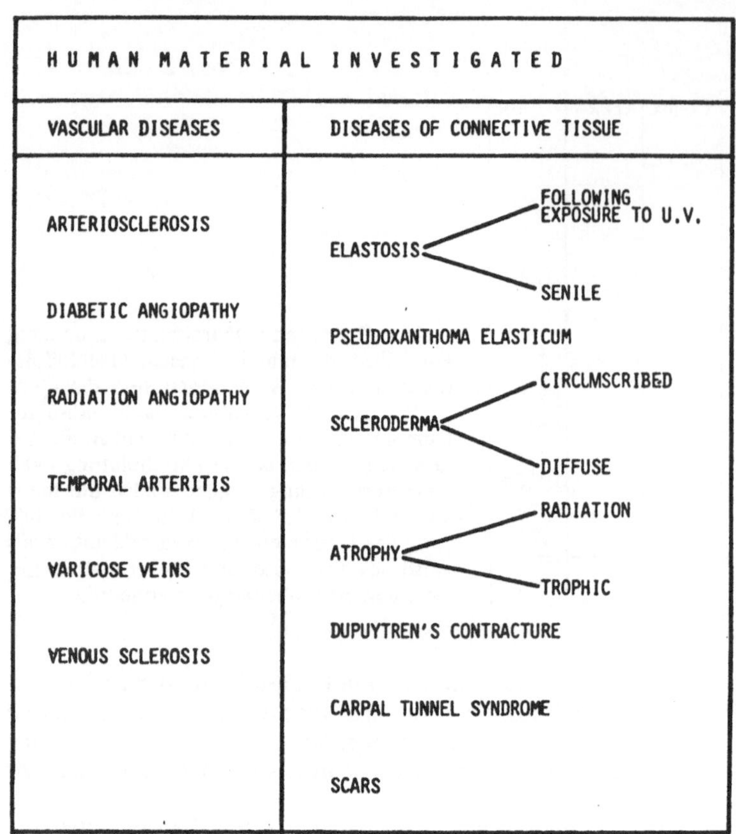

Abb. 1. Übersicht über die von uns ausgewerteten Erkrankungen der Blutgefäße und des Bindegewebes

Abb. 2. Übersicht über die ausgewerteten Modelle lokaler und globaler haemodynamischer bzw. metabolischer Fehlbelastungen von Blutgefäßen

perimenteller, elektronenmikroskopischer, morphometrischer und biochemischer Verfahren gestützt werden (Abb. 1, 2).

Ultrastrukturell ist der variköse Prozeß durch charakteristische (jedoch unspezifische) Veränderungen vor allem der glatten Media-Muskelzellen (*Transformation*

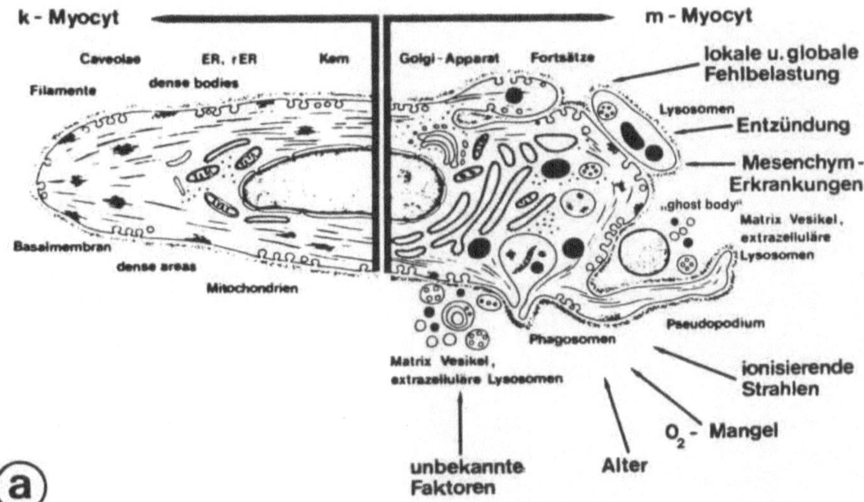

(a)

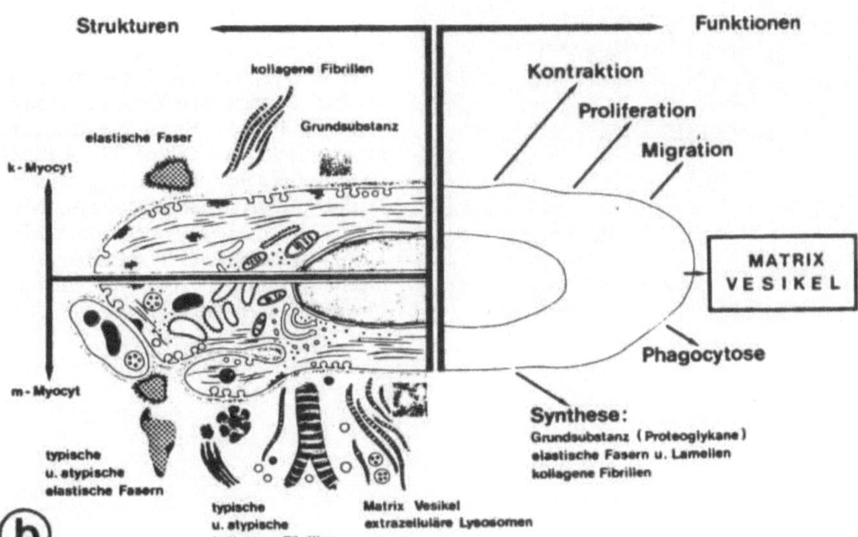

(b)

Abb. 3. Der Media-Myocyt: Reize und Reaktionen. a Die Transformation der kontraktilen glatten Muskelzellen (= k-Myocyten) in ihre metabolisch modifizierte Form (= m-Myocyten) ist ultrastrukturell vor allem gekennzeichnet durch Reduktion des kontraktilen Filamentmaterials und Zunahme des metabolischen Raumes mit glattem und rauhem endoplasmatischen Reticulum, Golgi-Apparat, Mitochondrien und Lysosomen. Mit der Umwandlung der Zellen gehen vermehrte (und u. U. gestörte) Synthese- und Abbauprozesse in der umgebenden Interzellularsubstanz sowie die Freisetzung von Matrix Vesikeln einher. Die Transformation der k- zu m-Myocyten erfolgt unter dem Einfluß unterschiedlicher haemodynamischer, metabolischer und/oder genetischer Fehlbelastungen b *Links* im Bild schematische Darstellung eines k- (*oben*) und eines m-Myocyten (*unten*), *rechts* das Funktionsspektrum der Media-Myocyten

vom „kontraktilen" zum metabolisch modifizierten Typ, Abb. 3) und der Interzellularsubstanz gekennzeichnet. Bei letzteren steht die *Zunahme typischer und „dysplastischer" kollagener Fibrillen* (Abb. 4) und elastischer Fasern sowie *lysosomaler und nicht-lysosomaler Matrix-Vesikel* (Abb. 5) im Vordergrund.

Die inter- und intrafibrilläre „Kollagen-Dysplasie" (Staubesand 1981a; Fischer u. Staubesand 1982) wird als das ultrastrukturelle Substrat der für die Varikose beschriebenen „Venenwandschwäche" (erst kürzlich wieder so bezeichnet bei Winkler, 1982) aufgefaßt. Bedeutung kommt darüber hinaus offenbar auch *Calciumablagerungen* zu, die an der Membran und in den Randvesikeln der Myocyten (vgl. Staubesand 1981, Abb. 37) sowie im Interstitium der Media (hier vor allem in Form von Calcium-Mikrosphäriten) auftreten (vgl. Staubesand 1981, Abb. 31, 32).

Eine wesentliche Ursache für die als „Mediadysplasie" (Staubesand 1978) beschriebene Fibrosklerosierung der Venenwand ist offenbar primär in einer *enzymatischen Schädigung der Proteoglykan-Matrix* zu suchen. Dabei dürfte der Freisetzung bestimmter Enzyme aus intrazellulären Lysosomen und extrazellulären, von den Steuerungsmechanismen des Zellstoffwechsels unabhängigen Matrix Vesikeln eine erhebliche Rolle zufallen.

In den letzten Jahren ist die Frage der *Tonisierbarkeit der varikösen Venenwand* neu diskutiert worden (vgl. Mostbeck u. Partsch 1978; Partsch 1980a, b; 1981; Felix 1981). Entgegen der weitverbreiteten Auffassung, nach der eine medikamentöse Tonisierung schon wegen des „Schwundes von funktionstüchtiger Muskulatur" unmöglich sei, konnten Partsch et al. (1977–1981) sowie Felix (1981) zeigen, daß es nach Verabreichung von Dihydroergotamin (und anderen Stoffen) zu einer ausgeprägten Tonisierung varikös veränderter Venen kommen kann.

Obwohl neben geschädigten und zugrunde gehenden Myocyten auch zur Kontraktion befähigte glatte Muskelzellen in den erkrankten Venenwänden des von uns ausgewerteten Materials *regelmäßig* angetroffen werden (vgl. Staubesand 1981, Abb. 2, 4–7) dürfte die normalerweise nervös und humoral gesteuerte Wandspannung durch den Umstrukturierungsprozeß der Gefäßwand bei der Varikose beeinträchtigt sein: Die Zunahme der Interzellularsubstanz entfernt die einzelnen Media-Muskelzellen voneinander, wodurch die synchrone interzelluläre Erregungsausbreitung verschlechtert wird. Die Übertragung der bioelektrischen Impulse erfolgt im Bereich intermyocytärer Kontaktzonen („nexus", „gap junctions"; vgl. hierzu Barr et al. 1968; Dewey u. Barr 1962,

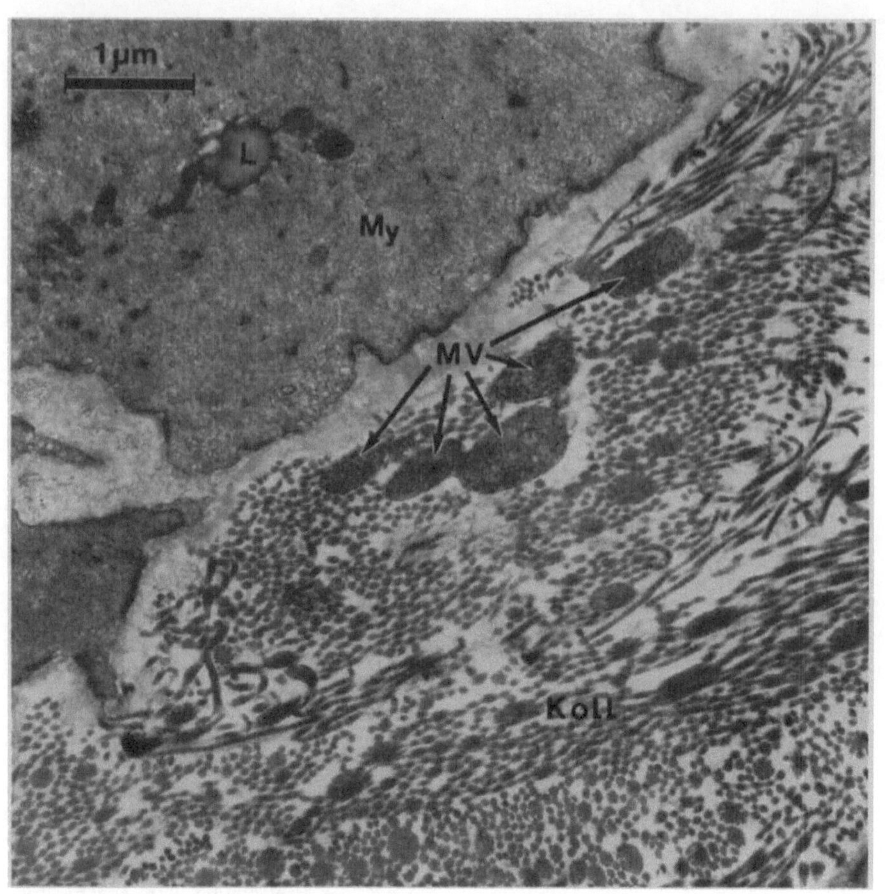

Abb. 4. Dysplastische kollagene Fibrillen aus der varikösen V. saphena magna einer 55jährigen Frau. Elektronenmikroskopische Aufnahme Nr. 9.495/77 bei 16.000facher Primärvergrößerung, Endvergrößerung siehe Maßstab. My = Media-Myocyt; MV = Matrix Vesikel; Koll = (überwiegend dysplastische) kollagene Fibrillen; L = Lipidtropfen innerhalb eines Media-Myocyten

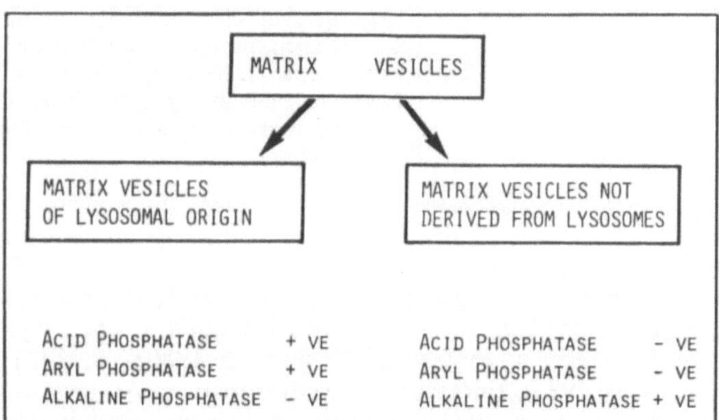

Abb. 5. Lysosomale und nicht-lysosomale Matrix Vesikel mit ihren Marker-Enzymen

1964; Gabella u. Blundell 1979; Revel et al. 1968; Uehara u. Burnstock 1970). Ihre Zahl nimmt im Verlaufe der varikösen Mediadysplasie zweifellos ab (eine morphometrische Analyse steht allerdings noch aus), so daß die nervös-humorale Abstimmung des Gefäßtonus gestört sein dürfte.

Literatur

Barr L, Berger W, Dewey MM (1968) Electrical transmission at the nexus between smooth muscle cells. J Gen Physiol 51:347–368

Dewey MM, Barr L (1962) Intercellular connection between smooth muscle cells: the nexus. Science 127:670–672

Dewey MM, Barr L (1964) A study of the structure and distribution of the nexus. J Cell Biol 23:553–585

Felix, W (1981) Venentonisierende Therapie bei venösen Abflußstörungen in den Beinen. 1. Venensymposion Wiesbaden am 14. März 1981. Acron-Verlag, Berlin München Pennington, S 53–62

Fischer N, Staubesand J (1982) Zur Ultrastruktur kollagener Fibrillen in normalen und veränderten Blutgefäßen. Acta Anat (Basel) 114:125–145

Gabella G, Blundell D (1979) Nexus between the smooth muscle cells of the guinea-pig ileum. J Cell Biol 82:239–247

Mostbeck A, Partsch H, Peschl L (1979) Änderungen der Blutvolumenverteilung im Ganzkörper unter physikalischen und pharmakologischen Maßnahmen. Vasa 6:137–142

Mostbeck A, Partsch H (1978) Umverteilung regionaler Blutvolumina durch Dihydroergotamin und Beinkompression. Med Klin 73:801–806

Partsch H (1980a) Zur hämodynamischen Wirkung von Dihydroergotamin bei Varizen. Swiss med 2:93–95

Partsch H (1980b) Dihydroergotamin verbessert Venenpumpe bei Krampfaderpatienten. Med Klin 75:122–123

Partsch H (1981) Ist eine Varizentonisierung möglich und therapeutisch sinnvoll? 1. Venensymposion Wiesbaden am 14. März 1981. Acron, Berlin München Pennington
Revel JP, Olson W, Karnovsky MJ (1967) A 20-Ångström gap junction with hexagonal array of subunits in smooth muscle. J Cell Biol 35:112 A
Staubesand J (1978) Matrix Vesikel und Mediadysplasie: Ein neues Konzept zur formalen Pathogenese der Varikose. Phlebol u Proktol 7:109–140
Staubesand J (1981a) Dysplastische kollagene Fibrillen bei Umbauvorgängen der Gefäßwand und des Bindegewebes. Verh Anat Ges 75:167–182
Staubesand J (1981b) Sind Krampfadern tonisierbar? Eine elektronenmikroskopische und experimentelle Studie zur Ultrastruktur varikös veränderter Venen des Saphenensystems. 1. Venensymposion Wiesbaden am 14. März 1981. Acron, Berlin München Pennington, S 37–52
Staubesand J (1982) Mediadysplasie und Arteriosklerose; elektronenmikroskopische und biochemische Untersuchungen. Therapiewoche 32:851–877
Winkler M (1982) Epidemologie und Pathogenese der Varikose. Euromed 22:260–263

Prof. Dr. J. Staubesand
Anatomisches Institut
(Lehrstuhl Anatomie I)
Albertstr. 17
D-7800 Freiburg

Ätiopathogenese der primären Varikose unter Berücksichtigung neuer elektronenmikroskopischer Befunde

W. Lechner, Würzburg

Seit Jahrzehnten besteht in der Phlebologie der Begriff der Bindegewebsschwäche. Dieser imaginäre Begriff bedeutete für den Therapeuten entweder eine Entschuldigung oder eine Resignation vor der Therapie, die natürlich solange zu Rezidiven führen mußte, solange am Bein Venen verbleiben, die von dieser Bindegewebsschwäche erfaßt werden.

Es ist den ultrastrukturellen Untersuchungen von Staubesand (1978) zu verdanken, daß der Begriff Bindegewebsschwäche neu definiert und präzisiert wurde. Im Weiteren wird der Begriff Dysplasie bzw. dysplastisch für diese spezifischen von Staubesand beschriebenen Veränderungen gebraucht.

Betrachtet man eine variköse Stammvene, so verläuft sie in der Regel als gerades, leicht geschwungenes oder wenig geschlängeltes dickwandiges Gefäß. Eine variköse Seitenastvene hingegen zeigt eine extreme Schlängelung und scheint in ihrer Konsistenz wesentlich weicher zu sein. Uns interessierte nun, inwiefern sich diese makromorphologischen Unterschiede im ultrastrukturellen Bereich nachvollziehen lassen.

Hierzu wurden variköse Stamm- und Perforansvenen mit varikösen Seitenastvenen, diese wiederum mit entsprechenden Normalvenen und der proximale Anteil einer Stammvarize in dem distalen Anteil bei 23 weiblichen Patienten vor der Menopause verglichen (Sicherung der Diagnose durch die Phlebographie).

Betrachtet wurde das Endothel und der direkt angrenzende Subendothelialraum, also eine Gefäßwandschicht, die auch für unterschiedlich große Gefäße in gleicher Weise reproduzierbar und daher vergleichbar ist. Im Gegensatz zu den untersuchten Mediamyozyten von Staubesand wurden hier also die Befunde der obersten Intimamyozyten und des darübergelagerten Endothels erhoben (Lechner 1981).

Ich möchte nur auf die wichtigsten Ergebnisse eingehen.

Eine variköse Stammvarize (Abb. 1) zeigt im Mündungsbereich die schwersten Veränderungen. Die ohnehin bizarre Ausgestaltung des Endothels führt bei zunehmender variköser Degeneration zu prominenten, im Lumen hängenden, hasenohrähnlichen Endothelvorstülpungen, die teilweise kernhaltig sind. Möglicherweise führt das turbulente Pendelblut zu einem Sog an der Endotheloberfläche, wodurch die Protrusionen, die schließlich nur noch durch dünne Zytoplasmabrücken

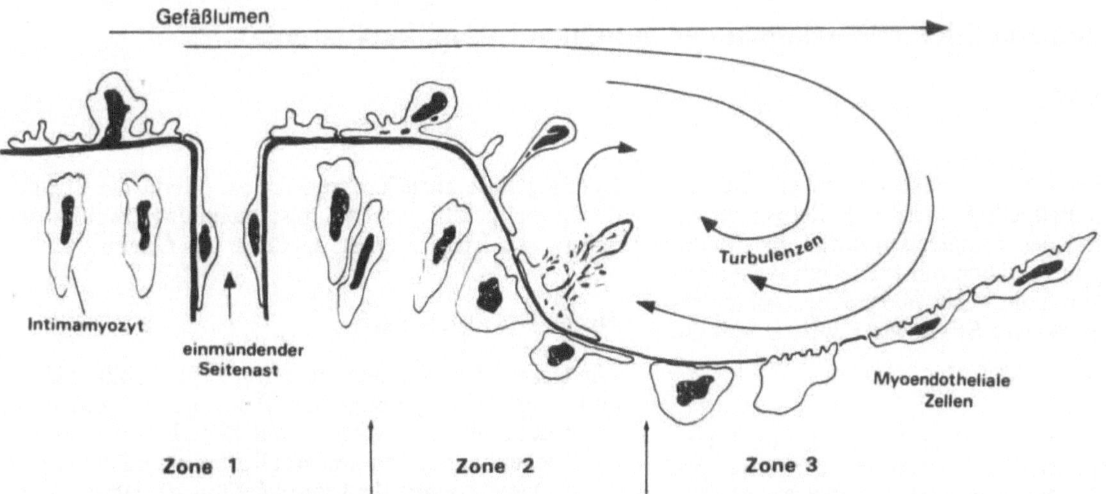

Abb. 1. Stamm-Perforansvarikose. Schematische Darstellung des Einflusses turbulenten Pendelblutes auf das Endothel

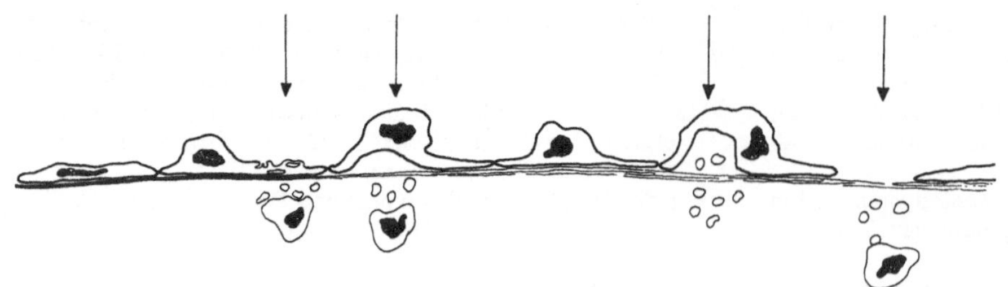

Abb. 2. Seitenast-, retikuläre Varikose. Schematische Darstellung der subendothelialen Gefäßwanddysplasie. → Schädigungsstellen des Endothels durch Matrixvesikel

verbunden sind, abgerissen werden. Hierin erklärt sich zumindest teilweise das Auftreten von nekrobiotischen rupturierten Zellen, die zu großen Endothellücken führen. Wenn durch das turbulente Pendelblut eine Reendothelialisierung von den Endothelrändern nicht möglich ist, lagern sich die obersten Intimamyozyten dem Oberflächenrelief an und bilden ein Ersatzendothel als myoendotheliale Zellen. Direkt unter dem Endothel ist das interstitielle Bindegewebe ödematös aufgelockert, elastische und kollagene degenerierte Faserfragmente sind wirr angeordnet und von amorpher Grundsubstanz durchsetzt. Bereits in einer Tiefe von 4 µm beginnen sich die Faserelemente zu ordnen, atypische Fasern treten in den Hintergrund. Die oberste Zellschicht entspricht den Charakteristika von normalen kontraktilen Myozyten. Dysplastische Veränderungen sind in der tieferen Gefäßwandschicht nur relativ diskret und auch nicht immer nachzuweisen. Analog sind die Verhältnisse bei der Perforansvarikose.

Im Gegensatz dazu verhalten sich die Befunde bei der isolierten Seitenast- und retikulären Varikose, also Krampfadern, die sicher keine insuffizienten transfaszialen Kommunikationen aufweisen (Abb. 2). Es steht die Gefäßwanddysplasie als Ausdruck eines unbekannten Wandfaktors im Vordergrund. Auffallend sind direkt subendothelial gelegene modifzierte Myozyten mit Abspaltung von Matrixvesikeln. Durch Freisetzung lysosomaler Enzyme aus den Matrixvesikeln wird die Umgebung geschädigt, insbesondere auch das Endothel. Es treten hier vermehrt Vakuolen auf, das Endothel wird partiell abgehoben und reaktiv zur Neuproduktion von Basalmembranen stimuliert. Typischerweise treten dann mehrschichtige Basalmembranen auf.

Wertung der Befunde: Die Stamm- und Perforansvarikose zeigt einen Schädigungsgrad, der einerseits in der Gefäßwand vom Lumen zur Adventitia, andererseits vom Insuffizienzpunkt nach distal abnimmt. Diese Befunde sind das morphologische Korrelat einer gestörten venösen Hämodynamik, bedingt durch die Insuffizienzpunkte. Die relativ diskreten dysplastischen Veränderungen sind weniger als Ursache, sondern als Folge der venösen Fehlbelastung anzusehen. Dies steht im Einklang mit der klinischen Erfahrung, daß eine Stammvarikose immer vom Insuffizienzpunkt nach distal sich ausbreitet und nach zuverlässiger Beseitigung der Insuffizienzpunkte weitgehend rezidivfrei ist. Der Operation der Insuffizienzpunkte kommt daher eine nahezu kausale Bedeutung zu.

Eine echte Bindegewebsschwäche trifft offensichtlich für die Seitenast- und retikuläre Varikose zu, wenn sie nicht durch die Kombination mit einer Stamm- und Perforansvarikose entstanden ist. Diese seltenen Formen, die nicht zu Stauungsbeschwerden führen, neigen daher zu Rezidiven.

Literatur

Staubesand J (1978) Matrixvesikel und Mediadysplasie: Ein neues Konzept zur formalen Pathogenese der Varikose. Phlebol Proktol 7:109–140

Lechner W (1981) Vergleichende elektronenmikroskopische Untersuchungen an der Venenwand bei verschiedenen Formen und Schweregraden der primären Varikose. Phlebol Proktol (im Druck)

Priv.-Doz. Dr. W. Lechner
Univ.-Hautklinik
Josef-Schneider-Str. 2
D-8700 Würzburg

Die Struktur und Funktion der Klappen der dermalen Lymphkapillaren*

J. Daróczy, Budapest

Wenn wir über die Mikrozirkulation sprechen, müssen wir darunter die interstitielle Mikrozirkulation verstehen, deren Richtung von den Blutgefäßen durch das Bindegewebe zu den Lymphgefäßen führt. Die extravasculäre Flüssigkeit kann durch die Venen in den Kreislauf eintreten, wobei hochmulekulare Stoffe wie Eiweiß durch die Lymphgefäße zurückkehren sollen. Wenn die Struktur der Lymphgefäße geschädigt ist, bleibt das Eiweiß in dem extravasculären Raum als Ursache des Ödems.

Eigene Untersuchungen

Für diese Arbeit wurden die dermalen Lymphkapillaren und ableitende Lymphgefäße elektronenmikroskopisch untersucht. Wir produzierten mit DNCB-Sensibilisation auf Rückenhaut und Pfoten von Ratten ein mildes Ödem.

Im Ödem können die Lymphgefäße 20–30mal breiter wie im Ruhestadium sein. Um die riesige Dilatationsfä-

---

* Diese Untersuchungen wurden in dem Institut für Ultrastrukturforschung der Haut, Hautklinik der Ruprecht-Karls-Universität gemacht, wo Dr. Daróczy als Alexander-von-Humboldt-Stipendiatin arbeitete

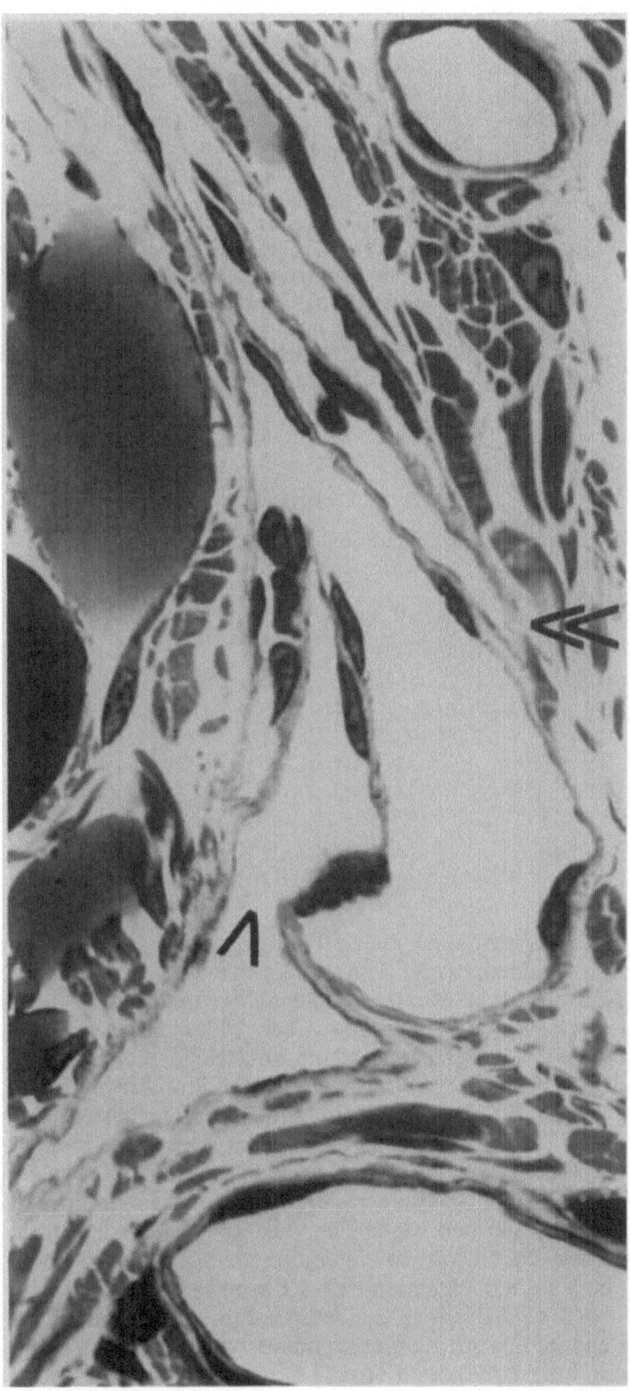

Abb. 1. Ableitendes dermales Lymphgefäß mit zwei Klappen. Die Einmündungsklappe (*Pfeilspitze*) und eine andere Klappen-Variante (*doppelte Pfeilspitze*) besitzen die typischen Spitzen-Zellen (1420 x)

higkeit zu erhalten, besitzen die Lymphgefäße einige spezielle Eigenschaften, durch die sie sich von Blutgefäßen unterscheiden. Sie haben keine durchgehende Basalmembran, keine Perizyten, die Endothelzellen produzieren Harmonika-ähnliche Faltungen, überlappen einander und sind mit lockeren Zellverbindungen verknüpft. Während der Dilatation glätten sich die Faltungen, die überlappenden Zellen können auseinander rutschen, und das Lumen erweitert sich. Das Lymphgefäß hat eine enge, direkte Verbindung mit dem Bindegewebe: die Basalmembran fehlt, die elastischen und Kollagenfasern laufen unmittelbar zur Wand. Es gibt einen eigenartigen Fasertyp, anchoring filament, der die Gefäßwand mit dem Bindegewebe verankert [6]. Diese Filamente sind 11–12 nm breit, zeigen eine regelmäßige Periodizität und tubulären Querschnitt. Man nimmt an, daß sie eine Variante der elastischen Fasern vertreten. Es heißt, daß die Lymphgefäße auf den jeweiligen Zustand des extravasculären Raumes sofort reagieren können.

Die Lymphgefäße wirken als winzige Pumpen [2, 3, 4]. Wenn der Druck des extravasculären Raumes sich vergrößert, öffnet sich zwischen zwei Endothelzellen ein Spalt, den man Eingangsklappe nennt. Durch die Klappe treten Flüssigkeit und Zellen ins Lumen ein, wo der intraluminale Druck sich stufenweise vergrößert. In diesem Stadium wird gleichzeitig der extravasculäre Druck wieder höher, und die gegeneinander wirkenden Kräfte schließen die Eingangsklappe. Die anchoring Filamente spielen eine wichtige Rolle in diesem Mechanismus dadurch, daß sie eine Strecke der Wand, mit der sie verbunden sind, auseinanderziehen, wodurch die naheliegende Strecke dem Lumen entgegengewölbt wird.

Die Lymphe muß weiter in die zentripetale Richtung. Im Lumen regeln die intraluminalen Klappen die Lymphströmung. Zwei Arten der Klappen sind bekannt:
1. Die Einmündungsklappe. Sie liegt dort, wo ein kleineres Gefäß in ein größeres einmündet (Abb. 1).
2. Die Segmentklappe, die das Lumen in Segmente unterteilt. Diese Klappen stammen von den gegenüberliegenden Wänden und wirken als die Schleuse.

Die intraluminale Klappe besitzt ein Rückgrat aus Bindegewebe, und es ist von Endothelzellen überzogen [1, 5, 7]. Die Klappenendothelzellen gelten als modifizierte Wandzellen. Sie sind kontaktfähig, die Spitzen-Zellen knospen ins Lumen, sie können durch Junktionen miteinander und mit den Wandzellen verbunden sein.

Es ist auch möglich, daß eine Endothelzelle, deren Zytoplasma sehr reich an Aktin-ähnlichen Filamenten ist, sich aktiv bewegt und ins Lumen eindringt. Diese modifizierte Endothelzelle besitzt dieselben morphologischen Merkmale wie die Spitzen-Zelle und fungiert als eine Einzell-Zellklappe (Abb. 2).

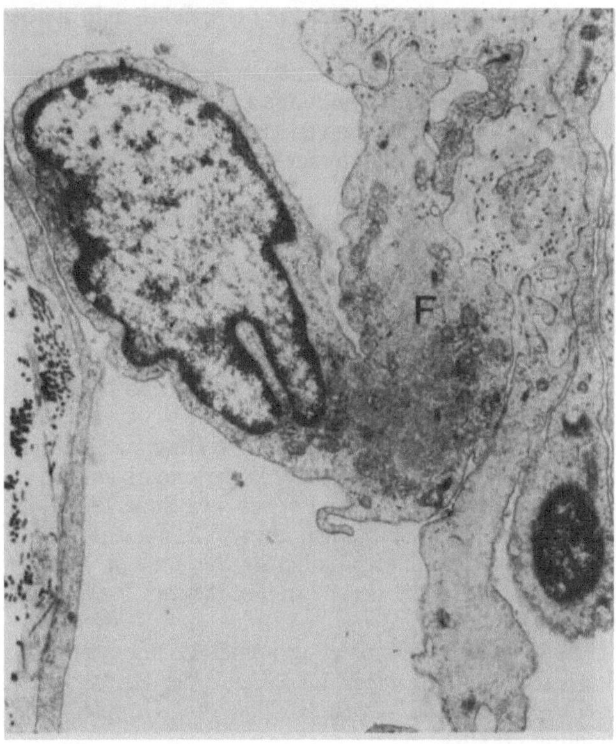

Abb. 2. Eine typische Einzell-Zellklappe, die ins Lumen gewölbt ist. Ihr Zytoplasma ist sehr reich an Actin-ähnlichen Mikrofilamenten (F) (3800 x)

Diskussion

Wir vermuten, daß initiale und kapilläre Lymphgefäße
nicht nur vorhandene intraluminale Klappen besitzen,
sondern durch die beweglichen kontaktfähigen Endothelzellen die Klappen neu bilden können. Im Ödem verändern die Druckverhältnisse das Bindegewebe, ein Teil der
Wand wird von anchoring Filamenten durchzogen, eine
andere Strecke wird gegen das Lumen gedrückt, die
Endothelzellen werden vom Bindegewebe mitgeschleppt,
sie werden schmaler modifiziert, und die zeitweilige
Klappe ist fertig. Dann können bei Normalverhältnissen
die zeitweiligen Klappen wieder verschwinden.

Diese dynamische Gestaltung der Klappen erhält die
riesige Dilatationsfähigkeit und erklärt den guten Effekt
der Massage.

Literatur

1. Braverman IM, Yen A (1974) Microcirculation in psoriatic
   skin. J Invest Derm 62:493–502
2. Casley-Smith JR (1967) Electron microscopical observations on the dilated lymphatics in oedematous regions and
   their collapse following hyaluronidase administration. Br J
   Exp Pathol 48:680–689
3. Daróczy J (1982) Ultrastructure of dermal lymph capil-
   laries in relation to their function. Verh Anat Ges
   76:347–348
4. Földi M (1969) Diseases of lymphatics and lymph circulation. Akadémiai Kiadó, Budapest
5. Huth F, Bernhardt D (1977) The anatomy of lymph vessels
   in relation to function. Lymphology 10:54–61
6. Leak LV, Burke JF (1968) Ultrastructural studies on the
   lymphatic anchoring filaments. J Cell Biol 36:129–149
7. Takada M (1971) The ultrastructure of lymphatic valves in
   rabbits and mice. Am J Anat 132:207–218

Dr. J. Daróczy C. Sci.
Dermatol. Klinik
d. Semmelweis Orvostudományi Egyetem
Mária Str. 41
H-1085 Budapest

Thrombose im Alter

W. Lindemayr und O. Lofferer, Wien

Die *Diagnose* der tiefen Thrombose im Alter ist besonders schwierig. Eine Frühdiagnose ist aufgrund klinischer
Symptome meist unmöglich, und Spätsymptome wie
Ödeme, Zyanose u. a. sind beim alten Menschen auch
aus anderen Ursachen sehr häufig. Erst in letzter Zeit
entwickelte neue Untersuchungsmethoden können zu einer raschen Diagnose führen.

Aufgrund eigener Erfahrungen empfiehlt sich hierbei
folgendes Vorgehen.
1. Anamnese und klinische Untersuchung vor allem zum
Ausschluß anderer Erkrankungen.
2. Anwendung nicht-invasiver Methoden.
a) Doppler-Ultraschalluntersuchung zur Diagnose einer
Beckenvenenthrombose,
b) Telethermographie zur Diagnose einer Beinvenenthrombose,
c) Plethysmographie zur Diagnose von Oberschenkel-
und Beckenvenenthrombose (Diagnose einer Waden-
venenthrombose ist mit dieser Methode unsicher).

In der Mehrzahl der Fälle erlaubt die Anwendung dieser Methoden eine sichere Diagnostik am Krankenbett.
In Zweifelsfällen können
3. nuklearmedizinische Methoden die Diagnose sichern.
a) Der ^{131}Jod-Fibrinogentest; er ist besonders zur Erfassung von Thrombosen im Bereich der Sinusvenen der
Unterschenkel und bei Rethrombosen bei postthromboti-
schem Syndrom die empfindlichste Methode (in gleicher
Weise können auch der 99-m-Technetium-Plasmintest
u. a. angewendet werden).
b) Die Isotopenbeckenphlebographie, die mit großer Sicherheit Abflußstörungen im Bereich der Beckenvenen
nachweist und in Zweifelsfällen die Dopplerunter-
suchung ergänzt.
4. Die Röntgenphlebographie ist beim alten Patienten
nur selten indiziert (z.B. wenn eine Thrombektomie
durchgeführt werden soll).

Die *Therapie* der tiefen Thrombose im Alter ist ebenfalls problematisch. Thrombektomie und Thrombolyse
sind bei alten Menschen nur selten indiziert (z. B. als
lebensrettende Maßnahme bei Phlegmasia coerulea
dolens). Ansonsten verbieten zahlreiche Kontraindikationen und die hohe Mortalität meist ihre Anwendung.

Auch für die Antikoagulantientherapie bestehen im
hohen Alter zahlreiche Kontraindikationen, und die
Häufigkeit von Nebenwirkungen ist erheblich. Die Anwendung von langdauernder Bettruhe und symptomatischer lokaler und allgemeiner Therapie, wie sie früher allgemein üblich war, ist völlig unbefriedigend und bedeutet
für den alten Patienten eine schwere Belastung.

Wir sind daher in den letzten Jahren zunehmend zur
Behandlung mit Kompressionsverbänden ohne oder mit
nur kurzdauernder Bettruhe übergegangen, wie sie seit
Jahrzehnten schon von zahlreichen praktizierenden Phle-
bologen, aber auch von zahlreichen Klinikern empfohlen
wurde. Durch die Anwendung moderner Untersuchungsmethoden konnte gezeigt werden, daß durch diese Behandlungsmethode auch bei ambulanter Therapie eine
massive Lungenembolie verhindert werden kann, das
Fortschreiten der Thrombose verhütet und wahrscheinlich die körpereigene Fibrinolyse gefördert wird.

Unsere eigenen Ergebnisse mögen dies demonstrieren:
In den Jahren von 1956–1959 wurden an der dermatologischen Abteilung des Wilhelminenspitals 152 Patienten
mit tiefer Beinvenenthrombose stationär behandelt. Die
Diagnose erfolgte aufgrund klinischer Kriterien, die Therapie mittels Bettruhe, Hochlagerung, Umschlägen und
falls möglich (in etwa 20% der Fälle) mit Antikoagulantien. Von diesen 152 Patienten starben 9 an einer massiven Lungenembolie. Die Dauer der stationären Behandlung betrug im Durchschnitt 46 Tage.

In den folgenden Jahren wurde an der dermatologischen Abteilung des Wilhelminenspitals ein phlebologi-

sches Zentrum ausgebaut, das sich u. a. auch besonders mit der Diagnose und Therapie der tiefen Bein-Becken-Venenthrombose beschäftigt. In Verbindung mit dem nuklearmedizinischen Institut und dem Zentralröntgeninstitut können hierbei sämtliche modernen diagnostischen Methoden eingesetzt werden. Zwischen 1975 und 1981 kamen 2395 Patienten mit Verdacht auf tiefe Beinvenenthrombose zur Untersuchung. Davon ergab sich bei 1074 ein negativer Befund, 1321 wiesen eine tiefe Bein- und/oder Becken-Venenthrombose auf. 63 % dieser Patienten waren älter als 65 Jahre. Von diesen 1321 Patienten wurden 688 an den zuweisenden Abteilungen weiterbehandelt. 533 Patienten wurden an der dermatologischen Abteilung behandelt, davon 68 Patienten stationär und 465 Patienten ambulant. Als Basistherapie wurden Kompressionsverbände in der Fischer-Technik angewendet, Bettruhe wurde in der überwiegenden Zahl der Fälle vermieden und betrug ansonsten nur wenige Tage. Die Dauer des stationären Aufenthaltes betrug im Durchschnitt 17 Tage. Eine tödliche Lungenembolie trat in keinem Fall auf. Die Spätergebnisse unterscheiden sich nicht wesentlich von denen, wie sie nach Behandlung mit Thrombektomie erzielt werden.

Die Diagnose und Therapie von chronischen Folgezuständen der Beinvenenerkrankungen ist zumindest in deutschsprachigen Ländern schon lange eine Domäne der Dermatologie.

Da diese Folgekrankheiten, insbesondere das postthrombotische Syndrom, ungemein häufig sind, muß sich auch der Dermatologe mit den Problemen ihrer Ursache, der Verhütung und Behandlung der tiefen Thrombose intensiv befassen, um so mehr, als auch häufig Patienten mit floriden Thrombosen primär den Hautarzt aufsuchen. Die Phlebologie ist daher folgerichtig in Österreich in der Ärzteausbildungsordnung dem Fach Dermatologie zugeordnet. Daraus erwächst für uns nicht nur die Berechtigung, sondern auch die Verpflichtung, uns mit den Problemen der tiefen Thrombose zu beschäftigen.

Literatur

1. Lindemayr W (1982) Oberflächliche und tiefe Thrombose. Z Hautkr 57:162
2. Lofferer O (1981) Kompressionstherapie – Wirkungsweise und Anwendungsgebiet. Z Hautkr 57:633
3. Lofferer O, Mostbeck A, Partsch H, Tham B (1977) Die ambulante Therapie tiefer Beinvenenthrombosen mit Kompressionsverbänden (Möglichkeiten und Grenzen). In: Enringer H (Hrsg) Aktuelle Probleme in der Angiologie: 33. Akute tiefe Becken- und Beinvenenthrombose. Huber, Bern Stuttgart Wien, S 184
4. Lofferer O, Mostbeck A, Partsch H (1978) Nuklearmedizinische Untersuchungen in der Phlebologie. Phlebol u Proktol 7:220
5. Partsch H, Weidinger P, Mostbeck A, Olbert F, Denck H (1980) Funktionelle Spätergebnisse nach Thrombektomie, Fibrinolyse und konservativer Therapie von Bein-Becken-venenthrombosen. Vasa 9:53
6. Raithel D, Söhnlein B (1981) Die venöse Thrombektomie – Technik und Ergebnisse. Vasa 10:119

Prof. Dr. W. Lindemayr
Prof. Dr. O. Lofferer
Abt. f. Hauterkrankungen
Wilhelminenspital
Montleartstr. 37
A-1170 Wien

Venöser Strömungswiderstand und Kapazität bei Postthrombotikern

J. P. Kuiper und A. J. M. Brakkee, Nijmegen

Zusammenfassung

Dehnungsmeßstreifen-Plethysmographie ist verwendet worden zur Messung des gestauten venösen Systems an der Wade. Gemessen wird die Volumenabnahme in der Zeit, nach schneller Entleerung einer Staumanschette am Oberschenkel.

In der Literatur wird bis jetzt nicht (oder zu wenig) gerechnet mit dem Manschetten-Artefakt. Bei Vermeidung dieses Manschetten-Artefaktes kann mit Hilfe verschiedener, relativ niedriger Staudrucke ein linearer Verband zwischen Entleerungsstromstärke und venösem Druck gefunden werden. Hieraus kann der venöse Widerstandswert errechnet werden, welcher unabhängig ist vom Staudruck.

Charakteristische Werte bei Normalen und Postthrombotikern werden vermeldet.

Mit Hilfe des gefundenen Widerstandswertes (R_v), in Kombination mit der zugleich gefundenen venösen Kapazität (C_0), ist der Prozeß der Rekanalisation bei Postthrombotikern, weil nicht belastend, leicht zu verfolgen.

In der Diagnostik der tiefen Beinvenenthrombose ist unter vielen anderen Methoden auch die Plethysmographie vielfach verwendet worden. Dabei wird die Volumenabnahme der Wade in der Zeit gemessen, nach Entleerung einer Staumanschette am Oberschenkel.

Im letzten Jahrzehnt haben viele Untersucher ihre Erfahrungen veröffentlicht, wobei das Endurteil über diese Methode mehr oder weniger positiv ausfiel. Die Arbeiten von Hallböök, Thulesius und insbesondere die kritische Studie von Partsch sollten genannt werden.

Bei Verdacht einer einseitigen proximal lokalisierten Abflußbehinderung genügt meistens ein Rechts/links-Vergleich, wobei Unterschiede im venösen Volumen und in sogenannter „Emptying Rate" sich leicht feststellen lassen. Die steilste Tangente an dem Kurvenabfall bei Eröffnung der Stauung wird meistens als Meßkriterium verwendet. Wenn man dieses Kriterium hantiert, wird die Sensitivität ungünstig beeinflußt, das heißt, man findet zu viel falsche Negative, weil bisweilen eine wasserfallartige Drainage registriert werden kann, selbst bei phlebographisch gesicherten Thrombosen. Durch eine Zeitkon-

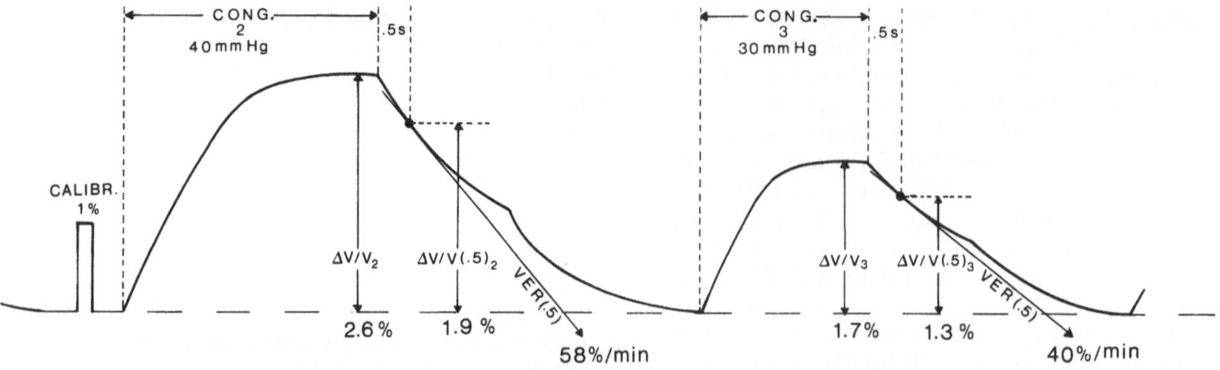

Abb. 1. Schematische Wiedergabe von zwei aufeinanderfolgenden, durch venöse Stauung ausgelösten Volumenänderungen der Wade. Die verschiedenen Meßgrößen, wie benutzt in der Berechnung (Abb. 2), sind angegeben

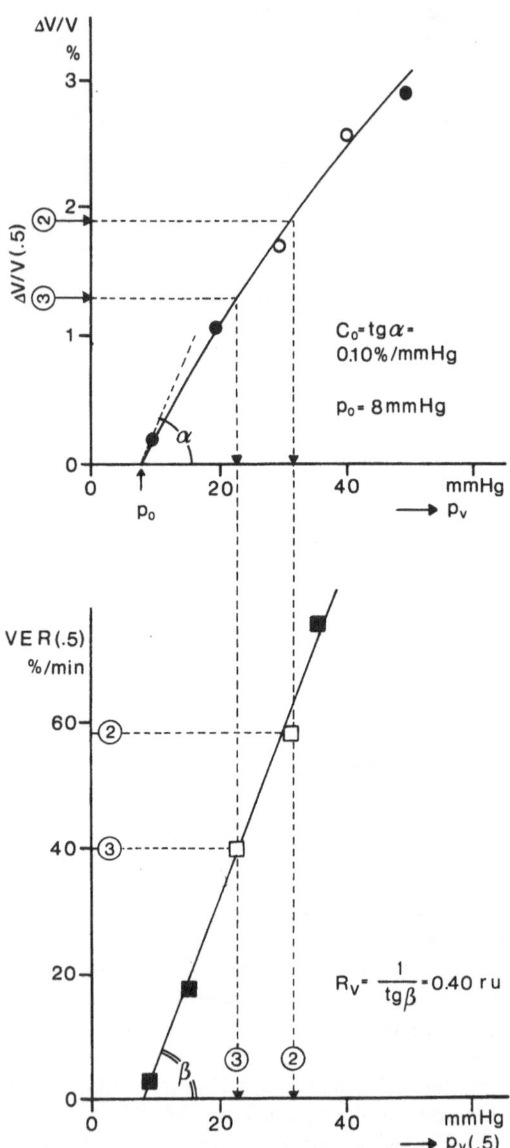

Abb. 2. *Oben:* Druck-Volumen-Beziehung, welche sich aus den verschiedenen venösen Stauungen ergibt. *Unten:* Beziehung zwischen der venösen Ausströmstärke nach 0.5 s [VER (.5)] und dem nach 0.5 s herrschenden venösen Druck, welcher mit Hilfe der Druck-Volumen-Beziehung aus Δ V/V (.5) abgeleitet werden kann

stante, wie z. B. eine Halbwertzeit, als Kriterium zu verwenden kann eine größere Treffsicherheit beim individuellen Patient gefunden werden, aber läßt sich, wie Partsch fand, im Kollektiv dennoch keine wesentlich bessere Unterscheidung feststellen. Dies ist auch verständlich, weil eine Abflußbehinderung meistens mit einer kleineren Gefäßkapazität verbunden ist.

Wir konnten experimentell feststellen, daß die erste sehr schnelle Entleerung des gestauten Venensystems durch die schnelle Auffüllung der komprimierten Venen unter der Manschette verursacht wird. Mit anderen Worten, die Volumenabflußkurve ist durch ein Manschettenartefakt gestört. Diese Untersuchungen zeigten auch, daß das Artefakt fast niemals länger als eine halbe Sekunde dauert. Erst nach Weglassen dieser ersten halben Sekunde kann man die Beziehung zwischen der Tangente an der Abflußkurve („Venous Emptying Rate": VER, Abb. 1) und dem Druck im Venensystem studieren. Der Druckwert in den Venen, eine halbe Sekunde nach Eröffnung der Stauung, ist natürlich niedriger als der Staudruck. Er ist aber leicht zu errechnen aus der Beziehung zwischen Druck und Volumen des Gliedmaßes, die sogenannte Druck-Volumen-Relation (Abb. 2 *oben*).

Auf diese Weise bekommt man eine lineare Beziehung zwischen dem venösen Abfluß und dem Staudruck (Abb. 2 *unten*), womit nach Analogie mit dem Ohmschen Gesetz ein Wert für den venösen Strömungswiderstand zu errechnen ist. Dieser Strömungswiderstand ist Staudruck-unabhängig. Man braucht jetzt nicht mehr zufrieden zu sein mit nur einem Punkt, sondern verfügt über eine gerade Linie durch die verschiedenen Meßpunkte; mit dem Widerstandswert (R_v) hat die Treffsicherheit bedeutend zugenommen.

Die Zeit für die Analyse und Berechnung nimmt etwa 20 Minuten in Anspruch; nach Automatisierung ist diese Zeit beträchtlich kürzer geworden.

Unseres Erachtens ist mit der von uns beschriebenen Analyse des venösen Abflusses die Zuverlässigkeit der plethysmographischen Thrombosediagnostik verbessert worden. Bei 40 Beinen, in nicht akuter postthrombotischer Phase, fanden wir Werte zwischen 0,70 und 2,30 mm Hg. min/% (ru). Normalwerte lagen zwischen 0,20 und 0,8 ru.

Der Prozeß der Rekanalisation bei Postthrombotikern ist mit Hilfe des gefundenen Widerstandswertes in Kombination mit der zugleich gefundenen venösen Kapazität, weil nicht belastend, leicht zu verfolgen. Eine kritische Studie nach den postthrombotischen Werten über Monate und Jahre ist in Ausführung.

Literatur

Brakkee AJM, Kuiper JP (1982) Plethysmographic measurement of venous flow resistance in man. Vasa 11:166–173

Hallböök T, Ling L (1974) Plethysmography in the diagnosis of acute deep vein thrombosis. Vasa 3:263

Partsch H (1976) Zur Treffsicherheit der Dehnungsmeßstreifen-Plethysmographie in der Diagnose einer tiefen Beinvenenthrombose. Phlebol u Proktol 5:112

Thulesius O (1975) Die Leistungsfähigkeit diagnostischer Tests bei TPP unter besonderer Berücksichtigung der Plethysmographie. Vasa 4:296

Prof. Dr. J.P. Kuiper
Dr. A.J.M. Brakkee
Abt. Dermatologie
Univ. Nijmegen
Javastraat 104
N-6524 MJ Nijmegen

Die Licht-Reflexions-Rheographie in der phlebologischen Praxis

V. Wienert und V. Blazek, Aachen

Einleitung

Venöse Abflußstörungen werden in der Praxis im allgemeinen auf Grund von klinisch sichtbaren Zeichen und nicht auf Grund physikalischer, hämodynamischer Parameter beurteilt. Da das klinische Bild häufig nicht mit dem Funktionszustand der venösen Erkrankung korreliert, wurde vor Jahren die dynamische Venendruckmessung als Funktionstest eingeführt [1]. Sie erlaubt eine sichere Abgrenzung phlebologischer Krankheitsbilder. Da die Technik jedoch invasiv und oft schmerzhaft ist, hat sich die blutige Venendruckmessung nicht allgemein als Screening-Methode durchzusetzen vermocht.

Heute steht uns zur nichtinvasiven Funktionsdiagnostik die Licht-Reflexions-Rheographie (LRR) zur Verfügung [2]. Mittlerweile haben wir bei unterschiedlichen Fragestellungen an größeren Probandenkollektiven gesicherte Ergebnisse erhalten; einige werden hier vorgestellt.

Typische LRR-Venendruckkurven von Gesunden und Venenkranken

In der Abb. 1a ist eine gemittelte Kurve eines Kollektivs von 50 Gesunden beiderlei Geschlechts aufgeführt, die berechnet wurde durch statistische Auswertung der venösen Auffüllzeit, der venösen Pumpleistung und der Kurvenform sowohl während der Bewegung als auch in der Ruhepause nach Beenden des Bewegungsprogrammes (sitzend, 10 Dorsalflexionen im Sprunggelenk innerhalb von 15 s). Durch die Muskelarbeit im Rahmen des Bewegungsprogrammes findet bei Gesunden eine gute venöse Pumpleistung statt ($\Delta R = 300$ mV $= 30$ Skalenteile). Die Auffüllzeit bewegt sich zwischen 30 und 80 s und beträgt hier 37 s.

In der Abb. 1b ist die typische LRR-Kurve, ermittelt aus einem Kollektiv von 35 Patienten mit Stammvarikose und zusätzlicher Insuffizienz von mindestens einer Perforansvene. Die Auffüllzeit beträgt hier 15 s, auch die Pumpleistung $\Delta R = 200$ mV ist geringer als diejenige bei Gesunden.

Mit zunehmendem Venenschaden (Abb. 1c: Leitveneninsuffizienz LVI, Abb. 1d: postthrombotisches Syndrom PTS) verkürzt sich die Auffüllzeit bis auf einige wenige Sekunden. Auch die venöse Pumpleistung ist hier kaum mehr vorhanden.

LRR-Verlaufskontrollen während der Schwangerschaft

Aber nicht nur der momentane Zustand der venösen Abflußstörung läßt sich mit der LRR-Methodik quantitativ nachweisen.

Ebenso gut können Verlaufskontrollen der peripheren Hämodynamik über längere Zeiträume verfolgt werden. So wurde z.B. ein Kollektiv von 41 phlebologisch gesunden Graviden im 3. Trimenon, 1 Tag post partum und 5–6 Tage post partum untersucht. Zum Vergleich wurde

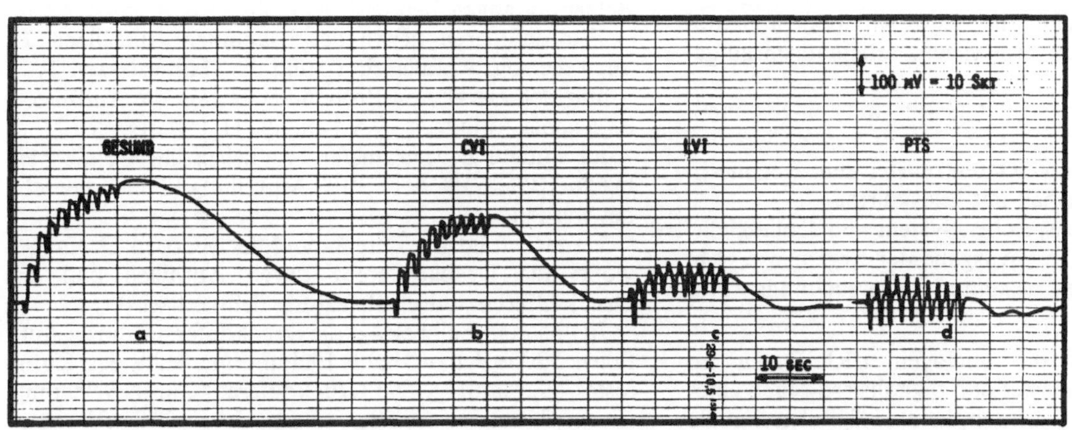

Abb. 1. Typische LRR-Venendruckkurven; a Gesund, b Stammvarikose der Vena saphena magna mit Perforansvenen-Insuffizienz, c Leitvenen-Insuffizienz, d Postthrombotisches Syndrom

auch ein Kollektiv von 35 gesunden Frauen, die nicht schwanger waren, herangezogen. Es zeigte sich, daß sich der venöse Abfluß schon im 3. Trimenon verschlechtert. Die Auffüllzeiten waren gegenüber dem Vergleichskollektiv im Mittel um 8 s (19 %) verkürzt, die Pumpleistung um 10 Skalenteile (24 %) verringert.

Einen Tag nach der Entbindung ist die venöse Hämodynamik noch schlechter als im 3. Trimenon, bessert sich aber zusehends innerhalb der nächstfolgenden Woche. Auch hier ist festzustellen, daß mit der LRR-Methodik der Grad der gestörten Hämodynamik in der Schwangerschaft meßbar ist und bei evtl. Vorliegen entsprechender Abflußstörungen auch rechtzeitig therapierbar ist.

Literatur

1. May R, Kriesmann A (1978) Periphere Venendruckmessung. Thieme, Stuttgart, S 110–118
2. Wienert V, Blazek V (1982) Eine neue Methode zur unblutigen dynamischen Venendruckmessung. Hautarzt 33:498–499

Prof. Dr. V. Wienert
Abt. Dermatologie
Med. Fakultät d. RWTH
Goethestr. 27–29
Dr. V. Blazek
Inst. f. Hochfrequenztechnik d. RWTH, D-5100 Aachen

CLRR: Die computerunterstützte funktionelle Diagnostik peripherer venöser Abflußstörungen

V. Blazek und T. Mühl, Aachen

Einleitung, Methodik

Ausgehend von der LRR-Methodik wurde ein computerunterstütztes Verfahren zur nichtinvasiven funktionellen Diagnostik der peripheren Hämodynamik entwickelt. Das einfache und leicht bedienbare LRR-Gerät ist als Screening-Verfahren für die Diagnostik in jeder Praxis einsetzbar [1]. Dagegen wird der Einsatz der computerunterstützten Licht-Reflexions-Rheographie zunächst nur den Forschungsinstituten und größeren Kliniken vorbehalten bleiben, die sich mit breitangelegten phlebologischen Forschungsprogrammen befassen.

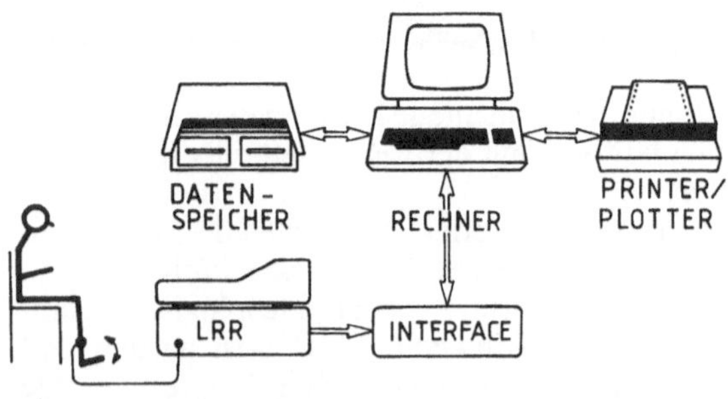

Abb. 1. CLRR-Meßplatz

In der Abb. 1 sind die Einzelkomponenten des CLRR-Meß- und Auswertesystems schematisch aufgeführt:
- ein konventionelles LRR-Gerät mit eingebautem Rechneranschluß,
- spezielles Interface für Datentransfer zum Rechner,
- zentrale Rechnereinheit mit Bildschirm,
- ein doppeltes Datenspeicher-System und schließlich,
- ein Printer/Plotter zur Ausgabe der Ergebnisse, d. h. zum Ausdruck des gesamten Untersuchungsprotokolls.

Zunächst werden die analogen LRR-Daten im CLRR-Interface abgetastet und digitalisiert. Nach einer weiteren Aufarbeitung werden die nun digitalen Signale in einem 12-Bit-Datenfluß zum Rechner transferiert und von dort in den Datenspeicher eingeschrieben. Über die Tastatur werden die Patientendaten eingegeben und gespeichert.

Nach der Aufnahme der LRR-Kurve [2] wird die Computeranalyse mit Hilfe von umfangreichen Software-Paketen automatisch durchgeführt. Die Ergebnisse werden schließlich in einem DIN-A4-Format ausgedruckt, sie bleiben aber jederzeit abrufbar und können z. B. zu statistischen Zwecken weiter verwendet werden.

CLRR-Diagnose der peripheren Hämodynamik

In der Abb. 1 ist das Gesamtprotokoll der CLRR-Diagnose der peripheren Hämodynamik eines 43jährigen gesunden Probanden dargestellt. Im ersten Teil des Protokolls werden die Patientennummer und die Untersuchungsnummer, Datum der Messung, Extremität, Hauttemperatur und die klinische Diagnose aus der Voruntersuchung aufgeführt. Danach folgt die vom Rechner analysierte LRR-Venendruckkurve, wobei in dieser Graphik bereits die wichtigsten physikalischen Bewertungsparameter, Auffüllzeit T_0 und die venöse Drainage dR, eingetragen worden sind.

Die Computeranalyse der LRR-Venendruckkurve ist in 4 Punkten zusammengefaßt. Zunächst werden die Ergebnisse der Berechnung der venösen Auffüllphase nach Belastung angegeben.

Wir definieren neben der bekannten Auffüllzeit T_0 auch die sog. Abfallzeit T_a und die Halbwertszeit T_h.

Für den erwähnten Probanden beträgt die Auffüllzeit 33,5 s, die Abfallzeit 19,5 s und die Halbwertszeit 17,7 s. Auch andere Zeitparameter, wie beispielsweise die Zeit bis zu 10 %, 63 % oder 90 % Auffüllung können berechnet werden.

Danach folgt die Berechnung der venösen Drainage, wobei die Druckdifferenz durch Auffüllen und die Druckdifferenz durch Belastung definiert wird.

In unserem Fall beträgt die Druckdifferenz durch Auffüllen 330 mV bzw. nach Eichung mit Hilfe des Kipptestes 69,3 mmHg. Die Druckdifferenz durch Belastung ist noch etwas größer, und zwar 370 mV bzw. 77,6 mmHg. Da der Abstand zwischen dem LRR-Meßkopf und der hydrostatischen Indifferenzebene 98 cm be-

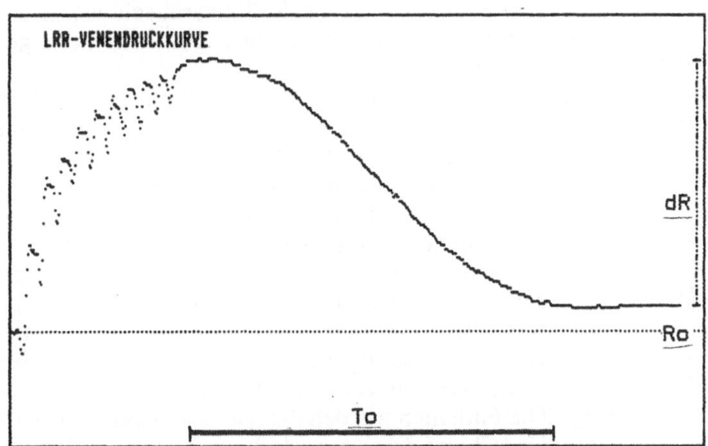

Abb. 2. CLRR-Diagnose der pheripheren Hämodynamik

trug, wurde der hydrostatische Druckanteil mit 76 mmHg und der Eichkoeffizient mit 21 mmHg/100 mV berechnet.

Zum dritten wird durch die Computeranalyse die Fläche FR unter der LRR-Venendruckkurve berechnet. Diese Fläche ist als Integral $[R(T) - R_e] \cdot dt$ im Zeitintervall O bis T_e definiert und beträgt 9,5 V s bzw. 1994 mmHg s.

Als letzter der Bewertungsparameter der peripheren Hämodynamik wird die mittlere Steilheit SR der Auffüllphase angegeben. Sie beträgt hier 10 mV/s bzw. 2,1 mmHg/s.

Literatur

1. Schrifttum zu P 31 00 610.8 (Deutsche Patentschrift)
2. Blazek V, Wienert V (1982) Funktionelle Diagnostik peripherer venöser Abflußstörungen. Inform Arzt 10:4–9

Dr. V. Blazek
Dipl.-Ing. T. Mühe
Inst. f. Hochfrequenztechnik der RWTH
Melatener Str. 25
D-5100 Aachen

Langzeitergebnisse der Crossenverödung der Vena saphena magna bei dopplersonographischer Therapiekontrolle

H. Tourbier und U. Schultz-Ehrenburg, Berlin und Bochum

Einleitung

Die klinische Therapiekontrolle der Varizenverödung unterliegt vielen subjektiven Fehlermöglichkeiten. Wann sollen wir von einem Rezidiv sprechen? Erst bei deutlicher Aussackung und Schlängelung oder schon bei der kleinsten Venenerweiterung? Hier hat die Ultraschall-Doppler-Technik Abhilfe geschaffen, weil sie es bei den wichtigsten Varicosisformen gestattet, die Frage des Rezidivs nach dem Alles-oder-Nichts-Gesetz zu beantworten. Damit kommen wir für die Stamm- und Seitenastvaricosis der Saphenavenen zu einer neuen, bisher nie gekannten objektiven Erfolgskontrolle.

Da Langzeittherapiekontrollen mit der Dopplermethode in der Literatur bisher nicht mitgeteilt worden sind, wollen wir im folgenden unsere eigenen dopplerkontrollierten Verödungsergebnisse vorstellen. Wir haben dazu die Stammvaricosis der V. saphena magna mit Crosseninsuffizienz ausgewählt, die gemeinhin als Domäne des Venenchirurgen gilt. Diese Form ist deshalb besonders geeignet, weil sie sich mit dem Doppler mit einem Höchstmaß an Sicherheit überprüfen läßt.

Grundlagen und Patientenkollektiv

Bei der Valsalva-Preßdruckprobe kommt es in dem klappeninsuffizienten Varizenstamm der Vena saphena magna zu einem Reflux, der über die Mündungsregion bis in distalere Abschnitte weitergeleitet wird, soweit die Klappeninsuffizienz reicht. Dieser Reflux wird mit der Doppler-Sonde hörbar gemacht und stellt wohl das bekannteste venöse Dopplerphänomen dar. Bei intakten Venenklappen ist ein solcher Reflux nicht möglich, weil die Venenklappen wie ein Ventil schließen. Wird die Crosse nun durch Sklerosierung verschlossen, verschwindet der Reflux vom Tage des Verödungserfolgs an. Wird der Verschluß rekanalisiert, setzt das Refluxgeräusch wieder ein als frühester Nachweis des mit einer gewissen Verzögerung folgenden Rezidivs.

Das von uns kontrollierte Patientenkollektiv umfaßt 57 Patienten mit 81 erkrankten Beinen. Davon waren 49 Frauen und 8 Männer. Das Durchschnittsalter betrug 39 Jahre. Behandelt wurden nur Patienten mit einer inkompletten Stamm- (und Seitenast-)Varicosis, deren sichtbare proximale Obergrenze bis maximal Oberschenkelmitte reichte. Bei der Verödungsbehandlung wurde zuerst die Crosse sklerosiert (Abb. 1). Erst nach Doppler-kontrolliertem Crossenverschluß wurde durch Verödung der insuffizienten Perforantes und übrigbleibender Stamm- und Seitenastvarizen die restliche Varicosis beseitigt. Die Patienten wurden dann in einer exakten Langzeitstudie 1, 3 und 5 Jahre nach der Behandlung klinisch und dopplersonographisch nachkontrolliert.

Ergebnisse

Bei der Untersuchung ein Jahr nach der Behandlung war bei 52 Beinen (= 65 %) die Crosse weiterhin geschlossen. Bei 29 Beinen (= 35 %) fand sich ein Refluxrezidiv. Von diesen Fällen mit positivem Reflux waren jedoch immerhin 15 Beine weiterhin ohne sichtbare Krampfaderbildung. Gerade diese Tatsache unterstreicht die hohe Leistungsfähigkeit der dopplersonographischen Therapiekontrolle. 5 Beine zeigten eine geringe Varicosis und 9 ein ausgeprägtes Varizenrezidiv.

Bei der Untersuchung 3 Jahre nach der Behandlung war bei 42 Beinen (= 52 %) die Crosse weiterhin geschlossen, d. h. die Zahl der Beine mit Refluxrezidiv hatte sich um 10 auf 39 (= 48 %) erhöht. Davon waren immerhin noch 13 Beine klinisch erscheinungsfrei. 17 hatten eine geringe Varicosis. Die Zahl der Beine mit ausgeprägtem Rezidiv lag unverändert bei 9.

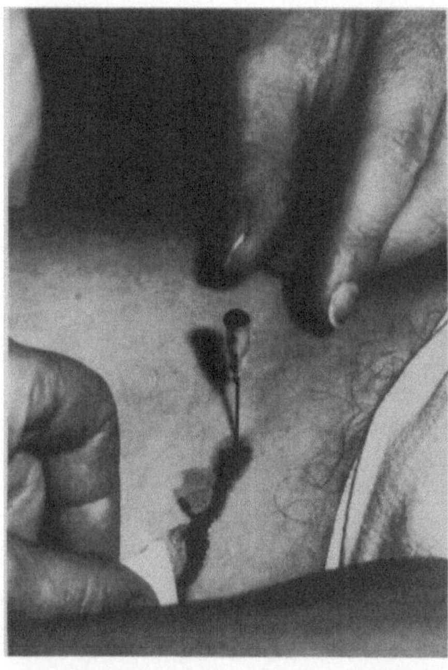
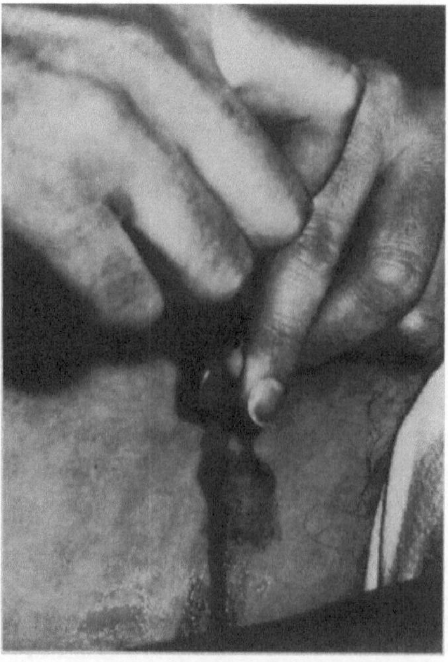

Abb. 1. Praktische Durchführung der Crossenverödung

"""

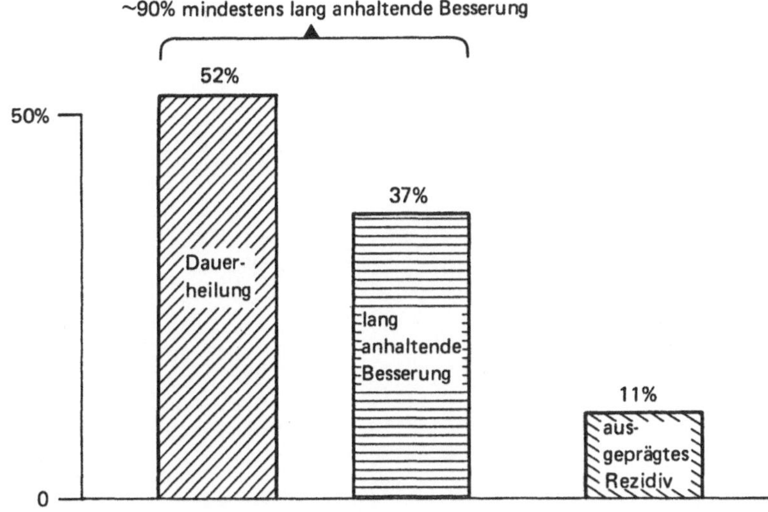

Abb. 2. Langzeitergebnisse der Crossenverödung der Vena saphena magna

Der Beobachtungszeitraum von 5 Jahren nach der Behandlung ist noch nicht von allen Patienten erfüllt. Von den 42 Beinen mit 3jähriger Rezidivfreiheit, die hier besonders interessieren, konnten bis heute erst 37 Beine nachbeobachtet werden. Dabei waren alle Crossen mit 3jähriger Rezidivfreiheit auch nach 5 Jahren weiterhin geschlossen, so daß wir in diesen Fällen von einer Dauerheilung ausgehen möchten. Wenn man von den bisher auswertbaren Beinen auf das Gesamtkollektiv schließen darf, ergibt sich, daß die Heilungsquote der Doppler-kontrollierten Verödungsbehandlung nach 3 und 5 Jahren etwa konstant bei ca. 50 % liegt.

Besprechung

Wie unsere oben beschriebenen Ergebnisse zeigen, konnte bei jedem 2. Patienten durch die Doppler-kontrollierte Verödungsbehandlung vermutlich eine Dauerbehandlung erzielt werden. Ein anderer wesentlicher Gesichtspunkt liegt darin, daß das Refluxrezidiv dem sichtbaren Varizenrezidiv z. T. um Jahre vorausgeht und daß auch bei sichtbarem Rezidiv die Beschwerden oft noch deutlich gebessert waren. Wenn, wie manche Untersuchungen zu belegen scheinen [1, 3], die Varicosis vor allem durch den Reflux unterhalten wird, so bewirkt offenbar bereits die vorübergehende Ausschaltung dieses hämodynamischen Störfaktors einen Erholungseffekt für die Venenwand, so daß es längere Zeit bedarf, bis das Vollbild des Status quo ante wieder erreicht ist. Diese klinische Bewertung unserer Langzeitstudie zur Sklerosierungsbehandlung der Vena saphena magna ergibt, daß zu den 50 % Dauerheilungen noch 37 % längeranhaltende klinische Besserungen hinzukommen. Nur in 11 % der Fälle hatten wir es in kurzer Zeit mit einem ausgeprägten Rezidiv zu tun. Damit ließ sich in insgesamt 90 % der Fälle eine langanhaltende klinische Besserung erreichen (Abb. 2).

Eine weitere Frage ist, ob sich der Prozentsatz der Dauererfolge noch erhöhen läßt, wenn Refluxe im tiefen Venensystem berücksichtigt werden, die ja mit dem gleichen Untersuchungsgerät erfaßt werden können [2]. Unsere ersten, noch präliminarischen Untersuchungsergebnisse zeigen, daß der Nachweis tiefer Refluxe die Erfolgsaussichten einer Verödungsbehandlung einschränkt. So fanden wir bei Patienten mit Refluxrezidive der Vena saphena magna häufig Refluxe in der Vena femoralis. Bei Selektion des Patientengutes von den Patienten mit tiefen venösen Refluxen verbessern sich die Erfolgsaussichten weiter. Zwar liegen unsere genauen Zahlen noch nicht fest, doch läßt sich sagen, daß die Dauerheilungsquote sicher weit über 50 % liegt.

Zusammenfassung

1. Mit der Doppler-kontrollierten Sklerosierungsbehandlung der Stammvaricosis der Vena saphena magna ist es sehr wohl möglich, einen dauerhaften Crossenverschluß zu erzielen.
2. Die Dauerheilungsquote dieser Varizenform liegt bei etwa 50 %.
3. Wenn man dazu noch die 37 % langanhaltende klinische Besserung hinzuzählt, kommt man auf eine Erfolgsquote von fast 90 %.
4. Vor der Sklerosierungstherapie sollte mit der Dopplertechnik eine tiefe venöse Refluxdiagnostik durchgeführt werden. Für Krampfaderpatienten ohne tiefe Refluxe sind Heilungsquoten zu erwarten, die noch deutlich höher liegen.

Literatur

1. Lechner W (1982) Beurteilung der Erfolgsaussichten bei der Therapie von Venenerkrankungen aufgrund morphologischer Kriterien. Z Hautkr 57:482–484
2. Schultz-Ehrenburg U, Lämmer D (1981) Tiefe venöse Refluxdiagnostik mit der Ultraschall-Doppler-Sonde. Hautarzt [Suppl V] 32:499–502
3. Staubesand H (1978) Matrix-Vesikel und Mediadysplasie: Ein neues Konzept zur formalen Pathogenese der Varicose. Phlebol u Proktol 7:109–140

Dr. H. Tourbier
Univ.-Hautklinik und Poliklinik
Klinikum Steglitz der FU Berlin
Hindenburgdamm 30
D-1000 Berlin 45
Priv.-Doz. Dr. U. Schultz-Ehrenburg
Dermatol. Univ.-Klinik Bochum
St.-Josef-Hospital
Gudrunstr. 56
D-4630 Bochum 1

Symposium II: Pathologie, Immunologie und Serologie der Syphilis

Einleitung

A. Luger, Wien

Die Zahl der gemeldeten Syphilisinfektionen hat sich in den meisten Ländern während der letzten 10 Jahre kaum geändert, aber eine erhebliche Zunahme der symptomlosen (latenten) oder symptomarmen (oligosymptomatischen) bzw. der atypischen Formen ist zu verzeichnen. Diese Erkrankungen können nur durch serologische Untersuchungen erkannt werden. Die Serodiagnose der Syphilis gewinnt daher zunehmend an Bedeutung. Neue Entwicklungen betreffen hauptsächlich den Nachweis von IgM-Antikörpern gegen Treponema pallidum im Serum von Syphilitikern. Die Einführung entsprechender Methoden hat erhebliche Fortschritte gebracht. Dieses Symposium soll einen Überblick geben über die epidemiologischen Tendenzen, die klinische Erscheinungsform im Verlaufe des Lebens, die Serodiagnose und schließlich die Schwerpunkte der Therapie in den einzelnen Altersklassen hervorheben.

Prof. Dr. A. Luger
Krankenhaus d. Stadt Wien-Lainz
Wolkersbergenstr. 1
A-1130 Wien

Die Epidemiologie der Syphilis und einige Begleitfaktoren

G. M. Antal, Genf

Einführung

Eine bessere Kenntnis der Faktoren, die zur Zeit und in Zukunft die Infektionshäufigkeit, die Risikogruppen und das Krankheitsspektrum der Syphilis beeinflussen, würde nicht nur die Ausbreitung realistischer und gezielter Bekämpfungsmaßnahmen ermöglichen, sondern könnte auch Klinikern nützliche Hinweise zur diffentialdiagnostischen Überlegung, Diagnosestellung, der Behandlung und Nachuntersuchung des Lueskranken und seiner Umgebung geben und ihn damit zu einem effektiven Bundesgenossen im Kampf gegen die sich immer stärker ausbreitenden Geschlechtskrankheiten machen.

Leider vermitteln Meldestatistiken oft nur in beschränktem Maße einen Eindruck in die Epidemiologie der Syphilis und müssen daher durch zusätzliche Studien über Spezialfragen ergänzt und erklärt werden; oft können auch Erfahrungen anderer Länder wichtige Hinweise geben.

Vergleich und Interpretation der Meldestatistiken

Wegen ihres unmittelbaren Zusammenhangs mit dem Infektionsgeschehen und einer relativ guten Definierbarkeit des Krankenbegriffs sind die Fälle symptomatischer Frühsyphilis (Lues I und II) am ehesten geeignet, Aufschluß über wichtige Aspekte der Lues-Epidemiologie zu geben. Auf der anderen Seite ist die Häufigkeit der connatalen Syphilis ein guter Indikator für den Erfolg der eingeleiteten Bekämpfungsmaßnahmen.

Wenn man annimmt, daß der Bruchteil der auftretenden Frühfälle, der krankheitsmeldende Kliniken aufsucht, über die Jahre konstant bleibt, dann vermittelt ein Vergleich der jährlichen Meldezahlen ein ziemlich genaues Abbild der Schwankungen der Infektionshäufigkeit (Abb. 1). Zwischen 1971 und 1978 nahm in West-Deutschland die Zahl der gemeldeten ansteckungsfähigen Syphilisfälle um 50 Prozent zu und fiel 1979 wieder leicht ab. Im gleichen Zeitraum kam es in der Deutschen Demokratischen Republik fast zu einer Verdreifachung der gemeldeten ansteckungsfähigen Syphilisfälle. Jedoch kann ein Vergleich zwischen den Morbiditätshöhen der Seuchenstatistiken der Länder recht irreführend sein wegen der relativ starken Unterschiede in der Definition der meldepflichtigen Krankheitsfälle und dem Bruchteil der Fälle, die zur Meldung kommen. Ebenso würde sich eine Intensivierung der Bekämpfungsmaßnahmen in einen scheinbaren Morbiditätsanstieg ausdrücken, wie das Beispiel von Polen aufzeigt, wo die umfassende Entfernung von Infektionsquellen zu einem dramatischen Abfall der Neuinfektionen führte. Von Abb. 1 ist es augenscheinlich, daß keines der aufgeführten Länder (wohl mit der Ausnahme von Polen) bisher in der Lage war, eine entscheidende Verminderung des Syphilisproblems herbeizuführen. In einigen Ländern kam es sogar zu einem signifikanten Anstieg der Morbiditätsraten.

Asymptomatische Syphilis

Der konstante Anstieg der früh- und spätlatenten Fälle im Krankenmaterial in den letzten zwanzig Jahren kann mit einer sich ausweitenden Anwendung von immer empfindlicheren serologischen Screeningtesten erklärt werden; so erhöhte sich der Anteil der latenten Fälle in der britischen Seuchenstatistik, die alle Stadien der Lues einschließt, von 39,5 % (1965) auf fast 55 % (1980) [3]. Ein anderer Grund für das gehäufte Vorkommen der Lues latens mag auch in der verbreiteten Anwendung von

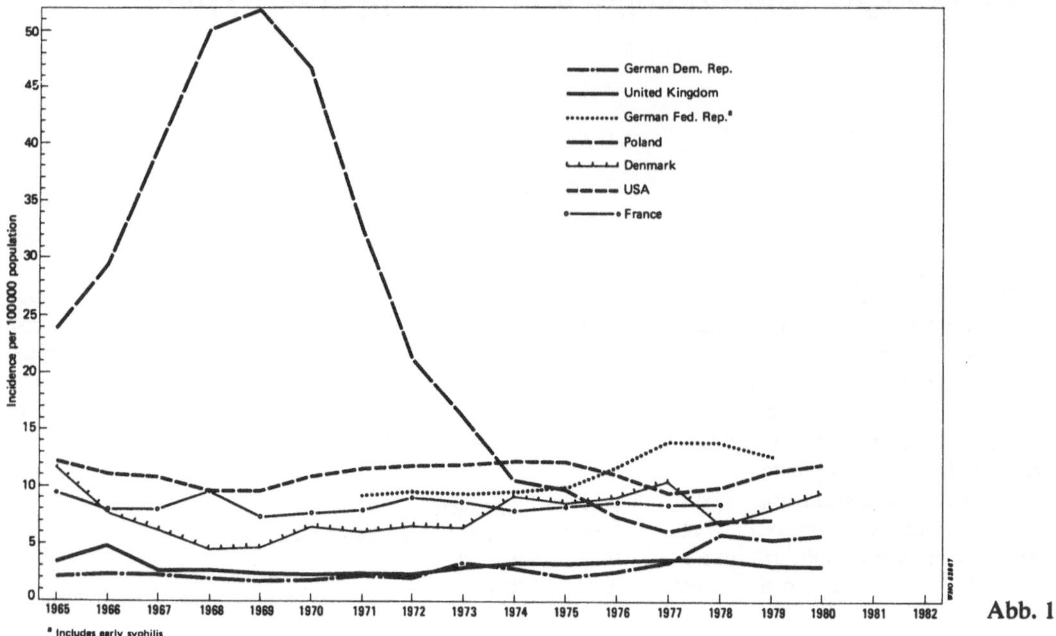

Abb. 1

Antibiotika zu suchen sein, die zu einer Maskierung einer unwissentlich vorliegenden Lues-Frühinfektion führen könnte [5].

Spätsyphilis

Trotz der Syphilisepidemie der Nachkriegszeit ist es nicht zu dem erwarteten starken Anstieg von symptomatischer Spätsyphilis gekommen. In einer umfassenden Studie der Neurosyphilis in Dänemark kommt Perdrup [10] zu dem Schluß, daß die wachsende Seltenheit aller Formen von tertiärer Lues auf die unbestreitbare Wirksamkeit der Behandlung der Frühsyphilis mit Depotpenizillin hinweist. Einige Autoren berichten von einer leichten Zunahme der Neurosyphilis in den letzten Jahren [7, 11].

Homosexualität

Eine Analyse der gemeldeten Lues I und II zeigt auf, daß in einigen Ländern Männer wesentlich stärker am Anstieg der Syphilis-Morbidität Anteil hatten als Frauen. So verschob sich in England der Anteil der Männer an der Frühsyphilis von 5,2:1 (1970) auf 6:1 (1979) [4] und in der Deutschen Demokratischen Republik von 2,4:1 (1970) auf 3,5:1 (1980) [8]. In den Vereinigten Staaten waren Männer fast ausschließlich für den 1969–1976 beobachteten Anstieg symptomatischer Frühfälle verantwortlich. Im gleichen Zeitraum stieg die Proportion der männlichen Frühsyphilitiker, die einen männlichen Partner als Infektionsquelle angaben, um über 100 Prozent [7]; nicht weniger als 50–70% der männlichen Frühsyphilis in den US sind homosexuell erworben [2, 15]. In Großbritannien stieg der Prozentsatz homosexuell erworbener Frühsyphilis von 42,4% (1971) auf 54% (1977) [1]. Die gleiche Tendenz konnte auch in Polen beobachtet werden [9].

Hohe Infektions- und Re-Infektionsraten macht diese kleine, aber eng geschlossene Homosexuellengruppe zu einem wichtigen Infektionsreservoir, aus dem Bisexuelle laufend Syphilis in die Gesamtbevölkerung einschleppen. Die meisten Kliniker sind mit dieser epidemiologischen Gegebenheit vertraut und untersuchen die Rektalregion

eines Falles von latenter Lues mit besonderer Aufmerksamkeit.

Eine seit 1971 konstante Geschlechtsverteilung der Meldefälle in der Bundesrepublik [14] führt zu der Annahme, daß der Homosexualität als Übertragungsmodus keine wesentliche Rolle zufällt. Spezialstudien, die diese Frage beantworten können, sind unseres Wissens noch nicht angestellt worden.

Altersverteilung

Analysierte Länderstatistiken weisen fast einheitlich einen beschleunigten Anstieg der Syphilismorbidität in den männlichen Altersgruppen über 25 Jahren auf, was wohl auf eine Häufung von Homosexuellen in diesen Altersgruppen zurückzuführen ist. Die meisten weiblichen Frühfälle befinden sich in den Altersgruppen zwischen 18 und 25 Jahren, die unter Abnahme der Morbiditätsraten der älteren und jüngeren Altersgruppe eine gewisse Zunahme erfahren hat.

Inkubierende Syphilis

Die in der Gonorrhöbehandlung anzuwendende hohe Penizillindosierung ist in den meisten Fällen ausreichend, um eine inkubierende Syphilis zu abortieren [13]. Die Ausbreitung penizillin-resistenter Gonokokkenstämme hat die Tendenz zur Anwendung nicht-penizillinhaltiger Präparate in den Gonorrhötherapie stark beschleunigt und damit die Chance vergeben, eine gleichzeitig erworbene syphilitische Infektion noch in der Inkubationsphase zu heilen. Ein Zuwarten auf klinische Symptome oder auf einen positiven serologischen Test könnte eine Weiterverbreitung der Syphilis fördern.

Ausländische Infektionsquellen

Klinikstatistiken in Großbritannien belegen, daß der Anteil der im Ausland erworbenen Frühsyphilis bei den Männern seit 1965 konstant bei 17% liegt, während die von Frauen eingeschleppten Infektionen sich von 1975 bis 1980 verdoppelten [3]. Außerdem tragen Immigran-

148

tengruppen, Gastarbeiter und deren Angehörige überproportional zur Gesamtmorbidität bei, besonders wenn sie aus Ländern mit einem hohen Syphilisbefall kommen, und wegen ihrer mangelnden Integration und Partizipation in Präventivmaßnahmen [12].

Literatur

1. British Cooperative Clinical Group (1980) Homosexuality and venereal diseases in the United Kingdom. Br J Vener Dis 56:6–11
2. Catterall RD (1981) Biological effects of sexual freedom. Lancet 1:315–319
3. Sexually transmitted disease surveillance (1980) In: Communicable disease report no. 47 (1981) Public Health Laboratory Service, Communicable Disease Surveillance Centre, London (ed) pp 3–6
4. Department of Health and Social Security (1974, 1978, 1981) Annual report of the Chief Medical Officer. Br J Vener Dis 50:73–79, 54:57–59, 57:402–405
5. Geschwandtner WR, Zelger J (1976) Maskierte Syphilis. Z Hautkr 51:735–741
6. Henderson RH (1977) Improving sexually transmitted diseases health services for the gays. Sex Transm Dis 4:58–62
7. Hillbom M, Kinnunen E (1982) New cases of neurosyphilis in Finland. Acta Med Scand 211:55–58
8. Jahresberichte über die Geschlechtskrankheiten in der Deutschen Demokratischen Republik 1972–1980. Institut für Sozialhygiene und Organisation des Gesundheitsschutzes „Maxim Zetkin", Berlin (Hrsg)
9. Mayer J, Brzewski M (1980) Syphilitic infections in homosexual males treated at the department of dermatology, Medical Academy in Cracow in 1967–1978. Przegl Dermatol 67:193–198
10. Perdrup A, Jørgensen BB, Pedersen NS (1981) The profile of neurosyphilis in Denmark. Acta Dermvenereol [Suppl] (Stockh) 96:3–14
11. Prange H, Ritter G (1981) Epidemiologie der Neurosyphilis. Nervenarzt 52:32–35
12. Sander J, Niehaus C (1980) Syphilis screening. DM 24:858–860
13. Schroeter AL, Turner RH et al (1971) Therapy of incubating syphilis. Jama 218:711–713
14. Weise HJ (1979) Geschlechtskrankheitenbekämpfung. Bundesgesundhbl 22:385–394
15. William DC (1978) Sexually transmitted diseases in gay men. Sex Transm Dis 6:278–280

Dr. G. M. Antal
Abt. f. Bakteriologie und Venerologie, WHO
CH-1211 Genf 27

Klinik der Syphilis, Änderungen der Erscheinungsform

U. W. Schnyder, F. Eichmann und R. Rüdlinger, Zürich

Seit dem Ende des Zweiten Weltkrieges hat sich die Syphilis quantitativ und qualitativ verändert. Weltweit steht heute die latente Syphilis häufigkeitsmäßig an der Spitze, gefolgt von den Frühformen (Syphilis I und II), während die praenatale Syphilis wie auch die kardiovaskulären Formen stark zurückgegangen sind. In den letzten Jahren scheint hingegen die Neurosyphilis wieder etwas zugenommen zu haben. Pars pro toto veranschaulicht unser Krankengut der Jahre 1970–81 die heutigen Verhältnisse (vgl. Tabelle Nr. 1).

Tabelle 1. Syphilis-Krankengut der Dermatologischen Klinik des Universitätsspitals Zürich 1970–1981

Syphilis I	191	(26,5 %)
Syphilis II	182	(25,3 %)
Syphilis III	3	(0,4 %)
Syphilis latens	334	(46,3 %)
Syphilis cerebrospinalis	6	(0,8 %)
Syphilis praenatalis	5	(0,7 %)
Total	721	(100,0 %)

Die *Syphilis praenatalis (connata)* ist nach übereinstimmenden Mitteilungen oligo- oder sogar asymptomatisch geworden. Am ehesten kommt es noch zu spezifischen Knochenprozessen (vgl. hierzu Erlach u. Lindemayr). Die Diagnose muß heute fast immer mit der modernen Lues-Serologie (19S-[IgM]FTA-ABS-Test in Kombination mit der Cardiolipin-KBR) gestellt werden (vgl. hierzu Müller u. Sinzig).

Wie schon *Ilea* am DDG-Kongreß in Köln erwähnte, ist das klinische Bild der *Syphilis I* vielfältiger und abortiver geworden. In unserem Krankengut der letzten 11 Jahre ($n = 167$) überwiegt allerdings nach wie vor das Ulcus durum mit 65 %. In weiteren 21 % der Fälle fanden sich mehrere Ulcera dura, eine Beobachtung, die in Übereinstimmung mit der einschlägigen Literatur steht. Zugenommen haben in den letzten Jahren auch solitäre und multiple, teils herpetiforme Erosionen, sowie uncharakteristische Papeln. Im eigenen Krankengut findet sich hingegen keine Balanitis Follmann, während die Syphilis I in zwei Fällen unter dem Bild einer entzündlichen Paraphimose begonnen hat. Die klinische Diagnose der Syphilis I ist somit schwieriger geworden. Dafür spricht auch die Tatsache, daß in 24 (13,2 %) von 182 eigenen Syphilis-II-Fällen ein vorbestehender Primäraffekt nicht erkannt wurde. Damit ist auch die Diagnose der extragenital lokalisierten Primäraffekte, welche in unserem Krankengut immerhin 7,8 % ausmachen, noch schwieriger geworden.

Klinisch verarmt ist andererseits die Syphilis II (Kresbach; eigenes Krankengut), sieht man doch heute außer generalisierten Exanthemen fast nur noch Condylomata lata und palmoplantare Syphilide. Einzig die Alopecia specifica hat von den übrigen Manifestationen der Syphilis II noch eine Häufigkeit über 1 %.

Die Zunahme der latenten Formen wurde bereits eingangs erwähnt. Nach unserer Erfahrung kann im Einzelfall oft nicht sicher entschieden werden, ob eine früh- oder eine spätlatente Form vorliegt. Deshalb haben wir in unserem Krankengut die latenten Formen auch nicht weiter unterteilt.

Nach übereinstimmenden Mitteilungen der letzten Jahre (Hooshmand et al., Luxon et al., Perdrup et al., Prange u. Ritter) ist die Neurosyphilis nicht nur wieder häufiger, sondern klinisch atypischer geworden. Nach noch nicht publizierten Ergebnissen der Neurologischen Universitätsklinik Bern, welche mir freundlicherweise Herr Kollege Prof. M. Mumenthaler zur Verfügung stellte, entfallen von 22 Fällen seiner Klinik, die im letzten Jahr diagnostiziert wurden, nur sechs auf klassische progressive Paralysen und zwei weitere auf Tabes dorsalis, während die übrigen 14 Fälle eine meningovaskuläre Symtomatologie oder eine völlig uncharakteristische cerebrospinale Symptomatologie aufwiesen. Nur in 9 von 22 Fällen wurde eine Neurosyphilis in die initiale Differentialdiagnose einbezogen. Diese Zahlen verdeutlichen, daß die klassischen Formen zugunsten uncharakteristischer Symptomatologien abgenommen haben. Um eine Neurosyphilis in vielen Fällen überhaupt diagnostizieren zu können, muß, wie bei den praenatalen Formen, die moderne Lues-Serologie herangezogen werden.

In den letzten 30 Jahren hat sich somit die klinische Symptomatologie aller Stadien der Syphilis wesentlich gewandelt. Außer Penicillin wird für den Gestaltenwandel auch Metronidazol verantwortlich gemacht. Es ist unseres Erachtens notwendig, daß auch die einschlägigen Lehrbücher dieser Tatsache Rechnung tragen.

Literatur

Erlach E, Lindemayr H (1980) Lues connata – Heute. Akt Derm 6:137–141

Hooshmand H, Escobar MR, Kopf SW (1972) Neurosyphilis. A study of 241 patients. Jama 219:726–729
Ilea RV (1977) Veränderungen der klinischen Manifestationen der Frühsyphilis in den letzten 20 Jahren. Hautarzt [Suppl II] 28:80–82
Kresbach H (1968) Zum gegenwärtigen Bild der Frühsyphilis. Z Haut Geschl Kr 43:109–118
Luxon L, Lees AjJ, Greenwood RJ (1979) Neurosyphilis today. Lancet I:90–93
Müller F, Sinzig G (1982) Spezifität und Sensibilität immunologischer Diagnostik der konnatalen Syphilis mit dem 19S-(IgM-)FTA-ABS-Test. Z Hautkr 57:983–1001
Perdrup A, Jørgensen BB, Pedersen NS (1981) The profile of neurosyphilis in Denmark. A clinical and serological study of all patients in Denmark with neurosyphilis disclosed in the years 1971–1979 incl. by Wassermann reaction (CWRM) in the cerebrospinal fluid. Acta Derm Venereol [Suppl] (Stockh) 96:3–14
Prange H, Ritter G (1981) Epidemiologie der Neurosyphilis. Nervenarzt 52:32–35

Prof. Dr. Dr. U. W. Schnyder
Dr. F. Eichmann
Dr. R. Rüdlinger
Dermatol. Klinik
Univ.-Spital Zürich
Gloriastr. 31
CH-8091 Zürich

Serologie: Allgemeine Übersicht mit besonderer Berücksichtigung der Testergebnisse in den einzelnen Altersklassen

E. Dangl-Erlach, Wien

Die moderne Syphilis-Serologie hat in ihrer Entwicklung von der Original-Wassermann-Methode über den FTA-ABS- und TPHA-Test bis zur Bestimmung der 19-S-IgM-Antikörper zu einer treponemenspezifischen immunologischen Information geführt, die es heute ermöglicht, eine syphilitische Infektion anhand einer Serogrunddiagnostik zu erfassen. Für eine exakte serologische Diagnose fordern wir ein serologisches Gesamtbild, das eine Suchreaktion beinhaltet, eine Bestätigungsreaktion, eine Reaktion zur Beurteilung der Akutität des syphilitischen Prozesses, welche die Behandlungsbedürftigkeit erkennen läßt und eine Reaktion zur Beurteilung des Therapieerfolges.

Treponema pallidum besteht aus einem vielgestaltigen Antigenmosaik; bei seinem Eindringen in den Makroorganismus gelangen diese Teilantigene zum immunologisch kompetenten System. Dadurch kommt es zur Bildung der verschiedenen, gegen diese Antigenkomponenten gerichteten Antikörper, die in vitro mittels zugefügter adäquater Antigene als Antigen-Antikörper-Komplex nachweisbar sind. Die Serodiagnostik der Syphilis beruht also auf dem Nachweis von verschiedenen Antikörpern, die nach Treponemeninfektion vom Menschen produziert werden. Die Reaktionen werden nach der Art des verwendeten Antigens klassifiziert, nämlich typenspezifisches, nicht-treponemales Antigen oder Cardiolipin (= Reagine-Reaktionen oder klassische Syphilis-Tests) und treponemenspezifische Tests mit lebenden oder toten Treponemata pallida vom Nichols-Stamm als Antigen (= moderne Syphilis-Reaktionen).

Die moderne Syphilis-Serologie zeichnet sich gegenüber den historisch klassischen Seroreaktionen durch eine erheblich erhöhte Spezifität und Sensitivität aus. Aus dem breiten Spektrum der typenspezifischen Cardiolipinreaktionen hat heute nur mehr der VDRL-Test Bedeutung, eine Cardiolipin-Mikroflockungsreaktion, wobei dem Patientenserum Antigen zugetropft und nach kurzem Schütteln auf einer Rotationsplatte die Agglutination im Mikroskop abgelesen wird. Der VDRL-Test ist rasch durchführbar, technisch einfach und billig und wird seit über 25 Jahren als die empfindlichste und spezifischeste Lipoidreaktion durchgeführt und hat die Komplementbindungsreaktionen (die Original-Wassermann-Methode und ihre verschiedenen Modifikationen) fast vollständig aus der Routine-Syphilis-Serologie verdrängt. Lipoid-Teste können auch bei nicht-syphilitischen Infektionen, Schutzimpfungen, Autoimmunerkrankungen, Tumoren und in der Gravidität aspezifische, sogenannte „biologisch falsch-positive" Reaktionen ergeben; der VDRL-Test ist somit als diagnostischer Test ungeeignet; da er ja auch im Stadium der klinischen Latenz bei Syphilis nicht reaktiv sein kann. Die quantiative Auswertung eines reaktiven VDRL's bei Syphilis-Patienten ist aber wichtig, da die Menge der Lipoid-Antikörper im Patientenserum über die Aktivität des syphilitischen Prozesses Auskunft gibt und das Absinken des Titers nach adäquater Behandlung den Therapieerfolg anzeigt.

Der serologische Beweis einer syphilitischen Infektion bzw. der Ausschluß eines falsch-reaktiven VDRL's gelingt nur mit treponemenspezifischen Reaktionen, wobei sich der TPHA-Test in den letzten 10 Jahren als idealer Suchtest bewährt hat. Er ist eine empfindliche, hochspezifische Untersuchungsmethode, in seiner automatisierten Mikrovariante einfach und rasch an einer großen Anzahl von Sera durchführbar. Das Prinzip des Treponema-pallidum-Haem-Agglutinations-Testes beruht auf dem indirekten Nachweis von Antikörpern mittels Agglutination eines Antigens, das aus Ultraschall-zertrümmerten Treponemata pallida vom Nichols-Stamm besteht, die an der Oberfläche von Schafery konjugiert sind (als Kontrolle dienen antigenfreie Schaferythrozyten um unspezifische Agglutinationen von Erythrozyten auszuschließen). Der TPHA-Test hat einen sehr hohen Spezifitäts- und Empfindlichkeitsgrad, er wird relativ früh, schon in der 3.–4. Woche post infektionem reaktiv und ist deshalb als Suchtest für Massenuntersuchungen sehr gut geeignet. Als Bestätigungsreaktion wird eine weitere speziesspezifische Untersuchung angewandt, der FTA-ABS-Test, eine indirekte Immunfluoreszenzmethode, wobei lyophilisierte tote Treponemata pallida mit Patientenserum überschichtet werden; treponemenspezifische Antikörper lagern sich an der Oberfläche des Keimes an, und durch Inkubieren mit einem FITC-markierten polyvalenten Antihumanglobulin werden die Antikörperbeladenen Treponemen sichtbar. Die Spezifität des FTA-ABS erreicht den TPHA nicht, sie liegt bei über 90%; aspezifisch reaktive Befunde findet man bei LE, Malignomen, rheumatoider Arthritis, Sklerodermie, Mixed connective tissue disease, Hepatopathien, Diabetes mellitus, auch bei Virusinfekten, nach Vaccination und in der

Gravidität. Der FTA-ABS hat sich aber trotzdem als Bestätigungsreaktion durchgesetzt. Eine weitere Bestätigungsreaktion zum Nachweis speziesspezifischer Antikörper ist der TPI- oder Nelson-Test, dessen Spezifität 100% erreicht, der aber erst in der 8.–9. Woche post infektionem positiv wird. Bei Problemseren mit isoliert reaktivem TPHA kann er als Ultima ratio zur Sero-Diagnose hilfreich sein.

Die syphilisspezifische Immunglobulindiagnostik hat in den letzten Jahren enorme Fortschritte gemacht und sehr wesentlich an Bedeutung gewonnen, besonders die Bestimmung von IgM-Antikörpern ist im Frühstadium der Syphilis, bei Syphilis connata und in der Therapiekontrolle von großer Wichtigkeit. Mittels eines modifizierten FTA-ABS-Testes bei Verwendung eines monovalenten Antihuman-IgM-Serums wird der IgM-Titer bestimmt. Bei hochtitrigen IgG im Patientenserum kann aber die IgM-Bindung kompetitiv gehemmt werden, und erst nach Trennung der Immunglobulinfraktionen mittels Gelfiltration und Gewinnung eines IgG-freien Serums wird das Patientenserum dann im 19-S-IgM-FTA-ABS untersucht. Diese Methode ist zur Zeit noch sehr aufwendig und kann daher nur an Problemseren in Speziallaboratorien durchgeführt werden.

1978–1979 haben Schmidt und Luger ein vereinfachtes Verfahren zur Bestimmung von 19-S-IgM entwickelt, den SPHA-Test (Solid phase haem adsorption Test), eine Variante des Mikro-TPHA's, wobei die Testplatten mit einem μ-Ketten-spezifischen Antihuman-IgM-Serum beschichtet werden und dann ausschließlich 19-S-IgM aus dem Patientenserum gebunden.

An der II. Universitäts-Hautklinik in Wien wurden im Jahre 1981 111 650 Sera im Screening untersucht. Wir haben ein Kollektiv von 1136 Patienten nach folgenden Kriterien ausgewählt: Patienten mit dem klinischen Verdacht auf das Vorliegen einer Syphilis, Patienten mit klinisch manifester unbehandelter Syphilis und Patienten nach lege artis durchgeführter antisyphilitischer Therapie. Außerdem haben wir Patienten-Sera in unser Unter-

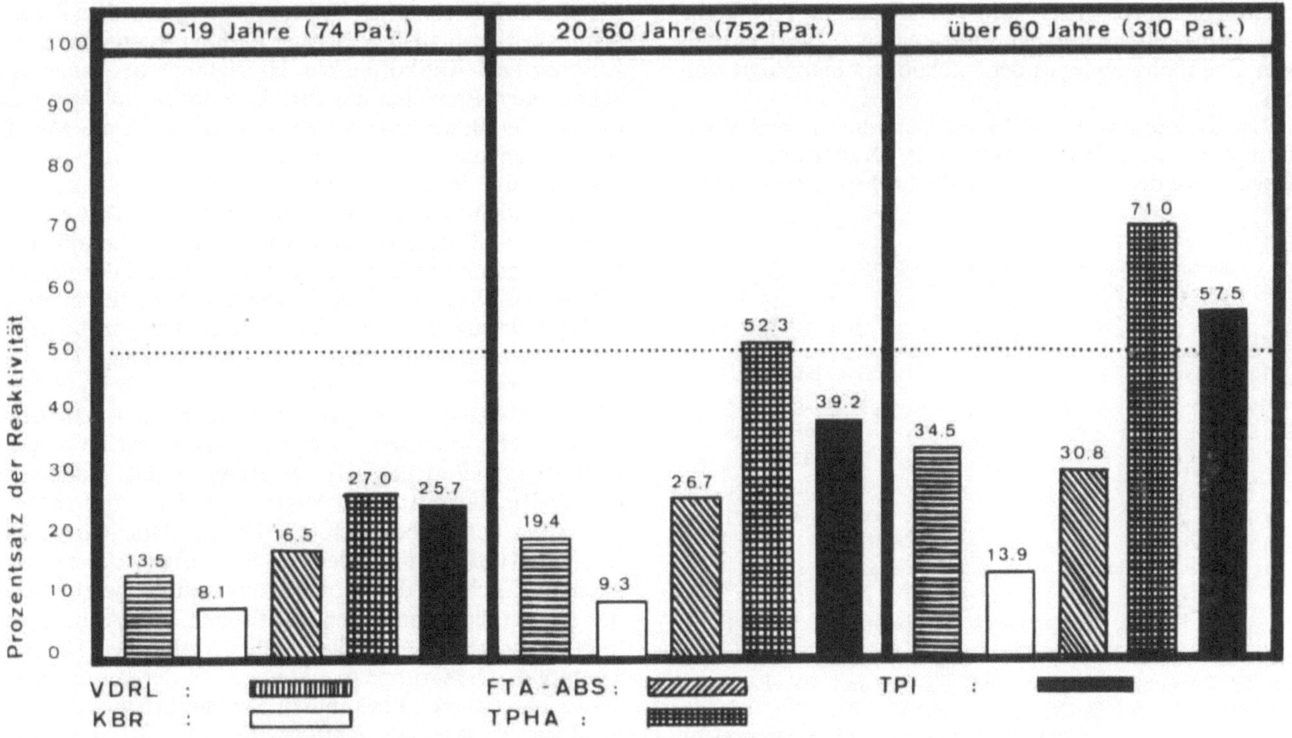

Abb. 1. Prozentuale Verteilung der reaktiven Testergebnisse an 1136 Patienten

suchungsmaterial aufgenommen, wo aufgrund eines reaktiven serologischen Befundes eine syphilitische Infektion bewiesen oder ausgeschlossen werden sollte. Diese Patienten-Sera wurden in folgenden 5 Reaktionen untersucht: Im VDRL-, KBR-, FTA-ABS-, TPHA- und TPI-Test. Wir haben die Patienten in 3 Altersgruppen unterteilt: 0–19 Jahre, 20–60 Jahre und über 60 Jahre und den Prozentsatz der Reaktivität der einzelnen Tests in den 3 Altersgruppen ermittelt (s. Abb. 1). Die Zunahme der reaktiven Sero-Befunde in den höheren Altersklassen weist darauf hin, daß bei den alten Patienten häufiger eine falsche klinische Verdachtsdiagnose gestellt wurde und auch häufiger falsch reaktive serologische Testergebnisse vorlagen, wie sie z. B. bei Autoimmunerkrankungen, bei Hepatitis, Drogenmißbrauch und in der Gravidität auftreten können. Aufgrund dieser Testkombination ist es möglich, eine eindeutige Serodiagnose zu stellen und damit eine syphilitische Infektion zu beweisen oder auszuschließen.

Für die Serodiagnose „Syphilis" fordern wir heute, daß mindestens 2 treponemenspezifische Reaktionen ein positives Ergebnis liefern. Wenn nun ein reaktiver TPHA-Test nicht durch den FTA-ABS-Test bestätigt werden kann und keine Syphilisanamnese vorliegt, dann müssen wir als „Ultima ratio" auf den TPI-Test zurückgreifen, der in der Gruppe der treponemenspezifischen Reaktionen als einziger eine Spezifität von 100% erreicht. Die moderne treponemenspezifische IgM-Dia-

gnostik ermöglicht uns darüber hinaus noch die Beurteilung der Aktivität eines syphilitischen Prozesses, die Diagnosestellung Syphilis connata, den Beweis einer Reinfektion und die Beurteilung der Effizienz einer antisyphilitischen Therapie.

Literatur

Catteral D (1978) Immunität im Verlauf der Syphilis. Hautarzt 29:119–126

Felman YM, Nikitas JA (1980) Syphilis serology today. Arch Dermatol 116:84–89

Kern A (1979) Grundlagen und Perspektiven der Syphilis-Serologie. Dermatol Monatsschr 165:769–782

Luger A, Schmidt BL, Schönwald E (1982) Die SPHA-Technik (Solid-Phase-Haemabsorption) in der Syphilisserologie. Hautarzt 33:138–144

Meyer-Rohn J (1976) Moderne Syphilis-Serologie. Z Hautkr 51:713–717

Müller F (1977) Serodiagnostik der Syphilis aus der Sicht des Immunologen. Hautarzt 28:167–172

Sprott MS, Selkon JB, Turner RH (1982) Evaluation of the role of the Treponema pallidum immobilisation test in Britain. Br J Vener Dis 58:147–148

Dr. E. Dangl-Erlach
Univ.-Hautklinik
Alser Str. 4
A-1090 Wien

Nachweis von IgM-Antikörpern gegen Treponema pallidum und dessen Bedeutung bei jüngeren und älteren Menschen

F. Müller, Hamburg

Eine kritische Beurteilung der Bedeutung des Nachweises treponemenspezifischer IgM-Antikörper in Abhängigkeit vom Lebensalter der Patienten setzt die Kenntnis von Grundphänomenen der Infektionsimmunologie voraus.

1. Die Synthese von IgM-Antikörpern durch kompetente Lymphozyten erfolgt im infizierten Organismus nur in Gegenwart des Antigens (T. pallidum) oder von Trepo-

nema-Partialantigenen. Sind diese als Folge spezifischer Behandlung oder durch Spontanheilung aus dem Organismus entfernt, stellt dieser die Bildung treponemenspezifischer IgM-Antikörper ein. Hinsichtlich der sanierend behandelten Patienten mit Primär- oder Sekundärsyphilis wird der Beweis für die Richtigkeit durch die Mittelwertkurven der Abb. 1 erbracht. Abhängig vom Infektionsstadium, in dem die Infektion behandelt worden ist, verschwinden treponemenspezifische IgM-Antikörper 3–6 bzw. 4–8 Monate nach Abschluß der Therapie aus den Patientenseren. Das längere Intervall bei der Sekundärsyphilis wird verständlich, wenn man berücksichtigt, daß der Organismus zur Eliminierung (Phagozytose) einer größeren Antigenmenge mehr Zeit benötigt.

2. Die Persistenz des Antigens bei der unbehandelten oder nicht-sanierend behandelten Infektion ist an dem langzeitigen Nachweis treponemenspezifischer IgM-Antikörper in Patientenseren zu erkennen. Der Nachweis für die Richtigkeit dieser Aussage wird mit der Mittelwertkurve der Abb. 2 geführt. Die 26 Patienten dieser Gruppe wurden in mindestens einjährigen Abständen nachuntersucht. In der Beobachtungszeit von jetzt 8 Jahren zeigten die treponemenspezifischen IgM-Antikörper (im Gegensatz zu den antilipoidalen Antikörpern) keinen Titerabfall. Die Gruppe macht etwa 7% der uns als nicht oder nicht-sanierend bekannten Syphilitiker aus. Auf die Analogie dieser Beobachtung mit den Befunden der Oslo-Studie sei verwiesen.

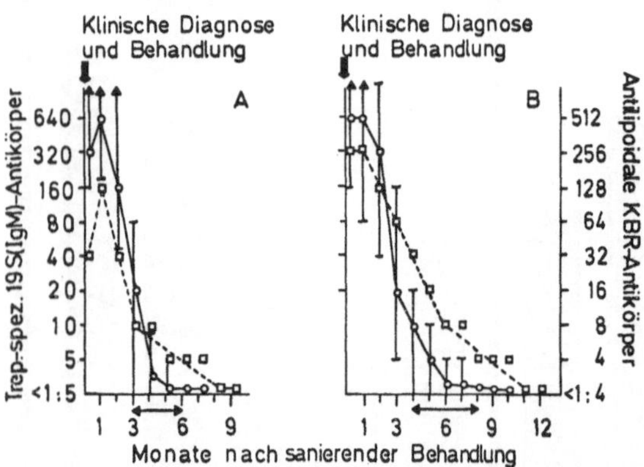

Abb. 1. Spezifische 19S(IgM)- und antilipoidale Antikörper bei 63 Patienten mit Primärsyphilis (A) und 106 Patienten mit Sekundärsyphilis (B) nach sanierender Penicillin-Behandlung. ○——○ Spez. 19S(IgM)-Antikörper (mit Streubereich); □----□ Antilipoidale Antikörper

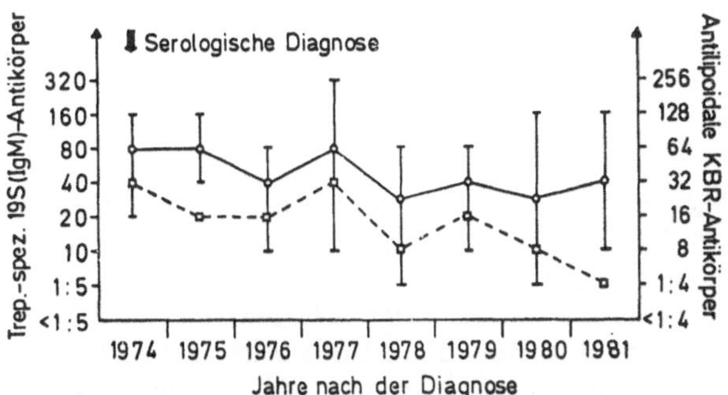

Abb. 2. Spezifische 19S(IgM)- und antilipoidale Antikörper bei 26 Patienten mit unbehandelter oder unzureichend behandelter Syphilis in der Spätlatenz. Symbole der Kurven wie Abb. 1

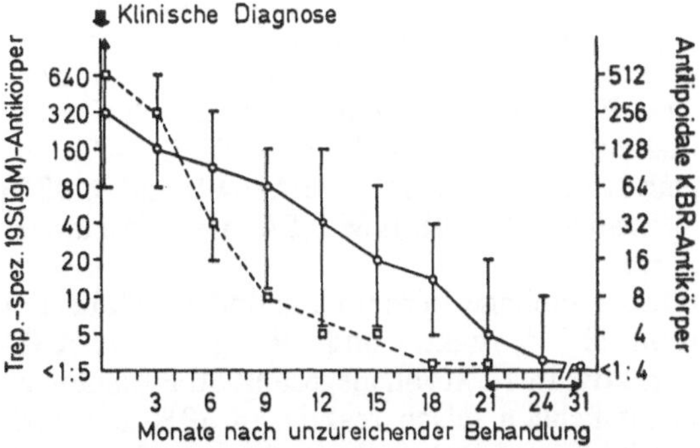

Abb. 3. Spezifische 19S(IgM)- und antilipoidale Antikörper bei 84 Patienten mit unzureichend behandelter Primär- oder Sekundärsyphilis. Symbole der Kurven wie Abb. 1

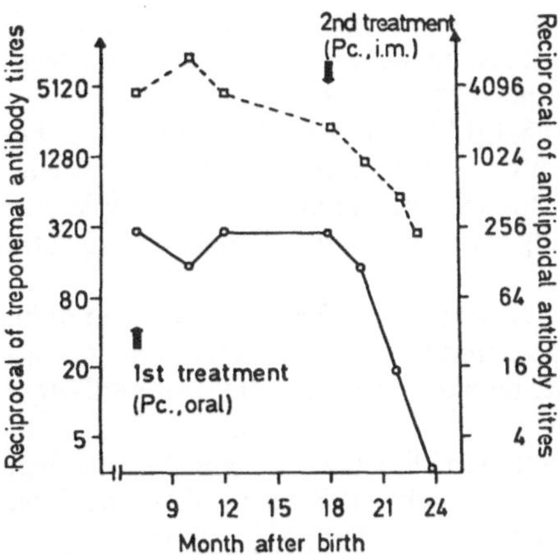

Abb. 4. Spezifische IgM(TPHA)- und antilipoidale Antikörper bei einem Säugling mit angeborener Syphilis in Abhängigkeit von nicht-sanierender (oraler) und sanierender (parenteraler) Penicillin-Behandlung. Symbole der Kurven wie Abb. 1

3. Mit Hilfe körpereigener spezifischer und unspezifischer Abwehrkräfte des Organismus kann die Treponemen-Infektion spontan ausheilen. In der Abb. 3 wird der Abfall treponemenspezifischer IgM-Antikörper bei einer Gruppe von insuffizient behandelten Patienten mit Primär- bzw. Sekundärsyphilis dargestellt. Erst 21–31 Monate nach Diagnose und nicht-sanierender Behandlung sinken die IgM-Antikörper auf nicht mehr nachweisbare Werte ab. Der Mittelwert-Kurvenverlauf unterscheidet

sich signifikant von denen der Abb. 1 und 2. Es kann angenommen werden, daß in der Abb. 3 das immunologische Korrelat der Spontanheilung erfaßt und dargestellt worden ist. In diesem Zusammenhang sei erwähnt, daß der Abb. 3 entsprechende Kurvenverläufe bei Langzeitbeobachtungen von Patienten mit unbehandelter Toxoplasmose beobachtet worden sind. Für die Richtigkeit der Interpretation des Befundes geben diese Beobachtungen eine weitere Basis.

4. In Abhängigkeit von der Zeitspanne zwischen Infektion und Diagnose und der gegebenenfalls folgenden Therapie kann man im Patientenserum für kürzere oder längere Zeit treponemenspezifische IgG-Antikörper als sogenannte Serumnarbe nachweisen.

Die dargestellten humoralen Immunmechanismen zeigen bei der Syphilis keinerlei Abhängigkeit vom Lebensalter der Patienten. Die Fähigkeit des Organismus, auf die Infektion mit der Synthese erregerspezifischer IgM-Antikörper zu reagieren, besteht bereits beim Foeten und geht mit zunehmendem Lebensalter keineswegs verloren. In Abb. 4 wird das Reagieren der IgM-Antikörper auf die insuffiziente (orale) und die nachfolgende parenterale und sanierende Penicillin-Behandlung bei einem Säugling mit angeborener Syphilis dargestellt. Erst die parenterale Applikation führt zu einem Titerabfall der erregerspezifischen IgM-Antikörper.

Völlig identische IgM-Verlaufskurven wurden bei latenten Infektionen älterer Menschen im 60. bis 80. Lebensjahr beobachtet.

Wenn man über einen Zusammenhang zwischen IgM-Antikörpersynthese und Lebensalter spricht, bleibt eigentlich nur ein Phänomen bemerkenswert, welches in der Immunologie als Feedback-Mechanismus bekannt ist. Dabei handelt es sich um die Blockierung der IgM-Synthese bzw. der Antikörperausschüttung aus den kompetenten Lymphozyten als Folge sehr hoher IgG-Antikörpertiter gleicher Erregerspezifität.

Dieses Phänomen, welches bei Patienten mit behandlungsbedürftigen Infektionen zu negativen IgM-Reaktionen führen kann, wurde bei älteren Patienten häufiger beobachtet als bei jüngeren.

Offen bleibt freilich die Frage, ob der Feedback-Mechanismus etwas mit dem Lebensalter zu tun hat oder vielmehr mit der humoralen Immunantwort auf den chronischen Infektionsverlauf im Zusammenhang steht. Denn – offensichtlich durch einen Feedback-Effekt bedingte negative IgM-Reaktionen – wurden bisher nur bei Patienten mit behandlungsbedürftiger Tertiär- oder Neurosyphilis beobachtet.

Zusammenfassung

Beim Nachweis von IgM-Antikörpern gegen Treponema pallidum besteht offenbar keine Abhängigkeit vom Lebensalter.

Eine ausführliche Darstellung der infektionsimmunologischen Problematik (mit Literaturangaben) wird an anderer Stelle erfolgen.

Prof. Dr. F. Müller
Hygienisches Inst. Hamburg
Gorch-Fock-Wall 15–17
D-2000 Hamburg 36

Erfahrungen mit dem SPHA-Test

F. Gschnait, Wien

Die absolute Häufigkeit der Syphilis hat in den letzten Jahren und Jahrzehnten im Vergleich zu den Kriegs- und Vorkriegsjahren deutlich abgenommen. Der prozentuale Anteil klinisch latenter Syphilisfälle ist heute allerdings fast doppelt so hoch wie früher. Das gerade im Raume Wien sehr konsequent durchgeführte serologische Screening der Bevölkerung weist den hohen Anteil der klinisch latenten Fälle aus und zeigt, daß die Syphilis heute eine Erkrankung der Älteren wurde, die ihre Infektion unerkannt und unbehandelt vor vielen Jahren durchgemacht haben.

In der Serologie der Syphilis hat die IgM-Diagnostik in den vergangenen Jahren besonderes Interesse gefunden, da durch den Nachweis treponemenspezifischer IgM-Antikörper nicht nur die Unterscheidung zwischen Therapieversager und Reinfektion, sondern auch die Beurteilung des Erfolges antisyphilitischer Therapie wesentlich erleichtert wurde.

Für die IgM-Diagnostik der Syphilis standen bisher grundsätzlich zwei Verfahren zur Verfügung, der 19S-IgM-FTA-ABS-Test und der SPHA-Test – der Solid Phase Hemadsorption-Test. Im erstgenannten Verfahren wird durch Säulenchromatographie mit Ultrogel AcA 34 das 19S-Immunglobulin M aus dem Patientenserum isoliert und mit diesem dann der Fluoreszenz-Test durchgeführt. Der SPHA ist ein Hämagglutinationsverfahren vergleichbar dem TPHA, welches die spezifische Bindung von 19S-IgM aus dem Patientenserum an die Testplatten erlaubt. Die Vorteile des SPHA gegenüber dem 19S-IgM-FTA-ABS-Test liegen insbesondere in der einfachen und raschen Durchführbarkeit, wodurch die Kapazität des Labors gesteigert und die Kosten für den einzelnen Test relativ gering gehalten werden können. Die vorliegende vergleichende Studie wurde unternommen, um die Spezifität, Empfindlichkeit und die Fehlerquellen beider Methoden zu studieren. Da für diesen Zweck Massenuntersuchungen notwendig waren, der bisherige 19S-IgM-FTA-ABS-Test jedoch außerordentlich arbeitsaufwendig ist, mußte vorerst die Methodik des 19S-IgM-FTA-ABS-Testes beschleunigt werden, und die Hochdruckflüssigkeitschromatographie (HPLC), wie sie im Krankenhaus Lainz für die Zwecke der Syphilisdiagnostik adaptiert wurde, erlaubt heute durch die Verwendung automatischer Sampler, kurzer Säulen und einer vollautomatischen elektronischen Kontrolle eine rasche Bewältigung des anfallenden Patientenmaterials.

938 Patienten mit reaktiver Syphilisserologie wurden für die Untersuchungen ausgewählt, und vom gleichen Serum wurde zum gleichen Zeitpunkt der 19S-IgM-FTA-ABS-Test und der SPHA durchgeführt. Die endgültige Diagnose wurde durch die Überschau von Klinik und Serologie, die routinemäßige Anwendung von VDRL-, TPHA-, FTA-ABS- und der IgM-Teste vorgenommen.

Beide Verfahren zeigten in über 84 % aller untersuchten Patienten übereinstimmende Resultate. 15,8 % der Untersuchungsergebnisse waren diskordant. Falsch reaktive Befunde waren beim 19S-IgM-FTA-ABS-Test häufiger anzutreffen und mit 1,0 % beim IgM-SPHA nur äußerst selten. Dies bedeutet, daß einem reaktiven SPHA-Untersuchungsergebnis hohe klinische Relevanz zukommt und so mit an Sicherheit grenzender Wahrscheinlichkeit Syphilis beweist und damit eine antisyphilitische Therapie rechtfertigt.

In einer weiteren Analyse wurde die Konstellation der diskordanten Untersuchungsergebnisse im SPHA- bzw. 19S-IgM-FTA-ABS-Test untersucht.

In der diskordanten Konstellation SPHA nicht reaktiv und 19S-IgM-FTA-ABS-Test reaktiv ergab sich eine falsche Nicht-Reaktivität des SPHA in 34 %, in 24 % eine falsche Reaktivität des 19S-IgM-FTA-ABS und in 42 % der Fälle persistierte der 19S-IgM-FTA-ABS-Test länger als der SPHA.

Zahlenmäßig ähnliche Verhältnisse finden sich bei der Konstellation SPHA reaktiv und 19S-IgM-FTA-ABS-Test nicht reaktiv. In 12 % von insgesamt 50 Patienten ist der SPHA tatsächlich falsch reaktiv, in 38 % der 19S-IgM-FTA-ABS-Test falsch nicht reaktiv, und in 50 % persistiert der SPHA länger als der 19S-IgM-FTA-ABS.

Falsche Ergebnisse gleichzeitig in beiden Testen wurden bisher nicht beobachtet. In der serologischen Beurteilung von Problemsera erscheint die Anwendung beider Verfahren angezeigt, um die IgM-Diagnostik zu maximieren. Zusammenfassend läßt sich somit aus den vorliegenden Untersuchungsergebnissen feststellen:

1. SPHA- und 19S-IgM-FTA-ABS-Test gestatten bei 84,2 % konkordanten Untersuchungsergebnissen eine Beurteilung des Erfolges antisyphilitischer Therapie und eine Unterscheidung zwischen Behandlungsversager und Reinfektion.

2. Einem reaktiven Ergebnis im SPHA-Test kommt hohe klinische Relevanz zu und beweist mit an Sicherheit grenzender Wahrscheinlichkeit (99 %) die behandlungsbedürftige Syphilis.

3. Bei Problemsera und in klinischen Zweifelsfällen sollen sowohl SPHA- als auch 19S-IgM-FTA-ABS-Test durchgeführt werden.

4. Die wechselnde und verschiedene Verschwindehalbwertszeit beider Verfahren macht wahrscheinlich, daß SPHA und 19S-IgM-FTA-ABS-Test verschiedene treponemale Antigene nachweisen.

Univ.-Dozent Dr. F. Gschnait
Dermatologische Abteilung
und Ludwig-Boltzmann-Institut
für Dermato-Venerologische Serodiagnostik
Krankenhaus Wien-Lainz
Wolkersbergenstr. 1
A-1130 Wien

Über protektive Immunität bei Syphilis

N. H. Axelsen und A. Perdrup, Kopenhagen

Zahllose klinische Erfahrungen lassen vermuten, daß es keine natürliche (angeborene) protektive Immunität gegen Syphilis gibt. Erst nach einer – unbehandelten – Infektionsdauer von mehreren Monaten entwickelt sich eine partielle, protektive Immunität gegen Reinfektion („Chankerimmunität"). Verschiedene Immunmechanismen verursachen den ständigen Wechsel der klinischen Symptome, die im primären und im sekundären Stadium recht konstant sind (Chanker, roseola). Später im Krankheitsverlauf sehen wir, sowohl in der Dauer der Latenz wie in den tertiären Manifestationen, große individuelle Variationen, für welche die auslösenden Immunmechanismen nur teilweise bekannt sind. Es ist z. B. rätselhaft, warum die Mehrheit der unbehandelten Patienten gar keine tertiären Symptome entwickeln. Vielleicht kommt hier Erblichkeit ins Bild, denn es wurde ein Zusammenhang zwischen progressiver Paralyse und Gewebstypus HLA-Aw32 bewiesen [1].

Treponema pallidum läßt sich in vitro nicht züchten, wodurch das Studium seiner Antigene wegen Mangel an Material sehr schwierig ist. Forscher, wie z. B. Metzger und Miller, haben zwar aus T. p. eine Vaccine mit einiger protektiven Immunität bei Versuchstieren dargestellt. Die Vaccinenversuche anderer Forscher waren im großen und ganzen erfolglos.

Um das Hindernis des Mangels an Treponema-pallidum-Antigen zu umgehen, haben wir untersucht, wieweit man mit gereinigtem Antigen aus Reiterschen Kulturtreponemen kommen kann. In unserer Abteilung für Treponemenforschung in Statens Seruminstitut, Kopenhagen, haben wir solches Antigen in Milligramm-Mengen dargestellt, und wir haben eine Reihe von Antigenen, die für Reitertreponemen und für Trep. pall. gemeinsam sind, nachgewiesen [2] und isoliert. Solche Antigene haben wir schon in der praktischen Diagnostik [4] angewendet; unser Endziel ist aber, Antigene von Bedeutung für protektive Immunität zu finden.

Die Tabelle 1 illustriert unser heutiges Wissen von individuellen Treponemantigenen sowie von Kreuzreaktionen zwischen den individuellen T. p.- und Reiter-Antigenen. Wir haben die Antigene folgendermaßen eingeteilt:

1. 35 Reiter-spezifische, das heißt nicht-kreuzreagierende Antigene plus dazu das Lipopolysacharid (LPS).
2. Reiter-Antigene *mit* Kreuzreaktion.
3. T. p.-spezifische Antigene, also ohne Kreuzreaktion.

Die zweite Reihe zeigt außerhalb der spezifischen auch die kreuzreagierenden Reiterantigene.

Die dritte Reihe zeigt die erwähnten sieben identifizierten und vier nicht-identifizierten T. p.-Antigene.

Die vierte Reihe zeigt den Grad der Kreuzreaktion.

Die fünfte Reihe zeigt, wieweit Antikörper im Syphilispatientenserum nachweisbar ist oder nicht.

Mit einer Reihe von isolierten Reiter-Antigenen in Milligramm-Mengen in der Hand gibt es nun eine realistische Grundlage für eine Prüfung von zwei wichtigen Hypothesen:

Hypothese I. Protektive Immunität möchte durch die Antigengruppe, gegen welche die Syphilispatienten Antikörper haben, erregt werden, falls hinreichende Dosen von isolierten Antigenen injiziert würden.

Zur Hypothese gehört die Annahme, daß T-suppressor-Substanzen von Trep. pall. die Entwicklung protektiver Immunität bei Reinfektion sowie bei Vaccination mit z. B. TR-e entgegenwirken. Wenn diese Hypothese richtig wäre, würde Syphilisvaccine bald dargestellt werden können.

Hypothese II. Die protektive Immunität bei Syphilisinfektion sei insuffizient, weil die ausgelösten Antikörper gegen die „verkehrten" Antigene gerichtet sind, wie z. B. gegen Antigene, die mit TR-a, b, c, d_1, d_2 und e kreuzreagieren, und T. p. täuscht sozusagen den Immunapparat durch Beschützung *der* Antigene, die mit TR-f, g und o kreuzreagieren. Vaccination mit z. B. reinem TR-o möchte dann zeigen, ob die „fehlende" Antikörperbildung induziert werden könnte – eventuell als humorale Immunität [3]? Sollte *diese* Hypothese richtig sein, würde die Syphilisvaccine bald dargestellt werden können.

Diese zwei Hypothesen bilden unsere Grundlage für geplante Tierexperimente.

Obwohl wir an die Möglichkeiten der kreuzreagierenden Antigene glauben, ist es heute noch fast ein Dogma, daß für Vaccinendarstellung spezifische Antigene unum-

Tabelle 1. Reiter-Treponemen-Antigene versus Treponema-pallidum-Antigene

	Reiter-Trep.	T. pall.	Cross reactivity	Antikörper bei Syphilis
Reiter-spezifisch	35 Antigene	–	–	–
	LPS	–	–	–
cross-reacting	TR-a	n. i.	Partiell/total	+
	★ TR-b	n. i.	Partiell/total	+
	★ TR-c	Tp-4	partiell	+
	★ TR-d	Tp-3	total	+
	★ TR-e	(n. i.)	partiell/total	+
	TR-f	Tp-6?	total	–
	TR-g	Tp-7	total	–
	★ TR-o	n. i.	partiell/total	–
Trep.-pall.-spezifisch	–	Tp-1	–	–
	–	Tp-2	–	+
	–	Tp-5	–	+

★ gereinigt und charakterisiert
n.i. noch nicht identifiziert

gänglich seien. Genügende Mengen von T. p.-spezifischen Antigenen können heute wohl nur durch DNA-recombinant-Technik geschaffen werden. Wir sind vorbereitet, auch solche Versuche einzuleiten.

Zusammenfassend möchten wir sagen, daß die Isolierung und molekuläre Charakterisierung von relevanten Einzelantigenen uns die Möglichkeit gegeben hat, einige präzise Fragen über die protektive Immunität bei Syphilis zu beantworten.

Literatur

1. Pedersen NS, Axelsen NH, Svejgaard A (1981) General paralysis of the Insane associated with HLA-Aw32. Acta Pathol Microbiol Scand [C] 89:181–184

2. Pedersen NS, Axelsen NH, Petersen CS (1981) Antigenic analysis of treponema pallidum: Cross reactions between individual antigens of T. pallidum and T. Reiter. Scand J Immunol 13:143–150

3. Petersen CS, Pedersen NS, Axelsen NH (1982) Purification of a Reiter treponemal protein antigen that is immunologically related to an antigen in Treponema pallidum. Infect Immun 35:974–978

4. Pedersen NS, Vejtorp M, Petersen CS, Axelsen NH (1982) Serodiagnosis of syphilis by an enzyme-linked immunosorbent assay for IgG antibodies against the Reiter treponeme flagellum. Scand J Immunol 15:341–348

Dr. N. H. Axelsen
Dr. A. Perdrup
Statens seruminstitut
DK-2300 Kopenhagen S

Ergebnisse von Untersuchungen über zelluläre Immunität im Verlauf der Syphilis

B. L. Schmidt, E. Schönwald und A. Luger, Wien

Eine Infektion mit Treponema pallidum induziert im menschlichen Körper die Bildung von spezifischen, gegen den Erreger gerichteten Immunglobulinen. Obwohl der Titer an spezifischem IgG im Sekundärstadium $1:10^6$ übersteigen kann, bewirken diese Antikörper weder eine Heilung, noch ist ein Schutz vor Spätfolgen gewährleistet. Der Grund hiefür wird in einer defekten zellulären Immunabwehr vermutet.

Im Rahmen unserer Arbeit diente der Leukozyten-Migrationshemmtest als Parameter für die zelluläre Immunantwort: Werden spezifische sensibilisierte Lymphozyten (von Syphilitikern vor der Behandlung) durch das Antigen (Treponema pallidum) in vitro stimuliert, so werden Faktoren (Lymphokine) gebildet, die Leukozyten am Ort des Geschehens festhalten und somit verhindern, daß diese z. B. aus einer Kapillare auswandern, während durch das Antigen nicht sensibilisierte Zellen in der Wanderung nicht gehemmt werden. Das Flächenverhältnis der aus der Kapillare ausgewanderten Leukozyten nicht sensibilisiert:sensibilisiert wird Migrationsindex genannt und liegt im Normalfall bei $1,0 \pm 0,15$. Die Bestimmung des Leukozyten-Migrationsinhibitionsfaktors (LIF) wurde deshalb herangezogen, weil Leukozyten gleichzeitig die Indikatorzellen im System darstellen und somit der gesamte Testansatz mit Humanbestandteilen durchge-

führt werden kann, während für die Ausführung ähnlicher Tests z. B. des Makrophagen-Migrationshemmtestes (MIF) Makrophagen von Meerschweinchen oder Mäusen (Interleukin 1) notwendig sind, die auf Grund fehlender Kenntnisse über Wechselwirkungen der verschiedenen Spezien Unklarheiten in der Aussage verursachen.

Die Bestimmung des LIF erfolgte nach McCoy et al. [1], wobei der Serumanteil im Versuchsansatz jeweils 10% betrug. Während die Leukozyten von Patienten 1 Woche nach Penicillintherapie durch Treponema pallidum stark gehemmt werden (Tabelle 1) und somit auf das Antigen reagieren, verhalten sich Leukozyten von Syphilitikern vor deren Behandlung analog denen gesunder Spender, also indifferent. Daß keine generelle Störung vorliegt, kann durch Stimulierung mit dem T-Zell-Mitogen Concanavalin A bewiesen werden, welches eine signifikante Migrationshemmung mit denselben Leukozyten hervorruft. Die Vermutung, daß sich im Serum von Syphilitikern vor deren Behandlung sogenannte blockierende Faktoren befinden, kann dadurch bewiesen werden, daß ein Zusatz dieses Serums zu Leukozyten von Syphilispatienten, die eine Woche nach adäquater Behandlung gewonnen wurden, die Migrationsinhibition aufheben bzw. blockieren kann. Bereits ein 10%iger Se-

Tabelle 1. Blockierung der Leukozyten-Migrationsinhibition mit Sera syphilitischer Patienten (Alle Leukozyten stammen von Syphilitikern 7 Tage nach Penicillinbehandlung)

Patient Nr.	Diagnose	Migrationsindex	
		Serum vor Behandlung	Serum nach Behandlung
1	sek. Syphilis	0,82	0,34
2	sek. Syphilis	0,88	0,66
3	latente Syphilis	0,72	0,66
4	sek. Syphilis	0,80	0,66
5	latente Syphilis	0,62	0,55
6	sek. Syphilis	0,88	0,55
7	Neurosyphilis	0,76	0,72

rumzusatz hebt die Migrationshemmung teilweise auf. Bei erhöhtem Prozentsatz kann die Hemmung sogar ganz aufgehoben werden (in der Tabelle nicht gezeigt).

Im Serum von Syphilitikern müssen sich demnach vor Behandlung Faktoren befinden, welche die normale Immunabwehr gegen Treponema pallidum blockieren. Offenbar wird deren Bildung direkt oder indirekt durch den Erreger induziert, da sich bereits 2 Tage nach Behandlungsbeginn keine Blockade mehr nachweisen läßt. Am ausgeprägtesten ist dieser Effekt 1–3 Wochen nach Behandlung. Dies könnte eine Erklärung dafür sein, daß innerhalb dieser Zeit eine Reinfektion durch Treponema pallidum nicht möglich ist (Schankerimmunität).

Um zu beweisen, daß nicht nur im Serum von Syphilitikern vor Behandlung blockierende Faktoren enthalten sind, sondern daß bereits die entsprechenden Zellrezeptoren blockiert sind, wurden Lymphozyten von Syphilitikern, die vor und nach einer adäquaten Penicillinbehandlung gewonnen wurden, mit Serum inkubiert, welches nach Behandlung abgenommen wurde. Obwohl in diesem Serum LIF in großer Menge enthalten ist (Tabelle 2, *rechte Spalte*) bewirkt dieser Serumansatz mit Lymphozyten von Patienten vor der Behandlung keine Migrationshemmung. Offenbar sind die entsprechenden Rezeptoren bereits blockiert.

Tabelle 2. Beweis für blockierte Zellrezeptoren des Leukozyten-Migrationsinhibitionsfaktors

Zellen vor der Behandlung	Zellen nach der Behandlung
0,83	0,55
0,99	0,66
0,91	0,73
1,00	0,66
0,88	0,73
0,91	0,73
0,87	0,74

Auf Grund der „Second Signal"-Theorie der Lymphozytenaktivierung [2], welche inzwischen allgemeine Anerkennung gefunden hat [3], kann man davon ausgehen, daß die Blockade an Helfer-T-Zellen angreifen muß. Dafür sprechen:

1. die Spezifität der Blockade,
2. Die unverminderte Produktion von spezifischen Antikörpern durch B-Lymphozyten und
3. die unbeeinflußte Suppressor-T-Zell-Funktion (Produktion von MIF, LAF etc.).

Eine selektive spezifische Blockade in der Frühphase der Infektion würde eine Erklärung für die fehlgeleitete zelluläre Immunabwehr bei der Syphilis geben. An der Charakterisierung des blockierenden Faktors (Faktoren?) wird gearbeitet.

Literatur

1. McCoy JL, Jerome LF, Dean JH, Cannon GB, Connor RJ, Herberman RB (1971) Direct capillary tube leucocyte migration inhibition assay for detection of cell mediated immunity to human tumor-associated antigens. In: Bloom BR, Glade PR (eds) In vitro methods in cell-mediated and tumor immunity. Academic Press, New York, pp 607–619
2. Beller DI, Unanue ER (1979) Evidence that thymocytes require at least two distinct signals to proliferate. J Immunol 123:2890–2894
3. Pfizenmaier K (1982) Interleukin producing T-cell hybridomas: A biological characterization of mediators controlling lymphocyte activation. In: Feldman M, Schreier MH (eds) Lymphokines, vol 5. Academic Press, New York, pp 323–352

Dr. B. L. Schmidt
Dr. E. Schönwald
Hofrat Prof. Dr. A. Luger
L. Boltzmann-Inst.
f. Dermato-Venerol. Serodiagnostik
Wolkersbergenstr. 1
A-1130 Wien

Therapie der Syphilis, Bedeutung für junge und alte Patienten

I. Rácz, Budapest

Die Bedeutung der Syphilis bei jungen und alten Patienten ist auch heute noch ein Problem. Obwohl die Angaben der WHO-Statistik über die Altersverteilung der Patienten wegen der Uneinheitlichkeit der Meldungen ziemlich unverläßlich sind, steht es fest, daß die Zahl der Patienten unter 4 und über 75 Jahren außer Entwicklungsländern auch in einigen Staaten Europas 0,5, manchmal sogar 1 % aller gemeldeten rezenten Syphilis-Fälle überschreiten kann.

Bei Neugeborenen ist auch heute noch die Behandlung mit in Wasser gelöstem Penicillin G Natrium in allgemeinem Gebrauch, Clemizol-Penicillin G und Benzathin-Penicillin werden aber auch empfohlen. Eine Penicillinsensibilisierung kommt in diesem Alter noch nicht in Frage. Die angewandten Dosen werden von den verschiedenen Autoren etwas abweichend angegeben, das Prinzip ist aber gemeinsam: eine ausreichende Serumkonzentration (0,03 E/ml) über mindestens eine Woche aufrechtzuhalten. Vielleicht ist das Schema von Luger (in Kortings „Dermatologie in Praxis und Klinik") oder der Vorschlag der Weltgesundheitsorganisation (Tabelle 1) am entsprechendsten. Procain-Penicillin wird von den meisten Autoren wegen Toxizität bei Kleinkindern abgeraten, der Vorschlag der WHO empfiehlt es trotzdem.

Eine Jarisch-Herxheimer-Reaktion kann bei Neugeborenen in etwa 8 % der Fälle tödlich verlaufen (Debré). Als Vorbeugungsmethode wurde eine einschleichende Dosierung vorgeschlagen (Farmer, Olansky usw.), die aber wegen des Alles-oder-Nichts-Gesetzes der Reaktion meistens erfolglos bleibt. Eine Vorbehandlung mit Steroiden ist auch hier zu empfehlen.

Bei größeren Kindern ist die Jarisch-Herxheimer-Reaktion ohne Bedeutung, die Möglichkeit einer Penicillinallergie besteht aber schon. In diesem Falle wird Erythromycin verabreicht (0,5–1 g täglich 2 Wochen lang), womöglich aber intravenös. Tetracycline dürfen nicht unter 8 Jahren verwendet werden.

Im hohen Alter ist die zwar seltenere Jarisch-Herxheimer-Reaktion wegen Anschwellungen der granulomatösen Krankheitsmanifestationen lebensgefährlich. Auch

Tabelle 1. WHO-Vorschlag für die Behandlung der kongenitalen Syphilis (1982)

Kranke	Penicillin G Na		Procain-Penicillin G (wäßrig)		Benzathin-Penicillin G		Andere Antibiotika
	Tagesdosis	Dauer	Tagesdosis	Dauer	Dosis	Dauer	
Neugeborene	50000 E/kg in 2 Dosen verteilt	10 Tage	50000 E/kg i.m. einmal	10 Tage	∅		∅
Unter 2 Jahren Liquor +	50000 E/kg in 2 Dosen verteilt	10 Tage	50000 E/kg i.m. einmal	10 Tage	∅		Erythromycin
Unter 2 Jahren Liquor −	∅		50000 E/kg i.m. einmal	10 Tage	50000 E/kg i.m.	einmal	Erythromycin
Über 2 Jahren	∅		600000 E täglich	7–10 (15–20) Tage	2,4 M.E.	einmal	Erythromycin, Tetracyclin ab 8 Jahren

dekompensierte Herzkranke vertragen das Fieber oft schwer. Die Vorbeugung der Reaktion ist daher wichtig, wozu meistens Prednisolon-Vorbehandlung verwendet wird. Die empfohlene Dosierung ist in Tabelle 2 dargestellt.

Tabelle 2. Vorbeugung der Herxheimer-Reaktion

Kranke	Methode
Neugeborene	5–15 E/kg Penicillin G Na täglich 3 Tage lang, dann 10000, 20000 E bis 30000 E (Farmer, Olansky usw.)
Alte Patienten	25–30 mg Prednisolon 1 Stunde vor der Injektion oder gleichzeitig (Luger)
Vorliegen eines Granulationsgewebes	25–50 mg Prednisolon täglich für die Dauer von 1–2 Wochen vor Beginn der Penicillintherapie oder 30 mg Prednisolon und 2 g Oxytetracyclin täglich 2 Tage lang vor der ersten Penicillininjektion (Király-Rácz-Török)

Sonst weicht die Penicillinbehandlung (Dosis, Dauer) von der bei jungen Erwachsenen verwandten Form nicht ab.

Eine Penicillin-Überempfindlichkeit kommt bei alten Patienten öfters vor. In diesen Fällen werden Tetracycline, Erythromycin (täglich 1–2 g 2–4 Wochen lang) oder Doxycyclin (2 x 100 mg täglich 2–4 Wochen lang) angewandt. Eine intravenöse Tetracyclin-Verabreichung wird abgeraten, weil die Präparate Magnesiumionen enthalten, die mit den bei alten Patienten gleichzeitig oft verabreichten Herzglycosiden inkompatibel sind.

Literatur

Debré R, Lamy M, Mpzziconacci P, Labesse J (1951) La syphilis congénitale précoce et tardive. Sem Hop Paris 27:1321–1336

Király K, Rácz I, Török I (1982) A syphilis Kezelése. In: Rácz I (Hrsg) Bör és nemibetegségek (Haut- und Geschlechtskrankheiten) [ung]. Medicina, Budapest, S 177

Luger AF (1981) Syphilis. In: Korting GW (Hrsg) Dermatologie in Praxis und Klinik. Thieme, Stuttgart New York, S 45.32

Tramier G (1973) Traitement de la syphilis. Encycl Med Chirurg 25130, S 1–22

Vaughan VC, McKay RJ (1975) Nelson textbook of pediatrics. Saunders, Philadelphia London Toronto, pp 644–650

WHO Scientific Group (1982) Treponemal infections. Technical Report Series 674. World Health Organization, Genf, pp 145–146

Prof. Dr. I. Rácz
Univ.-Hautklinik
Máriastr. 41
H-1085 Budapest

Symposium III: Virusbedingte STD und genitale Chlamydieninfektionen

Problematik virusbedingter Sexually Transmitted Diseases (STD)

J. Söltz-Szöts, Wien

Herpes genitalis

Der Herpes genitalis zählt heute zu den meist verbreiteten, vorwiegend durch sexuellen Kontakt übertragbaren Erkrankungen. Besonders aus den Vereinigten Staaten wird über eine rapide Zunahme von Neuerkrankungen berichtet [1]. In den letzten Jahren wurde angenommen, daß der Herpes genitalis fast ausschließlich durch das Herpes-simplex-Virus II ausgelöst wird. In jüngster Zeit konnte jedoch auch das Herpes-simplex-Virus I in einem hohen Prozentsatz (bis zu 61,3 %) als auslösendes Agens nachgewiesen werden [3, 8]. Die üblicherweise leichte Diagnose eines Herpes simplex ist, wenn sich die Erkrankung in der Genitalregion manifestiert, häufig schwierig und macht umfangreiche Spezialuntersuchungen notwendig (Tabelle 1).

Zunehmend wird über das Auftreten von herpetischen Proktididen besonders bei Homosexuellen berichtet. Die individuellen Beschwerden der Patienten sind beträchtlich, da im Analbereich die Läsionen besonders schmerzhaft sind. Das klinische Bild ist relativ uncharakteristisch. Es treten häufig Rhagadenartige Effloreszenzen auf, die eine Diagnose nach der Klinik nicht mit Sicherheit erlauben [7]. Auch soll die Möglichkeit asymptomatischer Verlaufsformen in der Genitalregion in Erwägung gezogen werden.

Besonders muß auf die häufig letal verlaufenden Herpes-simplex-Infektionen beim Neugeborenen hingewiesen werden. Die Infektion kann während des Geburtsaktes von der Mutter auf das Neugeborene übertragen werden, wenn zu diesem Zeitpunkt bei der Mutter eine akute Herpes-simplex-Infektion im Genitalbereich besteht (s. Beitrag D. Fanta).

Die Untersuchungen über die onkogenetische Potenz des Herpes-simplex-Virus II bei rezidivierendem Herpes simplex besonders im Bereich der Cervix uteri sind noch immer nicht abgeschlossen. Eine mögliche karzinogene Potenz des Erregers dürfte bestehen, jedoch wird eine lange Latenzzeit angenommen [7].

Gewebekulturuntersuchungen haben gezeigt, daß beim rezidivierenden Herpes genitalis das Virus in der Sacralregion gespeichert wird. Wenig ist bekannt über das Stadium des Virus in der Latenzzeit bzw. jene Faktoren, die das Virus aktivieren [7]. Auch das Rezidivgeschehen dieser Erkrankung ist noch nicht restlos geklärt. Ebenso sind die therapeutischen Ergebnisse beim rezidivierenden Herpes noch nicht absolut befriedigend.

Cytomegalie

Der Erreger ist weltweit vorhanden. Seitdem jedoch nachgewiesen werden konnte, daß das Virus nicht nur mit Speichel, Harn und Muttermilch, sondern auch mit der Samenflüssigkeit, aber auch durch die Cervix ausgeschieden wird, gewinnt diese Erkrankung auch im Rahmen der STD Bedeutung. Ursachen für die zunehmende Verbreitung des Cytomegalie-Virus (CMV) sind u. a. das ubiquitäre Vorkommen des Erregers, soziale Verhältnisse, das Persistieren des Virus im Organismus sowie das Rezidivieren dieser Erkrankung [2, 10].

Die Erkrankung der Mutter in der Schwangerschaft – sei es die einer Primärinfektion oder Reaktivierung eines latenten Infektes – kann zu einer Schädigung des Fötus verschiedenen Ausmaßes führen.

Die Übertragung erfolgt nicht nur durch sexuellen Kontakt, jedoch wird das Virus bei Patienten, die eine STD-Klinik aufsuchen, häufiger nachgewiesen als in anderen Krankenanstalten. So konnte bei 24,7 % der Frauen, die eine STD-Klinik konsultierten, das Virus aus dem Cervikalsekret nachgewiesen werden, und auch bei deren Partnern wie auch bei Männern, die eine Genitalinfektion jedwelcher Art durchgemacht hatten, gelang es relativ oft, den Erreger nachzuweisen [6].

Verschiedene CMV-Stämme können in vitro eine Transformation von menschlichen und Hamsterzellen auslösen. Diese Untersuchungsergebnisse führten zu Spekulationen über eine mögliche onkogene Potenz des Virus beim Menschen (Karzinom des Urogenitaltraktes wie des Colons). Eine Kausalität zwischen CMV-Infektion und Kaposi-Sarkom wurde versucht herzustellen, konnte jedoch bisher nicht nachgewiesen werden [5].

Hepatitis B

Seit 1970 wird eine deutliche Zunahme von Hepatitis-B-Fällen, die durch sexuellen Kontakt übertragen wurden, verzeichnet. Für das Eindringen der Erreger ist wahrscheinlich eine Schleimhautläsion notwendig. Besonders

Tabelle 1. Differentialdiagnose

Äußeres Genitale	Cervix	Urethritis
extern	unspezifische Erosion	Gonorrhoe
Sproßpilzinfektion	Karzinom	Trichomoniasis
Lues	Chlamydieninfektion	Sproßpilzinfektion
Ulcus molle	Lues	Bakterien
Herpes simplex	Herpes simplex	Chlamydien
		unspez. Agentien
		Herpes simplex

gefährdet sind Risikogruppen wie Homosexuelle und Personen mit häufig wechselnden Geschlechtspartnern. Die Infektiosität ist hoch, eine Hepatitis B manifestiert sich bei 25–30% der Sexualpartner von an akuter Hepatitis Erkrankten [4].

Eine in den letzten Jahren entwickelte Vakzine hat sich gut bewährt und schafft einen relativ sicheren Schutz bei geringen Nebenwirkungen. Eine Schutzwirkung ist auch dann noch möglich, wenn die Exposition bereits erfolgt ist. Es sind Erwägungen im Gange, diese Impfung bei den obengenannten Risikopatienten gehäuft durchzuführen [9].

Condylomata acuminata

Bis jetzt ist es nicht gelungen, menschliche Papillomviren in Gewebekulturen zu züchten. In den letzten Jahren haben DNA-Hybridisationstechnik und Restriktionsanalysen gezeigt, daß zahlreiche Stämme von menschlichen Papillomviren existieren. Bis jetzt läßt sich die Virus-Gruppe in inzwischen 11 distinktive Virustypen aufgliedern [11]. Das die Condylomata acuminata verursachende Agens wurde von der Arbeitsgruppe um zur Hausen als HPV-6-über molekularbiologische Untersuchungen eingehend charakterisiert (s. Beitrag zur Hausen).

Während Warzen vielfach eine Spontanheilung zeigen, wird diese bei Condylomata acuminata kaum beobachtet. In Ausnahmefällen kann es bei psychisch labilen Patienten, die eine Behandlung ablehnen, zu einer derartigen Ausdehnung der Manifestationen kommen, wobei eine maligne Entartung möglich ist, die letztlich eine massive chirurgische Intervention notwendig macht.

Literatur

1. Blank H (1982) Virus diseases of the skin. XVI. Congressus Internationalis Dermatologiae Tokyo, p 21
2. Chernesky MA (1981) Pathogenic mechanisms of sexually transmitted diseases (STD) – Cytomegalo virus. 1st Sexually Transmitted Diseases World Congress, San Juan, Puerto Rico, pp 88–89
3. Chuang TY, Ho P, Wpd Su, Astrup DM, Kurland LT (1981) Epidemiology of herpes progenitalis. 1st Sexually Transmitted Diseases World Congress, San Juan, Puerto Rico, p 30
4. Francis DP (1981) The pathogenesis of hepatitis B virus related diseases. 1st Sexually Transmitted Diseases World Congress, San Juan, Puerto Rico, pp 90–91
5. Giraldo G, Beth E, Huang ES (1981) The relationship of cytomegalovirus to Kaposi Sarcoma. In: Nahmias AJ, Dowdle WR, Schinazi RF (eds) The human herpes viruses. Elsevier, New York, pp 20–30
6. Handsfield HH, Chandler SC, Caine VA, Wiesner PJ, Gutman L, Wentworth BBm, Alexander ER, Holmes KK (1981) Sexually transmission of cytomegalievirus. 1st Sexually Transmitted Diseases World Congress, San Juan, Puerto Rico, p 31
7. Jarratt JT (1981) Herpes genitalis. 40th Annual Meeting of A.A.D., San Francisco
8. Klinghorn GR, Najem SN, Al-Omar LS, Potter CW (1981) High incidence of genital HSV I-isolation. 1st Sexually Transmitted Diseases World Congress, San Juan, Puerto Rico, p 8
9. Szmuness W (1981) Sexual transmission of hepatitis B and its prevention by vaccine. 1st Sexually Transmitted Diseases World Congress, San Juan, Puerto Rico, p 8
10. Weller TH (1981) Clinical spectrum of cytomegaloviruses infection. In: Nahmias AJ, Dowdle WR, Schinazi RF (eds) The human herpes viruses, Elsevier, New York, pp 20–30
11. Zur Hausen H (1982) Viral diseases of the skin. XVI. Congressus Internationalis Dermatologiae, Tokyo, p 65

Prof. Dr. J. Söltz-Szöts
II. Univ.-Hautklinik
Alser Str. 4
A-1090 Wien

Der natürliche Verlauf von Herpes simplex Typ 2 Primär- und Rezidivinfektion und seine Beeinflussung durch Virostatika

S. W. Wassilew, Hamburg

Zusammenfassung

Die durch Herpes-simplex-Virus Typ 2 hervorgerufene genitale Primärinfektion ist durch das klinische Bild, die Beschwerdesymptomatik sowie das Ausmaß der Virusvermehrung von den Rezidivinfektionen zu unterscheiden. Fieber, Myalgien, Kopfschmerzen und Meningismus zeigen an, daß die lytische Infektion nicht nur auf die Haut beschränkt ist.

Die exogene oder endogene Rezidivinfektion dagegen belästigt den Patienten weniger durch die Intensität und Dauer der klinischen Symptome als vielmehr durch die Frequenz der Rezidive und ihre Prodromalsymptome.

Therapeutische Möglichkeiten mit 5-Jod-2-desoxyuridin (IDU), 9-β-D-Arabinofuranosyladenin (ARA-A), 5-Äthyl-2-desoxyuridin (ÄDU), Inosiplex und den noch nicht im Handel befindlichen Substanzen 9-(2-hydroxyethoxymethyl)-Guanosin (Azyklovir) und anderen in der Entwicklung befindlichen Virostatika werden erörtert.

Infektionen durch Herpes-simplex-Typ-2-Viren können viele in Verlauf und Dignität unterschiedliche Erkrankungen hervorrufen. Zu den sexuell übertragbaren Erkrankungen sollten aber nur der Herpes genitalis und bei Homosexuellen selten die Herpespharyngitis, häufiger und von relativ großer Bedeutung die Herpesproktitis gezählt werden [9, 11].

Auch der Herpes genitalis verursacht je nach Ausdehnung und befallener Region verschieden starke Beschwerden, z.B. bei der Herpesbalanitis, Posthitis, Urethritis, Vulvitis, Vaginitis oder Zervizitis, die sehr unterschiedliche therapeutische Maßnahmen erfordern.

Der Herpes genitalis führt immer häufiger Patienten zum Arzt [4]. Wichtig für den Therapeuten ist die Unterscheidung von Primärinfektionen und Rezidiven, wobei bei den letzteren die Unterscheidung endogener von exogenen Rezidiven weniger praktische Bedeutung hat.

Die durch Herpes-simplex-Virus Typ 2 hervorgerufene genitale Primärinfektion ist durch das klinische Bild, die Beschwerdesymptomatik sowie das Ausmaß der Virusvermehrung von den Rezidivinfektionen zu unterscheiden. In den Haut- und Schleimhautläsionen kann eine Virusvermehrung im Durchschnitt über mehr als die doppelte Anzahl von Tagen nachgewiesen werden, was mit der Dauer der läsionalen Schmerzen korreliert. Fieber, Myalgien, Kopfschmerzen und Meningismus zeigen an, daß die lytische Infektion nicht nur auf die Haut beschränkt ist [2]. Die exogene oder endogene Rezidivinfektion dagegen belästigt den Patienten weniger durch die Intensität und Dauer der klinischen Symptome als vielmehr durch die Frequenz der Rezidive und ihre Prodromalsymptome. Was die Rezidive auslöst bzw. ihre Häufigkeit bahnt, ist bisher unklar. Nach den bisher vorliegenden Berichten erkranken zwischen 30 und 75 % der Patienten nach Primärinfektion an Rezidiven. Davon leiden ungefähr 60 % an mehr als 12 Rezidiven pro Jahr [2, 5].

Ziel der Behandlung von Herpeserkrankungen ist es:
1. die Dauer der Primärinfektion zu reduzieren, besonders was ihre subjektive Symptomatik betrifft;
2. die Frequenz der Rezidive zu reduzieren, eine Beeinflussung der Dauer der subjektiven Beschwerden ist bei den Rezidiven von sekundärer Bedeutung.

Zur Kontrolle des genitalen Herpes sind prophylaktische oder therapeutische Maßnahmen möglich. Prophylaktisch wichtig ist die Kontaktmeidung. Chemotherapeutika sind prophylaktisch nur in Ausnahmen gegeben worden [10]. Impfstoffe bisher nicht verfügbar.

Zur Therapie des Herpes genitalis können heute neben symptomatischen Maßnahmen Virostatika eingesetzt werden. Die Beeinflussung der Rezidivfrequenz gelingt hiermit jedoch bisher nicht. Ihre Reduktion wird durch Immuntherapie versucht. Die bisher vorliegenden Ergebnisse sind optimistisch [7, 12].

Antivirale Chemotherapeutika sind nur im Stadium der Virusvermehrung, d. h. im Prodromal- oder Bläschenstadium wirksam.

Bei Primärinfektionen kann die Dauer der klinischen Symptomatik durch die lokale Therapie mit 5–40%igem IDU in Dimethylsulfoxid verkürzt werden. Eigene Erfahrungen lassen auch die Lokalbehandlung mit 5-Äthyl-2-desoxyuridin 0,2- oder 1,2%ig in einer Gelgrundlage sinnvoll erscheinen.

Die therapeutische Beeinflussung des primären oder rezidivierenden Herpes genitalis durch Inosiplex und im Handel befindliche 5-Jod-2-desoxyuridin, Trifluorothymidin oder 9-β-D-Arabinofuranosyladenin-haltige Ophthalmika sind nicht bewiesen oder sogar ausgeschlossen.

Bessere therapeutische Möglichkeiten sind in der Zukunft durch systemische antivirale Chemotherapie zu erwarten. Das 9-(2-hydroxyethoxymethyl)-Guanosin (Azyklovir) ist bisher als größter Fortschritt in der Behandlung nicht nur von lebensbedrohlichen Herpes-Infektionen, sondern auch des Herpes genitalis angesehen werden. Die bisherigen Untersuchungsresultate doppelblind kontrollierter Studien deuten darauf hin, daß die topische Anwendung dieser Substanz [3] weniger effektiv ist als ihre orale [1, 8] oder i.v. Applikation [6]. Unklar ist, ob eine andere Galenik die Effizienz von topisch appliziertem Azyklovir beim genitalen Herpes verbessern kann. Bisher ist auch bei genitalen Primärinfektionen, die einen protrahierten mit starken subjektiven Beschwerden einhergehenden Verlauf haben, die i.v. Azyklovir-Gabe vorzuziehen.

Bei Herpes genitalis Rezidiven erscheint die lokale Chemotherapie nur in Ausnahmefällen sinnvoll. Eine Beeinflussung der Rezidivfrequenz ist durch lokal oder systemisch applizierte Virostatika nicht bewiesen. Eine prophylaktische systemische Azyklovir-Therapie kann Rezidive für bestimmte Zeiträume verhindern [10].

Zu den möglichen unerwünschten Effekten einer Virostatika-Therapie gehören toxische und mutagene Wirkungen sowie beim Jod-desoxyuridin eine mögliche Oncorna-Virus-Induktion. Beim Azyklovir betreffen unerwünschte Effekte weniger die kaum vorhandenen Nebenwirkungen, sondern vielmehr die Entwicklung Azyklovir-resistenter Herpesmutanten während der Therapie. Daher sollte Azyklovir unabhängig von seiner Effizienz nur bei ausgewählten durch einen schweren klinischen Verlauf gekennzeichneten Erkrankungen eingesetzt werden, um zu verhindern, daß durch die topische Behandlung resistente Mutanten entstehen, die dann bei lebensbedrohlichen Situationen, z. B. der Herpessepsis, dem einzig sicher wirksamen Therapeutikum Azyklovir nicht mehr zugänglich sind.

Viele neue Substanzen sind unter experimentellen Bedingungen antiherpetisch wirksam. Die Abklärung ihrer klinischen Wirksamkeit bedarf jedoch weiterer Untersuchungen in doppelblind kontrollierten Studien.

Literatur

1. Bryson Y, Dillon M, Lovett M, Acuna G, Taylor S, Cherry J, Johnson L, Creag-Kirk T (1982) Successful treatment of initial genital herpes simplex virus infections with oral acyclovir. Clin Res 30:128
2. Corey L, Holmes KK, Benedetti J, Critchlow C (1981) Clinical course of genital herpes. In: Nahmias AJ, Dowdle WR, Schinazi RF (eds) The human herpes viruses: an interdisciplinary perspective. Elsevier, New York, pp 496–502
3. Corey L, Nahmias AJ, Guinan ME, Benedetti JK, Critchlow CW, Holmes KK (1982) A trial of topical acyclovir in genital herpes simplex virus infections. N Engl J Med 306:1313–1319
4. Genital herpes infection – United States 1966–1979 (1982) Morbid Mortal Weekly Rep 31:137–139
5. Knox SR, Corey L, Blough HA, Lerner AM (1982) Historical findings in subjects from a high socioeconomic group who have genital infections with herpes simplex virus. Transm Dis 9:15–20
6. Mindel A, Adler MW, Sutherland S, Fiddian AP (1982) Intravenous acyclovir treatment for primary genital herpes. Lancet I:697–700
7. Nasemann Th, Wheeler CE and Söltz-Szöts J (1977) Neuere Entwicklungen in der dermatologischen Virologie, speziell in der Therapie der Viruskrankheiten der Haut. Symposium XV, Congressus Internationalis Dermatologiae. October 16–21, 1977, Mexico City, Compendium, p 69
8. Nilsen AE, Aasen T, Halsos AM, Klinge BR, Tjøtta EAL, Wikström K, Fiddian AP (1982) Efficacy of oral acyclovir in the treatment of initial and recurrent genital herpes. Lancet II:571–573
9. Quinn TC, Corey L, Chaffee RG, Schuffler MD, Brancato FP, Holmes KK (1981) The etiology of anorectal infections in homosexual man. Am J Med 71:395–406
10. Saral R, Burns WH, Laskin OL, Santos GW, Lietman PS (1981) Acyclovir prophylaxis of Herpes simplex virus infections. A randomized, double-blind, controlled trial

in bone marrow transplant recipients. N Engl J Med 305:63–67
11. Siegal FP, Lopez C, Hammer GS, Brown AE, Kornfeld SJ, Gold J, Hassett J, Hirschman SZ, Cunningham-Rundles Ch, Adelsberg BR, Parham DM, Siegal M, Sunningham-Rundles S, Armstrong D (1981) Severe acquired immunodefiency in male homosexuals, manifested by chronic perianal ulcerative herpes simples lesions. N Engl J Med 305:1439–1444
12. Wassilew SW (1981). Evaluation of efficacy of herpes vaccines. In: Gauri KK (ed) Design of inhibitors of viral functions. Proceedings of the 2nd International Symposium on Antiviral Chemotherapy. Pergamon Press, New York, pp 27–29

Prof. Dr. S. W. Wassilew
Univ.-Hautklinik Hamburg
Eppendorf
Martinistr. 52
D-2000 Hamburg 20

Klinische Erfahrungen mit der Behandlung des Herpes simplex recidivans mit Dyclonine Hydrochlorid (DL 845)

I. Dostanić, S. Konstantinović, B. Leković, M. Skendžić und I. Kneitner, Belgrad

Herpes simplex recidivans ist eine Viruskrankheit der Haut. Am häufigsten erscheint sie im naso-labialen Bereich (Verursacher: Herpes-simplex-Virus (HSV) Typ 1) und im genito-perigenitalen Bereich (Verursacher: Herpes progenitalis (HSV) Typ 2).

Das einzelne Herpes-Rezidiv verschwindet spontan nach 8 bis 12 Tagen. Die Intervalle, in denen die Rezidive erscheinen können, sind ganz individuell und dauern meist 10 Tage bis 6 Monate.

Die Behandlung des Herpes simplex recidivans ist sehr undankbar. Wir haben bei unseren Patienten das Dyclonine Hydrochlorid (DL-845 Dow Chemical Co.) in Form von 2%igem farblosen Gelee verwendet. DL-845 ist ein 4n-Butoxy (1-piperidil) Propiophenon Hydrochlorid. Dyclonine Hydrochlorid hat man, bis heute, als Lokalanästhetikum verwendet, und zwar als 1%ige Lösung bei verschiedenen Dermatosen zwecks Verringerung der subjektiven Symptome [1] wie z.B. in der Urologie [3], Ophthalmologie [2], Otorhinolaryngologie [4] und in anderen Gebieten der Medizin.

Die Patienten haben das Heilmittel alle 2 h (d.h. 5–8mal pro Tag) lokal angewendet, und zwar an der Stelle der ersten herpetischen Erscheinungen.

Nebenwirkungen gab es nicht, außer den subjektiven Hemmungen in Form von lokaler Anästhesie, wenn man das Heilmittel an der Mundschleimhaut applizierte.

Insgesamt wurden 21 Patienten behandelt (15 Frauen und sechs Männer).

Während der Behandlungszeit hatten wir ein wachsames Auge über die Erscheinung und die Dauer der objektiven Symptome (Erythem, Bläschen, Pusteln und Krusten) sowie der subjektiven Symptome (Jucken, Brennen und Schmerz).

Unsere Patienten waren 18–64 Jahre alt. Die Mehrzahl (38,1%) lag altersmäßig zwischen 41 und 50 Jahren (Tabelle 1).

Anamnestisch haben wir festgestellt, daß die größte Zahl unserer Patienten ein Rezidiv von 6–7mal pro Jahr hatte (Tabelle 2).

Die Lokalisationen der rezidiven herpetischen Veränderungen sind in Tabelle 3 dargestellt. Die periorale Lokalisation ist markant dominierend.

Täglich haben wir alle vorher angegebenen objektiven und subjektiven Symptome während der Behandlung verfolgt, und die sehr charakteristischen stellen wir tabellarisch dar.

Bei acht Patienten war das Erythem nach 1–2 Tagen verschwunden, bei weiteren acht nach 3–4 Tagen, was insgesamt 76,2% der Patienten ausmacht.

Bei acht Patienten (38,1%) ist es nicht zur Erscheinung der Bläschen gekommen (Tabelle 5).

Aufgrund dieser und anderer vorher erwähnten Prüf-

Tabelle 1. Alter der Patienten

Alter (in Jahren)	bis 20	21–30	31–40	41–50	51–60	61–70
Zahl der Patienten	1 (4,8%)	6 (28,5%)	2 (9,5%)	8 (38,1%)	3 (14,4%)	1 (4,8%)

Tabelle 2. Zahl der Rezidive pro Jahr

Zahl der Rezidive	2–3	4–5	6–7	8–9	10–11	12–13
Zahl der Patienten	1 (4,8%)	5 (23,8%)	6 (28,5%)	4 (19,0%)	3 (14,4%)	2 (9,5%)

Tabelle 3. Die Lokalisation der herpetischen Veränderungen

Die Lokalisation	Nasolabialis	Genitoperingenitalis	Glutealis
Zahl der Patienten	16 (76,1%)	2 (9,5%)	3 (14,4%)

Tabelle 4. Verschwinden des Erythemes

Verschwinden des Erythemes	nach 1–2 Tagen	nach 3–4 Tagen	nach 5–6 Tagen	nach 7–8 Tagen
Zahl der Patienten	8 (38,1 %)	8 (38,1 %)	4 (19,0 %)	1 (4,8 %)

Tabelle 5. Persistenz der Bläschen

Persistenz der Bläschen	nicht erschienen	nach 2–3 Tagen	4–5 Tagen
Zahl der Patienten	8 (38,1 %)	6 (28,5 %)	7 (33,4 %)

Tabelle 6. Rezidivdauer mit und ohne DL-845

Rezidivdauer in Tagen	1–2	3–4	5–6	7–8	9–10	11–12
Ohne DL-845	–	–	3 (14,4 %)	7 (33,4 %)	9 (42,7 %)	2 (9,5 %)
Behandlung mit DL-845	7 (33,4 %)	9 (42,7 %)	4 (19,0 %)	1 (4,8 %)	–	–

steine haben wir die Abheilungsdauer der einzelnen Herpesrezidive bei Dyclonine-Hydrochlorid-behandelten Patienten festgestellt. Die Rezide haben wir mit der jener Patienten verglichen, die nicht mit diesem Präparat behandelt wurden.

Aus Tabelle 6 ist ersichtlich, daß die Abheilungsdauer der einzelnen Herpesrezidive bei Patienten, die mit Dyclonine-Hydrochlorid behandelt wurden, 1–8 Tage dauerte, während die Abheilungsdauer bei Patienten, die nicht mit diesem Präparat behandelt wurden, 5–12 Tage betrug. Bei den meisten Patienten (42,7 %) betrug die Abheilungsdauer nur 3–4 Tage und bei denjenigen, die nicht mit DL-845 behandelt worden waren (42,7 %), 9–10 Tage. Dies zeigt eindeutig, daß die Anwendung von Dyclonine-Hydrochlorid die Abheilungsdauer der einzelnen Herpesrezidive bedeutend verkürzt, so daß es in 38,1 % Fällen nicht erneut zur Erscheinung der Bläschen kommt und dadurch das klinische Bild nur als Erythem mit mildem Juckreiz erscheint.

Da es bei sieben unserer Patienten während der Dauer dieser Untersuchung zu einem Rezidiv kam, dürfen wir zur Zeit nicht behaupten, daß dieses Präparat einen Einfluß auf die Verminderung der Erscheinungsfrequenz des Rezidivs hat. Da aber diese Rezidive auf die wiederholte Anwendung dieses Präparates befriedigend reagiert haben, sind wir der Meinung, daß sich Dyclonine-Hydrochlorid in 2 %igem Gelee ausgezeichnet für die Behandlung von Herpes simplex recidivans eignet.

Literatur

1. Bredford S, Gastineau F, Thomas S (1955) Evaluation of a new topical anesthetic, dyclonine hydrochloride. A.M.A. Arch Dermatol 75:728–730
2. Florestand HJ (1958) Solutio dyclonine. A self-sterilizing topical anesthetic for ophtalmic use. Am J Ophtalmol 45:671–675
3. Harry EF (1955) Dyclonine hydrochloride. Evaluation of a new topical anesthetic in minor urologic technics. Missouri Med 52:943–944
4. Leroy CH, John CP, Greifenstein FE (1956) Dyclonine – a new local anesthetic agent: clinical evaluation. Anesthesiology 17:648–652

Dr. I. Dostanić
Prof. Dr. B. Leković
Dr. I. Kneitner
Inst. f. Dermatologie
d. Städt. Krankenhauses
YU-11000 Belgrad
Dr. S. Konstantinović
Prof. Dr. M. Skenczić
Klinik f. Hautkrankheiten
d. Med. Fakultät d. Univ.
YU-11040 Belgrad

Herpes genitalis – Herpes neonatorum: Risiken und Konsequenzen

D. Fanta, Wien

Mit der derzeitigen Häufigkeit des Herpes genitalis von 0,3 % der Gesamtbevölkerung wird nun – ausgehend von Literaturberichten aus den Vereinigten Staaten – auch einem altbekannten, bisher aber nur wenig beachteten Krankheitsbild, dem Herpes neonatorum, mehr Interesse zuteil, da diese prä- und perinatalen Infektionen mit einem Vorkommen von 1 auf 7500 Geburten – das sind in den USA 300 Fälle pro Jahr – mit einer hohen Morbiditäts- und Mortalitätsrate behaftet sind.

Das vorliegende Kurzreferat soll anhand einer Übersicht der bisher publizierten 400 Fälle die aktuelle Situation darstellen.

Die Infektion erfolgt zumeist auf dem Geburtsweg durch infiziertes mütterliches Genitalsekret; andere

Möglichkeiten sind nichtgenitale herpetische Eruptionen der Mutter oder des Pflegepersonals sowie Übertragungen innerhalb der Säuglingsstationen [1]. Allerdings sind nur bei etwa 10% der Mütter zur Zeit der Entbindung klinisch apparente Läsionen zu beobachten, bei weiteren 13% der klinisch freien Mütter lag eine Herpesanamnese vor, bei 20% betraf die Anamnese den Partner. Von zahlreichen erscheinungsfreien Müttern konnte postpartal Herpesvirus aus Cervix oder Vaginalabstrich isoliert werden [2].

Besonders gefährdet sind Frühgeburten, da diese etwa viermal häufiger betroffen sind. Interessant ist ferner, daß sich die herpetischen Eruptionen bei Vakuumextraktion oft zuerst an der Ansatzstelle des Extractors – anscheinend ein Locus minoris resistentiae – manifestieren und sich daran eine Dissemination anschließt.

Das klinische Bild ist nur etwa in der Hälfte der Fälle durch typische herpetische Läsionen an Haut, Mundschleimhaut und Auge charakterisiert, in den anderen Fällen kommt es lediglich zum disseminierten Befall der inneren Organe bzw. zur isolierten Schädigung des ZNS, die sich in Krampfanfällen äußert. Das histologische Substrat sind jeweils fokale Nekrosen.

Eine Progression der Erkrankung wird in etwa 75% der Fälle beobachtet, bei 50% der unbehandelten Fälle endet die Infektion letal. Bei etwa der Hälfte der Überlebenden kommt es zu neurologischen oder ophthalmologischen Folgen wie Microcephalie, Hemiparese, Chorioretinitis. Diese können mitunter sehr verzögert auftreten. Einen vom Typ des Erregers – 1 oder 2 – abhängigen Unterschied im Verlauf scheint es dabei nicht zu geben.

Bezüglich Diagnostik wird vor allem die Forderung nach einem schnellen Ergebnis gestellt. Hinweise, die von manchen Autoren als ausreichend für therapeutische Konsequenzen erachtet werden, sind bereits durch Papanicolao-Färbung der Abstrichpräparate zu erhalten; überlegen, allerdings eben oft nicht zur Verfügung, sind das negative staining-Verfahren im Elektronenmikroskop und die direkte Immunfluoreszenz. Kultivierung auf Zellkulturen und Typisierung sind vorwiegend für epidemiologische Studien wesentlich. In Fällen mit isoliertem cerebralen Befall oder bei disseminiertem Herpes ohne Hautläsionen wird für eine rasche Diagnostik eine Hirnbiopsie gefordert. Dabei ist natürlich Voraussetzung, daß bei so uncharakteristischen Symptomen wie Lethargie, subfebrile Temperaturen, Inappetenz, Apnoe, Acidose, Hepatomegalie etc. überhaupt an eine herpetische Infektion gedacht wird.

Da die therapeutischen Möglichkeiten sehr begrenzt sind, muß derzeit noch das Bemühen um eine Prevention vordergründig sein. Diese besteht vor allem in der besonderen Beobachtung sogenannter „Risikomütter" im letzten Trimenon der Schwangerschaft. Eine besonders sorgfältige Betreuung soll helfen, die Entscheidung über eine eventuelle Sectio Caesarea zu fällen, wenn es nahe dem Geburtstermin zum Auftreten herpetischer Läsionen kommt.

Die Suche nach therapeutischen Maßnahmen ist dringend. Zahlreiche Versuche mit Transferfaktor, Interferon, Interferon-Inducer, Gamma-Globulin und Austauschtransfusionen waren enttäuschend. Iodoxyuridine und Cytosinarabinosid wurden in einzelnen Fällen gegeben, erwiesen sich aber als zu toxisch.

Die einzige kontrollierte Doppelblindstudie wurde mit Vidarabin gegen Placebo an 56 Kindern mit virologisch bestätigtem Herpes neonatorum durchgeführt [3]. Damit konnte zwar eine signifikante Reduktion der Mortalität erzielt werden, die Morbidität bei den Kindern mit disseminiertem Herpes wurde aber nicht gesenkt: bei den Überlebenden entwickelten sich schwere neurologische Schäden. Bei Kindern mit isoliertem Befall des ZNS hingegen zeigte eine Erscheinungsfreiheit bei 50% ein Jahr nach der Therapie einen deutlichen Erfolg an. Einen gewissen Optimismus lassen einzelne Literaturberichte über Acyclovir, ein neues Virustatikum, aufkommen. Voraussetzung für eine erfolgreiche Therapie ist aber in jedem Fall eine Frühdiagnose, die den Einsatz dieser Substanzen ermöglicht.

Literatur

1. Krech H (1981) Der pränatale und perinatale Virusinfekt. In: Spiess H (Hrsg) Tagung der Deutschen Vereinigung zur Behandlung der Viruskrankheiten. Med. Verlagsges., München
2. Nahmias AJ, Josey WE, Naib ZM (1971) Perinatal risk associated with maternal genital herpes simplex virus infection. Am J Obstet Gynecol 110:825–837
3. Whitley RJ, Alford CA (1981) Parenteral antiviral chemotherapy of human herpesviruses. In: Nahmias AJ, Dowdle WR, Schinazi RF (eds) The human herpesviruses. Elsevier, New York Oxford

Doz. Dr. D. Fanta
Ludwig-Boltzmann-Inst.
zur Erforschung infekt. venero-derm. Erkrankungen
A-1090 Wien

Papillomviren in der Ätiologie des menschlichen Genitalkrebses

H. zur Hausen, Freiburg

Warzen werden durch Papillomviren verursacht, kleine DNA-haltige Viren, die in den oberflächlichen keratinisierten Bereichen solcher Papillome oft in hoher Konzentration vorhanden sind.

Jahrzehntelang bestand die Auffassung, daß die morphologisch sehr einheitlichen Viren beim Menschen einen Typ repräsentieren, der als Standortvarianten unterschiedliche Papillomatosen wie Hautwarzen, Condylome und Larynxpapillome hervorrufen kann. Diese Vorstellung erwies sich inzwischen als weitgehend unrichtig: aufgrund biochemischer Untersuchungen kennen wir heute mindestens 16 verschiedene Typen, und es ist sicherlich keine unvorsichtige Voraussage, daß in den kommenden Jahren die Identifizierung weiterer Typen folgen wird.

Unser besonderes Interesse gilt seit etwa 10 Jahren den Papillomvirusinfektionen des Genitalbereiches und der Rolle, die diese Viren möglicherweise in der Induktion von Genitalkrebs spielen. Im folgenden soll kurz über Papillomatosen des Genitalbereichs, über die Identifizierung der sie verursachenden Viren und ihre Beziehung zu menschlichem Genitalkrebs referiert werden. Das Zusammenwirken dieser Infektion mit anderen Ereignissen wird hierbei eine besondere Rolle spielen.

Condylomata acuminata sind eine schon in der Antike bekannte Papillomatose, die durch üppiges Wachstum extra-, gelegentlich auch intragenital und perianal gekennzeichnet sind. Im Vergleich zu vielen Papillomatosen der Haut enthalten sie relativ wenig darstellbare Viruspartikel. Daß sie vorwiegend durch den Geschlechtsverkehr übertragen werden, läßt schon ihre bevorzugte Lokalisation vermuten. Es wird aber auch durch epidemiologische Untersuchungen unterstützt, die eine Altersverteilung aufweisen, die der von Geschlechtskrankheiten entspricht.

Vorwiegend durch Untersuchungen von Meisels et al. wurde etwa vor 5 Jahren ein zweiter Typ genitaler Papillomatosen identifiziert, der besonders häufig die Cervix uteri befällt und im wesentlichen die früher als Dysplasien bezeichneten Veränderungen der Portio beinhaltet. Diese von Meisels etwas unglücklich als „atypische Condylome" bezeichneten Veränderungen entsprechen in ihrer Histologie eher planen Warzen und sind sicherlich eine weitverbreitete, beim Manne eine optisch wohl besonders unscheinbare Infektion. Auch hier spricht die Epidemiologie nachhaltig für einen venerischen Übertragungsmodus. Dysplasien gelten als präneoplastische Erkrankungen.

Innerhalb der vergangenen 3 Jahre gelang unserer Arbeitsgruppe die Charakterisierung zweier Typen genitaler Papillomviren. Ein Agens, das als HPV-6 bezeichnet wurde, scheint der Haupterreger spitzer Condylome zu sein, während ein zweiter Papillomvirustyp, HPV-11, vorwiegend aus dysplastischen Läsionen der Cervix identifiziert werden konnte. Diese Abgrenzung gilt nicht ganz strikt, da beide Typen jeweils auch in einer Zahl der heterologen Veränderungen nachgewiesen werden konnten.

Es erwies sich als besonders interessant, daß kindliche Larynxpapillome, die meist in den ersten Lebensjahren entstehen, überwiegend durch HPV-11, also durch einen genitalen Papillomvirustyp ausgelöst werden und vermutlich als perinatale Infektion übertragen werden. Aber auch bei einzelnen Larynxpapillomen von Erwachsenen konnten wir inzwischen diesen Virustyp aufzeigen.

Uns interessierte in besonderer Weise die Frage, ob und welche Rolle die hier identifizierten Viren bei der Auslösung des menschlichen Genitalkrebs spielen. Diese Diskussion kann nicht geführt werden, ohne einen Vertreter einer ganz anderen Virusgruppe – nämlich Herpes-simplex-Viren – mit einzubeziehen.

Seit etwa 140 Jahren – ausgehend von Beobachtungen von Rigoni-Stern in Italien, daß Ordensschwestern extrem selten an Plattenepithelcarcinomen der Cervix erkranken, während diese Erkrankung gehäuft bei Prostituierten auftritt – mehren sich Berichte, daß eine infektiöse Komponente in der Ätiologie von Cervixcarcinomen existieren müsse. Sexuelle Promiskuität, endemische Häufung, erhöhtes Risiko früherer Partnerinnen von Patienten mit Peniscarcinomen und umgekehrt, sind deutliche Hinweise eines solchen Zusammenhanges. Die einfache Interpretation, daß es sich hier vorzugsweise um eine Virusinfektion handeln solle, wird dadurch erschwert, daß zum Beispiel langjähriges, starkes Rauchen auch bei dieser Krebsform das Risiko nachweisbar erhöht.

Dennoch gelten Viren heute als die wahrscheinlichen Kandidaten, und seit etwa 14 Jahren werden vorwiegend Herpes-simplex-Viren – und hier vor allem der Serotyp 2 – als mögliche Erreger diskutiert. Der Anhalt hierfür beruht im wesentlichen auf drei Arten von Befunden:
1. Cervixcarcinompatientinnen weisen im Durchschnitt höhere Antikörpertiter gegen Herpes-simplex-Antigene auf als entsprechende sorgfältig ausgewählte Kontrollpersonen. Gleichzeitig ist der Anteil der Seropositiven in der ersten Gruppe höher als in der zweiten.
2. Herpes-simplex-Viren können Nagetierzellen zu Tumorzellen umformen, wenn zuvor ein Teil ihrer Gene durch chemische oder physikalische Behandlung inaktiviert wurde.
3. Verschiedentlich wurde berichtet, daß Herpes-Antigene und Nukleinsäuren in menschlichem Genitalkrebs nachgewiesen werden können.

Während die beiden ersten Punkte eigentlich in allen Laboratorien, die sich mit dieser Fragestellung befassen, bestätigt werden konnten, gibt es zum dritten zahlreiche widersprüchliche Ergebnisse: unsere eigene Gruppe und auch andere Laboratorien in den USA und in Europa konnten bisher keine Herpes-Nukleinsäuren in einer großen Zahl von menschlichen Cervixcarcinombiopsien nachweisen, selbst wenn die Tests unter Bedingungen erfolgten, die selbst den Nachweis kleiner Genomstücke erlauben sollten. Da nach bisherigen Erkenntnissen Viren Zellen nur dann zu Tumorwachstum anregen, wenn wenigstens Teile ihrer Nukleinsäuren genetisch aktiv in diesen verbleiben, warfen diese Untersuchungen ein Dilemma auf, dessen Lösung sich erst jetzt abzuzeichnen beginnt:

Wir konnten kürzlich zeigen, daß sich Herpesviren in mindestens zwei Eigenschaften wie chemische und physikalische Cancerogene verhalten: Sie induzieren Mutationen in der DNS der infizierten Wirtszelle und bewirken, ähnlich wie chemische und physikalische Cancerogene, die selektive Vermehrung bestimmter intrazellulärer Gene. Obwohl der Mechanismus, der zu dieser Genamplifikation führt, nicht bekannt ist, wird diese in zunehmendem Umfang als bedeutsam für die Cancerogenese diskutiert. Zellen, die diese Veränderungen aufweisen, gelten als initiiert, d. h. sie enthalten stabile genetische Veränderungen, die für sich allein in der Regel nicht zum Krebs führen, sondern zusätzlich sog. promovierender Ereignisse bedürfen, deren Charakter ebenfalls bisher wenig definiert ist. Erst dieses Zusammenwirken führt zur Tumorentwicklung. Halten wir also an dieser Stelle fest, daß Herpes-simplex-Viren Eigenschaften besitzen, die von den „klassischen" Tumorviren deutlich abweichen und sie eher in die Nähe von chemischen und physikalischen Cancerogenen rücken.

Kehren wir nun zur Rolle von Papillomviren beim Genitalkrebs zurück, so ließen sich bisher folgende Gründe für ihre mögliche Beteiligung anführen:
1. In mehr als 50 % der als präneoplastisch geltenden Dysplasien der Cervix lassen sich Papillomvirus-Partikel, Papillomvirus-Antigene und Papillomvirus-Nukleinsäuren nachweisen.
2. Die maligne Konversion spitzer Condylome ist zwar selten, aber doch relativ regelmäßig in Einzelfällen berichtet und dokumentiert worden.

Wie verhält es sich nun mit dem direkten Nachweis von Papillomvirus-Nukleinsäure in menschlichem Genitalkrebs? Obwohl unsere eigenen Untersuchungen, die wir hierüber vor etwa 10 Jahren begannen, zunächst enttäuschend waren, da zu diesem Zeitpunkt nicht die genitalen Papillomvirustypen identifiziert waren, beginnt sich hier das Bild in bemerkenswerter Weise zu ändern:

1. Vor einem Jahr konnten wir berichten, daß alle vier von uns untersuchten Buschke-Löwenstein-Tumoren, die sich auch als in der Regel nicht-metastasierende verruköse Carcinome des Genitalbereichs definieren lassen, HPV-6-homologe DNS-Sequenzen enthielten.
2. Inzwischen ließen sich ferner HPV-11 DNS oder verwandte Sequenzen eindeutig in drei invasiven Cervixcarcinomen und in zwei Carcinomata in situ nachweisen. Insgesamt sind bisher 24 Biopsien untersucht worden.
3. Fast gleichzeitig berichteten jetzt drei andere Gruppen über den Nachweis von HPV DNS in menschlichen Cervixcarcinombiopsien. Da es sich hierbei offensichtlich nicht um die gleichen Papillomvirustypen handelt, die wir untersuchen, zeigen diese Befunde, daß mehrere Papillomvirustypen in menschlichen Genitalkrebs-Biopsien nachgewiesen werden können.

Dies berechtigt zu der Erwartung, daß die bisher noch negativen Biopsien nach Identifizierung und Verfügbarkeit weiterer Papillomvirustypen sich ebenfalls als positiv erweisen sollten.

Im Gegensatz zu Herpes-simplex-Infektionen können wir also Papillomviren regelmäßig in präneoplastischen Veränderungen der Cervix und in zunehmendem Umfang auch deren DNS in malignen Tumoren nachweisen.

Welche Rolle spielt dieser Nachweis für die Ätiologie des Genitalkrebses?

Eine Reihe von experimentellen Befunden – wie auch Beobachtungen beim Menschen – zeigen auf, daß Papillomvirusinfektion für sich allein fast nie zu Krebs führt, sondern zusätzlich sog. initiierender Ereignisse bedarf. Dies wurde von Jarrett eindrucksvoll für die Ösophaguspapillomatose der Rinder gezeigt, die nur bei Verzehr Carcinogen-haltiger Pflanzen (Adlerfarn) in Plattenepithelcarcinome übergeht. Ähnliche Versuche hatte schon vor mehr als 40 Jahren Rous an Kaninchen durchgeführt. Er konnte zeigen, daß Viruspapillome dieser Tiere unter Einwirkung unterschwelliger Dosen chemischer Cancerogene rasch in mali-gne Tumoren übergingen.

Eine seltene Erkrankung des Menschen, die Epidermodysplasia verruciformis, die als generalisierte Verrucosis meist nur an Sonnenlichtexponierten Körperstellen in maligne Tumoren übergeht, fällt in das gleiche Muster. Schließlich sind noch in früheren Jahrzehnten durchgeführte Röntgenbestrahlungen von Larynxpapillomen anzuführen, die in den meisten Fällen zur späteren malignen Entartung führten. Interessanterweise hörten wir ja zuvor, daß die Larynxpapillome sicherlich in ihrer Mehrzahl durch genitale Papillomvirustypen verursacht werden.

Können wir nun initiierende Ereignisse im Genitalbereich identifizieren, die im Zusammenwirken mit Papillomviren Genitalkrebs hervorrufen können? Wir glauben, diese Frage bejahen zu können. Aufgrund der vorausgegangenen Ausführungen dürften rekurrierende Herpes-Infektionen, aber auch z. B. das Rauchen, diesen Effekt bedingen. Genitalkrebs wird sich dann als das Zusammenwirken von zwei Virusinfektionen oder auch einer Virusinfektion (Papillomviren) mit chemischen oder physikalischen Cancerogenen definieren lassen. Diese Vorstellungen könnten für den Genitalkrebs modellhaft zeigen, daß wir in der Krebsätiologie das Zusammenwirken verschiedener Faktoren zu berücksichtigen haben. Auch wenn der Mechanismus ihres Zusammenwirkens zur Zeit noch nicht verstanden wird, erlaubt doch ihre Definition therapeutische Konsequenzen und Ansätze einer wirkungsvollen Prophylaxe.

Literatur

Zusammenfassende Literatur in: zur Hausen H (1982) Human genital cancer: synergism between two virus infections or synergism between a virus infection and initiating events. Lancet 2:1370–1373

Prof. Dr. H. zur Hausen
Univ.-Hautklinik Freiburg
Hauptstr. 7, D-7800 Freiburg i. Br.

Untersuchungen zu somatisch-genetischen Veränderungen in Lymphozyten von Patienten mit Verrucae Vulgares und Condylomata Acuminata

H. Altmann, D. K. Teherani, M. Keck, K. Turanitz, J. Söltz-Szöts und B. Syre, Seibersdorf und Wien

Einleitung

Papillomaviren sind die ätiologischen Agentien der Warzen. Zwölf verschiedene Typen von menschlichen Papilloma-viren (HPV) wurden bisher aufgefunden und charakterisiert. Frühere Untersuchungen haben gezeigt, daß Epidermodysplasia-verruciformis-(EV-)Patienten typische Virus-induzierte maligne Tumoren bekommen und daß HPV5 DNA als multiple nichtintegrierte Episomen in diesen Tumoren nachgewiesen werden konnten. Nichtintegrierte und nicht-methylierte Papilloma-DNA ist in der Regel in solchen Tumoren und transformierten Zellen auffindbar. Die Lymphozyten von EV-Patienten zeigen einen verminderten DNA-Reparatureinbau von H^3-Thymidin nach UV_{254} Bestrahlung [1, 2]. Ursprünglich sind die Warzen benigne, können aber durch Umwelt- oder genetische Faktoren eine maligne Transformation eingehen [3]. Insbesonders anale und genitale Warzen wurden mit malignen Tumoren in Verbindung gebracht. Die Virusinfektion in Kombination mit der erniedrigten Kapazität, UV-induzierte Schäden in der DNA zu reparieren, könnte der pathogenetische Faktor in der Entwicklung maligner Formen in E. V. sein.

Sowohl für die maligne Transformation von Zellen als auch für eine fehlerfreie DNA-Reparatur ist die Synthese von Poly(ADPribose) (PAR) notwendig [4]. Die PARpolymerase Aktivität im Chromatin von Zellen, die durch onkogene DNA-Viren (SV_{40}) transformiert worden waren, ist 10 x höher als diejenige von nichttransformierten Kontrollzellen [5]. Vorläufige Ergebnisse zeigten, daß die Aktivität der PAR-polymerase in Lymphozyten von Patienten mit multiplen Warzen im Vergleich zu Kontrollymphozyten geändert war. Die Aktivität der PAR-polymerase wird durch DNA-Strangbrüche gestei-

		x̄ ± Sx̄ (n)				t-Test (p 0,05)
Mangan	Verrucae	0,450	±	0,09	(6)	nicht signifikant
	Kontrolle	0,456	±	0,14	(8)	
Zink	Verrucae	41,93	±	14	(6)	nicht signifikant
	Kontrolle	34,2	±	9	(8)	
Kupfer	Verrucae	2,6	±	1	(6)	nicht signifikant
	Kontrolle	0,58	±	0,38	(8)	

Tabelle 1. Mn-, Zn- und Cu-Gehalt (µg Me/mg/P) in Chromatin von Lymphozyten von Patienten mit multiplen Warzen (Verrucae) und Kontrollpersonen (n = Anzahl der Versuchspersonen)

gert [6]; aber auch Metallionen können diese Enzymaktivität beeinflussen. Wir konnten in Chromatinpräparationen verschiedenster Zellen Mn, Zn und Cu nachweisen [7, 8]. Die durch niedrige Dosen ionisierender Bestrahlung hervorgerufenen DNA-Strangbrüche können diese Metallionen abspalten [9] und über diesen Weg die Enzymaktivität beeinflussen. An den DNA-Strangbrüchen könnte auch die Prostaglandinbiosynthese beteiligt sein, da über diesen Weg, insbesondere durch Interaktion mit Metallionen längerlebige Radikale entstehen können.

Material und Methoden

SCEs

Zehn freiwillige Probanden (2 Frauen, 8 Männer, Durchschnittsalter: ca. 20 J.), welche in 6 Fällen massive Verrucae vulgares und in 4 Fällen starke Condylomata-acuminata-Infektionen aufwiesen, wurden für die Studie ausgewählt. Die Patientenblutabnahmen erfolgten unmittelbar vor Entfernung (Behandlung) der Warzen. Da die SCE-Untersuchungen der einzelnen Patienten zu verschiedenen Zeitpunkten stattfanden, wurde jedes Mal die SCE-Rate einer gesunden Kontrollperson mitbestimmt.

Die SCE-Analysen wurden weitgehend nach der Methode von Perry und Wolff [10] durchgeführt.

Spurenelementbestimmung

Nach Isolierung der Lymphozyten [11] wurde Rohchromatin durch Behandlung der Zellen mit Triton X 100, EDTA und Tris HCl gewonnen [12]. Die Spurenelementbestimmungen wurden mit Hilfe der n-Aktivierungsanalyse durchgeführt [13].

Ergebnisse und Diskussion

In Tabelle 1 sind die Mn-, Zn- und Cu-Werte im Chromatin der Lymphozyten angegeben. Die erhaltenen Mn-Werte von Chromatin der Patienten und Kontrollpersonen sind völlig übereinstimmend. Zn-, aber insbesonders Cu-Werte, liegen bei den Warzenpatienten höher, sind aber wegen der hohen Streuung nicht signifikant unterschiedlich.

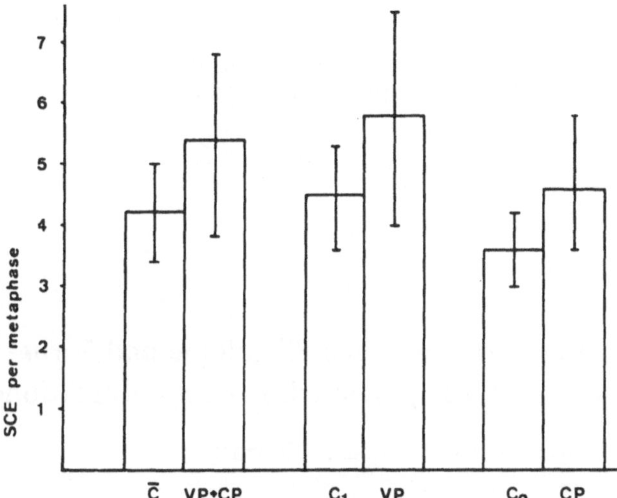

Abb. 1. C_1, C_2: Kontrollgruppen zu VP bzw. CP; $\overline{C}$ = Mittelwert aus C_1 und C_2; VP + CP: Probandenkollektiv, bestehend aus Verrucae- und Condylomatapatienten; VP = Verrucae-Patienten; CP = Condylomata-Patienten

In Abbildung 1 sind die Mittelwerte und Standardabweichungen der Schwesternchromatid-Austausche (SCE) der Patientenkollektive sowie der Kontrollpersonen angegeben.

In Tabelle 2 sind die Mittelwertdifferenzen der SCE-Raten von Patienten und Kontrollpersonen (Berechnung der Signifikanz mit dem zweiseitigen Student-Test) angegeben.

Obwohl die Verrucae-Gruppe und auch die Condylomata-Gruppe gegenüber den Kontrollen nicht signifikant unterschiedlich sind, so ist dies vor allem auf die relativ kleine Probandenzahl zurückzuführen. Vereinigt man beide Gruppen, dann sind die SCE's gegenüber der Kontrollgruppe gering, aber doch signifikant erhöht. Inwieweit die etwas erhöhten Cu-Werte einen Einfluß über eine eventuelle Hemmung der PAR-polymerase auf den erhöhten SCE-Anstieg haben oder aber die erhöhte Prostaglandinbiosynthese mit den gleichzeitig gebildeten Radikalen dafür verantwortlich ist, sollen weitere Untersuchungen klären.

	SCE-Differenzen	Irrtumswahrscheinlichkeit	Signifikanz
Verrucae/Kontrolle	1,27	5 %	n. s.
Condylomata/Kontrolle	1,04	5 %	n. s.
Verrucae + Condylomata/Kontrolle	1,17	5 %	s.
Verrucae/Condylomata	1,06	5 %	n. s.

Tabelle 2

Literatur

1. Altmann H (1978) 2. Wiener Symposium über experimentelle Gerontologie
2. Haunnar H, Haunnar L, Lambert B, Ringborg U (1976) Acta Med Scand 200:441–446
3. Orth G et al (1980) In: Essex, Torado, zur Hausen (eds) Viruses in naturally occurring cancers, 259
4. Altmann H (1981) In: Altmann H (Hrsg). DNA Reparatur und Chromatin, pp 3–14
5. Miwa M et al (1976) Workshop on Poly(ADPribose) Hamburg
6. Miller EG (1975) BBA 395:191–200
7. Teherani DK et al (1981) OEFZS Ber No 4122, BL–369
8. Teherani DK et al (1981) Verh Dtsch Ges Rheum 7:555–558
9. Altmann H et al (1963) Nature 199:823
10. Perry P, Wolff S (1974) Nature 251:156–158
11. Wottawa A et al (1974) Wien Klin Wochenschr 86:161–163
12. Altmann H et al (1979) Stud Biophys 76:195–203
13. Altmann H (1973) In: Nicolau C (ed) Experimental in biophysical chemistry. Wiley, London New York

Dr. H. Altmann
Dr. D. K. Teherani
Dr. M. Keck
Dr. K. Turanitz
Dr. B. Syre
Inst. f. Biologie
Forschungszentrum
A-2444 Seibersdorf
Prof. Dr. J. Söltz-Szöts
L.-Boltzmann-Inst.
II. Univ.-Hautklinik
Alser Str. 4, A-1090 Wien

Korrelation zwischen Histologie und Virus-Typ bei Human-Papillomavirus-(HPV-)Infektionen der Haut und der Schleimhäute

G. Gross und L. Gissmann, Freiburg

Biochemische und serologische Untersuchungen der letzten Jahre konnten eine Heterogenität der humanen Papillomviren (HPV) nachweisen [3, 4]. Mindestens 13 differente Virustypen können serologisch und über Nukleinsäurehybridisierungsexperimente unterschieden werden [4, 5]. In der Vergangenheit erfolgte die Klassifizierung menschlicher Warzen anhand von Klinik, Morphologie und Übersichtshistologie [6]. Morphologisch werden vier Grundtypen von Warzen unterschieden: Verruca vulgaris, Verruca plantaris, Verruca plana juvenilis und Condyloma acuminatum. In unserer Studie wurde versucht, virustypspezifische histologische Merkmale bzw. cytopathogene Effekte (CPE) zu beschreiben, um lichtmikroskopisch eine Virusklassifizierung zu ermöglichen. 102 unterschiedliche Warzen wurden histologisch und virologisch über die DNS-DNS Hybridisierungstechnik mit ^{32}P-markierter typspezifischer HPV-DNS untersucht [1, 2, 3]. Die morphologische Klassifizierung beruhte 1. auf allgemeinen Charakteristika der Warzenhistologie wie Akanthosis, Papillomatosis, Granulosis, Hyperkeratosis und 2. auf cytologischen Phänomen wie Zellvergrößerung, „Clearing" des Cytoplasmas, „ballonierender Degeneration" und cytoplasmatischen bzw. nukleären Einschlüssen. Insgesamt konnten sechs unterschiedliche CPE's (CPE 1–6) gefunden werden (Tabelle 1).

CPE 1 wird charakterisiert durch eosinophile Ein-

Tabelle 1. Korrelation zwischen Histologie und Virustyp bei HPV-Infektionen

	Virus-Typ					
	HPV 1	HPV 2	HPV 3/10	HPV 4	HPV 6	HPV 11
CPE 1	7 V.PLT.	2 V.V.				
CPE 2	1 V.V.	29 V.V.				
CPE 3		6 V.V.				
CPE 4			14 V.PL.			
CPE 5				3 V.V.		
CPE 6					27 C.AC.	13 C.AC.
(CPE 6o)					(7)	(4)
(CPE 6a)					(5)	(5)
(CPE 6b)					(2)	
(CPE 6c)					(13)	(2)
(CPE 6d)						(2)
Total = 102	8	37	14	3	27	13

V.PLT. = Verruca plantaris
V.V. = Verruca vulgaris
V.PL. = Verruca plana juvenilis
C.AC. = Condyloma acuminatum
CPE = Cytopathogener Effekt

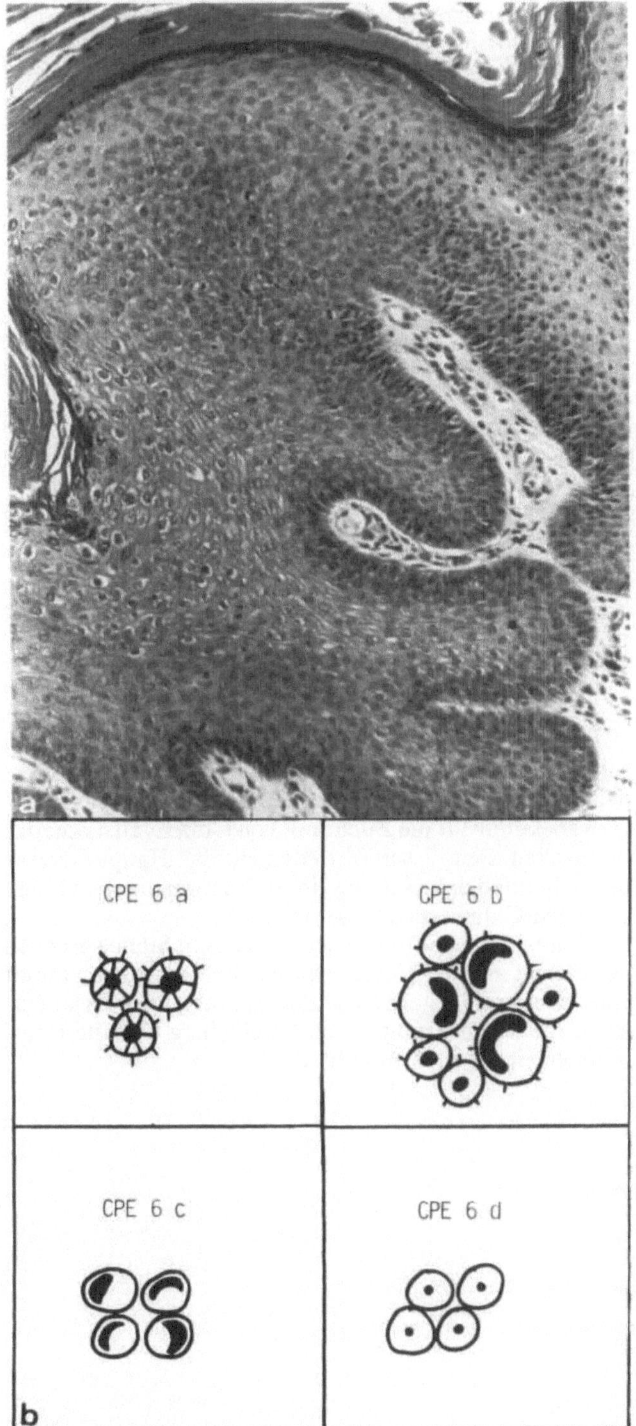

Abb. 1. a „Klassisches exophytisches Condyloma acuminatum (HE, ×240). b Schematische Darstellung der vier HPV 6 und HPV 11 induzierten Vakuolisierungsformen CPE 6 a–d

Stachel- und Körnerzellen mit Kernpyknosis. Das Keratohyalin erscheint feinverteilt und pulverförmig.

Mäßig ausgeprägte oder fehlende Akanthosis und Papillomatosis, korbgeflechtartige Orthokeratose sind zusammen mit einer charakteristischen Vakuolisierungsform der Keratinocyten Hinweis auf den *CPE 4*. Die im oberen Stratum Malpighii lokalisierten Zellen weisen einen pyknotischen Zellkern mit perinukleärem Halo auf („Bird's eye cell"). „Clusters" großer vakuolisierter Zellen mit pyknotischen Zellkernen, nachweisbar bereits ab der zweiten Suprabasalschicht, sind Merkmale des *CPE 5*.

Exophytische Warzen der Anogenitalregion stellen epitheliale Proliferationen dar mit zusätzlicher Vermehrung des corialen Bindegewebes, was im Gegensatz steht zu Warzen der Haut. Regelmäßig können im Corium dilatierte Gefäße und ein interzelluläres Ödem nachgewiesen werden. Das Hauptcharakteristikum der Condylomata acuminata ist neben Parakeratosis, ausgeprägter Akanthosis und teilweise extremer Papillomatosis die mehr oder weniger starke Vakuolisierung der Stachel- und Körnerzellen (Abb. 1a).

Insgesamt konnten vier unterschiedliche Klarzellformen CPE 6 a, b, c, d in Condylomata acuminata gefunden werden (Abb. 1 b).

CPE 6 a repräsentiert radförmige Stachelzellen normaler Größe mit zentral gelegenem aufgelockertem Zellkern, perinukleärem Halo und feinen netzförmigen Cytoplasmaresten. Inselförmige, extreme ballonierte Degenerationen der oberen Epidermis sind charakteristisch für *CPE 6 b*. Diese Vakuolisierungsform ist Ausdruck gesteigerter HPV-6-DNS-Replikation und gesteigerter Virus-Produktion. Im Gegensatz dazu ist die häufigste Vakuolisierungsform der Condylome – der *CPE 6 c* – Ausdruck einer reduzierten Virus-Produktion. Charakteristisch hierfür ist der randständige sichel- bzw. halbmondförmige Zellkern mit perinukleärer Vakuolisierung. *CPE 6 d* repräsentiert in unserer Studie die sogenannte „koilocytische" Degeneration HPV-11-induzierter Condylome der Portio uteri bzw. der Analschleimhaut. Koilocyten sind wasserhelle Zellen mit pyknotischem Zellkern und einem das Cytoplasma ersetzenden koilocytischen Halo. Sie geben dem Epithel den Aspekt einer „Bienenwabe".

Zwei Condylomata acuminata der Genital- bzw. Analregion zeigten histologisch-cytologische Ähnlichkeit mit CPE 2, der regelmäßig in HPV-2- bzw. HPV-1-induzierten vulgären Warzen nachgewiesen werden kann. Die virologische Analyse steht noch aus. Keine oder diskrete Vakuolisierung fand sich in HPV-6- und HPV-11-induzierten Condylomen ohne elektronenmikroskopischen Nachweis einer Papillomviruspartikelproduktion. Dieselben Läsionen boten bevorzugt mittel- bis höhergradige atypische Veränderungen der Epidermis, während Condylome mit ausgeprägter Keratinocytenvakuolisierung (CPE a, b, d) in der Regel nur Basalzellhyperplasie und vermehrte mitotische Aktivität in den Basalzellschichten aufwiesen.

Zusammenfassung

1. Es besteht eine strenge Korrelation zwischen Histologie und Virustyp im Falle der HPV-3- und HPV-4-Infektion. HPV 1 und HPV 2 bzw. HPV 6 und HPV 11 können zu heterogenen histologischen Bildern führen.
2. Die Intensität der Vakuolisierung HPV-infizierter Keratinocyten ist vom Ausmaß der Virusproduktion abhängig.

schlüsse des Zellkerns und des Cytoplasmas. Cytoplasmatische Vakuolisierung und Keratohyalinbildung sind zu geringem Grad nachweisbar.

CPE 2 umfaßt die histologischen Merkmale vulgärer Warzen wie ausgeprägte Papillomatosis, Akanthosis, Orthohyperkeratosis und inselförmige Parakeratosis über Bereichen vakuolisierter Keratinocyten. Das Hauptmerkmal ist die Hypergranulosis mit kondensierten Keratohyalingranula.

Vulgäre Warzen mit histologischen Veränderungen des *CPE 3* zeigen eine ballonierende Degeneration der

3. Condylomata acuminata weisen gewöhnlich die milde Form der Atypie auf. Mäßige und schwere Formen der Atypie konnten vorwiegend in Läsionen geringer Keratinocyten-vakuolisierung gefunden werden.

Literatur

1. Gissmann L, Pfister H, zur Hausen H (1977) Human papillomaviruses (HPV): characterization of four different isolates. Virology 76:569
2. Gissmann L, zur Hausen H (1980) Partial characterization of viral DNA from human genital warts (condylomata acuminata). Int J Cancer 25:605
3. Pfister H, Gross G, Hagedorn M (1979) Characterization of human papillomavirus 3 in warts of a renal allograft patient. J Invest Dermatol 73:349
4. Pfister H, Gissmann L, zur Hausen H, Gross G (1980) Characterization of human and bovine papilloma viruses and of the humoral immune response to papilloma virusinfection. In: Viruses in naturally occurring cancers. Cold Spring Harbor Conferences on Cell Proliferation, vol 7, p 249
5. Pfister H (1980) Comparative aspects of papillomatosis. In: Bachmann P (ed) Fifth Munique Symposium, p 93
6. zur Hausen H (1977) Human papillomaviruses and their possible role in squamous cell carcinomas. Curr Top Microbiol Immunol 78:1

Dr. G. Gross
Dr. L. Gissmann
Univ.-Hautklinik
Hauptstr. 7, D-7800 Freiburg

Einführung in die Chlamydiologie

D. Petzoldt, Heidelberg

Die Erforschung der Chlamydienerkrankungen begann im ersten Jahrzehnt unseres Jahrhunderts, als Halberstaedter und Prowazek charakteristische intracytoplasmatische Einschlüsse im conjunctivalen Abstrichmaterial bei Trachompatienten fanden. Identische Einschlüsse wurden bei Neugeborenen-Conjunctivitis und in Zellen des Genitaltraktes der Eltern dieser Kinder gefunden.

Nach 15–20 Jahren beschäftigte man sich wieder intensiv mit Chlamydien. Diesmal war die Psittakose-Pandemie von 1929/1930 die Ursache. Der Erreger – Chlamydia psittaci – wurde gefunden und kulturell gezüchtet.

Einen dritten Höhepunkt erlebte die Chlamydienforschung 1957, als der Erreger des Trachom isoliert werden konnte. Im Jahre 1965 gelang es, die Methode der Gewebekultur für die Züchtung von Chlamydien nutzbar zu machen. Seit dieser Zeit etwa gilt das Hauptinteresse der Chlamydienforschung in der Humanmedizin den genitalen Chlamydieninfektionen.

Chlamydien sind Bakterien. In diesem Sinne sprechen der Gehalt an zwei Nucleinsäuren, die Begrenzung durch eine den gramnegativen Bakterien ähnliche Zellmembran, die Vermehrung durch Zweiteilung und die Empfindlichkeit gegen Antibiotika.

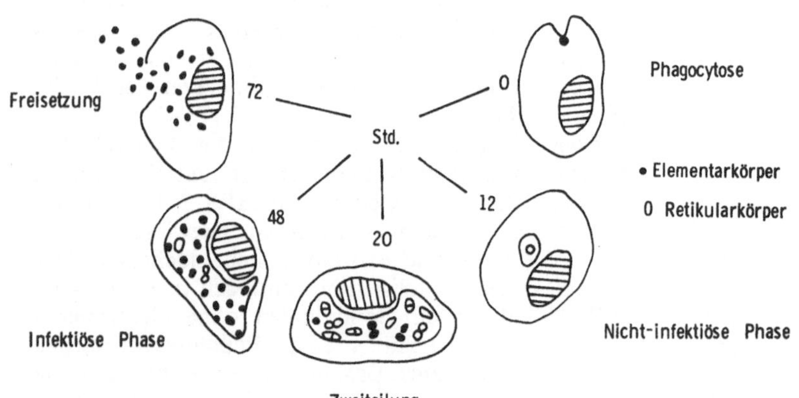

Abb. 1. Schematisierter Entwicklungszyklus von C. trachomatis in einer Wirtszelle

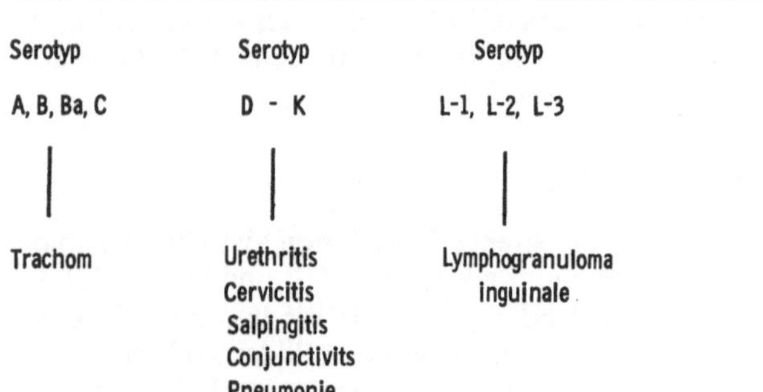

Abb. 2. Beziehungen zwischen Serotyp von Chlamydia trachomatis und Krankheitsbild

Ihre Sonderstellung und die lange Zeit gebräuchliche Einordnung als „große Viren" verdanken sie ihrem obligaten intracellulären Entwicklungscyclus (Abb. 1).

Durch Phagocytose wird ein infektiöses Elementarkörperchen in die Zelle aufgenommen; innerhalb einer intracytoplasmatischen Vacuole vergrößert es sich zum nichtinfektiösen Reticularkörperchen, das sich mehrmals teilt, zum Elementarkörperchen umgewandelt und schließlich beim Tod der Zelle freigesetzt wird.

In der Familie der Chlamydiaceen besitzen zwei Gattungen Humanpathogenität, nämlich Chlamydia trachomatis und Chlamydia psittaci. Innerhalb der Gattung

Chlamydia trachomatis können verschiedene Serotypen voneinander abgegrenzt werden, die unterschiedliche Krankheitsbilder hervorrufen. Die Serotypen A–C verursachen das Trachom, die Serotypen L1–L3 sind die Erreger des Lymphogranuloma inguinale, während die Serotypen D–K diejenigen genitalen Infektionen hervorrufen, über die in den folgenden Beiträgen berichtet werden soll (Abb. 2).

Prof. Dr. D. Petzoldt
Univ.-Hautklinik
Voßstr. 2, D-6900 Heidelberg

Chlamydieninfektion des männlichen Genitale

W. Krause und W. Weidner, Gießen

Chlamydia trachomatis kann alle Abschnitte des männlichen Genitale infizieren. Es gibt eine Urethritis, eine Prostatitis, eine Glandulitis vesicalis und eine Epididymitis. Hinzu kommte die Lymphopathia venerea.

Die Urethritis ist die häufigste dieser Erkrankungen. Unter den infektiösen Urethritiden sind etwa 30% oder etwa 50% der sog. nicht gonorrhoischen Urethritiden durch Chlamydien allein oder zusammen mit anderen Keimen bedingt.

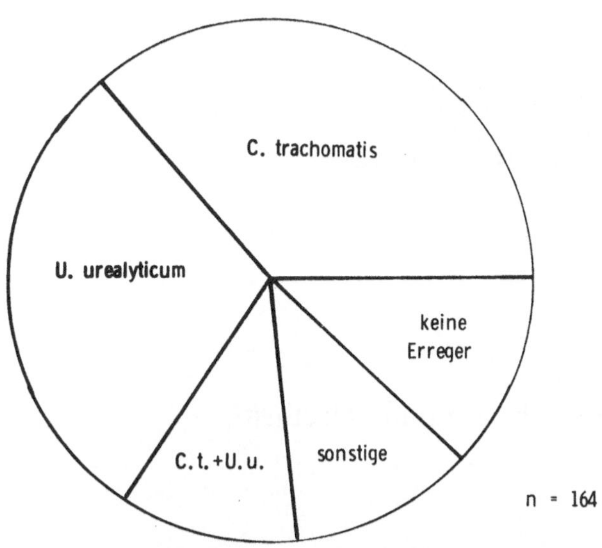

Abb. 1. Anteiliges Vorkommen von Erregern bei akuter Urethritis (ohne Gonorrhoe). C. t. = Chlamydia trachomatis; U. u. = Ureaplasma urealyticum; Sonstige = Enterobakterien, Staph. aureus, T. vaginalis

Abbildung 1 stellt die in Gießen beobachteten Fälle nicht gonorrhoischer Urethritiden zusammen. In 40% waren C. trachomatis nachweisbar, dabei in 11% mit Ureaplasmen gemeinsam.

Andere Untersucher aus anderen Ländern finden etwa gleiche Zahlen. Johannisson hat 1981 [4] in einer Literaturübersicht zusammengestellt, wie oft bei Urethritis Chlamydien gefunden werden. Sie zählen 15 Publikationen mit insgesamt 2351 Fällen auf. Bei gleichzeitiger Infektion mit N. gonorrhoe wurden in 11–34% Chlamydien gefunden, bei postgonorrhoischer Urethritis in 15–81% und bei „nicht gonorrhoischer" Urethritis in 30–59%. Die niedrigsten Zahlen stammen insgesamt aus einer Studie [1], die zu den früheren Untersuchungen gehört, so daß der Verdacht naheliegt, hier seien

methodische Schwierigkeiten im Chlamydiennachweis im Spiel gewesen.

Auch unter den Patienten mit einer Urethritis im Rahmen von rheumatischen Erkrankungen (seronegative Arthritis und anglosierende Spondolytis, Reiter-Syndrom) sind Chlamydien die häufigsten Erreger. 40 von 126 von unseren Patienten hatten zum Zeitpunkt der Untersuchung eine Urethritis, bei 12 von diesen war C. trachomatis nachweisbar [5]. Das klinische Bild der Chlamydien-Urethritis ist uncharakteristisch. Alle Formen von dem einfachen morgendlichen Reiz mit wenig glasigem Sekret bis hin zum Vollbild der eitrigen Urethritis mit trüb eitrigem Ausfluß werden gesehen (Abb. 2).

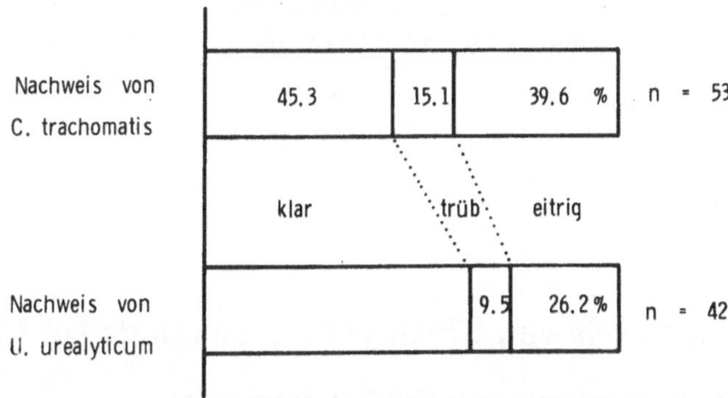

Abb. 2. Anteiliges Vorkommen verschiedener Ausflußqualitäten bei Urethritiden verschiedener Genese. Der Anteil eitrigen Ausflusses bei N. gonorrhoeae liegt bei ca. 80%

Die Epidemiologie charakterisiert die Chlamydien-Urethritis als typische sexuell übertragbare Krankheit. Die Inkubationszeit beträgt in 45% weniger als 1 Woche. Bei 50% der Sexualpartner sind ebenfalls Chlamydien nachweisbar (zum Vergleich: N. gonorrhoeae in ca. 80%, nach [4].

Auch über den Verlauf der unbehandelten Urethritis gibt es Beobachtungen. Bei 36 Patienten mit Chlamydien-positiver Urethritis hatten 16 nach einer Woche, 18 nach 2 Wochen und 2 nach 3 Wochen noch weiterhin Symptome. In fast identischen Zahlen waren die Erreger ebenfalls nachweisbar. Bei unseren Patienten war trotz Behandlung in 3 von 31 Fällen nach 28 Tagen eine Urethritis, in 12 Fällen eine Prostatitis und in einem Fall eine Epididymitis nachweisbar.

Die Prostatitis ist die nächst häufige Erkrankung des männlichen Genitale durch Chlamydien. Die Diagnose einer Prostatitis stützt sich, bei Vorhandensein typischer klinischer Symptome, auf den Nachweis von Entzündungszeichen und Infektionserregern in der sog. 4-Gläser-Probe und/oder im Ejakulat.

Bei 233 Patienten wurden in der Gießener Sprechstunde Befunde im Sinne einer abakteriellen Prostatitis untersucht [2]. Von diesen wurde bei 43 (18,5%) C. trachomatis aus dem Prostataexprimat angezüchtet. Nur 20 davon hatten vermehrt Leukozyten im Exprimat.

Bezeichnenderweise hatten von letzteren 13 (nur 15 wurden untersucht) hohe Antikörpertiter gegen Chlamydientypen I, J, E und G im Blut, während die Pat. mit normalen Granulozytenzahlen niedrige oder gar keine nachweisbaren Antikörper hatten.

Bei der Epididymitis ist der Erreger nicht am Ort der Entzündung nachweisbar. Die Berichte aus unserer Arbeitsgruppe und von anderen [3] stellen die Ergebnisse von Prostataexprimaten und Harnröhrenabstrichen bei Epididymitis dar.

Bei 137 Patienten wurde in unserem Krankengut in 24,1% C. trachomatis nachgewiesen, in akuten (98) Fällen etwa gleich häufig wie in chronischen Erkrankungen (39). Auffallend ist aber der deutlich höhere Anteil an akuten Entzündungen bei unter 40jährigen (18 von 40 Fällen) gegenüber den über 40jährigen Patienten (7 von 43). Das paßt zu dem Altersgipfel der sonstigen genitalen Chlamydieninfektionen.

Zuletzt sei noch die Lymphopathia venerea kurz erwähnt. Diese lange bekannte sog. Geschlechtskrankheit entsteht bei perkutaner Infektion mit C. trachomatis der Serotypen L. Ein Knötchen als Primäraffekt wird von einer Lymphangitis mit massiver suppurativer Lymphadenitis gefolgt. Aus letzterer können sich große, fistelnde Lymphknotenpakete entwickeln (Esthiomène). Diese Krankheit ist heute in Mitteleuropa selten und wird meist aus den Tropen eingeschleppt.

Die Behandlung der Chlamydieninfektion erfolgt mit Tetracyclin. Am besten untersucht ist Minocyclin, von dem 200 mg/die über 7–14 Tage oder länger bei persistierenden klinischen Symptomen verabfolgt werden. Jedes andere Tetracyclin ist gleichwertig. Als Ausweichantibioticum kommt Erythromycin (3 x 1 g/die) in Frage; getestet wurde weiter Rosarimycin und Amoxicillin. Cephalosporine und Penicilline sind unwirksam. Bei jeder Behandlung ist an die Möglichkeit einer Partnerinfektion zu denken!

Literatur

1. Alani MD, Darougar S, MacD Burns DC, Thin RN, Dunn H (1977) Isolation of chlamydia trachomatis from the male urethra. Br J Venerol Dis 53:88
2. Drach G, Mearer EM, Fair WR, Stamey TA (1978) J Urol 120:266
3. Harnisch JP, Berger RE, Alexander ER, Monda G, Holmes KK (1977) Aetiology of acute epididymitis. Lancet 16:819–821
4. Johannisson G (1981) Studies on chlamydia trachomatis as a cause of lower urogenital tract infection. Acta Dermato Venerol 93:1–55
5. Weidner M, Schiefer H-G, Krauss H, Engstfeld J (1982) Untersuchungen zur Ätiologie der nicht gonorrhoischen Urethritis. Dtsch Med Wochenschr 107:1227–1231

Prof. Dr. W. Krause
Zentrum f. Dermatologie,
Andrologie u. Venerologie
Klinikum d. Univ.
Gaffkystr. 14, D-6300 Gießen

Nachweis von Chlamydia trachomatis bei Männern mit und ohne Urethritis

A. A. Hartmann und I. Wecker, Würzburg

Bei 167 Männern, 67 mit und 100 ohne Urethritis, wurden mittels Platinöse Urethralabstriche vorgenommen und kulturell (McCoy-Zell-Kultur) auf Chlamydia trachomatis untersucht. Mikroskopisch oder/und kulturelle Nachweisverfahren für Neisseria gonorrhoeae, Ureaplasma urealyticum, Mycoplasma species, Trichomonas vaginalis, Candida species, Streptokokken, Staphylococcus aureus, coagulase negative Staphylokokken E. coli u. a. [1–4] wurden mitgeführt. Bei 14 von 67 Männern mit Urethritis (21%), aber auch bei 6 von 100 Patienten ohne Urethritis (6%) konnte C. trachomatis aus der Urethra isoliert werden. Bei 33% (5) der Männer mit Gonorrhoe (GO) (15), aber auch bei 17% (9) der Männer mit nichtgonorrhoischer Urethritis (NGU) (52), konnte C. trachomatis im Urethra-Erstabstrich isoliert werden. Bei 80% (4) der Männer mit postgonorrhoischer Urethritis (PGU) [5] war C. trachomatis nachweisbar. C. trachomatis und Ureaplasma urealyticum waren gleichzeitig bei 19% der Männer mit Urethritis nachweisbar. Mycoplasma species konnte in keinem Fall zusammen mit C. trachomatis nachgewiesen werden.

Bei vier von fünf Männern mit Urethritis specifica und C. trachomatis war als dritter Infektkeim U. urealyticum in unterschiedlicher Menge nachweisbar. Bei zwei weiteren Männern konnte neben C. trachomatis nur noch U. urealyticum in wechselnder Menge isoliert werden. Bei 5 anderen Patienten waren außer C. trachomatis nur noch apathogene oder fakultativ-pathogene Bakterien in niedriger Keimzahl nachweisbar.

Bei den 6 Kontrollpersonen ohne Urethritis aber Nachweis von C. trachomatis konnten bei zweien zusätzlich massenhaft U. urealyticum und apathogene Bakterien isoliert werden.

Die Beurteilung der ätiopathogenetischen Rolle von C. trachomatis bei gleichzeitigem Nachweis anderer Erreger, die eine Urethritis hervorrufen können, ist im Einzelfall schwierig. Hierzu einige ausgewählte Fälle:

Keine PGU durch C. trachomatis

24jähriger Mann mit gonorrhoischer Urethritis und Nachweis von C. trachomatis. Abklingen der Beschwer-

NGU	GO	PGU	Kontrollen	Autoren	Jahr
44	–	–	–	Dunlop	1972
39	32	76	5	Richmond	1972
36	–	–	0	Oriel	1972
5	–	–	–	Ford	1971
23	16	–	–	Philip	1971
36	11	–	0	Schachter	1975
42	19	60	7	Holmes	1975
–	25	60	–	Oriel	1975
17	33	80	6	Hartmann and Wecker	1982

NGU = nicht gonorrhoische Urethritis, GO = Gonorrhoe, PGU = postgonorrhoische
Urethritis (Schachter, Dawson 1978)

Tabelle 1. Isolierung von Chlamydia trachomatis von der Urethra des Mannes (Angaben in % des untersuchten Kollektives)

den nach Gabe von 2 g Spectinomycinhydrochlorid i. m., aber weiterhin Nachweis von C. trachomatis. Kein Auftreten einer postgonorrhoischen Urethritis.

NGU durch C. trachomatis oder/und U. urealyticum

27jähriger Mann mit unspezifischer Urethritis und Nachweis von C. trachomatis und massenhaft U. urealyticum. Kontrolle nach 14tägiger Behandlung mit Oxytetracyclin 2 g/die per os subjektiv und objektiv beschwerdefrei. C. trachomatis und U. urealyticum nicht mehr nachweisbar.

PGU durch C. trachomatis

24jähriger Patient mit spezifischer Urethritis und Nachweis von C. trachomatis und reichlich U. urealyticum. Therapie mit 2 g Spectinomycinhydrochlorid i. m.: Keine Besserung, eher noch Zunahme der Beschwerden. N. gonorrhoeae und U. urealyticum nicht mehr nachweisbar, jedoch weiterhin C. trachomatis. Verschiebung von reichlich Leukozyten und vereinzelt Epithelien zu reichlich Epithelien und vereinzelt Leukozyten beim Zweitabstrich.

Nachweislücke von C. trachomatis

24jähriger Patient mit spezifischer Urethritis und massenhaft U. urealyticum. Injektion von 4 Mio. E. Penicillin i. m.: Subjektiv und objektiv Abklingen der Beschwerden, jedoch beim Kontrollabstrich erstmals C. trachomatis nachweisbar. Kein Auftreten einer postgonorrhoischen Urethritis.

Nachweislücke und Diskrepanz: Klinik/Laborbefund

22jähriger Patient mit spezifischer Urethritis und Nachweis von C. trachomatis und U. urealyticum. Verabfolgung von 1 Mio. E. Penicillin i. m.: Danach dauerhaft subjektiv beschwerdefrei. C. trachomatis mit Lücke beim ersten Kontrollabstrich weiterhin nachweisbar, ebenso mikroskopisch reichlich Epithelien und Leukozyten.

C. trachomatis wird bei Patienten mit NGU in 5–44 %, bei GO in 11–32 %, bei PGU in 60–76 % der Fälle nachgewiesen (Tabelle 1). In unserem Kollektiv konnte C. trachomatis bei Patienten mit NGU in 17 %, bei Patienten mit GO in 33 % und bei Patienten mit PGU in 80 % nachgewiesen werden. In Kontrollkollektiven konnten zwei Autoren keine, ein Autor in 5 % und ein anderer in 7 % der Männer ohne Urethritis C. trachomatis in der Urethra nachweisen. In unserem Kollektiv waren es 6 % der Männer ohne Urethritis.

Zusammenfassend läßt sich festhalten:
1. Mit symptomlosen Trägern von C. trachomatis in der männlichen Urethra muß gerechnet werden.
2. Bei gleichzeitiger Isolierung von C. trachomatis und Neisseria gonorrhoeae ist ein sicherer Schluß auf das Auftreten einer postgonorrhoischen Urethritis nicht zulässig.
3. Wird C. trachomatis bei Gonorrhoe im Urethra-Erstabstrich nicht nachgewiesen, ist dennoch eine Untersuchung auf C. trachomatis bei den GO-Kontrollabstrichen zu führen, da
4. mit Nachweislücken von C. trachomatis gerechnet werden muß.

Literatur

1. Hartmann AA (1982) Ureaplasma urealyticum in der Urethra des Mannes. Z Hautkrankh 58:244–252
2. Hartmann AA, Müller E (1979) Nachweis von Neisseria meningitidis im Urogenitaltrakt. Hautarzt 30:305–307
3. Hartmann AA, Müller E (1981) Trichomoniasis. In: Korting G-W (Hrsg) Dermatologie in Praxis und Klinik, Bd IV. Thieme, Stuttgart, S 49.30–49.37
4. Hartmann AA, Müller E (1982) Isolierung beta-lactamase-bildender Neisseria gonorrhoeae in Würzburg. Akt Dermatol 8:113–115
5. Schachter J, Dawson CR (1978) Human chlamydial infections. PSG Publ, Littleton, MA

PD Dr. A. A. Hartmann
Dermatol. Klinik u. Poliklinik
d. Univ.
Dr. I. Wecker
Inst. f. klin. Virologie
u. Immunbiologie d. Univ.
Josef-Schneider-Str. 2
D-8700 Würzburg

Die genitalen Chlamydieninfektionen der Frau

A. Stary, Wien

Die Problematik einer genitalen Chlamydieninfektion bei der Frau ist etwas anders gelagert als beim Mann. Bei diesem verursacht eine Infektion in den meisten Fällen eine klinische Symptomatik, bei der Frau kann eine solche jedoch fehlen. Ihr kommt besonders eine Bedeutung als Überträgerin zu. Der hohe Prozentsatz von symptomlosen Trägerinnen zeigt besonders die Notwendigkeit von Contact-tracing auf [6]. Bei Frauen, die wegen Beschwerden eine STD-Klinik aufsuchen, werden recht unterschiedliche Infektionsraten mit Chlamydia trachomatis (C. trachomatis) angeführt, weil die einzelnen Untersuchungsgruppen im Hinblick auf Alter, sexuelle Aktivität oder sozioökonomischen Status differieren.

Weiters entstehen unterschiedliche Ergebnisse durch verschiedene Abnahme- und Züchtungstechnik, wobei mehrheitlich die Abnahme mittels sterilen Wattestieltupfers von Cervix und Urethra und die aufwendige Züchtung auf Cycloheximid behandelten McCoy-Zellen empfohlen wird. Es werden verschiedene Einflüsse auf eine genitale C.-trachomatis-Erkrankung diskutiert.

In einer Studie an Prostituierten war der Prozentsatz positiver Chlamydienkulturen bei den Geheimprostituierten am höchsten [5]. Es ist dies ein Hinweis auf den engen Zusammenhang zwischen Promiskuität und sexueller Aktivität und der hohen Infektionsrate mit C. trachomatis. Die Chlamydieninfektion ist altersabhängig, bei jüngeren Patienten ist der Anteil der Erkrankten höher.

Ein Einfluß hormoneller Faktoren auf eine Chlamydieninfektion wird zum Teil befürwortet [1], zum Teil abgelehnt [9].

Ein Zusammenhang von Chlamydienerkrankungen und das Tragen eines IUD wird mehrheitlich bestätigt.

Mischinfektionen von C. trachomatis mit anderen Infektionskeimen von STD sind häufig. Mit Neisseria gonorrhoeae kommen sie in 30% bis 60% gemeinsam vor. Zu bedenken wäre jedoch, daß eine Chlamydieninfektion schon vor einer Infektion mit Neisseria gonorrhoeae bestanden haben kann. Bei Frauen mit genitourethralen Symptomen können C. trachomatis auch nur aus der Urethra isoliert werden [7]. Nicht nur beim Mann ist eine Chlamydienurethritis bekannt. Auch bei einer Frau besteht ein enger Zusammenhang zwischen einer Chlamydieninfektion und Beschwerden wie Dysurie im Rahmen eines Urethralsyndroms.

Es wird bereits allgemein anerkannt, daß Chlamydien eine Cervicitis hervorrufen können. Diese ist durch eine hypertrophe, ödematöse Cervixerosion mit mucopurulentem, eventuell auch glasigem, endocervicalem Sekret gekennzeichnet. Ein typisch pathognomonisches Zeichen gibt es nicht, so daß der Schwerpunkt der Diagnostik in der Erregerisolierung liegt.

Ähnlich wie bei Herpes Typ II kann bei Dysplasie und bei malignen Veränderungen der Cervix ein höherer durchschnittlicher AK-Titer gegen C. trachomatis im Serum und ein erhöhter IgA-Spiegel im Cervixsekret nachgewiesen werden. Paavonen [3] gibt bei 24% der Chlamydiencerviciten eine cervicale intraepitheliale Neoplasie an. Diese Ergebnisse sind jedoch noch kein Beweis für einen direkten Zusammenhang zwischen Erregern und Cervixveränderungen.

Der Stellenwert von C. trachomatis in der Ätiologie der Salpingitis ist in den einzelnen Ländern unterschiedlich. Während in den USA nach wie vor die Neisseria gonorrhoeae die wichtigsten Erreger sind, stehen in den skandinavischen Ländern C. trachomatis bereits an erster Stelle. Die Symptomatik der Chlamydiensalpingitis unterscheidet sich nicht von anderen Formen. Da ein gezielter Nachweis von C. trachomatis aus dem Endometrium mittels geschützter Aspiration bereits möglich ist, wird eine canaliculäre Ausbreitung vom unteren Genitaltrakt angenommen [8].

Das Fitz-Hugh-Curits-Syndrom (FHC-Syndrom), die akute Perihepatitis, entsteht vermutlich durch Ascension und das Eindringen von Erregern in die freie Bauchhöhle. Erkennbar ist es insbesondere im Rahmen einer Laparoskopie durch fadenförmige fibrinöse Beläge in der Nähe der Gallenblase. In der Schweiz wies man erstmals auch C. trachomatis als Auslöser dieser entzündlichen Veränderungen nach [2]. Es gelang in den folgenden Jahren mehrmals eine sichere Chlamydienätiologie beim FHC-Syndrom aufgrund von Kulturen aus Cervix und Tuben, laparoskopischen Untersuchungen und AK-Bestimmungen festzustellen.

Eine besondere Bedeutung gewinnt der Chlamydiennachweis bei der Frau am Ende der Gravidität. Es sind Chlamydieninfektionen beim Neugeborenen bekannt und beschrieben, die perinatal durch eine genitale Chlamydienerkrankung der Mutter übertragen werden. Es handelt sich dabei um die Chlamydienkonjunktivitis und die Chlamydienpneumonie. Bei 2% aller Neugeborenen soll eine papilläre Chlamydienkonjunktivitis ca. 1 Woche post partum auftreten, nicht immer jedoch mit voller klinischer Symptomatik.

Eine ernstere Komplikation beziehungsweise Manifestation einer Chlamydieninfektion bei Neugeborenen ist die Pneumonie. Erst vor 7 Jahren wurde sie erstmals beschrieben [4] und seither bereits oft diagnostiziert. In der Hälfte der Fälle tritt sie gemeinsam mit einer Konjunktivitis und immer mit einer genitalen Chlamydieninfektion der Mutter auf.

Bei der Cervicitis und Salpingitis ist die ätiologische Bedeutung der C. trachomatis gesichert. Die Frage, ob diese Erreger einen Einfluß auf die Infertilität, insbesondere die „nonocclusiv-Infertilität" mit durchgängigen Typen haben, ist noch ungeklärt. Einige Ergebnisse lassen einen Zusammenhang vermuten, eine Besserung nach Tetracyclingabe konnte jedoch nicht erzielt werden. Wichtig erscheint in diesem Zusammenhang auf jeden Fall die rasche Therapie einer Cervicitis, um eine aufsteigende Infektion und die Entstehung einer Salpingitis mit ihren Folgen zu verhindern.

Mehr Beachtung ist der Symptomatik des FHC-Syndrom zu schenken. Es kann das Bild einer Cholelithiasis vorgetäuscht und fälschlicherweise eine Cholecystektomie vorgenommen werden.

Bei Risikogruppen, wie Frauen am Ende der Gravidität, Prostituierten und bei Infektionen mit anderen STD-Keimen muß öfters an eine Chlamydieninfektion gedacht und eine solche durch entsprechende Untersuchung diagnostiziert und ausgeschlossen werden, damit ein erhöhtes Krankheitsrisiko bei der Frau und beim Neugeborenen gesenkt wird.

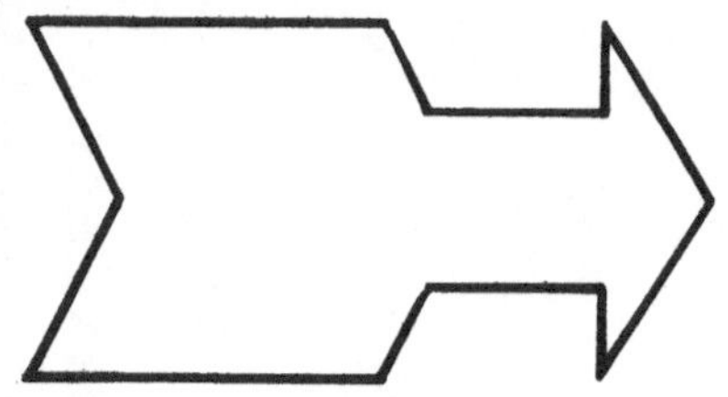

52.084 Ärzte in Klinik und Praxis beziehen regelmäßig Springer-Facharzt-Zeitschriften! Gehören Sie schon dazu?

Der Anaesthesist
Organ der Österreichischen Gesellschaft für Anaesthesiologie, Reanimation und Intensivtherapie; der Deutschen Gesellschaft für Anaesthesiologie und Intensivmedizin und der Schweizerischen Gesellschaft für Anaesthesiologie und Reanimation
1983: 12 Hefte, DM 224,-

Der Chirurg
Organ des Berufsverbandes der Deutschen Chirurgen e.V.
1983: 12 Hefte, DM 248,-

Der Gynäkologe
1983: 4 Hefte, DM 168,-

Der Hautarzt
Organ der Deutschen Dermatologischen Gesellschaft
1983: 12 Hefte, DM 196,-

HNO
Organ der Deutschen Gesellschaft für Hals-Nasen-Ohrenheilkunde, Kopf- und Halschirurgie; der Vereinigungen Westdeutscher, Nordwestdeutscher und Schleswig-Holsteinischer HNO-Ärzte; der Otolaryngologischen Gesellschaften zu Berlin und München; der Gesellschaft der HNO-Ärzte in Hamburg, der Deutschen Gesellschaft für Sprach- und Stimmheilkunde, und der Schweizerischen Gesellschaft für Oto-Rhino-Laryngologie, Hals- und Gesichtschirurgie
1983: 12 Hefte, DM 210,-

Der Internist
Organ des Berufsverbandes Deutscher Internisten
1983: 12 Hefte, DM 172,-

Monatsschrift für Kinderheilkunde
Organ der Deutschen Gesellschaft für Kinderheilkunde
1983: 12 Hefte, DM 222,-

Der Nervenarzt
Organ der Deutschen Gesellschaft für Psychiatrie und Nervenheilkunde, Mitteilungsblatt der Deutschen Gesellschaft für Neurologie, Mitteilungsblatt der Gesellschaft Österreichischer Nervenärzte und Psychiater
1983: 12 Hefte, DM 218,-

Der Orthopäde
1983: 4 Hefte, DM 178,-

Der Pathologe
Pathologie und Klinik
1983: 6 Hefte, DM 160,-

Der Radiologe
1983: 12 Hefte, DM 240,-

Unfallheilkunde/ Traumatology
Organ der Deutschen Gesellschaft für Unfallheilkunde
1983: 12 Hefte, DM 228,-

Der Urologe A
Organ der Deutschen Gesellschaft für Urologie
1983: 6 Hefte, DM 220,-

Der Urologe B
Organ des Berufsverbandes Deutscher Urologen
1983: 6 Hefte, DM 220,-

Springer-Verlag
Berlin
Heidelberg
New York
Tokyo

Springer im Dienst der Wissenschaft – mehr als 160 Zeitschriften

Ich interessiere mich für die Zeitschrift(en):__________________

__________________________________und bitte um ein

☐ Probeheft   ☐ ein Abonnement ab_______________

☐ Studentenabonnement (auf Anfrage)

Bitte bestellen Sie bei Ihrem Buchhändler oder direkt bei:
Springer-Verlag
Wissenschaftliche Information
Zeitschriften
Postfach 105 280
D-6900 Heidelberg 1

Name ____

Adresse ____

20.054/4/1c

Literatur

1. Kinghorn GR, Waugh MA (1981) Oral contraceptive use and prevalence of infection with Chlamydia trachomatis in women. Br J Venerol Dis 57:187–90
2. Müller-Schoop JW, Wang SP, Munzinger J, Schläpfer H, Knoblauch M, Ammann RW (1978) Chlamydia trachomatis as possible cause of peritonitis and perihepatitis in young women. Br Med J 1:1022–1024
3. Paavonen J, Vesterinen E, Meyer B, Saksela E (1982) Colposcopic and histologic findings in cervical chlamydiae infection. Obstet Gynecol 59:712–5
4. Schachter J, Lum L, Gooding LA, Ostler B (1975) Pneumonitis following inclusion blennorhea. J Pediatr 87:779–780
5. Stary A, Gebhart W, Gross W, Kopp W, Söltz-Szöts J, Thurner J (1982) Genitale Chlamydieninfektionen bei STD-(= Sexually transmitted diseases-)Risikopatientinnen. Wien Klin Wochenschr 94:484–487
6. Thelin I, Wennström AM, Mardh PA (1980) Contact-tracing in patients with genital chlamydial infection. Br J Venerol Dis 56:259–262
7. Weil A, Gaudenz R, Burgener L, Schultz B (1981) Isolation of Chlamydia trachomatis from women with urethral syndrom. Arch Gynecol 230:329–333
8. Wolner-Hanssen P, Mardh PA, Moller B, Weström L (1982) Endometrial infection in women with chlamydial salpingitis. Sex Transm Dis 9:84–88
9. Woolfitt JMG, Watt L (1977) Chlamydial infection of the urogenital tract in promiscuous and non-promiscuous women. Br J Venerol Dis 53:93–95

Dr. A. Stary
Ludwig-Boltzmann-Inst.
II. Univ.-Hautklinik
Alser Str. 4
A-1090 Wien

Mikrobiologische und serologische Diagnostik einer Chlamydieninfektion

V. Mösinger-Lundgren, Heidelberg

Als intracelluläre Parasiten verlangen die Chlamydien Zellen, in die sie eindringen können. Sie können deshalb weder in Kultur- noch in Nährmedien gezüchtet werden; ihr Nachweis ist in lebenden Zellen möglich oder indirekt durch serologische Methoden.

I. Direktabstrich – Giemsafärbung

Der Erreger kann aus Abstrichmaterial nachgewiesen werden. Hierbei werden abgekratzte Zellen auf einen Objektträger gebracht und mit Giemsa gefärbt. Intracelluläre, in der Nähe des Zellkerns liegende Einschlüsse werden mikroskopisch (400x) gesucht.

II. Züchtung des Erregers in der Gewebekultur

In den 30er Jahren wurde das Abstrichmaterial im Dottersack von 8 Tage alten, befruchteten Hühnereiern beimpft. Nach 10 Tagen Bebrütung bei 37 °C konnten die Chlamydien in der Dottermembran nachgewiesen werden. Diese Methode ist sehr arbeitsaufwendig; das Ergebnis liegt erst nach 3 Wochen vor, so daß dieses Verfahren für Routineuntersuchungen ungeeignet ist.

1960 entwickelte Gordon eine Methode, bei der die Chlamydien in Zellkulturen gezüchtet werden konnten [1]; hierbei sind sechs Schritte zu beachten:

1. Die Abstrichentnahme
mit nicht toxischen Watteträgern

Diese Watteträger dürfen weder auf die Chlamydien noch auf die Zellkulturen toxisch wirken. Früher wurde das Material durch Curettage oder durch Abschabung des Epithels gewonnen; diese Entnahme ist meist schmerzhaft für den Patienten; zum anderen stellte sich heraus, daß die Spatulae toxisch auf die Chlamydien wirken. Holz- und Kalziumalginattupfer sind ebenfalls nicht geeignet [2]. Zu empfehlen sind Aluminiumtupfer, mit denen ein tiefer Urethralabstrich gemacht wird bzw. bei der Frau ein Endocervicalabstrich. Dieser Watteträger wird in ein Transportmedium verbracht.

Das Transportgefäß sollte aus Plastik sein, da die meisten Glasgefäße Zink- und Kupferionen enthalten, welche den Nachweis der Chlamydien beeinträchtigen.

2. Verwendung eines Transportmediums

Am meisten bewährt hat sich ein Saccharose-Phosphatpuffer mit Antibiotikazugabe, um eine Kontamination von Bakterien bzw. Pilzen zu vermeiden. Streptomycin (50–200 µg/ml), Gentamycin (10–20 µg/ml) oder Vancomycin (100 µg/ml) sind die gebräuchlichsten Zusätze, Nystatin (15 µg/ml) oder Fungizide (5 µg/ml) gegen Pilze. Der pH-Wert des Transportmediums sollte 7,0 bis 7,2 nicht überschreiten [3].

3. Transport- und Aufbewahrungstemperatur der Abstriche

Die höchste Einschlußrate findet man bei Präparaten, bei denen das Abstrichmaterial 0–6 h nach Entnahme auf die Zellkulturen beimpft wurde. Da diese Bedingung nicht immer möglich ist, muß der Abstrich bei 4 °C (24 h) aufbewahrt werden; es besteht auch die Möglichkeit, ihn bei –70 °C oder in flüssigem Stickstoff zu lagern.

4. Vorbereitung eines einschichtigen Zellrasens

1965 verwendeten Gordon und Quan bestrahlte McCoy-Zellen [1]. Durch die Bestrahlung konnte man die Teilung der Zellen verhindern, sie wuchsen zu Riesenzellen, in denen die Chlamydien-Einschlüsse deutlich in der Nähe des Zellkerns gesehen werden konnten. 1972 arbeiteten Kuo et al. [4] mit Hela 229, die sie mit DEAE-Dextran inkubierten; dieses Polymer bewirkt eine elektrostatische Veränderung der Zellmembran der Hela-Zellen, womit das Eindringen der Chlamydien erleichtert werden kann. Als weitere Vorbehandlungsmethoden wurden eine IUDR-Zugabe [5] empfohlen oder Cytochalasin B bei McCoy-Zellen [6]. Einfach und deshalb für Routineuntersuchungen sehr geeignet ist die Vorbehandlung der McCoy-Zellen mit Cycloheximid [7], welches die Proteinsynthese der McCoy-Zellen hemmt, nicht aber die der prokaryontischen Chlamydien.

5. Inokulation und Zentrifugation des Abstrichs

Als wichtigsten Schritt in der Chlamydiendiagnostik hat sich das Aufzentrifugieren des Inokulums erwiesen, womit eine zehnfache Steigerung der Infektiösität verbunden ist. Eine Erhöhung der Temperatur bei der Zentrifugation von 18 °C auf 33 °C bewirkte eine vierfache Steigerung der Einschlußrate [8]. Nach einer Inkubationszeit von 48–72 h bei 37 °C haben die Chlamydien in den McCoy-Zellen einen Entwicklungszyklus durchgemacht. Sie können dargestellt werden durch eine Giemsafärbung, Lugol oder einen Fluoreszenzfarbstoff [9].

6. Die mikroskopische Diagnose

Die mikroskopische Diagnose der gefärbten Zellkulturen auf intracellulären Einschlüssen erfolgt entweder im Dunkelfeld (Giemsafärbung, Einschlüsse: gelb leuchtend), im Hellfeld (Lugolfärbung, Einschlüsse: hell bis dunkelbraun) oder mit einem Fluoreszenzmikroskop (DAPI, Einschlüsse: grün fluoreszierend).

III. Serologische Nachweismethoden

1. KBR

Die Komplementbindungsreaktion ist eine veraltete Methode, da im Handel nur gruppenspezifische Antigene erhältlich sind. Mit dieser Methode sind nur hohe Titerwerte von diagnostischem Wert.

2. MIF-Test

Bei dem *Mikro-Immunfluoreszenz*-Test werden im Dottersack von Hühnerembryonen hergestellte Antigene verwendet. Das Antigen besteht aus 15 Serotypen, die auf einen Objektträger gebracht werden. Im Sandwichverfahren kommt das Patientenserum hinzu, welches im positiven Fall Antikörper gegen die Chlamydien enthält und einen Immunkomplex mit dem Antigen bildet. Dieser Antigen-Antikörperkomplex wird mit einem anti-IgG- (bzw. IgM-)FITC-markierten Antiserum beschichtet und

kann mit einem Fluoreszenzmikroskop gesehen werden [10].

3. ELISA
(enzyme-linked immunosorbent assays)

Der Nachweis von chlamydienspezifischen Antikörpern mit der ELISA-Technik ist möglich und wird bereits zu Forschungszwecken angewendet [11].

Literatur

1. Gordon FB, Quan AL (1965) Isolation of the trachoma agent in cell culture. Proc Exp Biol Med 118:354–359
2. Mårdh P-A, Zeeberg B (1981) Toxic effect of sampling swabs and transportation test tubes on formation of intracytoplasmic inclusions of chlamydia trachomatis in McCoy cell cultures. Br J Vener Dis 57:268–272
3. Petzoldt D, Mösinger-Lundgren V (1982) Survival of Chlamydia trachomatis in different transport media. In: Mårdh P-A et al (eds) Chlamydial infections. Elsevier Biomedical, Amsterdam Oxford New York
4. Kuo C, Wang S, Wentworth BB, Grayston JT (1972) Primary isolation of TRIC organisms in Hela 229 cells treated with DEAE-dextran. J Infect Dis 125:665–668
5. Wentworth BB, Alexander ER (1974) Isolation of chlamydia trachomatis by use of 5-iodo-2-deoxyuridine-treated cells. Appl Microbiol 27:912–916
6. Sompolinsky D, Richmond S (1974) Growth of chlamydia trachomatis in McCoy cells treated with cytochalasin B. Appl Microbiol 28:912–914
7. Ripa KT, Mårdh P-A (1977) Cultivation of chlamydia trachomatis in cycloheximide-treated McCoy cells. J Clin Microbiol 6:328–330
8. Darougar S, Treharne JD (1982) Cell culture methods for the isolation of chlamydia trachomatis. In: Mårdh P-A et al (eds) Chlamydial infections. Elsevier Biomedical, Amsterdam Oxford New York
9. Salari SH, Ward ME (1979) Detection of chlamydia trachomatis by staining with Hoechst 33258. WHO/VDT/79.420
10. Treharne JD, Darougar S, Jones BR (1977) Modification of the microimmunfluorescence test to provide a routine serodiagnostic test for chlamydial infection. J Clin Pathol 30:510–517
11. Levy NJ, McCormack WM (1982) Detection of serum antibody to chlamydia trachomatis with ELISA. In: Mårdh P-A et al (eds) Chlamydial infections. Elsevier Biomedical, Amsterdam Oxford New York

Dr. V. Mösinger-Lundgren
Univ.-Hautklinik Heidelberg
Voßstr. 2
D-6900 Heidelberg 1

Zur Therapie genitaler Chlamydieninfektionen

U. Neubert und H.C. Korting, München

Die Behandlung genitaler Chlamydieninfektionen scheint im Gegensatz zur Diagnostik keine wesentlichen Probleme aufzuwerfen. Abgesehen von der im Vergleich zur akuten Gonorrhoe weniger eindrucksvollen Symptomatik einer Chlamydienurethritis oder -zervizitis und neben den bekannten Schwierigkeiten des Erregernach-

weises mag dies ein wesentlicher Grund sein, daß Chlamydia trachomatis bei uns bisher nicht die Beachtung fand, die ihr als häufigstem Erreger sexuell übertragener Erkrankungen zukommt. Schon aus historischen Gründen erscheint dies bedauerlich, weil immerhin der Wiener Ophthalmologe Karl Lindner bereits zu Beginn dieses

Jahrhunderts als erster die Bedeutung des „Chlamydozoon oculogenitale" für die Urethritis des Mannes, die Zervizitis der Frau und die Einschlußkonjunktivitis des Neugeborenen erkannte und den Erreger mikroskopisch und durch Übertragung auf die Affenkonjunktiva nachweisen konnte. Lindner fand die typischen Einschlußkörperchen bei 4 von 10 Patienten mit Nichtgonorrhoischer Urethritis [8]. Dies entspricht etwa der Häufigkeit, mit der heute C. trachomatis in der Zellkultur nachweisbar ist. So isolierten wir z. B. in einer 1977 und 1978 in München durchgeführten Studie an 156 männlichen Patienten mit Nichtgonorrhoischer Urethritis (NGU) C. trachomatis aus der Urethra von 59 Patienten entsprechend 37% [6]. Daß die Chlamydiendiagnostik erst so spät weiterentwickelt wurde, liegt sicherlich auch daran, daß mit dem zunächst empirisch begründeten erfolgreichen Einsatz von Tetrazyklinen bei NGU eine Verfeinerung der Diagnostik überflüssig erschien. Dies führt uns zu der Frage: Ist der Eindruck, daß genitale Chlamydieninfektionen fast immer mit Tetrazyklinen auszuheilen sind, zutreffend, d. h. läßt er sich durch In-vitro-Testungen und durch größere klinische Studien bestätigen? Weiterhin ist zu fragen – wenn wir einmal die Wirksamkeit von Tetrazyklinen voraussetzen –, wie lange müssen wir den Patienten behandeln, um ein Rezidiv zu verhindern? Ferner: Welche Antibiotika können wir einsetzen, wenn Tetrazykline (wegen Unverträglichkeit, bei Schwangerschaft, bei Kindern bis zum 6. Lebensjahr) nicht eingesetzt werden können? Schließlich: Wie sollen wir Infektionen behandeln, an denen neben Chlamydia trachomatis andere aerobe und anaerobe Bakterien beteiligt sein können? Ich denke hierbei vor allem an die Adnexitis; aber auch die Mehrfachinfektionen von Urethra und Zervix mit Gonokokken und Ureaplasmen erfordern ein gezieltes therapeutisches Konzept. Grundlage einer antibiotischen Behandlung sind gemeinhin die Testungen von Bakterienstämmen in vitro. Die Bestimmung der minimalen Hemmkonzentrationen (MHK) oder der minimalen bakteriziden Konzentrationen (MBK) von Antibiotika genenüber C. trachomatis in Zellkulturen ist arbeitsaufwendig, die Interpretation der Befunde – aufgrund einer reduzierten Zahl, Größe und morphologischer Veränderungen der Einschlußkörperchen – schwierig und subjektiv. Die Ergebnisse (MHK, MBK, MBK [2]) sind abhängig vom Intervall zwischen Beimpfung der bestrahlten McCoy-Zellen und der Zugabe des antibakteriellen Wirkstoffes [9]. Zur Bestimmung der MHK werden Chlamydien und Antibiotika gleichzeitig den Kulturen zugefügt. Aufgrund der angedeuteten Schwierigkeiten liegen bisher erst relativ wenige Testungen an begrenzten Stammzahlen vor. Der Vergleich dreier solcher Studien zur Antibiotikaempfindlichkeit (MHK) von C. trachomatis in der Zellkultur (Tabelle 1) macht deutlich, daß die gute klinische Wirksamkeit der Tetrazykline einschließlich der Präparate mit Langzeitwirkung, Minozyklin und Doxyzyklin, korreliert mit minimalen Hemmwerten, die deutlich unter den erreichbaren Serumkonzentrationen liegen. Dies trifft in etwas geringerem Maße [10] auch für Erythromyzin als Alternativpräparat der Wahl zu. Wirksam ist fernerhin Trimethoprim/Sulfamethoxazol, dessen Wirkungsspektrum allerdings die Mykoplasmen nicht erfaßt. Rifampizin dürfte trotz hervorragender Wirksamkeit in vitro klinisch für diese Indikation kaum Verwendung finden. Die Betalaktamantibiotika entfalten zwar in vitro durchaus eine Wirkung auf C. trachomatis, jedoch liegen die Hemmwerte relativ hoch, und in vivo wird ihnen allgemein keine oder nur geringe Wirkung zugebilligt. Allerdings werden ja die Penizilline meist in der Einzeitbehandlung der Gonorrhoe angewendet und können schon wegen ihrer kurzen Einwirkungsdauer C. trachomatis nicht hinreichend erfassen [11]. Immerhin konnten Bowie et al. ebenso wie Johannisson et al. mit Ampizillin, Amoxizillin und Pivampizillin bei 3tägiger bis 3wöchiger Behandlung mindestens 80% ihrer Patienten mit Chlamydieninfektionen von Urethra und Zervix heilen [2, 4, 7]. Der fehlende Effekt von Spectinomyzin und Gentamyzin gegenüber C. trachomatis ist bei der Behandlung von Gonorrhoe und Adnexitiden zu beachten. Klindamyzin mit Hemmwerten von C. trachomatis innerhalb erreichbarer Serumspiegel [3] wurde in der Tabelle berücksichtigt, weil es sich als Anaerobiertherapeutikum für die Behandlung von Adnexitiden empfiehlt. – Eine wesentliche Frage ist, wie lange eine unkomplizierte Chlamydieninfektion der Urethra, der Zervix oder des Rektums behandelt werden soll. Grundsätzlich ist davon auszugehen, daß Chlamydien mit einem intrazellulären Vermehrungszyklus von ca. 48 h einer Einzeitbehandlung, wie sie in der Gonorrhoetherapie bevorzugt wird, nicht zugänglich sind [13]. Einig ist man sich darin, daß eine Behandlungsdauer von 7 Tagen nicht unterschritten werden sollte (s. Behandlungsrichtlinien des CDC, Atlanta [5]). Bei einwöchiger hochdosierter Behandlung mit Oxytetrazyklin oder Tetrazyklinhydrochlorid (4 x 500 mg p. o. täglich), Minozyklin und Doxyzyklin (2 x 100 mg p. o. täglich) oder Erythromyzin (4 x 500 mg p. o. täglich) sind die klinischen und mikrobiologischen Ergebnisse einer längerdauernden Therapie nicht unterlegen. Bei unseren männlichen Patienten mit chlamydienbedingter Urethritis erreichten wir mit einer Dosierung von 3 x 500 mg Oxytetrazyklin p. o. täglich eine Ausheilungsrate von annähernd 95%. Eine protrahierte Behandlung bis zu 3 Wochen kommt vor allem dann in Betracht,

Tabelle 1. Minimale Hemmkonzentrationen von Antibiotika gegen C. trachomatis, MHK (μg/ml oder IE/ml)

Antibiotikum	Treharne et al. (1977) [14]	Bowie et al. (1978) [1]	Johannisson et al. (1979) [7]
Oxytetrazyklin	0,2–0,5	0,06	0,1
Doxyzyklin	0,2	0,03	0,05
Minozyklin	0,2	0,015–0,03	–
Erythromyzin	0,5	0,025–0,5	0,5
Trimethoprim-Sulfamethoxazol	1,0	–	25
Rifampizin	0,05–0,1	0,008	–
Penizillin	1,0	9,6–>38	–
Amoxizillin/Pivampizillin	–	2,0–>4 (A)	0,25 (P)
Gentamyzin[a]	>500	>1000	>100
Spektinomyzin[a]	–	125–250	100
Klindamyzin	–	0,5–2,0	–

[a] Erreichbare Serumkonzentrationen < MHK in vitro

wenn unter der hohen Dosierung von z. B. 4 x 500 mg Tetrazyklin oder 4 x 500 mg Erythromyzin täglich beim Patienten erhebliche Nebenwirkungen auftreten und die tägliche Dosis deshalb auf die Hälfte reduziert werden muß. Darüber hinaus erhöht sich bei dreiwöchiger Behandlungsdauer die Wahrscheinlichkeit, daß die Sexualpartner gleichzeitig therapiert und sogenannte „Pingponginfektionen" vermieden werden [13]. Für das Lymphogranuloma inguinale, aber auch für die akute Epididymitis des Mannes und die Adnexitis der Frau empfiehlt sich eine Behandlungsdauer von mindestens 14 Tagen [5]. Daß bei Chlamydieninfektionen ebenso wie bei allen anderen venerischen Erkrankungen der oder die Partner mitbehandelt werden müssen, soweit sie erfaßbar sind, sollte eigentlich selbstverständlich sein, wird aber leider häufig vergessen. Die versäumte Partnerbehandlung erklärt manches sonst unverständliche Rezidiv beim Patienten selbst und kann zudem irreversible Komplikationen aus der unerkannten Infektion beim Partner nach sich ziehen. Eine Chlamydieninfektion der Zervix läßt sich bei etwa 70 % der Partnerinnen von männlichen Patienten mit chlamydienbedingter Urethritis feststellen [13]. Da die Chlamydieninfektion der Zervix ebenso wie die durch Gonokokken häufig asymptomatisch bleibt [12] und der Chlamydiennachweis ja vorläufig erst in wenigen Zentren möglich, kostspielig und vor allem auch zeitaufwendig ist, muß man aus diesen Befunden die praktische Folgerung ableiten, daß die Partnerbehandlung unabhängig vom Vorhandensein einer klinisch faßbaren Symptomatik in jedem Fall durchgeführt werden sollte. Die Nachbeobachtungsdauer nach abgeschlossener Behandlung sollte etwa 3 Wochen betragen.

Literatur

1. Bowie WR, Lee CK, Alexander ER (1978) Prediction of efficacy of antimicrobial agents in treatment of infections due to chlamydia trachomatis. J Infect Dis 138:655–659
2. Bowie WR, Alexander ER, Holmes KK (1981) Eradication of chlamydia trachomatis from the urethras of men with nongonococcal urethritis by treatment with amoxicillin. Sex Transm Dis 8:79–81
3. Bowie WR (1981) In vitro activity of clindamycin against chlamydia trachomatis. Sex Transm Dis 8:220–221
4. Bowie WR, Manzon LM, Borrie-Hume CI, Fawcett A, Jones HD (1982) Efficacy of treatment regimens for lower urogenital chlamydia trachomatis infection in women. Am J Obstet Gynecol 142:125–129
5. Center for Disease Control (1982) Guidelines for treatment of sexually transmitted diseases. MMWR 31: [Suppl] 35–36, 42–45
6. Hellein G, Neubert U (1979) Diagnose und Therapie der chlamydienbedingten Urethritis. In: Braun-Falco O, Wolff HH (Hrsg) Fortschritte der praktischen Dermatologie und Venerologie, Bd 9. Springer, Berlin Heidelberg New York, S 51–57
7. Johannisson G, Sernryd A, Lycke E (1979) Susceptibility of chlamydia trachomatis to antibiotics in vitro and in vivo. Sex Transm Dis 6:50–57
8. Lindner·K (1910) Zur Ätiologie der gonokokkenfreien Urethritis. Wien Klin Wochenschr 23:283–289
9. Lycke E (1982) Assaying antichlamydial drugs in vitro. Scand J Infect Dis [Suppl] 32:38–41
10. Mourad A, Sweet RL, Sugg N, Schachter J (1980) Relative resistance to erythromycin in chlamydia trachomatis. Antimicrob Ag Chemother 18:696–698
11. Oriel ID, Ridgway GL, Reeve P, Beckingham DC, Owen I (1976) The lack of effect of ampicillin plus probenecid given for genital infections with Neisseria gonorrhoeae on associated infections with chlamydia trachomatis. J Infect Dis 133:568–571
12. Rees E, Tait AI, Hobson D, Johnson FWA (1977) Chlamydia in relation to cervical infection and pelvic inflammatory disease. In: Hobson D, Holmes KK (eds) Nongonococcal urethritis and related infections. American Society for Microbiology, Washington, pp 67–76
13. Schachter J (1978) Chlamydial infections (second of three parts). N Engl J Med 298:490–495
14. Treharne ID, Day I, Yeo CK, Iones B, Squires S (1977) Susceptibility of chlamydiae to chemotherapeutic agents. In: Hobson D, Holmes KK (Hrsg) American Society for Microbiology, Washington, pp 214–222

Dr. U. Neubert
Dermatolog. Univ.-Klinik
Frauenlobstr. 9–11
D-8000 München 2

Symposium IV: Proktologie

Konservative Behandlung des Hämorrhoidalleidens

A. Neiger, Bern

Wichtig bei der konservativen Behandlung des Hämorrhoidalleidens sind Analhygiene, Stuhlregelung und diätetische Maßnahmen. Die bestgeplante Hämorrhoidenbehandlung kann durch einen ständig stuhlverschmutzten Anus, Abgang von hartem oder dünnem Stuhl oder durch Genuß von scharfen Gewürzen, Alkohol, Kaffee und Schokolade zunichte gemacht werden. Die schonendste Behandlung der Analregion ist Spülen mit fließendem Wasser und anschließendes Abtupfen mit weichem Papier. Der Stuhl soll weich geformt sein, gegen harten Stuhl empfiehlt sich faserreiche Kost, ein Quelloder Gleitmittel und insbesondere genügend Flüssigkeitszufuhr, 1,5–2 l täglich. Ein allfälliger Laxantienabusus ist zu stoppen. Durchfall wird mit darmmotilitätshemmenden und desinfizierenden Medikamenten angegangen. Da scharfe Gewürze, Alkohol, Kaffee und Schokolade die Analschleimhaut reizen, sind sie zu meiden.

Die medikamentöse Behandlung ist indiziert, wenn Zeichen einer Anitis wie Jucken, Brennen, Schmerz und Sekretion der Proktealdrüsen im Vordergrund stehen. Die meisten Salben und Suppositorien enthalten desinfizierende und anaesthesierende Zusätze, andere auf die Gefäßwand einwirkende Substanzen und zur Entzündungshemmung Corticosteroide. Bei der Applikation von Zäpfchen ist darauf zu achten, daß diese 3–5 min im Analkanal festgehalten werden, damit sie möglichst lange auf die entzündete Analschleimhaut einwirken. Wir verschreiben gerne Tampositorien B, die Azulen, Hamamelis und Belladonna enthalten und wegen ihrer schlanken Form, ohne zu reizen, die ganze Nacht über im Analkanal belassen werden können.

Führt die medikamentöse Therapie nach 1–2 Wochen nicht zum gewünschten Erfolg oder steht eine Blutung im Vordergrund, so wenden wir die Verödungsbehandlung an.

Ziel der Verödungsbehandlung ist die Blutstillung durch Drosselung der arteriellen Blutzufuhr zu den Hämorrhoidalknoten. Zu diesem Zweck wird oberhalb der endoskopisch sichtbaren Hämorrhoidalknoten ein Reiz in die Submukosa gesetzt, der zu lokaler Entzündung mit anschließender narbiger Schrumpfung und Drosselung der Gefäße führt. Die meist praktizierte Methode ist die chemische Verödung durch Injektion von gewebsreizenden Substanzen. Beim Verfahren nach Blond [3] wird tropfenweise eine 20%ige Chininlösung durch das seitliche Fenster des Blondschen Proktoskopes streng mukös in die Basis der Knoten injiziert. Es wird in wöchentlichen Abständen pro Sitzung 1 ml zirkulär injiziert. Im allgemeinen sind 5–8 Sitzungen zur Verödung notwendig. Bei der Methode nach Bensaude [2] werden 0,5 bis 1 ml eines Verödungsmittels oberhalb der Hämorrhoidalknoten jeweils an zwei gegenüberliegenden Stellen injiziert. Es wird gewöhnlich in wöchentlichen Abständen viermal behandelt. Die Resultate sind gut und äußern sich rasch in Linderung der Beschwerden und Verschwinden der Blutung.

Kontraindikation sind die akute Hämorrhoidalthrombose, der akut entzündete Hämorrhoidalprolaps und die haemorrhagische Diathese.

Komplikationen sind Schmerz bei zu tiefer, in die muskularis gesetzter Injektion und die Nekrose mit Blutung bei zu oberflächlicher Injektion. Die Nekrose ist meist eng lokalisiert. In seltenen Fällen kann sie jedoch mit ausgedehnter Gewebszerstörung einhergehen, wohl bedingt durch eine allergische Reaktion auf das injizierte Medikament [4].

Zur Verödungsbehandlung von Hämorrhoiden ohne Medikamente steht heute die Infrarotkoagulation zur Verfügung. Durch den Infrarotstrahl wird der Reiz in die Submukosa gesetzt, der zu lokaler Entzündung und anschließender narbiger Schrumpfung mit Drosselung der Gefäße führt. Der Infrarotstrahl wird von einer mit 14 Volt gespeisten Halogenlampe in einem goldbeschichteten, ellipsoiden Reflektor erzeugt und über einen leicht abgewinkelten Lichtleiter aus Quarzglas, der ins Anoskop eingeführt wird, fokusiert. Die Strahleneinwirkung wird durch einen im Netzgerät eingebauten Zeitschalter auf 1 s limitiert. Die Strahleneinwirkung auf das Gewebe beträgt dann ungefähr 3 mm im Durchmesser und in der Tiefe. Der Infrarotstrahl hinterläßt eine umschriebene, gräuliche Schleimhautverfärbung. Nach einer Woche findet sich ein leicht eingezogener, durch die Kapillarisation rötlich verfärbter Fleck und nach zwei Wochen nur noch eine diskrete narbige Einziehung. Die mikroskopische Untersuchung der Verödungsstellen hat unmittelbar nach der Strahleneinwirkung ein Oberflächenulcus und Gewebskoagulationen mit Ödem ergeben. Nach zwei Wochen war der Oberflächendefekt durch ein einreihiges Epithel organisiert [5, 6]. Der Vergleich mit der Verödungsinjektion hat gezeigt, daß die Infrarotkoagulation rascher zum Verschwinden der Blutung führt. Komplikationen traten keine auf. Die Hämorrhoiden werden mit dem Anoskop eingestellt, die Spitze des Lichtleiters wird oberhalb der Hämorrhoidalknoten auf die Schleimhaut aufgesetzt. In der ersten Sitzung wird an vier Stellen koaguliert, bei 2, 4, 8 und 10 Uhr und nach mindestens einem Abstand von einer Woche in der zweiten Sitzung bei 3, 6, 9 und 12 Uhr. Selten sind mehr als zwei Behandlungen notwendig, um eine Blutung zum Verschwinden zu bringen.

Bei prolabierenden Hämorrhoiden ist eine mehrfache Behandlung notwendig. Wir ziehen deshalb die elastische Ligatur vor. Prolabierende Hämorrhoiden, die reponierbar sind, lassen sich durch Ligatur an ihrer Basis mit einem Gummiring zum Verschwinden bringen. Die Knoten werden mit dem Anoskop eingestellt und dann mit dem Ligaturgerät von Baumgartner [1] mit einer Zange und mit demjenigen von Soullard [7] durch Unterdruck in einen Zylinder gezogen, auf den ein Gummiring aufgespannt ist. Dieser wird mit einem Vorschiebemechanismus über den Knoten gespickt und ligiert ihn an seiner Basis. Der Knoten wird nach 5–7 Tagen nekrotisch und fällt unter Hinterlassen einer Narbe ab. Komplikationen sind Schmerz und Blutung. Letztere kann ein lebensbedrohliches Ausmaß annehmen. Bei Klagen über Nachblutungen soll in jedem Fall kontrolliert werden. Die Blutung läßt sich mit dem Infrarotkoagulator leicht stillen.

Literatur

1. Baumgartner R (1979) Behandlung innerer Hämorrhoiden mit elastischen Ligaturen. Schweiz Med Wochenschr 100:1249
2. Bensaude A (1967) Les hémorroïdes et affections courantes de la région anale. Librairie Maloine, Paris
3. Blond K, Hoff H (1936) Das Hämorrhoidalleiden. Deuticke, Leipzig Wien
4. Haas D (1976) Rektosigmoidalnekrose nach Hämorrhoidenverödung. Helv Chir Acta 43:591
5. Nath G, Kreitmeier A, Kiefhaber P et al (1977) Neue Infrarotkoagulationsmethode. Verhandlungsband des 9. Kongresses der Deutschen Gesellschaft für Gastroenterologie, München 1976. Perimed, Erlangen, S 17
6. Neiger A, Moritz K, Kiefhaber P (1978) Hämorrhoiden-Verödungsbehandlung durch Infrarotkoagulation. In: Fortschritte der gastroenterologischen Endoskopie, Bd 9. Witzstrock, Baden-Baden, S 102
7. Soullard J (1975) Proctologie. Masson Cie., Paris

Dr. A. Neiger
Marktgasse 52
CH-3011 Bern

Anorektale Melanome

H. J. Schwanitz, H. Schwanitz und F. Ehring, Münster

Zusammenfassung

Die Melanome des Rektums und Anoderms stellen nur eine kleine Gruppe der anorektalen Malignome dar, ihr Anteil beträgt ca. 0,5 % [4, 8]. Allerdings sind Anus und Rektum die dritthäufigste Lokalisation maligner Melanome nach Haut und Auge [3]. Daher ist bei Melanommetastasen ohne auffindbaren Primärtumor die umgehende Rektoskopie angezeigt.

Die Prognose anorektaler Melanome ist schlecht, in neueren Arbeiten wird als mittlere Überlebenszeit die Dauer von zwei Jahren angegeben [4]. Diese im Vergleich zum Integument schlechte Prognose erklärt sich nicht aus der Lokalisation, sondern vielmehr aus der erheblich späteren Diagnosestellung. Anorektale Tumoren sind zu diesem Zeitpunkt häufig bereits mehr als zwei Zentimeter groß [2, 3]. Hieraus erklärt sich, daß die Prognose auch durch ein radikales operatives Vorgehen bisher nicht erheblich verbessert werden konnte. Für die Prognose ausschlaggebend ist die Tumorgröße bei Diagnosestellung [7]. Die Radikalexzision ist daher immer zu überdenken, wenn sie zur Inkontinenz führt bzw. einen Anus praeter notwendig macht; wohl nicht angezeigt ist sie bei dringendem Verdacht auf Fernmetastasen. Es werden vier eigene Fälle mitgeteilt.

Symptomatik und histologisches Bild

Die mitgeteilten Symptome korrelieren mit der Größe und Gestalt des Tumors. Fatalerweise sind sie denen sehr ähnlich, wie wir sie bei Hämorrhoiden im Stadium II–III kennen. Am häufigsten wird über Fremdkörpergefühl geklagt, gefolgt von rezidivierenden hellroten Blutungen, Schmerzen und Stuhlgangbeschwerden, die durch das Prolabieren des Tumors in den Anus verursacht werden [2, 9].

Die Histologie zeigt globoid-, spindel- oder polymorphzelliges Melanomgewebe, ausgehend vom Plattenepithel des Analkanals oder der Rektumschleimhaut. Die Diagnose wird erschwert, wenn jegliches Pigment fehlt oder wenn bei ulzerierten Tumoren die Junktionszone nicht mehr zu beurteilen ist. Auffällig ist die frühe und weite horizontale Ausbreitung in der Submukosa, wodurch die häufigen Satellitenmetastasen erklärt werden können [2].

Fallbeschreibungen

Fall 1

Die 79jährige Patientin bemerkte bereits zwei Jahre lang einen Knoten im After, bis nach elektrischer Abtragung histologisch ein malignes Melanom des Analepithels festgestellt wurde. Die Exzision erfolgte drei Zentimeter weit im Gesunden. Elf Monate später wurden Satellitenmetastasen festgestellt. Die Patientin war zu keiner weiteren Therapie bereit und verstarb 21 Monate nach der Diagnosestellung an Hirnmetastasen.

Fall 2

Der 51jährige Patient bemerkte als erstes Symptom das wiederholte Auftreten von Blut im Stuhl. Die Probeexzision aus dem zu diesem Zeitpunkt bereits pflaumengroßen und ulzerierten Tumor sicherte die Diagnose. Es schloß sich eine peranale Exzision des Tumors an, die jedoch nicht im Gesunden erfolgte. Daraufhin wurde die abdominoperineale Rektumamputation mit Versorgung durch einen Anus praeter sowie die Ausräumung der iliakalen und inguinalen Lymphknoten durchgeführt. Aufgrund des Metastasennachweises in den Lymphknoten wurde das Becken im Anschluß mit Telekobalt bestrahlt. Nach zwölf Monaten traten Satellitenmetastasen und fast gleichzeitig Lungenmetastasen auf. Der Patient starb 15 Monate nach der Diagnosestellung.

Fall 3

Die 75jährige Patientin litt seit drei Monaten an einem Ulkus im Analtrichter. Es wurde ein amelanotisches Melanom histologisch diagnostiziert. Als die Patientin uns zugewiesen wurde, wies sie neben diesem zerfallenen Tumor im Analtrichter (Abb. 1) bereits eine zehn Zenti-

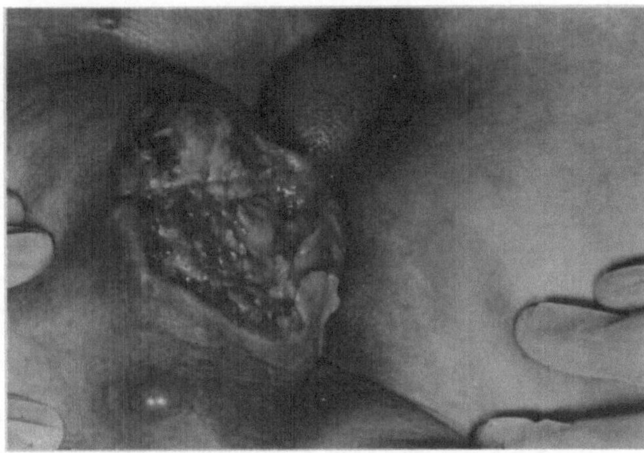

Abb. 1. Anales Melanom vor der Chemotherapie am 5. 1. 1980

meter große Lymphknotenmetastase in einer Leiste auf. In der Rektoskopie sah man mehrere große submukös gelegene Knoten, die klinisch als Metastasen angesprochen wurden. Eine kurative Radikaloperation war in diesem Stadium nicht mehr möglich. Daher wurde der Entschluß gefaßt zur alleinigen Chemotherapie. Auf DTIC und Bleomycin hin erfolgte keine Tumorregression, dagegen kam es unter der Kombinationstherapie Platinex/Bleomycin/Holoxan zu einer deutlichen partiellen Regression (Abb. 2 und 3).

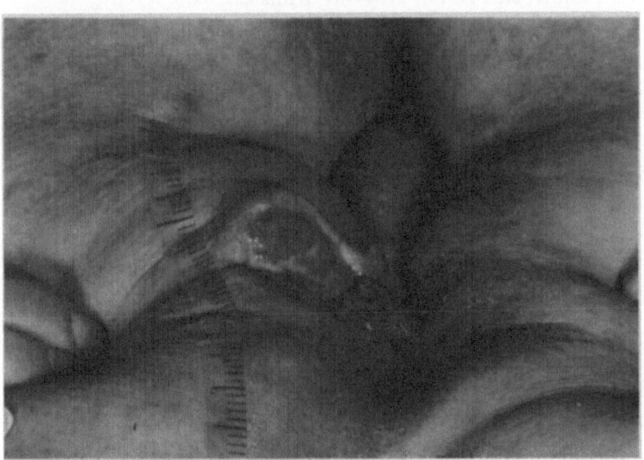

Abb. 2. Anales Melanom nach der 1. Serie der Kombinationstherapie mit Platinex/Bleomycin/Holoxan am 24. 1. 1980

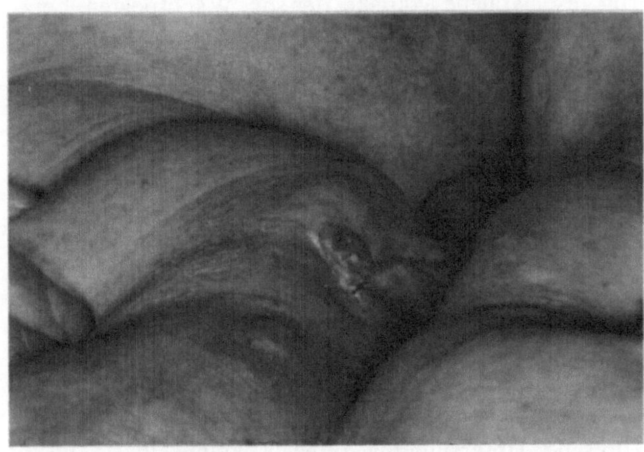

Abb. 3. Anales Melanom nach der 3. Serie am 25. 2. 1980

Die erheblichen bekannten Nebenwirkungen der Chemotherapie zwangen die Patientin jedoch, die Behandlung bereits nach drei Serien abzubrechen. Hierauf trat eine schnelle Progression ein, es kam zu Satellitenmetastasen und zur Fistelbildung im Bereich der Leistenlymphknoten. Die Patientin starb elf Monate nach Diagnosestellung.

Fall 4

Eine 66jährige Frau wurde zwei Jahre lang wegen blutender Hämorrhoiden therapiert, indem wiederholt eine Sklerosierung durchgeführt wurde, als dann bei einer Rektoskopie ein kirschgroßer dunkler Tumor gesehen und in gleicher Sitzung elektrisch abgetragen wurde. Die Diagnose „Melanom" ergab sich aus der Histologie. Anschließend wurde keine weitere Therapie durchgeführt. Fünfzehn Monate später konnte die Diagnose „malignes Melanom" durch eine weitere Probeexzision bestätigt werden, die aufgrund erneuter Blutungen aus dem Rektum entnommen wurde. Die Tumordicke betrug zu diesem Zeitpunkt sicher 5 mm. Jetzt wurde ein erbsgroßer Tumor knapp oberhalb der anorektalen Grenze im Gesunden exzidiert. Ob hierbei ein Sicherheitsabstand eingehalten wurde, ist nicht bekannt. Später wurden in einer Lymphographie verdächtige Herde gesehen, woraufhin eine Leistendissektion rechts durchgeführt wurde. Die entnommenen Lymphknoten waren jedoch sämtlich tumorfrei. Die Rektoskopie war ebenfalls unauffällig. Nach ausführlicher Aufklärung der Patientin wurde von einer radikalen Nachexzision inklusive Anus praeter Abstand genommen. Eine adjuvante Therapie mit BCG wurde eingeleitet [1]. Diese Behandlung wird nun seit 14 Monaten durchgeführt. In der Zwischenzeit ist kein neuer Metastasenverdacht geäußert worden. Die Überlebenszeit seit der Diagnosestellung beträgt bisher 32 Monate.

Diskussion

Seit der Erstbeschreibung eines anorektalen Melanoms 1857 durch W. Mohr sind mittlerweile über 400 weitere Fälle berichtet worden [4]. Während in früheren Jahren häufig geäußert wurde, daß es primär nur anale Melanome gäbe, die dann auch sekundär das Rektum befallen könnten [10], ist diese Meinung heute als widerlegt anzusehen. Es sind wiederholt rektale Melanome beschrieben worden [1, 6]. Eine häufige Lokalisation der Melanome im anorektalen Bereich ist der anorektale Übergang [7].

Die Metastasierung erfolgt in erster Linie lymphogen, und zwar a) in die Mesenterial-Lymphknoten, b) zu den iliakalen Lymphknoten und schließlich c) oberflächlich zu den inguinalen Lymphknoten [8]. Hämatogen wird an erster Stelle die Leber von Metastasen befallen, es folgen Lunge und Gehirn [3]. Bei den Patienten, bei denen gleichzeitig mit der Operation die Lymphknotendissektion durchgeführt wurde, fand man in mehr als einem Drittel hier Metastasen [3]. Die 5-Jahres-Überlebenszeit erreichten nur ca. 10% aller Patienten [4, 5].

Die meisten Autoren bevorzugen als sicherste Therapie die abdominale Rektumresektion mit Anus praeter sowie zusätzlicher Beckenlymphknotenausräumung bei tastbaren Lymphknoten, zum Teil aber auch prophylaktisch [5].

Die Angaben der 5-Jahres-Überlebenszeiten schwanken jedoch. So gibt Quinn 1977 bei einem Kollektiv von 107 Patienten an, daß nach radikaler Operation die Überlebenszeit nach fünf Jahren 7% betrug, nach lokaler Exzision dagegen 14% [9]. Bolivar fand bei einem Kollektiv von 165 Patienten nach der radikalen Operation dagegen eine Quote von 13%, hier schnitt die lokale Exzision deutlich schlechter ab, die entsprechende Quote der Überlebenden lautete 7,5% [4].

Mit der Strahlentherapie und auch der Chemotherapie konnte bisher kein überzeugender Erfolg erzielt werden [2, 5].

Da bisher noch keine unumstrittene generelle Therapie empfohlen werden kann, sollte unseres Erachtens bei sorgfältig überprüfter Fernmetastasenfreiheit zwar die kurative Radikaloperation durchgeführt werden. Im Einzelfall kann jedoch auch hier angesichts der erfahrungsgemäß kurzen Lebenserwartung und bei einer problematischen persönlichen Situation aufgrund eines notwendig werdenden Anus praeter alternativ die lokale Exzision im Gesunden erwogen werden.

Die bisher noch schlechte Prognose anorektaler Melanome hat im wesentlichen drei Gründe: 1. Die Diagnosestellung erfolgt zu spät, häufig wird zunächst die Fehldiagnose Hämorrhoiden gestellt, es kommt aber auch vereinzelt zur Fehldiagnose Analfissur [5]. 2. Aufgrund der guten Gefäßversorgung werden die Tumorzellen frühzeitig verschleppt. 3. Die regionären Lymphknoten sind sowohl für die Diagnostik als auch für die Therapie nur schwer zugänglich.

Eine wesentliche Verbesserung der Prognosestellung ist folgerichtig nur zu erreichen durch eine frühzeitige Diagnose der anorektalen Melanome. Daher sollten insbesondere verdächtige „Hämorrhoidalknoten" stets umgehend histologisch untersucht werden.

Literatur

1. Alexander RM, Cone LA (1977) Malignant melanoma of the rectal ampulla: Report of a case and review of the literature. Dis Col Rect 20:53–55
2. Bacon HE (1964) Cancer of the colon, rectum and anal canal. Lippincott, Philadelphia Montreal
3. Boey J, Choi TK, Wong J, Ong GB (1981) The surgical management of anorectal malignant melanoma. Aust NZ J Surg 51:132–136
4. Bolivar JC, Harris JW, Branch W, Sherman RT (1982) Melanoma of the anorectal region. Gynecol Obstet 154:337–341
5. Chulani HL (1977) Anal malignant melanoma: Report of a case. Dis Col Rect 20:517–520
6. Hambrick E, Abcarian H, Smith D, Keller F (1974) Malignant melanoma of the rectum in a Negro man: Report of a case and review of the literature. Dis Col Rect 17:360–364
7. Husa A, Höckerstedt K (1974) Anorectal malignant melanoma. A report of fourteen cases. Acta Chir Scand 140:68–72
8. Moreno AL, Solano AV, Almagro RC (1981) Malignes Melanom des Anus. Fallreport und Literaturübersicht. Colo-Proctol III:232–233
9. Quinn D, Selah C (1977) Malignant melanoma of the anus in a Negro: Report of a case and review of the literature. Dis Col Rect 20:627–631
10. Sinclair DM, Hannah G, McLaughlin IS, Patrick RS, Slavin G, Neville AM (1970) Malignant melanoma of the anal canal. Br J Surg 57:808–811

Dr. Dr. H. J. Schwanitz
Univ.-Hautklinik
Von-Esmarch-Str. 56, D-4400 Münster
Dr. H. Schwanitz
Prof. Dr. F. Ehring
Fachklinik Hornheide
Dorbaum 48, D-4400 Münster-Handorf

Die Analfissur

E. Stein, Ludwigshafen

Die relativ häufig vorkommende Analfissur stellt eine der schmerzhaftesten proktologischen Erkrankungen dar.

Die *Diagnosestellung* ist infolge des typischen pathomorphologischen Befundes einfach. Es handelt sich um ein meist spindelförmiges, einige Millimeter bis 2 cm langes und bis zu 1,5 cm breites benignes Ulcus, das in etwa 90% der Fälle bei 6.00 Uhr Steinschnittlage im distalen Analkanal lokalisiert ist und durch die perianale Inspektion nach Ektropionieren der Analhaut leicht erkennbar ist.

Bei *frischen* Fissuren, deren glatte Wundränder von gesunder Analhaut begrenzt sind, beherrschen akut entzündliche Vorgänge das Bild. Das Gewebe des gesamten Bereiches erscheint daher gerötet und ödematös durchtränkt.

Sofern es nicht zur Abheilung kommt, erfolgt der Übergang in ein dystrophisch-atrophisches Stadium. Es entsteht ein weitgehend therapieresistentes kallöses Geschwür, die *chronische* Analfissur. Sie ist gekennzeichnet durch grau-weiß aufgeworfene, in weit fortgeschrittenem Zustand meist unterminierte Wundränder, in deren tiefem Grund nicht selten die querverlaufenden weißlichen Fasern des M. sphinkter ani internus zu erkennen sind. Typisch für die chronische Fissur ist weiterhin die am cranialen Fissurende of vorhandene hypertrophe Analpapille, auch suprafissuräres Fibrom genannt, sowie die die caudale Begrenzung darstellende, oft hahnenkammartig geschwollene Mariske, der sog. Wachtposten. Letzterer, auch Vorpostenfalte, Analhautzotte, Hautfibrom oder Vorpostenhämorrhoide genannt, ist i. a. bereits bei nicht gespreiztem Anus sichtbar und weist so bei der Inspektion der Perianalregion bereits auf das Vorliegen einer chronischen Analfissur hin (Abb. 1).

Um eine Begleiterkrankung, insbesondere ein Malignom, nicht zu übersehen, sollte auch bei Vorliegen einer schmerzhaften Analfissur auf die Durchführung weiterer Untersuchungsschritte, wie Digitaluntersuchung, Endoskopie, Probeexzision etc., grundsätzlich nicht verzichtet werden.

Wegen der schlagartig eintretenden starken Schmerzen bei jeglicher Irritation ist zwar in den meisten Fällen weder eine digitale, noch eine instrumentell endoskopische Untersuchung ohne Lokalanästhesie möglich.

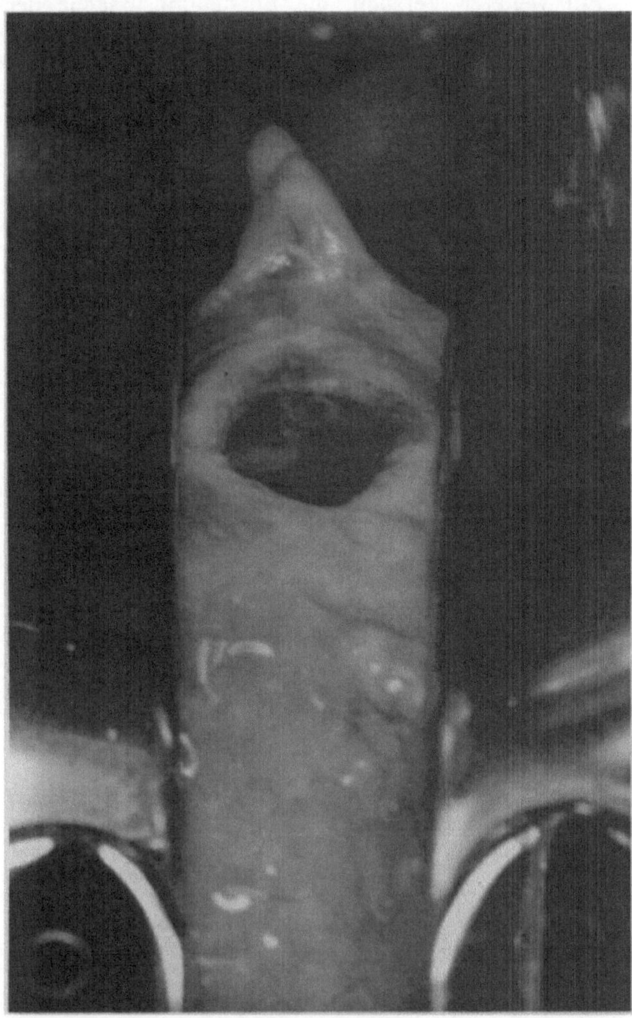

Abb. 1. Chronische Analfissur bei 6,00 SSL mit kallösen z. T. unterminierten Wundrändern, etwas sichtbaren querverlaufenden sklerotisch veränderten Fasern des Sphinkter internus auf dem Fissurgrund, ausgeprägter cranialer Analpapille und nur gering entwickelter kaudalen Vorpostenfalte

Es genügt jedoch meist schon 1 ml eines Lokalanaesthetikums (*Skandicain* 2 % o. ä.) unmittelbar unter den Fissurgrund zu injizieren, um schmerzfrei alle notwendigen Untersuchungsmaßnahmen durchführen zu können.

Die *Differentialdiagnose* der Analfissur umfaßt insbesondere folgende Krankheitsbilder: Proctalgia fugax; Pectenosis; Funktionelle Sphinkterspasmen; Kokzygodynie; Herpes simplex; Analrhagaden; Kryptitis (beg. Fistel); Aphthen; Morbus Behçet; Colitis ulcerosa; Crohn-Syndrom; Ulcus molle; Lues I; Solitäres Ulcus; Spinaliom; Amöbiasis; Balantidiose.

Infolge der pathognomonischen dreizeitigen Schmerzsymptomatik, des meist typischen klinischen Bildes ist eine Unterscheidung zu diesen Erkrankungen i. d. R. meist einfach.

Die typische *Symptomatologie,* insbesondere der frischen Analfissur, erleichtert die Diagnosestellung: Stets gibt der Patient als Hauptsymptom einen sogleich bei Defäkation einsetzenden, meist ungewöhnlich heftigen, stechend-, brennend- und zuweilen krampfartig in andere Körperregionenen (Rücken-, Genital- und Beinbereich) ausstrahlenden Analschmerz an, der am Ende der Defäkation kurzzeitig nachläßt, danach jedoch meist mehrere Stunden anhält. Demgegenüber unterscheidet sich das Beschwerdebild der chronischen Analfissur durch eine

etwas geringere Schmerzintensität. Sie verursacht nur mäßige Beschwerden während, jedoch ebenfalls starke Schmerzen einige Minuten post defaekationem, die sodann auch stundenlang anhalten können.

Die hierdurch erzeugte Angst des Patienten vor jeder Defäkation bewirkt in der Folge nicht selten einen chronischen Laxantienabusus, Gewichtsverlust sowie seelische Störungen bis hin zum Suizidversuch. Weithin, allerdings nicht obligatorisch, finden sich meist beim Stuhlgang hellrote Blutspuren, die dem Stuhl stets aufgelagert sind.

Durch ständiges Nachsickern von Wundsekret aus dem Anus sowie durch die Schmerzen bedingte, häufig unzureichende Analhygiene entsteht sekundär nicht selten ein toxisches Kontaktekzem des Perianalbereichs. Dieses imponiert meist infolge ständigen Juckens und Brennens durch multiple gelegentlich sekundär impetiginisierte oder durch eine Mykose überlagerte Kratzeffekte.

Der bei der Defäkation einsetzende, heftige Schmerz ist so zu verstehen, daß der Sphinkter ani internus, der an diesem entzündlichen Geschehen beteiligt ist, jeden äußeren Reiz mit einer schmerzhaften Dauerkontraktion beantwortet. Infolge der durch den Dauerspasmus bedingten Minderdurchblutung heilt eine solche Fissur nur selten allein ab.

Die *Therapie* ist wegen der ausgesprochen schlechten Heilungstendenz recht problematisch. Es gibt verschiedene Behandlungsmöglichkeiten. Sofern es sich nicht um eine chronische Fissur handelt, empfiehlt sich zunächst der Versuch, die Fissur mit *Skandicain* zu unterspritzen und gleichzeitig den Fissurgrund mit 1 %igem Silbernitrat zu ätzen. Dem Patienten wird empfohlen, mehrmals täglich für 3–5 min den Sphinkter willkürlich zu kontrahieren. Neben Kaliumpermanganat- oder *Tannolact*-Sitzbädern werden kortikosteroidfreie Salben (*Faktu* o. ä.) rezeptiert.

Der Patient wird weiterhin angehalten, für einen weichen Stuhl, ggf. vorübergehend unter Anwendung eines milden Abführmittels (Leinsamen, Weizenkleie o. ä.) zu sorgen.

Bei Therapieresistenz besteht eine weitere Möglichkeit darin, nach Durchführung einer Lokalanästhesie und Darstellung der Fissur mit dem spreizbaren Spekulum oder dem Fensterproktoskop flach unter den Fissurgrund einen Tropfen einer 20 %igen Chininlösung (*Sagittaproct*) zu injizieren.

Sofern auch diese Maßnahme nicht zum Erfolg führt, empfiehlt sich anschließend folgender Versuch, der ebenfalls auf eine Veränderung des Muskeldauerhypertonus abzielt: Der Patient wird angehalten, jeweils nach dem Stuhlgang einen mit *Xylocain*-Gel betupften Glasstöpsel (Abb. 20), einfacher eine gewöhnliche Haushalts-Stearinkerze zunächst für 1 min, schließlich bis zu 10 min in den Analkanal einzuführen, um so eine Dilatation des hypertonisierten Muskels zu erreichen. Diese Maßnahmen führen bei dem überwiegenden Teil der akuten und subakuten Fissuren i. d. R. rasch zum gewünschten Erfolg.

Ist dies jedoch nicht der Fall, so kann schließlich noch die digitale Dilatation des Analkanals, d. h. eine Sphinkter-Dehnung in kurzer Narkose versucht werden. Hierbei werden 2–4 Finger in den Analkanal eingeführt und seitlich mit zunehmender Stärke gespreizt [5].

Allerdings sollte diese bei richtiger Durchführung sehr effektive Methode wegen der Gefahr der Zerreißung des M. sphinkter ani int. und ext. mit nachfolgender mehr oder weniger ausgeprägter Inkontinenz dem Geübten vorbehalten bleiben.

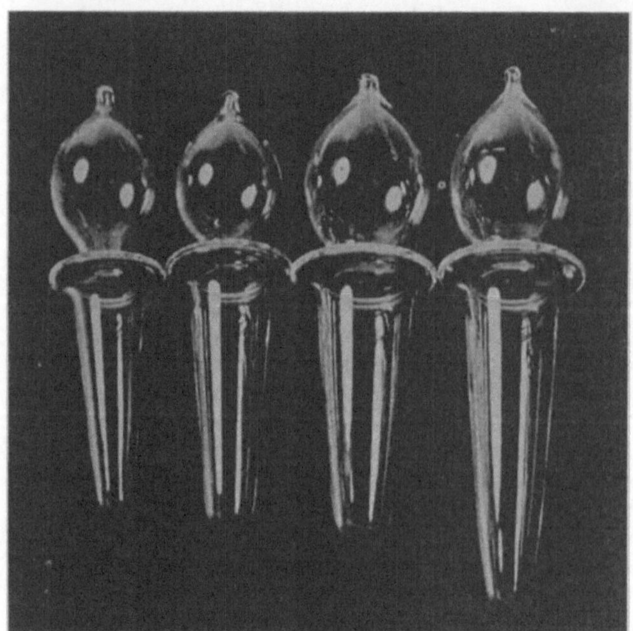
Abb. 2. Analdehner verschiedener Größen

Sollte es sich jedoch um eine chronische Fissur handeln, insbesondere erkennbar an der narbigen Erstarrung der Ulcusränder, stellt dies eine Indikation zu der auch ambulant durchführbaren lateralen bzw. posterioren Sphinkterotomie mit oder ohne gleichzeitiger Fissurektomie dar.

Gleichzeitig vorhandene ätiopathogenetisch ggf. wichtige Grundkrankheiten bzw. Begleiterscheinungen, wie Kryptitiden, inkomplette Fisteln, Hämorrhoidalthrombosen etc. müssen, um einen dauerhaften Therapieerfolg zu erzielen, therapeutisch miterfaßt werden.

Abschließend sei darauf hingewiesen, daß Externa, die ein fluoriertes Kortikosteroid enthalten, zur Behandlung des Fissurleidens kontraindiziert sind. Durch die bekannten Nebenwirkungen des Cortisons, wie insbesondere die Protein- und Mukopolysaccharidsynthese-Hemmung, Vasokonstriktion und der damit verbundenen Wundheilungsstörung sowie Schwächung der Infektabwehr und dadurch Entstehung einer bakteriellen oder mykotischen Superinfektion, kann die aus einer Fissur ggf. mögliche Bildung eines Abszesses oder einer Fistel begünstigt werden [13, 14].

Die *Ätiologie* der Analfissur ist letztlich ungeklärt. Die sich in der Literatur vorfindende ausgesprochene Vielfalt von sich z. T. widersprechenden oder ergänzenden ätiopathogenetischen Hypothesen reflektiert einerseits eine weitgehende Unsicherheit und spricht andererseits für die Annahme, daß es sich um ein polyätiologisches Geschehen handelt.

So werden als Ursachen einer Analfissur infizierte subkutane Thrombosen oder mechanische Verletzungen etwa durch Skybala [8] angegeben.

Eine weitere Annahme geht davon aus, daß die Vorraussetzung zur Entstehung einer Analfissur ein analer Reizzustand (Diätfehler, Alkoholabusus etc.) auf der Grundlage disponierender Begleiterkrankungen (Hämorrhoidalleiden, Kryptitis etc.) ist. Forcierte Preßdrücke führten sodann bei hochgestelltem Sphinktertonus zu analen Einrissen i. d. R. bei 6.00 Uhr Steinschnittlage („Locus minoris resistentiae") [15].

Ein weiterer Versuch, die Entstehungsursache der Analfissur pathophysiologisch zu erklären, geht davon aus, daß eine primäre Ursache (mechanische Verletzung, Durchbruch einer intraanalen Thrombose mit sekundärer Infektion etc.) zu einem unter der Fissur schwellenden sog. entzündlichen Infiltrat führt, woraus bei kaudaler Ausbreitung die anfang stark ödematös entzündlich erscheinende Vorpostenfalte und bei kranialer Ausdehnung die hypertrophe Analpapille hervorgeht. Der Sphinkter ani internus, in den dieses entzündliche Infiltrat eindringe, reagiere hierbei mit einem kräftigen Dauerhypertonus, der Sphinkter ani externus mit Krämpfen auf jeden Dehnungsreiz, wodurch ein Circulus vitiosus von Schmerz – chronischer Infektion – entzündlichem Infiltrat – Sphinkterhypertonus – Mangeldurchblutung und schlechter Heilungstendenz entsteht [10, 11].

Schließlich gibt es Autoren, die die Analfissuren zum Formenkreis der vegetativen Erkrankungen zählen. Verantwortlich für Entstehung, Symptomatik sowie schlechte Heilungstendenz und zugleich Schlüssel zu allen therapeutischen Erfolgen soll ein erhöhter Sympathikotonus sein, der zunächst zu funktionellen, später zu organischen Sphinkterstörungen im Sinne einer Achalasie führe [2, 3].

Literatur

1. Brühl W (1982) Ätiologie und Therapie der Analfissur. colo-proctology 2:114–115
2. Götze KJ (1976) Chirurgie der Sphinkteren. Ätiologie und Therapie der Analfissur. Münch med Wschr 118:1277–1280
3. Götze KJ, Mohr T (1976) Zur Pathogenese der Analfissuren. Dt Ges Wes 31:275–278
4. Kater F (1981) Psychologische Aspekte in der Proktologie – am Beispiel der Untersuchungstechnik und der Analfissur. colo-proctology 5:319–321
5. Lord P (1972) A new approach to haemorrhoids. Prog Surg 10:109–124
6. Neiger A (1982) Analfissuren. Urologe 22:201–205
7. Notaras MJ (1971) The treatment of anal fissure by lateral subcutaneous internal sphincterotomy. Br J Surg 58:96–100
8. Otto P, Ewe K (1976) Atlas der Rectoskopie und Coloskopie. Springer, Berlin Heidelberg New York
9. Parks AG (1967) The management of fissura-in-ano. Hosp Med 1:737
10. Roschke W (1974) Die Analfissuren und die Fissurerkrankung. Phlebol Proktol 3:54–59
11. Roschke W (1980) Zur Pathophysiologie der Analfissuren. colo-proctology 1:55–58
12. Schiller U, Koch H (1976) Diagnostik und Behandlung der chronischen Analfissur unter besonderer Berücksichtigung der lateralen Sphinkterotomie. Klinikarzt 5/2:112–118
13. Stein E (1973) Kritische Betrachtung zur Anwendung von Cortikosteroid-Kombinations-Externa (CKE) bei Hautkrankheiten. Zsch Allg-med 26:1227–1233
14. Stein E (1974) Uncharakteristische dermatologische Krankheitsbilder durch Kortikosteroid-Kombinations-Externa. Ärztl Praxis 14:613
15. Winkler R (1981) Analfissuren und Analfisteln. Therapiewoche 31:3779–3784

Dr. E. Stein
Facharzt f. Dermatologie – Allergologie
Theaterpl. 6
D-6700 Ludwigshafen

Malignome im Anal- und Perianalbereich

M. Faber und M. Hagedorn, Freiburg

Malignome im Anal- und Perianalbereich repräsentieren etwa 3,5 % aller bösartigen Tumoren in der Kolon-Rektum-Anal-Region [2]. Pathologisch-anatomisch finden sich unter den Neoplasien des Anoperianalbereiches am häufigsten Plattenepithelkarzinome, seltener basaloide Karzinome, Adenokarzinome, Basalzellkarzinome, Morbus Bowen, extramammärer Morbus Paget und maligne Melanome.

Die Plattenepithelkarzinome der Perianalregion und des distalen Analkanals unterhalb der Hiltonschen Linie finden sich vorwiegend bei Männern. Möglicherweise zeigt das Karzinomrisiko deshalb eine Geschlechtsbevorzugung, da bei Männern gehäuft Fissuren, Fisteln und Ekzeme in der Anoperianalregion auftreten [2]. Plattenepithelkarzinome oberhalb der Hiltonschen Linie sind häufiger bei Frauen anzutreffen. Perianal lokalisierte Plattenepithelkarzinome sind durch einfache Excision zu behandeln, während die prognostisch ungünstigeren intraanalen Karzinome meist einer radikalen Operation zugeführt werden müssen.

Das basaloide Karzinom ist eine Sonderform des Plattenepithelkarzinoms. Es entsteht im Übergangsepithel der Linea dentata und der Proktodäaldrüsen. Es besitzt eine schlechte Prognose und erfordert einen radikalen chirurgischen Eingriff.

Das Adenokarzinom nimmt in der Regel seinen Ausgang von der Grenze zum Rektum und ist prognostisch dem Rektumkarzinom vergleichbar. In seltenen Fällen entsteht es primär im eigentlichen Analkanal oder in der Perianalzone [2, 3].

In unserer Klinik wurden bei einem 85jährigen Mann und einer 55jährigen Frau jeweils ein Basaliom am Übergang Analgrenze/Perianalbereich gesehen. Beide Tumoren wurden mittels Verschiebeplastik exzidiert.

Die Diagnose eines Morbus Bowen im Perianalbereich wird dadurch erschwert, daß die hyperkeratotische Komponente bei dieser Lokalisation weitgehend fehlt. In einer eigenen Fallbeobachtung fanden wir bei einem 59 Jahre alten Mann ein Bowen-Karzinom, das sich von der Perianalregion bis auf das Scrotum erstreckte.

Der extramammär lokalisierte Morbus Paget findet sich am häufigsten in der Anoperianalregion. Wichtig ist eine rechtzeitige bioptische Sicherung der Diagnose, da sich in 36 % der Fälle invasive Karzinome unter dem Morbus Paget verbergen [1].

Das maligne Melanom ist nach der Lokalisation an äußerer Haut und Auge am dritthäufigsten im Anorektum anzutreffen [3]. Die Prognose ist außerordentlich ungünstig, in den meisten Fällen wird sie durch radikale Exzision nicht wesentlich verbessert.

Literatur

1. Goerttler E, Müller R, Hagedorn M (1981) Extramammärer Morbus Paget über einem schleimbildenden Adenokarzinom der Dammregion. In: Petres J, Müller R (Hrsg) Präkanzerosen und Papillomatosen der Haut. Springer, Berlin Heidelberg New York
2. Goligher JC (1975) Surgery of the anus rectum and colon, 3rd edn. Baillière Tindall, London
3. Grodsky L (1965) Uncommon nonkeratinizing cancers of the anal canal and perianal region. NY State J M 65:894–901

Dr. med. M. Faber
Prof. Dr. med. M. Hagedorn
Univ.-Hautklinik Freiburg i. Br.
Hauptstr. 7
D-7800 Freiburg i. Br.

Zur Problematik der operativen Therapie anogenitaler Condylomata acuminata

J. Petres und R. P. A. Müller, Kassel

Condylomata acuminata (C. a.) sind eine bevorzugte Erkrankung der Anogenitalregion mit einem Häufigkeitsgipfel im frühen Erwachsenenalter [7]. Sie werden von human-papilloma-Viren (Papova-Viren) hervorgerufen, die durch direkten Kontakt übertragen werden. Voraussetzung für das Angehen einer C. a.-Infektion sind Mikroverletzungen von Haut und Schleimhaut, die im Gefolge organischer Krankheitsbilder und/oder entzündlicher Veränderungen auftreten (vgl. Tabelle 1), (Abb. 1).

Unter den zahlreichen in der Literatur angegebenen Therapiemöglichkeiten bei C. a. (vgl. Tabelle 2) ist die chirurgische Behandlung anerkanntermaßen das kürzeste und am besten zu kontrollierende Verfahren [3, 4, 6, 10, 15–17].

Die lokale medikamentöse Therapie ist langwierig und mit einer hohen Rezidivquote behaftet, wobei die topischen Cytostatica bei der bekannten Onkogenität der Papova-Viren zusätzlich als Co-Carcinogene diskutiert

Tabelle 1. Prädisponierende Faktoren für Condylomata acuminata (C. a.)

Phimose	Medikamente:
Frenulum brevis	(Immunsupp., Korticoide Cytostatika,
Haemorrhoiden	Ovulationshemmer)
Mariske	Immundefekte
Analfissuren	Gravidität(?)
Analfisteln	chron. Diarrhoen
Candidose	
Trichomoniasis	
Gonorrhoe	

werden können [18]. Darüber hinaus besteht die Möglichkeit der perkutanen Resorption mit der Gefahr einer systemischen Intoxikation [2, 9, 11, 14].

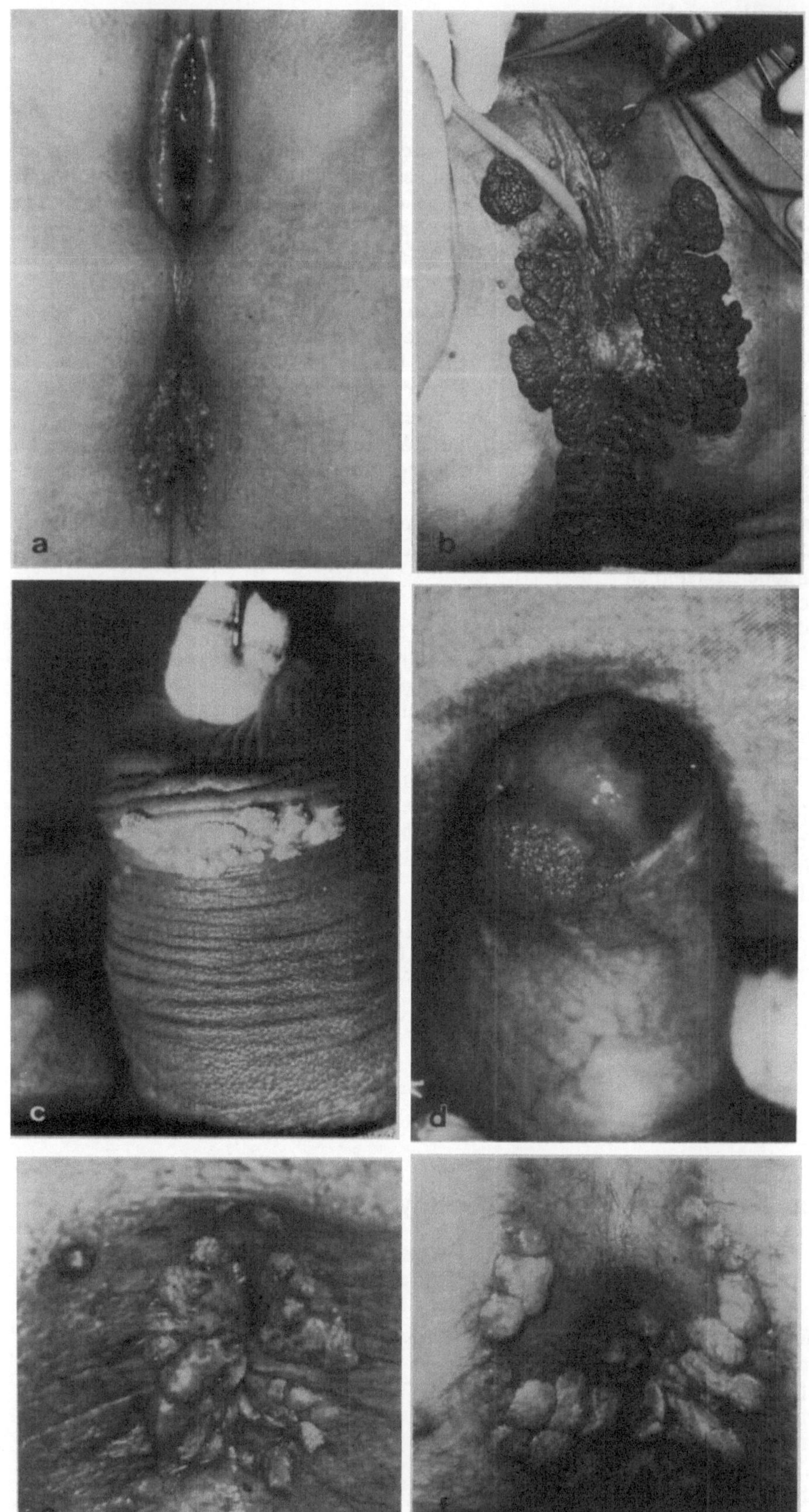

Abb. 1. a 11jähriges Mädchen mit perianalen Condylomata acuminata bei chronischen Diarrhoen und bakterieller Vulvovaginitis. **b** 25jährige Patientin, seit drei Jahren Condylomata gigantea (Buschke-Loewenstein). **c** 25jähriger Patient mit Condylomata acuminata bei angeborener Phimose. **d** 35jähriger Patient mit angeborener Phimose. Carcinoma spinocellulare auf Erythroplasie Queyrat. **e** 58jähriger Patient mit Condylomata acuminata perianal bei Haemorrhoidalleiden und Marisken. **f** 30jähriger, homophiler Patient mit Condylomata lata (Lues II) perianal

Tabelle 2. Therapieverfahren bei anogenitalen Condylomata acuminata (C. a.)

Konservative Therapie	Kryotherapie
lokal: Podophyllin Colchicin Bleomycin Fluoruracil Liqu. ferri Summitates sabinae Immuntherapie (DNCB)	Lasertherapie
	Chirurgische Therapie
	Elektrokaustik Skalpellexcision weitergehende Techniken
system.: Autovakzination	

Tabelle 3. Rezidivformen nach chirurgischer Therapie von Condylomata acuminata (C. a.)

Obligate Rezidive

a) nicht in toto entfernte C. a.
b) in toto entfernte C. a.
    aber subklinisch Viren vorhanden;
    Rezidiv entsteht < 8 Wochen p. o.

Fakultative Rezidive

in toto entfernte C. a., belassene prädisp. Faktoren begünstigen subklinisch vorh. Viren
= Rezidiv entsteht ca. 8 Wochen – 8 Monate p. o.

Pseudorezidive

= Reinfektion nach vollständig entfernten C. a. und Sanierung der prädisp. Faktoren

Chirurgisches Vorgehen

Da es sich bei C. a. um benigne epidermale Hyperplasien handelt, sollten Verfahren vermieden werden, die trotz der unbedingt zu fordernden Radikalität mit der Gefahr der Narbenbildung behaftet sind. Das Abtragen der Tumore muß nach Möglichkeit ohne coriale Defektsetzung erfolgen. Die elektrokaustische Abtragung erscheint uns dabei am zweckmäßigsten zu sein. Bei massivem Befall von Praeputium und Glans penis, bzw. bei Rezidiven und Vorliegen einer Phimose ist beim Mann die zusätzliche Circumcision (z. B. nach Rebreyoud) nicht zu umgehen [12]. Bei infiltrierend wachsenden C. a. sind zur definitiven Sanierung in der Literatur sehr weitgehende Techniken, wie Vulvektomie, Rektum- und Penis-Amputation beschrieben [1, 16].

Wenn der Verdacht besteht, daß neben dem Befall des äußeren Genitale und des Analrings auch eine intraurethrale bzw. intraanale Krankheitsmanifestation vorliegt, darf die endoskopische Inspektion dieser Gebiete erst nach Abtragung der äußeren Condylome erfolgen.

Die histologische Untersuchung der operativ entfernten C. a. muß unbedingt gefordert werden, da sich unter dem klinischen Bild spitzer Condylome auch Condylomata lata, sowie maligne und benigne Tumoren verbergen können.

Voraussetzung für eine dauernde Rezidivfreiheit sind neben der radikalen operativen Entfernung der C. a. die Beseitigung der praedisponierenden Faktoren, z. B. Einstellung eines Diabetes mellitus, antimykotische bzw. antibakterielle Therapie der entsprechenden anogenitalen Infektionen, die Sklerosierung von Haemorrhoiden und die operative Beseitigung einer Phimose und des verkürzten Frenulums sowie die chirurgische Ausschaltung von Analfisteln und -fissuren.

Da spitze Condylome als eine paravenerische Erkran-
kung zu werten sind, gilt für sie, ähnlich wie für venerische Infektionen, die Notwendigkeit, auch die Infektionsquelle zu eruieren und notfalls zu sanieren. Wegen der auch bei klinisch radikaler operativer Therapie zu beobachtenden beachtlichen Rezidivquoten [13], ist eine regelmäßige postoperative Nachsorge als wirksame Rezidivprophylaxe unerläßlich (vgl. Tabelle 3).

Die Gefahr von Reinfektionen ist natürlich bei jenem Personenkreis besonders hoch, der als Folge der Liberalisation des Geschlechtslebens zu Promiskuität und zu unkonventionellen Sexualpraktiken neigt [8].

Zusammenfassung

Anogenitale Condylomata acuminata sind in der Regel problemlos operativ zu therapieren. Dabei ist die elektrochirurgische Abtragung anerkanntermaßen die Behandlungsmethode der Wahl, verhindert aber nicht Rezidive. Das Angehen dieser Virusinfektion wird durch ein feuchtes Milieu begünstigt. Ätiopathogenetisch ist hierfür im analen Bereich in erster Linie ein Haemorrhoidalleiden verantwortlich. Mykotisch und/oder bakteriell bedingte Vulvovaginitiden und Balanitiden begünstigen jederzeit ein Aufschießen multipler Condylomata im genitalen Bereich.

Wir sind der Auffassung, daß außer der Abtragung sämtlicher Condylome eine gezielte Sanierung der praedisponierenden Terrainfaktoren die beste Rezidivprophylaxe darstellt.

Bei diesem Behandlungsschema ist am ehesten die Sicherheit gegeben, daß eine endgültige Beseitigung der Virusinfektion gelingt. Dies erscheint besonders wichtig im Hinblick auf die bekannte Onkogenität der Condylomviren.

Der Einsatz von Cytostatica in der topischen Behandlung des Condylomleidens muß vor dem Hintergrund einer möglichen Cocarcinogenese kritisch diskutiert werden.

Literatur

1. Alexander RM, Kaminsky DB (1979) Giant condyloma acuminatum (Buschke/Loewenstein-Tumor) of the anus: case report and review of the literature. Dis Colon rectum 22:561
2. Cormane RH (1968) Condylomata acuminata en podophylline. Ned Tijdschr Geneeskd 112:2305–2307
3. Drawz G, Bog H (1978) Podophyllin-Therapie bei Condylomata acuminata. Zentralbl Chir 103:641–643
4. Green AN, Smith NH, Balsdon MJ (1978) Testing the effectiveness of cryosurgery for genital warts in men. Nurs Mirror 147:26–27
5. Gross E, Beersiek F, Eigler FW (1982) Therapie der intraanalen und analen Condylomata acuminata. In: Winkler R (Hrsg) Proktologische Indikationen und Therapie. Enke, Stuttgart
6. Harzmann R, Chiari R (1975) Ergebnisse der konservativen Behandlung von spitzen Kondylomen. Z Urol Nephrol 68:273–277
7. Luger A, Gschnait F (1981) Condylomata acuminata. Wien klin Wochenschr 93:746–750
8. Marino AW jr (1964) Proctologic lesions observed on male homosexuals. Dis Colon Rectum 7:121
9. Montaldi DH, Giambrone JP, Courey NG, Taefi P (1974) Podophyllin poisoning associated with the treatment of condyloma acuminatum: a case report. Am J Obstet Gynecol 119:1130–1131
10. Moore GE, Norton LW, Beiselbaugh DM (1978) Condyloma – a new epidemic. Arch Surg 113:680

11. Naidus RM, Rodvien R, Mielke CH jr (1977) Colchicine toxicity: a multisystem disease. Arch Intern Med 137:394–396
12. Petres J, Hundeiker M (1975) Korrektive Dermatologie. Operationen an der Haut. Springer, Berlin Heidelberg New York
13. Runne U (1981) Die Therapie der spitzen Kondylome. In: Petres J, Müller R (Hrsg) Praekanzerosen und Papillomatosen der Haut. Springer, Berlin Heidelberg New York
14. Schirren CG sen (1966) Schwere Allgemeinvergiftung nach örtlicher Anwendung von Podophyllinspiritus bei spitzen Condylomen. Hautarzt 17:321–322
15. Thomson JP, Grace RH (1978) The treatment of perianal and anal condylomata acuminata: a new operative technique. J R Soc Med 71:180–185
16. Tritsch H (1976) Dermatochirurgie für die Praxis. Folia Ichthyolica, Heft 21. Mitt Ichthyol Ges. Cordes, Hermanni & Co., Hamburg
17. Wallin J (1977) 5-fluorouracil in the treatment of penile and urethral condylomata acuminata. Br J Vener Dis 53:240–243
18. zur Hausen H (1981) Humanpathogene Papillomviren. In: Petres J, Müller R (Hrsg) Praekanzerosen und Papillomatosen der Haut. Springer, Berlin Heidelberg New York

Prof. Dr. J. Petres
Dr. R. P. A. Müller
Städt. Kliniken Kassel
Hautklinik
Mönchebergstr. 41/43
D-3500 Kassel

Zur Klinik und Therapie der Akne conglobata im Perianalbereich

M. Vranes, Darmstadt

Zusammenfassung

Es wird über die operative und konservative Therapie der Akne conglobata diskutiert unter Berücksichtigung der 13-cis-Retinsäure.

Das Vorkommen der Akne conglobata im Perianalbereich ist nicht geringer als die Brust- und Rückenlokalisation sowie die Lokalisation in den Axillen und im Bereich des behaarten Kopfes. Durch die besondere Lokalisation wurden verschiedene Bezeichnungen für die Akne conglobata gewählt (Tabelle 1). Wir sind der Meinung

Tabelle 1. Lokalisationsabhängige Bezeichnungen für Acne conglobata

1. Dermatitis perifollicularis
   et follicularis conglobata
2. Acne aggregata seu conglobata
3. Acne gravis tergi
4. Perifolliculitis capitis abscendens et suffodiens
5. Hidradenitis suppurativa
6. Pyodermia fistulans sinifica

auf Grund unserer Erfahrungen, daß es sich hier um eine klinische Identität bei unterschiedlicher Bezeichnung handelt.

Der Beginn der Erkrankung liegt meistens im 3. oder 4. Jahrzehnt. Kulturell sind verschiedene Erreger nachzuweisen, wie Staphylokokken, Streptokokken, Bakterien der Coli-Gruppe, der Proteus-Gruppe, Enterokokken etc. [2].

Das histologische Substrat wird charakterisiert, unabhängig von der Lokalisation der Akne conglobata durch akanthotisch verbreiterte Epidermis, polymorphkernige Leukozyten, Histiozyten, Riesenzellen vom Typ der Fremdkörperriesenzellen, Schaumzellen und Fistelbildung.

Klinisch manifestiert sich die Erkrankung im Bereich des behaarten Kopfes als Perifollikulitis capitis abszendens et suffodiens, im Nackenbereich als Follikulitis sklerotoicans nuchae. In den Axillen entwickelt sich das Bild der Hidradenitis suppurativa.

Differentialdiagnostisch sollen Tuberculosis subcutanea fistulosa, Lymphgranuloma inguinale, Enterokokken-Granulome sowie Blastomykose ausgeschlossen werden.

Die Therapie der Akne conglobata wird in interne, operative und kombinierte Therapie eingeteilt. Jahrzehntelang beschränkte sich die Therapie auf die lokale Anwendung von Solutionen, Puder, Bäder und Lokaltherapeutika. Später, nach der Entdeckung der Antibiotika, wurde die Therapie bereichert und verbessert, reichte aber nicht zur Ausheilung, insbesondere nicht bei der schweren Akne conglobata mit Fistel- und Abszeßbildung im perianalen Bereich. Dieses hat zur Entwicklung der operativen Therapie geführt, die in den letzten 15 Jahren bei zusätzlicher interner Medikation Therapie der Wahl wurde [1]. Bei dem operativen Vorgehen werden die befallenen Areale mit sämtlichen Fistelgängen sowie subcutanen Fettgewebe entfernt. Die Fläche heilt sekundär und hinterläßt meistens Narben. Trotz der intensiven operativen Therapie kommt es sehr oft zu Rezidiven, so daß die operative Behandlung mehrfach wiederholt werden muß (Abb. 1).

In letzter Zeit wurde die Therapie durch ein neues Medikament bereichert. Es handelt sich hier um die 13-cis-Retinsäure mit dem zukünftigen Handelsnamen Roaccutan. Die 13-cis-Retinsäure ist ein Stereoisomer der all-trans-Retinsäure und hat, perioral gegeben, ausgeprägte sebosuppressive [4] und antiinflammatorische Wirkung [5]. Dies wurde schon im Tierexperiment [3] sowie in einer multizentrischen Studie bei der Akne cystica, Akne conglobata und Akne papulo-pustulosa bestätigt [6]. Wie alle Retinoide hat auch die 13-cis-Retinsäure in höheren Dosen teratogene Wirkung und führt nach längerer Gabe hoher Dosen zu Zeichen der A-Hypervitaminose. Die unerwünschten Nebenwirkungen sind bei niedrigen Dosierungen nicht so stark ausgeprägt. Wir gaben das Präparat bei Formen der Akne conglobata im perianalen Bereich, bei denen es noch nicht zur Fistelbildung ge-

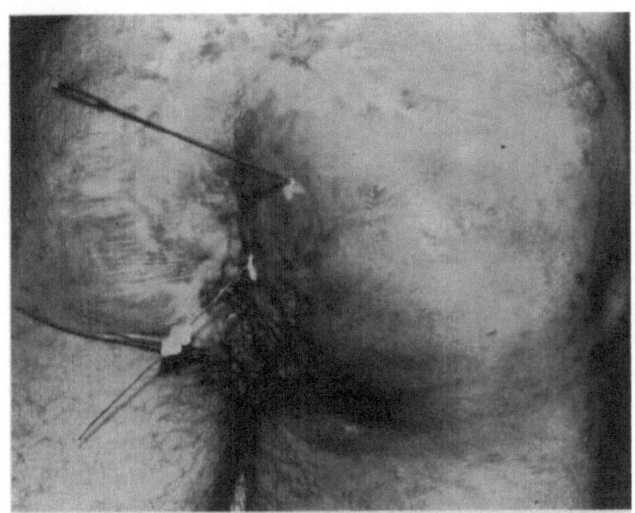

Abb. 1. Acne conglobata im Perianalbereich

kommen war. Diese schwersten Veränderungen wurden durch höhere Dosierung verhindert. Bei bereits vorhandenen Fistelgängen wird eine kombinierte operative und interne Therapie mit 13-cis-Retinsäure empfohlen. Durch diese Behandlungsmethode haben wir sehr gute Erfolge bei schwersten Formen der Akne conglobata erzielen können und bei der Fortsetzung der internen Therapie mit 13-cis-Retinsäure postoperativ bisher Rezidive weitgehend verhindern können.

Literatur

1. Berge T, Gundersen J (1976) Akne conglobata. Acta Derm Venerol 47:41/45
2. Fischer H, Käppel I (1958) Zur Pathogenese der Akne conglobata. Arch Klin Exp Derm 207:377–396
3. Gomez EC (1981) Differential effect of 13-cis-retinoic acid and an aromatic retinoid (Ro 10–9359) on the sebaceous glands of the hamster flank organ. J Invest Dermatol 76:68–69
4. Landthaler M, Kummermehr J, Wagner A, Plewig G (1980) Inhibitory effects of 13-cis retinoic acid on human sebaceous glands. Arch Dermatol Res 269:297–309
5. Plewig G, Wagner A (1981) Anti-inflammatory effects of 13-cis-retinoic acid. An in vivo study. Arch Dermatol Res 270:89–94
6. Plewig G et al (1981) 13-cis-Retinsäure zur oralen Behandlung der Acne conglobata. Hautarzt 32:634–646

Dr. M. Vranes
Hautklinik d. Städt. Kliniken
Heidelberger Landstr. 379
D-6100 Darmstadt 13

Zur Differentialdiagnose von Hauterkrankungen der Perianalregion

J. Mauss

Das häufigste Hautleiden im Bereich der Perianalregion ist das Ekzem, das sowohl einseitig als auch beidseitig des Anus auftreten kann. Es ist so lange als symptomatisch bedingt anzusehen, bis das Gegenteil bewiesen wurde. Das Perianalekzem kann sich als Symptom einer angeborenen Hautkonstitution, wie z. B. der Neurodermitis constitutionalis äußern, ist jedoch am häufigsten durch Nässen, Mazeration, Juckreiz und dem damit verbundenen Kratzeffekt sekundär bedingt.

Wir finden es deswegen häufig bei Marisken, inneren Hämorrhoiden II. oder III. Grades, Fissuren, Fisteln, Prolapsen und Condylomen. Sonderformen des Perianalekzems stellen das allergische Kontaktekzem sowie das intertriginöse Perianalekzem, das bis zur Entwicklung von Irritationsakanthomen gehen kann, dar.

Findet sich nun keine der oben angegebenen Ursachen, so ist ein besonderes Augenmerk darauf zu richten, ob bei dem betreffenden Patienten nicht ein Trichteranus oder eine verstärkte radiäre Fältelung der Perianalhaut vorliegt. Auch diese beiden Besonderheiten der unmittelbaren Perianalregion können ein chronisches Perianalekzem nach sich ziehen. Die Behandlung des Perianalekzems zielt zunächst auf eine Beseitigung der zugrunde liegenden Ursachen. Bis zur Beseitigung dieser Ursachen kann vorübergehend eine steroidhaltige Salbe oder eine Farbstofflösung wie Sol. Castellani rot oder Pyoktanin wäßrig 0,5 % angewandt werden.

Differentialdiagnostisch ist gegenüber dem Perianalekzem hauptsächlich die Psoriasis vulgaris abzugrenzen, die völlig isoliert nur die Perianalregion befallen kann.

Die charakteristische Schuppung wird in diesem intertriginösen Bereich zu einem weißlichen Belag, der meist sekundär durch Candida albicans besiedelt wird und deswegen häufig zu der Fehldiagnose „Candidose" Anlaß gibt. Weiterhin muß vom Perianalekzem die primäre Candidose der Perianalregion, eine Tinea, ein abklingender Herpes simplex, der Lichen ruber, der Lichen sclerosus et atrophicans, die Vitiligo sowie das fixe Arzneimittelexanthem abgegrenzt werden. Auch eine Lues kann ein erosives Perianalekzem imitieren.

Häufig mit einem Perianalekzem verwechselt wird die Steroidatrophie der Perianalhaut, die auch in dieser Lokalisation mit einer ausgeprägten Teleangiektasiebildung einhergehen kann.

Verwechslungsmöglichkeiten bei den nicht ekzematösen Hauterkrankungen sind beim M. Bowen und der bowenoiden Papulose, der chronischen Analfissur mit wallartig aufgeworfenen Rändern und einem Basaliom oder Spinaliom, Lymphangiomen und Condylomata acuminata sowie bei der Akne conglobata und der Pyodermia fistulans sinifica gegeben. Häufig mißdeutet und als Hämorrhoiden angesehen wird die Perianalthrombose, der Analprolaps, Marisken sowie der thrombosierte Hämorrhoidalprolaps ehemals innerer Hämorrhoiden.

Prof. Dr. Joachim Mauss
Dermatol. Abt.
Evangelisches Krankenhaus
Kirchfeldstr. 40
D-4000 Düsseldorf

Symposium V: Andrologie

Einleitung

O. P. Hornstein, W.-B. Schill, Erlangen, München

Störungen der sexuellen und generativen Potenz des Mannes haben lebensgeschichtliche und oft lebensbegleitende Krankheitsbedeutung, können sie doch die Selbstverwirklichung in Partnerschaft, Familie und sozialem Umfeld schwer beeinträchtigen. Der anthropologischen Dimension solcher Leiden wird daher eine nur organbezogene Betrachtungsweise oft nicht gerecht. Andererseits erschwert der fachbezogene Partikularismus der heutigen Medizin – als logische Folge zunehmender methodischer Spezialisierung – die Definition eines interdisziplinär so verzweigten und weitreichenden Gebietes wie der Andrologie. Sektoriell haben alle theoretischen Fächer der Medizin (Embryologie, Anatomie, Biochemie, Physiologie) und fallweise so unterschiedliche klinische Disziplinen wie Genetik, Pädiatrie, Dermatologie, Urologie, Endokrinologie, Psychiatrie und Psychotherapie wechselnden Anteil und Einfluß. Da Störungen der männlichen Sexualsphäre meist auch partnerschaftliche Bedeutung haben, ist die Zusammenarbeit mit dem Frauenarzt geradezu essentiell – freilich auf gleichwertiger Basis.

Medizinische Andrologie läßt sich also als Lehre von den Störungen aller mit der generativen und sexuellen Potenz des Mannes zusammenhängenden Funktionen einschließlich der erforderlichen Therapie definieren. Sie ist ihrem Wesen nach interdisziplinär, also auf sachkompetente Kooperation angewiesen. Den das Gesamtgebiet methodisch beherrschenden Global-Andrologen kann es somit nicht geben. Die Andrologie steht besonders exemplarisch für die Notwendigkeit in der gesamten Medizin zur interdisziplinären Zusammenarbeit wie zur Kompetenzbeschränkung.

Diese Vorbemerkung erscheint im Hinblick auf 30 Jahre systematischer Entwicklung der Andrologie in Deutschland, im Rahmen der Dermato-Venerologie, durchaus angebracht. So seien auch zu Beginn dieses Symposiums stellvertretend für die enorme wissenschaftliche Entwicklung seit 1952 einige Namen genannt: Rudolf Doepfmer (Würzburg/Bonn), Ernst Heinke (Gießen), Carl Schirren (Hamburg), Wolfgang Nikolowski (Tübingen/Augsburg), Werner Kießling (Heidelberg) sowie als Anreger und Förderer – wiederum unvollständig – die Namen Jordan, Kimmig, Bohnstedt und Schuermann. Daß sich die Entfaltung der Andrologie in Deutschland unter dem schützenden Dach der Dermato-Venerologie vollzog und noch vollzieht, hat sowohl medizin-historische als auch soziologische Gründe. Man kann auch heute einige Zusammenhänge mit urogenitalen Kontaktinfektionen nicht gänzlich als passé abtun. Bei uns ist die Andrologie aus der Dermatologie hervorgegangen, die Paternität ist eindeutig, die Emanzipation bisweilen etwas stürmisch, der familiäre Zusammenhang aber eine Frage der Vernunft auf beiden Seiten – nicht nur aus ökonomischen Gründen.

Wenn heute mitunter die Schaffung eigener Reproduktionszentren gefordert wird, so hätte eine solche aus verschiedenen Fachspezialisten bestehende Arbeitsgruppe sicherlich Vor-, jedoch auch Nachteile. Nach meiner Überzeugung setzt erfolgreiche interdisziplinäre Zusammenarbeit eine gute innerdisziplinäre Arbeitsweise geradezu voraus. Hier braucht freilich die Andrologie mancherorts mehr Ermutigung und intensivere Förderung. Im etwa 30. Geburtsjahr dieser selbstbewußten Tochter unseres Gesamtfaches sind solche Überlegungen durchaus am Platz.

Da in jedem Lebensalter andere andrologische Probleme bestehen und gezielte Therapie erfordern, ist unser Symposium dreifach gegliedert:

Störungen der Pubertätsphase – Varikozele als häufigste männliche Infertilitätsursache – Fertilität und Sexualität des alternden Mannes.

Daher kommen auch Aspekte der Pädiatrie sowie der innersekretorischen und psychischen Auswirkungen gestörter oder nachlassender Hodenfunktion im Alter zur Sprache. Die Liste namhafter Referenten aus benachbarten Fachgebieten unterstreicht die Interdisziplinarität der Thematik. Unerläßlich ist der operative Beitrag der Urologie. Neu im Orchester ist nur die Radiologie, bedingt durch diagnostische und alternativ-therapeutische Fortschritte bei der Varikozele. Der leider sonst oft vernachlässigte psychologische Aspekt von Andropathien wird diesmal – erfreulicherweise von genuin andrologischer Seite – berücksichtigt.

Medizinisch-wissenschaftliche Fortschritte werden akademische Makulatur, wenn sie nicht für die ärztliche Praxis genutzt werden können. Neben dem forschenden Spezialisten braucht es den sachkundigen „Basisarzt", also den mit den Methoden der andrologischen Primärdiagnostik und nicht-operativen Therapie vertrauten Dermato-Andrologen, der außer Sperma-Diagnostik auch die psychologischen Implikationen seines Faches kennt, und der seine Kompetenz nicht überdehnt. Diesem Prototyp des Andrologen durch ausgewählte Experten einen Überblick über Bewährtes und Neues in der klinischen Andrologie zu vermitteln, ist das Wunschziel dieses Symposiums.

Prof. Dr. O.P. Hornstein
Dermatol. Univ.-Klinik
Hartmannstr. 14
D-8520 Erlangen
Prof. Dr. W.B. Schill
Dermatol. Klinik
u. Poliklinik d. Univ.
Frauenlobstr. 9–11
D-8000 München 2

Störungen der sexuellen Entwicklung im Pubertäts- und Adoleszentenalter

H. Niermann, Münster

Der Kryptorchismus (beid- oder einseitige Dystopie, Retention oder Maldescensus der Keimdrüsen des Mannes) ist eine häufige Störung der sexuellen Entwicklung im Pubertäts- und Adoleszentenalter. Nach den Empfehlungen der International Health Foundation (IHF) vom November 1973 ist erstes Ziel der Behandlung des Hodenhochstandes die spätere Fertilität. Durch Vergleich der Befunde von 558 andrologischen Patienten ohne Hormonanalysen zu 331 Patienten mit LH-, FSH- und Testosteronbestimmung soll gezeigt werden, daß ein Behandlungserfolg bei Kryptorchismus nicht nur durch Normalisierung der anatomischen Lage der Hoden erzielt wird. Zusätzlich geben die o.a. Hormonanalysen Hinweise für den altersentsprechenden Hodenfunktionszustand und weitere Behandlungsmaßnahmen.

Bei der *Gruppe von 558 Patienten ohne Hormonanalysen* (1954–1973 untersucht), konnten Ejakulatsbefunde von 303 Erwachsenen mit erfolglos behandelter oder unbehandelter beid- oder einseitiger Hodenretention verglichen werden mit den Ejakulaten von 255 Erwachsenen nach Normalisierung der Hodenlage durch Spontandescensus im 5.–16. Lebensjahr (27 Patienten), durch Hormontherapie im 8.–34. Lebensjahr (33 Patienten), durch Operation im 4.–10. Lebensjahr (147 Patienten) und bei 48 Patienten ohne genauere Zeitangabe. Die Ejakulate dieser beiden Kollektive, nämlich der bzgl. der Hodenlage „erfolgreich" behandelten 255 Patienten und „erfolglos" oder unbehandelten 303 Patienten, zeigten fertilitätsprognostisch keinen wesentlichen Unterschied: Von 255 „erfolgreich" behandelten Patienten hatten 147 eine Azoospermie (58%) und weitere 57 Patienten (22%) eine hochgradige Oligozoospermie. Unter den 303 „erfolglos" behandelten Patienten hatten 174 (57%) Patienten eine Azoospermie und 54 Patienten (18%) eine hochgradige Oligozoospermie (unter 10 Mill. Spermien/ml). Beide Patientengruppen waren offenbar zu spät behandelt worden (Tabellen 1 und 2).

Bei der Gruppe von *331 Patienten mit Hormonanalysen* handelte es sich um *225 Erwachsene*, von denen 120 eine Azoo-, 100 eine Oligo- und 5 eine Normozoospermie

Tabelle 1. Ejakulat bei 207 Erwachsenen mit normaler Keimdrüsenlage nach Spontandescensus, hormonaler oder operativer Therapie und zusätzlich 48 Patienten ohne genaue Anamnese bezgl. Lebensalter der Therapie und ebenfalls erfolgtem Descensus der Keimdrüsen

Mit genauer Anamnese (n = 207)	insgesamt	Azoospermie	Oligozoospermie		Normozoospermie
			unter 10 Mill./ml	10–40 Mill./ml	
Spontandescensus (5–16jhrg.)	27 13%	9	9	–	9
HCG-Therapie (8–34jhrg.)	33 16%	18	9	–	6
Operativ (4–10jhrg.)	147 71%	120	15	6	6
Gesamtkollektiv	207 100%	147 71%	33 16%	6 3%	21 10%
+ 48 Pat. ohne genaue Anamnese (n = 48)	255 100%	147 58%	57 22%	30 12%	21 8%

Tabelle 2. Vergleich des Ejakulats der 255 Erwachsenen mit Spontandescensus, hormonal oder operativ erfolgreich erzielter Verlagerung der Keimdrüsen in das Skrotum zum Ejakulat der 303 Erwachsenen mit erfolglos oder unbehandelter Hodenretention

	Insgesamt	Azoospermie	Oligozoospermie		Normozoospermie
			unter 10 Mill./ml	10–40 Mill./ml	
Erfolgreich	255 100%	147 58%	57 22%	30 12%	21 8%
Erfolglos	303 100%	174 57%	54 18%	54 18%	21 7%
Insgesamt	558 100%	321 58%	111 20%	84 15%	42 7%

hatten. Bei den *120 Erwachsenen mit Azoospermie* nach unbehandelter, erfolglos oder zu spät (durchschnittlich im 20. Lebens-jahr) behandelter Hodenretention hatten:
86 Patienten stark erhöhtes LH und FSH und normales Testosteron,
19 Patienten normales LH und FSH und normales Testosteron,
15 Patienten erniedrigtes LH und FSH und erniedrigtes Testosteron.

Bei den *100 Erwachsenen mit Oligozoospermien* (durchschnittlich 10 Mill. Spermien/ml) und bzgl. der Hodenlage erfolgreicher, aber insgesamt zu später Behandlung (durchschnittlich im 15. Lebensjahr) hatten:
8 Patienten erhöhtes LH und FSH bei normalem Testosteron,
81 Patienten normales LH und FSH bei normalem Testosteron,
11 Patienten erniedrigtes LH und FSH und auch erniedrigtes Testosteron.

Bei den *5 Erwachsenen mit Normozoospermie* (durchschnittlich im 6. Lebensjahr behandelt), lagen LH, FSH und Testosteron im Normbereich.

Erst Hormonanalysen ermöglichten bei 15 von 120 Patienten mit Azoospermie und bei 11 von 100 Patienten mit Oligozoospermie die Diagnose eines hypogonadotropen Hypogonadismus, der offenbar gut zu behandeln war. Bei diesen Patienten konnte durch HMG/HCG-Therapie eine Normalisierung des Ejakulats erzielt werden. Zwei Patienten sind bereits Vater eines 2. Kindes, sonst liegen acht Geburten und zehn Schwangerschaften vor.

Andererseits muß die Fertilitätsprognose bei den 86 Patienten mit Azoospermie und den acht Patienten mit Oligozoospermie und erhöhten Gonadotropinen (94 von 225 Patienten bzw. 42 %) für ungünstig angesehen werden. Bei den 19 Patienten mit Azoospermie und den 81 Patienten mit Oligozoospermie und normalem LH, FSH und Testosteron wird durch HCG-, LH-RH- und Clomifen-Teste die Stimulierbarkeit von Hypophyse und Keimdrüse überprüft.

Nach diesen Erfahrungen bei Erwachsenen müssen jetzt auch *Hormonanalysen bei 106 Jugendlichen* betrachtet werden. Es handelt sich um *19 Patienten mit unbehandelter Hodenretention* (durchschnittlich 16jährig), von denen hatten
2 Patienten erhöhtes LH und FSH und normales Testosteron,
2 Patienten normales LH, FSH und normales Testosteron,

15 Patienten erniedrigtes LH, FSH und erniedrigtes Testosteron.

Von *87 Patienten bzgl. der Hodenlage erfolgreich behandelt* (im 10. Lebensjahr) hatten:
9 Patienten erhöhtes LH und FSH und normales Testosteron,
48 Patienten normales, LH, FSH und normales Testosteron,
30 Patienten erniedrigtes LH und FSH und auch erniedrigtes Testosteron.

Bei 11 Jugendlichen mit erhöhten Gonadotropinen (davon zwei unbehandelt) ist eine ungünstige Fertilitätsprognose zu befürchten. Bei den 48 von 87 bzgl. der Hodenlage erfolgreich behandelten Patienten und altersentsprechend normalen LH-, FSH- und Testosteron-Werten werden in einjährigen Abständen Hodenlage und Hormonstatus bis zur Pubertät oder bis zur Volljährigkeit mit dann möglicher Ejakulatskontrolle überprüft. Die 45 Jugendlichen (15 ohne, 30 mit bisheriger Kryptorchismustherapie) werden in altersentsprechender Dosierung kombiniert mit LH/FSH-Präparaten behandelt.

Zusammenfassend läßt sich folgendes sagen: Bei dem 1. Kollektiv von *558 Patienten ohne Hormonanalysen* (1954–1973) bestand zwischen der Gruppe erfolgreich bzw. erfolglos behandelter Hodenretention fertilitätsprognostisch kein wesentlicher Unterschied. Bei *225 Erwachsenen mit Hormonanalysen* hatten 94 (42 %) erhöhte Gonadotropine mit ungünstiger Fertilitätsprognose. Erst durch die Hormonanalysen wurde bei 15 Patienten mit Azoospermie und 11 Patienten mit Oligozoospermie (26 von 220 Patienten, 11 %) ein hypogonadotroper Hypogonadismus festgestellt mit guter therapeutischer Beeinflußbarkeit durch HMG/HCG-Präparate (12 Geburten und 10 weitere Schwangerschaften).

Elf von *105 Jugendlichen* (10 %) hatten bereits erhöhte Gonadotropine, 50 Jugendliche (47 %) hatten altersentsprechend normales LH, FSH und Testosteron. In einjährigen Abständen sollen Hodenlage und Hormonstatus überprüft werden. 45 Jugendliche (43 %) bei niedrigem LH, FSH und Testosteron werden altersentsprechend dosiert kombiniert mit LH- und FSH-Präparaten behandelt.

Prof. Dr. H. Niermann
Hautklinik d. Univ.
Abt. f. Andrologie
v.-Esmarch-Str. 56
D-4400 Münster

Idiopathische Varikozele: Klinik und Diagnostik

E. Jecht, Erlangen

Die Varikozele (V.), definiert als „abnorme Dilatation und Schlängelung des Plexus pampiniformis" [1], wurde bereits vor 400 Jahren von Ambroise Paré [3] beschrieben. Erst 1952 wurde jedoch von Tulloch [5] ein Zusammenhang der V. mit der Samenqualität postuliert, und in den letzten 20 Jahren ist die V. zunehmend in den Mittelpunkt des andrologischen Interesses getreten. Unterschieden werden muß zwischen der sehr häufigen idiopathischen V. (s. u.) und der ungleich selteneren symptomatischen V., deren Ursache abflußbehindernde traumatische Gefäßveränderungen oder komprimierende Tumoren darstellen.

Die idiopathische V. ist nach allgemein übereinstimmender Auffassung die häufigste Ursache einer Störung der Spermatogenese und damit der Samenqualität. Versuche, die klinische Ausprägung von V. mit dem Ausmaß der Samenveränderung zu korrelieren, haben kein einheitliches Bild gezeigt. Daher sind die früher von vielen Autoren vorgeschlagenen Abstufungen des klinischen Bildes einer ·V. inzwischen etwas in den Hintergrund getreten. Tabelle 1 zeigt beispielhaft die von Steeno et al. [4] aus Vorschlägen anderer Autoren synthetisierte Einteilung.

Tabelle 1. Varikozelen-Schweregrade [4]

I Palpable skrotale variköse Konvolute
   von weniger als 1 cm Durchmesser
   mit Valsalva-Reflux

II Ausgeprägte variköse Konvolute
   von 1–2 cm Durchmesser

III Sichtbare variköse Konvolute
   von mehr als 2 cm Durchmesser
   mit völliger Ausfüllung
   der betroffenen Skrotalhälfte

Offenbar stellt der bei idiopathischen V. in der insuffizienten Vena spermatica interna vorhandene Reflux den die Spermatogenese schädigenden Faktor dar und damit das „funktionelle Substrat" der V. Für diese Annahme sprechen die Ergebnisse zahlreicher phlebographischer, thermographischer und Doppler-sonographischer Untersuchungen, die in den letzten Jahren bei Patienten mit einer V. durchgeführt wurden. Im Rahmen dieser Untersuchungen konnte bei einer Reihe von Patienten ohne klinische Manifestation einer V. der Nachweis eines solchen Refluxes geführt werden.

Der Spermatika-Reflux ohne V. („subklinische" V., [2]) könnte die fehlende Korrelation zwischen den früher vorgeschlagenen Einteilungen der klinischen Schweregrade einer V. und der Reduktion der Samenqualität erklären. Jedenfalls sollte der Spermatika-Reflux ohne V. bei Untersuchungen des Zusammenhanges zwischen V. und Samenqualität berücksichtigt werden (Tabelle 2).

Tabelle 2. Spermatika-Insuffizienz-Schweregrade

Nur instrumentell nachweisbarer Reflux
Reflux mit tastbarer Varikozele
Reflux mit sichtbarer Varikozele

Der Spermatika-Reflux ohne V. läßt eine ausschließlich klinische V.-Diagnostik obsolet erscheinen. Als Methode der Wahl hat sich aufgrund ihrer Treffsicherheit, Praktikabilität und ihres relativ geringen finanziellen Aufwandes die Doppler-Sonographie erwiesen. Eine andrologische Untersuchung ohne genaue Doppler-sonographische Sondierung der Funiculi spermatici muß heute als unzulänglich angesehen werden (Tabelle 3).

Tabelle 3. Stufen-Diagnostik der Varikozele (Spermatika-Insuffizienz)

1 Inspektion des Skrotums
2 Palpation des Plexus pampiniformis
  unmittelbar nach dem Aufstehen
3 Palpation des Plexus pampiniformis
  nach 5minütigem Stehen
4 Palpation des Plexus pampiniformis
  beim Husten und beim Valsalva-Manöver
5 Doppler-Sonographie des Plexus pampiniformis

  Bei diskrepanten Ergebnissen
  oder falls Doppler-Sonographie negativ:
6 Thermographie des Skrotums

  Bei diskrepanten Ergebnissen
  oder bei positiven Befunden
  und Möglichkeit der Sklerotherapie/Embolisation
  oder bei Zustand nach hoher Ligatur:
7 Perkutane retrograde selektive Phlebographie
  der Vena spermatika interna

Literatur

1. CIOMS (1976) Krankheiten der Harnorgane und der männlichen Geschlechtsorgane, Bd 5. CIOMS-Projekt, Heidelberg
2. Comhaire F, Monteyne R, Kunnen M. (1976) The value of scrotal thermography as compared with selective retrograde venography of the internal spermatic vein for the diagnosis of „subclinical" varicocele. Fertil Steril 27:694–698
3. Jecht E (1977) Varikozele und Fertilität. Zentralbl Haut Geschlechtskr 138:177–187
4. Steeno O, Knops J, Declerck L, Adimoelja A, van de Voorde H (1976) Prevention of fertility disorders by detection and treatment of varicocele at school and college age. Andrologia 8:47–53
5. Tulloch WS (1952) A consideration of sterility factors in the light of subsequent pregnancies. II. Subfertility in the male. Trans Edinb Obstet Soc 104:29–34

Dr. E. Jecht
Hartmannstr. 14
D-8520 Erlangen

Sexualität und Zeugungsfähigkeit im Alter

W. Adam, Tübingen

Das Absinken der sexuellen Aktivität geht nach der Pubertät langsam, aber stetig vor sich, als ein Prozeß, der individuell unterschiedlich lange Zeit unbemerkt bleibt.

Fertilität

Mit zunehmendem Alter verringern sich Ejakulatvolumen, Spermienmotilität, Normomorphie-Rate und Initialfruktose [12]. Die Motilitätseinbuße ist wohl auf die reduzierte Kohabitationsfrequenz zurückzuführen. Der konstante Befund niedriger Fruktosewerte stellt eine statistische Wahrheit dar; zur Schätzung der Testosteronsekretion ist er nicht geeignet (vgl. [7, 11]). Lichtmikroskopisch feststellbare Altersveränderungen am Hodengewebe lassen sich nicht mit Sicherheit von solchen abgrenzen, die durch Traumen oder Krankheiten verursacht wurden [9]. Wie weit dies mit elektronenmikroskopischer Untersuchung gelingt, läßt sich noch nicht beurteilen. Die Geburtenstatistik [2] zeigt: Zeugung im Alter ist möglich, der Wunsch danach nicht häufig.

Sexualität

Die *quantitative* Verminderung der Sexualität im Alter ist eine allgemein bekannte Tatsache. Da eine Entwicklung der Sexualität ohne Androgene nicht erfolgt, lag es nahe, bei ihnen auch die Ursache für ein langsames Versiegen zu suchen. Eine einwandfreie Klärung der Frage, auf welche Weise eine Änderung hormoneller Regelkreise an der Alterssexualität mitwirkt, ist noch nicht gelungen. Zweifel an der allbeherrschenden Rolle der Hormone für die Sexualität hat es schon lange gegeben: Wie erklärt sich z. B., daß ein Teil der Männer mit beidseitigem Hodenverlust weiter sexuell verkehren kann [6]? Wie erklären sich Unterschiede zwischen Stadt und Land [10]? In der Alltagspraxis wird die Vorstellung vom hormonellen Altern noch zu sehr bestimmt durch Ergebnisse lange zurückliegender 17-Ketosteroid-Analysen und durch die daraus entstandene, nicht mehr haltbare Annahme eines regelhaften allmählichen Testosteron-Versiegens. Die Komplexität der insgesamt wirksamen Einflüsse auf die Sexualität des Individuums [1, 13] sollte eine monokausale hormonbezogene Betrachtungsweise verhindern und ebenso diesbezügliche Therapieversuche. Damit würde auch der – ohnedies nie einheitlich akzeptierte und mehr für den alternden als den alten Mann geprägte – Begriff des Klimakterium virile seine gedachte hormonelle Basis verlieren und mindestens in den einstweiligen Wartestand versetzt. Denn daß hormonelle Einflüsse im Alter wirksam werden, ist mit Bestimmtheit anzunehmen.

Neben der quantitativen zeigt sich im Alter auch eine *qualitative* Änderung der Sexualität. Die Intensität der libidinösen Spannung geht zurück, und damit läßt nicht nur die Frequenz der Betätigung nach, sondern auch deren Aggressivität. Das wird im allgemeinen von den Partnerinnen nicht bedauert, sondern begrüßt. Viele Frauen verstehen, zumal im Alter, unter Sexualität zärtliche Zuwendung, verbinden sie mit Erotik und Geborgenheitsgefühlen [10]. In einer harmonischen Beziehung bedeutet die allmähliche Änderung der Sexualpraxis in quantitativer und qualitativer Hinsicht keinen Anlaß zu Spannungen. Umgekehrt aber können anderweitig herangewachsene Disharmonien ihren Ausfluß in Klagen über ungenügendes sexuelles Vermögen oder Verständnis finden. Nichts ist zu einer beabsichtigten Kränkung so gut geeignet.

Offensichtlich haben Männer, die früh sexuell aktiv werden, mehr Aussichten, dies auch im Alter zu bleiben [1, 5, 14]. Oft berichten ja auch Patienten mit sexuellen Schwierigkeiten, sie seien der eigenen Meinung nach „Spätentwickler" gewesen. Kontinuität der Sexualpraxis, Selbstbewußtsein und damit auch sexuelle Sicherheit, das Gefühl gesund zu sein mehr noch als der diesbezügliche objektive Befund [14], das Akzeptiertwerden durch die Partnerin stellen günstige Bedingungen für das Erhaltenbleiben der sexuellen Leistungsfähigkeit dar. Das Sichwohlfühlen ist Voraussetzung für sexuelle Appetenz.

Was sagen Männer mit sexuellen Problem im höheren Alter? Der Verkehr sei jetzt *zu* kurz, *zu* selten, *zu* wenig befriedigend; sie berichten vom Unterschreiten einer selbst gesetzten Leistungsnorm. Vor allem solche Männer sind dabei gefährdet, für die der sexuelle Vollzug eine wichtige Selbstbestätigung darstellt. Leistungs- und Leidensdruck sind besonders hier Verwandte. Die meisten Männer führen ihr Problem nicht auf ihr Alter zurück. Sie fürchten vielmehr organisch krank zu sein. Daß überall angepriesene Kräftigungsmittel gerade ihnen nicht geholfen haben, bestärkt sie in dieser Meinung. Widerspruch und Aufklärung von seiten des Arztes können Angst und Leidensdruck nicht beheben.

Vielmehr sollte man den Mann sich seinen Kummer von der Seele reden lassen, ihn geduldig und verständnisvoll anhören und nicht versuchen, das Problem mit einemmal zu bewältigen. Eine körperliche Untersuchung empfiehlt sich schon bei der ersten Konsultation. Der gewöhnlich bestehende Normalbefund gibt Gelegenheit, Beruhigendes darüber zu äußern. Ebenso – und teilweise mit dem gleichen Ziel – empfiehlt sich eine Untersuchung vor allem von Testosteron und Prolaktin. Suche nach Diabetes mellitus darf nicht vergessen werden. Wie weit man aber eine Allgemeinuntersuchung treibt, ist von Fall zu Fall zu entscheiden. Die Annahme, je mehr desto besser, ist m. E. falsch. Wer mit Röntgenaufnahmen oder einem perfektionistisch ausgeklügelten technischen „Programm" überfallen wird, ehe er noch seiner Meinung nach genügend ausführlich hat sagen können, wo ihn der Schuh drückt, wird eher verunsichert.

Kann man hinsichtlich sexueller Aufklärung und Anregung auch zuviel tun? Ich glaube schon. So wenig man einen ratsuchenden älteren Mann mit einem Rezept abspeisen, ihn kurzerhand zum Psychiater abschieben oder es bei der Feststellung bewenden lassen sollte, daß alle guten Dinge des Lebens eines Tages aufhören, so wenig sollte man meiner Überzeugung nach denjenigen, der auch auf eine hilfegebende Frage nicht antworten will, zu missionieren versuchen, weil sexuelle Aktivität eben auch im Alter sein müsse. Für manchen Mann mag es befreiend sein, dem Sexuellen entronnen zu sein, oder einfach in Ruhe gelassen zu werden [13]. Giese [3] hat formuliert: „Auf die Dauer werden die meisten Ehen zu Kameradschaftsehen. Es ist das beste und zu wünschende Schicksal, das eine Ehe finden kann, um dauerhaft zu bleiben."

Literatur

1. Borelli S (1971) Potenz und Potenzstörungen des Mannes. Hartmann, Berlin
2. Doepfmer R (1960) Die männliche Fertilität bei Jugendlichen und Greisen. Dtsch Med Wochenschr 85:427–430
3. Giese H (1952) Wörterbuch der Sexualwissenschaft. Institutsverlag, Bonn, S 115
4. Harman SM, Tsitouras PD (1980) Reproductive hormones in aging men. J Clin Endocrin Metabol 51:35–40
5. Kinsey AC, Pomeroy WB, Martin CE (1967) Das sexuelle Verhalten des Mannes. Fischer, Berlin
6. Lange J (1934) Die Folgen der Entmannung Erwachsener. Thieme, Leipzig
7. Leitz R, Keller E, Göser R, Adam W, Schindler AE (1977) Zur klinischen Relevanz der Spermaplasma-Fruktose. Fortschr Fertilitätsforsch 5:186–188
8. Nieschlag E, Kley HK, Wiegelmann W, Solbach HG, Krüskemper HL (1973) Lebensalter und endokrine Funktion der Testes des erwachsenen Mannes. Dtsch Med Wochenschr 98:1281–1284
9. Nikolowski W (1960) Das sogenannte Klimakterium virile. Med Welt 11:1860–1862
10. Prill HJ (1976) Sexualverhalten im Alter. In: Eicher W, Vogt HJ (Hrsg) Praktische Sexualmedizin. Medical Tribune, Wiesbaden, S 244–245
11. Schill WB (1976) Fruktosebestimmung im Spermaplasma. Med Klin 71:1031–1041
12. Schirren C (1982) Praktische Andrologie, 2. Aufl. Karger, Basel
13. Sigusch V (1979) Sexuelle Funktionsstörungen. Sexualmedizin 8:415–420, 462–466, 516–521
14. Vallery-Masson J, Valleron AJ, Poitrenaud J (1981) Age and ageing 10:53–59

Prof. Dr. W. Adam
Univ.-Hautklinik
Abt. Dermatologie II, Liebermeisterstr. 25, D-7400 Tübingen

Somatische und psychische Einflüsse auf das Sexualverhalten im Alter des Mannes

H.-J. Vogt, München

Sexualität ist ein Grundtrieb und als solcher nicht an ein bestimmtes Lebensalter gebunden. Das Sexualempfinden, das Sexualverhalten und der Stellenwert, welcher der Sexualität zugemessen wird, ist individuell unterschiedlich. Dies beruht zum einen auf biologischen Voraussetzungen, ist zum anderen bedingt durch soziale, soziologische sowie soziokulturelle Einflüsse. Darüber hinaus muß daran gedacht werden, daß zahlreiche Ursachen somatischer, psychischer und partnerschaftlicher Art die sexuelle Aktivität hindern oder verhindern können. So konnten Pfeiffer et al. [4] nachweisen, daß in der Gruppe der Männer zwischen 60 und 65 Jahren 77 % an sexueller Aktivität interessiert waren, von denen 71 % auch tatsächlich aktiv waren. In der Gruppe der Männer zwischen 66 und 71 Jahren waren die Vergleichszahlen 74 % und 62 %, in der Altersgruppe von 72 bis 77 Jahren waren es 65 % bzw. 50 % und in der Gruppe 78 Jahre und älter immerhin noch 50 % und 21 %. Synchron mit der Abnahme des sexuellen Interesses geht eine Änderung des Sexualverhaltens [5], welches sich den gegebenen Möglichkeiten anpassen muß.

Allgemeine *Alterungsprozesse* führen in allen körperlichen Funktionen zu einem Nachlassen der entsprechenden Fähigkeiten, was z. B. für die Hör- und Sehfähigkeit, für die Bewegungsfähigkeit, auch für die cerebrale und cerebellare Reaktionsfähigkeit als normal angesehen wird. Die sexuell-genitalen Reaktionen verlangsamen sich in gleicher Weise. Eine als Versagen empfundene geschlechtliche Begegnung trifft hier schockartig. Die erste ärztliche Aufgabe ist deshalb eine korrekte Aufklärung über die Physiologie der Sexualreaktion im Alter. Masters und Johnson [2] haben mit exakten Untersuchungen nachgewiesen, daß die Zeit bis zum Erreichen einer Erektion in gleicher Weise verlängert ist wie die Fähigkeit, dann zum Orgasmus zu kommen. Die *Erektion* erreicht oft nicht die frühere Stärke. Wird die Immissio penis von der Frau vorgenommen, führt dies jedoch nicht zu Problemen [8]. Während die *Plateauphase* von jüngeren Männern oftmals kaum bemerkt wird, ist diese Phase im Alter stärker ausgeprägt. Im Gegensatz zu früher bleibt das Plateau länger erhalten und wird als besonders lustvoll empfunden, so daß nicht immer ein Orgamus mit nachfolgender Ejakulation angestrebt wird. Die präejakulatorische Sekretion aus den Cowperschen Drüsen geht stark zurück oder hört auf. Beim älteren Mann ist die *Orgasmusphase* in der Regel verkürzt. Die erste Phase, in der sonst die bevorstehende Ejakulation bemerkt wird, ist unter Umständen kaum festzustellen oder fällt ganz aus. Gelegentlich kann diese Phase jedoch auch über 5–7 s bestehen bleiben. Dann kontrahiert sich die Prostata nicht in den üblichen Intervallen von 0,8 s, sondern es treten spastische Kontraktionen auf, die erst nach einigen Sekunden in rhythmische Kontraktionen übergehen. In der 2. Phase wird das Ejakulat ausgestoßen. Hierbei können sowohl die urethralen Kontraktionen verlangsamt als auch ihr Druck vermindert sein. Da auch die Ejakulatmenge im Alter verringert ist, wird das Ejakulat nurmehr wenige Zentimeter weit ausgestoßen, oder es entsteht das Gefühl, daß der Samen nurmehr ausläuft. Die *Rückbildungsphase* zeigt ebenfalls charakteristische Änderungen gegenüber früher: Die Rückbildung der Erektion verläuft nicht mehr in zwei Etappen, sondern innerhalb weniger Sekunden kann das Glied vollständig erschlaffen. Auch die Refraktärzeit ist verlängert und dauert üblicherweise Stunden bis Tage. Dem Mann werden keine ernsthaften Zweifel an seiner Sexualleistungsfähigkeit kommen, wenn er diesen veränderten Ablauf im sexuellen Reaktionsrhythmus kennt und akzeptiert. Stellt sich das Paar auf die veränderten Verhältnisse ein, lernt es schnell, daß die physiologischen Involutionsvorgänge keineswegs das emotionale Erleben beeinträchtigen müssen. Im Gegenteil, die bewußte zeitliche Ausdehnung der Exzitations- und der Plateauphase kann außerordentlich lustvoll erlebt werden, so daß der verminderte Ejakulationsdruck, das Fehlen der ersten Orgasmusphase oder gar das Ausbleiben eines Orgasmus nicht zu angstvoller Selbstbeobachtung führt.

Mit zunehmendem Alter ist auch mit einem gehäuften Auftreten von Krankheiten zu rechnen, welche temporär oder permanent die sexuelle Funktion be- oder verhindern bzw. Kohabitationen trotz erhaltener genitaler Funktionen unmöglich machen. In diesem Fall kann der Versuch der Wiederaufnahme eines Geschlechtsverkehrs nach längerer erzwungener Pause entmutigend verlaufen. Hierbei ist zu überlegen, ob dem wirklich somatische Ursachen zugrunde liegen, oder ob die Angst vor dem Versagen zu einer entsprechenden psychosomatischen Reaktion geführt hat. Grundsätzlich ist diese Überlegung immer dann anzustellen, wenn ein Mann über sexuelle Funktionsstörungen klagt. Gleichzeitig ist zu bedenken, daß somatische Erkrankungen zu psychischen Konsequenzen führen oder psychische Störungen somatisiert werden können. Dies gilt sowohl für hormonelle Alterungsprozesse wie für *hormonelle Störungen* z. B. im Rahmen eines Diabetes mellitus mit diabetischer Neuropathie, welche unabhängig von der Schwere der Erkrankung und der Therapie speziell zu Erektionsstörungen führen können [3]. Unter den *Stoffwechselerkrankungen* sind besonders Leberschäden zu erwähnen, welche über eine Beeinträchtigung des Allgemeinbefindens, aber besonders über Östrogenabbaustörungen negativen Einfluß auf das Sexualverhalten ausüben können. Der erhöhte Östrogen-Spiegel führt zu einer kompensatorischen Hemmung der Gonadotropinsekretion. Ein Testosteronmangel ist die Folge. Krankheiten des *rheumatischen Formenkreises* können die sexuelle Aktivität ganz massiv einengen. Dies gilt nicht nur in bezug auf schmerzhafte Gelenk- oder Muskelveränderungen, sondern in gleicher Weise auch im Hinblick auf eine eventuelle Bewegungseinschränkung wie auf zur Behandlung notwendige Medikamente, welche die Reagibilität erheblich herabsetzen können. *Durchblutungsstörungen* des Penis können durch arterielle Verschlüsse oder Stenosen in der Beckenetage bedingt sein, was durch Ultraschalluntersuchungen einfach nachzuweisen ist. Ein Herzinfarkt wird von jedem Menschen als Schock erlebt. In der Rehabilitationsphase beginnt die Selbstbeobachtung. Der Mann vermißt die zuvor mehr oder minder häufigen morgendlichen Erektionen, welche auf Grund der physiologischen Sparschaltung nicht auftreten, wie es in gleicher Weise von anderen körperlichen Krisensituationen bekannt ist. Die Folge ist eine verstärkte Selbstbeobachtung, die in einen Beobachtungszwang münden kann [7]. Hierdurch wird die normale vegetative Reaktion gehemmt oder gar unterdrückt. Ohne entsprechende Anleitungen wird in vielen Fällen der erste Geschlechtsverkehr herbeigeführt, um sich selbst zu beweisen, daß die lebensbedrohende Krankheit überwunden ist. Ein derartiges nicht partnerbezogenes Vorgehen endet regelmäßig mit einem Fiasko. Hier könnte schon der Hinweis darauf, daß bei sexueller Aktivität die Herzarbeit einen Sauerstoffverbrauch hat wie z. B. bei schnellem Gehen oder beim Treppensteigen, genügen, daß der Patient im Rahmen der Fortschritte seiner Rehabilitation auch über das zu erwartende sexuelle Vermögen informiert ist. Hellerstein u. Friedmann [1] haben 14 Patienten nach Herzinfarkt untersucht und dabei festgestellt, daß die maximale Anstrengung in sechs Fällen bei sexueller Aktivität auftrat, in acht Fällen jedoch bei der Arbeit, beim Autofahren, Fernsehen, Sport oder erregtem Wortwechsel. Hieraus wird kenntlich, daß nicht nur die physiologischen genitalen und extragenitalen Reaktionen bedacht werden müssen, sondern daß der emotionalen Lage besondere Bedeutung zukommt. *Genitalveränderungen* beim alten Mann unterscheiden sich grundsätzlich nicht von denen bei jüngeren Männern. Es muß jedoch häufiger mit einem fortgeschrittenen Stadium bestimmter Erkrankungen gerechnet werden. Aus prophylaktischer Sicht muß hier besonders an den Lichen sclerosus et atrophicus, die Erythroplasie Queyrat und an den M. Bowen gedacht werden. Zahlreiche *andere Erkrankungen* können schwer zu beeinflussende Probleme aufwerfen. In jüngeren Jahren bagatellisierte Erkrankungen können in höherem Lebensalter allein schon durch die Immobilität bis hin zu lang dauernder Bettlägerigkeit zu sexueller Inaktivität führen.

Ein weiteres Problem stellt die zur Behandlung der Grundkrankheit notwendige *medikamentöse Therapie* dar, welche ihrerseits die „Potenz" möglicherweise einschränkt oder gar aufheben kann. Obwohl zahlreiche Medikamente angeschuldigt werden, einen negativen Einfluß auf die Sexualität auszuüben, sollte man im Alter besonders an Sedativa, Antihistaminika, Antihypertensiva, Psychopharmaka und gegengeschlechtliche Hormone denken. Bei entsprechenden Klagen muß jedes Medikament auf seine individuelle Verträglichkeit hin überprüft werden. Andererseits ist es aber auch möglich, daß die Erkenntnis, an einer Erkrankung zu leiden, welche eine Dauertherapie erforderlich macht, als Ursache für eine derartige psychosomatische Reaktion in Frage kommt.

Wenn aus der Vielzahl der möglichen somatischen Erkrankungen nur einige angeführt werden konnten, so ergibt sich hieraus jedoch, daß neben der allgemeinen und gezielten Anamnese grundsätzlich die körperliche Inspektion stehen muß. Ein Laborscreening leitet sich zwanglos aus den aufgeführten Erkrankungen ab.

Die Aufdeckung eines pathologischen somatischen Befundes darf nicht dazu führen, sich lediglich auf die Behandlung dieses Symptoms zu konzentrieren [9]. Möglicherweise wurde das Symptom der sexuellen Funktionsstörung dem Arzt angeboten in der Hoffnung, daß die tieferliegende Problematik dabei klagbar wird. Ichbezogene psychische Probleme beziehen sich auf die nicht verarbeitete Erkenntnis, alt zu werden oder zu sein, was Lebensängste bis hin zur Todesangst hervorbringen kann, auf eine fehlende oder falsche Einschätzung der Realität sowie auf mangelhafte Verarbeitung somatischer Erkrankungen und der notwendigen Therapie. Therapeutisch schwieriger anzugehen sind Partnerprobleme. Besonders gravierend wird oftmals der Verlust des Partners empfunden. Die Sterblichkeit verwitweter Männer ist im ersten Jahr des Witwenstandes deutlich höher als bei Frauen [6]. Psychische und psychosomatische Beschwerden verstärken sich, der Verbrauch von Sedativa, Alkohol u. a. nimmt deutlich zu. Einer erneuten Partnerbindung steht ggf. nicht nur das Andenken an die Verstorbene entgegen, sondern auch die reale oder vermutete Einschätzung der Umgebung, der eigenen Kinder, das Vorurteil der jüngeren Generation gegen sexuelle Ambitionen der alten Menschen sowie Zweifel an der eigenen Attraktivität.

Therapeutisch steht im Vordergrund eine entsprechende psychische Führung des Patienten. Diese beinhaltet sowohl Hinweise zur Physiologie der sexuellen Reaktionen im Alter wie Hinweise auf ein den körperlichen Verhältnissen angepaßtes Sexualverhalten. Dabei ist darauf zu achten, daß man zwar Tabus abbauen darf, jedoch ohne die Intimität zu verletzen, ohne Ideologien aufzubauen und ohne neuen Normen zu setzen.

Literatur

1. Hellerstein HK, Friedmann EH (1969) Sexual activity and the post coronary patient. Med Asp Hum Sex 3:70–96
2. Masters WH, Johnson VE (1973) Impotenz und Anorgasmie. Goverts Krüger Stahlberg, Frankfurt
3. Neubauer M (1978) Diabetes mellitus und Sexualstörungen. In: Vogt H-J, Eicher W (Hrsg) Praktische Sexualmedizin. Medical Tribune, Wiesbaden, S 127–141
4. Pfeiffer E, Verwoerdt A, Wang HS (1969) The naturally history of sexual behaviour on a biologically advantaged group of aged individuals. J Gerontol 24:193–198
5. Schumann H-J v (1980) Erotik und Sexualität in der zweiten Lebenshälfte. Hippokrates, Stuttgart
6. Tews HP (1979) Soziologie des Alters. Quelle und Meyer, Heidelberg
7. Vogt H-J (1980) Andrologie. In: Eicher W (Hrsg) Sexualmedizin in der Praxis. Fischer, Stuttgart, S 117–201
8. Vogt H-J (1981) Immissionsverhalten erektionsgestörter und ungestörter Männer. Mitt Ges prakt Sexualmed 1:16–17
9. Vogt H-J, Pirke KM (1982) Alterssexualität. In: Schneider J (Hrsg) Geriatrie in der Praxis. Schattauer, Stuttgart New York

Dr. H.-J. Vogt
Dermatol. Klinik u. Poliklinik
d. TU München
Biedersteiner Str. 29
D-8000 München 40

Androgentherapie bei Störungen der sexuellen Funktion im Alter

W. Krause, Gießen

Wie viele andere Organfunktionen nimmt auch die testiculäre Androgenproduktion mit zunehmendem Alter ab. Es handelt sich dabei um eine direkte Schädigung der hormonbildenden Zellen, nicht um eine mangelnde Stimulation durch Gonadotropine.

Da auch die sexuelle Aktivität im allgemeinen im Alter nachläßt, hat man aus der parallelen Entwicklung auf einen causalen Zusammenhang geschlossen. Man hat den Begriff des Klimakterium virile gebildet und meint damit die Zeit, in der die gonadale Hormonproduktion wie auch die übrigen genoadalen Funktionen zurückgehen.

Den Zusammenhang zwischen dem Nachlassen der Testosteronproduktion bei alternden Männern und dem Zurückgehen der sexuellen Aktivität widmen sich Schiavi u. White [6]. Sie zitieren in ihrer Übersichtsarbeit insgesamt 8 Studien, die in den Jahren 1970–1975 veröffentlicht wurden und deren Autoren sich mit den Unterschieden der Plasmatestosteronspiegel zwischen impotenten und nicht sexuell gestörten Männern auseinandersetzen. In keiner dieser Studien werden signifikante Unterschiede herausgearbeitet. Nur einmal wurden in den Altersgruppen zwischen 36 und 45 Jahren Unterschiede gefunden. Hier hatten die Männe mit Impotenz erwartungsgemäß niedrigere Testosteronspiegel. Neuere Studien [z. B. 7] ergeben im Grunde die gleichen Resultate und bestätigen damit die fehlende Abhängigkeit zwischen Testosteronspiegeln und sexueller Aktivität.

Einige Befunde weisen jedoch darauf hin, daß ein typischer Befund bei Männern mit Störungen der sexuellen Potenz eine verminderte Ansprechbarkeit der Leydigzellen auf hCG ist. Wir konnten 1980 in einer größeren Gruppe auch die Patienten zeigen, daß die Stimulierbarkeit der Leydigzellen, gemessen an dem nach hCG folgenden Anstieg des Plasmatestosteron, bei Patienten mit sexuellen Potenzstörungen signifikant niedriger ist [2].

Wir wissen dabei allerdings nicht, ob dieser Befund eine Folge oder eine Ursache der Störungen darstellt (Abb. 1).

Wir haben diesen Befund als „latentes Androgendefizit" bezeichnet, und es liegt nahe, durch Androgensubstitution in solchen Fällen eine Verbesserung der sexuellen Funktion zu erwarten. Wir haben in einer kontrollierten Studie die Patienten unter Therapie über einen Zeitraum von 2 und 4 Monaten sexuelle Funktionen selbst beschreiben lassen. Signifikante Unterschiede zwischen der Placebogruppe und der testosteronbehandelten Gruppe fanden sich, wohl aufgrund der noch kleinen Fallzahl, nicht (Abb. 2). Jedoch läßt sich als Trend ablesen, daß etwa morgendliche Erektionen deutlich stärker beeinflußt werden als z. B. die Möglichkeit, einen Geschlechts-

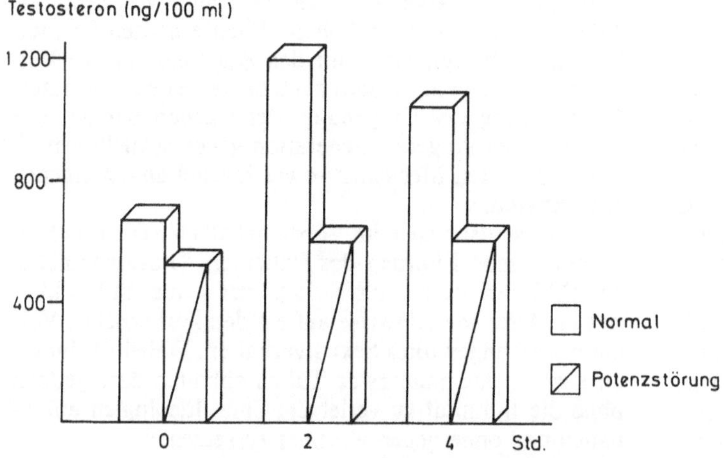

Abb. 1. Vergleich der Testosteron-Plasmaspiegel vor (0) sowie 2 und 4 Stunden nach der Injektion von 5000 iE hCG i. v. bei normalen Männern und solchen mit Potenzstörungen

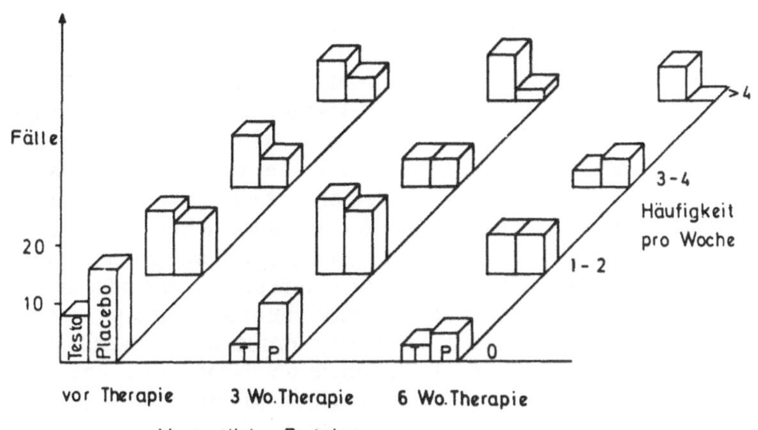

Abb. 2. Häufigkeit der pro Woche beobachteten morgendlichen Erektionen vor der Behandlung, nach 3- und 6wöchiger Therapiedauer unter Applikationen von Testosteron (T) und Placebo (P). Zum Zeitpunkt von 3 Wochen ist eine Überlegenheit des Testosteron zu beobachten (*höhere Säulen*)

verkehr befriedigend auszuführen [3]. Auch dieses Ergebnis stützt die oben zitierten Studien, die keinen direkten Zusammenhang zwischen sexueller Aktivität und Testosteron zeigen konnten. In ihnen wird nämlich unter der sexuellen Aktivität vorwiegend die Fähigkeit, einen Geschlechtsverkehr auszuführen, verstanden, und diese Fähigkeit ist mehr von psychologischen Gelegenheiten und Partnerinteraktionen abhängig als sexuelle Phantasien und spontane Regungen.

Welche Ursachen hat die gestörte Androgenproduktion? Pirke [5] nimmt aufgrund experimenteller Befunde an, daß Sauerstoffmangel als Ausdruck einer Minderdurchblutung eine Rolle spielt.

Vergleicht man die Testosteron-Plasmaspiegel bei Patienten mit arteriographisch nachgewiesenen Stenosen der Beckenarterien mit denen weniger gefäßgeschädigter Patienten, so findet man keinen Unterschied. Dagegen hatten Patienten mit Diabetes mellitus, also auch bei vorwiegender Schädigung der Mikrozirkulation, deutlich niedrigere Plasmatestosteronspiegel als eine Kontrollgruppe [1].

Es scheint klargestellt, daß für die verminderte sexuelle Aktivität im Alter nicht einfach ein Testosteronmangel verantwortlich ist. Deshalb hat auch eine ungezielte Testosteronsubstitution keinen Sinn.

Bei nachgewiesenem Testosteronmangel und wohl bei dem genannten latenten Androgendefizit kann sie aber indiziert sein. Eine ausreichende Substitution kann man gut durch Messung der Plasmaspiegel nachweisen [4]. Von der oralen Form (Testosteronundecanoat, Andriol) muß man meist 160–240 mg/die geben, von der Depot-Form (Testosteronönanthat, Testiviron-Depot), 250 mg i.m. alle 2–3 Wochen. Alle darunter liegenden Dosierungen, einschließlich der von Mesterolon (Proviron) sind keine echte Substitution.

Literatur

1. Deichert U (1982) Störungen der Sexualität und der endokrinen Funktion bei arterieller Verschlußkrankheit vom Beckentyp. Inaug Diss Gießen
2. Krause W (1979) The effect of intravenously administered human chorionic gonadotrophin on plasma testosterone in patients with sexual impotence and oligozoospermia. Int J Androl 3:251–255
3. Krause W, Horz G, Konradi E, Schröder H, Wichmann U: Treatment of sexual disorders with testosterone – report of a controlled study. Int J Androl (in press)
4. Nieschlag E (1982) Current status of testosterone substitution therapy. Int J Androl 5:225–28
5. Pirke KM (1981) Testicular function with age. Neuroendocrinol Lett
6. Schiavi RC, White D (1976) Androgens and male sexual function: a review of human studies. J Sex Marital Ther 2:214–228
7. Schwartz MF, Koloony RC, Masters WH (1980) Plasma testosterone levels of sexually functional and dysfunctional men. Arch Sex Behav 9:355–366

Prof. Dr. W. Krause
Zentr. f. Dermatologie, Andrologie u. Venerologie
Gaffkystr. 14
D-6300 Lahn-Gießen

Freie Vorträge zum Thema

Zum Aussagewert des GnRH-Tests bei gonadaler Dysfunktion

B. Hook, Tübingen

In der erweiterten andrologischen Diagnostik wird der GnRH-Test zur Beurteilung des hormonellen Regelkreises aus Hypothalamus, Hypophyse und Gonaden herangezogen [1, 2].

1 Für die Datenerfassung danke ich Herrn G. Schubring, Zentrum für Datenverarbeitung der Universität Tübingen

Im Rahmen einer umfassenden Auswertung unserer andrologischen Untersuchungsdaten unter Verwendung computergestützter Analysen wurde die Aussagefähigkeit des GnRH-Tests anhand eigener Erfahrungen überprüft[1]. Ziel der Untersuchungen war 1. die LH- und FSH-Sekretion bei verschiedenen Fertilitätsstörungen zu erfassen, 2. durch Korrelation der Gonadotropinwerte mit ausgewählten klinischen und spermatologischen Parametern Auskunft über die Verwendbarkeit des GnRH-Tests bei der Differentialdiagnose von Fertilitätsstörungen zu erhalten und 3. daraus die Indikationen zum GnRH-Test abzuleiten, die gegenwärtig noch nicht einheitlich beurteilt werden.

Den gekürzt mitgeteilten Ergebnissen liegen die klinischen, spermatologischen und hormonellen Daten von 746 Patienten im Alter zwischen 24 und 38 Jahren zugrunde. Als Bezugswerte dienten Ergebnisse bei einer Gruppe von 30 gesunden Männern im Alter von 20–40 Jahren; Auswahlkriterium war die durch Vaterschaft nachgewiesene Zeugungsfähigkeit.

Die GnRH-Tests begannen morgens zwischen 8.00 und 9.00 Uhr; Blutabnahmen erfolgten vor und 25 bzw. 45 Minuten nach i. v.-Injektion von 100 µg Gonadorelin. Die Gonadotropinwerte wurden mit Kits der Firma Serono radioimmunologisch bestimmt und in ng/ml des Referenzpräparates LER 907 angegeben. Mittelwerte und Streuung der Gonadotropin-Ausschüttung wurden zwischen den einzelnen Untersuchungsgruppen verglichen und mittels t-Test auf Signifikanz überprüft. Als Maß für die Funktionsreserve der Hypophyse diente ein Stimulationskoeffizient, der dem Quotienten aus maximalem Stimulationswert und Basalsekretionswert entspricht.

Bei 306 Patienten mit normaler Hodengröße ergab sich eine umgekehrte Beziehung zwischen einer stark erniedrigten Spermienzahl und der basalen FSH-Ausschüttung; bereits bei Spermiendichten um 10 Mill./ml sind die Gonadotropinwerte jedoch vom Normalkollektiv nicht mehr signifikant verschieden. Erwartungsgemäß fand sich für LH keine signifikante Korrelation zur Spermiendichte (Tabelle 1).

Bei mehr als der Hälfte der Patienten mit normalem Hodenvolumen bestand ein OAT-Syndrom mit Spermiendichten zwischen 1 und 20 Mill./ml. Nur 56 Patienten hatten erhöhte FSH-Basalwerte, bei ⅔ der insgesamt 187 Patienten war die basale FSH-Ausschüttung normal oder erniedrigt. Im GnRH-Test erwiesen sind dann allerdings 31 dieser Patienten als unterschiedlich stark überstimuliert (Abb. 1). Bei den meisten von ihnen fand sich in der klinischen bzw. spermatologischen Untersuchung, gelegentlich auch in der Anamnese, der eine oder andere von der Norm abweichende Befund; insgesamt bestanden jedoch zwischen diesen Probanden keine Gemeinsamkeiten, die zur Ätiologie der bisher noch ungeklärten hypergonadotropen Hodenfunktionsstörung beim OAT-Syndrom hätten beitragen können.

Die endokrinologische Untersuchung von 162 Patienten mit beidseitiger Hodenatrophie ergab die höchsten Basal- und Stimulationswerte für LH und FSH bei gleichzeitig erniedrigter relativer Stimulierbarkeit in 36 Fällen von chromosomal gesichertem Klinefelter-Syndrom.

Zusammenfassend ist bei Patienten mit gestörter oder fehlender Spermiogenese bei normaler Hodengröße die Differenzierung zwischen einer testikulären und einer hypophysären Dysfunktion allein durch erhöhte FSH-Basalwerte möglich; das Sertoli-cell-Syndrom läßt sich durch die nur hier so deutliche FSH/LH-Dissoziation von Azoospermien anderer Genese abgrenzen.

Die Bedeutung und absolute Indikation des GnRH-Tests liegt in seiner Anwendung bei Patienten mit normaler oder erniedrigter FSH-Basalsekretion, die sehr häufig mit einem OAT-Syndrom kombiniert ist. In diesen Fällen kann nur der GnRH-Test klären, ob sich hinter den

Tabelle 1. GnRH-Test bei normaler Hodengröße (n = 306)

Spermiendichte (Mill./ml)	Azoospermie ($n = 78$)	< 1 ($n = 41$)	1–10 ($n = 136$)	11–19 ($n = 51$)	Normalkollektiv ($n = 30$)
FSH (ng/ml)					
Basalwert	429 ± 284	395 ± 308	302 ± 225	290 ± 202	221 ± 108
Stim.koeff.	1,8 ± 0,5	1,9 ± 0,6	1,8 ± 1,2	1,8 ± 0,6	1,9 ± 0,6
LH (ng/ml)					
Basalwert	46 ± 20	48 ± 20	41 ± 17	41 ± 18	58 ± 19
Stim.koeff.	6,2 ± 3,2	5,7 ± 3,0	5,9 ± 3,7	6,0 ± 3,1	5,6 ± 2,8

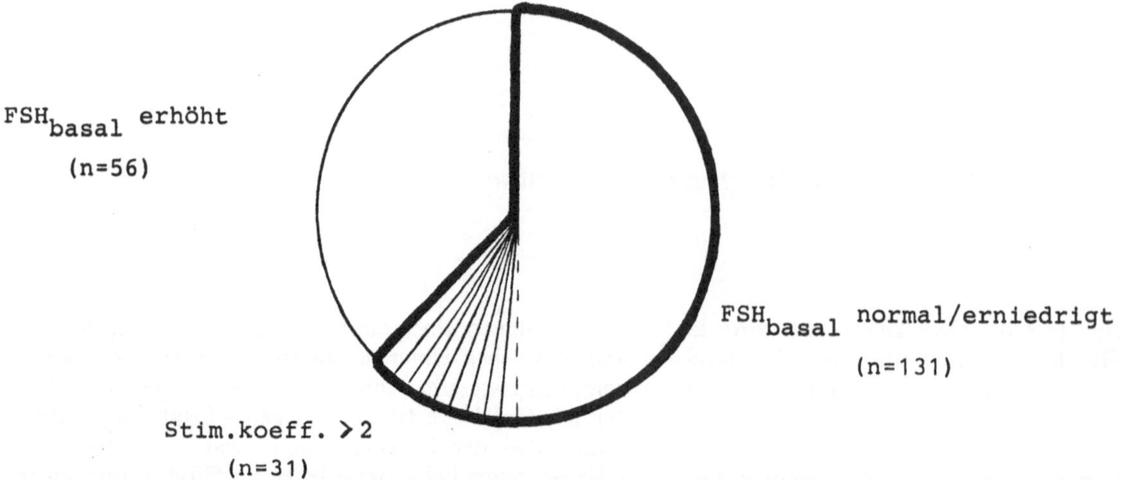

Abb. 1. GnRH-Test bei OAT-Syndrom (n = 187)

unauffälligen basalen Gonadotropinwerten eine hyper-gonadotrope Sekretionslage verbirgt, die durch andere andrologische Untersuchungsmethoden bisher offenbar nicht zu erfassen ist.

LH-Bestimmungen sind in diesem Zusammenhang von sekundärer Bedeutung, hingegen aber aussagekräftig bei der endokrinologischen Untersuchung von Hoden-atrophien. Dabei gibt die Basalsekretion und maximale Ausschüttung beider Gonadotropine im GnRH-Test Hinweise auf Vorliegen eines Klinefelter-Syndroms, er-laubt im Einzelfall jedoch keine sichere Abgrenzung von Hodenatrophien anderer Ursache. Der GnRH-Test ist daher bei Hodenatrophien lediglich als unterstützende Untersuchungsmaßnahme indiziert.

Literatur

1. Krause W, Höbel W (1976) Der LH-RH-Test bei Störun-gen der männlichen Fertilität. Z Hautkr 51:919–926
2. Lunenfeld B, Glezerman M (1974) Aspekte zur Differen-tialdiagnose von Störungen der Hypothalamus-Hypo-physe-Gonaden-Achse unter besonderer Berücksichtigung der diagnostischen und therapeutischen Anwendung des Gonadotropin-Releasing-Hormon (GnRH). Wien Klin Wochenschr 86:233–244

Dr. B. Hook
Abt. Dermatologie II
Univ.-Hautklinik
Liebermeisterstr. 25, D-7400 Tübingen

Klinische, endokrinologische und genetische Aspekte des Kallmann-Syndroms

H. Traupe, B. Thiele und H. Niermann, Münster und Göttingen

Das Kallmann-Syndrom stellt nach dem Klinefelter-Syn-drom die zweithäufigste, genetisch fixierte Ursache des männlichen Hypogonadismus dar. Anhand von sieben eigenen Beobachtungen gehen wir auf klinische, endokri-nologische und genetische Aspekte dieses Syndroms ein.

Klinisches Bild

Wegweisend für die Diagnosestellung ist die Assoziation von Anosmie und Hypogonadismus. Der Riechdefekt muß ausdrücklich erfragt werden, da er von den Patien-ten nicht spontan angegeben wird. Klinisch fallen die Zei-chen eines ausgeprägten Androgenmangels auf, insbe-sondere ein eunuchoider Hochwuchs, spärliche horizon-tale Schambehaarung, hypoplastische Genitalien, kleine weiche Testes und eine hohe Stimme. Bei zwei Patienten lag eine rechtsseitige Hodendystopie, einmal ein bilatera-ler Kryptorchismus vor. Fünf Patienten wurden gezielt auf Herzfehler hin untersucht. Ein Patient litt an einer valvulären Pulmonalstenose, bei drei weiteren lagen bei z.T. bereits im Kleinkindalter verstorbenen Brüdern ge-sicherte Herzfehler vor. Ein Patient litt an einer Dysdia-dochokinese: er war nicht in der Lage, Pronation und Supination der Hände in schneller Folge auszuführen.

Spermiogrammbefunde

Wegen Anejakulation konnten bei 3 Patienten keine Spermiogramme durchgeführt werden. Bei den übrigen 4 Patienten ergab sich zunächst ein vollständiges Fehlen von Spermien im Ejakulat. Nach mehrmonatiger HCG-Behandlung konnte bei zwei Patienten die Spermiogenese induziert werden (es fand sich etwa eine Million bewegli-cher Spermien pro ml), und das Ejakulatvolumen nahm zu. In einem Fall kam es zu einer Konzeption, diese Schwangerschaft endete jedoch als Fehlgeburt.

Endokrinologische Befunde

Bei allen Patienten lagen stark erniedrigte basale Serum-werte für Testosteron, LH und FSH vor. Ein Patient wies

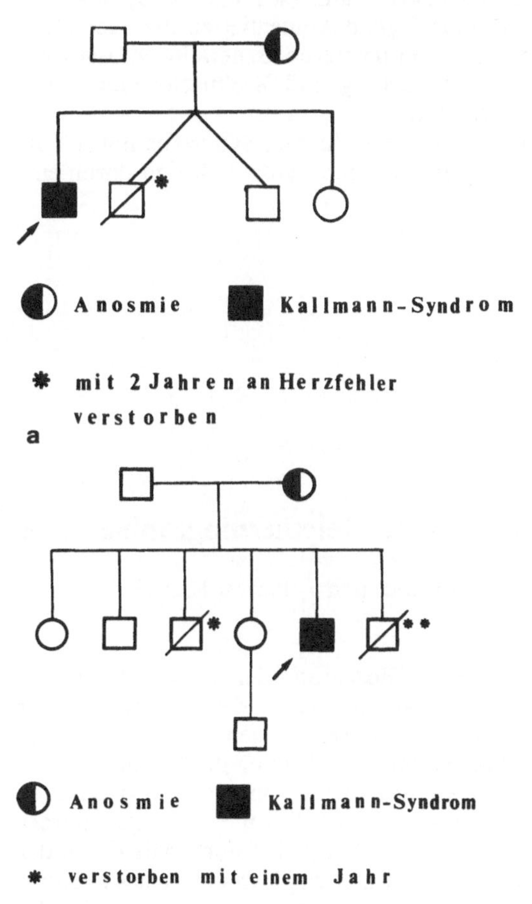

Abb. 1a, b. Stammbäume von Familien mit Kallmann-Syn-drom. Die Mütter sind wegen der Anosmie als heterozygote Konduktorinnen erkennbar

zusätzlich eine Hyperprolaktinämie auf. Bei 6 Patienten wurde nach intravenöser Gabe von 100 µg LH-relea-sing-Hormon ein Stimulationstest durchgeführt. Dabei ergab sich sowohl für LH als auch für FSH ein Anstieg der Werte, wobei aber eine z. T. recht erhebliche Bandbreite vorlag. Umstritten ist bei dem Kallmann-Syndrom die Ansprechbarkeit auf Clomiphen. Clomiphen ist ein Antiöstrogen, das das negative Feedback der testikulären Steroide auf den Hypothalamus aufhebt und so normalerweise zu einem Anstieg von LH und FSH führt. Wir führten bei einem Patienten einen LH-RH-Test vor und nach einer 10tägigen Behandlung mit 50 mg Clomiphen täglich durch. Dabei ergab sich kein wirklicher Unterschied nach der Stimulation mit LH-RH.

Genetische Aspekte

Bei 2 Patienten lag bei den Müttern ebenfalls eine Anosmie vor. Diese Frauen können deshalb als sichere heterozygote Konduktorinnen der Erkrankung angesehen werden (Abb. 1). In Übereinstimmung mit der Mehrzahl der Autoren nehmen wir einen X-chromosomal rezessiven Erbgang für das Kallmann-Syndrom an. Für diesen Erbgang sprechen die folgenden Argumente: a) die Erkrankung kommt fast ausschließlich bei Männern vor, b) die wenigen betroffenen Frauen weisen eine milde Symptomatik auf wie z. B. eine verspätet einsetzende Menarche – diese milde Symptomatik wird durch die X-Chromosom-Inaktivierung (sogenannte Lyon-Hypothese) erklärt, c) in 2 gut dokumentierten Familien [1, 2] kam das Syndrom in mehreren Generationen assoziiert mit geistiger Retardierung und X-chromosomal rezessiver Ichthyosis vor.

Die Assoziation des Kallmann-Syndroms mit der X-chromosomal rezessiven Ichthyosis läßt sich durch eine beide Erkrankungen bewirkende zytogenetische Ursache erklären. Das Kallmann-Syndrom-Gen könnte in der Nähe des Steroidsulfatasegens liegen. Ein Mangel an Steroidsulfatase ist die Ursache der X-chromosomal rezessiven Ichthyosis. Das Steroidsulfatasegen konnte inzwischen auf dem kurzen Arm des X-Chromosoms bei Xp223 lokalisiert werden [3].

Literatur

1. Blanchet-Bardon Cl, Bernheim A, Struz P, Passa P, Puissant A (1981) Syndrome olfacto-génital de Morsier avec ichthyose liée au sexe (2 cas). Ann Dermatol Venereol 108:605
2. Perrin JCS, Idemoto JY, Sotos JF, Maurer WF, Steinberg AG (1976) X-linked syndrome of congenital ichthyosis, hypogonadism, mental retardation and anosmia. Birth Defects: Orig Artic Ser, vol XII, 5:267–274
3. Tiepolo I, Zuffardi O, Fraccaro M, DiNatale D, Gargantini L, Müller CR, Ropers HH (1980) Assignment by deletion mapping of the steroid sulfatase X-linked ichthyosis locus to Xp223. Hum Genet 54:205–206

Dr. H. Traupe
Prof. Dr. H. Niermann
Abt. f. Andrologie
v.-Esmarch-Str. 56
D-4400 Münster
Dr. B. Thiele
Univ.-Hautklinik
v.-Siebold-Str. 3
D-3400 Göttingen

Zur Bedeutung der Telethermographie in der Varicocelendiagnostik

J. Kunze, W. Schneider und J. Petres, Kassel

Die pathogenetische Bedeutung der Varicocele wird in der relativen Überwärmung der Hoden mit konsekutiver Reifungsstörung in der Spermiogenese vermutet. Zur Frage der diagnostischen Bedeutung der Telethermographie haben wir an 72 Patienten aus der andrologischen Sprechstunde entsprechende Wärmemessungen durchgeführt. Wir benutzten ein Telethermographie-Gerät der Firma Aga-Optronic. Unter Zuhilfenahme eines genormten Referenzwärmestrahlers konnten dabei gleichzeitig die absoluten Temperaturen bestimmt werden. Die thermographischen Aufnahmen wurden von posterior am breitbeinig stehenden Patienten mit nach vorn abgewinkeltem Oberkörper durchgeführt, nachdem der Patient sich in dieser Stellung für 10 Minuten entkleidet an die Raumtemperatur adaptiert hatte. Die Ergebnisse wurden verglichen mit den Befunden aus klinischer Untersuchung, zweimaligem Spermiogramm und der Ultraschall-Sonographie der Vv. spermaticae.

In 20 Fällen konnte klinisch eine Varicocele palpiert werden. Von diesen hatten 12 Patienten eine Oligo-Astheno-Terato-Spermie (OAT) und eine maximale Scrotalhauttemperatur von $\overline{X} = 33,5\,°C$ $(s = \pm 1,17)$. Demgegenüber hatten 24 Patienten (Kontrollgruppe) ohne klinisch palpable Varicocele und ohne entsprechende Spermiogrammveränderungen eine maximale Scrotalhauttemperatur von $\overline{X} = 31,7\,°C$ $(s = \pm 1,98)$. Im T-Test unterscheiden sich diese beiden Gruppen hinsichtlich der Scrotalhauttemperatur hochsignifikant (Irrtumswahrscheinlichkeit 0,2 %).

Von den 52 Patienten ohne klinische Varicocele hatten 28 Patienten OAT-Veränderungen und eine maximale Scrotalhauttemperatur von $\overline{x} = 32,8\,°C$ $(s = \pm 1,38)$. Diese Temperatur ist ebenfalls signifikant höher als bei der oben genannten Kontrollgruppe (Irrtumswahrscheinlichkeit 3 %). Im Folgenden haben wir als positiven Thermographiebefund gewertet entweder eine einseitige Überwärmung von mehr als 0,5 °C oder eine beidseitige Überwärmung von 33 °C und mehr.

In Tabelle 1 und 2 sind die weiteren wesentlichen Befunde zusammengefaßt.

Tabelle 1. Patienten mit palpabler Varicocele

	OAT $n = 12$	nicht OAT $n = 8^b$	gesamt $n = 20$
Thermo. pos.	11[a]	4	15
Thermo. neg.	1	4	5
Doppler pos.	8	2	10
Doppler neg.	4	6	10

[a] Bei klinisch palpabler Varicocele und OAT zeigte sich in 92% der Fälle eine positive Thermographie

[b] Patienten ohne OAT bei klinisch nachweisbarer Varicocele erbrachten in keinem Fall gleichzeitig positive Thermographie- und Dopplerbefunde; dies ist aus dieser Form der Tabelle nicht ersichtlich

Tabelle 2. Patienten ohne palpable Varicocele

	OAT $n = 28$	nicht OAT $n = 24$	gesamt $n = 52$
Thermo. pos.	23[a]	6[b]	29
Thermo. neg.	5	18	23
Doppler pos.	9[a]	1	10
Doppler neg.	19	23	42

[a] Bei klinisch inaparenter Varicocele und OAT ergaben sich in 82% der Fälle positive Thermographiebefunde, jedoch nur in 32% für eine Varicocele sprechende Befunde mit der Doppler-Sonographie

[b] Patienten ohne Varicocele und ohne typische Spermiogrammveränderungen hatten thermographisch symmetrische Scrotalhauttemperaturen. Die in der Tabelle per definitionem thermographisch positiv gewerteten 6 Patienten hatten in 3 Fällen eine Azoospermie mit Temperaturen von über 34 °C (2 x Verschluß, 1 x schwerer primärer Hodenschaden), die anderen 3 Patienten mit Normospermie zeigten symmetrische Temperaturen von 33 °C

Diskussion

Es konnte gezeigt werden, daß bei klinisch palpabler Varicocele und entsprechenden Spermiogrammveränderungen eine signifikant erhöhte Scrotalhauttemperatur besteht. Die von uns gemessenen absoluten Temperaturen der Scrotalhaut bei Patienten mit Varicocele entsprechen den bisher in der Literatur mitgeteilten Werten von über 33 °C [3, 4, 9, 10]. Bei einseitiger Varicocele zeigte sich dementsprechend auch ein deutlicher Temperaturunterschied im Seitenvergleich. Nach daraus abzuleitender Definition positiv zu bewertender Thermographiebefunde versuchten wir, die Aussagekraft der Thermographie hinsichtlich der Erkennung subklinischer, aber pathogenetisch bedeutsamer Varicocelen zu überprüfen. Dabei stellte sich heraus, daß sich nicht nur in diesen Fällen, sondern darüber hinaus ebenfalls deutliche Überwärmungen der Scrotalhaut feststellen ließen, wenn spermiographische Veränderungen vorlagen, die nicht auf eine Varicocele zurückzuführen waren (Verschlußazoospermie, schwerer primärer Hodenschaden). Dies wurde auch von Lewis 1979 und 1980 mittels Kontaktthermographie festgestellt [5, 6].

Insgesamt zeigt sich bei unseren Befunden eine sehr gute Korrelation zwischen OAT- und positiven Thermographiebefunden. Demgegenüber war eine erhebliche Diskrepanz zwischen positiven Doppler-Befunden und entsprechenden Spermiogrammveränderungen festzustellen, wie dies auch von Ebert 1980 [2] und Meisel 1982 [7] gefunden wurde. Aufgrund unserer Befunde scheint die Thermographie in erster Linie ein Indikator für pathologische Spermiogramm-Muster im Sinne einer Orchipathie, die Doppler-Sonographie dagegen in erster Linie ein Indikator für eine Varicocele ohne Differenzierungsmöglichkeit hinsichtlich deren Krankheitswertes darzustellen.

Die starke Diskrepanz zwischen Doppler- und Thermographiebefunden bei Verdacht auf Vorliegen klinisch nicht palpabler Varicocelen dürfte in erster Linie auf die schwierige technische Durchführung der Ultraschall-Untersuchung zurückzuführen sein, die uns dazu veranlaßte, alle zweifelhaften Befunde als negativ einzustufen. Eine wesentlich bessere Übereinstimmung zwischen Doppler-Sonographie, Thermographie und Phlebographie der Vena spermatica fanden andere Autoren [1, 8]. Für die dermatologische Praxis ist die Telethermographie wegen ihres hohen Anschaffungspreises als Methode zur Diagnostik von Varicocelen sicher nicht zu empfehlen, wird in größeren Zentren jedoch wegen ihrer leichten Handhabung und ihrer guten Reproduzierbarkeit als Screeningmethode zur rechtzeitigen Erkennung von pathogenetisch bedeutsamen Varicocelen und auch anderen Orchipathien eine Berechtigung finden können.

Literatur

1. Comhaire F, Kunnen M (1982) Comparison between different methods for diagnosis of varicocele. In: Jecht EW, Zeitler E (eds) Varicocele and male infertility. Springer, Berlin Heidelberg New York, pp 88–96
2. Ebert L, Bedbur M (1980) Die Bedeutung der Ultraschall-Doppler-Sonde in der Varicocelen-Diagnostik. Andrologia 12:461
3. Hirsh AV, Cameron KM (1980) The doppler assessment of varicoceles and internal spermatic vein reflux in infertile Men. Br J Urol 52:50
4. Hirsh AV, Kellett MJ (1980) Doppler flow studies, venography and thermography in the evaluation of varicoceles of fertile and subfertile Men. Br J Urol 52:560
5. Lewis RW, Harrison RM (1979) Contact scrotal thermography: Application to problems of infertility. J Urol 122:40
6. Lewis RW, Harrison RM (1980) Contact scrotal thermography II. Use in the infertile male. Fertil Steril 34:259
7. Meisel C (1982) The doppler technique for the diagnosis of varicocele. In: Varicocele and male infertility. Springer, Berlin Heidelberg New York, pp 78–82
8. Riedl P, Strackl W (1982) Contact thermography in the diagnosis of varicocele. In: Varicocele and male infertility. Springer, Berlin Heidelberg New York, pp 73–77
9. Zorgniotti AW, MacLeod J (1973) Studies in temperature, human semen quality, and varicocele. Fertil Steril 25:854
10. Zorgniotti AW, Toth A, MacLeod J (1979) Infrared thermometry for testicular temperature determinations. Fertil Steril 32:347

Dr. J. Kunze
Dr. W. Schneider
Prof. Dr. J. Petres
Hautklinik
Städt. Kliniken Kassel
Mönchebergstr. 41–43
D-3500 Kassel

Bedeutung und Aussagefähigkeit des ATP-Gehalts im Ejakulat – Untersuchungen an über 400 andrologischen Patienten

R. Bauer, Bonn

Die progressive Motilität der Spermatozoen ist ein komplizierter Prozeß, der durch vielfältige biochemische Vorgänge gesteuert wird. Als Energieträger der Lokomotion dient ATP, das durch oxydative Phosphorylierung in den Mitochondrien der Spermatozoen synthetisiert wird. Die Mitochondrien umgeben im Mittelstück des Spermiums in schraubiger Anordnung einen großen Teil der Geißel. Schon morphologisch wird dadurch das strategische Nebeneinander von ATP-Produktion und ATP-Verbrauch eindrucksvoll demonstriert (Abb. 1). Da eine gestörte Spermienmotilität häufig die Ursache für einen unerfüllten Kinderwunsch ist, gingen wir der Frage nach, ob ATP-Messungen im Ejakulat für die andrologische Diagnostik bedeutsam und aussagefähig sind.

Material und Methoden

ATP wurde mit der Biolumineszenz-Methode mit dem Luziferin-Luziferase-System gemessen. Die Reagenzien sowie das Meßgerät stammten von der Firma Lumac.

Der ATP-Gehalt wurde initial in 5 µl Ejakulat gemessen. Die Angabe der ATP-Konzentration erfolgte in pg/ Spermatozoon. Die Messungen führten wir routinemäßig neben einem Spermiogramm bei einem unausgewählten Patientenkollektiv unserer andrologischen Sprechstunde durch. Ejakulate mit vermehrtem Volumen von Leukozyten und Bakterien gingen nicht in die Auswertung ein, da deren ATP-Gehalt die statistische Aussage verfälscht hätte.

Ergebnisse

Korrelation zwischen Motilität und ATP-Gehalt

Werden alle ATP-Messungen mit der prozentualen Spermienbeweglichkeit in Beziehung gesetzt, so zeigt sich eine reziproke Korrelation zwischen ATP-Gehalt und Motilität im Kollektiv. Spermien mit niedriger quantitativer Motilität hatten eine etwa 3fach höhere ATP-Konzentration als normale motile Spermatozoen (Tabelle 1).

Korrelation zwischen Spermiendichte und ATP-Gehalt

Zwischen der ATP-Konzentration und der Spermiendichte bestand ebenfalls eine reziproke Beziehung (Abb. 2). Unterhalb 20 Mill./ml stieg der ATP-Gehalt signifikant an. Mit abnehmender Spermiendichte sank auch die Motilität im Kollektiv. Die gleiche umgekehrte

Tabelle 1. Korrelation der quantitativen Motilität mit dem Mittelwert des ATP-Gehalts im jeweiligen Spermienkollektiv

% Motilität	pg ATP/Spermatozoe	n
5–10	1,52 ± 0,64	22
11–20	1,16 ± 0,47	19
21–30	1,43 ± 0,46	28
31–40	1,20 ± 0,30	42
41–50	0,59 ± 0,08	43
51–60	0,79 ± 0,14	46
61–70	0,61 ± 0,08	54
71–80	0,51 ± 0,10	15

Abhängigkeit fanden wir bei der Korrelation der Spermiengesamtzahl mit der ATP-Konzentration.

Diskussion

Ein ausreichender ATP-Gehalt im Spermium ist für eine gute progressive Motilität erforderlich [1, 3]. Es zeigte sich, daß Spermien mit schlechter quantitativer Motilität einen höheren ATP-Gehalt hatten als normal motile Spermien. Mit steigender Motilität sank die ATP-Konzentration auf Werte wie sie Patienten mit Normozoospermie und normaler initialer Motilität hatten.

Orientiert man sich an den ATP-Werten der Ejakulate mit einer Dichte über 40 Mill./ml und einer über 70%igen quantitativen Motilität, so wäre die ATP-Konzentration in allen Fällen für eine normale Motilität ausreichend gewesen [4]. Einen ATP-Mangel als Ursache einer Asthenozoospermie sahen wir somit bei über 400 ATP-Messungen nicht. Dies steht in guter Übereinstimmung mit den Untersuchungen von Levin u. Mitarb. (1981).

Die reziproke Abhängigkeit zwischen ATP und Spermiendichte einerseits sowie zwischen ATP und Motilität andererseits läßt auf eine ATP-Verwertungsstörung schließen. Auf welcher Ebene diese Verwertungsstörung liegt, ist unsicher. Vordergründig könnte man meinen, eine schlechte Motilität mit einem geringen ATP-Verbrauch führt zu den gemessenen erhöhten ATP-Werten. ATP wird aber nicht nur für die zweidimensionale Peitschenbewegung der Geißel benötigt, sondern ebenso für den Na^+-K^+-Transport durch eine membrangebundene ATPase der Spermien in hohem Maße verbraucht. Hohe ATP-Konzentrationen könnten somit auch auf eine insuffiziente ATPase schließen lassen. Daraus folgende Störungen der Ionenkonzentration beeinflussen die chemomechanische Kopplung und vermindern die Actomyosin-Kontraktionen.

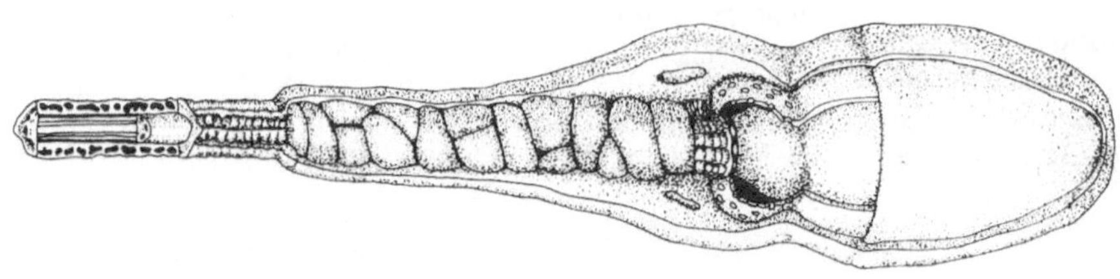

Abb. 1. Räumliche Darstellung eines Spermiums. Die Mitochondrien umgeben im Mittelstück schraubenförmig die Geißel. (Nach Holstein AF, Roosen-Runge EC (1981) Atlas of human spermatogenesis. Grosse, Berlin)

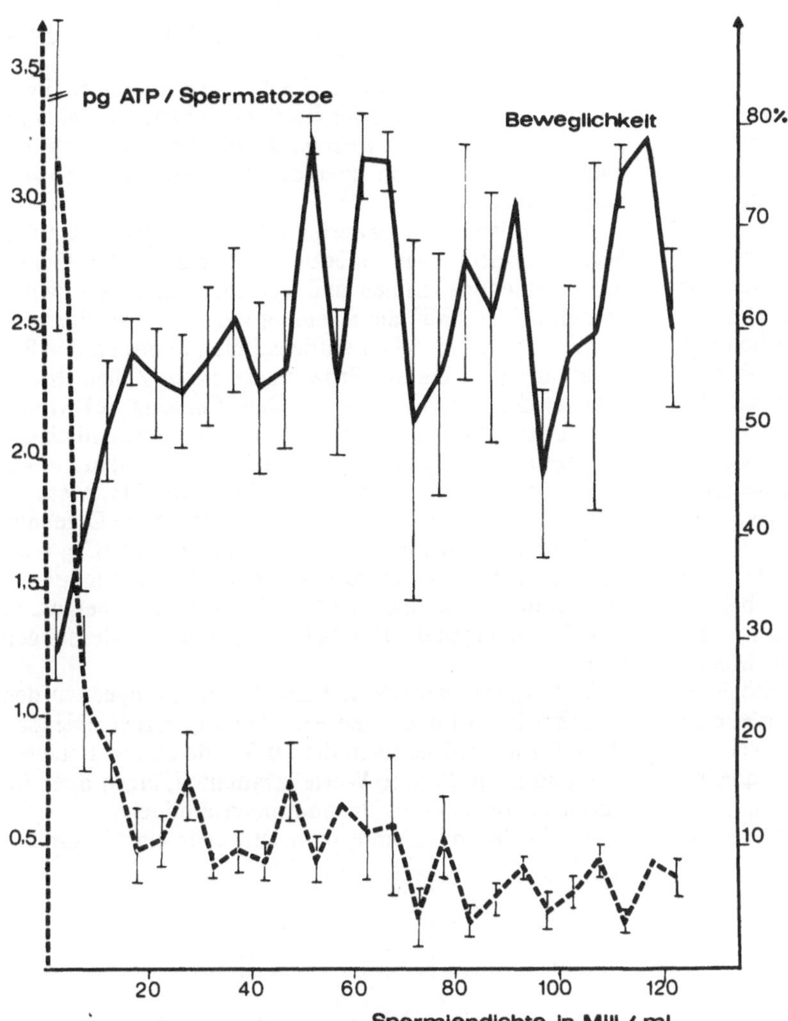

Abb. 2. Korrelation zwischen Spermiendichte und ATP-Konzentration (---) sowie zwischen Spermiendichte und quantitativer Motilität (—)

Bereits aus diesen Überlegungen wird deutlich, daß Störungen der Spermienmotilität viele biochemische Ursachen haben können. Nach unseren Untersuchungen ist ein metabolischer Defekt der ATP-Synthese offenbar äußerst selten. Wir konnten jedenfalls bei über 400 Messungen keinen derartigen Fall entdecken.

Literatur

1. Calamera JC, Giovenco P, Vilar O (1979) Adenosinetriphosphate (ATP) in human spermatozoa. I. Analysis of the dispersion of a factor. Int J Androl 2:225–229
2. Levin RM, Shofer J, Wein AJ, Greenberg SH (1981) ATP concentration of human spermatozoa: Lack of correlation with sperm motility. Andrologia 13:468–472
3. Schirren C, Laudahn G, Hartmann E, Heinze I (1977) Studies of the correlation of morphological and biochemical parameters in human ejaculate in various andrological diagnose. Andrologia 9:95–105
4. Vilar O, Giovenco P, Calamera JC (1980) Adenosinetriphosphate (ATP) in human spermatozoa. II. Concentrations in fertile men. Andrologia 12:225–227

Prof. Dr. R. Bauer
Univ.-Hautklinik und Poliklinik
Rheinische Friedrich-Wilhelms-Universität
Sigmund-Freud-Str. 25
D-5300 Bonn 1

Vergleichende Untersuchungen der DNS in Spermatozoen mittels der Impuls-, Feulgen- und Ultraviolett-Spektrophotometrie

V. Weiss und W. Meyhöfer, Gießen

Da die Messung der DNS als Kriterium für die Beurteilung männlicher Sub- bzw. Infertilität von besonderer Wichtigkeit ist, kam in letzter Zeit der Entwicklung impulscytophotometrischer Meßmethoden eine große Bedeutung zu, weil es nun möglich war, mit standardisierten Verfahren eine hohe Zahl an Spermatozoen zu messen. Um die Aussagekraft der Impulscytophotometrie für die andrologische Diagnostik zu überprüfen, erschien uns ein Vergleich mit den herkömmlichen Methoden der DNS-Bestimmung, der Feulgen- und Ultraviolett-Spektrophotometrie, wichtig.

Während bei beiden letzteren aufgrund des sehr zeitaufwendigen Meßverfahrens nur 100 Einzelzellmessungen pro Ejakulat vorgenommen wurden, haben wir bei unseren ICP-Messungen mindestens 200 000 Zellen pro Ejakulat ausgewertet.

Untersucht wurden 20 Patienten der Universitäts-Hautklinik in Gießen, die Normozoospermien und teils erhebliche Astheno-Teratozoospermien aufwiesen, die aufgrund der routinemäßig erstellten Ejakulatbefunde ausgewählt wurden. Jedes Ejakulat wurde in drei Portionen aufgeteilt und der DNS-Gehalt mit Hilfe der drei Methoden analysiert.

Da Feulgen- und UV-Ergebnisse durch bewährte standardisierte Präparationen und Meßverfahren gewonnen wurden, wird hier auf eine detaillierte Beschreibung der Methodik verzichtet.

Für die ICP-Messungen wurden die Ejakulate nach vorheriger Zentrifugation mit Pepsin und Papain behandelt, um das dicht kondensierte Chromatin des Spermiums so weit aufzulockern, daß eine der DNS-Menge proportionale Anlagerung des Farbstoffes ermöglicht wird. Als DNS-spezifisches Fluorochrom wurde eine Kombination aus Ethidiumbromid und Mithramycin zu gleichen Teilen verwendet. Bei diesem Verfahren quellen die Spermienköpfe auf das 3- bis 5fache ihrer ursprünglichen Größe und nehmen kugelige Gestalt an. Die Messungen wurden mit dem ICP-22 der Firma Phywe (jetzt: Ortho-Instruments) vorgenommen.

Das Histogramm weist einen hohen schmalen Peak auf, der die Population der reifen haploiden Spermien repräsentiert (Abb. 1). Rechts davon befindet sich ein kleiner Peak, der von diploiden Spermatozoen hervorgerufen wird.

Die statistische Auswertung ergab bei jeder der drei Meßmethoden einen nahezu identischen DNS-Gehalt der Normozoospermien und Teratozoospermien, wobei jedoch bei letzteren die Streuung wesentlich größer war, da hier vermehrt Zellen auffielen, die außerhalb der Population lagen. Da der Prozentsatz dieser Zellen jedoch sehr gering war, wurde keine Beeinflussung des Mittelwertes vorgefunden. Vergleicht man nun hinsichtlich des mittleren DNS-Gehaltes die einzelnen Methoden miteinander, so erhält man bei den Feulgen- und UV-Messungen in 17 der 20 Fälle einander entsprechende Ergebnisse. Eine Übereinstimmung von Feulgen- und ICP-Werten fand sich in 14 der 20 Fälle, wobei in vier Ejakulaten mit Teratozoospermien der ICP-Wert etwas höher lag. In zwei Fällen lagen die Ergebnisse der Feulgen-Messungen höher.

Im Vergleich der UV- mit den ICP-Messungen wurden ebenfalls in 14 Fällen Übereinstimmung erzielt. Die gleichen Teratozoospermien, die im Vergleich zur Feulgenmessung im ICP hohe Werte erbrachten, lagen auch im Vergleich zur UV-Spektrophotometrie höher.

Als Erklärung könnte man entweder ein Chromatin

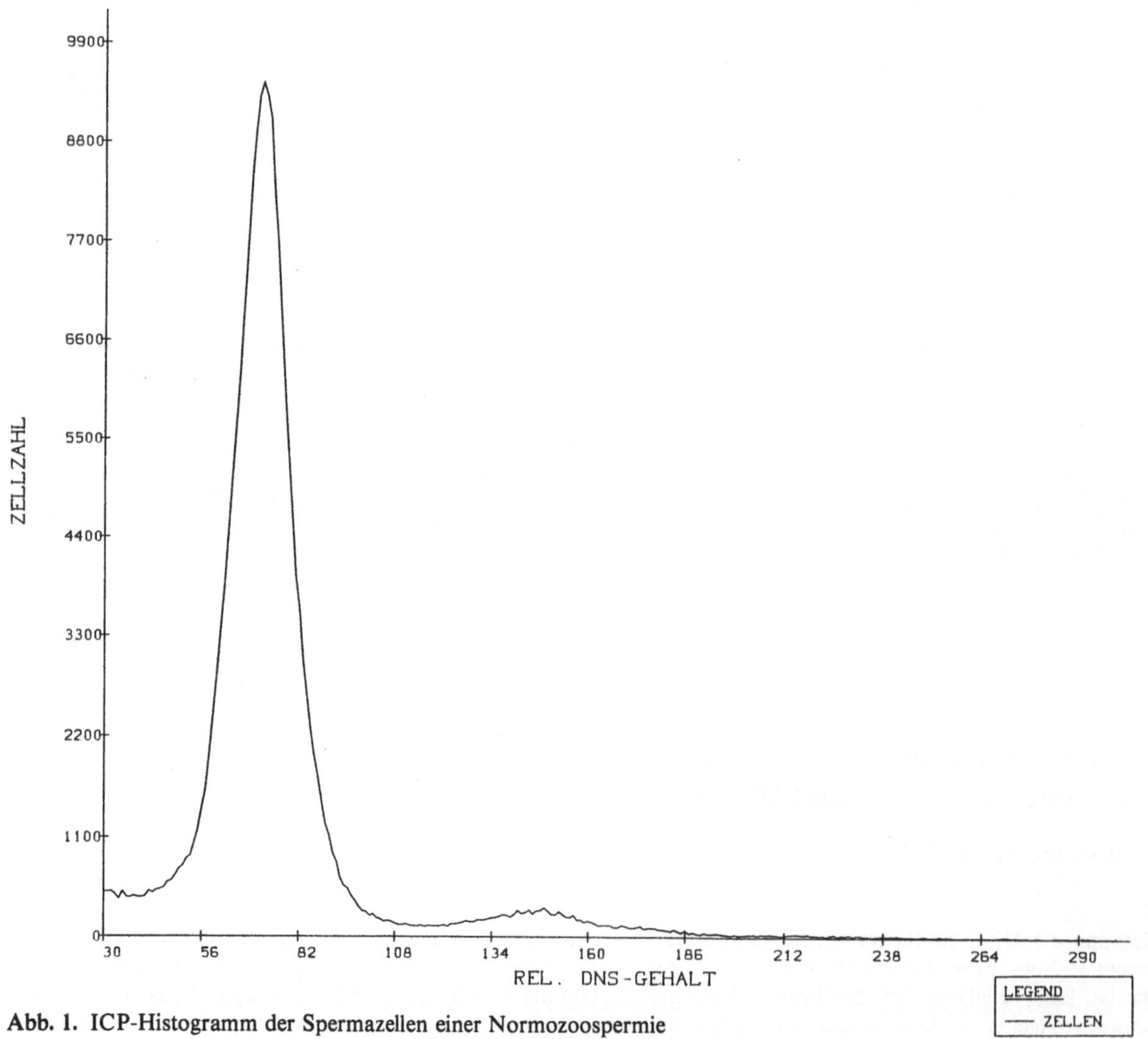

Abb. 1. ICP-Histogramm der Spermazellen einer Normozoospermie

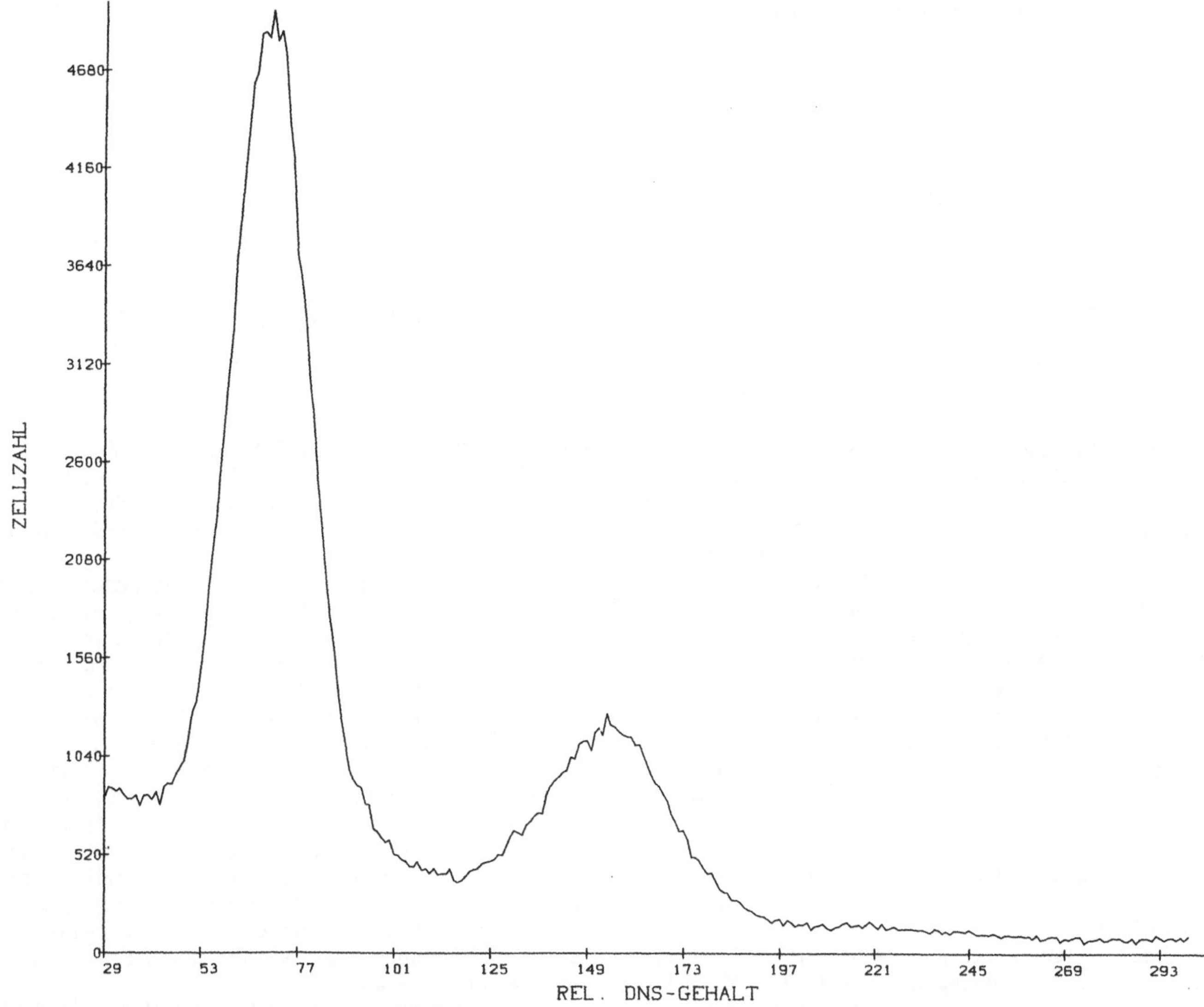

Abb. 2. ICP-Histogramm einer Teratozoospermie

annehmen, das aufgrund irgendwelcher struktureller Unterschiede mehr Bindungsstellen für den Fluoreszenzfarbstoff besitzt, oder daß ein abweichendes Verhalten bei der Dekondensation vorliegt.

Stellt man nun alle drei Methoden einander gegenüber, so ergibt sich eine Übereinstimmung in 12 Fällen. Bei den zuvor erwähnten vier Teratozoospermien fanden sich erhöhte ICP-Werte bei einander entsprechenenden Feulgen- und UV-Werten. Bei einer Normozoospermie wurde ein geringerer ICP-Wert vorgefunden. In zwei Fällen wurden abweichende UV-Ergebnisse und einmal ein zu hoher Feulgen-Wert auffällig.

Die Impulscytophotometrie liefert also in 75 % der Fälle übereinstimmende Ergebnisse mit den beiden herkömmlichen Methoden der DNS-Bestimmung, der Feulgen- und UV-Spektrophotometrie und kann als ergänzende Untersuchung in der andrologischen Fertilitätsdiagnostik herangezogen werden. Bei einer standardisierten Präparationsmethode wäre sie aufgrund der größeren Anzahl von Meßwerten für manche Fragestellungen vorzuziehen. Es ist allerdings zu berücksichtigen, daß es gerade bei den Teratozoospermien Fälle gibt, die trotz gleichbleibender Präparation eine größere Menge an Fluoreszensfarbstoff binden können. Bemerkenswert ist ferner, daß in einigen Fällen bei Patienten, die nach den Ejakulatbefunden starke Spermatogenesestörungen aufwiesen, bei der DNS-Messung mit allen drei Methoden

Ergebnisse vorgefunden wurden, die wider Erwarten im Bereich des normalen lagen.

Zwei der 20 untersuchten Patienten zeigten im ICP-Histogramm besonders auffällige Gipfel im Bereich doppelter DNS-Menge (Abb. 2).

Bei den Feulgen-Messungen wiederholte sich dieser Befund. Da bei dieser Methode nur einwandfrei als Spermien identifizierte Zellen zur Messung kamen, muß man davon ausgehen, daß es sich tatsächlich um Spermien mit diploidem Chromosomensatz handelt.

Es wäre zu klären, ob dieser höhere Prozentsatz diploider Spermien einen Hinweis auf herabgesetzte Fertilität gibt, da aufgrund unserer bisherigen Erfahrung bei Normozoospermien nie ein IIc-Peak in solch ausgeprägter Form vorlag.

Literatur

Van Dilla MA, Gledhill BL, Lake S, Dean PN, Gray JW, Kachel V, Göhde W (1977) Measurements of mammalian sperm deoxyribonucleic acid by flow cytometry. Problems and approaches. J Histochem Cytochem 25:763–773

Hettwer H, Hartmann W, Otto FJ, Hoffmann N (1981) Die Anwendung der Impulscytophotometrie in der Andrologie. Lab Med 5:183–186

Hofmann N, Otto FJ, Freundl G, Hettwer H, Oldiges H (1980) Desintegration von Spermatozoen bei der impulscytophotometrischen Analyse des menschlichen Spermas. Andrologia 12:534–539

Zante J, Schumann J, Göhde W, Hacker U (1977) DNA-fluorometry of mammalian sperm. Histochemistry 54:1–7

Weitere Literatur kann beim Verfasser angefordert werden

V. Weiss
Prof. Dr. W. Meyhöfer
Zentr. f. Dermatologie, Andrologie und Venerologie
Gaffkystr. 14
D-6300 Gießen

Über die Bedeutung der Parameter Citrat, Fruktose und Carnitin in der Andrologie

G. Brehm, Ludwigshafen

Zahlreiche Parameter in den Spermaproben werden heute routinemäßig bestimmt. Neben den klassischen Größen wie Menge, Dichte, Beweglichkeit und Morphe sind spezielle Untersuchungen wie die Fruktose oder die Bestimmung der Hormone im Blut getreten. Seit den grundlegenden Arbeiten von Heite u. Wetterauer 1976, die das Citrat und das Carnitin als relativ einfache Bestimmungsmethoden im Sperma einführten, sind über diese 2 Substanzen sehr wenige Publikationen erschienen. Während die schon lange bestimmte Fruktose heute als Ausdruck der Bläschendrüsenfunktion angesehen wird – ohne Korrelation zum Testosteronspiegel – weist das Citrat auf die Prostatafunktion und das Carnitin auf die Nebenhodentätigkeit hin. Zwischen den 3 Parametern besteht jedoch keine Korrelation.

Wir haben uns insbesondere mit dem Nachweis und der Bedeutung von Carnitin, Citrat und Fruktose befaßt. Methodisch gingen wir nach Wetterauer und Heite vor (Tabelle 1).

Das Carnitin hat bei einem Mittelwert von 5,96 mg/dl eine Standardabweichung von 3,69–8,23 mg/dl. Bei der Normo-Oligozoo- und Astenospermie ist eine weite Streuung der Werte festzustellen, während bei der Azoospermie eine starke Verminderung, aber auch normale Werte zu finden sind.

Nach einer Vasektomie kommt es meist zu einem Verschwinden des Carnitins, seltener zu extrem niedrigen Werten. Erklärt wird dies durch die mögliche Bildung des Carnitins in den proximalen Anteilen der samenableitenden Wege. Ein Verschluß proximal vom Nebenhoden wird durch fehlendes Carnitin angezeigt. Wir wissen heute, daß eine Varikozele zu einer Beeinträchtigung der Fertilität führen kann; jedoch sind sowohl Normozoo-

spermien als auch das OAT-Syndrom zu finden, z.T. unabhängig von der Größe der Varikozele. Auch nach der Operation einer Varikozele mit OAT-Syndrom ist das Carnitin teils im Normbereich, aber auch teils erniedrigt oder erhöht.

Unter der Padutintherapie, hauptsächlich der Asthenospermie und des OAT-Syndroms, verhält sich das Carnitin in einem weiten Bereich unterschiedlich.

Das Citrat hat ebenfalls eine weite Standard-Abweichung von 295–675 mg/dl bei einem Mittelwert von 480 mg/dl. Normozoo-Oligozoo- und Asthenospermie zeigen eine breite Streuung ohne signifikante Unterschiede. Bei der Azoospermie sind die Werte unverändert.

Nach einer Vasektomie ändern sich die Citratwerte nicht. Bei einem hohen Verschluß oder/und fehlendem Bläschendrüsensekret sind sehr hohe Citratwerte festzustellen. Bei einer Varikozele und nach einer Varikozelenoperation sind keine Änderungen des Citratspiegels nachweisbar. Eine Padutintherapie ändert nichts am Citrat. Entzündungen und Neoplasien der Prostata vermindern die Citratwerte.

Bemerkenswert war die Beobachtung bei einem Fall von Gynäkomastie, erhöhtem Prolactin und erniedrigtem Testosteron. Nach Gabe von Bromocriptin stiegen die Citratwerte deutlich an bei Normalisierung von Prolactin und Testosteron.

Bei der Fruktose wird eine untere Grenze von 120 mg/dl angenommen. Normozoo-Oligozoo- und Asthenospermie wiesen breitgestreute Werte von Fructose auf.

Bei der Azoospermie, aber auch nach Vasektomie, bei Verschluß oder Varikozele sind keine Abweichungen der Fruktose festzustellen. Ein Patient nach Bläschen-

	Carnitin	Citrat	Fruktose
Normozoospermie	← n →	← n →	← n ←
Oligozoospermie	← n →	← n →	← n →
Azoospermie	↓ n	↕	n
Asthenospermie	← n →	← n →	← n →
Vasektomie	O ↓↓	n	n
Verschluß	O	↑↑	n
Varicocele	n (↑↓O)	n	n
Varicocele nach Operation	↑↓ n	n	↕
Padutintherapie	↕ (↑↓)	↕↑↓	↕
Samenblasenexstirpation	–	–	O
Entzündung Prostata	–	↓	–
Neoplasie Prostata	–	↑	–
Bromocriptintherapie	–	↑	–

Tabelle 1. Verhalten der Parameter Carnitin, Citrat und Fruktose bei verschiedenen Störungen

n = Normbereich; ← n → = weiter; ↓ vermindert; ↑ erhöht; O fehlt; ↕ unverändert
↓
weiter „N"

drüsenexstirpation zeigte eine fehlende Fruktose. Nach Padutintherapie ändert sich der Fruktosespiegel nicht. Aus der Literatur ist bekannt, daß nach postinfektiösen Verwachsungen der Bläschendrüsen bei Verschluß in Höhe des Colliculus seminalis oder bei manchen Fällen von gestörtem Ejakulationsverlauf, wie Fruktosewerte erniedrigt sind. Die Fruktolysebestimmung hat sich als weitgehend obsolet erwiesen.

Diese summarischen Angaben sollten Ihnen zeigen, daß die 3 spezifischen Organparameter im Sperma – Fruktose, Citrat und Carnitin – in vielen Fällen eine wichtige Hilfe in der Diagnostik von Fertilitätsstörungen sein können. Sie sollten und müssen heute einen unabdingbaren Bestandteil der Routinediagnostik darstellen.

Literatur

Wetterauer U, Heite H-J (1976) Eine empfehlenswerte Methode zur gleichzeitigen enzymatischen Bestimmung von Citrat und Fruktose im Seminalplasma. acta dermatol 2:239–248
Wetterauer U, Heite H-J (1976) Der Carnitin-Gehalt im Sperma – ein Parameter für die Nebenhodenfunktion. acta dermatol 3:93–103

Prof. Dr. G. Brehm
Univ.-Hautklinik
Bremserstr. 79
D-6700 Ludwigshafen

Schlußwort

W.-B. Schill und O.P. Hornstein, München und Erlangen

Wir befinden uns damit am Ende des Symposiums „Andrologie", dessen Ziel es war, in geraffter Form einige wichtige Aspekte der männlichen Vita sexualis und ihrer Störungen in Abhängigkeit von den verschiedenen Altersstufen zu diskutieren. Das Symposium hat deutlich gemacht, daß sich die klinische Andrologie nicht nur auf die Fortpflanzungsprobleme des Mannes im mittleren Lebensabschnitt beschränkt, sondern für sich die Beschäftigung mit allen auftretenden Fragen und Problemen der Vita sexualis in jedem Lebensalter beansprucht.

Lassen Sie mich mit einer kurzen Bemerkung schließen. Wie ja bereits zu Beginn des Symposiums festgestellt wurde, ist die Andrologie ein ausgesprochen interdisziplinäres Fach, das im Idealfall eine interdisziplinäre Ausbildung erforderlich macht. Der interdisziplinäre Charakter spiegelt sich auch in der Auswahl der Hauptredner wider, die Endokrinologen, Urologen, Radiologen und Dermatologen sind. Die Andrologie ist daher ein wichtiges Bindeglied zu anderen medizinischen Disziplinen bzw. verbindet diese Disziplinen eng untereinander.

Da sich die Andrologie in Deutschland historisch gesehen im Fachgebiet der Dermatovenerologie entwickelt hat und als medizinische Subspezialität von diesem Fach wahrgenommen und repräsentiert wird (Bundesrepublik Deutschland, DDR, Schweiz), stellt sie eine Herausforderung an die deutsche Dermatologie dar, dieses scheinbar peripher gelegene Fachgebiet zu pflegen im Sinne einer substantiellen Bereicherung des dermatologischen Faches.

Dies bedeutet aber auch, daß der Dermato-Androloge ein gleichwertiger Gesprächspartner für den Gynäkologen darstellen sollte und insbesondere der niedergelassene Dermatologe dem steigenden Bedarf an andrologisch kompetenten Untersuchungen gerecht werden muß. Dies um so mehr, da in Zukunft weitere große Aufgabengebiete hinzukommen werden, die sich durch den technischen Fortschritt und die Entwicklung neuer Methoden ergeben, wie z.B. die extrakorporale Befruchtung und der sog. Embryo-Transfer, die zunehmende Bedeutung der Spermakonservierung besonders für Tumorpatienten und die intensive Bearbeitung von Fragen der männlichen Antikonzeption mit Entwicklung reversibler Verfahren für die Regulation der männlichen Fertilität.

Bei den genannten Entwicklungen wird der Androloge in Zukunft ein gewichtiges Wort mitreden. Die Dermatologie darf hier ihre Chance nicht verpassen, durch Setzen von Zeichen und vernünftige berufspolitische Entscheidungen die künftige Entwicklung dieser Spezialität noch mehr zu fördern und der Andrologie im Rahmen der Dermatologie den Bewegungsfreiraum zu geben, wie er von der Sache her benötigt wird. Es wäre wünschenswert, wenn hierbei eine fruchtbare und akzeptable Synthese gelingen könnte.

Prof. Dr. W.-B. Schill
Dermatol. Klinik
u. Poliklinik d. Univ.
Frauenlobstr. 9–11
D-8000 München 2

Forum I: Fortschritte in der Pigmentforschung

Biologie der Melanozyten

P. Fritsch, G. Schuler, J. Auböck und N. Romani, Innsbruck

Melanozyten (M) können als dendritische epidermale Symbionten neuroektodermaler Abkunft definiert werden, die in spezifischen Zellorganellen (Melanosomen) ein spezifisches Syntheseprodukt (Melanin) produzieren, dieses durch einen spezifischen Akt interzellulärer Interaktion (Pigmenttransfer) an die Keratinozyten weitergeben und damit die Melaninpigmentation der Haut hervorrufen. Die Vorstufen der M wandern bis etwa zur achten Fötalwoche aus dem Bereich des Neuralrohres aus und besiedeln die Epidermis, daneben jedoch auch extrakutane Gewebe wie Meningen, Retina, Chorioidea und – bei Menschen im Gegensatz zu machen Säugern und Vertebraten nur unter pathologischen Umständen – die Dermis. Extrakutane M werden auch als „kontinent" bezeichnet, weil sie im Gegensatz zu den epidermalen („sekretorische" M) nicht ständig Melanin synthetisieren und an die Umgebung abgeben. In der Epidermis finden sich die M unmittelbar der Basallamina aufliegend, jedoch weder mit dieser noch mit den umgebenden Keratinozyten durch Desmosomen (bzw. Hemidesmosomen) verbunden. Die Dendriten der M erstrecken sich durch den epidermalen Interzellularraum bis etwa in die Mitte der Epidermis; jeder M ist hierdurch mit etwa 20–30 Keratinozyten in Kontakt („epidermal melanin unit") [4].

Die Basalmembranzone ist der natürliche Habitat der M, den sie nur unter pathologischen Bedingungen verlassen (Melanome, Naevuszell-Abtropfung). Die M stehen einzeln und sind etwa regelmäßig angeordnet (hexagonal), wobei die Dichte erheblichen regionalen Unterschieden unterliegt (etwa 500 bis 2000/mm^2 Hautoberfläche); am dichtesten sind sie an den frei getragenen Körperstellen, um die Orifizien sowie in der Genitalgegend. Die laterale Beweglichkeit der M an der Basalmembran ist gering, wie sich etwa aus der langsamen Repigmentierung von Narben leicht erkennen läßt.

Die M sind eine selbsterhaltende Zellpopulation, die durch Zelltod und Mitose in Homöostase steht. Die Zellzyklus-Zeiten der M-population sind unbekannt; die Generationszeit ist sehr lang (nach Schätzungen von Rosdahl [10] etwa 6 Wochen), der ^{3}H-Thymidinmarkierungs- und der Mitoseindex in normaler Epidermis weit unter 1%. Verschiedene Stimuli wirken als Auslöser von Mitosen: Hormonelle Einflüsse, Wundheilung und – als potentester Trigger – UV-Licht. Letzteres bewirkt, bei kontinuierlicher Bestrahlung, innerhalb einer Woche etwa eine Verfünffachung der Melanozytendichte, die sich nach Absetzen der UV-Exposition nur sehr langsam wieder normalisiert [10]. Ein wesentlicher Faktor der Homöostase sind ferner spezifische Chalone [2], deren Wirksamkeit bislang allerdings erst an Melanomzellen, nicht aber an normalen M nachgewiesen wurde. Ein bemerkenswerter Charakterzug von M ist ferner, daß – im Gegensatz zu vielen anderen Zellarten - auch voll differenzierte Zellen teilungsfähig sind.

Melanosomen werden aus dem rauhen endoplasmatischen Reticulum gebildet und aus dem Golgi-Apparat mit dem Schlüsselenzym der Melaninsynthese, Tyrosina-se, versorgt [4]. Die Melanosomen sind oft recht unterschiedlich geformte, bei Weißen meist ovoide Gebilde. In ihnen erfolgt die Melaninsynthese: Melanin wird sukzessive in die Proteinmatrix bis zu deren Sättigung abgelagert. Je nach dem Melaningehalt werden vier Reifegrade von Melanosomen unterschieden; reife Melanosomen finden sich wegen der während des Reifungsprozesses erfolgenden zentrifugalen Wanderung vornehmlich in den Dendriten. Melaningehalt und Gehalt an Tyrosinase scheinen in einem reziproken Verhältnis zueinander zu stehen [4].

Der Syntheseweg des Melanins beginnt mit Tyrosin, das durch Tyrosinase (Tyrosinhydroxylase-Wirkung) zu Dopa und dieses, wieder durch Tyrosinase (Dopaoxidase-Wirkung), in Dopachinon umgewandelt wird. Es besteht hier also die außergewöhnliche Situation, daß zwei aufeinanderfolgende Syntheseschritte vom selben Enzym katalysiert werden. Die weiteren Syntheseschritte (Leukodopachrom, Dopachrom, Hydroxyindol, Indolchinon) verlaufen nicht-enzymatisch; die Existenz verschiedener hier beteiligter enzymatischer Faktoren [7] wird mehrheitlich bezweifelt. Eumelanin, das aus dieser Kette entstehende Endprodukt, ist ein aus allen nichtenzymatisch entstandenen Zwischenprodukten aufgebautes hochmolekulares Heteropolymer von braun-schwarzer Farbe, hoher chemischer Resistenz und Unlösbarkeit; biologisch wirkt es als Elektronen- und Photonenakzeptor. Neben Eumelanin existiert eine zweite Hauptgruppe der Melanine, das Phäomelanin. Dieses unterscheidet sich durch seine gelb-rote Farbe, seinen Gehalt an Schwefel, seine Löslichkeit in verdünnten Alkalien und durch die häufig runde Form der sie enthaltenden Melanosomen. Die Fähigkeit zur Synthese von sowohl Eumelanin als auch Phäomelanin ist im Genom aller Pigmentzellen verankert; das Mischungsverhältnis zwischen den beiden Melaninen ist dispositionell und regional determiniert, jedoch altersabhängigen Änderungen unterworfen. Die Kontrolle über die Synthese von Eu- und Phäomelaninen im einzelnen M wird durch ein derzeit noch hypothetisches Regulatorsystem bewirkt, das im Syntheseweg nach der Synthese von Dopachinon lokalisiert ist und die Weichen zwischen bloßer Oxydation (Eumelaninweg) und Verbindung mit Cystein (Phäomelaninweg) stellt. Die Intermediärprodukte des Phäomelaninsyntheseweges, die sogenannten Cysteinyl-Dopas, sind löslicher als die entsprechenden Produkte des Eumelaninpfades und können daher bei Stimulation der Melaninsynthese im Harn nachgewiesen werden. Dieses Phänomen besitzt bei der Diagnostik von Melanomen eine gewisse Bedeutung.

Der Umfang der Melaninsynthese wird durch Regulierung der Tyrosinaseaktivität kontrolliert. Hauptstimulator der Tyrosinase ist wieder UV-Licht; ein zweiter Hauptfaktor, in seiner Bedeutung für die humane Physiologie und Pathophysiologie jedoch noch nicht gänzlich abgesteckt, ist Melanotropin (MSH) und verwandte Oligopeptide der Hypophyse. MSH wirkt über die Bindung an Oberflächenrezeptoren, konsekutiven Anstieg der intrazellulären cAMP und Aktivierung einer spezifischen Proteinkinase. Die MSH-Oberflächenrezeptoren werden lediglich in der G2-Phase exprimiert und sind während des restlichen Zellzyklus von Sialinsäure maskiert [6, 13]. An synchronisierten Pigmentzellkulturen erfolgt der Anstieg der Tyrosinaseaktivität stets in der G2-Phase, unabhängig davon, zu welchem Zeitpunkt MSH der Kultur zugesetzt wird.

Die Steuerung der Melaninsynthese konnte bislang lediglich an Melanomzellkulturen studiert werden, da die Kultivierung normaler M in Reinkultur nicht möglich war. Mittels einer Selektionstechnik, basierend auf den verschiedenen Erfordernissen von M und Keratinozyten an bivalenten Kationen während der Attachment-Phase [5], sind wir seit einigen Jahren imstande, hochgereinigte M-Kulturen aus Epidermalzellsuspensionen aus Meerschweinchenepidermis zu erzeugen (Abb. 1); die Zellzahl der gezüchteten M ist hierbei gering, und Proliferation tritt nicht in nennenswerten Dimensionen ein. Dieses Kultursystem erwies sich dennoch als taugliches Objekt zum Studium der Melaninsynthese, da der Pomerantz-Tyrosinase-Assay [8] an kleine Zellzahlen adaptiert und hiermit die stimulierende Wirkung von alpha-MSH, beta-MSH, cAMP und Choleratoxin sowie die MSH-potenzierende Wirkung des MSH-Bruchstückes MPF [3] demonstriert werden konnte [1]. Ein interessanter präliminärer Befund ist, daß UV-Licht an M-Reinkulturen im Gegensatz zu den Verhältnissen in vivo nicht zu einer Erhöhung der Tyrosinase führt. Dies läßt vermuten, daß auch hierin die zelluläre Interaktion zwischen M und Keratinozyten eine wichtige Rolle spielt.

Der Pigmenttransfer von M an Keratinozyten gilt als Schulbeispiel interzellulärer Interaktion. Er spielt sich zwischen den Dendritenspitzen der M und den Plasmamembranen der Keratinozyten ab und resultiert in die Translokation einzelner großer (Neger) oder gebündelter kleiner (Weiße) Melanosomen [8], wobei die genaue Sequenz der Vorgänge derzeit noch ungeklärt ist. Ihre Fähigkeit zum Pigmenttransfer, ihre dendritische Form, ihre hohe Substratadhäsion und geringe Motilität lassen es wahrscheinlich scheinen, daß M über unikale Membraneigenschaften verfügen. Eigene Untersuchungen haben ergeben, daß dies tatsächlich der Fall ist: bei Markierung der sauren Oberflächenvalenzen mit kationisiertem Ferritin bindet sich bei M – im Gegensatz zu Keratinozyten und den meisten anderen Zelltypen – der Marker in Form einer homogenen einschichtigen Lage, ohne die sonst üblichen globulären Verdichtungen (Abb. 1). Bei Langzeitinkubation lebendiger M ergibt sich keine Veränderung des Markierungsmusters durch Redistribution (Clusterbildung, Shedding), wie dies bei Keratinozyten auftritt [11]. Untersuchungen an Primärkulturen von 26 verschiedenen Melanomen haben gezeigt, daß dieses charakteristische Markierungsmuster bei weniger stark dedifferenzierten Tumoren (Lentigo maligna, ein Teil der superficial spreading melanomas) erhalten bleibt, bei stärker dedifferenzierten, aggressiveren Tumoren (noduläre Melanome, Melanommetastasen) jedoch verlorengeht (unpubliziert).

Die Untersuchung der Kohlenhydratstruktur der M-Oberflächen mit Lektinen ergab gleichfalls hochspezifische Charakteristika (Tabelle 1): D-galaktose und N-acetyl-galaktosamin-Reste sind in Spezies-unabhängiger Weise durch Sialinsäurereste verdeckt; die Bindung der entsprechenden Lektine erfolgt erst nach Vorbehandlung mit Neuraminidase [9, 12] (Abb. 2). Dieses Merkmal blieb auch bei Prüfung eines Spektrums von Melanomen verschiedenen Dedifferenzierungsgrades konstant und ist demnach unabhängig von neoplastischer Transformation [9]. Ein interessanter, noch präliminärer Befund zeigte sich bei den Kontaktstellen zwischen M-Dendriten und Zelleibern von Keratinozyten; hier kam es zu einer spontanen Demaskierung der D-Galaktose und N-ace-

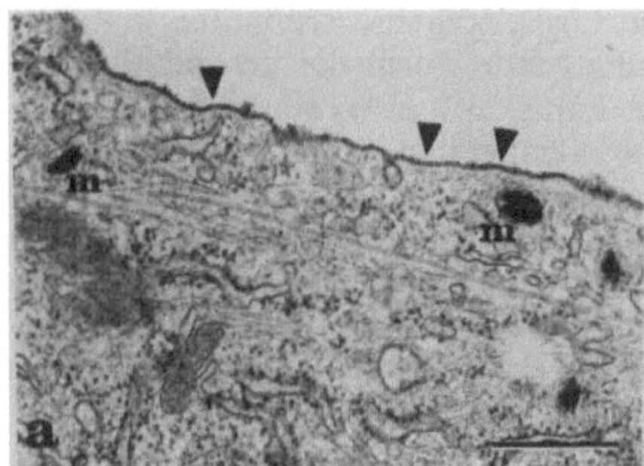
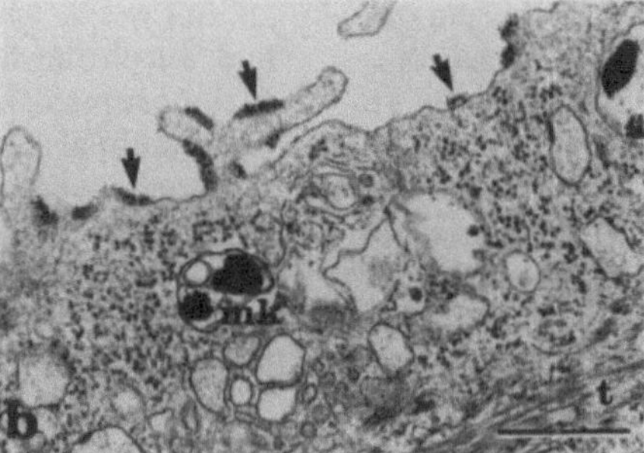

Abb. 1. Darstellung der negativen Zelloberflächenladungen auf humanen Melanozyten (a) und Keratinozyten (b) mit kationisiertem Ferritin (CF); Inkubation 5 Minuten bei 4 °C: Man beachte die diffus einschichtige Verteilung des CF (gut erkennbar in Bereichen quer geschnittener Membran ▶) auf dem Melanozyten (a) im Gegensatz zur Verteilung in Aggregaten (→) auf dem Keratinozyten (b). Einzeln liegende Melanosomen (m), Melanosomenkomplexe (mk), Tonofilamente (t). a, b: 22 800 x. Balken: 0,5 μm

Tabelle 1. Lektinmarkierungsmuster von Keratinozyten, Melanozyten und Melanomzellen

Lektine	Zuckerspezifität	Keratinozyten	Melanozyten Melanomzellen
Concanavalin A Wheat Germ Agglutinin	D-Mannose (D-Glucose) N-acetyl-glucosamin	+/+[a]	+/+[a]
Peanut Agglutinin	D-Galactose		
Soybean Agglutinin Helix pomatia Agglutinin	N-acetyl-galactosamin	+/+[a]	−/+[a]
Ulex europeaus Agglutinin I Lotus tetragonolobus Agglutinin	L-Fucose	+/+[a]	−/−[a]

[a] ohne und mit Neuraminidasevorbehandlung

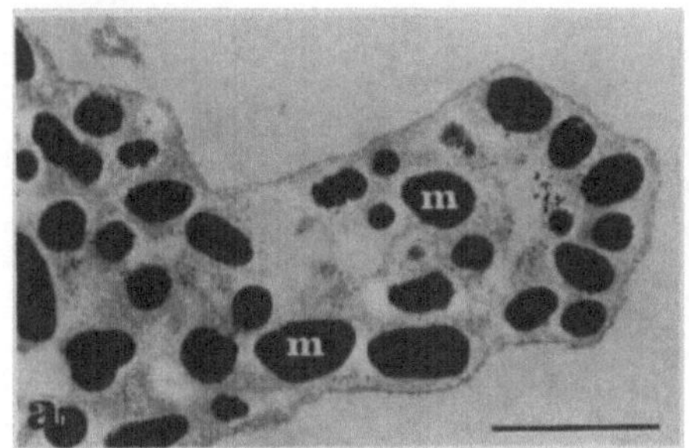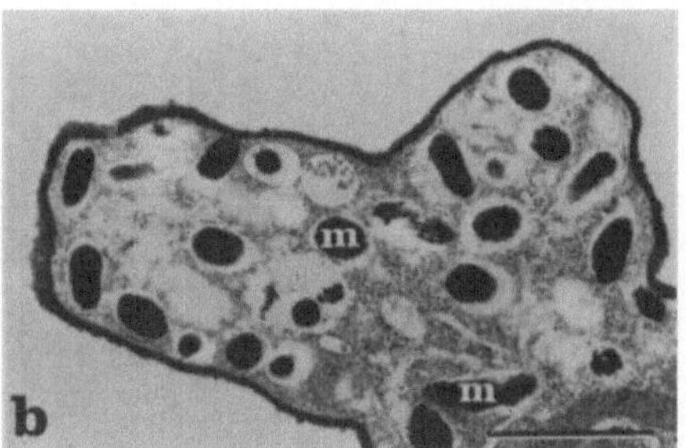

Abb. 2. Lektinfärbung von Meerschweinchenmelanozyten: Inkubation mit Meerrettichperoxidase gekoppeltem Soybean Agglutinin ohne (a) und mit (b) Neuraminidasevorbehandlung. Man beachte die dicke Schicht von Peroxidase-Reaktionsprodukt auf der Membran der mit Neuraminidase vorbehandelten Zelle (b). Der nicht vorbehandelte Melanozyt (a) ist negativ. Einzeln liegende Melanosomen (m). a, b: 14 000 x. Balken: 1 µm

tylgalaktosamin-Reste im unmittelbaren Kontaktbereich. Diese Beobachtung kann, in vorsichtiger Weise, dahingehend interpretiert werden, daß Maskierung und Demaskierung von derartigen Zuckerresten nach dem Schlüssel-Schloß-Prinzip eine Rolle bei der interzellulären Erkennung und Interaktion zwischen M und Keratinozyten spielen kann.

Literatur

1. Auböck J, Köfler D, Sifter M, Fritsch P (1982) Application of the tyrosinase assay to normal melanocytes in culture. Brit J Dermatol (in press)
2. Bullough WS, Lawrence EB (1968) Melanocyte chalone and mitotic control in melanomata. Nature 220:137–138
3. Carter RJ, Shuster S, Morley JS (1979) Melanotropin potentiating factor in the C-terminal tetrapeptide of human beta-lipotropin. Nature 279:74–75
4. Fitzpatrick TB, Szabó G, Seiji M, Quevedo WC Jr (1979) Biology of the melanin pigmentary system. In: Fitzpatrick TB, Eisen AZ, Wolff K, Freedberg IM, Austen KF (eds) Dermatology in General Medicine, 2nd edn. McGraw-Hill, New York, pp 131–163
5. Fritsch P, Tappeiner G, Huspek G (1979) Keratinocyte substrate adhesion is magnesium-dependent and calcium-independent. Cell Biol Int Rep 3:593–598
6. Fritsch P, Varga J (1976) Melanocyte stimulating hormone receptors on cultured guinea pig melanocytes. J Invest Dermatol 67:538–540
7. Pawelek J, Körner A, Bergstrom A, Bologna J (1980) New regulators of melanin biosynthesis and the auto-destruction of melanoma cells. Nature 286:617–619
8. Pomerantz SH (1964) Tyrosine hydroxylation catalyzed by mammalian tyrosinase: an improved method of assay. Biochem Biophys Res Commun 16:188–194
9. Romani N, Schuler G, Fritsch P (1982) Identical lectin binding patterns of human melanocytes and melanoma cells in vitro. J Invest Dermatol (in press)
10. Rosdahl I (1979) The epidermal melanocyte population and its reaction to ultraviolet light. Acta derma-venereol, Suppl 88
11. Schuler G, Pohlin G, Fritsch PO (1981) Differences of cell surface label distribution and redistribution patterns between mammalian keratinocytes and melanocytes in culture. J Invest Dermatol 77:347–352
12. Schuler G, Romani N, Fritsch PO (1982) Differential lectin binding to mammalian keratinocytes and melanocytes in vitro. Eur J Cell Biol 27:88–95
13. Varga JM, Fritsch P (1977) Discontinuous display of MSH receptors during the melanoma cell cycle: unmasking of receptors by neuraminidase. Endocrinology 1:492–497
14. Wolff K, Konrad K (1971) Melanin pigmentation: in vivo model for studies of melanoma kinetics within keratinocytes. Science 174:1034–1035

Doz. Dr. P. Fritsch
Dr. G. Schuler
Dr. J. Auböck,
Dr. N. Romani
Univ.-Hautklinik
Anichstr. 35
A-6020 Innsbruck

Ultrastrukturelle Aspekte der Melanogenese

K. Konrad, Wien

Die morphologischen und metabolischen Vorgänge, die sich bei der Melaninpigmentierung der Haut abspielen, sind sehr komplex. Die subzelluläre Ebene dieser Vorgänge kann mit Hilfe des Elektronenmikroskops genau erforscht werden. Diese Studie befaßt sich mit den ultrastrukturellen Aspekten der Melanogenese in den Melanozyten der menschlichen Epidermis.

Drei Punkte sollen in diesem Zusammenhang besonders besprochen werden: 1. Die Entstehung der Praemelanosomen im Zytoplasma der Melanozyten, 2. der Transport der Tyrosinase vom Golgi-Apparat zu den Praemelanosomen, 3. die Struktur der Matrix der voll melanisierten Melanosomen.

In den letzten Jahrzehnten hat es eine Reihe von Theorien über den Ursprung des Melanins in der Haut gegeben [1]. Um 1900 wurde der Kern der Zelle als Ursprungsort für das Melanin angenommen bzw. ausgeschleustes Kernmaterial, für das eine autochtone Umwandlung in Melanin postuliert wurde. Noch im Jahre 1949 glaubte man, daß das Melanin in den Mitochondrien gebildet würde. Seiji, Fitzpatrick und Birbeck haben 1961 durch Sukrosegradienten-Ultrazentrifugierung den endgültigen Beweis erbracht, daß das Melanin in den spezialisierten Organellen der Melanozyten, den Melanosomen, entsteht [2]. Die Theorie von Seiji und Fitzpatrick über die subzelluläre Entstehung der Melanosomen besagt, daß die Tyrosinase von den Ribosomen über das rauhe endoplasmatische Retikulum zum Golgi-Apparat

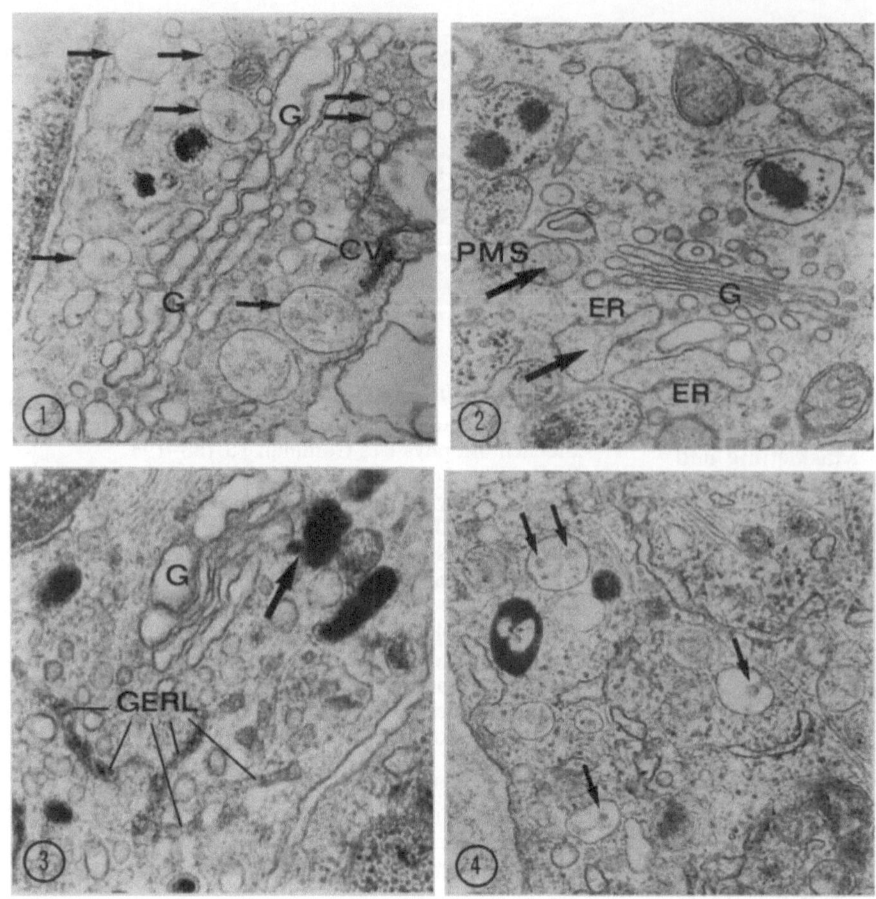

Abb. 1. 1 Praemelanosomen und Vesikeln (*Pfeile*) unterschiedlicher Größen in der Nähe des Golgi-Apparates (G). CV: „coated vesicle". x 30 200. 2 Golgi-Region (G) eines menschlichen Melanozyten. Sackartige Erweiterungen (*Pfeile*) des endoplasmatischen Retikulums (ER) als Vorstufen der Praemelanosomen. x 30 200. 3 Golgi-Region (G) eines menschlichen Melanozyten. Dopa-Reaktionsprodukt im GERL. Fusion einer Dopa-positiven Vesikel (*Pfeil*) mit einem Praemelanosom, das bereits Dopa-Reaktionsprodukt enthält. x 37 500. 4 Nach der Fusion kommt es zur Einstülpung der Bläschen und zur Neubildung im Inneren der Praemelanosomen (*Pfeile*). x 30 200

gelangt. Die Praemelanosomen entstehen aus dem Golgi-Apparat in Form von kleinen Bläschen, die bereits Tyrosinase enthalten und durch Größenzunahme und Umwandlung in längsovale Organellen zu Melanosomen ausreifen (Abb. 1). Aufgrund von genauen ultrastrukturellen Untersuchungen an Melanomzellen, Hühnerfedern und insbesondere am retinalen Pigmentepithel von Hühnerembryonen wurde diese Theorie in wesentlichen Punkten korrigiert [1]: Die Praemelanosomen entwickeln sich nicht aus dem Golgi-Apparat, sondern aus sackartigen Erweiterungen des rauhen endoplasmatischen Retikulums (Abb. 2). Es ergibt sich somit eine Trennung zwischen der Bildung und dem Transport der Tyrosinase einerseits und der Entstehung der Praemelanosomen aus dem endoplasmatischen Retikulum andererseits.

In einer kürzlich erschienenen Arbeit hat Stanka nachgewiesen, daß statistisch gesicherte Unterschiede in der Dicke der begrenzenden Membran zwischen dem endoplasmatischen Retikulum, den Praemelanosomen und den reifen Melanosomen bestehen [3]. Die Bildung der Praemelanosomen erfolgt demnach durch eine Membrantransformation aus dem endoplasmatischen Retikulum, wobei sogenannte Praemelanosomen-bildende Zentren entstehen, von denen sich dann die einzelnen Praemelanosomen ablösen. Diese Membrantransformation wird als Differenzierungsvorgang aufgefaßt, definiert als eine progressive Veränderung in der Morphologie, der Zusammensetzung und der funktionellen Spezialisierung innerhalb einer einzelnen Membran oder eines Membransystems.

Zum Studium des Problems, wie die Tyrosinase zu den Praemelanosomen gelangt, eignet sich die ultrastrukturelle Dopa-Reaktion. Das Dopa-Reaktionsprodukt findet sich in den Zisternen des Golgi-Apparates, in kleinen Vesikeln und im Golgi-assoziierten endoplasmatischen Retikulum (GERL) (Abb. 3). Es gibt morphologische Hinweise dafür, daß die Tyrosinase in Form von „coated vesicles" zu den Praemelanosomen transportiert wird und daß diese Vesikel mit der Membran der Praemelanosomen fusionieren (Abb. 3). Nach dieser Fusion kommt es zuerst zu einer Verschmelzung und dann durch Einstülpung nach innen zu einer Neubildung der Bläschen im Inneren der Praemelanosomen (Abb. 4). Das Enzym, das vorher in den Bläschen transportiert wurde, kommt auf diese Weise an die Oberfläche der Bläschen zu liegen, und in der Folge kommt es um die Bläschen herum zu Melaninablagerung. Diese Vorgänge des Tyrosinasetransports wurde auch bei der Entstehung der Goldfisch-Melanosomen beobachtet [4].

Unser gesamtes Wissen über die Struktur der Matrix der Melanosomen beruht bisher auf Untersuchungen von Melanosomen, die durch einen genetischen Defekt nicht voll melanisieren, oder von normalen Melanosomen, in denen die Melanogenese noch nicht abgeschlossen ist. Regelmäßig nachweisbar sind in der Längsachse der Melanosomen verlaufende, parallel angeordnete Filamente mit einem Durchmesser von etwa 190 Å, die helixartig gewunden sind und eine charakteristische Periodizität besitzen. Zusätzlich sieht man auch eine Querstreifung in den Melanosomen, die durch 40 Å dicke Filamente entsteht, die jeweils in Abständen von 50 Å angeordnet sind. Durch eine neue Methode, die zu einer partiellen Auflösung der Melanosomen führt, ist es gelungen, in isolierten Melanosomen aus dem Pigmentepithel von Hühnerembryonen membranartige Strukturen darzustellen, die aus zwei, je 40 Å breiten, elektronenhellen Lamellen und einer dazwischenliegenden, elektronendichten Lage bestehen [5]. Sie können parallel zueinander verlaufen oder aufgerollt erscheinen. Diese neuen Befunde deuten darauf hin, daß die genaue Struktur der Matrix der Melanosomen auch heute noch nicht zur Gänze erforscht ist.

Literatur

1. Konrad K (1977) Das Melanin-Pigmentsystem der Haut. Ergebnisse neuerer experimenteller Untersuchungen. Maudrich, Wien München Bern
2. Seiji J, Fitzpatrick TB, Birbeck MSC (1961) The melanosome: a distinctive subcellular particle of mammalian melanocytes and the site of melanogenesis. J Invest Derm 36:243–252
3. Stanka P, Rathjen P, Sahlmann B (1981) Evidence of membrane transformation during melanogenesis. Electron microscopic study on the retinal pigment epithelium of chick embryos. Cell Tissue Res 214:343–353
4. Turner WA, Taylor JD, Tchen TT (1975) Melanosome formation in the goldfish: the role of multivesicular bodies. J Ultrastruct Res 51:16–31
5. Zimmermann J, Winfrey F, Good P (1981) Observations on the structure of the eumelanosome matrix in melanosomes of the chick retinal pigment epithelium. Anat Rec 200:415–420

Doz. Dr. K. Konrad
I. Univ.-Hautklinik
Alser Str. 4
A-1090 Wien

Biochemie des Melanins

H. Rorsman, Lund

Die Biochemie des Melanins hat in den letzten Jahren viel Beachtung gefunden. Hierfür gibt es viele Ursachen, von denen ich zwei hervorheben möchte. *Erstens* hat die Anzahl der Fälle von malignem Melanom in der Haut ständig zugenommen, was diesen Tumor zu einem bedeutenden klinischen Problem gemacht und das Interesse für seine Biochemie erhöht hat.

Zweitens kam es zu einem definitiven Durchbruch bezüglich unserer Kenntnisse der Chemie bestimmter Melanine. Untersuchungen von Nicolaus, Prota et al. in Neapel haben erwiesen, daß die schwefelhaltige Aminosäure Cystein an der Bildung von rotem Melanin teilnimmt [2, 3]. Dieser Befund ist Ausgangspunkt einer vollständig neuen Linie in der Erforschung der Chemie der Melanine geworden.

Gemäß Rapers klassischen Schemas wird Melanin durch Polymerisation von Indolchinon, das seinerseits durch wiederholte Oxydationen aus der Aminosäure Tyrosin gebildet wurde, hergeleitet. Die ersten Oxydationsstufen werden durch das Enzym Tyrosinase, das sowohl im Pflanzen- wie im Tierreich vorkommt, katalysiert. Tyrosinase hat bei der Melaninbildung zwei Funktionen, erstens die Oxydation von Tyrosin zu Dioxyphenilalanin oder Dopa, zweitens die Oxydation von Dopa zu Dopachinon. Die letztgenannte Verbindung ist sehr reaktiv, was entweder zum Ringschluß oder zur Reaktion mit anderen Stoffen führt.

Es ist seit langem bekannt, daß Substanzen, die Sulfhydrilgruppen enthalten, wie zum Beispiel Cystein und Glutathion, die Melanogenese beeinflussen, indem sie mit Tyrosinase reagieren, dessen Kupfer mit den Thiolen in Verbindung tritt. In Gegenwart von Thiolen bei der Bildung von Dopachinon treten diese in Verbindung miteinander. Cystein und Glutathion können somit die Melanogenese beeinflussen, und zwar entweder durch Reaktion mit dem Kupfer der Tyrosinase oder mit dem Oxydationsprodukt Dopachinon. Ist das reagierende Thiol Cystein, erhält man eine nukleophile Addition zu Dopachinon, was zur Bildung von Cysteinyldopa führt, das erstmalig als Vorstufe für rotes Melanin nachgewiesen wurde. Heute ist bekannt, daß Cysteinyldopa in allen melaninbildenden Zellen entsteht und die quantitativ dominierende freie Catecholaminosäure in den Melanocyten darstellt.

Abb. 1 zeigt vereinfacht unsere gegenwärtige Auffassung der Melanogenese [5]. Die linke Kolumne stimmt mit dem klassischen Schema von Raper überein, doch ist man nunmehr der Auffassung, daß alle Zwischenprodukte und nicht nur Indolchinon, in den Melaninpolymeren enthalten sind. In der rechten Kolumne wird die Reaktion zwischen Dopachinon und Cystein veranschaulicht, sowie auch die nachfolgenden Reaktionen. Das wichtigste Reaktionsprodukt ist 5-S-Cysteinyldopa, das zu seinem Chinon oxydiert wird; letzteres führt unter Ringschluß zur Bildung von Benzothiazinen. Wahrscheinlich können auch hierbei die Zwischenprodukte in die Melaninpolymeren eingehen.

Während des letzten Jahrzehntes wurde 5-S-Cysteinyldopa eifrig studiert, da diese Aminosäure auch von den Melanocyten ausgesondert wird, im Blut vorkommt und dann im Urin ausgeschieden wird. Serumspiegel und Urinausscheidung von 5-S-Cysteinyldopa entsprechen dem Funktionszustand in den Melanocyten. Die Bestimmung von 5-S-Cysteinyldopa im Gewebe, Serum und Urin hat wertvolle Aufschlüsse über die Funktion des Melanocytensystems unter normalen und pathologischen Verhältnissen geliefert.

Traditionsgemäß wurden die Melanine in zwei Klassen eingeteilt, nämlich in *Eumelanine*, die schwarz-braun und in schwach alkalischer Lösung unlöslich sind, ferner in *Pheomelanine*, die gelb bis rot-braun und im Gegensatz zu Eumelaninen alkalilöslich sind. Eumelanine sollten durch Polymerisation gemäß der linken Kolumne entstehen und somit keinen Schwefel enthalten.

Pheomelanine sollten durch Polymerisation gemäß der rechten Kolumne gebildet werden und durch ihren Cysteingehalt 10% Schwefel enthalten. Reine Eumelanine und Pheomelanine scheinen jedoch in der Natur selten vorzukommen.

Eine Anzahl von Untersuchungen hat jedoch ergeben, daß auch alkaliunlösliche Melanine biologischen Ursprungs große Mengen Schwefel enthalten, Mengen, die zu groß sind, um durch Bindungen von Melanin an SH-Gruppen in Proteinen erklärt zu werden. Wahrscheinlich

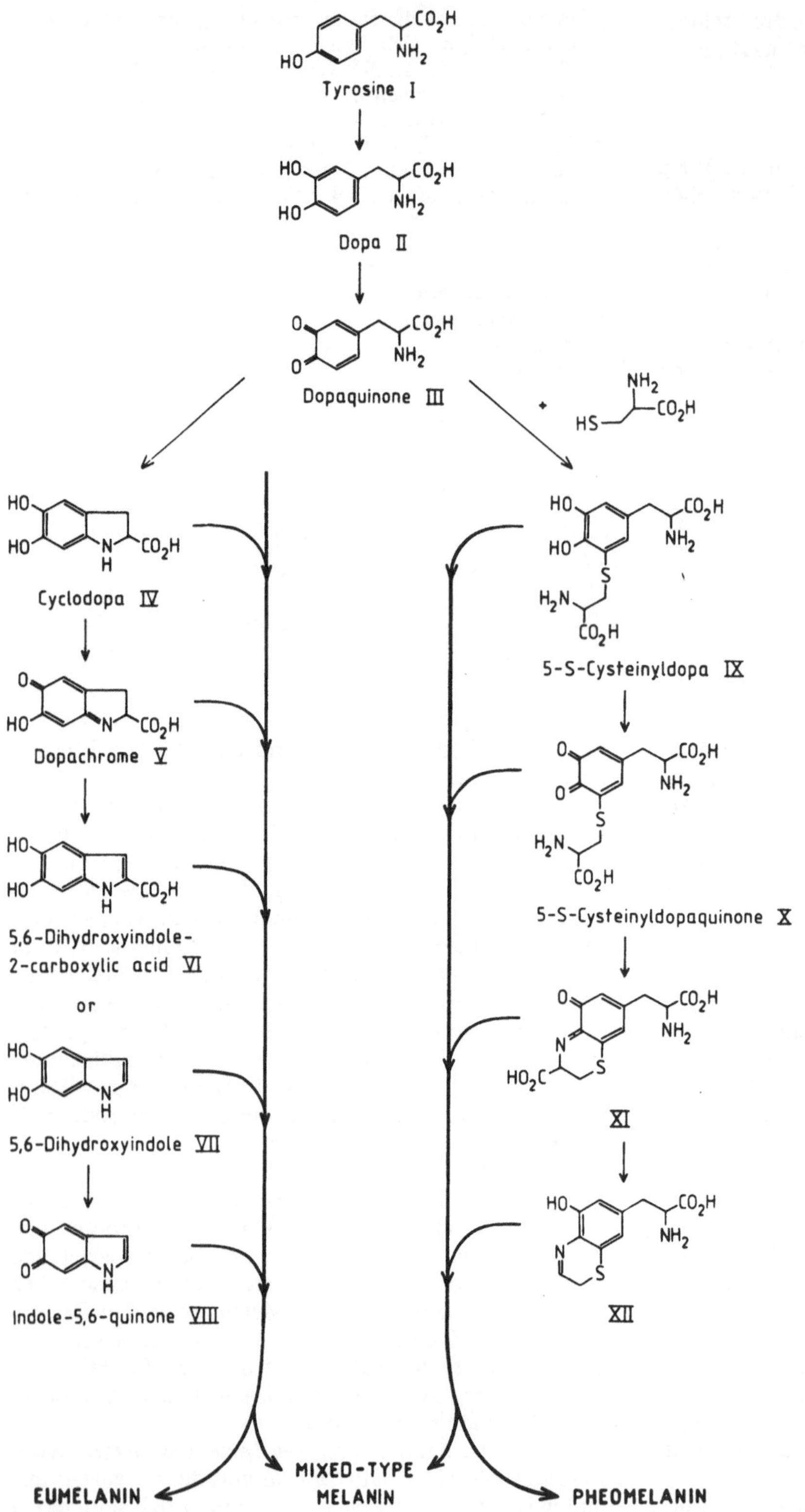

Abb. 1. Schema der Melanogenese

entstehen die meisten biogenen Melanine durch eine Copolymerisation, die sowohl Dopa- wie Cysteinyldopa-Zwischenprodukte umfaßt. Hierdurch erhält man „mixed-type melanins" mit verschiedenem Schwefelgehalt, je nach Gehalt an Cysteinyldopa und seinen Oxydationsprodukten [4].

Für die Bestimmung von Melaninen werden zunehmend physikalische Methoden herangezogen. Durch diese werden wichtige komplettierende Aufschlüsse über die Natur der Melaninpolymeren erhalten, die durch chemische Analysen nicht erbracht werden können.

Es ist seit langem bekannt, daß Eumelanin stabile freie Radikale besitzt, die mit „electron spin resonance" analysiert wurden. In einer preliminären Studie über Melanine in getrockneter Form konnten wir gewisse Unterschiede der ESR-Spektra von Eumelaninen und Pheomelaninen beobachten. Es wurde angenommen, daß die Spektra der Pheomelanine auf dem Vorkommen von Ortho-Semichinoniminen in diesen Polymeren beruht [1].

Vor kurzem haben hervorragende Untersuchungen von Sealy et al. gezeigt, daß Melanine, suspendiert in Wasser, unter Berücksichtigung ihres Gehaltes an Cysteinyldopa-Oxydationsprodukten durch ihre ESR-Spektra charakterisiert werden können [6].

Diese neuen Befunde stellen eine weitere Stütze für die Auffassung dar, daß die meisten natürlich vorkommenden Melanine Co-Polymere von Dopa- und Cysteinyldopa-Oxydationsprodukten sind.

Literatur

1. Hansson C, Agrup G, Rorsman H, Rosengren A-M, Rosengren E (1979) Electron spin resonance studies on phaeomelanins. Acta Derm Venereol 59:453–456
2. Nicolaus RA (1968) Melanins. Hermann, Paris, pp 107–123
3. Prota G (1972) Structure and biogenesis of phaeomelanins. In: Riley V (ed) Pigmentation: its genesis and biologic control. Appleton Century Crofts, New York, pp 615–630
4. Rorsman H, Agrup G, Hansson C, Rosengren A-M, Rosengren E (1979) Detection of phaeomelanins. In: Klaus SN (eds) Pigment cell, vol 4. Karger, Basel, pp 244–252
5. Rorsman H, Agrup G, Hansson C, Rosengren E Biochemical recorders of malignant melanoma. In: MacKie RM (ed) Pigment cell. Malignant melanoma, advances of a decade. Karger, Basel
6. Sealy RC, Hyde JS, Felix CC, Menon IA, Prota G (1982) Eumelanins and pheomelanins: Characterization by electron spin resonance spectroscopy. Science 217:545–547

Prof. Dr. H. Rorsman
Dermatol. Univ.-Klinik
Lasarettet
S-221 85 Lund

Hormonelle Steuerung der Melanogenese

A. N. Eberle, Basel

Zusammenfassung

Unter den hormonalen Pigmentierungsfaktoren spielen die Hypophysenhormone der Opiomelanocortin-Familie eine entscheidende Rolle. Sie sind strukturell verwandt, da sie durch spezifische Spaltung aus demselben Prohormon gebildet werden. α-MSH ist das potenteste melanotrope Peptid, doch können auch die schwächer aktiven ACTH und β-LPH in gewissen pathologischen Zuständen wegen erhöhten Serumkonzentrationen eine Melanogenese induzieren. Die Signalübertragung von α-MSH, ACTH, β-LPH und γ-LPH auf Pigmentzellen verläuft über einen Plasmamembran-Rezeptor und eine Adenylatzyklase, was zu einem Anstieg von cAMP, zu erhöhter Tyrosinase-Aktivität und schließlich zu Pigmentneubildung führt. Die vorliegende Arbeit behandelt einige physiologische Aspekte der melanotropen Peptide und ihre molekulare Wirkungsweise sowie den Einfluß anderer Pigmentierungsfaktoren.

Einleitung

Die Erforschung der hormonellen Steuerung der Melanogenese nahm ihren Anfang vor 65 Jahren in der Untersuchung des Pigmentierungssystems von Amphibien und Reptilien. Dabei zeigte es sich, daß nur bei einer intakten Pars intermedia (bzw. durch Substitution mit Hypophysenextrakten bei hypophysektomierten Tieren) die Pigmentierung voll ausgebildet wurde. Die relativ schnelle Antwort der Melanophoren niederer Vertebraten auf hormonelle Stimuli – Grundlage des physiologischen Farbwechsels dieser Tiere – erlaubte den Aufbau zuverlässiger In-vitro- und In-vivo-Bestimmungsmethoden für melanotrope Agentien, was die Isolation und Reindarstellung von *M*elanozyten *s*timulierenden *H*ormonen (MSH, Melanotropine) aus Säugetier-Hypophysen möglich machte. Mit der Strukturaufklärung von α-MSH und β-MSH und deren chemischer Synthese war eine erste Phase der MSH-Forschung vor 20 Jahren abgeschlossen.

Mit einer Fülle von Peptidanalogen und -fragmenten sowie radioaktiven und fluoreszierenden Derivaten wurden in den sechziger und siebziger Jahren erste Einblicke in den Wirkungsmechanismus der Melanotropine erzielt, wobei die Studien vermehrt auch auf Säugetier-Melanozyten und Melanome ausgedehnt wurden. Behandlung von Versuchspersonen oder bestimmten Labortieren mit α-MSH oder β-MSH führte zu vermehrter Pigmentbildung. Ferner wurde gezeigt, daß MSH beispielsweise die Melanogenese im braunen Sommerpelz des Hermelins und des Sibirischen Hamsters steuert. Ob aber MSH beim Menschen in der Pigmentierung eine physiologische Rolle spielt, blieb vorläufig ungeklärt.

Heute zeigt es sich, daß neben MSH noch weitere Peptide melanotrop aktiv sind, die darüber hinaus aber auch andere biologische Aktivitäten aufweisen. So ist z. B. α-MSH im embryonalen Stadium der Entwicklung corticotroph wirksam, und es spielt als Neuropeptid beim Lernverhalten eine wichtige Rolle. Die im folgenden gegebene Übersicht faßt eigene Arbeiten und solche anderer Laboratorien kurz zusammen, wobei aus Platzgründen anstelle eines detaillierten Literaturverzeichnisses fünf neuere, umfassende Standardwerke aufgeführt werden [1–5].

MSH Peptide und Pigmentierung

Die melanotropen Peptide α-MSH, ACTH, β-MSH und β-LPH werden aus einem gemeinsamen Prohormon gebildet, dem Pro-Opiomelanocortin, das auch Vorläufer für die Endorphine ist. β-MSH wird beim Menschen heute eindeutig als Isolierungsartefakt gewertet, und die „β-MSH"-Immunoreaktivität ist zirkulierendem β-LPH und γ-LPH zuzuschreiben. Obwohl α-MSH in der menschlichen Zirkulation bis heute nur im foetalen Stadium mit Sicherheit nachgewiesen werden konnte (> 50 pg/ml), ist seine Existenz auch im adulten Zustand sehr wahrscheinlich, allerdings nur in winzigen Mengen. Es ist vermutet worden, daß die in der Schwangerschaft beobachtete vermehrte Pigmentierung auf erhöhte α-MSH-Serumwerte zurückzuführen ist; die Messungen sind aber widersprüchlich, und es ist deshalb eher anzunehmen, daß die Melanogenese durch das Zusammenspiel mehrerer Faktoren, wie α-MSH, β-LPH, γ-LPH, ACTH und Östrogene, ausgelöst wird. Ebenso dürfte die Hyperpigmentierung bei adrenalektomierten Cushing-Patienten und beim Addison-Syndrom nicht allein auf α-MSH, sondern ebensosehr auf erhöhte ACTH/β-LPH-Werte zurückzuführen sein.

α-MSH ist das potenteste melanotrope Peptid, denn es besitzt zwei hormonale Aktivstellen. ACTH, Prohormon des α-MSH, ist je nach Testsystem etwa 10 x bis 100 x weniger aktiv. β-LPH zeigt ebenfalls je nach Bestimmungsmethode eine unterschiedliche biologische Aktivität; es kann seine Wirkung möglicherweise selbst potenzieren. Der Grund dafür liegt in der C-terminalen Tetrapeptidsequenz, dem MPF, das in bestimmten Systemen einen *MSH-Potenzierungsfaktor* darstellt und MSH-aktive Peptidsequenzen potenziert (z. B. bei der Melanogenese im Hamster). Wie der MPF molekular wirkt, ist zur Zeit nicht bekannt.

Die Strukturaufklärung der Messenger-RNA des Pro-Opiomelanocortins hat zur Entdeckung einer weiteren MSH-Peptidsequenz geführt, dem γ-MSH, das in der Folge auch in mehr als einer Form aus der Hypophyse isoliert werden konnte. Seine melanotrope Aktivität ist jedoch gering; hingegen potenziert es die Steroidogenese von ACTH.

Molekulare Wirkungsweise von MSH

Die Signalübertragung von MSH auf die Pigmentzelle erfolgt über ein Membranrezeptor/Adenylatzyklase-System. Elektroiontophoretisch in die Zelle injiziertes α-MSH ist im Melanophor ohne Wirkung, während cAMP eine volle Antwort auslöst, gleich wie extrazellulär appliziertes Dibutyryl-cAMP. Die meisten bisher untersuchten pigmentierten Melanomzellen besitzen eine MSH-sensitive Adenylatzyklase. Ferner ist mit kovalenten MSH-Carrier-Komplexen gezeigt worden, daß MSH-Rezeptoren auf der Zellmembran leicht zugänglich

sind. In Pigmentzellen scheinen die MSH-Rezeptoren im perinuklearen Bereich lokalisiert zu sein. Möglicherweise werden sie nach der hormonellen Stimulation internalisiert. Allerdings ist bisher nicht schlüssig bewiesen worden, daß die Internalisation für die Auslösung der biologischen Antwort essentiell ist. Vielmehr könnte es sich um eine Kontrollreaktion (Abschaltvorgang) durch die Zelle handeln. Mit Photoaffinitätsexperimenten, bei denen MSH kovalent an den Rezeptor gebunden und gleichzeitig eine irreversible Stimulierung der Zelle erzeugt werden konnte, ist nämlich gezeigt worden, daß Hormon-Rezeptor-Komplexe für den Stimulationsvorgang wahrscheinlich nicht internalisiert werden. Gleichzeitig konnten auch Rezeptor-Umsatz (Turnover) und die Rolle des Kalziums während des Stimulationsvorgangs an einem intakten Zellsystem untersucht werden: Kalzium beeinflußt sowohl die Hormon-Rezeptor-Bindung als auch die Signaltransduktion durch die Membran. An der Signaltransduktion sind aber noch weitere Faktoren beteiligt (z. B. Prostaglandin El). Abb. 1 gibt eine schematische Übersicht über die intrazellulären Vorgänge bei der Stimulation von Melanophoren und Melanozyten.

Katecholamine, Melatonin, Steroide

Während β-adrenerge Rezeptoren auf allen Melanophoren auftreten, werden α-adrenerge Rezeptoren nur bei gewissen Typen gefunden. β-adrenerge Agonisten induzieren Melanosomen-Dispersion, und α-adrenerge Agonisten sowie Melatonin und Acetylcholin antagonisieren die Wirkung von MSH. Melatonin und Acetylcholin dürfen aber nicht generell als MSH-Antagonisten gelten, denn in vielen Fällen sind sie ohne Wirkung. Ob beim MSH-Antagonismus eine Guanylatzyklase im Spiel ist oder ob der Effekt über eine Verminderung des cAMP verläuft, ist noch nicht genügend abgeklärt.

Katecholamine beeinflussen auch die Übertragung von Melanosomen auf Keratinozyten: β-adrenerge Agonisten (z. B. Isoproterenol) erhöhen die Übertragung, während β-adrenerge Antagonisten (z. B. Propranolol)

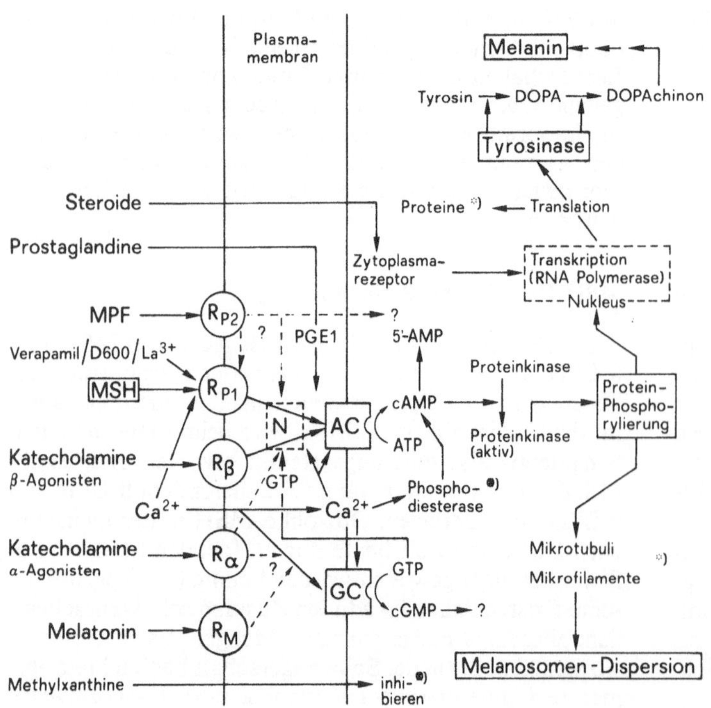

Abb. 1. Molekulare Wirkungsweise der Stimulation von Melanophoren und Melanozyten durch MSH, Katecholamine und Steroide. R: Rezeptor; AC: Adenylatzyklase; GC: Guanylatzyklase; N: regulatorische Einheit; PGEl: Prostaglandin El

diese Wirkung blockieren. α-adrenerge Agonisten wie Adrenalin sind ohne Einfluß auf die Melanin-Übertragung.

Östrogene wirken melanotrop, und zwar führt eine Östrogenbehandlung beim Meerschweinchen zu einer erhöhten epidermalen Melaninbildung. Dabei bleibt die Melanogenese im Haarfollikel unbeeinflußt (MSH hingegen ist in beiden Fällen aktiv). Nach Ovarektomie unterbleibt die epidermale Pigmentbildung, nicht aber die follikuläre. Melatonin ist hier ohne Einfluß. Östrogene haben ferner einen positiven Effekt auf das Wachstum von menschlichem Melanom.

Literatur

1. Klaus SN (1979) Pathophysiology of melanocytes. Karger, Basel
2. Riley V (1973) Pigmentation: its genesis and control. Appleton-Century-Crofts, New York
3. Seiji M (1981) Pigment cell 1981: phenotypic expression in pigment cells. University of Tokyo Press, Tokyo
4. Thody AJ (1980) The MSH peptides. Academic Press, London New York
5. Tilders FJH, Swaab DF, van Wimersma Greidanus TjB (1977) Melanocyte stimulating hormone: control, chemistry, effects. Karger, Basel

Dr. A. N. Eberle
Labor Endokrinologie
Dept. Forschung
Kantonsspital Basel
Hebelstr. 20
CH-4031 Basel

Hereditäre und erworbene Hypopigmentierungen

E. Frenk, Lausanne

Die wichtigsten Hypopigmentierungen werden in Tabelle 1 zusammengestellt; für allgemeine Angaben über deren Klinik und Therapie verweisen wir auf kürzlich erschienene Lehrbuchbeiträge [5, 8]. Die klinisch erfaßbaren Parameter einer Hypopigmentierung erlauben oft, aber nicht immer eine Diagnose, geben jedoch nur wenig Hinweise auf die Pathogenese der Hautveränderung. Lichtmikroskopische, histochemische und ultrastrukturelle Untersuchungen sind deshalb oft notwendig [4]. Solche Untersuchungen erlaubten es, die Heterogenität gewisser klinisch definierter Syndrome aufzuzeigen, zudem können sie wertvolle Hinweise auf den Entstehungsmechanismus einer Pigmentstörung geben.

Neue Erkenntnisse wurden in den letzten Jahren vor allem in bezug auf den Albinismus erarbeitet, dessen Heterogenität deutlich aufgezeigt werden konnte [12]. Neben der für Albinismus typischen Pigmentverminderung ist die Sehstörung ein diagnostisch wichtiges Merkmal. Die Beeinträchtigung der Sehschärfe und der Nystagmus sind in Zusammenhang zu bringen mit einer Dysorganisation des Sehtraktes, insbesondere einer deutlichen Verminderung des nicht kreuzenden Anteils der Nervenfasern [2]. Die genauere Erforschung der Pigmentstörung erlaubte es, mehrere Formen des okulo-kutanen Albinismus (OCA) zu isolieren. Die drei wichtigsten sind der tyrosinase-negative OCA, der tyrosinase-positive OCA und die Gelb-rot-Mutanten. Daneben gibt es noch andere sehr seltene oder geographisch begrenzte Formen, wie unter anderem der in Afrika beschriebene braune Albinismus und das komplexe Hermansky-Pudlak-Syndrome, das neben dem OCA durch eine hämorrhagische Diathese charakterisiert ist [6, 12].

Der okuläre Albinismus, insbesondere die häufigste, x-chromosomal vererbte Form, weist neben den typisch albinotischen Augenveränderungen auch Veränderungen der Hautpigmentierung auf, meist eine allgemeine Pigmentverdünnung mit darin auftretenden hellen Flekken. In der Haut, sowohl der befallenen Männer als auch der Trägerinnen, wurden gehäuft Riesenmelanosomen beobachtet [10].

Dem OCA klinisch sehr ähnliche, aber autosomal dominant vererbte Hypopigmentierungen wurden in den letzten Jahren ebenfalls beschrieben [6, 7]. Da sie die Lebensqualität der betroffenen Individuen kaum beeinträchtigen, kommen solche „Patienten" nur ausnahmsweise deswegen zu einer dermatologischen Untersuchung; es ist deshalb möglich, daß sie weit häufiger vor-

Tabelle 1. Zusammenstellung wichtigster Hypopigmentierungen der Haut

---

Vorwiegend genetisch und konstitutionell bedingte Hypopigmentierungen

- Rezessiver, okulo-kutaner Albinismus
- Okulärer Albinismus
- Dominante okulo-kutane Hypopigmentierungen
- Allgemeine Stoffwechselstörungen
  mit Hypopigmentierung,
  wie Phenylketonurie, Histidinämie, Homozystinurie
- Piebaldismus mit und ohne assoziierte Störungen
- Vitiligo
- Canities praecox
- Hypomelanotische Naevi

Erworbene Hypopigmentierungen

- Chemische Depigmentierungen
  (meist Hydrochinon- und Catecholderivate)
- Physikalische Ursachen, wie Verbrennungen
- Mangelkrankheiten, wie chronischer Eiweißmangel
- Infektiöse und/oder entzündliche Hautveränderungen,
  wie Pityriasis versicolor, Syphilis, Lepra,
  Pityriasis alba, atopisches Ekzem, Psoriasis
- Tumorassoziierte Hypopigmentierungen,
  meist vitiligoartig, vor allem bei Melanomen,
  Naevi, multiplen Myelomen, T-Zell-Lymphomen
- Hypopigmentierungen aus verschiedenen,
  meist unbekannten Gründen:
  Hypomelanosis idiopathica guttata, Alopecia areata,
  Sklerodermie

---

kommen, als auf Grund der wenigen beschriebenen Familien anzunehmen ist.

Die praktisch wichtigste Hypopigmentierung ist ohne Zweifel die Vitiligo, die durch ein Verschwinden der kutanen Melanozytenpopulation charakterisiert ist [3]. Neben der Haut soll häufig, klinisch allerdings in der Regel symptomlos, auch die Chorioidea und das Pigmentepithel der Retina befallen sein [1]. Die Ursache der Vitiligo ist immer noch unklar mit Ausnahme derjenigen seltenen Fälle, wo die Depigmentierung durch eine exogene chemische Substanz, meist Phenole, ausgelöst wurde [11]. Meist wird heute eine komplexe Genese angenommen, wobei autocytotoxische Vorgänge, vermutlich auf einer konstitutionell bedingten Grundlage, und dann auch Autoimmunprozesse die Hauptrollen spielen sollen [9].

Literatur

1. Albert DM, Nordlund JJ, Lerner AB (1979) Ocular abnormalities occurring with vitiligo. Ophthalmology 86:1145–1160
2. Creel D, King RA, Witkop CJ, Okoro AN (1979) Visual abnormalities in human albinos. In: Klaus SN (ed) Pigment cell, vol 5. Karger, Basel, pp 21–27
3. El Mofty AM, El Mofty M (1980) Vitiligo, a symptom complex. Int J Dermatol 19:237–244
4. Frenk E (1978) Erkrankungen des Melanin-Pigment-Systems. In: Schnyder UW (Hrsg) Histopathologie der Haut, Teil 1. Springer, Berlin Heidelberg New York, S 449–477
5. Frenk E (1979) Melaninpigmentanomalien. In: Korting GW (Hrsg) Dermatologie in Praxis und Klinik, Band III. Thieme, Stuttgart, S 25.1–25.37
6. Frenk E (1982) Albismus und andere genetisch bedingte generalisierte und fleckig disseminierte Hypopigmentierungen der Haut. Hautarzt 33:89–95
7. Frenk A und Calame A (1977) Hypopigmentation oculo-cutanée familiale à transmission dominante due à un trouble de la formation des mélanosomes. Schweiz Med Wochenschr 107:1964–1968
8. Mosher DB, Fitzpatrick TB, Ortonne JP (1979) Abnormalities of pigmentation. In: Fitzpatrick TB, Eisen AZ, Wolff K, Freedberg IM, Austen KF (eds) Dermatology in General Medicine. McGraw-Hill, New York, pp 568–629
9. Nordlund JJ, Lerner AB (1982): Vitiligo. It is important. Arch Dermatol 118:5–8
10. O'Donnell FE, Hambrick GW, Green WR, Iliff WJ, Stone DL (1976) X-linked ocular albinism, an oculo-cutaneous macromelanosomal disorder. Arch Ophthalmol 94:1883–1892
11. Riley PA (1981) Chemical Leucoderma. In: Seiji M (ed) Pigment cell 1981. Phenotypic expression in pigment cells. University of Tokyo Press, Tokyo, pp 445–449
12. Witkop CJ, White JG, King RA (1974) Oculo-cutaneous albinism. In: Nyhan WL (ed) Heritable disorders of amino acid metabolism. Patterns of clinical expression and genetic variation. Wiley, New York London Sydney Toronto, pp 177–261

Prof. E. Frenk
Dermatol. Univ.-Klinik
CH–1011 Lausanne

Die Wirkung von Azelainsäure auf Hyperpigmentierungen *

M. Nazzaro-Porro, S. Passi, G. Zina und A. Breathnach

Azelainsäure ist eine nicht-toxische, geradkettige, gesättigte 9C-Dicarboxylsäure, deren biologische Aktivität auf Melanozyten erstmalig im Rahmen unserer Studien über Pityriasis versicolor nachgewiesen wurde. Später konnte gezeigt werden, daß sie in vitro Tyrosinase kompetitiv hemmt [1] und bei lokaler Applikation eine deutliche therapeutische Wirkung bei Pigmentstörungen, wie toxische Melanodermie und Melasma, entfaltet [2]. Die Erfolge bei Melasma bewogen uns, Patienten mit Lentigo maligna zu behandeln. 1979 konnten wir erstmals über die therapeutische Effizienz dieser Substanz bei drei Patienten und später über vorläufige Ergebnisse über ihren zytotoxischen Effekt auf menschliche Melanomzellen berichten [4]. In vorliegendem Beitrag fassen wir unsere Langzeitbeobachtungen bei weiteren Patienten zusammen.

Lentigo maligna

Während der letzten sechs Jahre wurden 25 Patienten mit Lentigo maligna mit einer 20%igen Azelainsäuresalbe während eines Zeitraumes von 4 bis 15 Monaten lokal behandelt. Bei allen Patienten konnten gute Ergebnisse erzielt werden, wobei es zur fortschreitenden Depigmentierung bis zur kompletten klinischen Remission der Veränderungen kam. Während der Behandlung wurde eine lipoide Degeneration und Destruktion abnormer Melanozyten sowohl licht- als auch elektronenmikroskopisch nachgewiesen, ebenso die Abnahme der lymphozytären Reaktion: Es kam zu einer Rekonstruktion der Basallaminaregion und Wiederherstellung der normalen Organisation der Epidermis sowie zu einer Rekonstruktion einer normal erscheinenden Melanozytenpopulation und normaler Melanogenese. Pigment kann mehrere Monate lang in dermalen Macrophagen peristieren bis es letztlich verschwindet. Nebenwirkungen toxischer und allergischer Natur wurden nicht beobachtet, ebenso kam es weder zu lokaler noch fokaler Hypopigmentierung. Abb. 1 zeigt einen typischen Fall.

Die behandelten Areale erscheinen bei vier Patienten fünf Jahre nach Behandlungsbeginn weiterhin klinisch normal, bei fünf weiteren Patienten ist dies nach vier und bei neun Patienten nach zwei Jahren ebenfalls der Fall. Bei allen Fällen konnte die komplette Abheilung durch die Histologie bestätigt werden. Bei sieben Patienten kam es zu kleinen fokalen Rezidiven nach Beendigung der Therapie, eine weitere Applikation der Azelainsäuresalbe durch ein bis zwei Monate führte jedoch in jedem Fall zu einer kompletten Remission.

* Diese Studie wurde durch CNR Italien, The Wellcome Trust, The Cancer Research Campaign und Schering AG, Berlin, unterstützt

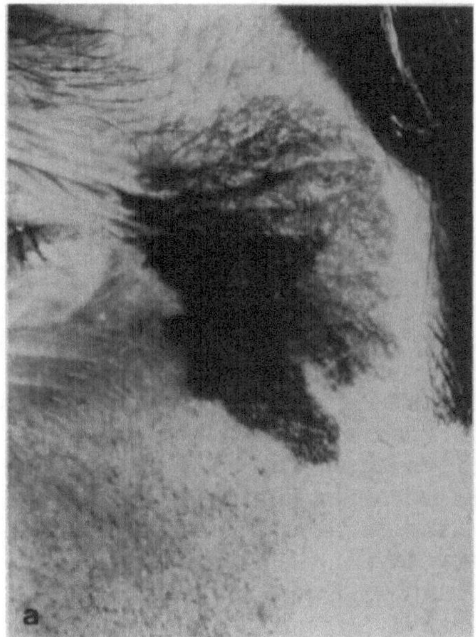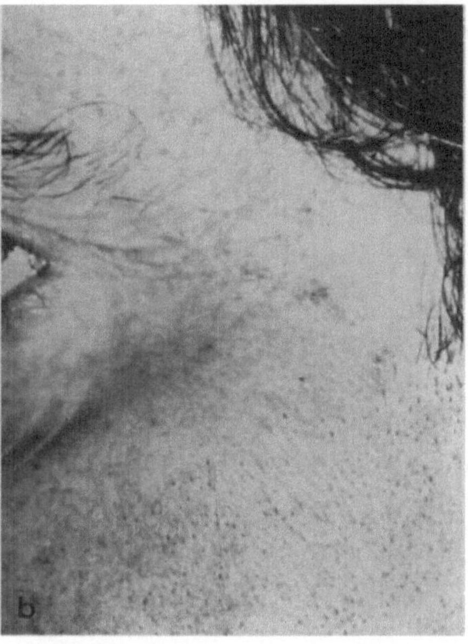

Abb. 1. Ein Fall von Lentigo maligna, vor (A) und nach (B) der Behandlung über sechs Monate, mit einer zwanzigprozentigen Azelainsäurecreme

Malignes Melanom

Bis heute haben wir 30 Patienten mit primären malignen Melanom ohne Lymphknotenmetastasen, die für eine chirurgische Therapie vorgesehen waren, behandelt. 20%ige Azelainsäuresalbe wurde auf die Tumoren meist mittels Okklusion appliziert, 15 g Azelainsäure pro Tag wurden zusätzlich als Oraltherapie verabreicht. Mit Ausnahme von zwei Fällen wurden positive Ergebnisse bei allen Patienten beobachtet. Diese manifestierten sich als fortschreitender Pigmentverlust, Regression des fortschreitenden Randes des Tumors und eine Abflachung nodulärer Areale. Histologie und Elektronenmikroskopie zeigten bei den nachfolgenden Exzisionen folgende Veränderungen: epidermale Proliferation mit Vorwachsen von Keratinozytensträngen in das Parenchym des Tumors im Corium; lipoide Degeneration maligner epidermaler und dermaler Melanozyten; Regeneration des zerstörten Bindegewebes und Angioneogenese; Regeneration zerstörter Anhangsgebilde. Alle diese Veränderungen führten schließlich zu einer Reorganisation der normalen epidermalen und dermalen Architektur. Bei 8 Patienten kam es noch vor dem chirurgischen Eingriff zu einer kompletten klinischen Regression, bei drei Patienten zeigten Biopsien zwei Jahre nach Beendigung der Therapie eine normale Hautarchitektur und normale Melanozyten. Bei drei der 28 Patienten wurden regionale Lymphknotenmetastasen beobachtet, bei den übrigen 25 (wovon 15 bereits drei Jahre nach der Operation nachbeobachtet worden sind) sind weder Lymphknoten- noch kutane oder viscerale Metastasen aufgetreten.

Kommentar

Es besteht kein Zweifel, daß Azelainsäure einen biologischen Effekt auf prämaligne und maligne humane Melanozyten ausübt. Unsere Ergebnisse zeigen, daß diese Substanz zu einer effektiven Behandlung sowohl früher als auch lang bestehender Fälle von Lentigo maligna dar-

stellt und sich besonders für großflächige Gesichtsläsionen bei alten Leuten anbietet. Derzeit ist es zu früh, um ihre potentielle Rolle in der Behandlung des malignen Melanoms selbst zu beurteilen, sei es als Monotherapie oder in Kombination mit anderen therapeutischen Modalitäten. Weitere Untersuchungen über den Effekt und den Wirkungsmechanismus von Azelainsäure sind sicher erforderlich, die entsprechenden klinischen, metabolischen, biochemischen, zytologischen, autoradiographischen und Gewebekulturstudien werden derzeit in einer Reihe von Laboratorien durchgeführt.

Literatur

1. Nazzaro-Porro M, Passi S (1978) Identification of tyrosinase inhibitors in cultures of Pityrosporum. J Invest Dermatol 71:205–208
2. Nazzaro-Porro M, Passi S (1978) Effetto degli acidi dicarbossilici in alcune dermatosi iperpigmentarie. G Ital Dermatol 113:401–404
3. Nazzaro-Porro M, Passi S, Balus S et al (1979) Effect of dicarboxylic acids on lentigo maligna. J Invest Dermatol 72:296–305
4. Nazzaro-Porro M, Passi S, Zina G et al (1980) Effect of azelaic acid on human malignant melanoma. Lancet, May 24:1109–1111

Dr. M. Nazzaro-Porro
Dr. S. Passi
Istituto Dermatologico
San Gallicano
Roma
Prof. Dr. G. Zina
Clinica Dermatologica dell Università
Torino
Prof. Dr. A. Breathnach
Dept. of Anatomy
St. Mary's Hospital
Paddington
GB-W2 London

Hereditäre und erworbene Hyperpigmentierungen

H. Hönigsmann, Wien

Hyperpigmentierungen lassen sich nach systematischen Gesichtspunkten in verschiedene Gruppen unterteilen, deren Kenntnis die Differentialdiagnose solcher Zustände vereinfacht. Neben der Unterscheidung zwischen angeborenen und erworbenen Pigmentveränderungen sind Farbe und Verteilungsmuster von wesentlicher diagnostischer Bedeutung [1].

Blaue und blaugraue Hyperpigmentierungen

Pigmentstörungen, die zu einer blauen oder blaugrauen Verfärbung der Haut führen, beruhen stets auf einer Pigmentvermehrung im Korium. Dieses kann als Produktionsstätte oder auch nur als Ablagerungsort des Pigments dienen.

Genetisch bedingt und meist angeboren ist der Mongolenfleck, der Naevus Ota und der Naevus Ito. Bei diesen umschriebenen Hyperpigmentierungen findet man aktive, melaninproduzierende Melanozyten im mittleren und tieferen Korium, die auf ihrer Wanderung von der Neuralleiste in die Epidermis während der foetalen Entwicklung aus nicht bekannten Gründen ihr Ziel nicht erreicht haben [2].

Erworbene blaugraue Verfärbungen an umschriebenen Stellen entstehen in der überwiegenden Mehrzahl durch Ansammlung pigmentphagozytierender Makrophagen, die das, im Anschluß an einen entzündlichen Prozeß vermehrt in der Epidermis produzierte Melanin, nach dessen „Abtropfung" ins Korium speichern. Solche Hyperpigmentierungen stellen einen Restzustand nach vorangegangenem Krankheitsprozeß dar und sind manchmal, wie etwa beim Erythema dyschromicum perstans („ashy dermatosis"), ätiologisch nicht zu klären [3].

Diffuse blaugraue Hyperpigmentierungen sind sehr selten und immer erworben. Die diffuse Melanose beim metastasierenden Melanom ist ihrer Entstehung nach dem Mongolenfleck ähnlich, da es sich hierbei um diffus verteilte, melaninproduzierende Einzelzellmetastasen im Korium handelt [4]. Differentialdiagnostisch wichtig, da auf den ersten Blick leicht zu verwechseln, ist die diffuse schiefergraue Pigmentierung bei der ebenfalls sehr seltenen Argyrose, die durch Speicherung von Silber in dermalen Makrophagen und Basallaminamaterial zustande kommt [5].

Braune Hyperpigmentierungen

Braune Pigmentstörungen sind stets der Ausdruck von Melaninvermehrung in der Epidermis. Sie beruhen fast immer auf einer erhöhten Produktion voll melanisierter Melanosomen und auf einem erhöhten Transfer von Melanosomen in die umgebenden Keratinozyten, seltener auf einer zahlenmäßigen Vermehrung aktiver epidermaler Melanozyten [1].

Ein weiterer die Farbtiefe bestimmender Faktor ist die größenabhängige Melanosomenverteilung im Keratinozyten, die auch, zumindest teilweise, für die unterschiedliche ethnische Pigmentierung von Negroiden und Hellhäutigen verantwortlich ist. Dunkelhäutige produzieren große, im Keratinozyten einzeln liegende Melanosomen,

Hellhäutige kleine, in Gruppen liegende Melanosomen [6].

Genetisch bedingt sind umschriebene Hyperpigmentierungen wie melanotische Flecken (café-au-lait), die bei M. Recklinghausen aber auch isoliert auftreten können. Sie sind durch eine gesteigerte Melaninproduktion und durch das Auftreten von Riesenmelanosomen charakterisiert [7]. Eine ähnliche Pathologie zeigt der als Naevus spilus bezeichnete Pigmentfleck, der aus einem mit dunkelbraunen Pünktchen versehenen café-au-lait-Fleck besteht [8]. Ebenfalls genetischen Ursprungs sind die Epheliden, bei denen, einzelnen Untersuchungen zufolge, das Melanosomenmuster jenen gleicht, das bei dunkelhäutigen Individuen anzutreffen ist [9].

Erworbene braune Hyperpigmentierungen auf Grund endokriner Störungen basieren auf einer vermehrten Melaninsynthese. Diese kann, wie beim M. Addison durch eine erhöhte ACTH- und MSH-Produktion [10] oder wie beim Chloasma durch Östrogene stimuliert werden.

Eine vermehrte Melaninsynthese läßt sich auch bei inflammatorischen Dermatosen nachweisen. Die dabei entstehende braune Hyperpigmentierung bleibt als Abheilungszustand über längere Zeit bestehen.

Auch physikalische Reize, und im Besonderen UV-Exposition bewirken eine nachhaltige Pigmentierung. Unter dem Einfluß von UV kommt es nicht nur zur Erhöhung der Melaninsynthese und zum verstärkten Melanosomentransfer, sondern auch zu einer Vermehrung der Melanozytenzahl durch Mitose [11]. Dramatisch kann die braune Hyperpigmentierung durch phototoxische Reaktionen, wie beispielsweise bei Photochemotherapie mit Psoralenen gesteigert werden [12].

Ein noch immer nicht völlig abgeklärtes Phänomen stellt die sogenannte direkte Pigmentierung (Sofortbräunung, „immediate pigment darkening") dar, die durch Bestrahlung mit langwelligem UV und sichtbarem Licht erzeugt werden kann. Da ihr Auftreten nicht an lebende Epidermis gebunden ist – sie läßt sich unter völlig unphysiologischen Bedingungen und an fixierter Haut auslösen – scheint es sich dabei um einen zellunabhängigen passiven photochemischen Vorgang zu handeln [13].

Schlußbemerkung

Da eine Fülle von Faktoren die Ausbildung von Hyperpigmentationszuständen verursacht, kann die Differentialdiagnose bisweilen Probleme bereiten. Das Erkennen und Zuordnen der Veränderungen ist daher von diagnostischer Wichtigkeit, und bei einzelnen Krankheiten auch von therapeutischer Bedeutung.

Literatur

1. Mosher DB, Fitzpatrick TB, Ortonne J-P (1979) Abnormalities of pigmentation. In: Fitzpatrick et al (ed) Dermatology in general medicine, 2nd edn. McGraw-Hill, New York pp 568–629
2. Konrad K, Hönigsmann H, Wolff K (1972) Bindegewebsmelanozyten beim Menschen. Elektronenmikroskopische Untersuchungen am Mongolenfleck und blauen Nävus. Arch Dermatol Forsch 244:273–275

3. Soter NA, Wand C, Freeman RG (1969) Ultrastructural pathology of erythema dyschromicum perstans. J Invest Dermatol 52:155–162
4. Schuler G, Hönigsmann H, Wolff K (1980) Diffuse melanosis in metastatic melanoma. J Am Acad Dermatol 3:363–369
5. Hönigsmann H, Konrad K, Wolff K (1973) Argyrose – Histologie und Ultrastruktur. Hautarzt 24:24–30
6. Szabó GS, Gerald AB, Pathak MA, Fitzpatrick TB (1969) Racial differences in the fate of melanosomes in human epidermis. Nature 222:1081–1082
7. Konrad K, Wolff K, Hönigsmann H (1974) The giant melanosome: a model for deranged melanosome morphogenesis. J Ultrastruct Res 48:102–123
8. Konrad K, Hönigsmann H, Wolff K (1974) Nävus spilus. Ein Nävus mit Riesenmelanosomen. Hautarzt 25:585–593
9. Breathnach AS, Wyllie LM (1964) Electron microscopy of melanocytes and melanosomes in freckled human epidermis. J Invest Dermatol 42:389–394
10. Lerner AB, McGuire J (1964) Melanocyte-stimulating hormone and adrenocorticotrophic hormone. Their relationship to pigmentation. N Engl J Med 270:539–541
11. Rosdahl KI, Szabó G (1978) Mitotic activity of epidermal melanocytes in UV-irradiated mouse skin. J Invest Dermatol 70:143–148
12. Schuler G, Hönigsmann H, Jaschke E, Wolff K (1982) Selective accumulation of lipid within melanocytes during photochemotherapy (PUVA) of psoriasis. Br J Dermatol 107:173–182
13. Hönigsmann H, Schuler G, Aberer W, Wolff K (1983) Immediate pigment darkening. A reevaluation of proposed mechanisms. J Invest Dermatol 80:367–368

Univ.-Prof. Dr. H. Hönigsmann
I. Univ.-Hautklinik
Alser Str. 4
A-1090 Wien

Forum II: Fortschritte in der Immundermatologie

Neues zum Konzept der Autoimmunität

G. Wick, Innsbruck

„Physiologische" Autoimmunität

Immunreaktionen gegen körpereigene antigene Determinanten wurden lange Zeit als ausschließlich pathologische Manifestation der immunologischen Reaktionsfähigkeit betrachtet. Ehrlich und Morgenroth [1] prägten zu Beginn dieses Jahrhunderts den Begriff „horror autotoxicus", der besagt, daß das Immunsystem normalerweise zwar gegen von außen kommende antigene Stimuli antwortet, nicht aber gegen Bestandteile des eigenen Körpers reagiert. Erst in den letzten Jahren wurde es klar, daß ein gewisser Grad von zellulärer bzw. humoraler Immunität gegen autologes antigenes Material auch unter normalen Umständen zum Abbau veränderter bzw. gealterter Körperbestandteile, sowie im Rahmen der Immunregulation notwendig ist. Man bezeichnet dies als „physiologische" Autoimmunität. Ein typisches Beispiel für den Abbau oder – wie es Grabar [2] ausdrückte – die Transportfunktion des Immunsystems für geschädigte oder gealterte körpereigene Zellen ist die Tatsache, daß alle Normalsera Autoantikörper gegen Zellen des Stratum corneum der Haut enthalten [3]. Besonders deutlich kann man dies beispielsweise auch in bezug auf die Reaktionsfähigkeit von Normalsera mit dem sich rasch regenerierenden Epithel der Hornhaut des Auges

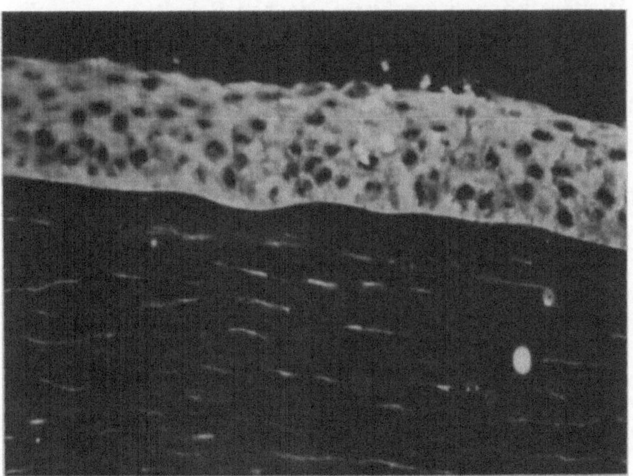

Abb. 1. Indirekter Immunfluoreszenztest auf einem unfixierten Gefrierschnitt menschlicher Hornhaut des Auges; normales menschliches Serum 1:10, FITC anti-human Ig-Konjugat. Deutliche Reaktion mit dem Hornhautepithel. Originalvergrößerung 170 x

zeigen (Abb. 1). Autoantikörper gegen das Stratum corneum der Haut werden bekanntlich im Serum von Patienten mit Psoriasis vulgaris in hohem Titer gefunden, und dieser Zustand stellt demnach einen Übergang zur „pathologischen" Autoimmunität dar [4].

Die Rolle der „physiologischen" Autoimmunität im Rahmen der Immunregulation kann am besten am Beispiel des Idiotypen-Antiidiotypen-Netzwerkes [5] darge-

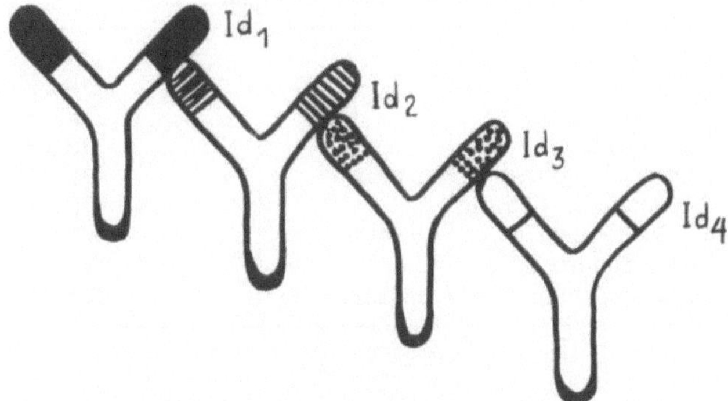

Abb. 2. Schematische Darstellung des Idiotypen-Antiidiotypen-Netzwerkes

stellt werden und ist in Abb. 2 schematisch skizziert: Jeder Antikörper einer bestimmten Spezifität stellt selbst wiederum für Lymphozyten mit entsprechenden Rezeptoren einen autoantigenen Stimulus dar. Jeder Antikörper hat an seiner Antigenbindungsstelle eine spezifische Determinante, den sogenannten Idiotyp, gegen den Lymphozyten mit entsprechenden Oberflächenrezeptoren reagieren können. Die so induzierten Autoantikörper werden als anti-idiotypische Antikörper bezeichnet, die in Form des Aufbaus eines komplizierten Idiotypen-Antiidiotypen-Netzwerks ein Überschießen der Immunantwort verhindern. Diese anti-idiotypische Reaktion ist nicht nur auf den humoralen Schenkel der Immunantwort beschränkt, sondern tritt in gleicher Weise auch im Bereich der zellulären Immunität auf [6]. Abgesehen von den interessanten physiologischen Implikationen dieser Beobachtung gibt es auch schon erste Ansätze zu ihrer therapeutischen Anwendung zur Verhinderung der Abstoßung von Allotransplantaten [7] sowie zur Behandlung von Autoimmunerkrankungen [8].

Die oben erwähnten Erkenntnisse, sowie der Befund, daß virusinfizierte Zielzellen von zytotoxischen T-Zellen nur dann angegriffen werden können, wenn zwischen Effektor- und Zielzellen eine Übereinstimmung im Haupthistokompatibilitätskomplex (MHC) besteht [9], haben das Thema Autoimmunität in den letzten Jahren in das Zentrum des Interesses gerückt. Dabei geht es vor allem um drei große Fragenkomplexe, und zwar a) die immungenetischen Grundlagen der Immunität, b) die Aufklärung von Suppressor- und Effektormechanismen und c) Möglichkeiten zur therapeutischen Intervention bei Autoimmunerkrankungen. Alle diese Gebiete sind einerseits vom Standpunkt der Autoimmunität aus äußerst interessant, und andererseits bieten gerade experimentelle sowie klinische Situationen in der Dermatologie ideale Studienobjekte für ihre Bearbeitung.

Immungenetische Aspekte der Autoimmunität

Autoimmunerkrankungen treten bekanntlich familiär bzw. in bestimmten Populationen gehäuft auf. Aufgrund der Erkenntnis, daß die Fähigkeit, eine gute bzw. schlechte Immunreaktion gegen ein bestimmtes Antigen zu geben, unter genetischer Kontrolle steht, und daß die dafür verantwortlichen Gene im MHC lokalisiert sind [10], war es naheliegend, nach Korrelationen zwischen dem Auftreten bestimmter Autoimmunerkrankungen und dem Vorhandensein bestimmter Haplotypen des Transplantationsantigensystems zu fahnden. Tabelle 1 zeigt

Tabelle 1. HLA-assoziierte Erkrankungen

Coeliakie	DRw 3/7
M. Basedow	DRw 3
M. Addison	DRw 3
Myasthenia gravis	DRw 3
Chronisch aggressive Hepatitis	DRw 3
Rheumatoide Arthritis	DRw 4
M. Bechterew	B 27
Reiter Syndrom	B 27
Subacute Thyreoiditis (de Quervain)	BW 35

eine repräsentative Liste HLA-assoziierter Erkrankungen. Da diese Korrelation aber nicht absolut ist, wird deutlich, daß – abgesehen vom MHC – auch noch andere Funktionen für die Entwicklung von Autoimmunerkrankungen von Bedeutung sein müssen. Solche Faktoren können einerseits ebenfalls genetischer Natur sein, d. h. also Gene umfassen, die außerhalb des MHC am gleichen oder auch auf anderen Chromosomen lokalisiert sind, sowie Umweltfaktoren, wie Virusinfektionen etc. In diesem Zusammenhang ist zu betonen, daß bisher der Möglichkeit einer primären genetisch bedingten Schädigung des Zielorgans – im vorliegenden Fall also etwa der Haut – viel zu wenig Beachtung geschenkt wurde [11]. Erst das Zusammentreffen aller dieser Faktoren ermöglicht die Entstehung einer Autoimmunerkrankung.

Effektor- und Regulationsmechanismen

Bis vor wenigen Jahren galt das Dogma, daß Autoimmunerkrankungen vor allem das Resultat der Aktion von zytotoxischen T-Zellen seien. Diese Auffassung war dadurch begründet, daß in erster Linie solche Tiermodelle für menschliche Autoimmunerkrankungen zur Klärung der zugrundeliegenden Effektormechanismen herangezogen wurden, die bei normalen Tieren künstlich, d. h. durch die Immunisierung mit entsprechenden Gewebsextrakten oder gereinigten, organ-spezifischen Antigenen und bestimmten Hilfsstoffen, sogenannten Adjuvantien, erzeugt worden waren [12]. Obwohl diese Tiermodelle für das Verständnis der Autoimmunität im Allgemeinen besonders wichtig waren und es auch heute noch sind, zeigte sich doch, daß sie als Gegenstücke der jeweiligen menschlichen Erkrankungen nur bedingte Gültigkeit besitzen. Spontan auftretende Autoimmunerkrankungen beim Tier, wie etwa die dem systemischen Lupus erythematodes (SLE) ähnlichen Erscheinungen bei den (NZBxNZW)F$_1$ Mäusen [13] oder die spontane, erbliche Autoimmunthyreoiditis der Hühner vom Obese-Stamm (OS) [14], haben sich als weitaus getreuere Modelle der Situation beim Menschen erwiesen. Studien dieser Tiermodelle sowie Untersuchungen am Menschen haben gezeigt, daß a) den Autoantikörpern eine größere pathogenetische Bedeutung zukommt als man lange Zeit angenommen hat, b) die eigentliche Störung des Immunsystems bei Patienten mit Autoimmunerkrankungen in einer Störung der Balance zwischen T-Helfer und T-Suppressor Zellen zu suchen ist, wobei es zu einem proportionalen Anstieg von T-Helfer Zellen kommt [15]. Im Fall des SLE konnten Sakane et al. [16] zeigen, daß unspezifische Suppressorzellen im peripheren Blut dieser Patienten vermindert sind. Andere Autoren konnten diese Befunde allerdings nicht reproduzieren [17].

Es wäre natürlich wichtig, *antigen-spezifische* T-Helferzellen bzw. T-Suppressorzellen bei Patienten mit Autoimmunerkrankungen oder bei den entsprechenden Tiermodellen zu quantifizieren, was aber nur in jenen Fällen möglich ist, in denen das Autoantigen bekannt und isolierbar ist. Im Falle der Autoimmunerkrankungen der Haut ist dieses Postulat nur für den SLE erfüllt, wo das pathogenetisch wesentlichste Autoantigen die native DNS ist. Trotzdem konnten bisher auch bei diesem Krankheitsbild Untersuchungen in antigen-spezifischen Systemen nicht erfolgreich durchgeführt werden.

Im Tiermodell, etwa bei den oben erwähnten OS-Hühnern, wo das rein darstellbare Thyreoglobulin eines der Hauptautoantigene darstellt, sind solche Versuche bereits gelungen und haben das postulierte Konzept bestätigt [18].

Da in letzter Zeit auch große Fortschritte in bezug auf die Charakterisierung bestimmter Autoantigene der Haut gemacht wurden, die bei Autoimmunerkrankungen, wie z.B. dem bullösen Pemphigoid und dem Pemphigus vulgaris, zur Induktion von Autoantikörpern führen können, wird sicher auch in naher Zukunft mit schlüssigen experimentellen Beweisen bezüglich der diesen Krankheiten zugrundeliegenden Effektormechanismen und Störungen der Immunregulation zu rechnen sein. Die Aufklärung von autoantigenen Komponenten würde nicht nur Möglichkeiten zu einer vereinfachten Diagnostik bieten, sondern auch ein weites Feld der Erarbeitung antigen-spezifischer therapeutischer Strategien eröffnen. Weiters können am histologischen Schnitt oder in Suspensionen von aus der Haut gewonnenen Zellen verschiedenste Populationen immunkompetenter lymphoider und akzessorischer Zellen charakterisiert und mit immunhistologischen Methoden genau definiert werden. Dabei kommt der funktionellen Analyse der antigenpräsentierenden Zellen in der Epidermis, den Langerhans-Zellen [19], als einem wesentlichen Glied des afferenten Schenkels der Immunantwort, nicht nur zur Aufklärung von Kontaktdermatitiden, sondern auch für das Gebiet der Autoimmunerkrankungen, große Bedeutung zu.

Therapeutische Ausblicke

Die Therapie der Autoimmunerkrankungen ganz allgemein sowie jener in der Dermatologie im Besonderen ist heute noch sehr empirisch und daher unbefriedigend. Aufgrund der oben angedeuteten Überlegungen bieten sich für die Zukunft verschiedene neue Möglichkeiten zum therapeutischen Eingreifen an, die zum Ziel haben, nur mit der jeweils in Frage stehenden, pathogenetisch relevanten Autoimmunreaktion zu interferieren, ohne die unerwünschten Nebenwirkungen auf andere Aspekte der immunologischen Reaktionsfähigkeit.

Eine der heute am häufigsten verwendeten Behandlungsmethoden von Autoimmunerkrankungen besteht in der Verabreichung von Steroiden. Diese haben aber nicht nur eine unspezifische immunsuppressive, sondern natürlich auch eine endokrinologische Wirkungskomponente. Letztere ist im Rahmen der Therapie von immunologisch

bedingten Erkrankungen unerwünscht. Es bestehen nun
in verschiedenen Arbeitsgruppen berechtigte Hoffnungen, Steroide „konstruieren" zu können, die entweder nur
immunsuppressiv oder nur hormonell wirksam sind.
Weiter sind, wie oben erwähnt, etwaige Möglichkeiten einer verbesserten Behandlung sehr wesentlich an die Identifizierung der in Frage stehenden Autoantigene gebunden. Dies würde beispielsweise erlauben, die Methode der
Plasmapherese mit einem affinitätschromatographischen
Schritt zur ausschließlichen Entfernung der spezifischen
Autoantikörper zu verbinden.

Eine weitere Möglichkeit bestünde in der Herstellung
von anti-idiotypischen Antikörpern, die auf die eingangs
beschriebene Weise eine spezifische Interferenz mit der
Autoimmunreaktion erlauben würden. In diesem Zusammenhang ist vor allem die Herstellung monoklonaler Antikörper zu erwähnen, wobei das Bestreben natürlich dahin geht, Hybridome humanen Ursprungs herzustellen,
wodurch die Verabreichung von artfremden Antikörpern
vermieden werden könnte. In eine ähnliche Richtung
gehen jene Versuche, welche die Klonierung von antigen-
spezifischen T-Helferzellen, zytotoxischen T-Zellen und
T-Suppressorzellen zum Ziel haben. Durch Verabreichung der jeweils benötigten Zellpopulation oder von aus
dem Überstand solcher Zell-Linien gewonnenen, anti-
genspezifischen Faktoren, könnte dann das jeweils bei
dem in Frage stehenden Patienten bestehende Defizit in
Form eines „immunologic engineering" korrigiert werden. Schließlich zeichnen sich in den letzten Jahren auch
Möglichkeiten für eine antigen-spezifische medikamentöse Therapie ab, wie etwa in Form des Medikaments
Cyclosporin A, das bei Verabreichung in der Induktions-
phase einer Immunantwort zu einer spezifischen Immunsuppression führt [20]. Obwohl Cyclosporin A bei
Transplantationen auch beim Menschen schon sehr erfolgreich als spezifisches Immunsuppressivum angewendet wird, haben erste Untersuchungen am Modell der
OS-Hühner ergeben, daß es für die Behandlung von
Autoimmunerkrankungen nicht das Mittel der Wahl sein
dürfte [21]. Es ist aber zu hoffen, daß Abkömmlinge
dieser Substanz oder Medikamente mit anderer Wirkungsweise in naher Zukunft auch zur Therapie von
Autoimmunerkrankungen verwendet werden können.

Danksagung

Eigene in diesem Referat zitierte Arbeiten wurden in dankenswerter Weise vom Fonds zur Förderung der wissenschaftlichen Forschung in Österreich (Projekt Nr. 4879) unterstützt

Literatur

1. Ehrlich P, Morgenroth J (1900) Über Hämolysine. 3. Mitteilung; Berlin. Klin Wochenschr 37:453
2. Grabar P (1975) Hypothesis. Auto-antibodies and immunological theories: an analytical review. Clin Immunol
Immunopathol 4:453
3. Krogh HK (1969) Antibodies in human sera to stratum
corneum. Int Arch Allergy Appl Immunol 36:415
4. Krogh HK, Tönder O (1972) Immunoglobulin and anti-
immunoglobulins in psoriatic lesions. Clin Exp Immunol
10:623
5. Jerne NK (1974) Towards a network theory of the
immune system. Ann Immunol 125 C:373
6. Ramseier H, Aguet M, Lindenmann I (1977) Similarity of
idiotypic determinants of T- and B-lymphocyte receptors
for alloantigens. Immun Rev 34:50
7. Binz H, Wigzell H (1979) Induction of specific transplantation tolerance in adult animals. Transplant Proc
11:914
8. Bigazzi PE, Zanetti M, Barton RW (1981) Idiotypes of
autoantibodies and lymphocytes in spontaneous and
experimental autoimmune thyroiditis. Fed Proc 40:1008
9. Zinkernagel RM, Doherty PC (1977) MHC-restricted
cytotoxic T cells: Studies on the biological role of poly-
morphic major transplantation antigens determining
T-cell restriction-specificity, function and responsiveness.
Adv Immunol 27:51
10. McDevitt HO, Benacerraf B (1969) Genetic control of
specific immune responses. Adv Immunol 11:31
11. Wick G, Boyd R, Hála K, deCarvalho L, Müller PU, Cole
RK (1981) The Obese strain (OS) of chickens with
spontaneous autoimmune thyroiditis. Review of recent
data. Curr Top Microbiol Immunol 91:109
12. Wick G (1975) Experimental animal models in autoimmune endocrine disease. Clinics in Endocrinology and
Metabolism, vol 4, pp 241
13. Howie JB, Helyer BJ (1968) The immunology and pathology of NZB mice. Adv Immunol 9:215
14. Wick G, Boyd R, Hála K, Thunold S, Kofler H (1982)
Review. Pathogenesis of spontaneous autoimmune
thyroiditis in Obese strain (OS) chickens. Clin exp
Immunol 47:1
15. Boyd RL, Wick G (1982) Effector mechanisms in the
spontaneous autoimmune thyroiditis of Obese strain (OS)
chickens: analysis of cytotoxic cells. Int Arch Allergy
Appl Immunol 69:286
16. Sakane T, Steinberg AD, Reeves J, Green I (1979) Studies
of immune functions of patients with systemic lupus erythematosus. T-cell subsets and antibodies to T-cell subsets. J Clin Invest 63:954
17. Gattringer C, Huber H, Michlmayr G, Braunsteiner H
(1982) Normal suppressor-cell activity in systemic lupus
erythematosus (a study on 26 cases). Immunobiology
163:48
18. Boyd R, Wick G (1980) Effector mechanisms in spontaneous autoimmune thyroiditis of Obese strain chickens.
In: Pinchera A, Doniach D, Fenzi GF, Baschieri L (eds)
Proceedings of the Serono Symposia, vol 33. Academic
Press, pp 199
19. Stingl G, Katz SI, Shevach EM, Wolff-Schreiner EC,
Green I (1978) Detection of Ia antigens on Langerhans
cells in guinea pig skin. J Immunol 120:570
20. Green CJ (1982) Immunosuppression with Cyclosporin A. A review. Diagnostic Histopathol 4:157
21. Wick G, Müller PU, Schwarz S (1982) Effect of Cyclosporin A on spontaneous autoimmune thyroiditis of
Obese strain (OS) chickens. Eur J Immunol 12:877

Prof. Dr. G. Wick
Inst. f. Allg. u. Exp. Pathologie
Univ. Innsbruck
Fritz-Pregl-Str. 3
A-6020 Innsbruck

Zur Bedeutung der HLA-Antigene in der Immungenetik

W. R. Mayr, Wien

Das HLA-System, das den Haupthistokompatibilitätskomplex des Menschen darstellt, wird über den kurzen
Arm des Chromosoms 6 weitergegeben und umfaßt ungefähr ein Tausendstel des menschlichen Genoms (Übersicht bei Mayr, 1980). In dieser chromosomalen Region
liegt eine Reihe eng gekoppelter Genorte, die folgende
Erbmerkmale steuern:
a) die serologisch definierten Merkmale der Loci
HLA-A, B und *C,* die mit quantitativen Unterschieden
an allen kernhaltigen Zellen des Organismus vorliegen,
b) die mit Hilfe der gemischten Lymphocytenkultur definierten HLA-D-Spezifitäten, die eine eingeschränkte
Gewebsverteilung aufweisen (Vorkommen hauptsächlich an B-Lymphocyten, Monocyten, Makrophagen und Endothelzellen). Der Genort *HLA-D* ist sehr
eng mit *HLA-DR,* der serologisch nachweisbare
Merkmale mit analoger Gewebsverteilung und sehr
hoher Korrelation mit HLA-D-Determinanten codiert, gekoppelt oder mit *HLA-DR* identisch,
c) Proteine, die dem Komplementsystem angehören: C2,
C4 und Bf.

Weiters liegen im HLA-System noch das Gen, das die
21-Hydroxylase codiert, deren Fehlen eine Form des ad-
renogenitalen Syndroms (AGS) bedingt, ein Gen, das den
Eisenstoffwechsel reguliert und dessen Mangel die Basis
für die idiopathische Hämochromatose (IH) darstellt, sowie Immune-response-(Ir) Gene, die die Immunantwort
gegenüber den verschiedensten Antigenen beeinflussen.

Die Loci *HLA-A, B, C, D* und *DR* weisen eine bemerkenswerte multiple Allelie auf: derzeit sind 17 HLA-A-,
32 B-, 8 C-, 12 D- und 10 DR-Merkmale offiziell anerkannt. Diese Spezifitäten werden autosomal-dominant
weitergegeben. Zwischen einigen Allelen liegt ein starkes
Koppelungsungleichgewicht vor, d. h. daß einige Allel-
kombinationen an einem Haplotyp häufiger als erwartet
vorkommen und andere seltener. Die Existenz des Kop-
pelungsungleichgewichts dürfte auf selektive Einflüsse
zugunsten einiger Haplotypen zurückzuführen sein.

Praktische Bedeutung des HLA-Systems

Nierentransplantation

Als Voraussetzung ist das Fehlen von Antikörpern im
Serum des Empfängers gegen die Histokompatibilitäts-
antigene (ABO-Blutgruppen und HLA-A-, B-, C-Antige-
ne) des Spenders zu fordern, da es beim Vorliegen solcher
Antikörper fast immer zu einer hyperakuten Abstoßung
des Transplantats kommt. Fehlen derartige Antikörper,
so ist für die Nierentransplantation die Gewebsverträg-
lichkeit im HLA-System das wichtigste Kriterium, wobei
sich zeigte, daß die Identität der HLA-DR Antigene essentiell ist. Ein weiterer Faktor, der das Überleben der
transplantierten Nieren stark beeinflußt, ist die präoperative Behandlung der potentiellen Empfänger mit Bluttrans-
fusionen, da es sich herausstellte, daß Patienten, denen
keine Transfusionen oder nur leuko- und thrombocyten-
freie Präparationen verabreicht wurden, eine wesentlich
schlechtere Prognose aufweisen. Der Mechanismus, auf
dem diese günstige Wirkung der Übertragung von
HLA-A-, B-, C-Antigenhaltigem Blut beruht, ist noch

unbekannt; möglicherweise wird durch die Bluttrans-
fusion eine Immuntoleranz durch die Induktion von T-
Suppressor-Zellen bewirkt.

Bluttransfusion

Febrile Transfusionsreaktionen können dadurch hervorgerufen werden, daß der Empfänger Antikörper gegen
Merkmale an Granulo- und/oder Monocyten des Spenders aufweist. Die Antikörper sind zumeist gegen
HLA-A, B-, C-Spezifitäten gerichtet. Diese Transfusionsreaktionen sind in der Regel von geringer klinischer Bedeutung; zu ihrer Vermeidung ist die Verwendung von leukocytenfreien Erythrocytenpräparationen
zu empfehlen.

Bei der Substitution von Thrombo- und Granulocyten
müssen zur Erzielung eines therapeutischen Effekts kom-
patible Zellen appliziert werden, d. h. daß der Empfänger
keine Antikörper gegen die Zellen des Spenders aufweisen darf. Da bei der Transfusion von Thrombo- und Granulocyten rasch eine Immunisierung des Empfängers gegen HLA-A-, B-, C-Merkmale auftritt, ist bei der Lang-
zeitsubstitution bereits von Beginn an auf eine HLA-A-,
B-, C-Kompatibilität zu achten.

Assoziation mit Krankheiten

Die Assoziationen zwischen Erkrankungen und einzelnen HLA-A-, B-, C- und DR-Merkmalen bei Angehörigen der weißen Rasse sind in Tabelle 1 angeführt. Als Ur-

Tabelle 1. Assoziation zwischen Erkrankungen und HLA-A-,
B-, C- und DR-Merkmalen bei Angehörigen der weißen Rasse

Erkrankung	Merkmal	RR[a]
Idiopathische Hämochromatose	A 3	8,2
M. Behcet	B 5	6,3
M. Bechterew	B 27	87,4
Postinfektiöse Arthritiden	B 27	40,0
M. Reiter	B 27	37,0
Ak. vordere Uveitis	B 27	10,4
Subak. Thyreoiditis de Quervain	Bw 35	13,7
Chron. aktive Hepatitis (Typ B)	Bw 35	5,0
Psoriasis vulgaris	Cw 6	13,3
Goodpasture-Syndrom	DR 2	15,9
Multiple Sklerose	DR 2	4,1
Dermatitis herpetiformis	DR 3	15,4
Idiop. membranöse Glomerulonephritis	DR 3	12,0
Coeliakie	DR 3	10,8
Sjörgen-Syndrom	DR 3	9,7
Idiop. M. Addison	DR 3	6,3
SLE	DR 3	5,8
Chron. aktive Hepatitis (Typ A)	DR 3	4,5
M. Basedow	DR 3	3,7
Myasthenia gravis	DR 3	2,6
Diabetes mellitus (Typ I)	DR 4	6,4
	DR 3	3,3
Rheumatoide Arthritis	DR 4	4,2
Anaemia perniciosa	DR 5	5,4
Hashimoto-Thyreoiditis (hypertr.)	DR 5	3,2

[a] RR = relatives Risiko (gibt an, um wie viele Male die Krankheit bei einem Antigenträger häufiger vorkommt als bei einem Antigen-negativen Individuum)

sache für derartige Assoziationen kommen eine Reihe von Möglichkeiten, die sich gegenseitig nicht ausschließen, in Frage:
a) mit dem HLA-Gen, welches das korrespondierende Antigen steuert, ist ein Ir-Gen gekoppelt, das eine die Krankheit verursachende pathologische Immunantwort steuert,
b) das HLA-Antigen (oder das Produkt eines sehr eng gekoppelten Locus mit starkem Koppelungsungleichgewicht) stellt einen Receptor für ein Pathogen dar, oder es besitzt gemeinsame antigene Determinanten mit dem Pathogen, so daß der Organismus dagegen keine Immunantwort bilden kann, oder es wird durch die Einwirkung des Pathogens verändert, wodurch es zu einer die Krankheit auslösenden Immunantwort gegen die modifizierten Determinanten kommt,

c) einige Erkrankungen mit autosomal-recessivem Erbgang werden durch Genmutanten bedingt, die ein Koppelungsungleichgewicht mit HLA-Genen aufweisen (AGS, IH, C2-Defizienz).

Literatur

Mayr WR (1980) Neue Entwicklungen auf dem Gebiet des HLA-Systems. Med Lab 33:175–183

Prof. Dr. W.R. Mayr
Inst. f. Blutgruppenserologie
Univ. Wien
Spitalgasse 4
A-1090 Wien

Neue Methoden in der Immunodermatologie

K. Holubar, Wien

In den letzten Jahren sind einige bahnbrechende Entdeckungen in der immunologischen Technik gemacht worden, die auch die Immundermatologie beeinflussen und die, wie geschrieben wurde [1], „die kühnsten Träume der Immunologen übertreffen" (letzteres bezogen auf die Entwicklung monoclonaler Antikörper in vitro).

Die gängigste Standardmethode in der Immunodermatologie ist weiterhin, wie schon seit zwei Jahrzehnten, die Immunfluoreszenz. Die Tatsache, daß diese Technik empfindlich, reproduzierbar, weitgehend standardisiert und verhältnismäßig billig ist, rechtfertigt ihre unangefochtene Stellung.

Will man einen Überblick anstellen, über methodologische Fortschritte im Bereich der Immunmorphologie der Haut, geht man am besten von der Immunfluoreszenz aus und stellt ihr die Neuerungen gegenüber.

Die Immunfluoreszenz-Technik basiert auf einer echt immunologischen Reaktion; die Markierungssubstanz (Fluorochrom) ist covalent an das Antikörper-Molekül gebunden; Licht ist das Reaktionsprodukt; für das Elektronenmikroskop kann diese Technik nicht verwendet werden. Die verwendeten Antikörper sind in der Regel polyclonale Antikörper tierischer Provenienz. Im Vergleich dazu basieren aber andere Verfahren auf spezifischen nicht immunologischen Reaktionen, oder sie benützen immunologisch gebundene Markierungssubstanzen, teilweise solche, die auch elektronendichte Praecipitate erzeugen.

Grundsätzlich unabhängig von den eben angeführten Punkten gibt es bei praktisch allen verwendeten Verfahren Einstufen- bzw. Mehrstufen-Techniken; weiter kann natürlich nicht nur der Antikörper sondern auch das Antigen markiert werden [2]. Schließlich lassen sich unterschiedliche Techniken kombinieren. Auf diese beiden letztgenannten Punkte kann aber im vorliegenden Zusammenhang nicht näher eingegangen werden.

Besprochen werden sollen:
1. Beispiele spezifischer, nicht immunologischer Reaktionen
2. andere Klassen von Markierungssubstanzen
3. die monoclonalen Antikörper.

Spezifische, nicht immunologische Reaktionen

In diesem Zusammenhang wird manchmal von Affinitäts-Cytochemie gesprochen. Es gehören hierher die durch Lectine vermittelten Reaktionen, die Avidin-Biotin-Reaktion (Avidin-Biotin-Complex, ABC) und die Verwendung von Staphylococcen-Protein-A zum Nachweis von IgG.

Lectine sind Proteine [3], seit langem bekannt und verschiedentlich fälschlich als „Pflanzen-Antikörper" bezeichnet. Sie kommen wohl vorwiegend in Pflanzen vor (etwa in der Sojabohne), besitzen unterschiedliches Molekulargewicht, entstehen nicht nach antigener Stimulation und binden sich an Kohlenhydrate-tragende Bestandteile der Zellwand, z.B. die Blutgruppen-Substanzen. Lectine sind selbst nicht sichtbar und sie müssen ähnlich wie Antikörper markiert werden. Dies kann sowohl für das Licht-(UV) wie für das Elektronenmikroskop durchgeführt werden. Ihre Spezifität ist wie bei herkömmlichen Antikörpern sehr hoch jedoch sehr „schmal", d.h. betrifft nur eine geringe Zahl von Antigenen.

Eine andere, nicht immunologische Reaktion basiert auf der Komplexbildung zwischen „Ei-weiß" (Avidin) und Vitamin-H oder Biotin [4]. Die große Avidität beider Partner zueinander kann sowohl Bindung an Stelle eines Antikörpers vermitteln um etwa ein mit Biotin „markiertes" Antigen mit Hilfe von Avidin (das zur Sichtbarmachung selbst einen entsprechenden Marker tragen muß) nachzuweisen oder aber, der Avidin-Biotin-Complex wird nur zur Amplifikation eines primär auf einer echt immunologischen (= Antikörper-mediierten) Reaktion basierenden Verfahrens herangezogen [5]. Der Einsatz von Avidin und Biotin geschieht gemäß den chemischen Charakteristiken beider Substanzen meist derart, daß Biotin, eine niedrigmolekulare Substanz, an das nachzuweisende Antigen oder an einen Antikörper geheftet wird, Avidin, eine Glycoprotein mit ca. 70 000 MG seinerseits dann mit Fluorchromen markiert wird und erst im letzten Schritt beide Reaktionspartner miteinander in Verbindung treten.

Ein drittes Beispiel einer nicht immunologischen doch spezifischen Reaktion wäre jene zwischen dem F_c-Stück von $IgG_{1,2,4}$ möglicherweise auch von IgA, mit dem Zellwandbestandteil von Staphylococcen, dem sogenannten Staphylococcen-Protein A. Dieses wird also überall dort, wo $IgG_{1,2,4}$ nachgewiesen werden soll, an Stelle eines Antikörpers oder in Verbindung mit einem Antikörper der Klasse $IgG_{1,2,4}$ verwendet (und muß zur Visualisierung natürlich wieder Enzyme, Fluorochrome aut simile als Marker tragen) [6].

Andere Markierungs-Substanzen
(neben den Fluorochromen der Fluorescein- und Rhodamin-Reihe)

Neben Metallen, Metalloproteinen (Ferritin) haben sich Enzyme, in aller erster Linie die Meerrettich-Peroxidase bewährt [7]. Dieses pflanzliche Protein besitzt ein Molekulargewicht von ca. 40000 und kann sowohl covalent wie immunologisch an Antigen bzw. Antikörper gebunden werden. Die Enzymaktivität bleibt trotz Markierungs- und Inkubationsprozeduren genügend gut erhalten um zuletzt noch eine histochemische Reaktion mit einem geeigneten Substrat (meist ein Benzidinfarbstoff) auszulösen, deren Ergebnis ein bräunlicher, unlöslicher Farbniederschlag ist, der sowohl im Lichtmikroskop wie, nach Osmifikation, auch im Elektronenmikroskop sichtbar ist, und der zum Unterschied von der Fluoreszenzaktivität der Fluorochrome nicht kurzfristig ausbleicht. Derzeit besitzt die Peroxidase-Markierung neben der Fluoreszenz-Markierung von allen Alternativ-Möglichkeiten die größte praktische Bedeutung.

Monoclonale Antikörper

Seit 1975 und den Arbeiten von Koehler und Milstein [8] stehen uns eine Klasse von Antikörpern zur Verfügung, die völlig homogen sind, d. h. alle Moleküle besitzen denselben Idiotyp und reagieren nur mit einer einzigen Antigen-Konfiguration. Bisher war solches nur von Tumoren bzw. Tumorzell-Linien bekannt, deren Produkte teilweise auch funktionell Antikörper-Charakter besaßen.

Das eingangs erwähnte Zitat [1] weist auf die Bedeutung dieser Entdeckung hin. Sowohl investigativ wie therapeutisch eröffnen sich der Anwendung solcher monoclonaler Antikörper umfangreiche Perspektiven [9].

Zur Bildung von monoclonalen Antikörpern in vitro kommt es dann, wenn neoplastische Zellen (Myelomzellen), die eine ungebremste Wachstumskapazität auf Grund ihres malignen Charakters besitzen, mit Immun-(B)Zellen fusioniert werden (d. h. die Tochterzellen haben Erbgut von beiden „Eltern"). Zuerst erreicht mit Hilfe von Viren, später durch Chemikalien wie Polyaethylenglycol. Natürlich kann nur ein Bruchteil von Zellen fusioniert werden; von diesen erzeugt dann ein weiterer Bruch-

teil Antikörper bzw. Antikörper-Gemische, die u. a. auch jenen entsprechen, die von den ursprünglich zur Fusionierung verwendeten Immun-(B)Zellen erzeugt wurden. (Deren Spezifität kann durch vorhergehende Immunisierung des Tieres, von dem die B-Zellen stammen, beeinflußt werden.) Technisch gesehen, ist die Isolierung der Zellen, die die Antikörper der gewünschten Spezifität erzeugen, etwas langwierig. Ursprünglich gelang es nur, tierische Myelomzell-Linien mit tierischen Immunzellen (Milz) zu vereinigen; nun gelingt aber auch zwischen menschlichen und tierischen bzw. menschlichen und menschlichen Zellen zu fusionieren.

Antigen-Erkennung, -Isolierung, -Blockade; (Auto-) Antikörper-Inaktivierung; Toxin-Neutralisation; Reaktion mit Tumorantigenen; Reaktion mit mikrobiellen und viralen Antigenen; Vehikelfunktion für andere therapeutisch wirksame Substanzen; Neutralisierung von Medikamenten (oder deren Metaboliten) bei Überdosierung etc. Eine große Zahl von Möglichkeiten des Einsatzes dieser Antikörper ist denkbar und stellt dementsprechend einen starken Stimulus für solche Untersuchungen dar.

Auch kaufen kann man diese monoclonalen Antikörper schon, jedenfalls für investigative Probleme: 1 ml kostet jedoch gegen tausend US-Dollar. Ein wenig Geduld wird dieses Problem jedoch entschärfen.

Literatur

1. Daimond BA, Yelton DE, Scharff MD, (1982) Monoclonal antibodies. A new technology for producing serologic reagents. New Eng J Med 304:1344–1349
2. Mason DE, Sammons RE (1979) The labeled antigen method of immunoenzymatic staining. J Histochem Cytochem 27:832–840
3. Sharon N (1977) Lectins. Sci Am 236:108–119
4. Bayer EA, Wilchek M (1978) The avidin-biotin complex as a tool in molecular biology. TIBS:N257–N259
5. Monti M, Berti E, Carminati G, Cavicchini S, Cusini M, Terragni M (1981) Il sistema basato sul complesso avidina-biotina applicato alle techniche di fluorescenza in immunopathologica cutanea. Ital Dermatol Venerol 116:537–542
6. Hsu SM, Raine L (1981) Protein A, avidin and biotin in immunohistochemistry. J Histochem Cytochem 29:1349–1353
7. Albini B, Holubar K, Shu S, Wolff K (1979) Enzyme antibody methods in immunodermatopathology. In: Beutner EM, Chorzelski TP Bean SF (eds) Immunopathology of the skin. Wiley, New York
8. Milstein C (1980) Monoclonal antibodies. Sci Am 243:66–74
9. Miller RA, Maloney DG, Warnke R, Levy R (1982) Treatment of B-cell lymphoma with monoclonal anti-idiotype antibody. New Engl J Med 316:517–522

Prof. Dr. K. Holubar
I. Univ.-Hautklinik
Alser Str. 4
A-1090 Wien

Pathogene Immunkomplexe

F. Milgrom, Buffalo

Für das Verständnis der Pathogenese der von Immunkomplexen (IK) verursachten menschlichen Krankheiten scheint die Bestimmung des komplexierten Antigens von hervorragender Bedeutung. Überzeugend konnten jedoch Antigene in IK nur in ganz wenigen Erkrankungen des Menschen charakterisiert werden, so zum Beispiel im Falle des systemischen Lupus erythematodes (SLE). Diese Untersuchungen sind vor kurzem in einer Übersichtsarbeit zusammengefaßt worden [1].

Zum Nachweis zirkulierender IK verwenden wir die Inhibition von Anti-Antikörpern. Anti-Antikörper sind Serumimmunglobuline, die wir vor 26 Jahren zum ersten Male in menschlichen Sera beschrieben haben [2]. Sie sind den Rheumafaktoren verwandt. Beide, Anti-Antikörper und Rheumafaktoren, reagieren mit menschlichem IgG. Ein wichtiges Unterscheidungsmerkmal jedoch ist darin zu finden, daß Rheumafaktoren sowohl mit IgG in IK als auch mit hitzeaggregiertem IgG reagieren, während Anti-Antikörper kaum oder gar nicht an hitzeaggregiertes IgG binden. Es gibt viele Anti-Antikörper, die keine Allospezifität zeigen und mit jedem menschlichen IgG reagieren.

Die einfachste Technik zum Nachweis von zirkulierenden IK ist der Agglutinationshemmtest. Menschliche Rh-positive rote Blutkörperchen werden mit „inkompletten" Rhesus-Antikörpern sensibilisiert. Die Agglutination dieser sensibilisierten Erythrozyten durch Anti-Antikörper bildet das Indikatorsystem. In diesem Test werden IK in den zu untersuchenden Sera durch die Konsumption von Anti-Antikörpern nachgewiesen [3, 4]. Eine Zusammenfassung der Ergebnisse und die Frequenz der positiven Sera sind in Tabelle 1 wiedergegeben.

Anti-Antikörper werden nur von solchen IK gehemmt, in denen Antigen und Antikörper etwa in Äquivalenz vorhanden sind. Dies mag dadurch bedingt sein, daß die „Transformation" des IgG nur dann erfolgt, wenn die Gitterstruktur der Antigen-Antikörper-Komplexe bestimmte Eigenschaften aufweist. Die „Transformation" des IgG, die vom Anti-Antikörper erkannt wird, ist reversibel.

IK, die mit Anti-Antikörpern reagieren, verlieren diese Eigenschaft durch Hinzufügen von Antigen im Überschuß. Dieser Mechanismus macht es möglich, den Agglutinationshemmtest zur Bestimmung des an IK beteiligten Antigens zu verwenden. Es genügt, IK mit Testantigenen im Überschuß zu inkubieren. Ist das Testantigen an der Bildung der IK beteiligt, werden die Gitterstrukturen der Antigen-Antikörper-Komplexe aus der Äquivalenzzone verdrängt und der vormals positive Hemmtest wird negativ.

Mit dieser Methode haben wir Sera von Patienten mit verschiedenen Erkrankungen untersucht. Serologisch positive Sera von Patienten mit Syphilis zeigten im Agglutinationshemmtest IK in etwa 25 % der Fälle; 32 solcher IK-haltiger Sera wurden von uns im Antigenüberschuß getestet. 14 der Sera haben ihre Hemmwirkung nach Inkubation mit Kardiolipin, und 16 nach Inkubation mit Treponema-pallidum-Antigen-Präparationen (aus Kaninchenhodensyphilomen) verloren [5]. 18 von 14 Sera von Patienten mit rheumatoider Arthritis hatten IK und in 8 Fällen konnten wir diese IK mit Kollagen Typ I, II oder denaturierten Kollagen dissoziieren [6]. IK von Patienten mit rheumatoider Arthritis enthalten wahrscheinlich denaturiertes Kollagen als Antigen. Dies ist in guter Übereinstimmung mit den Ergebnissen von Steffen u. Mitarb. [7].

Desgleichen kann Antigenüberschuß für gewebsgebundene IK angewendet werden [8]. Ein Gewebsschnitt wird mit einer Lösung des Antigens inkubiert. Zunächst untersuchten wir mit dieser Versuchsanordnung die Möglichkeit, IK in Nieren von Kaninchen mit bovinem Serum-Albumin (BSA)-induzierter Serumkrankheit durch BSA zu solubilisieren. Glomeruli dieser Tiere hatten starke Immunfluoreszenz mit Antisera für Kaninchen IgG, Komplement und BSA. Nach Inkubation im BSA-Überschuß verschwanden die Immundepots aus den Schnitten. Dies wurde als Hinweis für die Auflösung der IK im Gewebe gedeutet. Überschuß von BSA konnte jedoch nur die Immundepots früher Läsionen der chronischen Serumkrankheit-Glomerulonephritis zur Gänze auflösen. Ältere Immundepots wurden durch BSA nur zum Teil aufgelöst. Interessanterweise verschwanden die noch verbliebenen IK nach Zugabe von aggregiertem Kaninchen-IgG. Somit scheinen „alte" Serumkrankheit-Läsionen neben IK, die aus BSA und anti-BSA aufgebaut sind, auch noch Antikörper gegen „transformiertes"

Sera	Anzahl von Sera		(% positiv)
	untersucht	positiv	
Patienten mit			
systemischen Lupus erythematodes	77	27	35
rheumatoide Arthritis	45	31	69
Lepra	8	8	100
Malaria	26	14	54
Nierentransplantate	64	14	22
Lebererkrankungen	81	18	22
Leukämien	38	12	32
Lymphome	20	7	35
Multipara	115	8	7
Blutspender	100	3	3
normales Laborpersonal	36	0	0

Tabelle 1. Agglutinationsinhibition Rh-sensibilisierter Erythrozyten durch Anti-Antikörper

IgG zu enthalten. Diese Antikörper scheinen Rheumafaktoren zu ähneln. Sie reagieren offensichtlich mit BSA-gebundenen Antikörpern.

Mit dieser Methode der Auflösung von gewebsgebundenen IK wurden Gewebsproben menschlicher Herkunft untersucht. Eine Reihe von Gewebsantigenen konnten IK in Nierenbiopsien von Patienten mit idiopathischer membranöser Glomerulonephritis nicht spalten. Die Auflösung der Immundepots konnte jedoch in den drei untersuchten Gewebsstücken durch Überschuß von hitzeaggregiertem menschlichen IgG erzielt werden. Die IK in Nierenschnitten von 2 der 6 untersuchten Patienten mit SLE konnten gleichfalls mit derselben Präparation dissoziiert werden. Auch 2 von 3 Biopsien von Patienten mit Poststreptokokkenglomerulonephritis zeigten dieselbe Reaktion nach Inkubation mit hitzeaggregiertem menschlichen IgG; dagegen hatten hochkonzentrierte Extrakte von nephritogenen Streptokokken keinen Einfluß auf die Immundepots.

Zur Erklärung dieser Ergebnisse könnte die Hypothese herangezogen werden, daß im Verlaufe des Krankheitsgeschehens zunächst antigengebundene und somit „transformierte" Immunglobuline in den Glomeruli abgelagert werden. Diese „transformierten" Immunglobuline könnten dann zur Immunisierung des Organismus führen und Rheumafaktor-ähnliche Antikörper gegen „transformiertes" Immunglobulin bilden. Die Reaktion solcher Rheumafaktoren mit IK könnte zur Ausweitung und Stabilisierung von Gitterstrukturen der Immundepots führen. Zugabe von aggregiertem IgG könnte dann diese stabilisierte Gitterstruktur stören und zur Auflösung der gewebsgebundenen IK führen.

Literatur

1. Williams RC Jr (1980) Immune complexes in clinical and experimental medicine. Harvard University Press, Cambridge
2. Milgrom F, Dubiski S, Wozniczko G (1956) Human sera with „anti-antibody". Vox Sang 1:172–183
3. Kano K, Nishimaki T, Milgrom F (1979) Detection of immune complexes in human renal transplantation by using anti-antibody. In: Peeters H (ed) Protides of the biological fluids. Proceedings of the 26th Colloquium 1978. Pergamon Press, Oxford New York, pp 51–54
4. Milgrom F, Kano K (1978) Comparison of various procedures for the detection of antigen-antibody complexes. Int Arch Allergy Appl Immunol 56:224–231
5. Wozniczko-Orlowska G, Milgrom F (1981) Immune complexes in syphilis sera. J Immunol 127:1048–1051
6. Wozniczko-Orlowska G, Milgrom F (1982) Collagen-anti-collagen in rheumatoid arthritis sera. Int Arch Allergy Appl Immunol 68:28–34
7. Steffen C, Ludwig H, Knapp W (1974) Collagen-anti-collagen immune complexes in rheumatoid arthritis synovial fluid cells. Z Immunitätsforsch Exp Ther 147:229–237
8. Penner E, Albini B, Glurich I, Andres GA, Milgrom F (1982) Dissociation of immune complexes in tissue sections by excess of antigen. Int Arch Allergy Appl Immunol 67:245–253

Prof. Dr. Dr. h.c. F. Milgrom
Dept. of Microbiology
State University of New York at Buffalo
Buffalo, N.Y. USA

Immunopathologie der Psoriasis

S. Jablonska, E.H. Beutner, T. Chorzelski, M. Jarzabek-Chorzelska, Warschau

Autoimmunologische Phänomene scheinen bei Psoriasis von pathogenetischer Bedeutung zu sein, obgleich unbekannt ist, ob sie dem Krankheitsprozeß den ersten Anstoß geben. In fast 100% psoriatischen Schuppen sind die aus Anti-Stratum corneum (SC) Antikörpern und Komplement zusammengesetzten Immunkomplexe vorhanden (Beutner et al. 1975, 1981, 1982). Die Eluate von psoriatischen Schuppen enthalten mehrere SC-Antikörper, die entweder mittels indirekter Immunfluoreszenz (IIF) oder aber mittels passiver Hämagglutination feststellbar sind. Die letzteren, von maximaler Aktivität bei pH 2, sind hauptsächlich immunologisch in Schuppen fixiert. Der immunologische Charakter dieser Ablagerungen wird bei Elutionsstudien von psoriatischen Schuppen aufeinanderfolgender Extrakte mit pH 7,0, 5,0, 3,0 und 2,0 geschildert. Es wurde bewiesen, daß pH 2,0-Eluat immunologisch gebundene Antikörper gegen Kohlenhydratantigene des Stratum corneum enthält (Kumar et al. 1982).

Immunopathologische Studien des Koebnerschen Phänomens weisen diese Tatsache vollkommen klar nach (Jablonska et al. 1977). Immunablagerungen an der Kratzwunde und das Eindringen von Polymorphonuklearen (PMN) in die zerkratzte Gegend, wird sowohl bei Kontrollpersonen als auch bei Psoriasispatienten festgestellt. Bemerkenswert ist, daß diese Reaktionen nach einigen Tagen bei Kontrollpersonen verschwinden, aber bei Patienten mit aktiver Psoriasis fortdauern. Warum die immunologische Reaktion bei Psoriasis-Patienten dauernd vor sich geht, bleibt noch festzustellen. Ein Hauptmerkmal bei Psoriasis scheint die von Pinkus und Mehregan beschriebene „squirting papilla" zu sein. Die Chemotaxis der Polymorphonuklearen in die Hornschicht bei Psoriasis läßt sich auf die Wechselwirkung Blut-Faktoren, hauptsächlich aktivierter PMN (Jablonska et al. 1975, 1982; Gliński et al. 1980; Gliński u. Jablonska 1982) und der In-vivo-Reaktion der SC-Antikörper mit den veränderten, reaktionsfähigen SC-Antigenen zurückführen. Ein eindeutiger Hinweis auf die Rolle der Aktivierung von PMN ist die Remission der psoriatischen Läsionen nach der Beseitigung von PMN mittels peritonealer Dialyse oder Leukopherese (Gliński u. Jablonska 1982).

Die Feststellung der Immunreaktion bei der „köbnerisierten" Hornschicht ist ein Beispiel für den „Autoimmun-Reparaturmechanismus", der eine wichtige Rolle bei der Beseitigung des beschädigten Gewebes und der Stimulierung der Regeneration nach Trauma spielt.

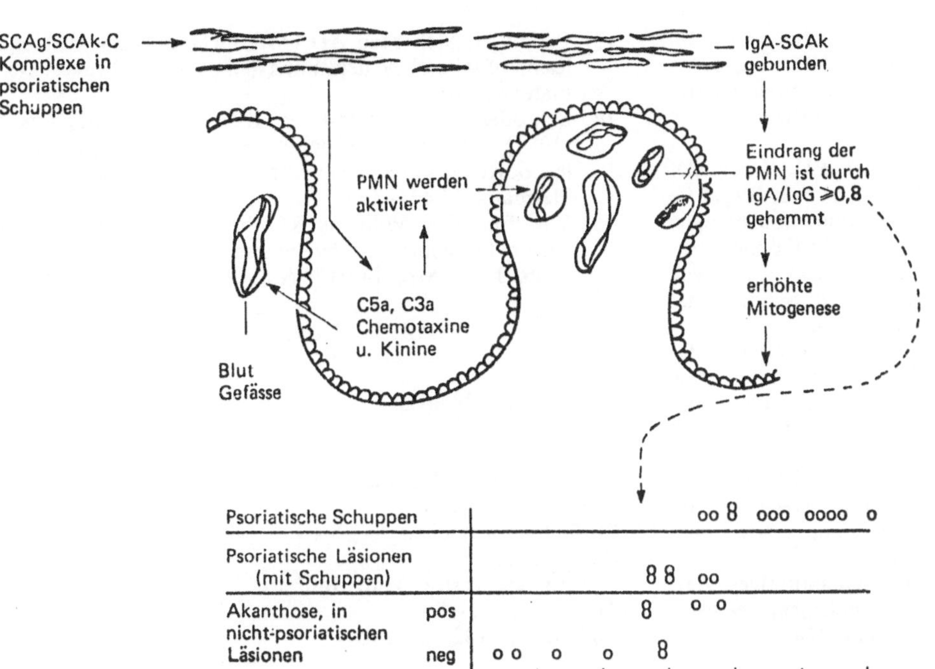

Abb. 1

Physiologische Autoantikörper, solche wie SC-Antikörper weisen keine In-vivo-Reaktion mit ihrem homologen Antigen im normalen intakten Stratum corneum, sie reagieren aber mit verletzten SC oder anders veränderten SC-Komponenten (Beutner et al. 1981, 1982).

Durch Fixierung des Komplements bei der Autoantikörperreaktion in vivo wird der Reparaturmechanismus mit Freisetzung von Chemotaxinen, Kininen und anderen aktiven Faktoren ausgelöst. Bei Psoriasis ist diese Reaktion übermäßig, als auch die Akanthose, die eine der wichtigen Komponenten dieses Reparaturprozesses darstellt.

Die Akanthose scheint mit dem Verhältnis von IgA- zur IgG-Klasse der Immunablagerungen in der Hornschicht zusammenzuhängen, sowohl bei Psoriasis als auch bei anderen Dermatosen. Die quantitativen Schätzungen des Verhältnisses von IgA/IgG bei psoriatischen Läsionen und Schuppen fallen im Bereich von 0,8 bis zu 6,4. Ebenfalls weisen die nicht psoriatischen akanthotischen Läsionen mit Immunablagerungen in der Hornschicht ein Verhältnis von 0,8 oder mehr auf, im Gegensatz dazu waren die untersuchten Läsionen, die ein herabgesetztes IgA/IgG-Verhältnis hatten, nicht akanthotisch.

Das kann mit der Inhibition von Chemotaxis durch angehäuftes IgA zusammenhängen (van Epp u. Williams 1976). Andere erwähnenswerte Befunde bei Psoriasis sind das erhöhte IgA-Niveau im Serum (Marghescu u. Braun-Falco 1976), das Vorhandensein von Immunkomplexen der IgA-Klasse (Hall et al. 1982) und der Inhibitionseffekt von psoriatischem Serum mit erhöhtem IgA-Niveau auf Chemotaxis (Schröder et al. 1981). Unterstreichenswert ist, daß die Befunde, wonach IgA die Chemotaxis in der Boydenschen Kammer mittels Bindung an der Filteroberfläche inhibiert, könnten suggerieren, daß die IgA-Bindung an der Corneozytenoberfläche bei Psoriasis und anderen Läsionen ebenfalls einen inhibierenden Effekt haben kann.

Abb. 1 zeigt diagrammatisch die Wechselwirkung des erhöhten chemotaktischen Effekts der Komplementfixierung durch IgG-Ablagerungen in der Hornschicht und den gleichzeitigen Inhibitionseffekt der IgA-Immunkomplexe. Diese, fixiert im Gewebe, oder möglicherweise ein hohes molekulares Gewicht der auflösbaren Formen scheinen zu einer mehr lokalisierten Chemotaxis-Inhibition zu führen, während die hochaktiven und niedrig molekularen C3a- und C5a-Chemotaxine eine ausgedehntere Aktivation von PMN und anderen entzündlichen Zellen induzieren.

Literatur

1. Beutner EH, Jablonska S, Jarząbek-Chorzelska M, Maciejowska E, Rzęsa G, Chorzelski TP (1975) Studies in immunodermatology, VI. IF studies of autoantibodies to the stratum corneum and of in vivo fixed IgG in stratum corneum of psoriatic scales. Int Arch Allergy 48:301–323
2. Beutner EH, Binder WL, Jablonska S, Kumar V (1981) Nature of stratum corneum autoantibodies, antigens and antigen conversion and their role in healing and in psoriasis. In: Marks R, Christophers E (eds) The epidermis in disease. MTP Press, Lancaster, pp 333–357
3. Beutner EH (1982) Nature of autoimmunity: Unified concept and other theories as related to psoriasis. In: Beutner EH (ed) Autoimmunity in psoriasis. CRC Press, Boca Raton, FL
4. Gliński W, Zarębska Z, Jablońska S, Imiela J, Nosarzewski J (1980) The activity of polymorphonuclear leukocyte neutral serine proteinases and their inhibitors in patients with psoriasis treated with a continuous peritoneal dialysis. J Invest Dermatol 75:481–487
5. Gliński W, Jablonska S (1982) Remission of psoriasis during peritoneal dialysis. A possible role of polymorphonuclear leukocytes (PMNL) and their neutral serine proteinases in the pathogenesis of the disease. In: Beutner EH (ed) Autoimmunity in psoriasis. CRC Press, Boca Raton, FL
6. Guilhou JJ, Clot J, Meynadier J, Lapiński H (1976) Immunologic aspects of psoriasis, I. Immunoglobulins and anti-IgA factors. Br J Dermatol 94:501–507
7. Hall RP, Gerber LH, Lawley JT (1982) IgA immune complexes in patients with psoriatic arthritis. Clin Res 30:262-A (Abstract)

8. Jabłońska S, Chorzelski TP, Jarząbek-Chorzelska M
(1975) Studies in immunodermatology. VII Four-com-
partment system studies of IgG in stratum corneum antigen in biopsies of psoriasis and other dermatoses. Int Arch
Allergy 48:324–340
9. Jablonska S, Chorzelski TP, Beutner EH, Jarząbek-
Chorzelska M, Chowaniec O, Maciejowska E, Rzęsa G
(1977) Autoimmunity in psoriasis, II. Immunohistologic
studies on various forms of psoriasis and the Köbner phenomenon. In: Farber EM, Cox AJ (eds) Psoriasis:
Proceedings of the Second International Symposium.
Yorke Medical Books, New York, pp 63–72
10. Jablonska S, Chowaniec O, Beutner EH, Maciejowska E,
Jarząbek-Chorzelska M, Rzęsa G (1982) Stripping of the
stratum corneum in patients with psoriasis. Production of
prepinpoint papules and psoriatic lesions. Arch Dermatol
118:652–657
11. Kumar V, Jones P, Beutner EH, Jablonska S (1983) Immunofluorescence studies in psoriasis: Detection of
antibodies to stratum corneum in psoriatic scales. Ann
NY Acad Sci (in press)
12. Marghescu S, Braun-Falco O (1970) Quantitatives Verhalten von Immunglobulinen und Komplement bei Psoriasis. Arch Klin Exp Dermatol 238:417–428

13. Pinkus H, Mehregan AH (1966) The primary histologic
lesion of seborrheic dermatitis and psoriasis. J Invest Dermatol 46:109
14. Schröder JM, Szperalski B, Koh C-J, Christophers E
(1981) IgA associated inhibition of polymorphonuclear
leucocyte chemotaxis in neutrophilic dermatoses. J Invest
Dermatol 77:464–468
15. Van Epp DE, Williams RC Jr (1976) Suppression of
leucocyte chemotaxis by human IgA myeloma components. J Exp Med 144:1227–1242

Prof. Dr. S. Jablonska
Dr. T. Chorzelski
Dr. M. Jarzabek-Chorzelska
Hautklinik d. Med. Akademie Warschau
ul. Koszykowa 82a
PL-02-008 Warschau
Dr. E. H. Beutner
Mikrobiolog. Inst. d. Univ. Buffalo
219 Sherman Hall
Buffalo, NY 14214, USA

Fortschritte in der Immunhistologie durch Verwendung neuer enzymgebundener Tracer

T. H. Trost und G. K. Steigleder, Köln

Zusammenfassung

Peroxidase-gebundenes Protein A mit Affinität zum Fc-
Teil von IgG aus verschiedenen Säugetierspezies wird
zum immunhistologischen Nachweis von intrazytoplasmatischen Immunglobulinen bei cutanen Lymphomen
eingesetzt. Peroxidase-gebundenes Helix-pomatia-Lectin, das einen Rezeptor auf der Zellmembran von T-Lymphozyten besitzt, wird zum Nachweis von T-Zellen in cutanen T-Lymphomen verwendet. Beide Tracer können
mittels immunhistologischer Techniken in fixierten
Geweben eingesetzt werden, wodurch eine gleichzeitige
cytologische und immunologische Diagnostik ermöglicht
wird.

Die Differenzierung der cutanen Lymphome anhand ihrer Zugehörigkeit zum B- und T-Zellsystem ermöglicht,
in Kombination mit klinischen Gesichtspunkten, eine
Einteilung, die der Kiel-Klassifikation entspricht [1]. Innerhalb der letzten Jahre hat die Immunhistologie die ent-
scheidenden Techniken zur In-situ-Differenzierung be-
reitgestellt. Meilensteine sind die PAP-Technik [3] und
die derzeitige Entwicklung monoclonaler zellspezifischer
Antikörper.

Wir möchten zwei neue immunchemische Reagenzien
vorstellen: *Protein A* und *Helix-pomatia-Lectin* [4, 5].
Beide sind Peroxidase-markiert, zur Anwendung in der
Immunhistologie in fixierten Geweben. Unbestreitbarer
Vorzug dieser Technik (unter Verwendung von „Routine"-Histologie-Schnitten) ist die simultane Beurteilung
histologischer, cytologischer und immunologischer Kriterien.

Protein A ist ein Glycoprotein mit Fc-Spezifität für
IgG 1, 2, 4 aus verschiedenen Säugetierspezies. Mit Peroxidase markiert, entsteht ein vielseitiger „second antibody" für eine Vielfalt von Antikörpern gegen Zellbe-
standteile, wie z. B. die intrazytoplasmatischen Immunglobuline in B-Zellen der B-Lymphome (Abb. 1).

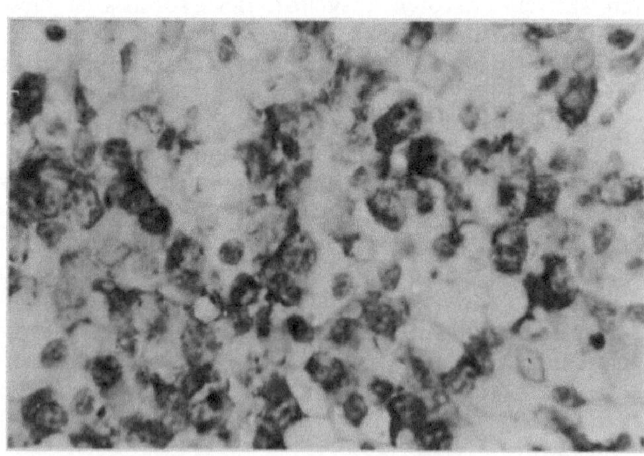

Abb. 1. Darstellung von μ-Ketten bei lymphoplasmocytoidem
Immunocytom mit Kaninchen-anti-hum. μ-IgG und Protein
A-Peroxidase

Antigene und Rezeptoren der Zellmembran von Lymphozyten sind in der Regel (Glyco-)Proteine. Der Nachweis von membranständigen Glycoproteinen und Poly-
sacchariden, die ebenfalls zellspezifisch sein können,
wird durch den Einsatz von Lectinen ermöglicht. Ihrerseits Glycoproteine, besitzen Lectine spezifische Affinität
gegenüber jeweils bestimmten Mono- und Oligosacchari-
den.

Das *Helix-pomatia-Lectin* (HPL) bindet spezifisch
N-Acetyl-D-Galactosamin (D-Gal-NAc). Ein Glycopro-

tein („GP 150") mit präterminalen D-Gal-NAc-Gruppen, die mit Neuraminsäure maskiert sind, findet sich auf der Membran humaner T-Lymphozyten und Thymozyten. Mit Peroxidase-markiertem Helix-pomatia-Lectin lassen sich also gewebsständige T-Lymphozyten immunhistologisch nachweisen. Wir haben die HPL$^+$-Lymphozytensubpopulationen mittels Doppelinkubation mit radioaktiv markierten monoclonalen AK (OKT 3/4/8 und anti-Lyt 3) charakterisiert, und fanden bis auf eine Subpopulation von 7 % peripherer Lymphozyten (Killer-Zellen? „O"-Zellen?) eine Identität mit den OKT 3$^+$-Lymphozyten (= periphere T-Lymphozyten) [5].

Nachweis cytoplasmatischer Immunglobuline in B-Lymphomen mit der Protein-A-Peroxidase-Technik

LP Immunocytom (♂, 62 J.)

Schwere Ketten von IgM (μ-Ketten) in plasmocytoiden Zellen. Andere Immunglobuline negativ. Der Befund weist auf eine monoclonale Proliferation hin.

Centroblastisches Lymphom (♂, 72 J.)

Nachweis schwerer Ketten von IgG (γ-Ketten) in Zentroblasten. Andere Immunglobuline sowie leichte Ketten negativ, bis auf Zellen des „polymorphen Infiltrates" [2].

B-Lymphoblastisches Lymphom (♀, 59 J.)

IgG intrazytoplasmatisch (Typ γ/κ) in mehr als 90 % der infiltrierenden Zellen. Ein sehr seltener Befund.

B-Immunoblastisches Lymphom (♀, 59 J.)

Bei plasmazellulärer Differenzierung Nachweis von IgG/λ in zahlreichen Plasmazellen und einigen Plasmoblasten. 25 % der Infiltratzellen sind T-Lymphozyten (s. u.).

Nachweis der T-Zellnatur von cutanen T-Lymphomen mit Peroxidase-markiertem Helix-pomatia-Lectin

CLL vom T-Typ (♂, 86 J.) (Hautinfiltrat)

Die infiltrierenden Lymphozyten sind über 90 % HPL-positiv. Zahlreiche HPL-negative Immunoblasten.

Mycosis fungoides (♂, 39 J.)

Der überwiegende Anteil der Lymphozyten, darunter sehr zahlreiche mit typischen cerebriformen Kernen

(Lutzner-Zellen) sind HPL-positiv. T-Immunoblasten sind negativ, z. T. schwach positiv.

Weiter wurden die Parapsoriasis en plaques Brocq, das Sezary-Syndrom, das Aktinische Reticuloid und die Lymphomatoide Papulose mit HPL-Peroxidase untersucht. In den genannten Entitäten fand sich ein Vorherrschen von HPL-positiven T-Lymphozyten im Infiltrat.

Gegenüber den bisher gebräuchlichen immunhistologischen Techniken (PAP-Methode, Peroxidase-gebundene Antikörper) bedeutet die Verwendung von Protein-A-Peroxidase eine Vereinfachung und Erleichterung, da Protein-A-Peroxidase einen vielseitigen „second antibody" gegen mono- und polyclonales IgG darstellt. Besonders ist seine geringe unspezifische Gewebeaffinität hervorzuheben, die die unspezifische „background"-Färbung stark vermindert. Aufgrund seiner geringen Molekülgröße ist eine Verwendung in der Immun-Elektronenmikroskopie vorteilhaft.

Der Einsatz von Helix-pomatia-Lectin stellt einen neuartigen Weg in der T-Lymphomdiagnostik dar, weil fixierte Gewebe Verwendung finden können. Dies ist mit den neuen monoclonalen Antikörpern derzeit nicht möglich. Die Technik mit HPL-Peroxidase erlaubt somit eine gleichzeitige morphologische und immunologische Diagnostik.

Literatur

1. Braun-Falco O, Burg G, Schmöckel C (1978) Klassifikation von malignen Hautlymphomen. Hautarzt, Suppl III, S 37–45
2. Steigleder GK (1978) Zur Pathogenese der cutanen malignen Lymphome. Hautarzt, Suppl III, S 31–33
3. Sternberger LA, Hardy T Jr, Cuculis JJ, Meyer HG (1970) The unlabeled enzyme method of immunohistochemistry. Preparation and properties of soluble antigen-antibody complexes (peroxidase-anti-peroxidase) and its use for identification of spirochetes. J Histochem Cytochem 18:315–333
4. Trost TH, Weil HP, Noack M, Pullmann H, Steigleder GK (1980) A new immunoenzyme tracer for localization of antibodies in immunohistology: Peroxidase-labeled Protein A. J Cutan Pathol 7:227–235
5. Trost TH, Weil HP (1983) In situ differentiation of lymphocytes in light and electron microscopy employing peroxidase-labeled Helix pomatia Lectin. Clin Exp Dermatol 8:291–298

Dr. T. H. Trost
Prof. Dr. G. K. Steigleder
Univ.-Hautklinik
Joseph-Stelzmann-Str. 9
D-5000 Köln 41

Antikörpermuster bei Kollagenosen und Sklerodermie

M. Meurer und C. Luderschmidt, München

Antinukleäre Antikörper (ANA) sind wichtige serologische Parameter für die Erkennung und Unterscheidung von chronisch-entzündlichen Erkrankungen des Gefäß-Bindegewebs-Systems (Kollagenosen). Durch die Bestimmung der Titer und des Kernbindungsmusters von ANA im indirekten Immunfluoreszenz-Test (IIF-Test) und durch die Differenzierung von ANA-Untergruppen mit definierter Antigenspezifität hat sich das diagnosti-

Erkrankung	Häufigkeit %	Kernfluoreszenzmuster (IIF, Rattenleber)
SLE, aktiv	90–100	*membranös*, homogen, gesprenkelt
SLE, in Remission	70–90	homogen, gesprenkelt
DLE	15–40	homogen, gesprenkelt
MCTD	90–100	*gesprenkelt*
PSS	60–80	gesprenkelt, *nukleolär* homogen
Morphea	20–30	homogen, gesprenkelt
DM	10–30	homogen, gesprenkelt

Tabelle 1. Häufigkeit von antinukleären Antikörpern bei Kollagenosen (SLE = systemischer LE, DLE = chronisch diskoider LE, MCTD = mixed connective tissue disease, PSS = progressive systemische Sklerodermie, DM = Dermatomyositis)

		ENA		RNP		„SM"		RNP + „SM"	
		%	n	%	n	%	n	%	n
Total	(n = 165)	40	67	22	37	9	16	8	14
SLE	30	66	20	23	7	27	8	16	5
DLE	47	35	17	15	7	12	6	9	4
PSS	73	30	22	22	16	1	1	6	5
DM	9	22	2	22	2	–	–	–	–
MCTD	6	100	6	84	5	16	1	–	–

Tabelle 2. Häufigkeit von Antikörpern gegen ENA, RNP und „SM" bei 165 ANA-positiven Patienten mit Kollagenosen

sche Spektrum der ANA erweitert [1]. Die Tabelle 1 gibt eine Übersicht über die Häufigkeit von ANA bei verschiedenen Kollagenosen und über typische Kernbindungsmuster im IIF-Test, die bei bestimmten Erkrankungen gehäuft vorkommen. Es ist wahrscheinlich, daß diese Fluoreszenzmuster durch ANA von unterschiedlicher Spezifität erzeugt werden. So wird das membranöse Muster durch Antikörper gegen DNS hervorgerufen, die charakteristisch für systemischen Lupus erythematodes (SLE) sind. Die ANA, die im IIF-Test ein geflecktes oder „speckled" Muster zeigen, sind vorwiegend gegen extrahierbare nukleäre Antigene (ENA) gerichtet. Antikörper gegen ENA können mittels Hämagglutination oder durch Immundoppeldiffusion mit Kaninchenthymusextrakt als Antigensubstrat nachgewiesen werden. ENA enthält verschiedene Antigenfraktionen, von denen das Ribonukleoprotein RNP [2] und das Glykoprotein Sm [3] die wichtigsten sind.

Wir haben das Vorkommen von Antikörpern gegen ENA und seine Fraktionen RNP und Sm bei 165 ANA-positiven Patienten mit verschiedenen Kollagenosen überprüft. Die Tabelle 2 zeigt, daß 40 % der Patienten auch ENA-positiv waren, wobei Antikörper gegen ENA bei SLE mit 66 % und bei Patienten mit dem Überlappungssyndrom Mixed Connective Tissue Disease (MCTD) mit 100 % überdurchschnittlich häufig waren. Die Untersuchung bestätigte auch, daß Antikörper gegen RNP in hohen Titern charakteristisch für MCTD sind.

Die Differenzierung von ANA hat nicht nur für die Differentialdiagnose des SLE, sondern auch für die progressive systemische Sklerodermie (PSS) ein neues Interesse gefunden. Bei der Sklerodermie unterscheidet man heute drei Gruppen von ANA [4]: Antikörper gegen das Scl-70-Antigen, ein histonfreies Nukleoprotein von 70 000 MW, Antikörper gegen nukleoläre Ribonukleinsäure (4-6S RNA) und anti-Zentromer-Antikörper, die selektiv gegen Chromatin in der Zentromerregion von menschlichen oder tierischen Chromosomen gerichtet sind [5]. Diese Antikörper können mit den herkömmlichen IIF-Methoden nicht nachgewiesen werden. Als Antigensubstrat eignen sich verschiedene B-Zellinien oder Ausstriche von epithelialen Zellkulturen wie die HEp-2-Zellen, die aus menschlichen Larynxkarzinomen gezüchtet werden.

Wir haben das Vorkommen von anti-Zentromer-Antikörpern bei 43 Patienten mit verschiedenen Formen der PSS untersucht. Die Tabelle 3 zeigt, daß die Seren von

Tabelle 3. Häufigkeit von anti-Zentromer-Antikörpern bei 43 Patienten mit systemischer Sklerodermie

Kernfluoreszenzmuster (HEp-2 Zellen)	Anzahl der Patienten
homogen	9
gefleckt	9
nukleolär	6
zentromer	8[a]
negativ	11

[a] davon 5 mit CREST-Syndrom (Calcinosis, Raynaud-Syndrom, Ösophagusbeteiligung, Sklerodaktylie, Teleangiektasien)

32 Patienten (74 %) im IIF-Test mit HEp-2-Zellen reaktiv waren, wovon acht Patienten (19 %) Antikörper gegen die Zentromerregion aufwiesen. Das homogene, nukleoläre oder gefleckte Fluoreszenzmuster kam etwa gleich häufig vor, unabhängig davon, ob eine Akrosklerodermie, eine proximal aszendierende Sklerodermie oder eine Stammsklerodermie vorlag. Im Gegensatz dazu konnten fünf der Patienten mit anti-Zentromer-Antikörpern dem von Winterbauer [6] erstmals beschriebenen CREST-Syndrom zugeordnet werden, das durch Calcinosis, Raynaudsymptomatik, Ösophagusbeteiligung, Sklerodaktylie und Teleangiektasien in unbefallener Haut charakterisiert ist. Zusätzlich bestand bei zwei der Patienten mit Zentromerantikörpern eine primär biliäre Leberzirrhose.

Diese Befunde bestätigen vorliegende Berichte über eine Korrelation zwischen dem CREST-Syndrom und Antikörpern gegen die Zentromerregion [7]. Weitere Untersuchungen müssen zeigen, ob auch bei der Sklerodermie – ähnlich wie bei SLE – bestimmte klinische Verlaufsformen durch serologische Parameter unterschieden werden können.

Literatur

1. Meurer M, Ring J (1980) Das Spektrum der antinukleären und antizytoplasmatischen Antikörper bei Kollagenosen. Hautarzt 31:478–485
2. Mattioli M, Reichlin M (1971) Characterization of a soluble nuclear ribonucleoprotein reactive with SLE sera. J Immunol 107:1281–1290
3. Tan EM, Kunkel HG (1966) Characteristics of a soluble nuclear antigen precipitating with sera of patients with SLE. J Immunol 96:464–471
4. Tan EM (1981) Antinuclear antibodies in scleroderma. Int J Dermatol 20:569–573
5. Moroi Y, Peebles C, Fritzler MJ, Tan EM (1980) Autoantibodies to centromere (kinetochore) in scleroderma sera. Proc Natl Acad Sci 77:1627–1638
6. Winterbauer RH (1964) Multiple teleangiectasia, Raynaud's phenomenon, sclerodactyly and subcutaneous calcinosis. A syndrome mimicking hereditary hemorrhagic teleangiectasia. Bull Johns Hopkins Hosp 114:361–375
7. Tan EM, Rodnan GP, Garcia I, Moroi Y, Fritzler MJ, Peebles C (1980) Diversity of antinuclear antibodies in progressive systemic sclerosis. Anti-centromere antibody and its relationship to CREST syndrome. Arthritis Rheum 23:61–72

Dr. M. Meurer
PD Dr. C. Luderschmidt
Univ.-Hautklinik
Frauenlobstr. 9–11
D-8000 München 2

Epidermale nukleäre Immunglobulin-Ablagerungen bei progressiver Sklerodermie

G. Reimer, U. Huschka und J. Keller, Erlangen

Zusammenfassung

Gesprenkelte epidermale nukleäre Immunglobulin-Ablagerungen werden häufig beim Sharp-Syndrom, einem Überlappungssyndrom mit klinischen Zeichen eines systemischen Lupus erythematodes, einer Dermatomyositis und einer progressiven Sklerodermie beobachtet [1,3]. Patienten mit dieser auch als „mixed connective tissue disease" bezeichneten Erkrankung weisen in der Regel hohe Serumtiter antinukleärer Antikörper (ANA) gegen n-RNP, einer Fraktion löslicher Kernantigene (ENA), auf [6]. Der Nachweis gesprenkelter epidermaler Kernfluoreszenz gilt als ein diagnostischer Hinweis für das Vorliegen eines Sharp-Syndroms [1, 3].

Neuere Untersuchungen sprechen dafür, daß es sich bei diesen nukleären Immunglobulin-Ablagerungen in der Epidermis um in vivo gebundene Serum-ANA handelt und nicht um Artefakte [4].

Über Patienten mit progressiver Sklerodermie wurde bisher berichtet, daß Untersuchungen von Hautbiopsien in der direkten Immunfluoreszenz (DIF) im allgemeinen negativ gewesen seien [2, 7]. Prystowsky et al. (1978) fanden jedoch nukleoläre IgG-Ablagerungen in der Epidermis einiger Sklerodermie-Patienten [5].

In einer prospektiven Studie an 28 Patienten mit progressiver Sklerodermie (20 Frauen und 8 Männer im Alter von 29 bis 78 Jahren und einem Durchschnittsalter von 50 Jahren) und 8 Patienten mit klinischen Zeichen eines Sharp-Syndroms (7 Frauen und 1 Mann im Alter von 32 bis 60 Jahren und einem Durchschnittsalter von 44 Jahren), führten wir immunfluoreszenzmikroskopische Untersuchungen von Hautbiopsien durch. Gleichzeitig bestimmten wir bei diesen Patienten die Titer im Serum zirkulierender ANA an Rattenleber als Substrat. Die standardisierte direkte und indirekte Immunfluoreszenztechnik wurde angewandt. FITC-markierte Antisera gegen IgG, IgA, IgM, C1q, C3, C4 und Fibrinogen wurden ausgewählt.

Die Ergebnisse der DIF zeigen gesprenkelte nukleäre IgG-Ablagerungen epidermal bei 5 Patienten mit progressiver Sklerodermie. IgA- und IgM-Ablagerungen wurden zusätzlich bei jeweils 1 Patienten beobachtet. Nukleolär abgelagertes IgG epidermal wurde bei 2 Sklerodermie-Patienten nachgewiesen. In den Hautbiopsien der Patienten mit Sharp-Syndrom wurde in 6 Fällen eine gesprenkelte epidermale Kernfluoreszenz für IgG beobachtet. Ferner wurden bei 3 Patienten zusätzlich IgA- und einmal IgM-Ablagerungen epidermal nukleär vom gesprenkelten Muster nachgewiesen.

Im Serum zirkulierende ANA wurden bei 27 Patienten (94%) mit progressiver Sklerodermie beobachtet. Eine Aufschlüsselung nach Immunglobulin-Klassen ergab ANA für IgG bei 23 Patienten, für IgA bei 4 Patienten und für IgM bei 20 Patienten. Bei keinem der Patienten wiesen diese ANA n-RNP-Spezifität auf. Alle Patienten mit Sharp-Syndrom zeigten hohe Serumtiter ANA der IgG- und IgM-Klassen. ANA vom IgA-Typ wurden bei 4 Patienten beobachtet. Die ANA aller Sharp-Syndrom-Patienten zeigten n-RNP-Spezifität (Priv.-Doz. Dr. E. W. Rauterberg, Institut für Immunologie, Univ. Heidelberg).

Der mittlere ANA-Titer für IgG bei Patienten mit progressiver Sklerodermie, die eine gesprenkelte nukleäre Kernfluoreszenz für IgG (n = 7) in der Epidermis zeigten, war statistisch signifikant höher als der entsprechende mittlere ANA-Titer der Patienten mit negativen DIF-Ergebnissen (n = 8).

Zusammenfassend zeigen unsere Ergebnisse das Vorkommen gesprenkelter nukleärer Immunglobulin-Ablagerungen in der Epidermis nicht nur bei Patienten mit Sharp-Syndrom, sondern auch bei Patienten mit progressiver Sklerodermie. Es bestand eine statistisch signifikante Korrelation zwischen der Titerhöhe zirkulierender ANA der IgG-Klasse im Serum und dem Auftreten nukleärer Kernfluoreszenz für IgG bei den Sklerodermie-Patienten. Unsere Untersuchungsergebnisse relativieren den diagnostischen, d.h. auf ein Sharp-Syndrom hinweisenden Wert gesprenkelter epidermaler nukleärer Immunglobulinablagerungen in der DIF.

Literatur

1. Bentley-Phillips CB, Geake TMS (1980) Mixed connective tissue disease characterized by speckled epidermal nuclear deposition IgG in normal skin. Br J Dermatol 102:529
2. Conolly SM, Winkelmann RK (1981) Direct immunfluorescent findings in scleroderma syndromes. Acta derm venereol 61:29
3. Gilliam JN, Smiley JD, Ziff M (1975) Association of mixed connective tissue disease (MCTD) with immunglobulin localization in epidermal nuclei of biopsies form areas of normal skin. Clin Res 23:229 A
4. Izuno GT (1978) Observations on the in vivo reaction of antinuclear antibodies with epidermal cells. Br J Dermatol 98:391
5. Prystowsky SD, Gilliam JN, Tufanelli DL (1978) Epidermal nucleolar IgG deposition in clinically normal skin. Arch Dermatol 114:536
6. Sharp GC, Irvine WS, Tan EM, Gould RG, Holamn HR (1972) Mixed connective tissue disease – an apparently distinct rheumatic disease syndrome associated with a specific antibody to an extractable nuclear antigen (ENA). Amer J Med 52:148
7. Tuffanelli DL (1975) Cutaneous immunpathology: recent observations. J Invest Dermatol 65:143

Dr. med. G. Reimer
Dermatol. Univ.-Klinik
Hartmannstr. 14
D-8520 Erlangen

Lymphozytotoxizität bei Lichen planus der Mundschleimhaut*

G. Reimer und M. Simon jr., Erlangen

Beim Lichen ruber planus, einer chronisch entzündlichen Dermatose unbekannter Ätiopathogenese mit Befall der Haut und/oder der Schleimhäute dominiert histologisch ein dichtes lympho-monozytäres Infiltrat im dermoepidermalen Bereich der Läsionen. Die Vermutung liegt nahe, daß diese Infiltratzellen eine wichtige Rolle bei der hydropischen Degeneration basaler Keratinozyten spielen und zur Initiation der Läsion führen.

In neueren Untersuchungen konnten mit Hilfe monoklonaler Antikörper OKT8 positive zytotoxische T-Lymphozyten in enger Nachbarschaft zu Basalzellen beobachtet werden [1].

Zur weiteren Aufklärung einer möglichen pathogenetischen Funktion bestimmter Lymphozytenpopulationen untersuchten wir in einem modifizierten ^{51}chromium-release macroassay [2] die Wirkung peripherer Blutlymphozyten auf autologe Mundschleimhautzellen von Patienten mit Lichen planus mucosae.

In die Untersuchungen einbezogen waren 23 Patienten (11 Frauen und 12 Männer im Alter zwischen 27 und 62 Jahren, Durchschnittsalter 45 Jahre). Als Kontrollgruppe dienten 18 schleimhautgesunde Probanden ungefähr gleichen Durchschnittsalters und gleicher Geschlechtsverteilung.

Mit Hilfe eines Saugbiopsiegerätes (suction blister device „Dermovac") wurden nach der Methode von Kiistala [3] sowohl von Patienten als auch von Probanden Biopsien aus klinisch unveränderter buccaler Schleimhaut entnommen. Durch Trypsinisierung (0,25 % Trypsin in Ca^{++} und Mg^{++}-freien PBS) wurde eine Einzelzellsuspension hergestellt und in L15-Zellkulturmedium (Boehringer Mannheim) resuspendiert. Diese Targetzellen setzten sich vorwiegend aus Zellen des Stratum basale zusammen, deren Vitalität mit Hilfe der Trypanblau-Ausschlußmethodik geprüft wurde und durchschnittlich

82 % (60–98 %) betrug. Nach Markierung der Targetzellen mit radioaktivem Chrom (50 µCi pro 2 x 10^5 vitale Basalzellen) wurden 4–6 x 10^4 basale Mucosazellen in jeweils drei Versuchsansätzen 4–6 x 10^6 autologe Lymphozyten des peripheren Bluts zugesetzt. Das Verhältnis Targetzellen zu Lymphozyten betrug demnach 1:100. In weiteren drei Ansätzen wurden ^{51}Cr-markierte Mucosazellen allein inkubiert. Die Inkubationszeit bei 37 °C betrug 5 h. Anschließend wurde aus dem Überstand sowohl der spontane ^{51}Cr release (ohne Effektorlymphozyten) als auch die ^{51}Cr-Freisetzung in Anwesenheit autologer Lymphozyten bestimmt. Die Bestimmung der maximalen ^{51}Cr-Freisetzung aus den Targetzellen erfolgte nach Zugabe von Saponin in die Zellsuspensionen. Die Berechnung der freigesetzten Radioaktivität erfolgte in einem automatischen Gamma-Zählgerät.

Die Ergebnisse der Untersuchungen wurden als relativer ^{51}Cr release aus den Targetzellen in Anwesenheit autologer Lymphozyten in % des maximalen ^{51}Cr release ausgedrückt. Dabei wurde folgende Formel angewandt:

$$(^{51}\text{Cr release mit Lymphozyten } minus \text{ }^{51}\text{Cr release spontan}) / (^{51}\text{Cr release maximal } minus \text{ }^{51}\text{Cr release spontan}) \times 100$$

Die Ergebnisse der Lymphozytotoxizitäts-Testung bei Patienten mit Lichen planus mucosae (n = 23) zeigen einen signifikant (p < 0,002) erhöhten ^{51}Cr release (Mittelwert von 5,5 %, Streubreite von − 2,1 bis + 15 %) verglichen mit den Ergebnissen des Kontrollkollektivs (Mittelwert von + 0,1, Streubreite von − 3,5 bis + 5,5 %).

Aus dem Nachweis einer signifikanten In-vitro-Zytotoxizität peripherer Blutlymphozyten in unseren Experimenten wird die Schlußfolgerung gezogen, daß die histologisch im entzündlichen Infiltrat einer Lichen-ruber-Läsion nachweisbaren Lymphozyten über zytotoxische Mechanismen zur Degeneration basaler Keratinozyten führen können und letztendlich zum Zusammenbruch der Basalmembran und ihrer Funktion.

---

* Mit Unterstützung der Deutschen Forschungsgemeinschaft Si 291/1–1

Literatur

1. Löning Th, Schmitt D, Becker WM, Weiß J, Jänner M (1982) Application of the biotin-avidin system for ultrastructural identification of suppressor/cytotoxic lymphocytes in oral lichen planus. Arch Dermatol Res 272:177–180
2. Reimer G, Steinkohl S, Djawari D, Hornstein OP (1982) Lytic effect of cytotoxic lymphocytes for oral epithelial cells in Behçet's disease. Br J Dermatol 107:529–536
3. Kiistala U (1968) Suction blister device for separation of viable epidermis from dermis. J Invest Dermatol 50:129–137

Dr. G. Reimer
Dr. M. Simon jr.
Dermatol. Univ.-Klinik
Hartmannstr. 14
D-8520 Erlangen

Dermatologische Zytodiagnostik mit Hilfe antifilamentärer Antikörper *

G. Mahrle, K. Dames, M. Osborn und K. Weber, Göttingen

Intermediäre Filamente (IF) zählen zusammen mit den Mikrofilamenten und den Mikrotubuli zum Zytoskelett. Als „intermediär" werden sie bezeichnet, weil die Größe ihres Durchmessers zwischen dem der beiden anderen Zytoskelettkomponenten liegt. Auf Grund ihrer Antigeneigenschaften werden mehrere Subklassen unterschieden, z. B. IF von Muskelzellen, Fibroblasten, Nervenzellen und Epithelzellen [7]. Bei der vorliegenden Untersuchung wurden Antikörper (AK) gegen IF von Keratinozyten und Fibroblasten zur Zytodiagnostik an der Haut eingesetzt.

Die IF der Keratinozyten sind als Tonofilamente bekannt. Sie entsprechen dem Präkeratin und sind verwandt mit dem Zytokeratin anderer nicht verhornender epithelialer Zellen. Die IF von Fibroblasten werden als Vimentinfilamente bezeichnet. Sie wurden in verschiedenen Zellen beobachtet, z. B. außer in Fibroblasten u. a. auch in Endothelzellen und Lymphozyten.

Material und Methode

Antikörper (AK) gegen Präkeratin wurden von Meerschweinchen gewonnen, die mit Präkeratin von Kälberschnauze oder -huf sensibilisiert worden waren. AK gegen Vimentin stammten von Tieren, die mit Vimentin aus 3T3 Mäusefibroblasten sensibilisiert worden waren [6]. Die AK wurden affinitätschromatographisch gereinigt. Mit Hilfe der indirekten Immunofluoreszenz wurden Proben normaler und unbefallener menschlicher Haut sowie Naevuszellnaevi, blaue Naevi, Vitiligo, Lichen ruber planus, Lichen amyloidosus, Plattenepithelkarzinom und Bowen-Karzinom untersucht.

Ergebnisse

In der normalen bzw. unbefallenen Haut waren IF vom Keratintyp (IFK) in den Keratinozyten und in den Hornzellen nachweisbar. In der Dermis enthielten die Epithelzellen der Schweiß- und Talgdrüsen sowie der Haarwurzeln IFK. Demgegenüber fanden wir IF vom Vimentintyp (IFV) in Melanozyten, Langerhans-Zellen, Fibroblasten und Endothelzellen (Tabelle 1).

Plattenepithel- und Bowen-Karzinom waren gekennzeichnet durch eine inhomogene Fluoreszenz mit anti-IFK. Einzelzellen fluoreszierten stark und enthielten

Tabelle 1. Intermediäre Filamente in der normalen Haut

Vimentin	Keratin
Langerhans-Zellen
Melanozyten	Keratinozyten
Fibroblasten
Endothelzellen	Epithelzellen der Schweiß- und Talgdrüsen und des Haarfollikels

reichlich verdichtetes Keratin. Die übrigen Tumorzellen fluoreszierten ungleichmäßig schwach. Ihr Keratingehalt schien gegenüber dem der unbefallenen Haut eher vermindert.

Beim Lichen ruber planus zeigten die fibrillären Körperchen in der oberen Dermis mit anti-IFK eine spezifische Fluoreszenz. Sie waren negativ mit anti-IFV, während die Infiltratzellen hiermit deutlich positiv reagierten. Bei dem bisher untersuchten einzigen Patienten mit Lichen amyloidosus gelang weder der Nachweis von IFK noch von IFV im papillären Amyloidmaterial.

Bei Vitiligo fehlten die basalen, Vimentin enthaltenden, dendritischen Melanozyten, während die Vimentin enthaltenden, suprabasalen, dendritischen Langerhans-Zellen vorhanden waren. Beim blauen Naevus fanden wir in der Dermis neben den Fibroblasten typische dendritische Melanozyten, die Vimentin enthielten. Im Naevuszellnaevus konnten wir in dermalen wie in epidermalen Naevuszellen Vimentin nachweisen (Abb. 1 a, b).

Diskussion

Die Untersuchung zeigt keine Kreuzreaktion zwischen IFK und IFV oder ihr gleichzeitiges Vorhandensein in einem Zelltyp der Haut.

Die Verteilung intraepidermaler, Vimentin-positiver Dendritenzellen (basal, suprabasal), die Doppelmarkierung suprabasaler, Vimentin-positiver Epidermiszellen mit OKT 6 [5] und das Fehlen basaler, Vimentin-positiver Epidermiszellen bei Vitiligo belegen, daß Melanozyten und Langerhans-Zellen Vimentin enthalten. Außer in epidermalen Melanozyten konnte Vimentin in dermalen Melanozyten und in Naevuszellen nachgewiesen werden. Es scheint eine Kreuzreaktion zwischen den IFV mesodermaler Zellen und neurodermaler Zellen zu bestehen. Auch in vitro reagierte das Zytoskelett mesodermaler wie auch neurodermaler Zellen mit anti-IFV [2].

---

* Mit Unterstützung der Deutschen Forschungsgemeinschaft (Ma 674)

239

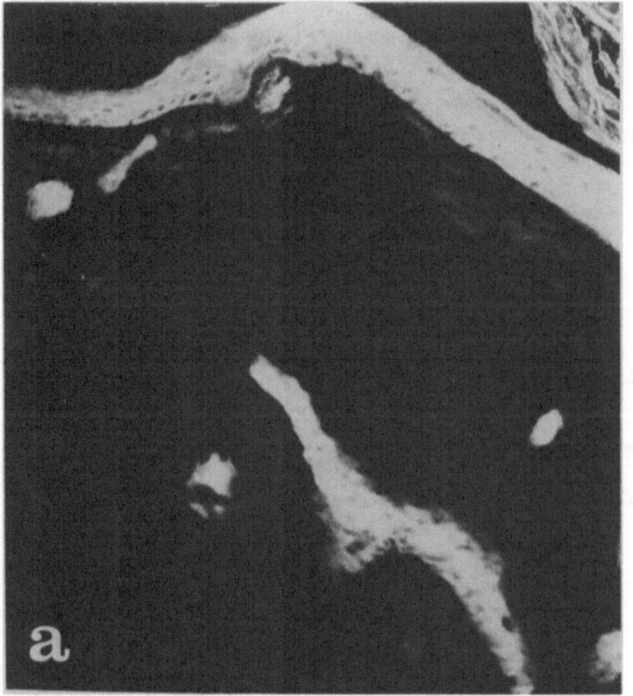

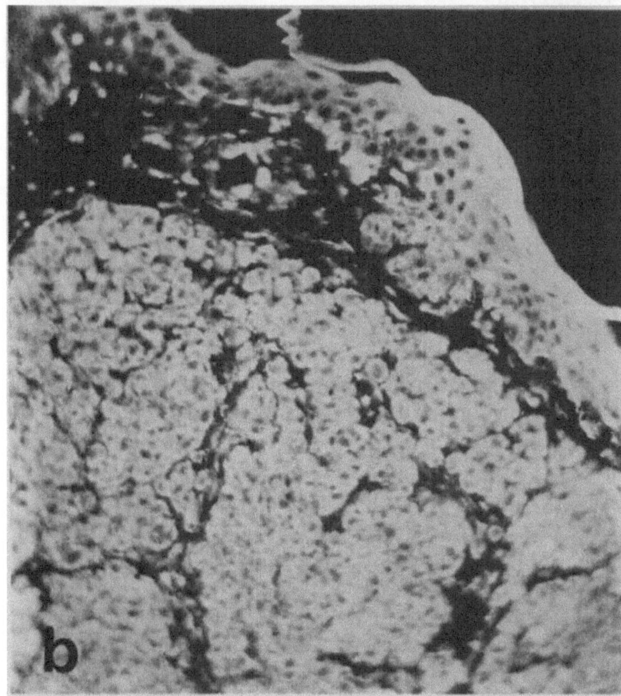

Abb. 1. Kompoundnaevuszellnaevus. a Indirekte Immunofluoreszenz mit anti-Präkeratin zeigt eine fluoreszierende Epidermis und Epithelsepten. b Bei der indirekten Immunofluoreszenz mit anti-Vimentin wird der Naevuszellnaevus sichtbar, der auf der rechten Bildseite bis in die Epidermis reicht (Serienschnitt zu a)

Histologisch und feinstrukturell ist die Einordnung fibrillärer Körperchen (Hyalin-, Kolloid-, Amyloidkörperchen) schwierig. Immunologisch konnten wir die Hypothese stützen, daß die fibrillären Körperchen in der oberen Dermis bei Lichen ruber planus Keratin enthalten und epidermalen Ursprungs sind. Diese unterschieden sich immunologisch von dem feinstrukturell ähnlichen Amyloidmaterial, das weder IFK noch IFV enthielt.

Im Plattenepithel- und im Bowen-Karzinom nimmt der Anteil der höhermolekularen Keratinpeptide ab [1], so daß, wie in unseren Untersuchungen in vivo gezeigt, die Fluoreszenz der IFK ungleichmäßig vermindert ist. Demgegenüber zeigen die dyskeratotischen Zellen das umgekehrte Phänomen. Dies führt zu einem inhomogenen, gefleckten Fluoreszenzmuster mit anti-IFK wie wir es auch nach UV-Bestrahlung antreffen [8].

Unsere Befunde zeigen, daß Antikörper gegen IF zur Differenzierung intraepidermaler Dendritenzellen, dermaler fibrillärer Körperchen und Störungen der Keratinstruktur eingesetzt werden können. Der Einsatz von Antikörpern gegen Keratinsubfraktionen oder monoklonaler Antikörper gegen Präkeratin ermöglicht die weitergehende Unterteilung von Epithelzellen bzw. Keratinozyten nach ihrem Reifungs-/Verhornungsgrad [4, 9]. Monoklonale Keratin-Antikörper erwiesen sich als epithelspezifisch [3]. Das Keratin des Haar-Talgdrüsenapparates ist immunologisch nicht identisch mit dem der Epidermis, gleicht aber dem des Basalioms [6]. Diese Befunde deuten an, daß die Anwendung anti-IF Antikörper zur Zytodiagnostik in der Dermatologie in Zukunft an Bedeutung gewinnen wird.

Literatur

1. Breitkreutz D, Tilgen W, Boukamp P, Fusenig NE (1981) Correlation of prekeratin peptides and ultrastructure in epithelial cells of human skin tumors in vivo and in vitro. Anticancer Res 1:323–328
2. Franke WW, Schmid E, Osborn M, Weber K (1978) Different intermediate-sized filaments distinguished by immunofluorescence microscopy. Proc Natl Acad Sci USA 75:5034–5038
3. Lane EB (1982) Monoclonal antibodies provide specific intramolecular markers for the study of epithelial tonofilament organization. J Cell Biol 92:665–673
4. Löning T, Staquet MJ, Thivolet J, Seifert G (1980) Keratin polypeptides distribution in normal and diseased human epidermis and oral mucosa. Virchows Arch [Pathol Anat] 388:273–288
5. Mahrle G, Bolling R, Osborn M, Weber K (1983) Intermediate filaments of the vimentin and prekeratin type in human epidermis. J Invest Dermatol (in press)
6. Osborn M, Franke W, Weber K (1980) Direct demonstration of the presence of two immunologically distinct intermediate-sized filament systems in the same cell by double immunofluorescence microscopy. Exp Cell Res 125:37–46
7. Osborn M, Geisler N, Shaw G, Sharp G, Weber K (1982) Intermediate filaments. Cold Spring Harbor Symp Quant Biol 46:413–429
8. Thiele B, Schauder S, Mahrle G (1983) Effect of ultraviolet light on the prekeratin and vimentin skeleton of epidermal cells (Abstr). Arch Dermatol Res (in press)
9. Woodcock-Mitchell J, Eichner R, Nelson WG, Sun TT (1982) Immunlocalization of keratin polypeptides in human epidermis using monoclonal antibodies. J Cell Biol 95:580–588

Prof. Dr. G. Mahrle
Dr. K. Dames
Univ.-Hautklinik
v.-Siebold-Str. 3
D-3400 Göttingen
Prof. Dr. M. Osborn
Prof. Dr. K. Weber
MPI f. Biophys. Chemie
Am Faßberg 2
D-3400 Göttingen

Immunologische Aspekte zur Pathogenese des atopischen Ekzems

J. Ring, München

In der Betrachtung der Immunpathogenese des atopischen Ekzems sind drei Aspekte besonders interessant:
1. Vermehrte IgE-Produktion,
2. zelluläre Abwehrschwäche und
3. veränderte vegetative Reaktivität mit vermehrter Freisetzung vasoaktiver Mediatorsubstanzen.

Im folgenden soll gezeigt werden, wie diese einzelnen Faktoren möglicherweise zusammenwirken in der komplexen Ätiopathogenese des atopischen Ekzems.

Vermehrte IgE-Produktion

Eine vermehrte IgE-Bildung ist ein wesentliches Charakteristikum des atopischen Ekzems [2, 5, 12, 22]. Nur wenige Krankheitsbilder gehen mit ähnlich hohen IgE-Werten im Serum einher. Die IgE-Antikörper sind gegen Umweltantigene gerichtet, in Mitteleuropa am häufigsten gegen Hausstaubmilbe, Graspollen und Katzenhaare. Die Tendenz zur erhöhten IgE-Bildung ist erblich [11], wobei man zwischen Gesamt-IgE und spezifischen IgE-Antikörpern unterscheiden muß; letztere folgen teilweise einer Koppelung an das HLA-System [11].

Tierexperimente weisen auf die Bedeutung von T-Zell-Regulationsmechanismen hin (Suppressor-Zellen hemmen normalerweise die IgE-Bildung) [7, 9]. Beim Menschen liegen über die In-vito-IgE-Synthese bei Atopikern widersprüchliche Berichte vor [2, 7, 9, 23]. Eigene Ergebnisse zeigten, daß bei Patienten mit atopischem Ekzem die Spontan-IgE-Synthese von peripheren Lymphozyten deutlich erhöht ist, diese jedoch nicht durch Mitogene gesteigert werden kann (im Gegensatz zur Antikörperbildung anderer Isotypen). Zwischen der spontanen In-vitro-IgE-Synthese und den Serum-IgE-Konzentrationen bestand eine direkte Korrelation [16]. Nur eine spezifische Stimulation – z.B. mit relevanten Allergenen wie Hausstaubmilbe, Graspollen oder Katzenepithel – war in der Lage, bei einigen Patienten die In-vitro-IgE-Produktion über den Spontanwert hinaus zu steigern. Offenbar handelt es sich bei den IgE-bildenden Zellen um terminal differenzierte B-Zellen, die bereits in vivo stimuliert wurden.

Obwohl auch beim Menschen, ähnlich wie in den oben angeführten Tierexperimenten, Defekte in der Suppressor-T-Zellfunktion von einigen Autoren nachgewiesen wurden [8, 9, 20], ist die für die Regulation der IgE-Bildung relevante Subpopulation noch nicht genau charakterisiert: Möglicherweise kommt den Fc_ε-Rezeptor-tragenden Lymphozyten hier entscheidende Bedeutung zu [19, 23], die bei Patienten mit atopischem Ekzem besonders während des akuten Schubes sowie bei Infekten vermehrt im Blut gefunden wurden [19].

Gestörte zelluläre Abwehr („minimale Immundefizienz")

Die Problematik der zellulären Abwehrschwäche bei Patienten mit atopischem Ekzem ist klinisch bekannt [1, 5, 12, 14, 22]. In vitro ließen sich von verschiedensten Untersuchern unterschiedlich ausgeprägte Defekte in den Funktionen von neutrophilen Granulozyten [15], Monozyten [5] sowie Lymphozyten [12, 17, 22] beobachten. Die oben erwähnten Defekte der Suppressor-T-Zellen ordnen sich hier ein [8, 20].

Vegetative Dysregulation und vermehrte Freisetzung vasoaktiver Mediatoren

Patienten mit atopischem Ekzem scheinen besonders häufig oder besonders intensiv vasoaktive Mediatoren freizusetzen, wie es am Beispiel des Histamins untersucht wurde [14]. Möglicherweise spielt hier ein nicht-immunologischer Parameter der zellulären Reaktivität, die „releasability", eine Rolle [3]. Eine Möglichkeit zur Erklärung der veränderten „releasability" bieten die bekannten abnormen Reaktionsmuster gegenüber Überträgersubstanzen des vegetativen Nervensystems: So finden wir bei Atopikern neben einer abgeschwächten Reaktion auf β-adrenerge Reize [21] eine verstärkte Reaktion auf α-adrenerge sowie cholinerge Stimuli [6, 10, 14, 18]. Diese veränderte Reaktivität läßt sich in vivo (Blutdruckverhalten, Pupillenreaktion, Schweißsekretion) und in vitro (Verhalten der zyklischen Nukleotide cAMP und cCMP) fassen [13].

Rezeptoren für vasoaktive Mediatorstoffe finden sich nicht nur am glatten Muskel, obwohl sie für die Symptomatik der allergischen Reaktion ausschlaggebend sind, sondern auch an Leukozyten, wie für Azetylcholin, β-Adrenergika, Prostaglandin-E und Histamin beschrieben (zitiert bei [13]). Histamin-(H_2)-Rezeptoren finden sich bevorzugt an T-Lymphozyten. Es besteht demnach

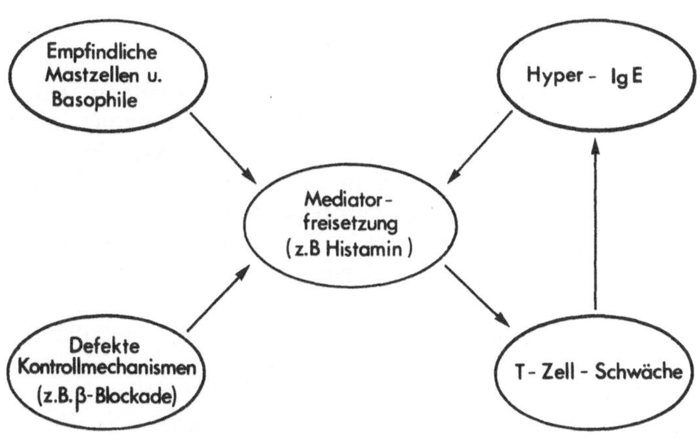

Abb. 1. Arbeitshypothetischer Circulus vitiosus möglicher Kausalfaktoren in der Entstehung und Unterhaltung des atopischen Ekzems [14]

die Möglichkeit, daß die bekannten Schwächen in der zellulären Abwehr durch Effekte von Gewebshormonen mitbedingt sind, wie sie im Verlaufe einer Mastzellsekretion freigesetzt werden [14].

Der Circulus vitiosus

So läßt sich arbeitshypothetisch ein Circulus vitiosus konstruieren, der aus verstärkter Freisetzung vasoaktiver Mediatorsubstanzen, T-Zell-Schwäche und erhöhtem IgE die für die Pathogenese des atopischen Ekzems bedeutenden komplexen Zusammenhänge vereinfacht darstellt (Abb. 1). Angesichts der engen Beziehung zwischen vegetativer Dysregulation und immunologischen Veränderungen könnte man hier von einer „immun-vegetativen Dysregulation" sprechen
[14].

Literatur

1. Bode U, Ring J, Neubert U (1983) Intrakutantestungen und bakteriologische Untersuchungen bei Patienten mit atopischem Ekzem. Allergologie 5:259–261
2. Buckley RH, Wray BB, Belmaker EZ (1972) Extreme hyperimmunoglobulinemia E and undue susceptibility to infection. Pediatrics 49:59–65
3. Conroy MC, Adkinson NF, Lichtenstein LM (1977) Measurement of IgE on human basophils. Relation to serum IgE and anti-IgE-induced histamine release. J Immunol 118:1317–1321
4. Fraser CM, Venter JC, Kaliner M (1981) Autonomic abnormalities and autoantibodies to beta-adrenergic receptors. N Eng J Med 305:1165–1169
5. Hanifin JM, Lobitz WC (1977) Newer concepts of atopic dermatitis. Arch Dermatol 113:663–670
6. Henderson WR, Shelhamer JH, Reingold DB, Smith LJ, Evans R, Kaliner M (1979) Alpha-adrenergic hyperresponsiveness in asthma: analysis of vascular and pupillary responses. N Eng J Med 7:300–642
7. Ishizaka K, Ishizaka T (1967) Identification of γE antibodies as a carrier of reaginic activity. J Immunol 99:1187–1198
8. Juto P, Strannegard O (1979) T-lymphocytes and blood eosinophils in early infancy in relation to heredity for allergy and type of feeding. J Allergy Clin Immunol 64:38–44
9. Katz DH (1978) Control of IgE antibody production by suppressor substances. J Allergy Clin Immunol 62:44–51
10. Kishimoto T (1982) IgE class-specific suppressor T cells and regulation of the IgE response. Progr Allergy 32:265–317
11. Marsh DG, Hsu SH, Hussain R, Meyers DA, Freidhoff LR, Bias WB (1980) Genetics of human immune response to allergens. J Allergy Clin Immunol 65:322–328
12. Rajka G (1975) Atopic dermatitis. Saunders, London
13. Ring J (1978) Zyklisches Adenosin-3,5-monophosphat (c-AMP) und Allergie. Hautarzt 29:625–631
14. Ring J (1979) Atopic dermatitis: a disease of general vasoactive mediator dysregulation. Int Arch Allergy Appl Immunol 59:233–239
15. Ring J, Lutz J (1983) Defective lysosomal enzyme release from peripheral leukocytes of patients with atopic eczema. J Am Acad Dermatol 8:378–385
16. Ring J, Senner H (1983) In vitro IgE synthesis in atopic eczema. Monogr Allergy (in press)
17. Schöpf E (1974) Störung zellvermittelter Immunreaktionen bei Neurodermitis atopica. Verminderte Spontanrosettenbildung von T-Lymphozyten. Dermatologica (Basel) 149:210–219
18. Shelhame JH, Metcalfe DD, Smith LJ, Kaliner M (1980) Abnormal beta-adrenergic responsiveness in allergic subjects: analysis of isoproterenol-induced cardio-vascular and plasma cyclic adenosine monophosphate responses. J Allergy Clin Immunol 66:52–58
19. Spiegelberg HL, O'Connor R, Simon RA, Mathison DA (1979) Lymphocytes with Fc receptors for IgE in patients with atopic disorders. J Clin Invest 64:714–718
20. Stingl G, Gazze L, Czarnecki N, Wolff K (1981) T-cell abnormalities in atopic dermatitis patients. Imbalance in T-cell subpopulations and impaired generation of Con-A-induced suppressor cells. J Invest Dermatol 76:468–474
21. Szentivanyi A (1968) The beta adrenergic theory of the atopic abnormality in asthma. J Allergy 42:203–212
22. Wüthrich B (1975) Zur Immunopathologie der Neurodermitis constitutionalis. Huber, Bern Stuttgart Wien
23. Yodoi J, Hirashima M, Ishizaka K (1981) Lymphocytes bearing Fc receptors for IgE. V. Effect of tunicamycin on the formation of IgE-potentiating factor and IgE-suppressive factor by Con-A-activated lymphocytes. J Immunol 126:877–882

Priv.-Doz. Dr. Dr. J. Ring
Dermatol. Klinik u.
Poliklinik d. Univ.
Frauenlobstr. 9–11
D-8000 München 2

Immunologische Kennzeichnung der Keratinozytenuntergruppen

J. H. Saurat und M. Harms, Genf

Es ist ein bereits anerkanntes Konzept, daß Säugetierzellen antigene Eigenschaften besitzen, die den verschiedenen Stadien ihres Reifungsprozesses entsprechen.

Keratinozyten zeichnen sich durch eine Vielzahl von Antigenen aus; hier soll nur von den Antigenen die Rede sein, die nicht auf oder in allen Keratinozyten nachgewiesen werden können.

Untersuchungen

„Skin calcium binding protein" (SCaBP) [4] mit einem Molekulargewicht (MG) von 1200 und einem hohen Kalziumbindungsvermögen konnte aus Rattenhaut extrahiert werden. Für die Lokalisationsbestimmung innerhalb der Haut wurde mit Hilfe der indirekten Immunofluoreszenz und der Immunoperoxidasetechnik ein vom Kaninchen gewonnenes Antiserum, das mit diesem Protein reagiert, verwendet. Die Immunreaktivität des SCaBP wurde im Cytoplasma der Basalzellen sowohl der Haut als auch der Schleimhaut verschiedener Spezies nachgewiesen. Das SCaBP wurde nur innerhalb der germinativen Basalzellschicht gefunden und konnte nicht mehr nachgewiesen werden, sobald die Zellen in ihren Differenzierungsprozeß eingetreten waren; die Vertei-

lung innerhalb der Basalzellen war homogen. Von einer solch einheitlichen und exklusiven Erscheinung antigener Moleküle in der Basalzellschicht wurde bisher noch nicht berichtet. Die biochemische Struktur dieser Moleküle konnte noch nicht aufgeklärt werden, sie können somit zum heutigen Zeitpunkt nur durch die ihnen entsprechenden Antiseren definiert werden. Unseres Wissens ist dies der erste Nachweis eines spezifischen Proteins, das nur in der Basalzellschicht lokalisiert ist.

Diese Beobachtung bestätigt, daß basale Keratinozytenpopulationen antigene Eigenschaften besitzen, die sich von denen der im Reifungsprozeß befindlichen Zellen deutlich unterscheiden. In dieser Hinsicht kann die Basalzellschicht als eine homogene Untergruppe betrachtet werden; alle Zellen in diesem Bereich haben mehrere gemeinsame Antigene.

Antikörperbildung mit Affinität für das Keratinozytencytoplasma wird bei knochenmarkstransplantierten Personen beobachtet. Knochenmarkstransplantation wird als Behandlung von aplastischer Anämie, Leukämie und kongenitalen Immundefekten angewendet. Für das Auftreten solcher seltenen und spezifischen Antikörper ist die komplexe immunologische Situation, die nach einer Knochenmarkstransplantation auftritt, verantwortlich zu machen.

Wir haben systematische Untersuchungen an über 2000 Seren von 60 Patienten durchgeführt und mit der Epidermis reagierende Antikörper aufdecken können. Das auffälligste Ergebnis waren Antikörper der IgG-Klasse, die mit dem Cytoplasma der Keratinozyten (keratinocyte cytoplasmic antibodies – KCA) reagieren. Es hat sich herausgestellt, daß es sich um ganz spezifische „marker" für die Keratinozytenuntergruppen handelt [1–3].

Diese Untergruppen haben also antigene cytoplasmatische Eigenschaften, die eng mit dem Stadium und dem Typ der Keratinisation zusammenhängen. Anders ausgedrückt, einige von den KCA reagieren nur mit Zellen der orthokeratotischen Stachelzellschicht, aber nicht mit der dazugehörigen Basalzellschicht und auch nicht mit der parakeratotischen Stachelzellschicht oder dem Schleimhautepithel etc. Es konnte eine Reihe von KCA enthaltenden Seren mit verschiedenen, sehr spezifischen Eigenschaften gewonnen werden, die die Unterscheidung von drei „reifen" (orthokeratotisch, parakeratotisch und Schleimhaut) und vier „germinativen" (orthokeratotisch, parakeratotisch, Schleimhaut, äußere Haarwurzelscheide oberhalb des Talgdrüsenausführungsganges) Untergruppen erlaubt. Die biochemische Struktur der für diese Antigene verantwortlichen Moleküle konnte bisher noch nicht aufgeklärt werden; sie sind organspezifisch (d. h. nur im Malpighiepithel vorhanden) und sehr wahrscheinlich verschieden vom Keratin.

Diese Ergebnisse liefern uns ein neues Konzept für die Definition der Keratinozytenuntergruppen durch „immunotracing": es beruht auf der Tatsache, daß die basalen und die reifenden Keratinozyten verschiedene antigene Eigenschaften besitzen, je nachdem, ob sie für orthokeratotische oder parakeratotische Epidermis, für

Schleimhaut oder für die äußere Haarwurzelscheide programmiert sind oder bereits in den Differenzierungsprozeß eingetreten sind.

Beim „screening" der Seren von Knochenmarkstransplantierten haben wir außerdem Seren gefunden, die nur mit einzelnen, verstreuten Zellen der Basalzellschicht reagieren [2]. Es hat sich damit herausgestellt, daß es neben den allen Keratinozyten gemeinsamen Antigene der Basalzellschicht einige Keratinozyten separate Antigene bilden können. Diese Beobachtung von heterogenen, antigenen Eigenschaften der basalen Keratinozyten paßt gut in das Konzept der heterogenen Funktion der basalen Keratinozyten. Das bedeutet, daß es möglich erscheint, „immunotracer" für die Basalzelluntergruppen zu definieren.

Zusammenfassung

Seit einigen Jahren ist es den Immunologen möglich, mit Hilfe spezifischer immunologischer Seren Lymphozytenuntergruppen verschiedener Funktion zu erkennen. Die Epidermis besteht aus Keratinozyten, die in funktioneller Hinsicht nicht identisch sind. Man darf annehmen, daß diese funktionellen Unterschiede auch an antigene Unterschiede gekoppelt sind. Die Bestimmung solcher Antigene und der Nachweis der ihnen entsprechenden Antikörper macht es möglich, Seren zu gewinnen, die von großem praktischen Interesse bei der Abklärung von Hautkrankheiten sind. Wir berichten von unseren persönlichen Resultaten, die nahelegen, daß antigene Unterschiede zwischen der Basal- und der Suprabasalzellschicht der Epidermis bestehen, ja sogar unter den Keratinozyten der Basalzellschicht, ferner auch zwischen dem orthokeratotischen und parakeratotischen Epithel und dem Schleimhautepithel und der äußeren Haarwurzelscheide.

Literatur

1. Saurat J-H, Didierjean L, Beucher F, Gluckman E (1980) Immunofluorescent tracing of cytoplasmic components involved in keratinocyte differentiation. Br J Dermatol 98:155–163
2. Saurat J-H, Didierjean L (1980) Antibodies to outer root sheath of hairs: distinct antigenic properties of the basal cell layer of outer root sheath below the sebaceous gland canal. Br J Dermatol 102:419–427
3. Saurat J-H, Didierjean L, Gluckman E (1981) New markers for keratinocyte differentiation. Antibodies with affinity to the cytoplasm of keratinocytes produced after bone marrow graft in humans: Epidermal keratinocyte differentiation and fibrillogenesis. Front Matrix Biol 9:36–56
4. Saurat J-H, Didierjean L, Pavlovitch JH, Laouari D, Balsan S (1981) Skin calcium binding protein is localized in the cytoplasm of the basal cell layer of the epidermis. J Invest Dermatol 76:221–223

Dr. M. Harms
Hôpital Cantonal
CH-1211 Genève 4

Hereditäre Komplementdefizienzen

G. Tappeiner, Wien

Das Komplementsystem ist ein biologisches Effektor- und Regulationssystem mit einer Reihe verschiedener biologischer Aktivitäten [10]. Es besteht aus über 15 verschiedenen Proteinen, die durch geeignete Strukturen oder Enzyme kaskadenartig aktiviert werden können. Die Reaktion wird von verschiedenen spezifischen Inhibitoren kontrolliert. Das Komplementsystem kann über zwei verschiedene Wege aktiviert werden: Der „klassische Weg" von IgG- oder IgM-haltigen Immunkomplexen, der „alternative Weg" vor allem von Partikeln mit bestimmten chemischen Oberflächenstrukturen. Beides führt zu einer Aktivierung von C3 und in der weiteren Folge, der „terminalen Komponenten", C5 bis C9.

Eine Hypokomplementämie tritt häufig bei Immunkomplexkrankheiten auf, da die Immunkomplexe das in normaler Menge gebildete Komplement aktivieren und damit verbrauchen. Im Gegensatz dazu kann ein Komplementmangel, der sich ebenfalls durch eine funktionelle Beeinträchtigung des Systems manifestiert, auch durch ein erblich bedingtes vollkommenes Fehlen nur einer Komponente entstehen. Für einige dieser genetischen Komplementdefizienzen ist das Vorhandensein eines depletierten, sog. „Null-Genes" nachgewiesen [2, 7]. Während erworbene Komplementdefizienzen alle Komponenten in wechselndem Ausmaß betreffen, ist bei genetisch bedingten Defizienzen meist nur eine Komponente betroffen. Mit Ausnahme der Defizienz des C1-Esterase-Inhibitors, die dominant vererbt wird, sind die Komplementdefizienzen rezessiv erblich, d. h. sie manifestieren sich nur im homozygoten Zustand.

Ein hereditärer Mangel ist von den Komponenten des klassischen Weges der Aktivierung, von C3, von den terminalen Komponenten und von zwei Inhibitoren, dem C1-Esterase-Inhibitor und dem C3-Inaktivator, bekannt. Die bisher bekannten hereditären Komplementdefizienzen fallen nach ihren klinischen Manifestationen, der biologischen Aktivität der fehlenden Komponente und ihrer Stellung in der Reihenfolge der Aktivierung in fünf Gruppen [10]:

1. Die Defizienz des C1-Esterase-Inhibitors, dem Kontrollprotein der aktivierten 1. Komplementkomponente und damit des klassischen Aktivierungsweges, führt immer zu einem hereditären Angioödem. Dieses typische Krankheitsbild besteht in plötzlichem Auftreten subcutaner und submucöser Ödeme, die symptomlos sind oder kolikartige Schmerzen oder Erstickungsanfälle hervorrufen können. Es ist die einzige dominant vererbbare, d. h. sich in heterozygotem Zustand manifestierende Komplementdefizienz. Eine Therapie mit einem attenuierten Androgen, Danazol, führt zu einem Ansteigen des C1-Esterase-Spiegels und einem Verschwinden der manchmal lebensbedrohlichen Symptome. Es ist daher auch die einzige Komplementdefizienz, für die eine kausale Therapie möglich ist [3].

2. Ein genetischer Mangel einer der Komponenten des klassischen Weges der Aktivierung, C1, C4 und C2, ist häufig mit dem Auftreten von Autoimmunkrankheiten vom Immunkomplextyp, vor allem SLE und Vasculitis, aber auch anderen Autoimmunkrankheiten verbunden [1]. Außerdem werden diese Komplementdefizienzen auch bei Gesunden gefunden. Das C2-defiziente Gen kommt bei etwa 1 % der Bevölkerung vor, so daß eine vollkommene C2-Defizienz mit einer Häufigkeit von etwa 1:10000 zu erwarten ist [1]. Ähnliche Zahlen für die Defizienz von C1 oder C4 sind nicht bekannt. Die Gene, die für C4 und C2 codieren, liegen innerhalb des HLA-Genkomplexes; die C4- und C2-defizienten Gene zeigen dementsprechend deutliche Assoziation mit bestimmten HLA-Haplotypen [1, 10].

3. Eine hereditäre Defizienz der 3. Komplementkomponente kann entweder durch eine genetische C3-Defizienz oder durch ein genetisch bedingtes Fehlen des C3-Inaktivators entstehen; in letzterem Fall führt eine ungebremste Rückkoppelung der C3-Aktivierung zu einem unkontrollierten Verbrauch des C3. In beiden Fällen sind die assoziierten Krankheiten dieselben: Die Patienten leiden an schweren und rekurrierenden Infektionen mit pyogenen Keimen [4, 11].

4. Eine Defizienz einer der terminalen Komponenten C5–C8, aber nicht von C9 (s. u.), führt zu einer starken Anfälligkeit für rezidivierende disseminierte Infektionen mit gramnegativen Diplokokken und, in geringerem Maße, mit Pneumokokken [6, 8]. Unter den bisher bekannten Fällen einer Defizienz von C6, C7 oder C8 finden sich vorwiegend Schwarze aus den Vereinigten Staaten. Es ist noch nicht klar, ob es sich dabei um eine zufällige Häufung handelt.

5. Eine Defizienz von C9 findet sich bei 56 von 100000 Japanern und sporadisch auch bei Weißen [5]. Eine Krankheitsassoziation wurde für diese Komplementdefizienz noch nicht gefunden. In diesem Zusammenhang ist hervorzuheben, daß C9 zwar die Zytolyse beschleunigt, aber dafür nicht notwendig ist.

Die Art der Krankheiten, die bei hereditären Defizienzen einzelner Komplementkomponenten gefunden werden, weist auf bestimmte Aktivitäten dieser Komponenten in vivo hin und gibt darüber hinaus neue Hinweise über die Pathogenese dieser Krankheiten. Die Komponenten des klassischen Weges der Komplementaktivierung C1, C4 und C2 spielen eine biologische Rolle bei der Virusinaktivierung; dies paßt zu wiederholt gefundenen Hinweisen [9], daß gewisse Viren bei der Pathogenese des SLE eine Rolle spielen könnten. Darüber hinaus ist es möglich, daß nicht die Komplementdefizienz an sich zur Entwicklung einer Immunkomplexkrankheit praedisponiert, sondern einen „genetischen Marker" für einen Defekt in der HLA-Region darstellt. Diese Hypothese gilt allerdings nicht für C1. Es ist auffallend, daß diese Defizienzen von Komponenten des klassischen Weges der Aktivierung nicht mit bakteriellen Infektionen assoziiert sind. Das deutet darauf hin, daß eine antikörpermediierte Komplementaktivierung über den „klassischen Weg" in vivo keine große bei der Infektabwehr spielt.

Die Assoziation der C3-Defizienz mit schweren rezidivierenden pyogenen Infektionen weist darauf hin, daß die Aktivitäten von C3, nämlich Chemotaxis und Opsonierung von Mikroorganismen, eine wichtige Rolle in der Effektorphase der Immunabwehr dieser Organismen spielt.

Da die Komponenten C5–C8, nicht aber C9, für die zytolytische Aktivität des Komplements maßgeblich sind, zeigt die Anfälligkeit von Individuen mit Defizienzen einer dieser Komponenten für generalisierte Infektionen mit gramnegativen Diplokokken und Pneumokokken, daß die komplementmediierte Zytolyse einen biologisch bedeutenden Mechanismus bei ihrer Abwehr darstellt. Die Tatsache, daß eine Blockierung des klassischen

Weges der Komplementaktivierung die Aktivität von C3 und von den terminalen Komponenten bei der Infektabwehr offenbar nicht beeinträchtigt, weist auf die Wichtigkeit des alternativen Weges der Komplementaktivierung für diese Funktion hin.

Eine hereditäre Defizienz einer Komponente des alternativen Weges der Komplementaktivierung ist bisher nicht bekannt geworden. Die Kenntnis der hereditären Defizienzen des Komplementsystems ist nicht nur für das Verständnis seiner Genetik und seiner Biologie von Bedeutung, es hilft auch bei der Beurteilung der assoziierten Krankheiten und wird vielleicht neue Wege zu ihrer Erforschung eröffnen.

Literatur

1. Agnello V (1978) Complement deficiency states. Medicine (Baltimore) 57:1–23
2. Awdeh ZH, Alper CA (1980) Inherited structural polymorphism of the fourth component of human complement. Proc Natl Acad Sci USA 77:3576–3580
3. Frank MM, Gelfand JA, Atkinson JP (1976) Hereditary angioedema. The clinical syndrome and its management. Ann Intern Med 84:580–593
4. Hsieh KH, Lin CY, Lee TC (1981) Complete absence of the third component of complement in a patient with repeated infections. Clin Immunol Immunopathol 20:305–312
5. Lint TF, Zeitz HJ, Gewurz H (1980) Inherited deficiency of the ninth component of complement in man. J Immunol 125:2252–2257
6. Mc Lean RH, Peter G, Gold R, Guerra L, Yunis EJ, Kreutzer DL (1981) Familial deficiency of C5 in humans: Intact but deficient alternative complement pathway activity. Clin Immunol Immunopathol 21:62–76
7. Pariser KM, Raum D, Berkman EM, Alper CA, Agnello V (1978) Evidence for a silent or null gene in hereditary C2 deficiency. J Immunol 121:2580–2581
8. Peterson BH, Lee TJ, Snyderman R, Brooks CF (1979) Neisseria meningitidis and Neisseria gonorrhoeae bacteremia associated with C6, C7 or C8 deficiency. Am Intern Med 90:917–920
9. Schwartz RS (1975) Viruses and systemic lupus erythematosus. N Eng J Med 293:132–136
10. Tappeiner G (1982) Disease states in genetic complement deficiencies. Int J Dermatol: 21:175–191
11. Thompson RA, Lachmann PJ (1977) A second case of human C3b inhibitor (KAF) deficiency. Clin Exp Immunol 27:23–29

Univ.-Doz. Dr. G. Tappeiner
I. Univ.-Hautklinik
Alser Str. 4
A-1090 Wien 9

Forum III: Fortschritte in der Therapie der Altersdermatosen

Einleitung

H. Holzmann, Frankfurt

Altern – und Tod – ist ein Grundverhalt allen Lebens. Die medizinischen und biologischen Wissenschaften können Ursachen, Zusammenhänge und Verlaufsformen untersuchen; aber der Tatbestand selbst, den keine Wissenschaft aus der Welt schaffen kann, ist bereits ein Faktum normaler Lebenserfahrung. Wenn das Altern als medizinische Frage völlig geklärt wäre, so bleibt doch die Aufgabe, daß jeder Mensch das Altwerden so oder so zu bewältigen und zu bewerten hat. Von dieser Bewertung und Bewältigung hängt übrigens auch ab, was die Menschen einer jeweiligen Zeit von der Medizin sinnvoller- oder unsinnigerweise verlangen. Die zwei im Extrem unterschiedlichen Bewertungen sind, Altwerden einerseits ausschließlich als biologischen Verfallsprozeß, andererseits als sich stets steigernde persönliche Reifung anzusehen. Hier stellt sich aber sogleich die Frage, ob man nicht überhaupt zwei Ebenen des Alterns unterscheiden muß: eine biologisch-medizinische und eine geistig-psychologische. Es ist dabei allerdings noch nicht klar geworden, wie diese beiden Ebenen korreliert sind. Im Hinblick auf all diese Fragen verlangt das Erklären und Verstehen des Phänomens des Alterns sicherlich auch seine philosophischen, psychologischen und soziologischen Perspektiven.

Als soziologische Tatsache kann man feststellen: Die Lebenserwartung des Menschen hat in diesem Jahrhundert kontinuierlich zugenommen. Folge davon ist eine erhebliche Verschiebung der Alterspyramide. Dies wiederum erklärt die zunehmende Beschäftigung der Medizin mit den Problemen des physiologischen und pathologischen Alterns. In diesem Zusammenhang hat auch die Beschäftigung mit der „Gerontologischen Dermatologie" an Bedeutung gewonnen. Dieser notwendigen Entwicklung tut auch letztlich unser Zeitgeist mit seiner Verherrlichung der Jugend und Jugendlichkeit, als Wert an sich, keinen Abbruch. Verwunderlich ist allerdings in diesem Zusammenhang wiederum festzustellen, daß das Streben nach jugendlichem und gesundem Aussehen heute, z.B. durch übertriebene Hautbräunung, durch excessive Anwendung natürlicher oder künstlicher UV-Bestrahlung, umgekehrt auf die Dauer wiederum den sichtbaren Alterungsvorgang der Haut beschleunigt.

Altern ist ein komplexer, unvermeidlicher, schicksalhafter Vorgang. Der ihm zugrunde liegende Mechanismus ist bis heute unklar geblieben. Trotzdem fehlt es nicht an zahlreichen Hypothesen zu seiner Erklärung. Wenn wir als Ärzte z.B. seine philosophische, soziologische und vordergründig seine immaterielle psychologische Seite außer Betracht lassen, so erhebt sich die Frage, auf welcher substantiellen Ebene physiologisches und pathologisches Altern erfaßt werden kann. Dabei sind grundsätzlich zwei Fakten zu berücksichtigen. Die mögliche Lebensdauer eines jeden höheren Organismus bzw. eines jeden Individuums – das evolutive Leben bis zum Einzeller ist wegen seiner Unsterblichkeit hier ausgenommen – ist prädeterminiert. In bestimmten Grenzen kann diese vorherbestimmte Lebenslänge jedoch durch externe und interne Umwelteinflüsse einerseits verlängernd, andererseits verkürzend modifiziert werden.

Altern kann im biowissenschaftlichen Bereich von den unterschiedlichsten Gesichtspunkten aus untersucht und beschrieben werden. So ist in letzter Zeit das Phänomen des Alterns hauptsächlich auf der molekularen und zellulären Ebene einschließlich der Karzinogenese bearbeitet worden. Die zahlreichen, neueren Hypothesen für Altersvorgänge – auch unter z.B. immunologischen oder kybernetischen Aspekten – müssen jedoch nicht unbedingt in Widerspruch zueinander stehen, sondern umschreiben letztlich dasselbe Phänomen aus unterschiedlicher Betrachtungsweise. Am ehesten könnte noch Altern mit einer Erschöpfung des mitotischen Potentials umschrieben werden.

Was bedeutet dies alles nun konkret und kurz auf einen Nenner gebracht für unser Thema „Fortschritte in der Therapie der Altersdermatosen"?

Eine genaue Kenntnis des Wirksamwerdens von Umweltfaktoren auf die Hautalterung läßt eine rationale Therapie vor allem in Form von prophylaktischen Maßnahmen als sinnvoll erscheinen. Bereits vorhandene Altersveränderungen der Haut selbst lassen sich therapeutisch nur symptomatisch entweder pharmakologisch, chirurgisch oder radiologisch beeinflussen.

Wir können Ihnen zu dieser gesamten Problematik heute nur einen kleinen Ausschnitt vorführen. Ich will jedoch hoffen, daß die Auswahl der Themen der folgenden Referate Ihnen beispielhaft den derzeitigen Standpunkt in der Therapie gerontologischer Dermatosen aufzeigt.

Literatur

Hocmann G (1979) Biochemistry of aging. Biochemistry 1:867–876

Prof. Dr. H. Holzmann
Univ.-Hautklinik
Zentr. d. Dermatologie
u. Venerologie
Theodor-Stern-Kai 7
D-6000 Frankfurt a. M.

Physiologie, Pathologie und Dermatopharmakotherapie der alternden Haut

J. Meyer-Rohn, Reinbek bei Hamburg

Allein die Tatsache, daß in der Bundesrepublik Deutschland 10 Millionen Menschen leben, die älter als 65 Jahre sind – das sind 15 % der Gesamtbevölkerung –, unterstreicht die Wichtigkeit und Notwendigkeit der dermatologischen Geriatrie.

Stüttgen hat die dermatologische Gerontologie übersichtlich in nachfolgender Tabelle dargestellt:

Charakteristika für die einzelnen Lebensalter feststellen. Von den Hautanhangsgebilden lassen Haare und Nägel deutliche Altersveränderungen erkennen; ebenso die ekkrinen und apokrinen Drüsen.

Hinsichtlich der Pharmakokinetik wird auf die Untersuchungen Schäfers verwiesen, der u. a. zur perkutanen Resorption eine Reihe von Faustregeln aufgestellt hat;

Tabelle 1. Dermatologische Gerontologie (Stüttgen 1971)

I	II	III
Physiologisch-biologische Altersveränderungen	Degenerativ-reaktive Veränderungen Spätfolgen	Proliferative und neoplastische Transformation
Biomorphose	*Exogene Aggression*	*Mitoseregulation* *Mutation*
Insudation von Stoffwechselprodukten Ablagerung von Amyloid Auto-Immunprozesse	Physikalische Einwirkungen, elektromagnetische Wellen (Licht) chemische Reize Mikrobielle Besiedlung der Hautoberfläche unzweckmäßige Hautpflege	(Co-)Cancerogene Erhöhung der Mitoserate in der Epidermis Relative Verschiebung der Enzymaktivitäten Aktivitätsänderungen der Regulatoren der Epidermisproliferation (Chalone)

Tabelle 2. Simultan-Halbseiten-Blindversuch mit pregnenolonhaltigem Präparat und pregnenolonfreier Grundlage (nach 1371) Applikation während mindestens 3 Monaten

Testpersonen		Effekt			
		ausgesprochen positiv	mäßig	gering	negativ
mit Pregnenolon	79	16	37	18	8
ohne Pregnenolon	79	0	7	45	27

Eine Reihe pathophysiologischer Veränderungen ist für die alternde Haut charakteristisch. So treten in der Epidermis Änderungen in der chemischen Zusammensetzung, in der Pigmentierung, in der Mitosenaktivität und Verhornung ein; ferner in der Pufferungskapazität der ekkrinen und apokrinen Schweißdrüsen.

Im Corium sind Dicke und Elastizität des Kollagens altersabhängig, die Dicke der Elastica nimmt zu. Der Wassergehalt zeigt für die verschiedenen Lebensalter charakteristische Werte. Die Mineralanreicherung der alternden Haut ist hauptsächlich auf eine Vermehrung von Calcium und Magnesium zurückzuführen. Dagegen zeigen Natrium und Kalium altersunabhängige Schwankungen; Silicium und Schwefel nehmen im Alter ab. Was den Stoffwechsel anbetrifft, so sinkt der Sauerstoffverbrauch mit zunehmendem Alter. Die Resorptionszeit nimmt dagegen zu. Die Elastizität zeigt eine deutliche Zunahme der Zugfestigkeit bei einem stetigen Rückgang der Dehnungsverlängerung. Die Thermoregulation ist im Alter nur unter extremen Verhältnissen eingeschränkt. Wundheilung, Tastgefühl und Reaktivität sind – bei einer großen individuellen Schwankungsbreite – reduziert.

Wenn die Ausbildung des subkutanen Fettpolsters auch vorwiegend endokrin gesteuerten, zyklischen Schwankungen unterliegt, so lassen sich doch deutliche

z. B. daß die kindliche Haut intensiver resorbiert als die des Erwachsenen oder daß die Verdickung und Festigkeitszunahme der Hornschicht die Penetration verhindern.

Für die Kosmetik ist es von Bedeutung, daß die Barrierefunktion der Haut die meisten Medikamente weitgehend am Eindringen hindert: der größte Teil einer auf der Haut aufgetragenen Creme oder Lotio kann nur in die obersten, nicht mehr lebenden Schichten der Haut eindringen. Dabei darf diskutiert werden, inwieweit Altersveränderungen der Haut von außen beeinflußt werden können, die sich zumindest zum Teil auf das Fehlen von Hormonen zurückführen lassen. Hier muß in erster Linie an Geschlechtshormone gedacht werden. So konnte Stüttgen am Beispiel des Pregnenolon im Doppelblindversuch deutlich Aspektverbesserungen bei Greisinnen nach lokaler Anwendung nachweisen.

All diese Befunde müssen vom Therapeuten in Rechnung gestellt und in seine Überlegungen einbezogen werden.

Prof. Dr. J. Meyer-Rohn
Inst. f. Exp. Dermatologie
d. A.-Marchionini-Stiftung
Danziger Str. 5, D-2057 Reinbek b. Hamburg

A 9

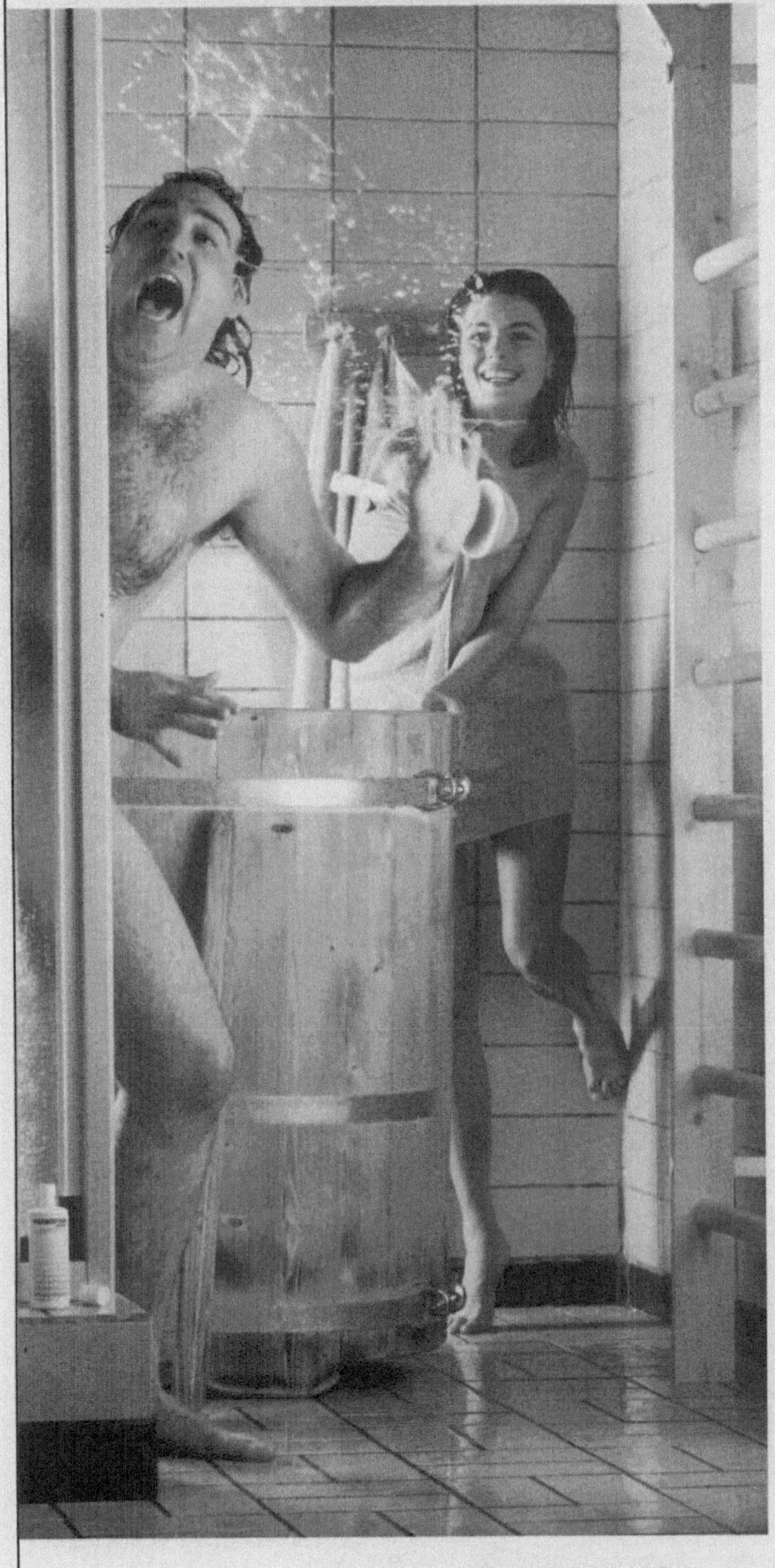

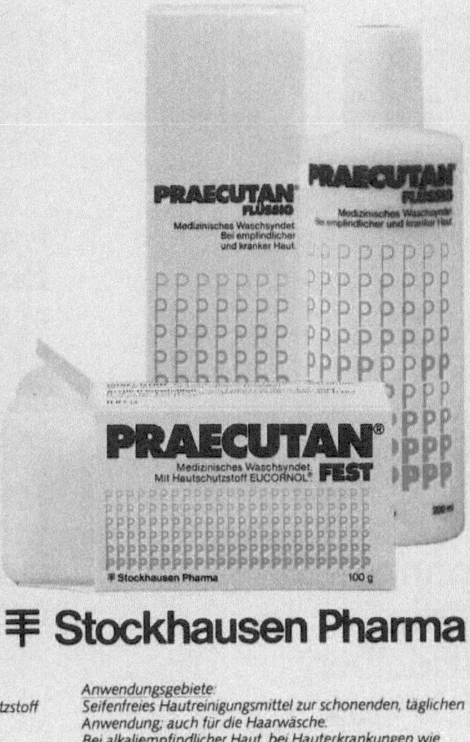

Genetisch bedingte frühzeitige Alterung der Haut

E.G. Jung, Mannheim

Zusammenfassung

Von den sogen. Vergreisungssyndromen, die sehr selten sind, bietet die Progerie klinisch und auf zellulärer Ebene ein gutes Modell zum Studium von Alterungsvorgängen. Das Werner-Syndrom hingegen entspricht klinisch einer „Karikatur der Alterung". Die therapeutischen Möglichkeiten und Ansätze werden angesprochen.

Genetisch bedingte frühzeitige Alterung der Haut findet man bei den Vergreisungssyndromen. Diese haben Modellcharakter für die Alterungsphänomene der Haut und im besonderen Maße für die Altersforschung.

Der Lebenszyklus eines Menschen (auch der Säugetiere) kann in Jugend, die Erwachsenenphase und das Senium unterteilt werden. Diese Zyklen laufen eindeutig erkennbar nacheinander ab und scheinen einem genetischen Programm unterworfen zu sein. Modifiziert, verkürzt oder auch verlängert werden sie durch exogene Einflüsse und Erkrankungen. Diese Überlegungen wurden bestärkt durch die Entdeckung von Hayflick 1973 [3], der fand, daß menschliche embryonale Fibroblasten in vitro 50 ± 10 Generationen durchmachen, um dann ihr Wachstum und ihre Vermehrung einzustellen. Je älter der Spender ist, desto weniger Generationen vermögen die Fibroblasten in vitro noch zu absolvieren, so daß zwei Lebensjahre etwa einem Generationszyklus in der Kultur entsprechen. Die morphologischen Charakteristika und die Wachstumseigenschaften der Fibroblasten verändern sich im Laufe der Generationszyklen in vitro. Dem ersten Zyklus (Jugend) entspricht die Phase I mit spindeligen Fibroblasten, dem Erwachsenenalter entspricht die Phase II mit dreizipfligen Fibroblasten und dem Senium entspricht die Phase III mit rechteckig bis polygonalen Fibroblasten [7]. Diese experimentellen Beobachtungen bestärken die Annahme, daß Wachstum, Erhaltungsphase und Rückbildung eines Lebenszyklus drei aufeinander folgenden genetischen Programmen unterliegen (Differenzierungstheorie).

Es ist zu erwarten, daß man vor allem in der Phase III auch auf zellulärer und funktioneller Ebene Rückbildungserscheinungen und Genprodukte des terminalen Programmes findet. Abweichungen von der normalen Funktion führen zur Beeinträchtigung der umgebenden Funktionen und leiten eine Kaskade von Fehlern ein, die zusätzlich zum programmierten Ablauf, diesen modifizierend, vor allem die Phase III beeinflussen und verkürzen (Fehlerkatastrophentheorie).

Vergreisungssyndrome mit Modellcharakter für die Lebens- und Alterungsvorgänge sind ausgesprochen seltene Erbkrankheiten [4] und unterscheiden sich in ihrem Modellcharakter (Abb. 1). Während die Akrogerie allein eine vorzeitige, akrale Hautatrophie aufweist und die Metagerie so selten ist, daß sie noch nicht ausreichend untersucht werden konnte, kommt der Progerie ausgesprochen Modellcharakter zu. Das Werner-Syndrom mit akraler Hautatrophie, vergesellschaftet mit Sklerose und Verkalkung, mit Katarakten, mit einer Atrophie der Larynx-Schleimhaut und einer überzufälligen Sarkomhäufigkeit, weicht im Erscheinungsbild vom normalen Ablauf des Seniums ab und stellt damit eine „Karikatur des Alterns" dar. Dennoch verhält sich das Werner-Syndrom in vielen untersuchten Parametern sehr ähnlich wie die Progerie.

Die weiteren Darstellungen werden anhand der Untersuchungen bei der Progerie und beim Werner-Syndrom gemacht [2, 6] und greifen zum Verständnis der Symptomatik einige untersuchte Systeme heraus (Abb. 2):

Die zellulären *Repair-Systeme* sind sowohl bei den normalen menschlichen Zellen der Phase III wie auch bei denjenigen von Progerie-Patienten und solchen mit Werner-Syndrom normal [1, 5, 8]. Dies entspricht der Erwartung, da anderenfalls die Fehlerkatastrophe nach dem Ausfall eines Repair-Systems explosionsartig die ganze Zelle und den Organismus außer Funktion stellen würde. Tatsächlich ist ja auch das Krankheitsbild Xeroderma pigmentosum, bei dem das eine oder andere Reparatursystem funktionell minderwertig oder defekt ist, kein Modell der Vergreisung oder der zellulären Alterung.

Auf zellulärer Ebene hingegen ist bei normalen Fibroblasten der Phase III und bei Fibroblasten der Progerie und des Werner-Syndroms das zelluläre *Ansprechen auf Insulin* reduziert. Die Änderung liegt auf der Stufe des Rezeptors oder des „Secondmessenger" und erklärt den Altersdiabetes sowie die große Häufung von Insulin-resistentem Diabetes bei der Progerie und beim Werner-Syndrom [1, 6].

In den Gefäßwänden der Arterien läßt sich in Phase III, bei der Progerie und beim Werner-Syndrom der *Intrinsicfaktor der Blutgerinnung* verstärkt und mit einer gesteigerten Aktivität nachweisen. Man nimmt an, daß

	Akrogerie	Werner-Syn.	Metagerie	Progerie
Hautatrophie	+ (akral)	+ (akral)	++	++
Minderwuchs	-	+	+	++
Lebenserwartung ↗	-	+	+	++
Arteriosklerose	-	++	++	++
Diabetes	-	+ (∼ 50%)	++	+ (∼ 50%)
Hypogenitalismus	-	++	-	+
Bes. Merkmale	-	Catarakte Tu 10 %	-	-

Abb. 1. Die 4 Vergreisungssyndrome mit den wichtigsten Symptomen (Organbefall)

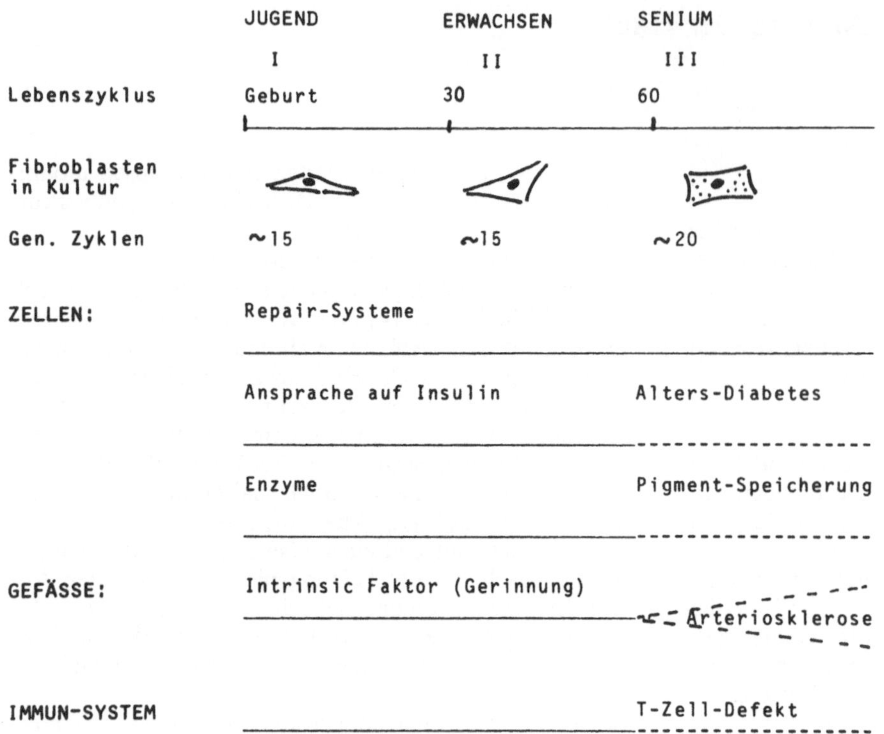

Abb. 2. Der Lebenszyklus des Menschen in vivo und an kultivierten Fibroblasten mit Bezug auf einige funktionelle Systeme

damit eine frühere Veränderung erfaßt wird, die zur herdförmigen, intramuralen Gerinnung mit anschließender Arteriosklerose führt; eine „Alterserkrankung", die bei der Progerie und beim Werner-Syndrom sehr frühzeitig auftritt [2].

Das *Immunsystem* in der Phase III zeigt einen Defekt der T-Zellaktivität. Die T-Lymphozyten sind weniger stimulierbar und die Produktion von Lymphokinen ist herabgesetzt. Die Kooperation der B- und T-Zellen ist gestört und es kommt zu einer B-Zell-Aktivierung mit mono- und polyklonaler Ig-Vermehrung, die HLA-Expression verarmt (meßbar nur an geklonten Zellen) und Autoimmunitätsphänomene nehmen zu. Ähnliche Veränderungen treten bei der Progerie und beim Werner-Syndrom schon sehr früh auf. Betrachtet man den Thymus als Schrittmacher des immunologischen Alters, der die genannten Veränderungen (über sogen. Thymushormone) phasengerecht einleitet, so darf man nicht vergessen, daß dieses Organ unter der Kontrolle des Neuroendokriniums steht; eines Organs, das nur der Phase I unterliegt. In der Phase II und III können keine Nervenzellen mehr neu gebildet werden; Defekte sind irreparabel.

Vergleicht man aufgrund der angesprochenen Modellsysteme die zellulären Funktionen mit den klinischen Erscheinungen, so zeigt sich, daß vor allem bei der Progerie die phasengerechte Folge der Programme I, II und III nicht eingehalten ist. Während normalerweise zuerst die Reifung, dann eine Phase des Bestandes und dann der Abbau erfolgt, fällt bei der Progerie die mittlere Phase aus, die Reifung und der Abbau greifen unkoordiniert ineinander. Dadurch ist der Minderwuchs und die unvollständige Genitalentwicklung verständlich, das frühe Auftreten der generalisierten Atrophie und die frühzeitige Erkrankung einzelner Organe.

Therapeutische Eingriffe zur Verzögerung der „Vergreisung" und zur Verlängerung einer funktionell vollwertigen Phase II werden auf experimenteller und empirischer Basis angestellt. Wegen der Seltenheit der Vergreisungssyndrome ist eine Prüfung von therapeutischen Ansätzen an diesen Syndromen aber schwierig und problematisch.

Die vordringlichen Bemühungen wurden und werden zur Behandlung und zur Anwendung der Alterskrankheiten aufgewandt mit dem Ziel, deren Auftreten zu verhindern oder zu verschieben, damit die genetischen Programme phasengerecht und in der vollen Länge ablaufen können. Diese Behandlung betrifft vor allem die Phase III und wird in großem Umfange geübt.

Ein zweiter theoretischer Ansatz steht am Übergang der Phasen II/III mit dem Ziel, die Phase II voll auszuleben oder gar zu verlängern. Verbesserte Hirndurchblutung soll die Arteriosklerose kompensieren, Nootropica die Hirnfunktion verbessern und einzelne Medikamente versuchen, intrazelluläre Ablagerungen (Lipofuszin) zu entfernen; Ablagerungen, die die Zellen funktionell beeinträchtigen und als Anfang der Fehlerkatastrophe aufgefaßt werden. Immunologisch versucht man, die Thymus- und die T-Zell-Funktionen zu harmonisieren oder zu ersetzen. Auf dieser Stufe der Verlängerung oder der besseren Nutzung der Phase II werden sehr viele empirische Ansätze angeboten, von denen bisher wenige ausreichend experimentell geprüft sind.

In dem Bereich der Zielvorstellungen und der Utopie (ewige Jugend) sind Versuche am Übergang Phase I/II anzusiedeln, die mit einem Austausch einzelner oder komplexer Programme spielen. Immunologisch ist an die Transplantation von in der Jugend entnommenen und zwischenzeitlich konservierten, homologen Thymuszellen zu denken, an den Einsatz von Stammzellen, an die Komplementierung des genetischen Programms III durch intravitale Zuordnung von konservierten Zellen aus der Phase I, eventuell unter Einsatz saprophytärer Viren. Diese Gedanken reichen weit in das Gebiet der genetischen Manipulation hinein. Die somatischen Zellen eines Organismus unterliegen einer „inneren Uhr" und können nur eine endliche Zahl Generationsfolgen durchlaufen, um anschließend abzusterben. Dieser Regel entgehen nur die genetischen Stammzellen (Stammzellen von Spermien und Eizellen) sowie maligne transformierte

Zellen. Erstere sind für die Erhaltung der Spezies, nicht aber des Individuums maßgebend und letztere zeigen Charakteristika, die der Erhaltung der Spezies und der Erhaltung des Individuums grundsätzlich zuwiderlaufen. Sie sind weder zur Manipulation des Lebenszyklus noch zur Therapie von Alterserscheinungen verwendbar.

Literatur

1. Bohnert E, Asbach W, Jung EG (1972) Replikation und Reparatur epidermaler DNS; Einfluß von Lichtexposition und Alter. Arch Dermatol Res 244:40–44
2. Goldstein S (1979) Studies on age-related diseases in cultured skin fibroblasts. J Invest Dermatol 73:19–23
3. Hayflick L (1979) The cell biology of aging. J Invest Dermatol 73:8–14
4. Jung EG (1980) Vergreisungssyndrome. In: Korting GW (Hrsg) Dermatologie in Praxis und Klinik, Bd II. Thieme, Stuttgart, S 20.4–20.9
5. Liu SCC, Parsons CS, Hanawalt PC (1981) Comparative growth profile and DNA repair capacity in cultured human keratinocytes from donors of different ages. J Invest Dermatol 76:321
6. Norwood TH, Hoehn H, Salk D, Martin GM (1979) Cellular aging in Werner's syndrome: a unique phenotype? J Invest Dermatol 73:92–96
7. Schneider EL (1979) Aging and cultured human skin fibroblasts. J Invest Dermatol 73:15–18
8. Zanzoni F, Baumann JWA, Jung EG (1979) Sister chromatid exchange (SCE) in human lymphocytes. Effect of UV C irradiation and age. Arch Dermatol Res 265:283–287

Prof. Dr. E. G. Jung
Hautklinik am
Klinikum d. Stadt Mannheim
Postf. 23
D-6800 Mannheim

Lichtbedingte Veränderungen der Altershaut

G. Rassner und W. Undeutsch, Tübingen

Bei den Veränderungen der Altershaut [1] sollte streng unterschieden werden zwischen lichtbedingten Veränderungen und altersbedingten Veränderungen. Der chronische Lichtschaden der Haut zeigt nämlich nicht nur ätiopathogenetische Besonderheiten, sondern ist auch im Gegensatz zu den senilen, involutiven Hautveränderungen prophylaktisch-therapeutischen Maßnahmen zugänglich. Folgende Kriterien sind für eine Unterscheidung hilfreich:

Senile Veränderungen betreffen das gesamte Hautorgan (alle Hautregionen, alle Hautbestandteile) und sind prinzipiell mit dem allgemeinen Alterungsprozeß des Organismus korreliert.

Lichtbedingte Hautveränderungen finden sich primär nur in lichtexponierten Hautregionen und Hautschichten. Sie sind fakultativer Natur und in Häufigkeit, Schwere und Zeitpunkt des Auftretens abhängig von individuellen Faktoren wie UV-Belastung, Pigmentschutz, reparativer Kapazität, immunologischen Faktoren und genetischen Faktoren [1, 2, 10, 13].

Üblicherweise werden degenerative und proliferative Veränderungen unterschieden.

Aktinisch-bedingte degenerative Hautveränderungen

Durch aktinisch (solar) bedingte Schädigung des Hautorgans können sich folgende Veränderungen entwickeln [11, 12, 13, 17]: Epidermisatrophie, Leukomelanodermie, Elastose-Syndrome, Teleangiektasien und Purpura. Den Elastose-Syndromen werden zugerechnet: Die aktinische Elastose (lokalisiert, symmetrisch), das Elastoma diffusum (gesamte Gesichtshaut, gesamtes Korium), Cutis romboidalis nuchae (vorwiegend bei Männern), Morbus Favre-Racouchot (aktinische Elastose mit aktinischen Komedonen), Kolloidmilien.

Generell führt die Anhäufung elastotischen Materials zu einer Verdickung und Vergröberung der Haut, der Elastizitätsverlust zur Faltenbildung bis hin zum ausgeprägten Bild einer Dermatochalasis.

Die genannten *Kriterien* für die aktinische Verursachung der genannten degenerativen Hautveränderungen treffen voll zu. Die Veränderungen finden sich ausschließlich in lichtexponierten Hautregionen und Hautschichten. Sie treten gehäuft oder frühzeitig auf bei erhöhter UV-Belastung (bestimmte Berufsgruppen: Seemann/Landmannhaut) und/oder reduzierter UV-Toleranz (Albinismus, Lichttyp I–II, Xeroderma pigmentosum), finden sich hingegen bei Negern [14] nur schwach ausgeprägt (Ausnahme: Albino-Neger).

Pathologisch findet sich ein unregelmäßiges Nebeneinander von atrophisierenden und hypertrophisierenden Veränderungen. Die aktinische Elastose wird heute weniger auf eine aktinische Schädigung präexisitierender Fasern des dermalen Bindegewebes als auf eine aktinische Schädigung der Fibroblasten mit Bildung eines pathologischen, Elastica-ähnlichen Faserproteins zurückgeführt [2–4]. Für die Auslösung aktinisch-bedingter degenerativer Hautveränderungen scheinen UV–B (Epidermis) und UV-A (Dermis) die Hauptrolle zu spielen. Die Mitwirkung anderer exogener Faktoren (andere Spektralbereiche, Witterungsfaktoren, chemische Einwirkungen) und endogener Faktoren (z. B. Porphyria cutanea tarda) ist möglich bzw. wahrscheinlich. Im Tierexperiment lassen sich degenerative Veränderungen auslösen [2, 3].

Chronischer Lichtschaden der Haut: Neubildungen

Im Rahmen einer chronisch-aktinischen (solaren) Schädigung der Haut können benigne, pseudomaligne, prämaligne und maligne Neubildungen des Epithels und des Pigmentsystems auftreten. Neubildungen des Bindegewebes sind selten. Folgende Neubildungen sind vor allem zu nennen [6, 8, 13, 17, 18]: Aktinische Lentigo (senilis), Keratoakanthom, aktinische Keratosen, Morbus Bowen, Cheilitis actinica bzw. präcancerosa, Basaliom, spinozelluläres Karzinom, malignes Melanom.

Die Therapie der genannten gutartigen, pseudomalignen und prämalignen Hautveränderungen ist in der Regel unproblematisch. Als umschriebene Veränderung ist ihre Entfernung möglich durch Operation, chemische oder physikalische gewebszerstörende Maßnahmen.

Bei spinozellulärem Karzinom der Haut ist hinsichtlich der Therapieplanung das erheblich divergierende Metastasierungsrisiko zu berücksichtigen [8]. Bei der Behandlung des Basalioms ist die Rezidivgefahr wegen subklinischer Ausläufer wesentlich höher als allgemein angenommen. Über ein praktikables operatives Vorgehen mit histologischer Kontrolle berichtet Breuninger et al. [5]. Bei malignem Melanom steigt trotz deutlicher Fortschritte der Therapie die Mortalität weiter an. Der Frühdiagnose und Frühtherapie kommt deshalb eine große Bedeutung zu [15].

Die früher dargestellten *Kriterien* einer aktinischen Verursachung gelten global auch für die genannten prämalignen und malignen Hautveränderungen (Lokalisation in lichtexponierten Hautregionen und -schichten, gehäuftes und/oder frühzeitiges Auftreten bei erhöhter UV-Belastung und/oder -Empfindlichkeit). Es gibt allerdings einige interessante Modifikationen [6, 8, 13]. Die engste Korrelation zeigt das spinozelluläre Karzinom und seine Präkanzerosen. Hier scheint die chronische UV(B)-Exposition der wichtigste exogene karzinogene Faktor zu sein. Beim Basaliom spricht die zwar globale, im Detail nicht aber exakt expositionskorrelierte Lokalisation für zusätzlich modifizierende Faktoren. In der Gruppe der malignen Melanome erfüllt das Lentigo-maligna-Melanom alle Kriterien einer Photokarzinogenese. Wegen der Besonderheiten bei anderen Melanomtypen werden jedoch andere oder zusätzliche Mechanismen [1, 7, 18, 16] diskutiert (z. B. UV als Promotor, systemische Wirkungen einer lokalisierten UV-Exposition, zusätzliche Einwirkung chemischer Karzinogene, spezielle genetische Disposition).

Die Pathogenese ist ein intensiv bearbeitetes Problem, Untersuchungen an tierischen Melanomen haben dazu beigetragen, neuere Vorstellungen über die Krebsentstehung zu entwickeln [1].

Tierexperimentell lassen sich präkanzeröse Keratosen und spinozelluläre Karzinome durch UV-Bestrahlung (insbesondere UV-B) erzeugen. Die Tatsache, daß für Basaliome und maligne Melanome keine praktikablen Tiermodelle bestehen, spricht ebenfalls für die Mitwirkung zusätzlicher Faktoren.

Die weltweit beobachtete Zunahme chronisch-aktinischer Hautschädigungen einschließlich UV-Neoplasien muß eine weitere Intensivierung der Prophylaxe und Behandlung zur Folge haben. Dies bedeutet eine noch intensivere Aufklärung der Bevölkerung und eine Verbesserung von Lichtschutzmaßnahmen, die nicht nur die Verhinderung des akuten, sondern auch des chronischen Lichtschadens zum Ziele haben sollten [9]. Prophylaxe und Lichtschutz sollten auf dem Boden einer individuellen Risikoerfassung und in differenzierter Weise erfolgen [9, 10]. Bei der Behandlung sind Frühdiagnose (maligne Melanome) und Verbesserungen der Therapie anzustreben, wobei meines Erachtens dem Dermatologen in Zukunft eine viel größere Rolle zukommen sollte als bisher.

Literatur

1. Anders F (1981) Erb- und Umweltfaktoren im Ursachengefüge des neoplastischen Wachstums nach Studien an Xiphophorus. In: Verhandlung der Gesellschaft Deutscher Naturforscher und Ärzte, 111. Versammlung. Springer, Berlin Heidelberg New York
2. Berger H (1979) Das Altern des Hautbindegewebes (unter dem Einfluß des Sonnenlichtes). Akt Dermatol 5:93–99
3. Berger H, Tsambos D (1981) Ursachen und Entwicklung des chronischen Lichtschadens. Hautarzt (Suppl) V:260–261
4. Braun-Falco O (1969) Die Morphogenese der senil-aktinischen Elastose. Eine elektronenmikroskopische Untersuchung. Arch Klin Exp. Dermatol 235:138–160
5. Breuninger H, Undeutsch W, Rassner G (1983) Standardisierte Excision von Basaliomen mit errechnetem Sicherheitsabstand und histologischer Randkontrolle: Erfahrungen bei 350 Tumoren. Hautarzt (im Druck)
6. Clark WH et al (1979) Human maligna melanoma. Grune & Stratton, New York
7. Forbes PD (1981) Photocarcinogenesis: An overview. J Invest Dermatol 77:139–143
8. Helm F (1979) Cancer dermatology. Lea & Febiger, Philadelphia
9. Ippen H (1973) Lichtschutz bei normaler und erkrankter Haut. Fortschritte der praktischen Dermatologie und Venerologie. Springer, Berlin Heidelberg New York
10. Jung GE (1982) Licht und Hautkrebse: Modell-Risikoerfassung. Springer, Berlin Heidelberg New York
11. Kilian B (1979) Das klinische Erscheinungsbild der Altersveränderungen der Haut. Akt Dermatol 5:79–88
12. Korting GW (1981) Gerontologische Dermatologie. In: Korting GW (Hrsg) Dermatologie in Praxis und Klinik. Thieme, Stuttgart
13. Lischka G, Jung EG (1982) Lichtkrankheiten der Haut. Beiträge zur Dermatologie. Perimed, Erlangen
14. Nürnberger F (1981) Chronischer Lichtschaden bei schwarzer Haut. Hautarzt (Suppl) V:262–265
15. Rassner G (1982) Vorformen und Frühformen des malignen Melanoms der Haut: Diagnose und Vorgehen. Dtsch Dermatol 9:945–950
16. Rosdahl I (1979) The epidermal melanocyte population and its reaction to ultraviolet light. Acta-Dermatol Venerol (Göteborg) (Suppl) 59:88
17. Schnyder UW (1982) Chronische Lichtschäden der Haut. Therap Umsch 39:202–207
18. World Health Organization (1979) Ultraviolet radiation environmental health criteria, vol 14. World Health Organization, Genf

Prof. Dr. G. Rassner
Univ.-Hautklinik
Liebermeisterstr. 24
D-7400 Tübingen

Vorzeitige Alterung bei Niereninsuffizienz respektive Langzeitdialyse

P. Altmeyer und H.-G. Kachel, Frankfurt

In klinisch-dermatologischen Untersuchungen an chronischen Urämie-Patienten fanden wir regelmäßig eine ausgeprägte aktinische Elastose, die weit über die elastotischen Veränderungen altersentsprechender Personen hinausgeht [1]. Diese vorzeitig auftretende „elastotische" Degeneration des Hautbindegewebes lenkte den Verdacht auf eine Urämie-induzierte Störung der Kollagensynthese hin. Ziel der vorliegenden Untersuchung ist es, auf der Grundlage bisheriger Erkenntnisse das histopathologische Substrat urämisch geschädigter Haut näher zu beschreiben.

Material und Methoden

Bei 52 Langzeitdialyse-Patienten sowie bei 7 nicht dialysierten Patienten mit chronisch terminaler Niereninsuffizienz wurden aus bevorzugt belichteten sowie aus wenig lichtexponierten Stellen Hautbiopsien entnommen. Die Bioptate wurden histologisch, immunhistologisch und elektronenmikroskopisch untersucht.

Ergebnisse und Diskussion

Als konstantes Merkmal der Langzeitdialyse-Patienten findet sich eine erhebliche Voralterung der Haut, die sich in einer massiven aktinischen Elastose in lichtexponierten Hautarealen bemerkbar macht. Das Ausmaß der aktinischen Elastose ist weniger von der Intensität der solaren Exposition als von der Dauer der Hämodialysebehandlung abhängig. Bei Kongorot-Anfärbung der Schnitte zeigt sich eine schwache bis deutliche Rot-Tingierung der kollagenen Fasern, die polarisationsoptisch grüne Doppelbrechung zeigen. Elektronenmikroskopisch findet sich an verschiedenen Stellen der Dermis ein gering elektronendichtes Material mit kleinen Granula und feinsten Filamenten. Dieses Material liegt in der Regel in unmittelbarer Nähe von Fibroblasten.

Ablagerungen dieses „Amyloid"-ähnlichen Materials können bei einem Teil der Dialyse-Patienten auch in der Rektumschleimhaut, im perineuralen Bindegewebe und im synovialen Gewebe des Schultergelenkes nachgewiesen werden [2].

Weitere konstante klinische Merkmale der Langzeitdialyse-Patienten sind Pruritus, eine verstärkte Pigmentierungstendenz, Xerodermie, Abnahme der Talg- und Schweißsekretion, Kälteempfindlichkeit, Nagelveränderungen sowie eine Zunahme der Hautvulnerabilität. Hinzu kommt ein Raynaud-Phänomen bei nahezu der Hälfte aller Patienten.

Bemerkenswert sind die Veränderungen kapillärer Gefäße der Lederhaut. Ihre Wände sind unförmig verdickt und stark PAS-positiv. Die Lumina einzelner Kapillaren sind durch Gefäßwandauftreibungen entweder vollständig verschlossen oder nur noch spaltförmig nachweisbar. Die Gefäßveränderungen nehmen mit Dialysedauer zu. Sie sind aber auch bei nicht-dialysierten niereninsuffizienten Patienten nachweisbar. Immunhistologisch sind in wechselndem Ausmaß alle untersuchten Immunglobuline wie auch C3 und Fibrinogen in den Gefäßwänden nachweisbar.

Der gemeinsame Nenner der klinischen und histologischen Veränderungen der chronisch niereninsuffizienten Patienten ist die biologische Voralterung, wobei eine Reihe klinischer Faktoren auf eine systemische Störung des Kollagen-Stoffwechsels deuten. Hinzu kommen die klinisch und feingeweblich erfaßbaren Gefäßsymptome und der Nachweis einer „Amyloid"-ähnlichen Substanz. In diesem Zusammenhang könnte der unlängst mitgeteilte Befund über ein amorphes nicht fibrilläres „Amyloid" bedeutsam sein [3].

Literatur

1. Altmeyer P, Kachel HG, Jünger M, Koch KM, Holzmann H (1982) Hautveränderungen bei Langzeitdialyse-Patienten. Hautarzt 33:303–309
2. Altmeyer P, Kachel HG, Runne U (1983) Mikroangiopathie, Bindegewebsveränderungen und Amyloid-artige Ablagerungen bei chronischer Niereninsuffizienz. Hautarzt 34:277–285
3. Shirahama T, Skinner M, Cohen AS (1981) Possible deposition in tissue of amyloid protein in a nonfibrillar form. In: Glenner GG, Pinhoe Costa P, Falcao de Freitas A (eds) Amyloid und amyloidosis. Excerpta Medica, Amsterdam Oxford Princeton, pp 278–282

Prof. Dr. P. Altmeyer
Zentr. f. Dermatologie
u. Venerologie d. Univ.
Dr. H.-G. Kachel
Zentr. d. Inneren Medizin
Abt. Nephrologie
Theodor-Stern-Kai 7
D-6000 Frankfurt

Die operative Behandlung benigner, präkanzeröser und tumoröser Hautkrankheiten des alten Menschen

U. Runne, Frankfurt

Die operative Therapie gehört zu den wirksamsten und befriedigendsten Behandlungsmethoden der Dermatologie. Ein weiterer Vorteil ist, daß der Befund histologisch gesichert werden kann und daß der Behandlungserfolg rasch eintritt. Allerdings ist der Aufwand für operative Eingriffe hoch – und zwar in räumlicher, apparativer, personeller und zeitlicher Hinsicht.

Dem Generalthema dieses Kongresses entsprechend befaßt sich dieser Beitrag
1. mit dem alten Menschen und
2. mit der zu behandelnden Altersdermatose.

Der alte Mensch

Verschiedene biologische Funktionen des *Allgemeinorganismus* sind einer Regression unterworfen. Am Beispiel des Herz-Kreislauf-Systems zeigt sich, daß der periphere Widerstand mehr und mehr ansteigt, während das Schlagvolumen und Herzzeitvolumen kontinuierlich abfallen. Hierdurch sinkt die Nierendurchblutung bei einem 90jährigen im Vergleich zu einem 30jährigen auf 50%. Ähnliches gilt für die Funktion der endokrinen Organe und für zahlreiche Stoffwechselleistungen.

Aus diesen Gründen muß die mit einem operativen Eingriff verbundene Belastung besonders beim alten Menschen möglichst gering gehalten werden. Dies geschieht durch präoperative, intraoperative und postoperative Maßnahmen.

Durch präoperative Untersuchungen von Kreislauf-, Lungen- und Nierenfunktion können vorhandene Risiken erkannt und rechtzeitig vermindert werden. Intraoperativ sollte die Anästhesie schonend sein; je kürzer die Narkosezeit, desto günstiger. Allerdings kann eine großflächige Lokalanästhesie mit Adrenalinzusatz im Alter eine größere Belastung darstellen als eine gut geführte Allgemeinnarkose. Postoperativ muß der Patient frühzeitig mobilisiert und durch eine intensive Thrombose- und Pneumonieprophylaxe vor vermeidbaren Komplikationen geschützt werden.

Auch im *Operationsgebiet* selbst bestehen beim alten Menschen Besonderheiten. Die schlaffe, faltenreiche Haut ermöglicht größere Dehnungsplastiken als beim jungen Menschen. Dadurch lassen sich technisch aufwendige Nahtplastiken oder Transplantationen mitunter umgehen. Andererseits besteht wegen der verminderten Durchblutung der Gewebe im Alter eher eine Nekrosegefahr. Das ist insbesondere dann der Fall, wenn das Lokalanästhetikum Adrenalin enthält, die Wundränder mechanisch traktiert und die Hautnähte zu fest angezogen werden.

Schließlich erfolgt die Wundheilung beim alten Menschen langsamer. Das bedeutet, daß das Nahtmaterial für Subkutannähte haltbarer sein sollte und die Hautnähte nicht zu früh entfernt werden dürfen.

Die Altersdermatose

Die Zahl der operationsbedürftigen Hautveränderungen nimmt im Alter zu. Dabei handelt es sich vor allem um drei Gruppen von Hautkrankheiten: benigne Hautveränderungen, Präkanzerosen und Tumoren. Die Operationsplanung und -technik richten sich dabei nach der Art der Krankheit, ihrer Ausdehnung und der topographischen Lokalisation.

Benigne Veränderungen wie seborrhoische Warzen, Fibrome und Papillome können durch Kürettage, Scherenschlag oder mit dem Elektrokauter entfernt werden. Flächenhafte Teleangiektasien lassen sich mittels Dermabrasion entfernen. Beim Rhinophym liefert die Abtragung mit dem Skalpell und die anschließende Glättung mit der hochtourigen Fräse überzeugende Ergebnisse.

Präkanzerosen werden in der Regel kürettiert, die Lentigo maligna dagegen exzidiert. Bei einer chronischen Cheilitis actinica bedarf es der Lippenrot-Plastik und bei Präkanzerosen an Vorhaut und Glans einer Zirkumzision.

Bei den *Hauttumoren* hängt die Prognose entscheidend von der Früherkennung, der rechtzeitigen Operation und einer adäquaten Nachsorge ab. Jeder Hauttumor könnte mit ganz geringem Aufwand entfernt und vollständig geheilt werden, wenn der Patient nur früh genug beim Facharzt erschiene. Basaliome und Plattenepithelkarzinome werden mit einem Sicherheitsabstand exzidiert. Als neuere Behandlungsmethode leistet die Kryo-Therapie wertvolle Hilfe. Sie spart Zeit, räumlichen und personellen Aufwand. Für das maligne Melanom richtet sich die Größe des zu exstirpierenden Areals nach der Risikogruppe; eine prophylaktische oder therapeutische Lymphknotendissektion kann erforderlich sein. Zum Wundverschluß stehen sämtliche Methoden der Nahplastik und die verschiedenen Transplantationstechniken zur Verfügung. Dabei können große Defekte auch mittels eines Vollhautlappens, der mit einem Netzdermatom vergrößert wurde, gedeckt werden. Ist eine ausreichend lange Allgemeinnarkose nicht möglich, müssen beim alten Menschen manchmal Kompromisse geschlossen und eine planmäßige Sekundärheilung des Defekts in Kauf genommen werden.

Im Alter gibt es somit eine Vielzahl von Operationsindikationen. Zu ihrer Durchführung stehen geeignete Operationstechniken und schonende Anästhesieverfahren zur Verfügung. Bei richtiger Indikation, optimaler Vorbereitung, exakter Durchführung und sorgfältiger Nachbehandlung ist die operative Dermatologie auch im Alter von großem Nutzen.

Literatur

1. Petres J, Hundeiker M (1975) Korrektive Dermatologie. Operationen an der Haut. Springer, Berlin Heidelberg New York
2. Runne U, Bloch PH, Tritsch H (1981) Nahplastiken im Stirnbereich. In: Petres J, Müller R (Hrsg) Präkanzerosen und Papillomatosen der Haut. Springer, Berlin Heidelberg New York, S 207–211
3. Tritsch H (1976) Dermatochirurgie für die Praxis. Folia Ichthyolica Heft 21. Mitteilungen Ichthyol-Gesellschaft, Cordes, Hermanni und Co., Hamburg
4. Vetter G (1980) Einige Grundlagen der Chirurgie im hohen Alter. In: Böhlau V (Hrsg) Altern und Krankheit. Schattauer, Stuttgart New York, S 51–65

PD Dr. U. Runne
Zentr. d. Dermatologie
u. Venerologie d. Univ.
Th.-Stern-Kai 7
D-6000 Frankfurt

Röntgenweichstrahltherapie bei älteren Menschen

R. Panizzon, Zürich

Es gibt mindestens 2 Gründe, wieso eine Röntgentherapie im Alter ideal ist:
1. Eine Röntgenbehandlung führen wir meist jenseits des 45. Altersjahres durch.
2. Die Strahlentherapie wird von den älteren Patienten, insbesondere bei der Tumorbehandlung, dem chirurgischen Verfahren meist vorgezogen.

Welches sind überhaupt häufige Hautleiden im Alter? Es sind dies Pruritus, Ekzem, Ulcus cruris und Neoplasien [9]. Neben den Malignomen kann auch bei den doch häufigen gutartigen Hautveränderungen nach Ausschöpfung der konservativen therapeutischen Maßnahmen mit Röntgenstrahlen ein Erfolg erzielt werden [1, 3, 7, 10]. Wesentlich ist hier, daß mit der Therapie frühzeitig begonnen wird.

Beim *generalisierten Pruritus* ist der Effekt der Strahlenbehandlung eklatant. Bekanntlich haben die Röntgenstrahlen nicht nur einen antimitotischen und antientzündlichen, sondern auch einen antipruriginösen Effekt [1, 3]. Mit der Fernbestrahlung steht uns ein ökonomisches Verfahren zur Verfügung, s. Tab. 1 [1, 2]. Eine einzelne Bestrahlungssitzung dauert etwa 4 min und scheint uns erfahrungsgemäß auch für ältere Patienten zumutbar.

Die chronisch-lichenifizierten *Ekzeme* sind im Alter nicht zu selten, wobei auch hier die Röntgentherapie als ergänzende Methode nicht zu unterschätzen ist, s. Tabelle 1 [3, 7]. Hervorzuheben ist die Unterbrechung des Circulus vitiosus: Juckreiz – Kratzen – vermehrte Entzündung – vermehrter Juckreiz etc. Gerade die ältere, atrophe Haut erträgt nur wenig, und wenn überhaupt, nur kurzzeitig fluorierte Steroide. Hier weiß der Therapeut die Möglichkeit einer Röntgentherapie sehr zu schätzen.

Eine weniger bekannte, aber ebenfalls dankbare Indikation zur Strahlenbehandlung stellen die *schmerzhaften Ulvera cruris* dar. Früher stellte Fischer (Zit. in [3]) in Zürich anläßlich der Bestrahlung von Unterschenkelekzemen fest, daß diese schmerzhaften Ulzera rasch schmerzfrei wurden und dies bereits mit kleinen Röntgendosen (s. Tabelle 1). Die Röntgenstrahlen bewirken aber nicht nur eine Abnahme der Entzündung, sondern auch eine Auflockerung der Indurationen, was sich auf den Heilungsverlauf nur günstig auswirken kann [3].

Wie eingangs erwähnt, ziehen sehr oft ältere Leute für die Therapie eines *Malignoms* die Röntgentherapie einem chirurgischen Verfahren vor [4]. Tatsächlich überwiegen die Vor- gegenüber den Nachteilen.

Großflächige *senile Keratosen* sind nicht allzu selten (Stirn-Scheitelglatze und Vorderarme z. B.) und sprechen gut auf eine Strahlenbehandlung an (s. Tabelle 2) [8]. In bestimmten Fällen ist hier auch eine Grenzstrahlbehandlung möglich. Immerhin liegt die Rezidivquote nach 6 Jahren bei einem Drittel (s. Tabelle 3). Diese können wiederum mit einer 2. Serie von 6 x 400 R saniert werden. Erfolgreicher, weil die Indikation streng gestellt wird, ist die Strahlenbehandlung des *Morbus Bowen* bzw. der *Erythroplasie Queyrat* (s. Tabelle 3) [6, 8, 10]. Diese Veränderungen sind bereits dicker (bis zu 1,7 mm!), weshalb hier auf jeden Fall Weichstrahlen indiziert sind, und zwar mit einer höheren Gesamtdosis (s. Tabelle 2). Über ähnliche gute Resultate können wir bei der *Lentigo maligna* berichten, welche wir seit Miescher erfolgreich mit Grenzstrahlen behandeln (s. Tabelle 2 und 3) [2, 8, 10]. Befürchtungen, diese Strahlen erreichten nicht alle neoplastischen Zellen, sind kaum berechtigt. Mit einem Fokus-Hautabstand von 20 cm erreichen wir eine Gewebehalbwertstiefe von 1 mm, d. h. in der Altershaut sind wir bereits auf Höhe der unteren Talgdrüsenabschnitte. Der Patient ist jedoch zu informieren, daß das völlige Verschwinden des Pigments einige Monate bis zu 2 Jahre dauern kann.

Das *Basaliom* stellt die Indikation zur Röntgenbehandlung schlechthin dar. Wollen wir hier unsere Heilungsrate von 94 % bei bisher 1388 in der Literatur festgehaltener Fälle unserer Klinik beibehalten (s. Tabelle 2) [4, 5, 8], sind die Indikationen der verschiedenen Basaliomformen sorgfältig zu beachten. Vor allem muß man daran denken, daß vorbehandelte Basaliome unabhängig

Tabelle 1. Richtdosen für Dermatosen

Diagnose	Stufe	Dosierung	Intervall (Tage)
Generalisierter Pruritus	V	6–10 x 50 R	4–7
Ekzem, chron.	II	4– 6 x 60 R	4–7
Ulcus cruris, schmerzhaft	II	4–10 x 30 R	täglich

Tabelle 2. Richtdosen für Malignome

Diagnose	Stufe	Dosierung		Intervall
Keratosis senilis	I		3 x 1500 R	4–7
	II	< 4 cm ∅	2– 3 x 800 R	4–7
		> 4 cm ∅	5– 7 x 400 R	3–4
M. Bowen / Erythropl. Queyrat	II	< 4 cm ∅	4– 6 x 800 R	4–7
		> 4 cm ∅	8–10 x 400 R	3–4
Lentigo maligna	I		5– 6 x 2000 R	4–7
Basaliom / Spinaliom	II–IV	< 4 cm ∅	5– 6 x 800 R	4–7
		4–8 cm ∅	10–12 x 400 R	3–4
		> 8 cm ∅	26–28 x 200 R	täglich
Mycosis fungoides	V		6–10 x 100 R	4–7
	II–IV	> 4 cm ∅	3– 7 x 200 R	3–4

Diagnose	Anzahl	Rezidive	Heilungsrate (%)
Keratosis senilis	117	40	66
M. Bowen / Erythropl. Queyrat	45	0	100
Lentigo maligna	88	3	97
Basaliom	1388	84	94
Spinaliom	622	85	86

Tabelle 3. Die Resultate der Strahlenbehandlung einiger Malignome der Dermatol. Klinik, Universitätsspital Zürich

von der durchgeführten Therapie rezidivfreudiger sind [4, 5]. Problem-Basaliome sind beim älteren Patienten nicht selten, da eine gewisse Indolenz und Nachlässigkeit diese Patienten zu spät zum Arzt gehen läßt. Je nach Tumordurchmesser und -dicke wird die Fraktionierung und Strahlenqualität bestimmt [4, 5, 10]. Das von Miescher empirisch gefundene Fraktionierungsschema wurde von Storck anhand des TDF-(Time-Dose-Fractionation-)Faktors bestätigt [8]. Obwohl dieser TDF-Faktor nützlich ist, verlassen wir uns hinsichtlich Therapieende immer auf die Tumor- und Hautreaktion. Dabei wird zu wenig daran gedacht, daß die Haut im Alter vermindert röntgensensibel ist, und zwar bis zu 40% [2].

Das *Spinaliom* behandeln wir in der Regel genau gleich wie das Basaliom (s. Tabelle 2) [8]. Das Besondere bei diesem Tumor liegt darin, daß er rascher und tiefer infiltriert. Eine frühe Diagnose und Therapie ist somit Voraussetzung für ein gutes Resultat. Die meisten Spinaliome sind an lichtexponierten Stellen lokalisiert und haben eine relativ gute Prognose [2]. Die Resultate unserer Klinik sind in Tabelle 3 dargestellt. Nicht selten wächst ein Spinaliom exophytisch. Entweder kann der Tumor vor der Röntgentherapie abgetragen werden, oder es wird von Anfang an bestrahlt und auf eine schwächere Strahlenqualität gewechselt, sobald der Tumor flacher geworden ist [2, 4, 8]. Bereits kleine Dosen der Röntgenweichstrahlen wirken sowohl auf die spezifischen Infiltrate wie auf die Symptome der Mycosis fungoides und stellen zusammen mit der PUVA-Therapie die Hauptpfeiler in der Therapie dar [2, 8, 10]. Im Stadium I kann ein ev. hartnäckiger, generalisierter Pruritus, im Stadium II ev. hartnäckige Plaques, mit einer Fernbestrahlung behoben werden [1, 8, 10]. Die eigentlichen Weichstrahlen kommen dann vorzugshalber im Stadium III (Tumor-) zur Anwendung (s. Tabelle 2) [1, 2, 8, 10]. Die Remissionsrate dauert einige Monate, weshalb die Röntgentherapie an derselben Stelle wiederholbar ist. Wir möchten darauf hinweisen, daß nicht nur das Tumorwachstum, sondern auch der lästige Juckreiz und die manchmal unerträglichen Schmerzen rasch beeinflußt werden können [2].

Zusammenfassend hat die Strahlenbehandlung ihren Stellenwert nicht nur für Neoplasien, sondern auch für eine ganze Reihe von entzündlichen Dermatosen. Sorgen wir dafür, daß die Röntgenweichstrahltherapie uns erhalten bleibt!

Literatur

1. Braun-Falco O, Lukacs S (1973) Dermatologische Röntgentherapie. Springer, Berlin Heidelberg New York, S 84–104, 114–115, 132–134
2. Goldschmidt H (1978) Physical modalities in dermatologic therapy. Springer, New York Heidelberg Berlin, p 95–137
3. Panizzon R (1980) Die Strahlentherapie bei Komplikationen der chronischen venösen Insuffizienz. Schweiz Rundschau Med (Praxis) 39:1406–1407
4. Panizzon R (1981) Die Strahlentherapie des Basalioms. In: Eichmann F, Schnyder UW (Hrsg) Das Basaliom. Springer, Berlin Heidelberg New York, S 103–112
5. Schnyder UW (1976) Vor- und Nachteile der Röntgenweichstrahltherapie der Basaliome. Therap Umschau 33:524–528
6. Schoefinius HH, Lukacs S, Braun-Falco O (1974) Zur Behandlung von Morbus Bowen, Bowen-Carcinom und Erythroplasie Queyrat unter besonderer Berücksichtigung der Röntgenweichstrahltherapie. Hautarzt 25:489–493
7. Schwarz K (1967) Zur Strahlentherapie gutartiger Hautkrankheiten. Therap Umschau 11:476–481
8. Storck H (1978) Zur Strahlentherapie der Hautcarcinome, unter besonderer Berücksichtigung der fraktionierten Bestrahlung. Z Hautkrankh 53:67–74
9. Weismann K, Krakauer R, Wanscher B (1980) Prevalence of skin diseases in old age. Acta Dermatovenerol 60:352–353
10. Wiskemann A (1980) Röntgentherapie der Haut. In: Korting EW (Hrsg) Dermatologie in Praxis und Klinik. Bd 1, Allgemeine Dermatologie, S 7.34–7.49

Dr. R. Panizzon
Dermatol. Klinik
Gloriastr. 31
CH-8091 Zürich

Subcutis und Haut im Laufe des Lebens (einschließlich der sogenannten Zellulitis)

F. G. Nürnberger, Berlin

Seit 1971 befaßt sich ein Arbeitskreis unserer Klinik in Zusammenarbeit mit Prof. G. Müller, Anatomisches Institut der Universität Mainz, mit der Haut- und Unterhautstruktur des Menschen. Dabei interessierten besonders geschlechtsspezifische Unterschiede, deren hormonelle Abhängigkeit und Altersveränderungen der Cutis und Subcutis mit ihren Auswirkungen auf das Relief der Hautoberfläche. Die Untersuchung dieser Fragen erbrachten nicht nur bisher unbekannte geschlechtstypische Unterschiede der Haut-Unterhautstruktur im Ober-

Tabelle 1. Geschlechtstypische Unterschiede der lateralen Oberschenkelhaut erwachsener Männer und Frauen (Alter: 16–50 Jahre)

Cutis und Subcutis	Männlich ($n = 50$)	Weiblich ($n = 50$)
Epidermis	dicker (58–77 µ)	dünner (47–62 µ)
Corium	dicker (1159–1798 µ)	dünner (994–1349 µ)
Corium-Subcutis-Grenzschicht mit *Papillae adiposae* (enthalten Haare, Schweißdrüsen, Gefäße, im Alter größer)	weniger Papillae adiposae	mehr Papillae adiposae
Subcutis (meist dreischichtig)	dünner (variabel)	dicker (variabel)
a) obere Subcutisschicht	kleine polygonale Fettzellkammern mit schräg überkreuzenden Bindegewebssepten	große stehende Fettzellkammern mit radiär verlaufenden Bindegewebssepten
b) mittlere Subcutisschicht und c) untere Subcutisschicht	vorwiegend liegende Fettzellkammern mit schräg und tangential verlaufenden Bindegewebssepten	
Status protrusus cutis (sogen. Matratzenphänomen)	nicht auslösbar	auslösbar

schenkel-Gesäßbereich, sondern ergab auch spezielle Befunde, die eng mit der Alterung der Haut und Unterhaut korreliert sind [1–5]. Anlaß für diese Studien war zunächst die Abklärung der sogen. Pannikulose („Zellulitis").

Die Subcutis ist eine Bindegewebsfettschicht, die fast die gesamte Körperoberfläche bedeckt und die relativ dehnbare Haut mit der tiefen, undehnbaren Fascie verbindet. Ihre Dicke ist variabel und hängt ab von Rasse, Alter, Geschlecht, endokrinen- und ernährungsbedingten Faktoren. Sie ist ein Druckpolster, Fett- und Wasserspeicher und schützt als schlechter Wärmeleiter vor Wärmeverlust. Man unterscheidet weißes und braunes Fettgewebe [3].

Ab 4. Fetalmonat entstehen durch Einlagerung von Fetttröpfchen in Reticulumzellen Fettzellen, die sich über das Wassermannsche „Primitivorgan" zu den Fettgewebsläppchen, dem „Fettorgan" Wassermanns entwickeln [3].

Wie wir erstmals an der Oberschenkelhaut von männlichen und weiblichen Feten nachweisen konnten [4], ist im 7.–8. Lunarmonat bei beiden Geschlechtern die obere coriumnahe Subcutisschicht *weiblich* strukturiert. Erst im letzten Trimenon kommt es bei den männlichen Feten, wahrscheinlich unter dem Einfluß der Androgene des bereits funktionierenden Hodens, zu einer geschlechtstypischen Umwandlung der Haut-Unterhautstruktur, die normalerweise durch das ganze Leben erhalten bleibt.

Die Subcutis des männlichen und weiblichen Oberschenkels ist beim Erwachsenen meist dreischichtig mit 2 intrasubcutanen bindegewebigen Grenzflächen (Tabelle 1). Die *normale männliche Oberschenkelhaut* hat eine dickere Corium-Epidermisschicht und eine dünnere Subcutis als die vergleichbare weibliche Oberschenkelhaut. Die oberen Anteile der Subcutis bestehen aus scherengitterartig sich überkreuzenden Bindegewebssepten, die tangential in das Corium einstrahlen und kleine polygonale Fettzellkammern zwischen sich einschließen (Abb. 1). Durch laterale Kompression der Oberschenkelhaut (Kneiftest) entsteht zwar eine Fältelung der Hautoberfläche, aber kein sogen. Matratzenphänomen (Abb. 2b). Bei der vergleichbaren *weiblichen Oberschenkelhaut* (Tabelle 1, Abb. 1–3) ist die Corium-Epidermisschicht dünner als beim Mann. Sie erreicht mit ca. 30 Jahren ihre stärkste Ausprägung und wird mit zunehmendem Alter dünner. Die Subcutis ist meist dicker, vor

weiblich

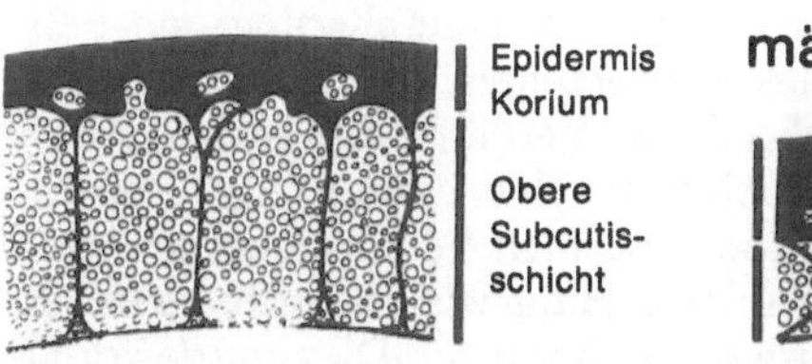

Abb. 1. Schematische Darstellung der geschlechtstypischen Unterschiede der Haut- und Unterhautstruktur der Oberschenkel-Hüft-Region

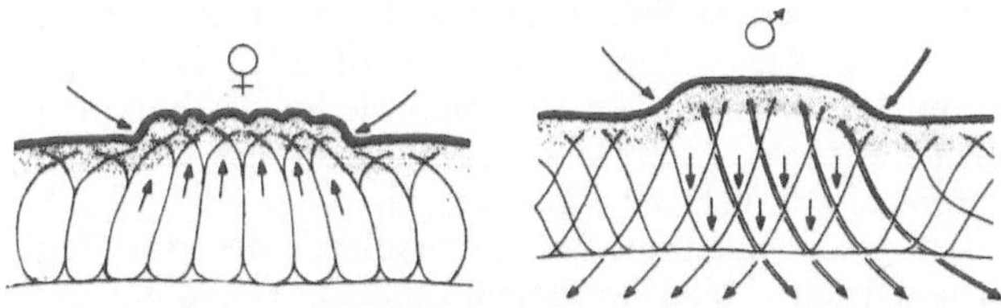

Abb. 2. Weibliche (*links*) und männliche (*rechts*) Oberschenkelhaut im Kneiftest. Bei der Frau protrudieren die Fettzelleinheiten der oberen Subcutis (= stehende Fettzellkammern und Papillae adiposae) die darüberliegende Cutis. Es entstehen an der Hautoberfläche Vorwölbungen und Dellen = Matratzenphänomen = Status protrusus cutis. Beim Mann entstehen nur Falten und Furchen (s. auch Text)

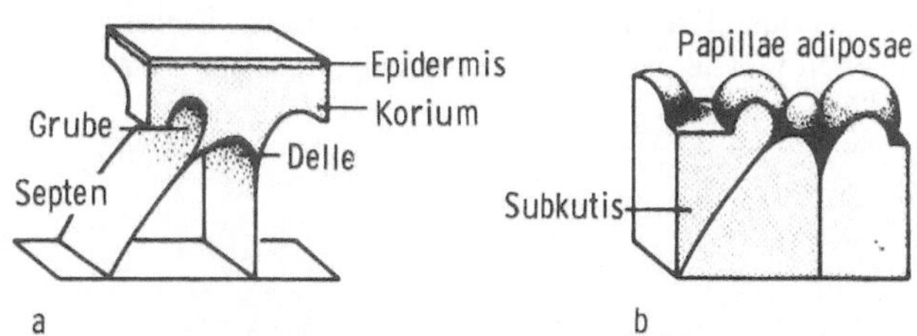

Abb. 3 a, b. Rekonstruktion der Corium-Subcutis-Grenzfläche aus histologischen Serienschnitten. Der Subcutisoberfläche mit Papillae adiposae entspricht die Coriumunterseite mit Dellen und Gruben. Die Septen verankern das Corium in der oberen Subkutisschicht (vgl. Müller u. Nürnberger 1974)

allem jenseits der Menopause (sogen. Matronenspeck). Die obere Subcutisschicht besteht aus großen, sogen. stehenden Fettzellkammern von einer durchschnittlichen Größe von 1,5 x 0,5 cm, die durch radiär verlaufende Bindegewebssepten röhrenförmig voneinander getrennt werden. Diese stehenden Fettzellkammern setzen sich in das darüberliegende Corium in Form der von uns beschriebenen Papillae adiposae (Abb. 3 b) fort, die Haarbulbi, ekkrine Schweißdrüsen und Blutgefäße enthalten.

Die weibliche Oberschenkelhaut hat mehr, größere und vor allem in der Altershaut höher liegende Papillae adiposae als die männliche Haut. Da diese Fettzelleinheiten – stehende Fettzellkammern und Papillae adiposae – durch Druck zwar vorformbar sind, aber nicht ihr Volumen ändern, sind sie die Elemente der Haut, die im Bereich der Corium-Subcutis-Grenze das Erscheinungsbild der gesamten Hautoberfläche, besonders bei Hautalterung verändern können. Bei lateraler Kompression im Kneiftest protrudieren die stehenden Fettzellkammern das darüberliegende Corium (= Vorwölbung der Hautoberfläche), während der Zug an den radiär verlaufenden Bindegewebssepten eine Dellenbildung an der Hautoberfläche erzeugt (Abb. 2 a). Dieses wie gesteppt aussehende Bild wird allgemein als Matratzenphänomen bezeichnet, während wir dafür den Begriff *Status protrusus cutis* geprägt haben. Mit zunehmender Hautalterung und Fetteinlagerung tritt das Matratzenphänomen spontan auf. Durch die altersbedingte Verdünnung des Coriums kommt es auch zu einer Hochwanderung der Papillae adiposae. Diese inkompressiblen Fettzellaggregate sind dann durch die verdünnte Haut wie „Schrotkugeln" zu tasten (sogen. Schrotkornphänomen). Dies wurde vor allem von französischen Autoren als „zellulitische Infiltrate" mißgedeutet, ohne histologische Untersuchungen durchgeführt zu haben.

Das Corium zeigt mit zunehmenden Alter nicht nur eine Dickenabnahme, sondern auch eine Nivellierung der Corium-Subcutis-Grenze mit Abflachung der Dellen (Abb. 3). Auch die Bindegewebssepten zwischen den stehenden Fettzellkammern werden dünner. Die Fettgewebszellen zeigen Hypertrophie wie bei der hypertrophen Fettsucht, Altersveränderungen an den Fettzellen waren jedoch nicht zu erkennen [1].

Die geschlechtstypischen Unterschiede der Haut-Unterhautstruktur sind hormonell (androgen) bedingt und nicht genetisch fixiert. Realisationsfaktor sind die Androgene. Bei Männern mit primärem oder sekundärem Hypogonadismus (Hypophysenunterfunktion, Klinefelter-Syndrom, Östrogentherapie bei Prostatakarzinom, chemische Kastration mit Cyproteronacetat, Spätkastration, nach Mumpsorchitis, Altersinvolution der Hoden) konnten wir eine typisch weibliche Haut-Unterhautstruktur mit positivem Matratzenphänomen beobachten [5].

Das Matratzenphänomen (mit oder ohne Kneiftest), das als das „Kardinalsymptom" der sogen. Zellulitis angesehen wurde, ist auf die Binnenstruktur der weiblichen Oberschenkelhaut und deren Hautalterung zurückzuführen und stellt ein normalerweise auslösbares geschlechtstypisches Merkmal der weiblichen Haut dar. Die sogen. Zellulitis ist demnach eine „erfundene Krankheit". Nicht nur der Name, sondern auch die zahlreichen Hypothesen ihrer Entstehung und ihrer therapeutischen Beeinflussung durch innere oder äußere Behandlung (Massage, Isomucase, Reizstrom etc.) hielten keiner wissenschaftlichen Überprüfung stand [2, 3].

Nach unseren umfangreichen Versuchen halten wir folgende Therapie und Prophylaxe für sinnvoll:
1. Gewichtsreduktion durch eiweißreiche, kohlehydrat- und fettarme Diät bis zum Normalgewicht (besser Idealgewicht). Die Gewichtsreduktion muß aber rechtzeitig (d.h. bis zum 35.–40. Lebensjahr) erfolgen, solange der kollagen-elastische Hautmantel noch so elastisch ist, daß er das bei der Fetteinschmelzung freiwerdende Volumen durch Retraktion ausgleichen kann. Bei schon eingetretener Hautalterung wird bei Gewichtsverlust der Hautmantel oft zu weit und führt dann zu einer deformierenden Verstärkung des Matratzenphänomens (Dermopanniculosis deformans).
2. *Bewegung jeglicher Art* (Sport, Gymnastik, Radfahren, Wandern). Nicht nur, daß Sportlerinnen meist weniger Fett anlagern, auch der Tonus der gekräftigten Muskulatur wirkt sich günstig auf den Hauttonus aus.
3. Sehr wichtig ist die psychische Führung, da bei Frauen, die unter der sogen. Zellulitis „leiden", meist Partnerschaftsschwierigkeiten bestehen und die sogen. Zellulitis dann ursächlich dafür verantwortlich gemacht wird.
4. Am wichtigsten ist aber die *ärztliche Aufklärung,* daß die sogen. Zellulitis eine „erfundene Krankheit" darstellt.
5. Die beste Prophylaxe ist Normal- bzw. Idealgewicht von Jugend an. Eine erfolgversprechende medikamentöse oder kosmetische Behandlung exisiert bis jetzt noch nicht, außer plastisch-chirurgischen Eingriffen.

Literatur

1. Nürnberger F, Müller G (1974) Subcutis und Haut im Alter. Z Gerontol 7:410–421
2. Nürnberger F, Müller G (1978) So-called cellulite: an invented disease. J Dermatol Surg Oncol 4:221–229
3. Nürnberger F (1979) Krankheiten des subcutanen Fettgewebes. In: Korting GW (Hrsg) Dermatologie in Praxis und Klinik, Bd III. Thieme, Stuttgart, S 33.1–32
4. Nürnberger F, Neumann F, Müller G (1976) Hautstruktur und Sexualhormone. Hautarzt 30, Suppl 1:164–168
5. Nürnberger F, Riedel-Pauls W, Gräf KJ, Hasan SH, Müller G (1979) Status protrusus cutis und Sexualhormone beim Klinefelter-Syndrom. Z Hautkr 54(2):47–57

Prof. Dr. F. G. Nürnberger
Hautklinik u. Poliklinik
d. FU Berlin
Rudolf-Virchow-Krankenhaus
Augustenburger Pl. 1
D-1000 Berlin 65

Freie Vorträge I

Dermatologische Grundlagenforschung

Methode zur Gewinnung langlebiger supravitaler Hautpräparate

H. Hiernickel, Köln

Die von uns entnommene, an zwei Arterien-Venenpaaren gestielte menschliche Haut wird sorgfältig präpariert und mit Venenkathetern kanüliert. Anschließend erfolgt die Perfusion in einem gasdicht abgeschlossenen Kreislaufsystem. Die nach 48 h durchgeführte Markierung mit H_3-Thymidin ergab, daß sich die von uns perfundierte Haut in bezug auf diese Untersuchungsmethode wie Haut unter In-vivo-Bedingungen verhält. Die weitere Arbeit wird zeigen, ob sich auch die übrigen spezifischen Eigenschaften menschlicher Haut an unserem Perfusionspräparat feststellen lassen. Wir hoffen, mit unserem Modell einen Beitrag zur weiteren Aufklärung der physiologischen und pathophysiologischen Vorgänge in der menschlichen Cutis leisten zu können.

Dr. H. Hiernickel
Univ.-Hautklinik
J.-Stelzmann-Str. 9, D-5000 Köln 41

Welche Akzeptorphase ist bei In-vitro-Messungen der Wirkstofffreigabe am ehesten repräsentativ für die physiologischen Verhältnisse im Stratum corneum?

M. Gloor, Karlsruhe

Bei der dermatologischen Lokaltherapie wird der Wirkstoff in einem Vehikel appliziert. Voraussetzung für die Wirkung ist die Freisetzung des Wirkstoffes aus dem Vehikel. Zur Prüfung der Wirkstofffreigabe wurden verschiedene In-vitro-Modellanordnungen entwickelt. Hauptproblem ist dabei immer die möglichst wirklichkeitsnahe Simulation der Haut als Akzeptormedium. In Anlehnung an Untersuchungen von Asche [1] haben wir bei eigenen In-vitro-Wirkstofffreigabemessungen die folgenden Akzeptorphasen verwendet: Pufferlösung PH 6 (wäßrige Akzeptorphase), n-Oktanol gesättigt mit Pufferlösung PH 6 (intermediäre Akzeptorphase) und Isopropylpalmitat (lipophile Akzeptorphase).

Werden antimikrobielle Aknetherapeutika geprüft, so wird man die Wirkstofffreigabe in das Akzeptormedium Isopropylpalmitat bewerten, da das antimikrobielle Agens in das Talgdrüseninfundibulum bzw. den Comedo penetrieren soll. Werden nässende mikrobiell verursachte Dermatosen behandelt, so entspricht die Wirkstofffreigabe in Pufferlösung PH 6 am ehesten den physiologischen Gegebenheiten. Werden entzündungshemmende Agentien bei nässenden Dermatosen appliziert, so wird man ebenfalls die Wirkstofffreigabe in die wäßrige Akzeptorphase bewerten, da in diesem Fall die Barrierefunktion des Stratum corneum aufgehoben ist.

Schwierig ist es, theoretische Voraussagen darüber zu machen, welches Akzeptormedium bei direkten Keratoplastika wie Salicylsäure für die physiologischen Verhältnisse repräsentativ ist. Wir haben die In-vitro-Wirkstofffreigabe aus drei Externagrundlagen (Vaselinum album, wasserhaltige Wollwachsalkoholsalbe, wasserhaltige hydrophile Salbe) für Salicylsäure überprüft. Die Ergebnisse wurden verglichen mit dem In-vivo-Effekt auf die Hornschicht. Dieser wurde nach der Methode von Nowarra [2] bewertet. Dabei wird die Verschmälerung der Papillenleisten der Fingerbeere unter dem Einfluß von Salicylsäure bewertet. Am ehesten entspricht dem In-vivo-Effekt die In-vitro-Wirkstofffreigabe in Isopropylpalmitat. Wenn man in Betracht zieht, daß die Interzellularsubstanzen wesentlich mehr Lipide enthalten als die Corneocyten selbst, so ist dieses Ergebnis verständlich.

Ähnliche Untersuchungen haben wir mit dem Dermatokortikosteroid Triamcinolonacetonid durchgeführt. Als In-vivo-Effekt wurde dabei der bekannte Blanchingeffekt der Corticosteroide bewertet. Er wurde mit Hilfe der Reflexionsphotometrie quantifiziert. Bei den In-vitro-Wirkstofffreigabemessungen wurden die drei oben genannten Akzeptorphasen verwendet. Als Vehikel kamen Weiße Vaseline, Wollwachsalkoholsalbe und Polyaethylenglykolsalbe zur Anwendung. Ein zum In-vivo-Effekt ähnliches Versuchsergebnis fand sich nur, wenn die Wirkstofffreigabe in das Akzeptormedium Isopropylpalmitat bewertet wurde. Die beschränkte Aussagekraft der In-vitro-Versuche auch bei Verwendung von Isopropylpalmitat als Akzeptormedium wird daraus deutlich, daß sich ein im In-vitro-Versuch nachweisbarer deutlicher Unterschied zwischen Vaselinum album und Wollwachsalkoholsalbe im In-vivo-Versuch nicht in gleicher Weise fand.

Die eigenen Untersuchungen zeigen, daß man In-vitro-Wirkstofffreigabemessungen so gestalten kann, daß sie Screeninguntersuchungen in der industriellen

Forschung zulassen. In der Endphase der Präparatentwicklung müssen diese Untersuchungen jedoch durch In-vivo-Untersuchungen an der menschlichen Haut ergänzt werden.

Literatur

1. Asche H (1979) Wirkstofffreigabe aus Externa. Fette – Seifen – Anstrichmittel 81:370–373

2. Nowarra G (1954) Zum Nachweis der Hautveränderungen durch niedere Salicylsäurekonzentrationen. Ärztl Forsch 8:331–332

Prof. Dr. M. Gloor
Hautklinik
am Städt. Klinikum
Moltkestr. 18
D-7500 Karlsruhe

Tageszeitliche Schwankungen von zyklischen Nukleotiden in der menschlichen Epidermis

H. Schell und W. Schwarz, Erlangen

Zusammenfassung

Bei 7 gesunden männlichen Freiwilligen wurde über 36 h in 6stündigen Zeitabständen der epidermale cAMP- und cGMP-Gehalt radioimmunologisch bestimmt. Während das gegenüber cAMP 10fach erniedrigte cGMP über den Versuchszeitraum konstant blieb, schwankte cAMP tagesrhythmisch (Maxima 24, Minima 12 Uhr). Zwischen dem zeitlichen Verlauf von cAMP und epidermalem ^{3}H-Index aus einer früheren Versuchsserie ergab sich eine um 18 h zeitverschobene negative Korrelation.

Zyklische Nukleotide spielen bei der Steuerung der epidermalen Proliferation eine wichtige Rolle (Lit. bei [3, 10, 11]). Tierexperimentell wurden tageszeitliche Konzentrationsschwankungen von epidermalem cAMP und cGMP sowie hierzu zeitlich korrelierte Variationen des epidermalen Mitoseindexes nachgewiesen [4, 7]. In menschlicher Epidermis konnten wir bisher nur für cAMP tageszeitliche Konzentrationsschwankungen feststellen [9], die jedoch auf Grund der angewandten Technik der Biopsieentnahme und Probenverarbeitung [1, 6] noch orientierend sind. Ziel der jetzigen Studie war es, unter verbesserten Versuchsbedingungen erneut zu untersuchen, ob beim Menschen die epidermalen zyklischen Nukleotide tageszeitlich schwanken und ob zwischen diesen Schwankungen und der von uns früher nachgewiesenen Tagesrhythmik des epidermalen ^{3}H-Indexes [8] eine Korrelation besteht.

Experimentelle Daten

Bei 7 gesunden männlichen Freiwilligen (23–27 J.) wurden über 36 h von der Glutealregion alle 6 h oberflächliche Biopsieproben nach einer Modifikation von Adachi [1, 6] und Bauer [2] entnommen, gewogen und bis zur Homogenisation im tiefgefrorenen Zustand gehalten. Anschließend Neutralisation, Zentrifugation, Eindampfen des Überstandes und radioimmunologische Bestimmung (Amersham-Buchler).

Ergebnisse

Der aus allen Einzelwerten errechnete mittlere cAMP-Gehalt lag mit 1,77 pmol/mg Protein ca. 10fach über dem mittleren cGMP-Gehalt (0,15 pmol/mg Protein).

Während cGMP keine tageszeitlichen Konzentrationsschwankungen aufwies, variierte cAMP über den Versuchszeitraum. Statistisch signifikante Maxima (H-Test) erfolgten jeweils um 24 Uhr und Minima um 12 Uhr. Die Korrelation zwischen cAMP und den in einer vorangegangenen Longitudinalstudie (48 h, 12 Versuchspersonen) nachgewiesenen circadianen Schwankungen der epidermalen DNS-Syntheseaktivität (Maxima 6 Uhr, Minima 18 Uhr) ergab folgende Beziehungen:

1. Beide Kurvenverläufe sind synchron, jedoch um 6 h phasenverschoben.
2. Zwischen einer maximalen cAMP-Konzentration und einem minimalen ^{3}H-Index bzw. umgekehrt, liegt unter Berücksichtigung des verwendeten Zeitrasters (6 h) ein Zeitraum von 18 h.
3. Einem steilen Anstieg von cAMP folgt 18 h später ein steiles Absinken des ^{3}H-Indexes.

Schlußfolgerung

Den Vorstellungen über den proliferationssteuernden Effekt zyklischer Nukleotide [5] scheinen zunächst unsere Ergebnisse zu widersprechen, da cAMP-Maxima und DNS-Synthese-Minima (^{3}H-Index) bzw. DNS-Synthese-Maxima und cAMP-Minima nicht zeitlich zusammenfallen und trotz circadianer Schwankungen des ^{3}H-Indexes der cGMP-Gehalt konstant bleibt.

Unter Berücksichtigung einer Zeitverschiebung von 18 h besteht jedoch zwischen dem Kurvenverlauf von cAMP und ^{3}H-Index ein gegenläufiger Effekt, der dadurch erklärt werden könnte, daß eine cAMP-Änderung (Signal) eine Kaskade nachfolgender Enzymreaktionen induziert, die erst mit einer zeitlichen Verzögerung zur biologischen Antwort (Änderung der DNS-Syntheseaktivität) führt, wobei zusätzlich die Größe der zeitlichen Änderung des cAMP-Gehaltes eine Rolle spielt. Unter Berücksichtigung einer Zeitverschiebung von 18 h, die auf eine cAMP-bedingte Hemmung der späten G_1-Phase des Zellzyklus hinweist, lassen sich unsere Ergebnisse mit den Vorstellungen über die proliferationshemmende Wirkung von cAMP gut vereinbaren. Gleichzeitig deutet die zeitliche Konstanz des cGMP-Gehaltes darauf hin, daß bei der Steuerung der tageszeitlichen epidermalen Proliferation des Menschen nicht der hypothetisch proliferationsfördernde Einfluß von cGMP, sondern mehr der hemmende Einfluß von cAMP von Bedeutung ist.

Literatur

1. Adachi K, Iizuka H, Halprin K, Levine V (1980) Epidermal cyclic AMP is not decreased in psoriasis lesions. J Invest Derm 74:74–76
2. Bauer FW, de Grood RM (1976) Improved technique for epidermal cell cycle analysis. Br J Dermatol 95:556–566
3. Bauer R (1979) Regulatoren des epidermalen Zellzyklus. In: Jadassohn J (Hrsg) Handbuch für Haut- und Geschlechtskrankheiten, Bd I, Teil 4A, Springer, Berlin Heidelberg New York, S 117–152
4. Garte SJ, Belman S (1980) Diurnal variation in cyclic nucleotide levels in normal and phorbol myristate acetate treated mouse epidermis. J Invest Dermatol 74:224–225
5. Goldberg ND, Haddox MK, Zeilig CE, Nicol SE, Acott TS, Glass DB (1976) Cyclic GMP, cyclic AMP, and the Yin-Yang hypothesis of biologic regulation. J Invest Dermatol 67:641–645
6. Iizuka H, Adachi K, Halprin K, Levine V (1979) Cyclic GMP system in epidermis: I. Effect of ischemia. J Invest Dermatol 73:220–223
7. Marks F, Grimm W (1972) Diurnal fluctuation and β-adrenergic elevation of cyclic AMP in mouse epidermis in vivo. Nature New Biol 240:178–179
8. Schell H, Schwarz W, Hornstein OP, Bernlochner W, Weghorn C (1981) Evidence of diurnal variation of human epidermal cell proliferation. I. epidermal ^{3}H-labelling index and serum cortisol. Arch Dermatol Res 271:41–47
9. Schwarz W, Schell H, Hornstein OP, Bernlochner W, Weghorn C (1981) Variations of cAMP in epidermis and plasma of male adult subjects. Dermatologica 162:230–235
10. Voorhees JJ, Marcelo CL, Duell EA (1975) Cyclic AMP, cyclic GMP, and glucocorticoids as potential metabolic regulators of epidermal proliferation and differentiation. J Invest Dermatol 65:179–190
11. Voorhees JJ, Duell EA, Creehan P, Stawiski M, Harrell ER (1976) Cyclic AMP and cyclic GMP in epidermal physiology and patho-physiology. Current Problems of Dermatology, vol 6. Karger, Basel, pp 107–153

Prof. Dr. H. Schell
Dr. W. Schwarz
Dermatol. Univ.-Klinik
Hartmannstr. 14
D-8520 Erlangen

Ist eine In-vivo-Messung der Hautfeuchtigkeit möglich?

H. Sick und V. Wienert, Aachen

Methodische Konzepte zur Messung der Hautfeuchtigkeit setzen voraus, daß man die typischen Eigenschaften des Meßobjektes kennt. Gerade diese Eigenschaften sind im Falle der Hautfeuchtigkeit nur bedingt bekannt und müssen weitgehend aus Modellbetrachtungen abgeleitet werden. Darüber hinaus ist es erforderlich, den Begriff „Hautfeuchtigkeit" zu klären und ggf. zu definieren: Als Hautfeuchtigkeit bezeichnet man den Wassergehalt des Stratum corneum. Wasser, welches als Feuchtigkeit bezeichnet wird, ist adsorbiertes Wasser. Es ist nicht naß und kann durch Schwerkrafteinwirkung nicht von seinem Substrat, den chemischen Komponenten des Stratum corneum, getrennt werden. Adsorbiertes Wasser weist einen erniedrigten Dampfdruck auf. Der Gefrierpunkt dieses Wassers ist drastisch erniedrigt und bei Proteinen unterhalb eines Feuchtigkeitswertes, der 60 bis 70% (rel.) entspricht, nicht nachweisbar. Die Ursache hierfür ist offenbar der Festkörpercharakter dieses Wassers, welches sich wie bereits gefrorenes Wasser und, bei höheren Feuchtigkeiten, wie elektrolytgesättigtes Wasser verhält.

Diese Feststellungen, die auf lange bekanntes Handbuchwissen [1, 2] zurückgreifen, sind von großer Bedeutung für die Beurteilung der Brauchbarkeit und Aussagefähigkeit der verschiedenen Methoden.

Neben diesen Betrachtungen über die Wasserkomponente, die allein die Feuchtigkeit bedingt (adsorbiertes Wasser), gibt es eine generelle Einschränkung für die Zugänglichkeit eines streng mit der Feuchtigkeit des Stratum corneum korrelierten Meßwertes: Das Stratum corneum ist in vivo nicht homogen durchfeuchtet! Hierin liegt auch das Hauptproblem der Eichung jedes Meßverfahrens. Prinzipiell ist die Bestimmung der Feuchtigkeit nur gravimetrisch oder titrimetrisch direkt durchführbar. Alle anderen Verfahren sind abgeleitet und auf eine Eichung angewiesen. Die direkten Meßverfahren sind an der Haut jedoch nicht anwendbar.

Zusätzlich zu diesen generellen Einschränkungen besteht eine Problematik darin, einen meßbaren Parameter der Feuchtigkeit und ein geeignetes Meßverfahren zu finden, welches selektiv in vivo den Zugang zur Feuchtigkeit des Stratum corneum erlaubt.

Eine puristische Analyse dieses Meßproblems zeigt, daß es kein wirklich exaktes Verfahren gibt. Wenn man dennoch die Hautfeuchtigkeit messen will, ist man zu einem Kompromiß gezwungen, der darin besteht, die Eigenschaften eines homogenen Modelles als Bezugssystem auf das bezüglich der Feuchtigkeit inhomogene oder gar diskontinuierliche System Haut (Stratum corneum) zu übertragen.

Es gibt sicherlich nur wenige Methoden, die geeignet sind, in dieser Weise zu verfahren. Voraussetzung ist die Verfügbarkeit eines Meßwertes, der allein auf die Feuchtigkeit des Stratum corneum bezogen werden kann. Zieht man in Betracht, daß Feuchtigkeit adsorbiertes Wasser ist, Elektrolyte also praktisch undissoziiert vorliegen, dann bietet sich als einzig brauchbares In-vivo-Meßverfahren für die Routine die Bestimmung der elektrischen Leitfähigkeit und ihre Korrelation mit der Leitfähigkeits-Feuchte-Beziehung mit einem z.B. gravimetrisch analysierbaren Modell an.

Die Leitfähigkeit adsorbierten Wassers ist praktisch reine Protonenleitfähigkeit, die durch Umklappen von Wasserstoffbrückenbindungen der Hydrathüllenstrukturen der Wasser adsorbierenden Komponenten des Stratum corneum zustandekommt. Die Leitfähigkeit ist durch Fehlstellen zwischen den Hydrathüllen der wasserbindenden Komponenten des Stratum außerordentlich niedrig, wenn man sie mit der Leitfähigkeit lebender Gewebsstrukturen vergleicht. Aus diesem Grund ist eine an der Haut gemessene Leitfähigkeit (Gleichstrom-Leitfähigkeit, nicht Impedanzmessung mittels Wechselstrom) allein mit der Feuchtigkeit des Stratum corneum korrelierbar. Voraussetzung hierfür ist jedoch die Anwendung geeigneter Meßelektroden, die konstante Randbedingungen ermöglichen (geringer Flächendruck, kurzzeitige Bedeckung der Meßstelle). Die Eichung dieses Verfahrens, welches inzwischen industriell gefertigt wird, erwies sich als erstaunlich einfach: Es zeigte sich, daß die Widerstands-Feuchte-Charakteristik kollagen- und keratinhaltiger Strukturen (Pergament vom Rind oder Schwein) auf das Stratum corneum in vivo mit guter Näherung übertragbar ist. Die Übertragbarkeit wurde aus der Analyse der Kinetik der Austrocknung menschlicher Haut hergeleitet [3].

Die Frage nach der Möglichkeit einer In-vivo-Messung der Hautfeuchtigkeit wird im Falle der Anwendung der Gleichstrom-Leitfähgikeitsmessung bejaht.

Literatur

1. Netter H (1959) Theoretische Biochemie. Springer, Berlin Heidelberg New York
2. Kuntz jr ID, Kauzmann W (1974) Hydration of proteins and polypeptides. Adv Protein Chemistry 28:239–338
3. Wienert V, Hegner G, Sick H (1981) Ein Verfahren zur Bestimmung des relativen Wassergehaltes des Stratum corneum der menschlichen Haut. Arch Dermatol Res 270:67–75

Priv.-Doz. Dr. H. Sick (1)
Prof. Dr. V. Wienert (2)
Abt. Physiol. Chemie (1)
und Abt. Dermatologie (2)
der Rhein.-Westf. Technischen Hochschule Aachen
Goethestr. 27/29
D-5100 Aachen

Wasserdampfabgabe der Haut in Abhängigkeit von Alter und natürlicher Strahlenexposition

J. Stute, A. Wiskemann und D. Hansen, Hamburg-Eppendorf

Ein entscheidender exogener Faktor, der die Alterung der Haut bestimmt, ist die natürliche Strahlenexposition. In der vorliegenden Untersuchung wurden deshalb 145 hautgesunde Probanden zwischen 16 und 90 Jahren mit dem Evaporimeter hinsichtlich der Perspiratio insensibilis untersucht. Die Meßpunkte zur Bestimmung der Wasserdampfabgabe wurden nach Hautarealen unterschiedlicher Besonnungsexposition ausgewählt. Bereiche hoher Schweißdrüsendichte wurden ausgelassen. Meßpunkte waren symmetrische Punkte an Waden, Medialseiten der Oberarme, Streckseiten der Unterarme sowie an den Gesäßhälften. So waren auch die typischen Hautareale für emotionelles Schwitzen nicht erfaßt. Als Meßpunkt, der im Laufe des Lebens eine hohe natürliche Strahlenexposition ermittelt, wurde die Streckseite des Unterarmes gewählt. Als Meßpunkt für ein Hautareal, das nahezu frei von UV-Einflüssen ist, wurde das Gesäß ausgesucht. Den Gesamtdurchschnitt aller Meßpunkte berechneten wir nach der modifizierten Neunerregel: 30 % ergeben die Meßwerte der Waden, 30 % der des Gesäßes, 30 % die der Oberarme und 10 % die der Unterarme. Parallel zur Wasserdampfabgabe wurde die Hauttemperatur ermittelt. Die Messungen wurden in einem Raum durchgeführt, dessen Lufttemperatur bei 21 °C und dessen relative Luftfeuchtigkeit bei 40 % gehalten wurde. Um die tageszeitlichen Schwankungen der Perspiratio insensibilis auszuschalten, wurden die Messungen stets in einer Zeit zwischen 14 und 17 Uhr vorgenommen. Zur Bestimmung der altersbedingten Veränderungen der Perspiratio insensibilis wurden bei Männern und Frauen folgende Altersgruppen gebildet: I 16–29 Jahre: 17 Männer, 20 Frauen, II 30–49 Jahre: 23 Männer, 23 Frauen, III 50–69 Jahre: 16 Männer, 22 Frauen, IV 70–90 Jahre: 11 Männer, 13 Frauen.

Ergebnisse

Gesamtdurchschnitt der Wasserdampfabgabe bei den Männern: I M 5,9 s 2,7; II M 4,8 s 1,2; III M 4,1 s 1,0; IV M 3,0 s 1,6; bei den Frauen: I M 5,8 s 1,6; II M 5,4 s 1,7; III M 4,3 s 1,7; IV M 2,7 s 1,1 (g/m^{2}h). Wasserdampfabgabe am Unterarm (g/m^{2}h) bei den Männern: I M 5,3 s 2,1; II M 4,8 s 1,0; III M 4,9 s 1,4; IV M 3,8 s 1,9; bei den Frauen: I M 5,0 s 2,1; II M 5,7 s 2,0; III M 5,8 s 2,3; IV M 4,2 s 1,6. Wasserdampfabgabe am Gesäß (g/m^{2}h) bei den Männern: I M 6,4 s 3,8; II M 4,9 s 1,7; III M 3,9 s 1,1; IV M 3,0 s 2,1; bei den Frauen: I M 5,7 s 1,7; II M 5,2 s 1,7; III M 4,3 s 2,1; IV M 2,5 s 1,2.

Die Fähigkeit der Haut, Wasserdampf abzugeben, zeigt bei Männern und Frauen mit zunehmendem Alter im Gesamtdurchschnitt eine deutliche und gleichmäßige Reduzierung. Die Differenz zwischen der jüngsten und ältesten Gruppe ist bei den Männern (t-Wert 4,9) und bei den Frauen (t-Wert 8,3) hochsignifikant bewertet nach dem t-Student-Test. Da die Hauttemperatur im Gesamtdurchschnitt nicht mit zunehmendem Alter sinkt, kann ausgeschlossen werden, daß das Absinken der Wasserdampfabgabe durch die Hauttemperatur verursacht sein könnte. Bei der Planung der Untersuchung hatten wir erwartet, daß mit zunehmendem Lebensalter die Austrocknung der Haut an belichteten Partien mehr abnimmt als an unbelichteten. So vermuteten wir an der Streckseite des Unterarmes einen größeren Verlust, Wasserdampf abzugeben als am Gesäß, das nur selten einer natürlichen Strahlenexposition ausgesetzt ist. Die Meßwerte zeigen, daß der Verlust am Unterarm relativ geringer ist als am Gesäß. Da aufgrund der starken individuellen Schwankungen der Meßwerte ein direkter Vergleich nur schwer interpretierbar ist, wurden die Meßwerte jedes Probanden in folgender Weise umgerechnet:

$$\times = \text{Unterarmwert \%} \,/\, \text{Gesäßwert \%}$$

Die Unterarmwerte nach Altersgruppen ergeben für Männer: I M 94,3 s 32,9; II M 109,3 s 42,4; III M 132,7 s 40,1; IV M 162,8 s 97,3; für Frauen: I M 94,4 s 36,11; II M 114,3 s 34,3; III M 162,3 s 74,1; IV M 189,1 s 77,6. Bei beiden Geschlechtern ist ein deutlicher Anstieg des Quotienten zu verzeichnen. Alte Menschen verlieren am Unterarm in Relation zum Gesäß mehr Feuchtigkeit als junge Menschen. Die zufallskritische Absicherung ergibt einen hochsignifikanten Unterschied zwischen Gruppe I und II. Männer: *t*-Wert 3,31; Frauen *t*-Wert 5,49.

Insgesamt ergeben sich keine Unterschiede der Gruppenmittelwerte hinsichtlich der Geschlechter, des Pigmenttyps, der Haarfarbe und der Augenfarbe.

Dr. J. Stute
Univ.-Hautklinik
Eppendorf
Martinistr. 52, D-2000 Hamburg 20

Untersuchungen über die Altersabhängigkeit der Hautfaltendicke und des Hautturgors mit Hilfe einer neuen Methode

D. Lubach und A. Kunkler, Hannover

Verfahren zur In-vivo-Bestimmung der Hautdicke des Menschen haben in letzter Zeit erneut an Interesse gewonnen, nicht zuletzt wegen der atrophisierenden Wirkung der Kortikosteroide. Gebräuchliche Methoden zur In-vivo-Dickenmessung sind der sog. Harpenden-Skinfold-Caliper, radiologische und sonographische Techniken.

Wir haben eine mechanische Methode entwickelt, die auf dem Prinzip des Skinfold Calipers beruht, und die es gestattet, gleichzeitig die relative Dicke einer Hautfalte und deren Komprimierbarkeit zu messen. In den folgenden Ausführungen sollen Meßergebnisse dargestellt werden, die mit Hilfe dieser Methode bei Personen unterschiedlichen Alters gewonnen wurden. Im Anschluß daran sollen Probleme des Hautturgors diskutiert werden.

Material und Methode

Probanden

Untersucht wurden 170 hautgesunde Personen weiblichen und 170 Personen männlichen Geschlechts im Alter von 5–89 Jahren. Außerdem wurden Messungen bei folgenden Personengruppen durchgeführt: 1. Hämodialysepatienten, vor und nach der Dialyse. 2. Patienten mit positivem Epikutan-Test. 3. Patienten mit positivem Scratch-Test.

Gerät

Das Meßgerät besteht aus einer einfachen federbetriebenen Klammer, deren Branchen mit einer Kraft von 5,45 Newton zusammengedrückt werden und an deren Griff eine Meßuhr angebracht ist, von welcher der Abstand der Branchenspitzen abgelesen werden kann. Zur Messung wurden Körperareale benutzt, die wenig subkutanes Fett besitzen (Innenseite der Unterarme, Handrücken).

Meßmethode

Die Branchen werden genau 9 mm geöffnet, auf die Hautoberfläche aufgesetzt, dann geschlossen, wodurch eine Hautfalte gebildet wird, die zwischen den Klammerspitzen eingeschlossen ist. Alle 5 Sec. wird der Wert von der Meßuhr abgelesen und notiert. Nach 25 Sec. wird der Meßvorgang abgebrochen. Wenn die, in Millimeter gemessenen Werte in Abhängigkeit von der Zeit in ein Koordinatensystem eingetragen werden, dann zeigt die resultierende Kurve einen asymptotischen Verlauf. Durch logarithmische Transformation der Zeit (s) ergibt sich folgende lineare Beziehung: $y = a - b \cdot \log t$. Durch Regressionsanalyse kann a (in mm) berechnet werden und ist als Maß für die relative Hautfaltendicke (r HFD) anzusehen. Der Faktor b (in mm/log t) dient als Maß für die Komprimierbarkeit (Kb) der Hautfalte. Die Meßfehlervarianz beträgt für „a" maximal 5 % und für „b" maximal 15 %.

Ergebnisse

Bei vergleichenden Messungen identischer Punkte an beiden Armen und Handrücken besteht kein signifikanter Unterschied für die rHFD und Kb zwischen beiden Seiten.

Altersabhängigkeit

Am Unterarm steigt die rHFD bis zum 20. Lebensjahr an, erreicht eine Art Plateau und fällt jenseits des 50. Lebensjahres deutlich ab. Die Hautfalten der Frauen sind dünner als die der Männer. Der Abfall der rHFD jenseits des 50. Lebensjahres am Handrücken ist steiler als der am Unterarm.

Die Werte für die Komprimierbarkeit (Kb) am Unterarm nimmt im Laufe des Lebens kontinuierlich zu. Am Handrücken hingegen findet sich diese Veränderung nicht. Die Ergebnisse der Messungen bei Hämodialysepatienten, Patienten mit positivem Epikutan- und Scratch-Test sind in der Tabelle 1 enthalten.

Diskussion

Verantwortlich für die Dickenabnahme der Haut dürften die bekannten Alterungsvorgänge an den Kollagenfasern sein.

Inwieweit die Komprimierbarkeit der Hautfalte als Maß für den Turgor herangezogen werden kann, ist nicht geklärt. Es konnte gezeigt werden, daß akuter Wasser-

Tabelle 1. Bestimmungen der relativen Hautfaltendicke (rHFD = mm) und der Komprimierbarkeit (kb = mm/log t) bei entzündlichen Ödemen bzw. bei systemischer Flüssigkeitsveränderung. Die Ergebnisse wurden der Dissertation von U. Dähne-Öchsner (Medizinische Hochschule Hannover, 1982) entnommen

	N	Parameter	vor	nach
Dialyse	29	HFD	1,70 ± 0,26 (100 %)	1,52 ± 0,23 (89 %); $p < 0,01$
		Kb	0,22 ± 0,05 (100 %)	0,14 ± 0,04 (64 %); $p < 0,001$
Epikutantest			Kontrollstelle	Teststelle
24 h	12	HFD	1,53 ± 0,19 (100 %)	2,25 ± 0,55 (147 %); $p < 0,001$
		Kb	0,19 ± 0,04 (100 %)	0,44 ± 0,16 (232 %); $p < 0,001$
48 h	23	HFD	1,65 ± 0,27 (100 %)	2,64 ± 0,78 (160 %); $p < 0,001$
		Kb	0,22 ± 0,06 (100 %)	0,49 ± 0,24 (223 %); $p < 0,001$
72 h	14	HFD	1,62 ± 0,28 (100 %)	2,30 ± 0,46 (142 %); $p < 0,001$
		Kb	0,20 ± 0,05 (100 %)	0,39 ± 0,13 (195 %); $p < 0,001$
Scratch-Test	8	HFD	1,99 ± 0,42 (100 %)	3,08 ± 0,85 (155 %); $p < 0,001$
		Kb	0,21 ± 0,08 (100 %)	0,59 ± 0,25 (281 %); $p < 0,001$

verlust (Dialyse) eine Abnahme, hingegen akute lokale Ödeme (positiver Scratch- und Epikutantest) eine Zunahme des Wertes für die Kb bewirkte. Während des Lebens nimmt der Wert für die Kb am Unterarm stetig zu. Eine seit jeher bekannte Tatsache ist jedoch, daß der Hautturgor sowohl bei Wasserverlust als auch im hohen Alter abnimmt. Wahrscheinlich liegen dem klinischen Begriff des Turgors völlig unterschiedliche Pathomechanismen zugrunde.

Dr. D. Lubach
Univ.-Hautklinik
Ricklinger Str. 5
D-3000 Hannover

Hautdurchblutung und transcutane PO_2-Messung

A. Ott, Berlin

Zusammenfassung

Dreiundsiebzig fortlaufende Messungen der transcutanen Sauerstoffspannung ($tcPO_2$) an 25 Erwachsenen wurden aufgezeichnet. Psychoreflektorische Auswirkungen und der Einfluß von Körperlage, Druck, Bestrahlung, Medikamenten und Zigaretten wurden diskutiert. Unterhaltung und Beschäftigung erhöhen, Schlaf und Alleinsein senken den $tcPO_2$. Hochlagerung eines Beines bewirkt Abfall des $tcPO_2$ am Fuß. Der $tcPO_2$-Abfall durch Druckeinwirkung hängt davon ab, ob über Weichteilen oder Knochen gemessen wird. Zigarettenraucher mit Anzeichen peripherer Durchblutungsstörung zeigen beim Rauchen einen Abfall des $tcPO_2$ am Fuß. Pentoxifyllin-Infusionen erhöhen den $tcPO_2$.

Seit Baumberger und Goodfriend 1951 berichteten, daß es ihnen gelungen sei, den arteriellen PO_2 durch die intakte Haut hindurch zu messen [1], wird diese Methode als nicht-invasives Verfahren zur angenäherten Bestimmung des arteriellen PO_2 ständig verbessert. Nach der Entwicklung der Clark-Elektrode 1956 wurde das Meßverfahren wesentlich vereinfacht. Rooth et al. [9] ließen 1957 einen Finger in ein mit erwärmter KCl-Lösung gefülltes Rohr stecken, in dem sich gleichzeitig eine Clark-Elektrode befand. Das Meßprinzip ist gleichgeblieben. Die moderne Technik hat jedoch das Verfahren, die Registrierung, die Gerätewartung sowie die Überwachung der Patienten wesentlich vereinfacht.

Wir wollen mit der $tcPO_2$-Messung eine Methode vorstellen, die eine empfindliche Erfassung der kapillaren Durchblutung gestattet und somit die Wirksamkeit von Transmittern des autonomen Nervensystems widerspiegelt. Wir benutzten den TCM1-Sauerstoff-Monitor der Firma Radiometer mit einer polarographischen Sauerstoffelektrode, die aus einer Platinkathode umgeben von einer Silberring-Anode besteht. Die Elektroden-Bezugstemperatur betrug 45 °C, da bei dieser Temperatur das lokale Perfusionsmaximum und somit eine möglichst hohe Korrelation zwischen PaO_2 und $tcPO_2$ (transcutaner Sauerstoff-Partialdruck) erreicht wird [4]. Die Elektrode wird mit Hilfe eines Kleberinges auf der Haut fixiert. Die Meßwerte wurden fortlaufend durch einen Zwei-Kanal-Schreiber aufgezeichnet.

Dieser Untersuchung liegen 73 Messungen an 25 Erwachsenen zugrunde, teils mit normaler, teils mit gestörter peripherer Durchblutung. Die individuellen Schwankungen des $tcPO_2$ während einer Langzeitmessung sind erheblich. Einige Personen zeigten weitgehende Konstanz der Meßwerte, während andere Schwankungsbreiten von 10 mmHg und bei besonderen Anlässen wie z. B. anregenden Gesprächsthemen rasche Änderungen bis zu 20 mmHg aufwiesen. Auch tageszeitliche Unterschiede wurden deutlich. Im Schlaf erhielten wir bei allen Probanden eine fast horizontale Linie und einen plötzlichen Anstieg um bis zu 25 mmHg beim Erwachen. Durch Unterhaltung und Beschäftigung konnten langanhaltende Verbesserungen des $tcPO_2$ um 15 bis 20 mmHg erzielt werden. Entsprechend trat insbesondere bei alten Patienten ein rascher Abfall des tcPO$_2$ in gleicher Größenordnung auf, wenn man sie allein ließ.

Physikalische Einflüsse: Von Temperaturschwankungen der Umgebung ist die Methode dank der lokalen Hyperämie weitgehend unabhängig. Dagegen ist die Körperlage besonders bei gestörten Durchblutungsverhältnissen für die O$_2$-Versorgung von entscheidender Bedeutung. In vielen Fällen bewirkt der Übergang vom Sitzen zum Liegen bei der Messung des tcPO$_2$ am Vorfuß einen Abfall um ca. 20 mmHg. Bei einem Patienten mit diabetischer Gangrän bewirkte die Hochlagerung des Beines um 45° gegen die Horizontale einen Abfall von 75 auf 15 mmHg und Wiederanstieg auf den Ausgangswert, wenn das Bein wieder horizontal lag.

Die Wirkung von Druck auf die Sauerstoffversorgung hängt davon ab, ob über Weichteilen oder über einem Knochen gemessen wird. Im ersten Fall wurde bei normalen Durchblutungsverhältnissen erst bei einer Auflage von 200 g ein Abfall der tcPO$_2$ um ca. 5 mmHg deutlich. Wenn dagegen die Elektrode zum Beispiel über der Tibia befestigt wurde, erhielten wir folgende Werte:

Belastung (g):   –   100 200 300 500
tcPO (mmHg):   100   80   50   15   0

Zum Vergleich beträgt der durch 200 g auf die Auflagefläche ausgeübte Druck nur ca. 14 % des Druckes, dem die Ferse eines Normalgewichtigen in horizontaler Lage durch das Eigengewicht des Beines ausgesetzt ist. Drucknekrosen durch Sauerstoffmangel sind die Folge.

Die Wirkung von UV-Bestrahlung bei Psoriasis und Akne haben Tronnier, Böttger und Hoffmann [14] beschrieben. Die vorher erniedrigten tcPO$_2$-Werte im Psoriasisherd bessern sich unter der Bestrahlungstherapie. Auch nicht direkt bestrahlte Herde erfahren einen Anstieg des tcPO$_2$. Die Erhöhung geht mit der klinischen Besserung einher.

Medikamentöse Wirkungen: Aus der Intensivmedizin ist bekannt, daß Anästhetika speziell Halothan die polarographische PO$_2$-Messung dosisabhängig beeinflussen [12]. Nauth et al. [7] zeigten bei Patienten mit obstruktiven Lungenfunktionsstörungen einen positiven tcPO$_2$-Effekt durch Theophyllin. Borzykowski und Krahenbuhl [2] berichteten, daß nach dreistündiger intravenöser Infusion von Naftidrofuryl der tcPO$_2$ am Fuß bei 10 von 15 Patienten erhöht war, wobei die Meßwerte jeweils vor und nach der Infusion am Monitor abgelesen wurden. Als Vorlaufzeit wurden 15 min angegeben. Wir haben bei 10 Infusionen von je 400 mg Naftidrofuryl (Dusodril) in 500 ml Laevulose 5 % über 2 h keine signifikante Änderung des tcPO$_2$ feststellen können. Wir wählten eine Vorlaufzeit von mindestens 20 min, um mit Sicherheit aus dem Bereich ansteigender PO$_2$-Werte nach dem Anlegen der Elektrode herauszukommen. Ferner haben wir den tcPO$_2$-Verlauf bei insgesamt 14 Infusionen mit Pentoxifyllin registriert. Hier zeichnet sich eine Verbesserung der Sauerstoffversorgung der unteren Extremitäten ab in Übereinstimmung mit Ergebnissen, die früher mit Hilfe der Fluvographie [11], der Infrarotthermographie [15] und der Oszillographie [13] gewonnen wurden.

Bei 3 männlichen Patienten zwischen 29 und 36 Jahren, die langjährig zwischen 40 und 50 Zigaretten täglich rauchten und bereits deutliche Zeichen gestörter Durchblutung hatten, zeigte die tcPO$_2$-Kurve etwa 5 min nach dem Anrauchen einer Zigarette einen Abfall um ca. 20 mmHg. Etwa 18 min nach Rauchbeginn setzte ein Wiederanstieg ein. Nach 25 min war der Ausgangswert wieder erreicht. Raucher ohne klinische Anzeichen einer Durchblutungsstörung und alle Untersuchten weiblichen Geschlechts zeigten früher einsetzende und ungleich schwächere Reaktionen.

Literatur

1. Baumberger JP, Goodfriend RB (1951) Determination of arterial oxygen tension in man by equilibration through intact skin. Fed Proc 10:10–11
2. Borzykowski J, Krahenbuhl B (1981) Perkutane Messung der Sauerstoffspannung am Fuß zur Verlaufskontrolle der Arterienverschlußkrankheit der unteren Extremitäten. VASA 10:137–140
3. Clark LC jr (1956) Monitor and control of blood tissue oxygen tensions. Trans Am Soc Art Int Org 2:41–48
4. Hertzmann AB (1961) Effects of heat on the cutaneous blood flow. In: Montagna W, Ellis RA (eds) Advances in biology of skin, vol II. Blood vessels and circulation. Pergamon Press, New York Oxford London Paris
5. Huch R, Huch A, Lübbers DW (1981) Transcutaneous PO$_2$. Thieme, Stuttgart
6. Krahenbuhl B, Dubas JM (1981) Transcutaneous oxygen pressure on the foot of normal subjects and patients suffering from arterial occlusive disease. In: Jageneau AHM (ed) Noninvasive methods on cardiovascular haemodynamics. Elsevier/North-Holland, Amsterdam New York
7. Nauth HF, Börngen U, Huch R, Huch A (1979) Effect of theophylline in tcPO$_2$ in adults with chronic lung disease. In: Huch A, Huch R, Lucey JF (eds) Continuous transcutaneous blood gas monitoring. Original article series, Birth defects. The National Foundation March of Dimes, vol 15,4. AR Liss, New York, pp 541–547
8. Pinkus H (1964) Die makroskopische Anatomie der Haut. Handbuch der Haut- und Geschlechtskrankheiten, Erg.-Werk I/2. Springer, Berlin Göttingen Heidelberg
9. Rooth G, Sjöstedt S, Caligara F (1957) Bloodless determination of arterial oxygen tension by polarography. Science Tools, LKW Instrument J 4:37–42
10. Ryan TJ (1973) Structure, pattern and shape of the blood vessels of the skin. In: Jarrett A (ed) The physiology and pathophysiology of the skin. Academic Press, New York, pp 577–651
11. Schafe KM, Krause W (1969) Fluvographische Untersuchungen mit einem gefäßerweiternden Xanthinderivat. Z Haut- u Geschl-Krankh 44:419–424
12. Severinghaus JW, Weiskopf RB, Nishimura M (1971) Oxygen electrode errors due to polarographic reduction of halothane. J Appl Physiol 31:640–642
13. Tronnier H (1972) Beeinflussung der peripheren Durchblutung beim postthrombotischen Syndrom. Arzneim-Forsch (Drug Res) 22:1495–1499
14. Tronnier H, Böttger E-M, Hoffmann E (1979) Transcutane PO$_2$-Messung unter UV-Therapie von Psoriasis und Akne. Z Hautkrankh 54:546–550
15. Wilbert L (1972) Infrarot-thermographische Messungen an den unteren Extremitäten nach intraarterieller Gabe von 3,7-Dimethyl-l-(5-oxohexyl-)xanthin (BL 191). Arzneim-Forsch (Drug Res) 22:751–753

Dr. A. Ott
Haut- u. Poliklinik
d. Freien Univ.
R.-Virchow-Krankenhaus
Augustenburger Pl. 1
D-1000 Berlin 65

Untersuchungen zur perkutanen Resorption von Steroidhormonen

G. Stoppe und W. Krause, Gießen

In diesen Untersuchungen geht es um die Frage, inwieweit sich die Blutserumspiegel von Steroidhormonen innerhalb von 24 h nach perkutaner Applikation von Östradiol, Testosteron, Androstendion und Pregnenolon verändern.

Dazu wurden 10 gesunden, männlichen Versuchspersonen im Alter von 20–30 Jahren morgens um 9 Uhr die Substanzen aufgetragen. Applikationsort war ein Areal von 10% der Körperoberfläche auf dem Rücken. Eine spezielle Vorbehandlung der Haut erfolgte nicht. Die aufgetragenen Mengen betrugen 0,5 mg Östradiol, 5 mg Testosteron, 2,5 mg Androstendion und 2,5 mg Pregnenolon, jeweils berechnet für 1,9 m^2 Körperoberfläche. Die genannten Mengen wurden in 41% absolutem Alkohol, 9% Propylenglykol und 50% Aqua bidest. gelöst, insgesamt 5 ml bei 1,9 m^2 Körperoberfläche. Diese Galenik sollte nach der bisherigen Literatur eine gute Resorption ermöglichen [1–3].

Bei dieser Behandlung stellten die Versuchspersonen subjektiv keine Veränderungen fest.

Die Ergebnisse der Serumhormonbestimmungen sind von zwei Faktoren wesentlich beeinflußt: zum einen durch die bei einigen Steroidhormonen erkennbaren tagesrhythmischen Schwankungen, zum anderen durch große interindividuelle Unterschiede, die sich nach Aschoff u. a. dadurch erklären lassen, daß die meisten Hormone im Plasma in einer schnellen Folge sekretorischer Schübe erscheinen, die sich nur bei sehr häufiger Probenentnahme erfassen lassen [4]. Absolutangaben über die Resorptionsraten lassen sich daher mit dieser Methode nicht machen, wohl aber Aussagen darüber, ob und welche Veränderungen in den Serumhormonspiegeln stattfinden, wie schnell sie auftreten und wie lange sie andauern. Die unter diesen Gesichtspunkten ermittelten Ergebnisse sind in folgender Tabelle 1 grobschematisch zusammengefaßt.

Bei den gonadotropen Hormonen LH und FSH waren keine Veränderungen nachweisbar, was ein negatives Feedback auf die Hypophyse aber noch nicht ausschließt, zumal diese Werte in dieser Altersgruppe schon physiologisch niedrig sind.

Der unter Östradiol- und Testosteron-Applikation erfolgte Anstieg der entsprechenden Hormonspiegel fand innerhalb von 2 h nach der Behandlung statt, um dann nach weiteren 4 bzw. 2 h wieder abzufallen. Dies zeigt eine gute und schnelle Resorption. Der Abfall kann zum einen mit einem Suppressionseffekt (direkt oder via Feedback) auf die körpereigene Steroidproduktion erklärt werden, zum anderen mit einer schnellen Metabolisierung, z. B. von Testosteron zu Dihydrotestosteron in der Peripherie.

Beim Androstendion fanden wir keinen vergleichbaren Effekt. Die Veränderung der DHEA-Tagesrhythmik – die Werte fallen nicht bis zum 8-h-Wert ab, sondern steigen nach dem 2-h-Wert wieder an – könnte durch eine Abbauhemmung des DHEA durch sein Metabolisierungsprodukt Androstendion zu erklären sein.

Pregnenolon, die obligate Vorstufe der drei anderen verwendeten Steroide in der Biosynthese, führte bei Applikation nicht zu einer Beeinflussung von deren Serumspiegeln.

Tabelle 1

Serumspiegel von	Applizierte Substanz			
	Östradiol	Testosteron	Androstendion	Pregnenolon
Östradiol	↑↑	(↓)	∅	∅
Testosteron	(↓)	↑↑	∅	∅
Androstendion	∅	∅	(↑)	∅
Dihydroepiandrosteron	(↑)	∅	Tagesrhythmik	(↑)

Literatur

1. Scheuplein, Blank, Brauner, MacFarlane (1969) Percutaneous absorption of steroids. J Invest Dermatol 52:63–70
2. Schaaf F (1969) Probleme dermatologischer Grundlagenforschung. Hüthig, Heidelberg, S 362
3. Voigt (1975) Pharmazeutische Technologie, Kap. 34.5 u. 39.5. VEB-Verlag, Volk und Gesundheit, Berlin
4. Aschoff J (1978) Circadiane Rhythmen im endokrinen System. Klin Wochenschr 56:425–435

Dr. G. Stoppe
Dr. W. Krause
Zentr. f. Dermatologie
d. Univ.
Gaffkystr. 14, D-6300 Gießen

Tierexperimentelle Untersuchungen über die Wirkung von Etretinat (Ro 10-9359). Interaktion von Etretinat mit Kortikosteroiden

D. Lubach, M. Kietzmann und A. Dey-Hazra, Hannover

Retinoide haben in der dermatologischen Therapie in den letzten Jahren eine große Bedeutung erlangt. Durch Synthese neuer Verbindungen und erweiterten Indikationen wird ihr therapeutischer Einsatz in der Zukunft sicherlich noch erheblich zunehmen.

Es scheint daher notwendig, rechtzeitig Untersuchungen zur Klärung von Nebenwirkungen und Interaktionen mit anderen Medikamenten durchzuführen.

Während Nebenwirkungen, meist harmloser Natur, nicht selten vorkommen, ist über Interaktionen der Retinoide mit anderen Medikamenten wenig bekannt. Derartige Nebenwirkungen, die durch eine wechselseitige Beeinflussung von Medikamenten herrühren, sind oft schwer zu erfassen. Solche Probleme können systematisch nur im Tierversuch bearbeitet werden. Wir beschäftigen uns mit den Wechselwirkungen zwischen Ro 10-9359 (Etretinat) und Kortikosteroiden.

In früheren Untersuchungen stellten wir fest, daß Etretinat (Et) die Proteinsynthese und die DNS-Synthese in der Haut junger Wistar-Ratten und NMRI-Mäuse erhöht. Die Messung der Proteinsynthese erfolgte nach der Methode von Kaemmerer und Dey-Hazra. Bei dieser Methode wird das Gewebe homogenisiert, durch Ultrazentrifugation der Mikrosomenzellsaft gewonnen, hierin die Eiweißkonzentration ermittelt. Nach Zugabe eines Reaktionsgemisches nach Siler und Fried wird ein ^{14}C-Aminosäuregemisch hinzugesetzt und bei 37 °C für 35 min inkubiert. Nach mehreren Waschungen mit Trichloressigsäure wird im PRIAS-Flüssigkeitsszintillationszähler gemessen.

Die DNA-Synthese erfolgte nach intraperitonealer Injektion einer ^{3}H-Thymidin-Lösung. Entnommene Hautproben wurden homogenisiert, zentrifugiert und auf ein Glasfaserfilter (Glasmikrofibre paper/GF-C, Whatman, England) gegeben. Die Filterplättchen wurden für 10 min in eisgekühlte Trichloressigsäure getaucht. Über eine Absaugvorrichtung wurde danach 5mal mit je 2 ml 5%iger Trichloressigsäure, sowie 2mal mit je 2 ml Alkohol-Äther-Gemisch (1:1) filtriert. Die im Filter zurückgehaltene Aktivität entsprach der ^{3}H-Thymidin-Einbaurate. Nach Aufnahme der Filterblätter in Szintillatorlösung wurde sie mittels Flüssigkeits-Szintillationszählers gemessen. Als Bezugsgröße der Syntheserate diente der kolorimetrisch gemessene DNA-Gehalt der Proben. In der Tabelle 1 sind die Ergebnisse der Proteinsynthese bei jun-

Tabelle 1. Bestimmung der Proteinsynthese von jungen Wistar-Ratten, die 8 Tage mit 2 mg Et./kg Körpergewicht gefüttert wurden

Tage	Prozentuale Änderung gegen Kontrolle	*t*-Test gegen Kontrolle
3	127% ± 12%	$p < 0,01$
7	133% ± 8%	$p < 0,001$
12	246% ± 11%	$p < 0,00001$
Kontrolle	100% ± 18%	

Tabelle 2. DNS-Synthese. Junge NMRI-Mäuse wurden mit 2 mg Et./kg Körpergewicht täglich gefüttert. Die DNS-Synthese wurde aus Exzitaten der Schwanzhaut bestimmt

Tage	Prozentuale Änderung gegen Kontrolle	*t*-Test gegen Kontrolle
1	115% ± 39%	n. s.
2	157% ± 41%	$p < 0,1$
3	148% ± 32%	$p < 0,1$
6	212% ± 30%	$p < 0,001$
8	186% ± 32%	$p < 0,001$
9	148% ± 16%	$p < 0,01$
Kontrolle	100% ± 25%	

Tabelle 3. Ergebnis der Proteinsynthesebestimmung aus Vollhautproben. NMRI-Mäuse (Schwanz)

Behandlung	Prozentuale Änderung gegen Kontrolle	*t*-Test gegen Kontrolle
Kontrolle	100% ± 8%	–
Etretinat	121% ± 8%	$p < 0,01$
Prednisolon 250 mg	84% ± 9%	$p < 0,01$
+ Et.	81% ± 5%	$p < 0,001$
Prednisolon 25 mg	76% ± 10%	$p < 0,001$
+ Et.	73% ± 14%	$p < 0,001$
Prednisolon 5 mg	81% ± 14%	$p < 0,01$
+ Et.	76% ± 10%	$p < 0,001$

gen Wistar-Ratten dargestellt. Die Ratten wurden täglich mit einer Einzeldosis von 2 mg Etretinat/kg Körpergewicht gefüttert. Es war schon vom 3. Tag an eine signifikante Steigerung der Proteinsynthese gegenüber den Scheinkontrollen erkennbar. Ein ähnliches Verhalten wies die DNS-Synthese auf (Tabelle 2). In diesem Versuch wurde den Tieren 3 mg Etretinat/kg Körpergewicht in einer täglichen Einzeldosis verabreicht. Das Etretinat war in physiologischer Kochsalzlösung aufgeschwemmt. Die Kontrolltiere wurden scheingefüttert. Jede Gruppe bestand aus 7 Tieren.

Die Tabelle 3 zeigt die Ergebnisse der Proteinsynthesebestimmung nach systemischer Gabe von Prednisolon und Etretinat. Die Gruppen bestanden wiederum aus 7 NMRI-Mäusen. Es wurde den Tieren täglich 250 mg, 25 mg und 5 mg Prednisolon genau 10 Tage lang i. p. injiziert. Vom 3. bis zum 10. Tag bekamen die Mäuse zusätzlich 3 mg Etretinat/kg Körpergewicht als Einzeldosis verfüttert. Der Tabelle ist zu entnehmen, daß Etretinat allein die Proteinsynthese auf 121% gegenüber der Kontrolle steigert. Dieser Effekt ist bei keiner mit Prednisolon behandelten Gruppe erkennbar. Hier lagen die kombiniert mit Prednisolon und Etretinat behandelten Tiergruppen sehr nahe beieinander und statistisch signifikant unterhalb der Werte der Kontrolle.

In einer weiteren Versuchsserie wurde weiblichen NMRI-Mäusen auf den proximalen Schwanz eine 0,05 %-, 0,1 %- und 0,2 %ige Triamcinolon-Lösung aufgetragen. Eine Gruppe der Mäuse wurde zusätzlich mit Etretinat (3 mg/kg Körpergewicht) für 7 Tage gefüttert. Die Pinselungen mit der Triamcinolon-Lösung erfolgten insgesamt 10 Tage; täglich 1mal. Die Hautprobe, die aus dem mit der Lösung behandelten Bereich stammte, wurde als „behandelt" bezeichnet, die Probe, die aus dem nichtbehandelten benachbarten Hautbezirk stammte, wurde als „unbehandelt" bezeichnet.

Der Tabelle 4 ist zu entnehmen, daß die Triamcinolon-Lösung alleine die DNS-Synthese statistisch signifi-

Tabelle 4. Ergebnisse der Protein- und DNS-Synthese aus Vollhautproben nach lokaler Applikation einer Triamcinolon-Lösung. (^{a} = p 0,1. (^{b}) = p 0,01. (^{c}) = p 0,001

Behandlung	Prozentuale Änderung v. s. Kontrolle	
	Proteinsynthese	DNS-Synthese
Kontrolle	100% ± 8%	100% ± 13%
Triam. 0,1%		
unbehand.	102% ± 25%	84% ± 17%
behand.	97% ± 21%	65% ± 24%[a]
Etr. + Triam. 0,1%		
unbehand.	140% ± 10%	134% ± 14%[b]
behand.	112% ± 14%	74% ± 14%[c]

kant senkt. Außerdem ist bei den mit Etretinat gefütterten Tieren eine deutliche Steigerung der Protein- und DNS-Synthese an den Körperstellen zu erkennen, die nicht mit Triamcinolon behandelt wurden. Die Areale, die mit Triamcinolon behandelt wurden, zeigten diesen Effekt nicht; die DNS-Synthese war sogar signifikant erniedrigt. Ein ähnliches Verhalten zeigten die hier nicht gesondert aufgeführten Versuche, bei denen eine 0,5 %ige bzw. eine 0,2 %ige Triamcinolon-Lösung verwendet wurde.

Die hier dargelegten Untersuchungsergebnisse weisen klar nach, daß Kortikosteroide die durch Etretinat bedingte DNS- und Proteinsynthesesteigerung vollständig blockieren. Es ist jedoch auf Grund der Ergebnisse nicht der Schluß erlaubt, daß die Kortikosteroide die therapeutische Wirkung der Retinoide auf pathologische epiderlich genaue klinische Analysen erforderlich, die nicht im Tierversuch durchgeführt werden können, da uns ein geeignetes tierexperimentelles Modell nicht zur Verfügung steht.

Dr. D. Lubach
Univ.-Hautklinik
Ricklinger Str. 5
Dr. M. Kietzmann
Dr. A. Dey-Hazra
Inst. f. Pharmakologie,
Toxikologie u. Pharmazie
d. Tierärztl. Hochschule
D-3000 Hannover

Verhalten der lipolytischen Aktivität des Serums vor und unter 13-cis-Retinsäure bei parenteraler Fettbelastung

H. Gollnick, W. Schwartzkopff, M. Schleising und C. E. Orfanos, Berlin

13-cis-Retinsäure (Ro 4-3780/Roaccutan[1]) stellt heute das wirksamste Medikament zur Behandlung der schweren Akneformen wie der Akne conglobata dar [3]. Diesem Medikament ist wie anderen Retinoiden eine Nebenwirkung eigen, nämlich, daß sie die Serumlipide und Lipoproteine beeinflußt [1, 2]. Bekannt sind dosisabhängige Anstiege der Serumtriglyceride und des Serumcholesterins, ebenso leichter Abfall des High density Lipoproteins (HDL) und Anstieg des Low density Lipoproteins (LDL) und der Very low density Fraktion (VLDL). Mit Hilfe intravenöser Applikation von Lipomikronen (intravenöser Fettbelastungs-Test nach Boberg) sind wir der Frage nachgegangen, an welcher Stelle im Fettmetabolismus möglicherweise 13-cis-Retinsäure einwirkt.

Hierzu stellten wir uns folgende Fragen:

1. Unterscheiden sich die Eliminationsraten der zugeführten Lipomikronen vor und nach Behandlung mit 13-cis-Retinsäure?
2. Liegt der medikamentenbedingten Hypertriglyceridämie eine Störung der Elimination für exogene bzw. endogene Triglyceride zugrunde?
3. Wird durch 13-cis-Retinsäure die Synthese der Triglyceride und der VLDL-Lipoproteine gesteigert?

Patientengut und Methode

Bei 10 jugendlichen Patienten mit Akne conglobata wurde vor und nach 8wöchiger Therapie mit 1,25 mg/kg KG 13-cis-Retinsäure ein Intralipidtest durchgeführt. Hierzu wurden im Bolus 0,1 g Intralipid/kg KG rasch intravenös injiziert und nach 1 min, 10, 20, 30, 40, 50, 60 und 90 min, Blutentnahmen durchgeführt. Folgende Parameter wurden bestimmt: Serum-Triglyceride, -Cholesterin, -Phosphatide, Apoprotein A (HDL) und B, freie Fettsäuren und freies Glycerin, Blutglucose und Insulin, Lipidophorelektrophorese mit Lipomikronen, prae-β, β- und α-Fraktion, VLDL, LDL und HDL nach Ultrazentrifugation separiert in Einzelfraktionen an Triglycerid-, Cholesterin- und Phosphatidgehalt.

Statistische Berechnungen erfolgten mit Cyber 175 Programm SPSS Nr. 8.

Ergebnisse

Während einer 60min. Beobachtungszeit nach Applikation der Lipomikronen zeigte sich, daß bei semilogarith-

---

1 Freundlicherweise zur Verfügung gestellt von Herrn Dr. Hennes, Hoffmann-La Roche AG, Grenzach-Wyhlen

mischer Darstellung der Delta-Werte (Δ-TG) ein exponentieller Abfall der Triglyceridkonzentrationen auftrat. Die Eliminationsrate betrug vor Behandlung 3,85 % pro Minute entsprechend einer Halbwertzeit (HWZ) von 18 min, unter der Therapie mit 13-cis 3,01 %/min oder 23 min (Abb. 1). Da die Gesamttriglyceridkonzentration

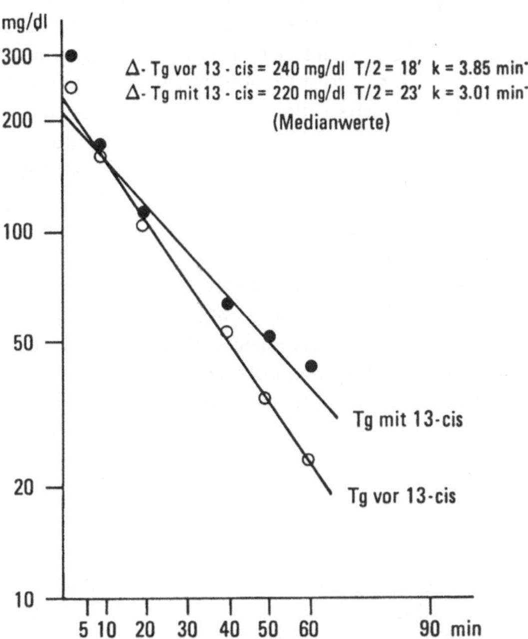

Abb. 1. Verhalten von Δ-Tg vor und mit 13-cis-Retinsäure (1,25 mg/kg) bei intravenöser Fettbelastung

eine Summe der Triglyceride in der VLDL, HDL und LDL-Fraktion ist, bei diesem Test Triglyceride aber in Form von Lipomikronen appliziert wurden, interessierte besonders das Verhalten des Abstroms dieser exogenen Lipomikronen. Sie strömten aus der Blutbahn vor der Behandlung mit einer HWZ von 16 min oder 4,07 %/min ab und unter 13-cis mit einer HWZ von 21 min oder einer Rate von 3,30 %/min (Abb. 2). Hieraus ergibt sich, daß

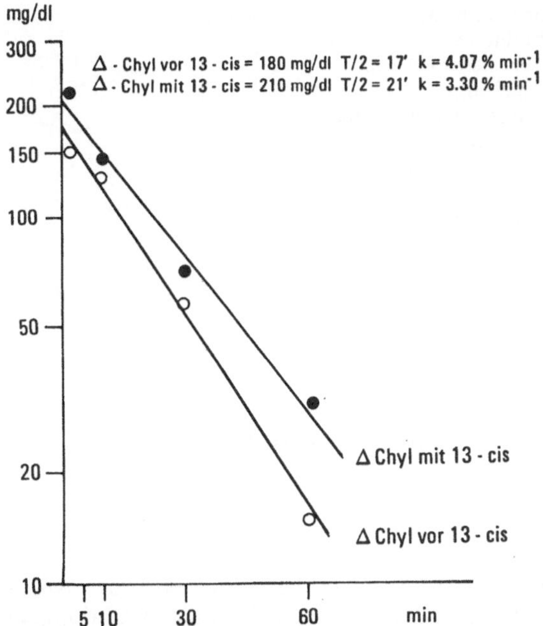

Abb. 2. Verhalten von Δ-Chylomikronen vor und mit 13-cis-Retinsäure (1,25 mg/kg), bei intravenöser Fettbelastung

der Abstrom sowohl der Gesamt-TG als auch der Lipomikronen durch 13-cis-Retinsäure verzögert wird.

Mit Hilfe der Lipodophorelektrophorese speziell der Bestimmung von Prä-β zeigte sich, daß unmittelbar nach Intralipidgabe Prä-β prozentual und absolut ansteigt. Im Vergleich zur Voruntersuchung war aber schon die relative absolute Prä-β-Lipoproteinkonzentration unter 13-cis vor dem Intralipidtest deutlich erhöht (5,7 % bzw. 59,1 mg/dl : 9,0 % bzw. 111 mg/dl; $p < 0,02$). Auch nach Intralipidgabe lagen die relativen und absoluten Prä-β-Werte unter 13-cis über den Vergleichswerten. Die Serumtriglyceridkonzentration war von 87,5 auf 151 mg/dl angestiegen ($p < 0,01$).

Der allmähliche Anstieg der Prä-β-Fraktion nach i. v. Fettgabe (Abb. 3) spricht dafür, daß die exogenen Lipo-

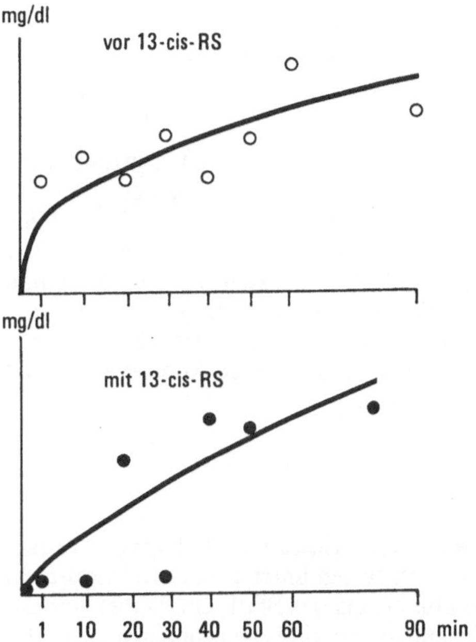

Abb. 3. Synthese von prae-O-Lipoprotein nach intravenöser Fettbelastung

mikronen nach ihrem Abstrom aus der Blutbahn in die Leber in endogene Triglyceride, und zwar überwiegend in VLDL-Lipoproteine umgewandelt werden. Dabei handelt es sich nicht um eine Anlagerung der exogenen Lipomikronen an die Prä-β- oder VLDL-Fraktion. In diesem Falle wäre der höchste Anstieg unmittelbar nach Applikation aufgetreten. Die Anstiegsgeschwindigkeit unter 13-cis von Prä-Beta als endogener ganz überwiegend triglyceridtragender Fraktion war träger als in der Voruntersuchung. Die Synthese berechnet nach der Fläche unter den Kurven war unter 13-cis geringer (28 cm^2 gegenüber 36 cm^2).

Die Konzentration der freien Fettsäuren als indirektes Maß für die Hydrolyse der Neutralfette wurde ebenfalls geprüft und dabei festgestellt, daß sie vor Behandlung bei 685 mg/dl und unter 13-cis bei 530 mg/dl deutlich niedriger lagen ($p < 0,05$). Dieser Befund bestätigte sich zusätzlich nach Intralipidgabe. Nach 13-cis-Behandlung kam es zu einem langsameren Anstieg der FFS-Konzentrationen als unter 13-cis (245 mg/dl in 40 min bzw. 290 mg/dl in 20 min). Bei Berechnung der Hydrolyse über 90 min nach der Fläche unter den Kurven zeigte sich allerdings, daß Kontrolle und Therapieperiode identisch sind (Abb. 4).

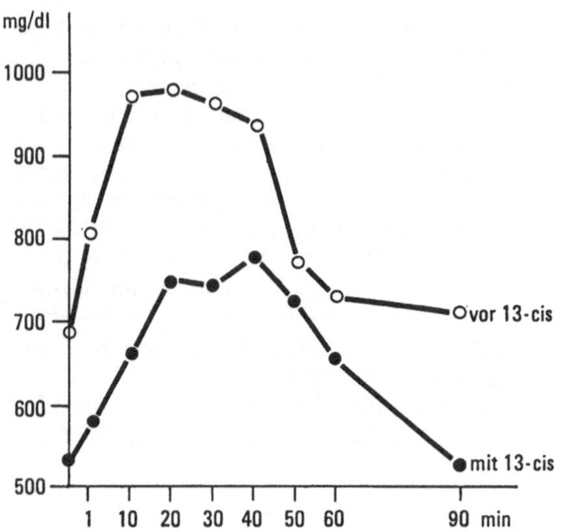

Abb. 4. Bildung von Freien Fettsäuren vor und mit 13-cis-Retinsäure nach intravenöser Fettbelastung

Die Beobachtung der Apo A (HDL)-Konzentration im Intralipid-Test zeigte, daß es unter 13-cis zu einem initial stärkeren und rascheren Abfall kommt, während der Restzeit aber der Gesamtabfall gering gegenüber dem Ausgangsbefund ist. Währenddessen ist vor 13-cis das Apoprotein A (HDL) kontinuierlich, langsamer und insgesamt stärker unter Intralipidgabe gesunken. Damit wurde unter 13-cis insgesamt weniger Apoprotein A zur Hydrolyse herangezogen.

Diskussion

Sowohl die Gesamttriglyceride als auch die exogen zugeführten Lipomikronen zeigen unter 13-cis-Retinsäure ein verzögertes Abströmen aus der Blutbahn. Dabei war der Abstrom der Gesamttriglyceride etwas langsamer als der der exogenen Lipomikronen. Mit Hilfe der Prä-β-Lipoproteinbestimmung konnte diese Frage dahingehend beantwortet werden, daß diese Lipomikronen nach ihrem Abstrom aus der Blutbahn in die Leber in endogene Triglyceride, und zwar überwiegend in VLDL-Lipoproteine umgewandelt werden. Dabei handelt es sich nicht um eine Anlagerung exogener Lipomikronen an die Prä-Beta- oder VLDL-Fraktion, sondern um endogene Synthese. Die Anstiegsgeschwindigkeit der Prä-β-Lipoproteinsynthese war unter 13-cis-Retinsäure sogar geringer. Wenn man hieraus folgert, daß die Bildung der VLDL durch 13-cis-Retinsäure herabgesetzt wäre, so könnte sich daraus ergeben, daß bei erniedrigter Bildungsrate von prä-β der Anstieg der Triglyceride unter 13-cis-Retinsäure von einem verzögerten Abstrom oder einer verminderten Aufnahme der Blutfette durch die Fettdepots herrührt. Da die Konzentration der freien Fettsäuren ein indirektes Maß für die Hydrolyse der Neutralfette ist, konnte aufgrund der Ergebnisse auf eine verzögerte Hydrolyse geschlossen werden, da diese unter 13-cis im Intralipidtest wesentlich langsamer anstiegen und ein späteres Maximum erreichten. Das Verhalten des Apoproteins A (HDL)-Konzentrationen bestätigte dies dahingehend, daß die größere Abnahme von Apo A (HDL) im Test vor Behandlung dahingehend interpretiert werden muß, daß für die Hydrolyse der Lipide und Lipoproteine mehr Apoproteine herangezogen werden als unter 13-cis. In Apoprotein A (HDL) sind unter anderem Apoproteinfraktionen wie Apo A_I, A_{II} + C_{I-III} enthalten, die die Lipoproteinlipase und Lecithin-Cholesterin-Acyl-Transferase (LCAT) aktivieren.

Aufgrund der Ergebnisse zeigte sich letztendlich, daß die Anstiege der Serumtriglyceride durch 13-cis-Retinsäure fast ausschließlich durch eine verzögerte Hydrolyse der exogenen Lipomikronen bedingt wird. Ein Einfluß auf die Synthese endogener Triglyceride durch 13-cis-Retinsäure konnte nicht gesichert werden.

Literatur

1. Boberg J, Carlson LA, Hallberg D (1969) Application of a new intravenous fat tolerance test in the study of hypertriglyceridemia in man. J Atheroscler Res 9:159–169
2. Gollnick H, Luley C, Schwartzkopff W, Orfanos CE (1982) Veränderungen von Serumlipidfraktionen als Nebenwirkung oraler Retinoide. Z Hautkrankh 57:1255–1267
3. Katz RA, Jörgensen H, Nigra TP (1980) Elevation of serum triglyceride levels from oral isotretinoin in disorders of keratinization. Arch Dermatol 116:1369–1372
4. Plewig G, Gollnick H, Meigel W, Wokalek H (1981) 13-cis-Retinsäure zur oralen Behandlung der Acne conglobata. Ergebnisse einer multizentrischen Studie. Hautarzt 32:634–646

Dr. H. Gollnick
Prof. Dr. C.E. Orfanos
Universitäts-Hautklinik
und Poliklinik
Klinikum Steglitz, Freie Universität
Hindenburgdamm 30
D-1000 Berlin 45
Prof. Dr. W. Schwartzkopff
Dr. M. Schleising
Fett- und Stoffwechselambulanz
Abt. Innere Medizin und Poliklinik
Klinikum Westend, Freie Universität
Soorstraße 83
D-1000 Berlin 19

In-vitro- und In-vivo-Effekte eines neuen synthetischen Retinoids (Arotinoid)

R. Bauer, R. Stadler, G. Brand und C.E. Orfanos, Berlin

Bei der Suche nach weiteren therapeutisch applizierbaren Derivaten aus der Gruppe der synthetischen Retinoide wurde eine Substanz entwickelt, die gegenüber dem aromatischen Retinoid Ro 10–9359 eine gänzlich andere Struktur aufweist (Abb. 1). Dieses Molekül, der Arotinoid-Äthylester Ro 13–6298, soll ähnliche Wirkungen auf die Epidermis haben wie das aromatische Retinoid [2, 3, 5].

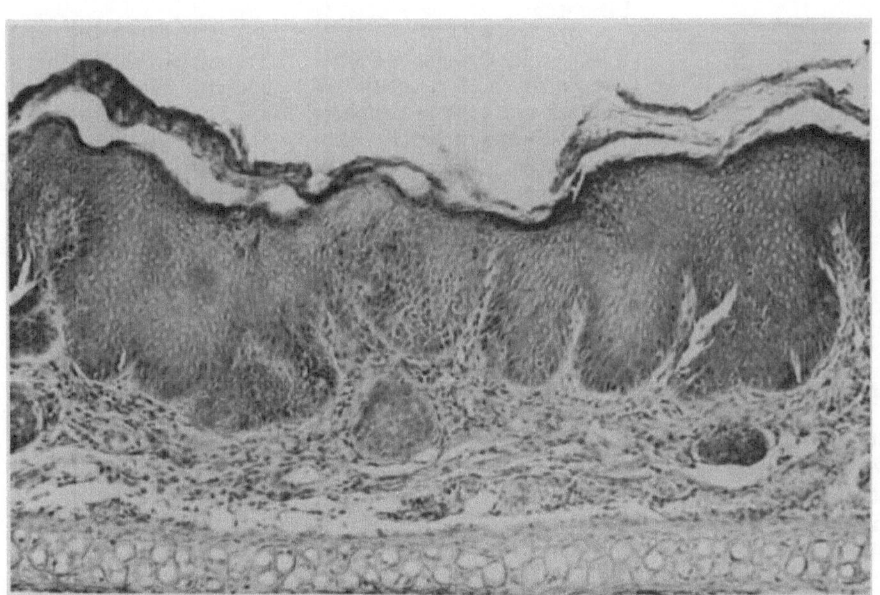

Abb. 1. Strukturformel der freien Säure des neuen synthetischen Retinoids Ro 13–6298 (Arotinoid) im Vergleich zum aromatischen Retinoid Ro 10–9359

In einer früheren Studie konnten wir die Hemmung mitogeninduzierter Lymphozyten durch die freie Säure des aromatischen Retinoids zeigen [1]. Dieses Ergebnis beweist, daß aromatisches Retinoid neben seiner bekannten Wirkung auf Keratinozyten und ihren Keratinisierungsprozeß [4] auch immunologische Parameter verändern kann [1].

In dieser Studie haben wir untersucht, welche Effekte das neue Arotinoid auf die Epidermis und auf das Immunsystem hat.

Material und Methoden

Tierversuche

400–500 g schwere Meerschweinchen erhielten Arotinoid in einer Dosierung von täglich 0,1 mg/kg Körpergewicht. Nach 10 Tagen wurde die Epidermis histologisch untersucht.

Lymphozytenkulturen

Periphere Blutlymphozyten wurden unter Mitogen-Stimulation mit verschiedenen Arotinoid-Konzentrationen kultiviert. Die Methode wurde bereits beschrieben [1].

Ergebnisse

1. Einfluß von Arotinoid auf die Epidermis

Unter der täglichen Dosis von 0,1 mg/kg Körpergewicht veränderte sich die Epidermis der Meerschweinchen ähnlich wie unter dem aromatischen Retinoid. Es trat eine ausgeprägte Akanthose, eine Verbreiterung des Epider-

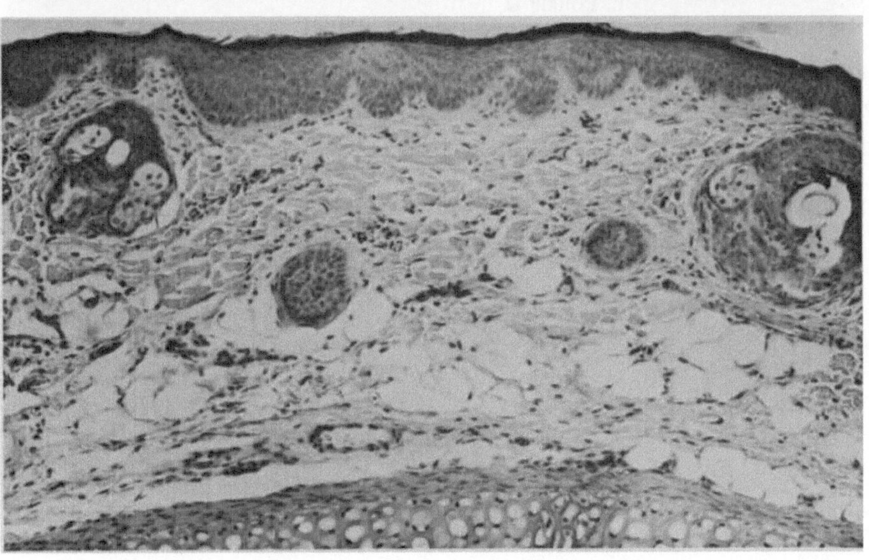

Abb. 2 a, b. Histologische Veränderungen der Epidermis vom Meerschweinchen-Ohr nach 10tägiger Gabe von Arotinoid (0,1 mg/kg KG). Deutlich ist die ausgeprägte Akanthose und Hypergranulose (a) gegenüber den Kontrollpräparaten (b) sichtbar. HE-Färbung. Vergrößerung x 72

misdurchmessers sowie eine starke Hypergranulose auf
(Abb. 2a, b). Die ausgeprägte Desquamation der Hornschicht war makroskopisch und mikroskopisch sichtbar.

2. Einfluß von Arotinoid
auf die DNS-Synthese nicht-stimulierter Lymphozyten

Die Zugabe von Arotinoid allein zu nicht-stimulierten
Lymphozyten-Kulturen hatte im Konzentrationsbereich
von 0,1 ng/ml bis 10 µg/ml keinen Einfluß auf die DNS-
Synthese.

3. Einfluß von Arotinoid
auf Mitogen-induzierte Lymphozyten

Lymphozyten-Kulturen wurden unter gleichzeitiger Zugabe des Mitogens und verschiedener Arotinoid-Konzentrationen angesetzt. Es zeigte sich, daß unter Pokeweed-Mitogen keine Veränderung der DNS-Synthese bei
gleichzeitiger Kultivierung mit Arotinoid zu sehen war.
Dagegen veränderte Arotinoid die Lymphozytenantwort
auf das T-Zell-Mitogen Concanavalin A. Die Gegenwart
von Arotinoid in einer Konzentration von 1–10 ng/ml
stimulierte die Mitoserate der Lymphozyten um 100%
gegenüber der Concanavalin-A-Kontrolle (Tabelle 1). ·

Tabelle 1. Immunantwort menschlicher Blutlymphozyten unter Cocultivierung mit Lektin und verschiedenen Arotinoid-
Konzentrationen

Arotinoid (ng/ml)	Concanavalin A	Pokeweed Mitogen
Ø	100%	100%
0,1	121 ± 30	100 ± 10
1	206 ± 34	101 ± 11
10	193 ± 36	90 ± 12
100	112 ± 32	91 ± 13
1000	112 ± 28	101 ± 13
10000	102 ± 40	97 ± 14

4. Zytotoxizitäts-Test mit Trypan-Blau

Eine mögliche Zytotoxizität des Arotinoids wurde nach
72 h Inkubation mit dem Trypan-Blau-Ausschlußtest geprüft. Keine Veränderung der Zellvitalität gegenüber
Kontrollansätzen sahen wir unter Arotinoid-Konzentrationen zwischen 0,1 ng/ml bis 10 µg/ml.

Diskussion

Unsere Ergebnisse zeigen klar, daß unter dem neuen
synthetischen Retinoid, dem Arotinoid-Äthylester

Ro 13–6298, die Immunantwort der Lymphozyten auf
Mitogene verändert wird. Dagegen scheinen die Wirkungen des Arotinoids an der Epidermis etwa den Effekten
des aromatischen Retinoids Ro 10–9359 zu entsprechen
[5].

Der Einfluß des Arotinoids auf Lymphozyten-Subpopulationen ist offenbar unterschiedlich. So wird die
Immunantwort unter dem T-Zell-Mitogen Concanavalin A durch Arotinoid deutlich über die Mitogen-Kontrolle
gesteigert. Dagegen zeigen Pokeweed-Mitogen-aktivierte
Kulturen keine weitere Stimulation bei gleichzeitiger Anwesenheit von Arotinoid. Dies deutet auf eine hohe Affinität des Moleküls zu T-Lymphozyten hin, da offenbar
vornehmlich T-Zell-abhängige Lymphozyten durch Arotinoid stimuliert werden.

Zusammenfassung

Ein neues synthetisches Retinoid, das Arotinoid, hat in
vivo ausgeprägte epidermale Wirkungen, die vergleichbar sind mit dem aromatischen Retinoid. Weiterhin
zeichnet sich das Molekül durch eine Stimulierung aktivierter T-Lymphozyten aus. Anscheinend stellen die Retinoide Substanzen dar, die neben ihrer hervorstechenden
epidermotropen Wirkung stets immunmodulatorische
Eigenschaften besitzen.

Literatur

1. Bauer R, Orfanos CE (1981a) Trimethylmethoxyphenyl-
   retinoid acid (Ro 10–1670) inhibits mitogen-induced
   DNA-synthesis in peripheral blood lymphocytes in vitro.
   Br J Dermatol 105:19–24
2. Bollag W (1981) Arotinoids. A new class of retinoids with
   activities in oncology and dermatology. Cancer Chemother
   Pharmacol 7:27–29
3. Loeliger P, Bollag W, Mayer H (1980) Arotinoids, a new
   class of highly active retinoids. Eur J Med Chem 15:9–15
4. Orfanos CE (1980) Retinoids-present status. Br J Dermatol
   103:473–481
5. Tsambaos D, Orfanos CE (1982) Arotinoid: A new potent
   oral retinoid. Preliminary results. In: EM Farber et al (eds)
   Psoriasis. Grune & Stratton, New York, pp 515–517

Prof. Dr. R. Bauer
Univ.-Hautklinik
u. Poliklinik
Klinikum Steglitz
d. Freien Univ. Berlin
Hindenburgdamm 30
D-1000 Berlin 45

Nebenwirkungen von Lithium an der Haut

T.H. Rüther, Kiel

Einleitung

Lithium hat sich als Medikament der Wahl bei manisch-
depressiven Psychosen durchgesetzt [1, 7]. Nebenwir-

kungen können alle Organsysteme betreffen, so auch die
Haut [1, 4]. Es wird über das Auftreten einer Akne papulopustulosa unter Lithiumtherapie berichtet. Wirkung
und Nebenwirkungen von Lithium, besonders an der
Haut, werden besprochen.

Fallbericht

Eine 22jährige Patientin wurde wegen manischer Depression mit Lithium behandelt. Nach zweijähriger Therapie entwickelte sie an Stirn, Wangen und Perioralregion das Bild einer Akne papulopustulosa. Mit 0,7 mVal/l lag der Lithiumgehalt des Serums im therapeutischen Bereich. Die chemotaktische Aktivierbarkeit der neutrophilen Granulozyten durch C_{5a} und das synthetische Peptid f-Meth-Leu-Phe war mittelgradig erhöht.

Trotz fortgesetzter Lithiumeinnahme trat unter Lokalbehandlung mit Vitamin-A-Säure vollständige Rückbildung der Hauterscheinungen ein. Im Folgenden wird über Wirkungen und Nebenwirkungen von Lithium berichtet.

Pharmakologie

Lithium wurde 1949 durch John Cade in die Therapie manisch-depressiver Patienten eingeführt. Es eignet sich zur Behandlung manischer Phasen und zur Erhaltungstherapie. Weitere Indikationen sind nicht etabliert [2].

Lithium ist ein Alkalimetall. Therapeutisch verwendet werden seine Salze. Es wird nach oraler Gabe rasch und vollständig resorbiert, verteilt sich gleichmäßig in allen Körperkompartimenten und wird leicht durch die Nieren ausgeschieden. Die biologische Halbwertszeit beträgt 20 h, der therapeutische Serumspiegel liegt zwischen 0,4 und 1,5 mVal/l.

Die Wirkung erklärt man sich mit einer Wechselwirkung mit Natrium-Ionen, die zu einer Rekonstitution des gestörten transmembranären Ionengradienten der Nervenzellen des Patienten führen soll. Weiter soll es direkt die Erregbarkeit der Zellmembranen herabsetzen, möglicherweise auch indirekt durch Angriff auf die Membran-ATPasen. Durch Senkung des intrazellulären Gehalts an zyklo-AMP wird an der Synapse die Erregungsübertragung mit Transmittern wie Dopamin, NOR-Adrenalin und Serotonin gehemmt [2].

Allgemeine Nebenwirkungen

Schon bei therapeutischen Dosen treten Übelkeit und Erbrechen, weiter Ruhetremor und euthyreote Struma auf. Durch kompetetive Hemmung der Natrium-Reabsorption im proximalen Tubulus kann es zu Natriurese mit Polyurie kommen. Andererseits führt natriumarme Diät zur Lithiumretention. Elektrokardiographisch zeigt sich gelegentlich T-Wellenbildung wie bei Hypokaliämie, ein seltenes Ereignis sind Rhythmusstörungen und Blockbilder. Bei fötalen Mäusen und Seeigelembryonen führt Lithium zu dysraphischen Mißbildungen.

Interferenzen, die zu erhöhten Lithiumspiegeln führen, sind mit Tetrazyklin und Indomethazin beschrieben. α-Methyldopa führt durch erhöhte Lithiumaufnahme der Zellen zu falsch niedrigen Werten bei der Wirkspiegelbestimmung im Serum. In Kombination mit Haloperidol kann Lithium neurotoxisch sein [1].

Nebenwirkungen an der Haut

Hautnebenwirkungen durch Lithium treten bei therapeutischen Lithiumspiegeln und oft erst nach längerfristiger Therapie auf. Sie sind teilweise spontan reversibel, auch bei fortgesetzter Lithiummedikation.

Beschrieben werden makulopapulöse Exantheme und follikuläre Hyperkeratosen, beide teilweise mit Pustulation. Selten sind Ulkusbildung an abhängigen Partien, periorale Stomatitis, palmoplantare Hyperkeratosen mit Pruritus, Auftreten antinukleärer Antikörper, allerdings ohne klinisches Korrelat, sowie ein Fall von Exanthem wie bei Dermatitis herpetiformis. Neuerdings wird auch über telogenes diffuses Effluvium berichtet [4, 6].

Die häufigste Hautnebenwirkung besteht in Exazerbation einer vorbestehenden Psoriasis, teilweise mit Pustulation, oder aber in einer Erstmanifestation der Krankheit. Ebenfalls nicht selten ist das Auftreten akneartiger Hautveränderungen, stets mit ausgeprägter Pustelbildung [4, 6].

Erste Erklärungsversuche über den Pathomechanismus der Nebenwirkungen des Lithiums an der Haut liegen vor [3]. Bei Psoriasis ist bekanntlich der intraepidermale zyklo-AMP-Spiegel erniedrigt, was zu einer Erhöhung der epidermalen Wachstumsrate führen soll. Aus dem Umstand, daß Lithium ebenfalls den zellulären zyklo-AMP-Spiegel senkt, wurde gefolgert, daß dieser Effekt bei entsprechend disponierten Patienten zu Ausbruch oder Exazerbation der Psoriasis führt [3].

Eine neuere Erklärung fußt auf einem gemeinsamen pathogenetischen Merkmal von Psoriasis und Akne, nämlich der Wanderung neutrophiler Granulozyten in epidermale Strukturen. Bei Psoriasis und schwerer Akne ist die Aktivierbarkeit der Neutrophilen durch Chemoattraktantien deutlich gesteigert, wie auch bei der vorgestellten Patientin. Lithium seinerseits führt nicht nur zu einer gesteigerten Syntheserate der Granulozyten, sondern erhöht auch deren chemotaktische Aktivität in vitro und in vivo, möglicherweise indirekt durch Senkung des intrazellulären zyklo-AMP [3, 5].

Mithin scheint Lithium zwei pathophysiologische Mechanismen zu imitieren, nämlich Erniedrigung des zellulären zyklo-AMP und Erhöhung der Chemotaxis der Neutrophilen, die wiederum beide mit den häufigsten durch Lithium bewirkten Hautveränderungen in Beziehung stehen.

Literatur

1. Baldessarini RJ, Lipinski JF (1975) Lithium salts: 1970–1975. Ann Int Med 83:527–533
2. Gerbino L, Oleshansky M, Gershon S (1978) Clinical use and mode of action of lithium. In: Lipton MA, DiMascio A, Killam KF (eds) Psychopharmacology: A generation of progress. Raven Press, New York
3. Heng MCY (1982) Lithium carbonate toxicity. Acneform eruptions and other manifestations. Arch Dermatol 118:246–248
4. Lambert D, Beer F, Gisselman R, Bouilly D, Chapuis J–L (1982) Manifestations cutanées des thérapeutiques par le lithium. Ann Dermatol Venereol 109:19–24
5. Lazarus GS, Gilgor RS (1979) Psoriasis, polymorphonuclear leucocytes, and lithium carbonate. An important clue. Arch Dermatol 115:1183–1184
6. Reiffers J, Dick P (1977) Manifestations cutanées provoquées par le lithium. Dermatologica 15:155–163
7. Schou M (1974) Heutiger Stand der Lithium-Rezidivprophylaxe bei endogenen affektiven Erkrankungen. Nervenarzt 45:397–407

Dr. T.H. Rüther
Univ.-Hautklinik
Schittenhelmstr. 7
D-2300 Kiel 1

Beeinflussung der Monooxygenasen durch anorganisches Arsen in Leber und Haut[*]

H. Merk, K. Bolsen und G. Goerz, Düsseldorf

Klinische und epidemiologische Untersuchungen lassen keinen Zweifel an der kanzerogenen Wirkung anorganischen Arsens [1,5]. Vor allem Karzinome der Haut, aber auch das Nasopharynx, Bronchial-Karzinom, Colon- und Harnblasenkarzinom, Tumoren des ZNS und der Leber – hier vor allem Hämangiosarkome – und Lymphome wurden in Beziehung mit Arsenexpositionen beschrieben. Genotoxisch wirkende Chemokarzinogene werden von Weisburger [6] in drei Gruppen eingeteilt: a) Substanzen, die direkt mit Nukleinsäuren reagieren können und dadurch karzinogen wirken; b) organische Substanzen, die erst durch Reaktion mit Enzymen Metabolite bilden, die mit Nukleinsäuren reagieren können. Cytochrom-P-450-abhängige mischfunktionelle Oxidasen spielen bei diesem Stoffwechsel häufig eine zentrale Rolle. So kann ein klassisches Karzinogen dieser Gruppe: Benz(a)pyren durch verschiedene Cytochrom-P-450-abhängige Enzyme gegiftet oder entgiftet werden. Zur Giftung vieler Karzinogene – z. B. Benz(a)pyren, Benzanthrazen oder Methylcholanthren – kommt es durch die Metabolisierung durch die Cytochrom-P_1-450-abhängige mischfunktionellen Oxidasen. c) Die dritte Gruppe bilden schließlich anorganische Verbindungen, von denen angenommen wird, daß sie über mehrere, additiv wirkende Mechanismen kanzerogen wirken. Beispiel par excellence dieser Gruppe ist Arsen. Viele Metalle – z. B. Cadmium, Selen, Eisen oder Blei – beeinflussen Cytochrom-P-450-abhängige Enzymaktivitäten. Es interessierte uns daher die Frage, ob Arsen durch Beeinflussung dieser Enzyme die Karzinogenese der Substanzen aus Gruppe 2 begünstigen kann. Wir applizierten Mäusen über 10 Tage und Ratten über 12 Tage täglich Fowlersche Lösung DAB7 ohne Lavendelöl entsprechend 0,02 mg As_2O_3 bzw. 5 mg As_2O_3 und in einem Langzeitexperiment weiblichen Wistar-Ratten 1,25 mg As_2O_3/Tag über 110 Tage per Schlundsonde. Mittels fluorometrischer Bestimmungsmethode wurden in der Leber die Aktivität der P_1-450- und P-450-abhängigen 7-Ethoxycumarindeaethylase (7-EOD)-Aktivität und die vornehmlich P_1-450-abhängige Aryl-Hydrocarbon-Hydroxylase (AHH)-Aktivität bestimmt. Im Langzeitexperiment wurde zusätzlich in der Haut die AHH radiochemisch gemessen, die in der Haut nahezu ausschließlich P_1-450-abhängig ist.

Nach der Kurzzeit-Applikation beobachteten wir bei den Mäusen nur eine geringe Abnahme der 7-EOD-Aktivität in der Leber, bei unveränderter AHH-Aktivität, während bei Ratten keine Enzymaktivitätsveränderungen zu messen waren. Jedoch nach 110tägiger Applikation der Fowlerschen Lösung fanden wir bei Ratten eine differente Beeinflussung der Cytochrom-P-450-Aktivitäten: die P_1-450- und P-450-abhängige 7-EOD-Aktivität ist bei den mit Arsen behandelten Tieren im Vergleich zu den Kontrollen signifikant verringert, während die vornehmlich P_1-450-abhängige AHH-Aktivität unverändert ist. In der Haut war die P_1-450-abhängige AHH-Aktivität um das Sechsfache bei den mit Arsen behandelten Tieren gesteigert. Da vor allem durch dieses Enzym das ultimative Karzinogen 7,8-diol,-9,10-oxyd-Benz(a)pyren entsteht, bedeuten die gemessenen Veränderungen der Cytochrom-P-450-abhängigen Enzymaktivitäten eine Bevorzugung des giftenden Stoffwechselweges unter dem Einfluß anorganischen Arsens.

Entsprechend der Vorstellung von Weisburger [6] wirkt somit auch das anorganische Arsen über mehrere Mechanismen kanzerogen: Hemmung von Repair-Enzymen [3], Hemmung der in der Entgiftung cytotoxischer Sauerstoff-Verbindungen wesentlichen Glutathion-Peroxidase [2], Verstärkung des Schwester-Chromatid-Austausches [4] und schließlich Aktivierung der Stoffwechselwege, die zu kanzerogenen Verbindungen aromatischer Kohlenwasserstoffe führen.

Literatur

1. Cuzick J, Evans S, Gillman M, Price Evans BA (1982) Medical arsenic and internal malignancies. Br J Cancer 45:904–911
2. Dobson RL, Thiers BH (1982) American International Conference on clinical dermatology. J Am Acad Dermatol 6:957–964
3. Jung EG, Trachsel B, Immich H (1969) Arsen als Enzymhemmer der zellulären Erholung (dark repair). Germ Med Meth 14:614–616
4. Oppenheim JJ, Fishbein NW (1965) Induction of chromosomal breaks in cultured normal human leukocytes by potassium arsenite, hydroxy urea, and related compounds. Cancer Res 25:980–985
5. Petres J, Baron D, Hagedorn M (1977) Effects of arsenic cell metabolism and cell proliferation: cytogenic and biochemical studies. Environ Health Perspect 19:223–227
6. Weisburger JH, Williams GM (1980) Chemical carcinogens. In: Doull J, Klaassen CD, Amdur MO (eds) Toxicology. McMillan, New York Toronto London, pp 84–138

Dr. H. Merk
K. Bolsen
Prof. G. Goerz
Hautklinik
d. Med. Einrichtungen
d. Univ.
Moorenstr. 5
D-4000 Düsseldorf 1

---

[*] Teile der Arbeit wurden durch das Land Nordrhein-Westfalen unterstützt

Effekte der langzeitigen lokalen Anwendung des Benzoylperoxids auf die normale Haut im Tierexperiment – Licht- und elektronenmikroskopische Untersuchungen

P. Schüller, Berlin

Neben der Vitamin-A-Säure stellt das Benzoylperoxid das am häufigsten bei der Akne angewandte Lokaltherapeutikum dar. Obwohl seine therapeutische Anwendung zur Aknebehandlung meist langfristig erfolgt, liegen bisher noch keine morphologischen Untersuchungen zur Langzeitwirkung des Benzoylperoxids auf die Haut vor. Daher haben wir im Tierexperiment die Effekte sowohl der kurzfristigen als auch der langfristigen Anwendung des Benzoylperoxids morphologisch untersucht.

Material und Methode

Dreißig haarlose Mäuse wurden mit 5 %igem Benzoylperoxid in Gelform (PanOxyl, Stiefel Laboratorium) an der Rückenhaut lokal behandelt, während 30 Kontrolltiere die wirkstoffreie Gelgrundlage (Plazebo) unter den gleichen Bedingungen lokal appliziert erhielten. Die Behandlung erfolgte täglich und über einen Zeitraum von 10, 30 und 200 Tagen. Biopsien an der behandelten Haut wurden entnommen, unter standardisierten Methoden eingebettet und anschließend histologisch, elektronenmikroskopisch und morphometrisch untersucht.

Ergebnisse

Nach 10tägiger Behandlungsdauer mit 5 %igem Benzoylperoxid zeigte sich im Vergleich zur Haut des Kontrolltieres eine deutliche Rötung, eine Desquamation sowie eine Verdickung der behandelten Mäusehaut. Im histologischen Bild sah man neben einer dermalen Reaktion in Form von lympho-histiozytären Zellen eine deutliche Akanthose, eine Parakeratose sowie ein fokales Fehlen des Stratum granulosum. Elektronenmikroskopisch kam es zu einer Abnahme der Zahl der Tonofilamente und Desmosomen sowie zu einer Erweiterung der Interzellularräume. Außerdem sah man ein vermehrtes Auftreten von gap-junctions und eine parakeratotische Hornschicht mit Lipidtropfen und Organellenresten. Sowohl morphometrisch als auch elektronenmikroskopisch konnte keine Veränderung der Talgdrüsen festgestellt werden.

Nach 30tägiger Applikation von Benzoylperoxid fand sich eine Verminderung der Rötung und der Desquamation. Im histologischen Korrelat war die Akanthose und Parakeratose als auch die dermale Reaktion rückläufig. Elektronenmikroskopisch zeigte sich eine Tendenz zur Normalisierung der Zahl von Tonofilamenten und Desmosomen und der Interzellularräume sowie das Wiederauftreten von zahlreichen Keratohyalingranula.

Nach 200tägiger Behandlung mit Benzoylperoxid fand sich keinerlei Rötung und Schuppung an der Mäusehaut mehr. Auch histologisch zeigte sich eine Normalisierung der Haut mit den Zeichen einer geringen Akanthose und einer Hypergranulose. Elektronenmikroskopisch konnten wir ebenfalls eine Normalisierung der Haut vorfinden, die durch eine Hypergranulose mit riesigen Keratohyalingranula sowie eine massive Zunahme der Keratinosomen gekennzeichnet war. Die Talgdrüsen blieben auch unter dieser langzeitigen Anwendung von Benzoylperoxid unverändert.

Diskussion

Unsere Ergebnisse zeigen, daß es unter kurzfristiger Behandlung mit Benzoylperoxid zu einer entzündlichen Reaktion unter dem Bild einer psoriasiformen Dermatitis kommt. Unter langzeitiger Behandlung jedoch zeigt sich klinisch, histologisch und elektronenmikroskopisch eine Normalisierung der Haut. Offenbar adaptiert sich die behandelte Haut, wobei eine Steigerung der Epidermopoese und eine auffällige Hypergranulose auftritt. Sowohl unter kurzfristiger als auch unter langfristiger Behandlung mit Benzoylperoxid konnten wir keine Veränderung der Talgdrüsen feststellen. Somit scheint offenbar der Schwerpunkt der Wirkung des Benzoylperoxid nicht im Bereich der Talgdrüsen, sondern im Bereich der interfollikulären Epidermis zu liegen.

P. Schüller
Univ.-Hautklinik
u. Poliklinik
Klinikum Steglitz
d. FU
Hindenburgdamm 30
D-1000 Berlin 45

Dermatologische Mikrobiologie und Venerologie

Polyvidon-Jod-Präparationen bei topischer Anwendung: Wirksamkeit und Verträglichkeit

J. Kunze, H. J. Kaiser, R. P. A. Müller und J. Petres, Kassel

Durch die Inkorporation von Jod in Polyvinylpyrrolidon (PVP) konnte die Verträglichkeit von Jod erheblich gebessert werden, ohne eine Verminderung seiner hervorragenden mikrobiziden Eigenschaften in Kauf nehmen zu müssen. Im Handel werden zunehmend solche PVP-Jod-Präparate angeboten. Sie finden inzwischen eine weite Verbreitung.

Zur Überprüfung der Wirksamkeit und Verträglichkeit von PVP-Jod-Präparaten führten wir an einem größeren Patientenkollektiv folgende Untersuchungen durch:

An 65 Patienten mit infizierten Hauterkrankungen (24 Patienten mit Ulcus cruris, 41 Patienten mit anderen Hautinfektionen) wurde in einer klinischen Studie der Behandlungserfolg mit einer PVP-Jod-Salbe (Traumasept) hinsichtlich Abheilung, Keimreduktion und lokaler Verträglichkeit protokolliert. Zwei der Ulcus-Patienten entzogen sich einer abschließenden Beurteilung.

Anhand eines Punktesystems wurden Infektionsgrad, Größe bzw. Tiefe der Hautläsion, Erythem und Schmerz im Verlauf (bei Aufnahme, nach 2 Wochen, nach 4 Wochen) protokolliert. Zu den genannten Zeitpunkten wurden jeweils bakteriologische Keimdifferenzierungen vorgenommen.

Bei diesen und weiteren 41 unbehandelten Probanden (Patienten mit Hauttumoren) führten wir Epicutan-Tests mit kommerziell erhältlichen PVP-Jod-Zubereitungen, deren Grundlagen, sowie einer 3%igen Jod/Kalium-Jodid-Vaseline durch (s. Tabelle 2). Ablesungen erfolgten nach 24, 48 und 72 h. Eine Reaktion wurde nur bei Crescendo-Verlauf als positiv bewertet.

Tabelle 1. Häufigkeit der gefundenen Keime (Aufnahmetag / 2 Wochen / 4 Wochen)

Staphylococcus aureus	42 / 12 / 4
Staphylococcus epidermidis	8 / 3 / 1
Pseudomonas aeruginosa	6 / 3 / 1
Proteus	2 / 1 / 1
E. coli	2 / – / –
Enterobacter	1 / – / –
Streptococcus pyogenes	8 / 1 / –
Streptococcus viridans	1 / 1 / –
Citrobacter	1 / 1 / –
Enterokokken	2 / 1 / –
Haemophilus ducreyi	1 / – / –
	74a / 23a / 7

a Bei der 1. und 2. Untersuchung fanden sich teilweise Mischinfektionen

Tabelle 2. Ergebnisse der Epikutantestung

Testsubstanzen	Anzahl der pos. Reaktionen		
	Ulcus Pat. $n = 22$	übrige Pat. $n = 82$	gesamt Pat. $n = 104$
Jod/Kalium-Jodid 3% in gelber Vaseline	9	26	35
PVP-Jod-Salbe „Braun"	0	2	2
PVP-Jod-Lsg. „Braun"	5	14	19
Traumasept-Salbe	2	7	9
Traumasept-Salben-Grundlage	0	0	0
Traumasept-Lsg.	4	15	19
Traumasept-Lsg.-Grundlage	0	0	0
Beta-Isodona-Salbe	1	6	7
Beta-Isodona-Lsg.	7	20	27
Glycerin (unverdünnt)	0	0	0
Antarox (unverdünnt)	0	1	1
Poly-Äthylen-Glykol (unverdünnt)	0	0	0
PVP (1:10)	0	1	1
PVP-Jod (1:10)	9	20	29

Ergebnisse

Die Behandlung mit der PVP-Jod-Salbe mußte in 5 Fällen wegen ausbleibender Besserung sowie in 4 Fällen wegen einer Unverträglichkeit abgebrochen werden. Bei 16 der Ulcus- sowie 31 der übrigen Patienten zeigte sich spätestens nach 4 Wochen eine völlige Keimfreiheit der Affektionen. Bei 7 Patienten war eine befriedigende Keimreduktion erzielt worden (s. Tabelle 1). Eine überzeugende klinische Besserung konnte in 86,7% beobachtet werden.

Von den 104 epicutan getesteten Probanden zeigten 35 eine positive Reaktion auf Jod/Kaliumjodid. Von diesen Patienten reagierten auf eine oder mehrere der Salben je nach Präparat 2–9, und auf eine der Lösungen 12–21 der Probanden. Dabei zeigte sich bei ausbleibender Reaktion auf Jod/Kaliumjodid auch keine Reaktion auf eine der Salben, während in 9 Fällen trotzdem Reaktionen auf eine der Lösungen auftraten. Die Gesamtergebnisse der Testungen zeigt die Tabelle 2.

Diskussion

Die durchgeführten Untersuchungen erbrachten eine gute bis sehr gute Wirksamkeit der benutzten PVP-Jod-Salbe bei bakteriellen Infektionen. Die Ergebnisse der Epicutan-Testungen zeigen jedoch, daß in 2–9% der Fälle bei den Salben und in 12–21% bei den PVP-Jod-Lösungen mit Überempfindlichkeitsreaktionen gerechnet werden muß.

Bei bestehender Jod-Überempfindlichkeit wird die Reaktionsrate von 75–94% bei den Salben bzw. 40–66% bei den Lösungen gesenkt. Da wir bei der Beurteilung der Testergebnisse nur Crescendoreaktionen berücksichtigten, gehen wir davon aus, nur echte Allergien erfaßt zu haben. Die Reaktionen auf PVP-Jod-Lösungen bei fehlender Jod-Überempfindlichkeit lassen sich mit einer besseren Penetration dieser Zubereitungsformen erklären.

Die gefundenen allergischen Reaktionen müssen damit erklärt werden, daß trotz der Bindung des Jods an PVP entweder Jodidionen als Verunreinigungen in den Präparationen enthalten sind oder nach Hautkontakt gebildet werden. Dafür sprechen auch die beobachteten Nebenwirkungen auf die Schilddrüse nach lokaler Anwendung von PVP-Jod-Zubereitungen (Herrmann 1982).

Bei kritischer Anwendung unter Berücksichtigung der möglichen Nebenwirkungen stellen die PVP-Jod-Zubereitungen sicher eine Bereicherung der topischen antimikrobiellen Therapie dar.

Literatur

Bogash RC (1956) Polyvinylpyrrolidone iodine, a three year observation of a new topical germicide. Bull Am Soc Hosp Pharmacists 13

Botzenhart K, Sprengler E, Schneider J (1975) Untersuchungen zur präoperativen Hautdesinfektion mit einem Jodophor. Fortschr Med 93:345

Epstein E (1966) Allergy to dermatologic agents. JAMA 198:103

Gilgore A (1978) The use of povidone-iodine in the treatment of infected cutaneous ulcers. Curr Therap Res 24:843–848

Herrmann J (1982) Gefahren von Povidon-Jod (Jod-PVP) bei Schilddrüsenkranken und Neugeborenen. Dsch Ärztebl 79:31,47–48

Knolle P, Schwartzmann G (1980) Polyvidon-Jod zur antimikrobiellen Lokaltherapie und Prophylaxe. Hygiene Med 3

Kunze J, Kaiser HJ, Petres J (1982) Relevanz einer Jod-
allergie bei handelsüblichen Polyvidon-Jod-Zubereitungen.
Z Hautkrankh 58:255–261
Shelanski HA, Shelanski MV (1956) PVP-iodine: history, toxi-
city and therapeutic uses. J Int Coll Surg 25:727
Woodbridge P (1977) The use of betadine antiseptic paint in
the treatment of herpes simplex and herpes zoster. J Int
Med Res 5:378–381

Dr. J. Kunze
Dr. H. J. Kaiser
Dr. R. P. A. Müller
Prof. Dr. J. Petres
Städtische Kliniken
Hautklinik
Mönchebergstr. 41–43
D-3500 Kassel

Immunabweichungen bei sogenannter Gramnegativer Follikulitis

U. Neubert, München

Die sogenannte Gramnegative Follikulitis, 1968 in den USA beschrieben von Fulton et al., wurde im deutsch-sprachigen Schrifttum erstmals 1974 von Plewig und Braun-Falco ausführlich mit eigenen Fallbeobachtungen dargestellt [1, 6]. Man pflegt bisher die Gramnegative Follikulitis als therapiebedingte Komplikation einer Akne anzusehen [2]. Man geht davon aus, daß eine lang-dauernde systemische oder antibakterielle Behandlung die überwiegend grampositive bakterielle Standortflora an den Schleimhäuten des Nasenrachenraumes und an der Gesichtshaut unterdrücken kann. In die hierdurch entstehenden ökologischen Lücken vermögen dann op-portunistisch pathogene gramnegative Keime einzudrin-gen und die beschriebenen hartnäckigen Follikulitiden hervorzurufen. Unbeantwortet bleibt bei diesem ätiologi-schen Konzept bisher die Frage, weshalb diese Kompli-kation offenbar bei nur wenigen von vielen antibakteriell behandelten Aknepatienten auftritt und weshalb nach Absetzen der Therapie keine Spontanheilung erfolgt. Einige Beobachtungen sprechen dafür, daß es sich bei der sogenannten Gramnegativen Follikulitis nicht lediglich um eine Aknekomplikation, sondern um ein eigenständi-ges Krankheitsbild handelt: Einige unserer Patienten ent-wickelten eine Gramnegative Follikulitis erst jenseits des 25. Lebensjahres ohne vorausgehende Akne. Andere Pa-tienten leiden unter rezidivierenden perioralen Pustel-schüben, die sich im Aspekt nicht von einer Gramnegati-ven Follikulitis unterscheiden. Aus dem Pustelinhalt las-sen sich jedoch keine gramnegativen Keime, vielmehr re-gelmäßig nur Propionibacterium acnes, Staphylococcus epidermidis, gelegentlich auch Staphylococcus aureus anzüchten. Gramnegative Stäbchenbakterien können al-lerdings auch bei diesen Patienten fast immer aus Abstri-chen von der Kinn-Wangen-Haut und der Nasenschleim-haut nachgewiesen werden. Auffallend ist ferner, daß Pa-tienten mit perioraler Follikulitis nicht selten auch unter rezidivierenden follikulären Pusteln am Kapillitium lei-den [5]. Diese Follikulitis des Kapillitiums kann auch iso-liert auftreten. In den Pusteln finden sich regelmäßig Pro-pionibakterien [3], weniger häufig Staphylococcus epi-dermidis oder S. aureus, nur selten gramnegative Keime. Letztere sind aber auch bei diesen Personen in Abstri-chen von den Nasenschleimhäuten und dem Perioralbe-reich nachweisbar. Gemeinsam ist den Patienten mit rezi-divierender Follikulitis der Gesichtshaut und des Kapilli-tiums eine ausgeprägte Seborrhoe, das prozentuale Ver-hältnis Männer zu Frauen beträgt in unserer Klientel etwa 10:1. Ein wesentliches Bindeglied für dieses „Folli-kulitissyndrom" scheint eine wohl konstitutionell beding-

te immunologische Asthenie zu sein [4]. Modellfall für diese Vermutung ist ein Patient mit rezidivierender peri-oraler Follikulitis, bei dem aus Abstrichen von den Schleimhäuten der Nase und des Oropharynx, von Pu-steln und Haut der Perioralregion im Wechsel Salmonella panama, andere Enterobakteriazeen wie E. coli, Kleb-siella, Proteus, gelegentlich auch nur S. aureus oder S. epidermidis angezüchtet werden konnten. Wir fanden bei diesem Patienten, einem bis dahin nicht erkannten Salmonellendauerausscheider, folgende Normabwei-chungen zellulärer und humoraler Immunparameter: Prozentuale Verminderung der T-Lymphozyten im peri-pheren Blut, z. B. im E_{AET}-Rosettentest 23–43 % (Norm: 65 ± 15 %), Nachweis von Oberflächen-IgM auf B-Lym-phozyten nur in 0–3 % (Norm: 5–12 %), auffallend nied-rige Zahlen plaquebildender Zellen (= IgG, IgA und IgM produzierender B-Lymphozyten) bei Stimulierung durch Pokeweed-Mitogen, insbesondere in Co-Kulturen mit Normalspender-T-Lymphozyten. Die quantitative Be-stimmung der Serumproteine ergab ein konstant unter die Norm erniedrigtes Immunglobulin M mit Werten zwischen 13 und 35 mg %, ein zu erhöhten Werten nei-gendes Immunglobulin E (75–165 E/ml), eine erniedrigte Gesamtkomplementaktivität (20–40 CH 100 E/ml), schließlich ein stark erniedrigtes $Alpha_1$-Antitrypsin (Phänotyp PiZZ) mit Werten zwischen 20 und 30 mg % (Norm: 190–350 mg %). Im Serum waren mit der Gru-ber-Widal-Reaktion keine Antikörper gegen Salmonella panama nachweisbar.

Ausgehend von diesen Befunden veranlaßten wir orientierende immunologische Untersuchungen an bisher 41 Patienten mit rezidivierendem Follikulitissyndrom. Es handelt sich um 37 Männer und 4 Frauen in einem Alter zwischen 16 und 79 Jahren (Mittel: 29 Jahre), die mittlere Erkrankungsdauer beträgt ca. 8 Jahre. Die Diagnosen lassen sich wie folgt aufschlüsseln: Gramnegative Folli-kulitis n = 15, Akne + Gramnegative Follikulitis n = 10, Periorale Follikulitis ohne Gramnegative im Pustelinhalt n = 7, Gramnegative Rosazea n = 4, isolierte Folliculitis capillitii n = 5, Follikulitis des Kapillitiums und der Peri-oralregion n = 9. Anläßlich der Erstuntersuchung kulti-vierten wir aus Pusteln und Hautabstrichen die folgenden gramnegativen Keime: Klebsiella (n = 24), Enterobacter (n = 11), Escherichia (n = 12), Proteus (n = 9), Citro-bacter (n = 3), Pseudomonas (n = 3), Serratia (n = 1), Salmonella (n = 1). S. aureus wurde neunmal nachgewie-sen. An zellulären Immunparametern wurden bestimmt: Lymphozytenzahl, T- und B-Lymphozyten im periphe-ren Blut; Adenosin-Desaminase (ADA) und Purin-

Tabelle 1. Pathologische Befunde humoraler und zellulärer Immunparameter bei Patienten mit Follikulitissyndrom. (Gesamtzahl: $n = 41$)

Immunglobulin M	↓ 8/39	↑ 1/39
Immunglobulin G		↑ 6/37
Immunglobulin A	↓ 2/38	↑ 2/38
Immunglobulin E		↑ 13/30
Gesamtkomplementaktivität	↓ 11/33	↑ 11/33
C3		↑ 10/32
C4		↑ 5/32
Alpha-1-Antitrypsin	↓ 11/39	↑ 4/39
Serumbakterizidie gegen E. coli und Klebsiella		17/22
Negative Intrakutantests		9 (24)/32
Lymphozytopenie		26/30
T-Lymphozyten ↓		27/30
B-Lymphozyten ↑		17/30
B-Lymphozyten ↓		4/30

↑ = erhöht; ↓ = vermindert

nukleosid-Phosphorylase (PNP) aus Erythozytenlysaten; Granulozytenfunktionen: Myeloperoxidasefärbung, Candidastimulierter Nitroblautetrazoliumtest, intragranulozytäre Bakterienabtötung („Killing-Test") und Chemotaxis in Boyden-Kammern. Intrakutantestung mit 12 mikrobiellen Recall-Antigenen. An humoralen Immunparametern wurde erhoben: Serumelektrophorese, quantitative Bestimmung der Serumimmunglobuline IgA, IgE, IgG, IgM und des Alpha$_1$-Antitrypsin i. S.; Gesamtkomplementaktivität, C3 und C4 i. S. Die Bakterizidie von Patientenseren wurden im Vergleich zu gepooltem Normalserum an serumempfindlichen Stämmen von E. coli und Klebsiella geprüft. Nicht alle genannten Untersuchungen konnten an jedem der 41 Patienten durchgeführt werden. Die Granulozytenfunktionen wurden an insgesamt 10 Patienten geprüft. Da sich keine wesentlichen pathologischen Befunde ergaben, wurden diese Untersuchungen nicht fortgesetzt. Normabweichungen wurden bei allen untersuchten Patienten gefunden. Besonders auffällig und nahezu konstant feststellbar war eine mit verschiedenen Verfahren nachgewiesene erhebliche prozentuale Verminderung der T-Lymphozyten im peripheren Blut (Mittelwert im Rosettentest: 33%; Norm: $65 \pm 15\%$) bei Lymphozytopenie (Mittelwert $4,4 \times 10^5$/ml, Norm 10^6/ml. Unter den Veränderungen humoraler Immunparameter waren eine Vermehrung von Immunglobulin E und Immunglobulin G, eine Verminderung von Immunglobulin M und Alpha$_1$-Antitrypsin sowie quantitative Abweichungen der Komplementfaktoren am häufigsten (Tabelle 1).

Literatur

1. Fulton J, McGinley KJ, Leyden JJ, Marples RR (1968) Gram-negative folliculitis in acne vulgaris. Arch Dermatol 98:349–353
2. Leyden JJ, Marples RR, Mills OH, Kligman AM (1973) Gram-negative folliculitis – a complication of antibiotic therapy in acne vulgaris. Br J Dermatol 88:533–538
3. Maibach HI (1967) Scalp pustules due to Corynebacterium acnes. Arch Dermatol 96:453–455
4. Neubert U, Belohradsky B, Thiel E (1982) Immundefekte bei Gramnegativer Follikulitis. Vortrag anläßlich der 111. Tagung der Vereinigung Rheinisch-Westfälischer Dermatologen, Aachen 1981. Z Hautkrankh 57:594–595
5. Neubert U (1982) Chronisch rezidivierende Follikulitis des Kapillitiums und der Perioralregion. Hautarzt (im Druck)
6. Plewig G, Braun-Falco O (1974) Gram-negative Follikulitis. Hautarzt 25:541–546

Dr. U. Neubert
Dermatol. Klinik
u. Poliklinik d. Univ.
Frauenlobstr. 9–11
D-8000 München 2

Endemische Tropenkrankheiten in Brasilien

R. Azambuja, Brasilia (Brasilien)

Unter den endemischen Tropenkrankheiten, die in Brasilien herrschen, nimmt die Lepra einen wichtigen Platz ein, weil sie heute etwa 300 000 Menschen befällt und noch nicht unter Kontrolle ist. Die nördlichen Bundesstaaten Acre, Amazonas und Pará haben die höchsten Erkrankungsraten (über 3‰) und die nordöstlichen Staaten Alagoas, Paraíba und Rio Grande do Norte die niedrigsten (weniger als 0,2‰). Die ansteckenden klinischen Typen dimorphe und lepromatös betragen mehr als 50% der Fälle und sind für die meisten großen Störungen der Lepra, nämlich Krallenhand, Muskelatrophien, Fingerabweichung, Verlust von Augenbrauen, Wimpernausfall, perforierende Geschwüre der Fußsohle, Perforation des Gaumens, Facies leontina, verantwortlich. Der nicht ansteckende tuberkuloide Typ beträgt 22% der Kranken und kann Selbstrückbildung zeigen. Durch den Lepromintest kann man den Resistenzgrad des Organismus gegen das M. leprae feststellen und daraus die Entwicklungsmöglichkeit einer Initiallepra erfassen. Um die Resistenz der Leprominnegativen Patienten zu erwecken, benutzt man die BCG. Die Lepra entwickelt sich durch Schübe, die Fieber und Schmerzen provozieren und mit Thalidomid beseitigt werden. Sulfon ist das Medikament der Wahl, die für mindestens 2 Jahre in der T-Lepra und für 5 Jahre oder das ganze Leben in der L-Lepra eingenommen wird. Rifampicin ist auch in den zwei ersten Monaten der Behandlung einer L-Lepra indiziert und Clofazimine dient der Behandlung der L-Fälle oder der Schübe. Kortikosteroide verwendet man nur, wenn eine Neuritis vorkommt.

Die Sporotrichose ist die häufigste Tiefmykose in einigen Regionen Brasiliens. Sie hat meistens einen benignen Verlauf, der sich vorzüglich unter der Form der kutan-lymphatischen Ausbreitung präsentiert. Es gibt auch Fälle von zirkumskripten Läsionen, die geringe oder gar keine lymphatische Ausdehnung zeigen. In wenigen Fällen beobachtet man die Generalisierung der Mykose, häufig, wenn es eine Resistenzminderung gibt. Der Erreger, S. schenckii, ist durch Verletzungen in die Haut inokuliert und kann leicht aus Knoteneiter gezüchtet werden. Die Behandlung mit Kaliumjodid ist praktisch in 100 % der Fälle erfolgreich. Überwärmung ist eine alternative Methode zur Behandlung der Sporotrichose.

Die Parakokzidioidomykose, die vom Paracoccidioides brasiliensis hervorgerufen ist, befällt Haut, Schleimhäute, Lungen, Lymphknoten und alle inneren Organe einschließlich Knochen und Zentralnervensystem und ist die schwerste Tiefmykose. Die Eintrittspforte des Erregers scheint die Mundschleimhaut zu sein. Sie kann lokalisiert, mit Beteiligung eines einzigen Organs, oder disseminiert sein. Meistens sind Haut, Lungen, Lymphknoten und Schleimhäute befallen. Die Parakokzidioidomykose der Nebenniere ist eine häufige Ursache von Addison-Syndrom in den endemischen Regionen. Sulfadiazin wird in erster Linie für die Behandlung gebraucht. Sulfaresistente oder sehr schwere Fälle verlangen Amphotericin B. Ketoconazole hat letztlich gute Ergebnisse gegeben.

Die mukokutane Leishmaniase zeigt Unterschiede je nach der Region, wo sie vorkommt. In den nördlichen und nordöstlichen Regionen ist der Befall der Nasen- und Mundschleimhaut weniger häufig als in den anderen Regionen Brasiliens. Erreger sind 3 Leishmanien-Typen: L. mexicana amazonensis, L. brasiliensis guyanensis und L. brasiliensis brasiliensis. Es gibt eine besondere klinische Form, die Leishmaniase cutis diffusa, die ein L-Lepraähnliches Bild zeigt und einem immunologischen Fehlen oder einer speziellen Gattung von Leishmania, die L. pifanoi, oder beidem zurückzuführen ist. Der Montenegro-Test ist in fast 100 % der Fälle positiv und stellt ein sehr nützliches Mittel zur Diagnose dar. Seine Positivität wächst mit dem Lauf der Krankheit. Das N-methylglucamine Antimoniat ist die erste Wahl zur Behandlung der kutanen Formen. Wenn die Schleimhäute befallen sind, gebraucht man Amphotericin B. Rezidive sind aber häufig mit beiden Medikamenten. In letzter Zeit sind andere Arzneien in Erprobung, so z. B. Nifurtimox und Benzonidazol.

Beschränkt auf dem Amazonasgebiet ist die Lobos-Mykose oder Blastomykose queloideana, die durch keloidähnliche Knoten gekennzeichnet ist. Die Läsionen schreiten sehr langsam fort und halten sich an der Haut, ohne die inneren Organe zu befallen. Vielleicht spielt die Größe des Erregers, Paracoccidioides loboi, der 6–10 µm im Durchmesser ist, eine Rolle. 190 Fälle wurden bisher berichtet, 112 davon in Brasilien und die anderen in Venezuela, Surinam, Französisch-Guayana, Panama, Kolumbien, Costa Rica und Peru. Clofazimine ist das einzige Medikament, das eine Besserung fördert. Kleine Knoten sollen exzidiert werden.

Dr. R. D. Azambuja
Caixa Postal 07-0056
70359 Brasília-DF
Brasilien

Histologie und Ultrastruktur der nichtgranulomatösen Candidose bei kongenitalem Immundefekt

C. Scherwitz und E. Haneke, Tübingen und Erlangen

Untersucht wurde ein 7 Tage altes Neugeborenes. Geburt in der 36. Schwangerschaftswoche durch Zange, vorzeitiger Blasensprung, grünes, flockiges Fruchtwasser. Die Haut war bei Geburt verhärtet, um Kinn und Mund sclerödematös mit Tendenz zu mittellamellärer Schuppung. Noch am Tag der Geburt wurde eine Austauschtransfusion vorgenommen wegen ABO-Inkompatibilität. Unmittelbar anschließend traten große hämorrhagische Blasen an den Auflagestellen auf. Eine exfoliative Erythrodermie entwickelte sich innerhalb von Stunden und exazerbierte in Schüben. Der Tod trat ein nach einer nicht beherrschbaren Hypernatriämie und Verbrauchskoagulopathie am 7. Lebenstag. Die Sektion ergab eine hochgradige Atrophie des lymphatischen Teils des Thymus bei makroskopisch normaler Thymusgröße, so daß ein kongenitaler Immundefekt angenommen werden konnte. Zahlreiche Sproßpilzabszesse fanden sich in Leber und Lunge. Es bestand eine bakterielle Superinfektion mit Pseudomonas Spezies in Abstrichen von Lunge, Milz, Leber, Perikard, Pleura und Aszites. Die eigentliche Todesursache war ein Rechtsherzversagen mit Lungenödem bei septischem Schock und respiratorischer Insuffizienz infolge tiefer Fruchtwasseraspiration.

Die Hautveränderungen waren mitbedingt durch einen generalisierten Candidabefall der Haut.

Candida albicans ist ein dimorpher Pilz. Unter Dimorphismus versteht man die reversible Umwandlung der Hefeform in die Myzelform. Im Gewebe finden sich bei Candida-albicans-Mykosen Blastosporen, Pseudomycel, echtes Mycel und selten Keimschläuche.

Im PAS-Präparat zeigte sich eine stark aufgelockerte, spongiotische Epidermis. Hauptsächlich im Stratum corneum waren massenhaft Pilzelemente zu sehen. Es handelte sich um Blastosporen, Pseudomycelien und echte Mycelien. Im Corium weite Gefäße und spärliche Rundzellinfiltrate.

In Semi-Dünnschnittpräparaten zeigte die Epidermis ein verbreitertes Stratum corneum. Die Zellen waren stark verquollen und spongiotisch aufgelockert. Auffallend war der große Reichtum an Pilzelementen. Lediglich die obersten 3–4 Hornzellagen waren pilzfrei, die übrigen Abschnitte zeigten hauptsächlich rundliche Pilzelemente. Es handelte sich um Blastosporen oder um Anschnitte von Mycelien. Zahlreiche fadenförmige Pilzelemente im unteren Stratum corneum wuchsen senkrecht in die Tiefe in Richtung der lebenden Epidermis und in Richtung Corium. Gelegentlich fanden sich Pilzelemente von Candida albicans im oberen Corium. Auffallend war das praktisch völlige Fehlen einer Entzündungsreaktion im Corium.

Elektronenmikroskopisch erkannte man ebenfalls die starke schwammartige Auflockerung des Stratum corneum. Auffallend war der Reichtum an Pilzelementen in Form von rundlichen, teils auch langgestreckten Formen. Es handelte sich um Blastosporen, Pseudomycelien und echtes Mycel. Auch in den lebenden Schichten der Epidermis fand man Pilzelemente. Die Pilzelemente lagen teils intra-, teils extrazellulär. Gelegentlich umfaßten Zellen des Stratum corneum greifarmartig rundliche Pilzelemente. Es hatte den Anschein, als ob es sich hier um eine Art Phagozytosevorgang handelte. Auffallend war der Mangel an Entzündungszellen in der Epidermis. Lediglich im Bereich des rete Malpighi erkannte man eine phagozytierte Candida-albicans-Zelle innerhalb eines neutrophilen Granulozyten. Auch im oberen Corium waren gelegentlich Hefezellen anzutreffen. Auffallend war auch hier das fast völlige Fehlen einer entzündlichen Reaktion. Nur selten waren neutrophile Granulozyten, Lymphozyten oder Makrophagen anzutreffen.

Zusammenfassend läßt sich festhalten, daß es sich um eine nichtgranulomatöse Candida-Mykose der Haut bei hochgradiger Atrophie des lymphatischen Teils des Thymus handelte. Der offensichtlich hiermit in Zusammenhang stehende Immundefekt konnte wegen fehlender weiterer Untersuchungen nicht näher eingegrenzt werden. Ein Di-George-Syndrom und ein Nezelof-Syndrom schieden jedoch aufgrund der vorliegenden Untersuchungsbefunde aus.

Morphologisch war kennzeichnend eine schwammartige Auflockerung der Epidermis, die massenhaft Pilzelemente aufwies. Seltener waren auch im Corium Pilze zu finden. Im Corium waren die Gefäße erweitert. Auffallend spärliche Rundzellinfiltrate, selten neutrophile Granulozyten.

Pseudomycelien und Mycelien wuchsen oft senkrecht durch die Schichten der Epidermis in Richtung Corium und drangen in dieses ein.

Im Elektronenmikroskop fiel auf, daß die Pilze in den tieferen Lagen des Stratum corneum und im rete Malpighi anzutreffen waren, nur äußerst spärlich dagegen in superfiziellen Lagen der Hornschicht.

Im Stratum corneum hatten manche Zellen greifarmartige Ausläufer um Pilzelemente gelegt. Es könnte sich hierbei um einen aktiven Vorgang der Epidermiszellen im Sinne einer Phagozytose handeln.

Literatur

Montes LF, Wilborn WH (1968) Ultrastructural features of host-parasite relationship in oral candidiasis. J Bacteriol 96:1349–1356

Montes LF, Black SH, McBirde ME (1967) Bacterial invasion of the stratum corneum in erythrasma. I. Ultrastructural evidence for a keratolytic action exerted by corynebacterium minutissimum. J Invest Dermatol 49:474–485

Scherwitz C (1982) Ultrastructure of human cutaneous candidosis. J Invest Dermatol 78:200–205

Prof. Dr. C. Scherwitz
Hautklinik d. Univ.
Abt. Dermatologie I
Liebermeisterstr. 25
D-7400 Tübingen
Prof. Dr. E. Haneke
Hautklinik d. Univ.
Hartmannstr. 14
D-8520 Erlangen

Immunologische Untersuchung der quantitativen Plasmaproteinveränderungen beim Erysipel

R. Scherer und G. Ruhenstroth-Bauer, Lübeck und Martinsried

Im Gegensatz zu zahlreichen anderen Hauterkrankungen stellt das Erysipel eine klar definierte Krankheitsentität dar: eine bakterielle Entzündung der Haut, hervorgerufen durch β-hämolysierende Streptokokken, die sich in den oberen Lymphgefäßen der Haut ausbreiten. Wichtigste Differentialdiagnose ist die akute Kontaktdermatitis. Hierbei stellt die beim Erysipel außerordentlich hohe Senkungsgeschwindigkeit der Erythrozyten (BKS) eine einfach durchzuführende Laboruntersuchung dar, die eine wichtige Entscheidungshilfe bietet. Die vorliegenden Untersuchungen sollten der Klärung folgender Fragen dienen:

1. Welche Änderungen in der quantitativen Plasmaproteinzusammensetzung sind für die beschleunigte BKS beim Erysipel verantwortlich?
2. Sind die beim Erysipel zu beobachtenden Plasmaproteinveränderungen krankheitsspezifisch?

Es wurden 40 Serum- und Plasmaproben von 8 Erysipelpatienten vor, während und nach erfolgreicher antibiotischer Behandlung untersucht. Je Probe wurden 18 uns diagnostisch wichtig erscheinende Plasmaproteine quantitativ bestimmt, 5 davon (C-reaktives Protein, Fibrinogen, Immunglobuline G, A, M) mittels radialer Immundiffusion, alle übrigen mittels quantitativer 2-dimensionaler Immunelektrophorese nach Clarke und Freeman. Als Referenzwerte dienten Standardhumanserum und Standardhumanplasma (Behringwerke, Marburg). Vorteil der 2-dimensionalen Immunelektrophorese gegenüber der konventionellen Serumelektrophorese ist die gleichzeitige quantitative Darstellung einer Vielzahl immunologisch definierter Plasmaproteine in Form eines Plasmaproteinprofils [3].

Gegenüber dem Plasma Gesunder zeigt das Plasmaproteinprofil Erysipelkranker dramatische Änderungen. Im einzelnen ergaben die Proteinmittelwerte der 8 untersuchten Patienten vor Therapiebeginn im Vergleich zu Standardhumanserum bzw. -plasma folgende Abweichungen:

Abnahme in %: Präalbumin 48,2; Albumin 19,5; Transferrin 27,4;
Zunahme in %: saures Glykoprotein 183; Antitrypsin 165; Coeruloplasmin 204; Haptoglobin 200,5; Fibrinogen 193, Komplement C3 48.

Der mittlere Wert des C-reaktiven Proteins war mit 9,5 mg/100 ml außerordentlich erhöht. Keine signifikanten Konzentrationsänderungen wurden für die Alpha- und Beta-Lipoproteine, Makroglobulin und die Immunglobuline G, A, M beobachtet.

Die Kinetik der Plasmaproteinveränderungen zeigt für die einzelnen Parameter deutlich unterschiedliche Verläufe. Das C-reaktive Protein zeigt am schnellsten und empfindlichsten laborchemisch eine erfolgreiche Therapie an. Innerhalb von 7 Tagen fällt seine Konzentration steil ab, während sich die Konzentrationen der übrigen Proteine der akuten Phase insbesondere des Fibrinogens parallel mit der Verlangsamung der BKS erst ca. 23 Tage nach Therapiebeginn in etwa normalisieren. Auffallend ist ein signifikanter Anstieg der IgG-Konzentration zwischen dem 4. und 10. Tag, der zeitlich identisch zum Anstieg des Antistreptolysintiters erfolgt. Der IgG-Spiegel von Patienten mit chronisch rezidivierendem Erysipel wies von Anfang an überdurchschnittlich hohe Werte auf, wohingegen die Änderung der übrigen Plasmaproteinkonzentrationen deutlich geringer ausfiel. Dies könnte auf die beim Erysipel zu beobachtende antitoxische Immunität [1] zurückzuführen sein.

In-vitro-Untersuchungen mit der Zugabe isolierter Plasmaproteine zu standardisierten Senkungsansätzen haben gezeigt, daß bereits Fibrinogenkonzentrationen von mehr als 500 mg/100 ml zu einer deutlichen BKS-Steigerung führen [2]. Bei den untersuchten Erysipelpatienten wurden Werte zwischen 700 bis 1100 mg/100 ml beobachtet, die für sich allein schon die extrem beschleunigte Erythrozytensedimentation beim Erysipel erklären. Hinzu kommt noch die nachgewiesene senkungsaktive Wirkung höhermolekularer Glykoproteine (Haptoglobin, Coeruloplasmin) [2].

Vergleicht man die Plasmaproteinveränderungen beim Erysipel als Modell einer bakteriellen Entzündung mit den Veränderungen nach Herzinfarkt beim Menschen als einem Modell einer abakteriellen Entzündung [3], so ergeben sich keine qualitativen d. h. krankheitsspezifischen Unterschiede. Beim Herzinfarkt sind die Konzentrationsänderungen der einzelnen Plasmaproteine lediglich quantitativ deutlich geringer ausgeprägt.

Die entzündungsbedingten Konzentrationssteigerungen bestimmter Plasmaproteine betreffen insbesondere Proteine mit antiproteolytischer oder phagozytosesteigernder Wirkung. Unter dem Aspekt einer Eindämmung der exsudativ-destruktiven Phase bzw. Unterstützung der reparativ-regenerativen Phase der Entzündung erscheint ihre Konzentrationssteigerung physiologisch sinnvoll.

Literatur

1. Herrmann WP, Reinhold M (1982) Behandlung des rezidivierenden Erysipels. Dtsch Med Wochenschr 107:428–429
2. Scherer R (1977) Neuere klinische und experimentelle Befunde zum Mechanismus der beschleunigten Blutkörperchensenkung. Med in uns Zeit 1:34–41
3. Scherer R, Ruhenstroth-Bauer G (1977) Die Regelung akuter Entzündungsprozesse durch systemische Änderungen des Plasmaproteinprofils. Naturwissenschaften 64:471–478

PD Dr. R. Scherer
Klinik f. Dermatologie
u. Venerologie
d. Med. Hochschule
Ratzeburger Allee 160
D-2400 Lübeck
Prof. Dr. G. Ruhenstroth-Bauer
Max-Planck-Inst. f. Biochemie
D-8033 Martinsried b. München

Über das Auftreten von Ulcus molle auf unserem Gebiet

A. Krstić, J. Lalošević, B. Ilić-Krstić und B. Bandur, Beograd-Zemun

In der Dermatologischen Abteilung des Klinischen Krankenhauses Beograd-Zemun wurden im Zeitraum von 1975–1977 sechs Patienten von Ulcus molle (UM) behandelt. In den danach folgenden Jahren, von 1978–1981, wurden noch drei als UM-Patienten beobachtet, doch bei diesen Fällen wurde die Diagnose nicht bestätigt. – Die Analyse des Auftretens des UM in Jugoslawien zeigt, daß in der Zeit von 1928–1937 in der Hautklinik in Zagreb 367 Fälle registriert wurden [3]. In der Zeit nach dem Zweiten Weltkrieg wird außer von den 2 Fällen in Slowenien [6] und den oben erwähnten 6 Fällen [8] laut der uns zugänglichen Literatur über keinen weiteren Fall dieser Krankheit berichtet. Neben den in den Ländern Asiens, Afrikas und des Nahen Ostens [13, 15] heutzutage registrierten Fällen wurde in den letzten zehn Jahren das Vorkommen des UM in den USA und in einzelnen europäischen Städten beschrieben [1, 2, 7, 9, 10, 14, 16, 17].

Die epidemiologischen Daten über den Aufenthalt unserer Patienten in Afrika, Asien und im Nahen Osten, wo sie mit der dortigen Bevölkerung sexuell verkehrten, weisen auf die Möglichkeit einer Ansteckung mit UM hin. Bei unseren Patienten betrug die Inkubationszeit 3–20 Tage. Außer bei einer Patientin, trat bei unseren Patienten, sei es in leichterer oder in schwerer Form, auch der inguinale lymphadenitische Bubo ein, der bei 3 Patienten mit Fieber begleitet wurde. Direkte Sekretabstriche wurden vom Rand des Ulcus, durch die Bubopunktion und bei zwei Fällen auch aus der nach dem Autoinokulationstest entstandenen Pustel durchgeführt. Im Färbungspräparat (May-Gründwald-Giemsa, Methylenblau, Gram) wurden bei allen Patienten gram-negative Stäbchenbakterien nachgewiesen, die extrazellulär als Diplobazillen in Kettenformation hervortraten oder intrazellulär als eine Menge kleiner Bazillen. Bei der Kulturuntersuchung erhielt man den typischen Nachweis des Haemophilus am besten in den Subkulturen auf dem schiefen Blutagar aus dem Kondenzwasser, wo sie sich in Ketten reihen. Die Ergebnisse der Kulturuntersuchungen waren positiv bei 4 Patienten. Bei einem Erkrankten, der eine frühere Luesansteckung verneinte, war das Ergebnis der Dunkelfelduntersuchung auf T. pallidum mehrmals negativ, doch die Seroreaktion bei wiederholten Untersuchungen (TPHA-Titer über 1:1260) wiesen auf eine mögliche gleichzeitige luetische Infektion (Ulcus mixtum) hin.

Die Patienten wurden mit Urfamycin in der Dauer von 13–34 Tagen (3 x 2 Kapseln täglich) und einer lokalen Therapie (H_2O_2, sol. ac. borici 3 %, Chloramphenicol) behandelt. Diese Therapie führte zu einer raschen Regression der subjektiven und objektiven Symptome.

Das häufige Auftreten des inguinalen lymphadenitischen Bubo bei unseren Patienten, der in etwa 10 % der Fälle 1–8 Wochen nach der Infektion erschien, ist damit zu erklären, daß die meisten von ihnen nicht rechtzeitig einen Arzt aufsuchten. Drei Patienten wurden erst dann nach Jugoslawien zurückgeschickt als eine Verschlechterung nach der inadäquaten Behandlung und der ungeklärten Diagnose eingetreten war.

Neben der Sulfonamide und Streptomycin, die weiterhin in der Anwendung aktuell geblieben sind, weil sie nicht auf T. pallidum einwirken und die eventuelle gleichzeitige luetische Infektion nicht verschleiern, werden heute für die Behandlung des UM auch Breitspektrumantibiotika empfohlen (Gentamycin, Tetracyklin), sodann Minocyclin und Doxycyclin.

Abschließend möchten wir darauf aufmerksam machen, daß angesichts der raschen Entwicklung der Kommunikationen, der wirtschaftlichen und kulturellen Beziehungen unseres Landes und der anderen europäischen Länder zu den Ländern Afrikas, Asiens und des Nahen Ostens, das Auftreten von neuen Fällen dieser Erkrankung zu erwarten ist.

Literatur

1. Braun-Falco O, Neubert U (1978) Ulcus molle. Dtsch Ärztebl 31:1779–1784
2. Civatte J, Marcais G, Delzant O, Degos R (1974) Ulcus-molle-Epidemie im Pariser Gebiet. Hautarzt [Suppl] I:245–247
3. Cajkovac S (1966) In: Kogoj F (Hrsg) Spolne bolesti. JAZU, Zagreb
4. Colomb D et al (1971) Le chrancre mou. Bull Derm Syph 78:197–199
5. Herzberg J (1977) Ulcus molle und Lymphogranuloma inguinale. Hautarzt [Suppl] II:76–77
6. Fettich J (1976) Organiziranost antivenerične dejavnosti in analiza gibanja spolnih bolesti v SR Sloveniji. Zdravarstvo 15:437–444
7. Jarisch R (1979) Ulcus molle. Probleme in der Diagnostik und Therapie. Z Hautkrankh 54: 11:509–513
8. Krstić A et al (1978) Pojava Ulcus molle u našoj sredini. Acta Dermatol Jug 5:109–114
9. Luger A (1977) Geschlechtskrankheiten. Hautarzt [Suppl] II:12–21
10. Lüders G, Braun D, Pietzker F, Schüle D (1975) Neue therapeutische Gesichtspunkte beim Ulcus molle. Hautarzt 26:35–40
11. Marsch W Ch, Haas N, Stüttgen G (1978) Ultrastructural detection of Haemophilus Ducreyi in biopsies of chrancroid. Arch Dermatol Res 263:153–157
12. Martin-Bouyer G, Viega-Pires H (1972) Situation des maladies veneriennes en France. Prophyl Sanit Mocale 44:136–146
13. Murat A, Nevcat Ö, Baransü O (1978) Ulcus-molle-Epidemie in der Türkei. Hautarzt 29:583–585
14. Stüttgen G (1981) Ulcus molle. Chrancroid. Grosse, Berlin
15. Tan T et al (1977) Chrancroid: a study of 500 cases. Asian J Infect Dis 1:27–28
16. Thiers H et al (1971) Epidemie de chrancres mous. Bull Dermatol Syph 78:202
17. Willcox RR (1975) Importance of the so-called „other" sexually-transmitted diseases. Br J Venerol Dis 51:221–226

Prim. Dr sc. Dr A. Krstić
Dr. J. Lalošević
Dr. B. Ilić-Krstić
Dr. B. Bandur
Dermatol. Abt.
d. Klin. Krankenhauses Beograd-Zemun
11080 Beograd-Zemun
Vukova 9
Jugoslawien

Gonorrhoediagnostik unter Berücksichtigung penicillinresistenter Stämme von Neisseria gonorrhoeae

D. Hantschke, Essen

Untersuchungen der letzten beiden Jahrzehnte haben eindeutig herausgestellt, daß die Diagnose Gonorrhoe keine klinische, sondern eine Laboratoriumsdiagnose ist. Trotzdem kommt es immer noch häufig vor, daß vor allem auf Grund klinisch anamnestischer Fakten eine Gonorrhoe diagnostiziert wird. Als zusätzlicher Beweis werden positive Methylen- oder Grampräparate angeführt, die letztlich aber nur einen orientierenden diagnostischen Wert besitzen. Dadurch passiert es nicht zu selten, daß durch eine leichtfertig gestellte Diagnose – sicherlich ungewollt – Leid und Ratlosigkeit in die eine oder andere Familie getragen wird. Um entsprechende Fehldiagnosen zu vermeiden, ist es unumgänglich, den Erreger zu züchten. Der kulturelle Nachweis eines Neisseria-Stammes und die positive Oxydasereaktion erlauben ebenfalls noch nicht, von einer Gonorrhoe zu sprechen. Diese ist aber dann gesichert, wenn der gezüchtete Neisseria-Stamm entweder durch die bunte Reihe, durch die fluoreszenzmikroskopische Untersuchung oder durch eine weitere serologische Methode als N. gonorrhoeae identifiziert wird.

Wir vertreten nach wie vor die Ansicht, daß der Dermatologe in seiner Praxis eine sachgerechte Gonorrhoe-Diagnostik durchführen kann und sollte. Anderenfalls werden andere Fachdisziplinen dem Dermatologen entsprechende mikrobiologische Untersuchungen streitig machen.

Methoden

Zur Züchtung von Neisseria-Stämmen verwendeten wir einen Proteose-Nr. 3-Hämoglobin-Agar mit Supplement-A-Zusatz (Difco).

Auf die Abnahmetechnik des Untersuchungsmaterials sowie auf die nachfolgenden Kulturbedingungen wird in diesem Rahmen nicht weiter eingegangen.

Die Differenzierung der gezüchteten Neisseria-Stämme wurde routinemäßig mit zwei Methoden durchgeführt, und zwar mit Hilfe der bunten Reihe und mit der Fluoreszenzmikroskopie (Reagenz: Difco). Seit Anfang des Jahres wurden die beiden Routinemethoden durch eine dritte ergänzt, und zwar durch den Phadebact Gonococcus-Test (Pharmacia). Verdächtige Kolonien werden durch die Gramfärbung als Neisseria-Art bestimmt. Von 16–24 h altem Kulturmaterial, so lautet die Empfehlung des Herstellers, wird in 0,2 ml sterilem Aqua dest. eine trübe Suspension hergestellt. Diese sich in einem sterilen Reagenzglas befindliche Suspension wird 5 min in kochendem Wasser erhitzt. Anschließend ist das Antigen gebrauchsfertig. Auf einen Objektträger kommt je 1 Tropfen einer Test- und Kontrollösung. Zur Testlösung und zur Kontrolle wird ein gleich großer Tropfen Antigensuspension hinzugegeben. Die Lösungen werden vorsichtig gemischt und anschließend durch leichtes Schwenken des Objektträgers hin und her bewegt. Liegt ein Neisseria gonorrhoeae-Stamm vor, so kommt es zur Agglutination, während die Negativkontrolle unauffällig bleibt.

Ab 1979 wurde jeder N. gonorrhoeae-Stamm mit Hilfe des Diffusionstestes auf seine Penicillinempfindlichkeit überprüft. Als Testkonzentrationen wählten wir Testblättchen (Bayer), die mit Konzentrationen von 2 I.E., 6 I.E. und 10 I.E. beschickt waren.

Die Überprüfung der N. gonorrhoeae-Stämme auf ihre Fähigkeit, Penicillinase zu bilden, erfolgte nach der Methode von Sng et al. (1981).

Ergebnisse

Mit den Differenzierungsmethoden wurden 4 N. sicca-, ein N. flava-, ein N. meningitidis- und 19 N. gonorrhoeae-Stämme überprüft. Positive Ergebnisse erhielten wir nur für die N. gonorrhoeae-Stämme, und zwar für alle mit den beiden klassischen Methoden der Zuckerassimilation und der Fluoreszenzmikroskopie. Nur 10 der Isolate reagierten positiv mit dem Phadebact Gonococcus-Test. Die Reaktionszeit betrug bis zu 5 min. Verwendeten wir 48 h altes Kulturmaterial, so reagierten die restlichen 9 Stämme ebenfalls positiv mit Reaktionszeiten bis zu 10 min.

Von 1963–1982 fanden wir unter unseren isolierten N. gonorrhoeae-Stämmen bisher nur einen penicillinresistenten Stamm, der in diesem Jahr gezüchtet wurde. Im Blättchendiffusionstest erwies sich dieser Stamm gegen die herkömmlichen Antibiotika als resistent, nur die Cephalosporin-Antibiotika bildeten eine Ausnahme.

Eine gezielte Gonorrhoe-Diagnostik kann somit in der Dermatologischen Praxis durchgeführt werden. Sollten die penicillinresistenten N. gonorrhoeae-Stämme zunehmen, so wird eine Resistenzbestimmung zur Durchführung einer gezielten Therapie unumgänglich.

Literatur

Sng EH, Yeo KL, Rajan VS (1981) Simple method for detecting penicillinase-producing Neisseria gonorrhoeae and Staphylococcus aureus. Br J Vener Dis 57:141–142

Akad. Direktor Dr. D. Hantschke
Dermatol. Klinik u. Poliklinik d. Univ., Abt. Mykologie
Hufelandstr. 55, D-4300 Essen 1

Die Behandlung der Syphilis nach den Richtlinien der Deutschen Gesellschaft zur Bekämpfung von Geschlechtskrankheiten*

F. Leyh und R. Birke, Lübeck

Syphilis ist eine chronische Infektionskrankheit, die in Schüben verläuft. Die Krankheit wurde 450 Jahre lang mit Kuren behandelt. Dies geschah aus mehreren Gründen. Es gab kein Spezifikum gegen Syphilis. Die angewendeten Therapeutika Quecksilber, Wismut und Salvarsan waren hoch toxisch; Salvarsan schädigte die körpereigenen Zellen nur zehnmal weniger als den Syphiliserreger, so daß die Mittel nur kurzzeitig und darum wiederholt angewendet werden mußten. Entscheidend war, daß objektive Kriterien der Ausheilung fehlten [3]. Seit 1946 wird in Europa Penicillin – nach dem bewährten Kurschema – zur Behandlung der Syphilis angewendet. Über die Infektionsimmunologie der Krankheit war wenig bekannt. Das Verhalten der serologischen Reaktionen wurde zwar als Seronarbe gedeutet, aber der Beweis

dafür stand aus. In den Vereinigten Staaten von Nordamerika wird seit 30 Jahren Syphilis mit einer Penicillinserie behandelt. Die empfohlene Gesamtdosierung wurde mehrfach gewechselt. 1977 behandelten in der Bundesrepublik Deutschland noch 44% aller praktizierenden Hautärzte Syphilis in mehreren Kuren. Als Grund dafür gaben die meisten persistierende Seroreaktionen an [4]. Das Haften an diesem Therapiemuster hatte somit seinen Grund in der Unkenntnis über die Infektionsimmunologie der Syphilis. Die in Deutschland von F. Müller, Hamburg, erarbeiteten Kriterien setzten sich nur langsam durch [5, 6, 7].

Zwei Wochen p.I. treten treponemenspezifische IgM-AK (19 S-Typ) im Serum auf. Vier Wochen p.I. werden über Memory-Zell-Klone von B-Lymphozyten Immunglobuline der IgG-(7 S-)Klasse gebildet. Diese Klone produzieren über Jahre treponemenspezifische Antikörper der IgG-Klasse, die mit TPHA-Test und FTA-ABS-Test nachgewiesen werden können. Treponemenspezifische IgM-AK werden nach der Theorie von Franklin sowie von Bienenstock und Bloch nur bei Persistenz des Antigens (bzw. von Teilantigenen) synthetisiert [1, 2].

---

* Die Arbeit basiert in wesentlichen Teilen auf der Dissertation: Das Verhalten der charakteristischen und spezifischen Syphilis-Antikörper nach Penicillintherapie in Abhängigkeit von Infektionsalter und Stadium bei Therapiebeginn. (R. Birke, Lübeck 1982)

Der Erfolg der Behandlung wird am Abfall der treponemencharakteristischen AK-Titer unter Berücksichtigung von Kontrollwerten beurteilt. Fehlende treponemenspezifische IgM-AK gelten als serologisches Kriterium der Ausheilung. Dagegen bedeutet das Sistieren der TPHA- und FTA-ABS-Teste nur, daß die Memory Zells unbeeinflußt von der Therapie automatisch weiter treponemenspezifische IgG-AK produzieren.

Treponemen haben eine überdurchschnittlich lange Generationszeit von 33–36 h. Eutherapeutische Penicillin-Serumspiegel müssen daher im Therapiezeitraum durchgehend aufrechterhalten werden. Die Deutsche Gesellschaft zur Bekämpfung von Geschlechtskrankheiten empfiehlt die intramuskuläre Gabe von Procain oder Clemizol-Penicillin bei Frühsyphilis 14 Tage lang und bei Spätsyphilis 21 Tage lang. Seit 1973 behandelt die Hautklinik der MHL Syphilis mit einer Penicillinserie. Frühsyphilis wird mindestens 10 Tage, längstens 14 Tage und Spätsyphilis mindestens 21 Tage, längstens 28 Tage alle 24 h mit 1 Mio. IE Clemizol-Penicillin i. m. Injektion behandelt. Die Fälle von 1970–1978 einschließlich wurden dokumentiert. 156 Patienten, 68 Frauen und 88 Männer, unterteilt in 62 Fälle von Frühsyphilis – 15 Frauen, 47 Männer – und 91 Fälle von Spätsyphilis – 51 Frauen und 40 Männer – wurden behandelt. Das Verhalten der treponemencharakteristischen Antikörper in den Cardiolipintesten und das der treponemenspezifischen AK im TPHA-Test, FTA-ABS-Test und TIP-Test wurde nach 6, 12 und 24 Monaten kontrolliert. Die treponemencharakteristischen AK bildeten sich in 70 % der Fälle innerhalb von 24 Monaten zurück. Die treponemenspezifischen IgM-AK bildeten sich in 80 % aller Fälle innerhalb von 24 Monaten zurück. Dabei war das Stadium der Erkrankung bei Therapiebeginn von entscheidendem Einfluß insofern, als sich die Antikörper bei der Frühsyphilis schneller und bei der Spätsyphilis zögernder zurückgebildet haben. Die treponemenspezifischen IgG-AK zeigten dagegen nur in 10–20 % der Fälle Rückbildung. Eine Jarisch-Herxheimer-Reaktion trat in 23 % der Fälle auf. Bei Männern war sie 3,5 x häufiger als bei Frauen. Für dieses Verhalten haben wir keine Erklärung.

Literatur

1. Bienenstock J, Block KJ (1966) Some characteristics of human conflutinin. J Immunol 96:637–645
2. Franklin EC (1968) Structure and function of immunoglobulins. NYJ Med 68:411–422
3. Leyh F (1972) Geschlechtskrankheiten. Goldmann, München
4. Leyh F (1977) Die Behandlung der Syphilis – Ergebnis einer Umfrage. Hautarzt 28:145–147
5. Leyh F, Müller F (1977) Bewertung der Syphilis-Therapie durch immunologische Verlaufskontrollen. Hautarzt [Suppl] II:82–83
6. Müller F (1977) Serodiagnostik der Syphilis aus der Sicht des Immunologen. Hautarzt 28:167–172
7. Müller F (1980) Immunologische Befunde über Therapie-Effekte bei der Syphilis. Med Welt 31:1413

Prof. Dr. F. Leyh
Dr. R. Birke
Klinik f. Dermatologie u. Venerologie
d. Med. Hochschule
Ratzeburger Allee 160
D-2400 Lübeck

Phlebologie, Proktologie und Andrologie

Ultraschall-Doppler-Untersuchung der Bein- und Beckenvenen

W. Groth, Köln

Die Ultraschall-Doppler-Sonografie registriert Änderungen der Richtung und Geschwindigkeit der Blutströmung in Gefäßen. Die von einem piezoelektrischen Kristall ausgesandten Ultraschallwellen werden von der Erythrozytenmembran reflektiert; dabei tritt entsprechend der Richtung und Geschwindigkeit der Blutströmung eine Frequenzänderung ein, die mit Zeigerinstrumenten sichtbar oder mit einem Papierschreiber aufgezeichnet werden kann.

Wir unterscheiden S-Sounds (Spontaneous Sounds) von A-Sounds (Augmented Sounds); die ersteren treten in Abhängigkeit von der Atmung auf, die letzteren durch Kompression des Beines proximal oder distal der auf eine Vene aufgesetzten Ultraschalldoppler-Sonde.

Ultraschalldopplersonografisch werden im Liegen bei ruhiger Atmung über den Beinvenen diskontinuierliche, in Abhängigkeit von der Atemlage wellenförmige Strömungsgeräusche registriert. Während der Inspiration steigt durch das tiefertretende Zwerchfell der intraabdominale Druck an, bei Exspiration fällt er, so daß der Druck im Abdomen wechselnd über oder unter dem Beinvenendruck liegt, es resultiert eine inspiratorische Strömungsverlangsamung bis zum Strömungsstopp, umgekehrt kommt es bei Exspiration zu einer zentripetalen Strömungszunahme bis zu einem endexspiratorischen Strommaximum.

Erst bei ansteigendem Venendruck, z. B. durch Verschluß der Vene infolge Thrombosierung, weicht das atemabhängige, rhythmische Strömungsgeräusch einem höherfrequenten, kontinuierlichen Geräusch, da nunmehr der Venendruck vor dem Abstromhindernis (Thrombus) stets über dem intraabdominalen Druck liegt. Durch verschiedene Ableitpunkte für die tiefen Leitvenen – ober- und unterhalb des Leistenbandes, Oberschenkel, Kniekehle, dorsal des Innenknöchels – ist auch die Lokalisation des tiefen Venenverschlusses möglich.

Bei tiefer Inspiration oder bei Betätigung der Bauchpresse (Valsalva) sollte über den Ableitstellen der tiefen oder oberflächlichen Beinvenen kein Refluxgeräusch ableitbar sein.

Über den Mündungsstellen von Vena saphena magna oder parva weist dieses Refluxgeräusch stets auf eine

Mündungsklappeninsuffizienz hin, die nach distal zunehmende Strecke über den epifaszialen Stammvenen auf das Ausmaß des Klappendefektes und damit den Schweregrad der Varikosis. Über den tiefen Beinvenen weist ein Refluxgeräusch während des Valsalva-Manövers auf eine Zerstörung der Venenklappen im Rahmen eines postthrombotischen Syndroms hin; eine Klappenagenesie muß differentialdiagnostisch bedacht werden.

Durch Kompression der Beinmuskulatur und Auspressen des venösen Pools werden die A-Sounds ausgelöst; bei Kompression distal der Sonde kommt es zu einer zentripetalen Strömung, die sofort sistiert beim Loslassen; ein Reflux bei Lösen der Kompression oder bei Kompression proximal der Sonde ist Zeichen defekter Klappen im untersuchten Venenabschnitt. Außerdem läßt sich die Stromrichtungsänderung mit bidirektionalen Dopplergeräten nachweisen. Dies läßt sich auch zum Nachweis insuffizienter Perforansvenen ausnutzen: bei Wadenkompression oder Dorsalflexion des Fußes kommt es an der Ableitstelle der Vena perforans bei Klappendefekt zu einer auf die Sonde gerichteten Strömung mit einem niederfrequenten Geräuschphänomen, bei Dekompression der Plantarflexion des Fußes zu einer von der Sonde wegfließenden Strömung mit langanhaltendem, hochfrequenten Geräuschcharakter.

Zusammenfassung

Zum Nachweis des Klappendefektes in den Venen ist die Ultraschall-Doppler-Sonografie eine konkurrenzlose Methode. Beckenvenenthrombosen können zu 90–95 % nachgewiesen werden, aufgrund technischer Gegebenheiten und der Lage der tiefen Beinvene nimmt die Nachweisgrenze einer Thrombose der tiefen Leitvene distalwärts am Bein ab. Die Nachweishäufigkeit von insuffizienten Vv. perforantes ist zwischen klinischem und phlebografischem Nachweis einzuordnen.

Literatur

Böhmer HE (1978) Fortschr Med 96:1212
Bollinger A, Mehler F (1969) Zentralbl Phlebol 8:212
Feuerstein W (1981) Hautarzt 32:1–7
Girth E, Hach W (1976) In: Ergebnisse der Angiologie, Bd 14. Schattauer, Stuttgart New York, S 75–82
Marshall M (1981) Münch Med Wochenschr 123:62
Partsch H (1978) In: Kriessmann A, Bollinger A (Hrsg) Ultraschall-Doppler-Diagnostik in der Angiologie. Thieme, Stuttgart, S 161–6
Sigel B et al (1968) Surgery 127:339–350

Dr. W. Groth
Univ.-Hautklinik
J.-Stelzmann-Str. 9, D-5000 Köln 41

Doppler-sonographische Therapiekontrolle nach Venenoperationen

R. P. A. Müller und J. Petres, Kassel

Einleitung

Die Doppler-Ultraschall-Sonographie stellt sowohl prä- als auch postoperativ eine ausgezeichnete Methode zur Indikationsstellung sowie für die Therapiekontrolle dar [3]. Das Verfahren ist relativ leicht erlernbar, nicht invasiv und nach einiger Übung rasch durchführbar.

Ziel der Untersuchungen war die Klärung der Frage, inwieweit sich subjektive Operationsergebnisse bei Patienten mit primärer Varikosis durch die Doppler-Ultraschall-Sonographie objektivieren lassen.

Dazu wurden 148 Patienten nach einem Zeitintervall von zwei Jahren postoperativ einbestellt und nachuntersucht. Alle Patienten wurden präoperativ ultraschallsonographiert und zusätzlich, beim Hinweis auf ein postthrombotisches Syndrom oder unklaren Befunden in 32 Fällen (21,6 %) präoperativ phlebographiert. Die Indikation zur operativen Therapie [1] bei primärer Varikosis gründet sich somit auf: I. Anamnese; II. Klinik (Inspektion, Palpation, Funktionsteste); III. Doppler-Ultraschall-Sonographie; IV. Phlebographie.

In Abhängigkeit der erhobenen Befunde gliedert sich unser chirurgisches Vorgehen in vier Varianten: A) Krossektomie; B) Krossektomie und Stripping nach Babcock; C) Krossektomie und selektive Perforantenligaturen; D) A–C.

Der exakten Krossektomie wurde dabei besonderes Augenmerk geschenkt, da die insuffiziente Saphena-magna-Krosse das wohl hämodynamisch wirksamste Korrelat bei der primären Varikosis darstellt [1].

Eine vom Operateur belassene Restvarikosis zur Vermeidung multipler kosmetisch störender Hautschnitte kann mittels der Ultraschall-Sonographie lokalisiert und später gezielt sklerosiert werden [2].

Ergebnisse

Die prä- und postoperativen Ultraschall-Sonographie-Ergebnisse zeigten, daß nur in einem Fall die Magna-Krosse postoperativ offen blieb. Anders sehen die Ergebnisse bei den Vv. perforantes aus. Hier wurden postoperativ deutlich mehr insuffiziente Perforanten sonographisch nachgewiesen.

Die Deutung dieses Sachverhaltes ist nicht ganz einfach. Einerseits kann es sich um bereits präoperative, aber sonographisch nicht erfaßte Perforanten handeln und andererseits können diese kompensatorisch nach erfolgter Krossektomie entstanden sein.

Zusammenfassung

In unserem nachuntersuchten Patientenkollektiv (N = 148) mit ausschließlich operativer Therapie beim Vorliegen einer primären Varikosis bestätigte die postoperative Therapiekontrolle mittels Doppler-Ultraschall-Sonographie die subjektiv erhobenen Befunde. In etwa 90 % wurde eine Beseitigung der präoperativ bestandenen Beschwerden beobachtet. Zirka 5 % der Patienten gaben postoperativ Parästhesien im Bereich des

Fußrückens, i. S. eines Saphena-Stumpf-Syndroms, an.
Lediglich ein, von 22 präoperativ manifesten Ulcera cru-
rum, persistierte. Bei 2 Patienten waren neue Ulcera als
Folge nicht therapierter insuffizierter Vv. perforantes
entstanden (blow-out-ulcera).

Ein präoperativ exakt erhobener Doppler-Ultra-
schall-Sonographie-Status erleichtert die chirurgische
Sanierung der primären Varikosis und erlaubt die postoperative objektive Kontrolle des Operationsergebnisses.

Literatur

1. Kappert A (1981) Lehrbuch und Atlas der Angiologie. Huber, Bern Stuttgart Wien

2. Müller RPA (1982) Restvarikosis und Rezidivvarikosis aus
operativer Sicht. Z Hautkrankh 53:179–190
3. Partsch H (1982) Primäre Varikosis der Vena saphena magna und parva. In: Kriessmann A, Bollinger A, Keller H
(Hrsg) Praxis der Doppler-Sonographie. Thieme, Stuttgart
New York

Dr. R. P. A. Müller
Prof. Dr. J. Petres
Städt. Kliniken
Hautklinik
Mönchebergstr. 41/43
D-3500 Kassel

Analer Symptomenkomplex – differentialdiagnostische Erwägungen

H.-J. Vogt, München

Zusammenfassung

Patienten mit Problemen in der Analregion verschweigen
diese oft schamhaft. Andererseits werden Klagen „im
Unterleib" vorgebracht, deren Zusammenhang mit Haemorrhoiden nicht von vornehrein klar ersichtlich sind.
Differentialdiagnostisch kann es sich hierbei um einen
analen Symptomenkomplex mit oder ohne negative Einwirkungen auf regionale Systeme oder Funktionen oder
um urogenitale Erkrankungen handeln, die vom Patienten in die Anal-/Rektalregion lokalisiert werden. Anamnese und Untersuchungstechnik bei Laxantienmiß-
brauch, homosexuellen Praktiken, Kohabitationsschmerzen und chronischen Urethro-Prostatitiden oder
einer Prostatopathie im Zusammenhang mit einem analen Symptomenkomplex werden erörtert und bilden die
Grundlage für therapeutische Maßnahmen.

Obwohl in der Bundesrepublik Deutschland etwa
70–80% der Erwachsenen Hämorrhoiden-Träger sind
und etwa jeder 2. Bürger gelegentlich oder häufig an einem hämorrhoidalen Symptomenkomplex leidet, wird
dieser Erkrankung nicht der Stellenwert einer Volkskrankheit zugemessen. Ursache hierfür ist, daß viele Patienten sich scheuen, wegen dieser Beschwerden rechtzeitig den Arzt aufzusuchen. Dies ist zum einen darauf zurückzuführen, daß die Analregion der Intimzone zugerechnet wird, zum anderen darauf, daß konservative Behandlungsmethoden nicht ausreichend bekannt sind. Oft
führen erst andere regionale Erkrankungen dazu, daß der
Patient seine Scham überwindet und seine analen Beschwerden klagbar werden. Gleiches gilt auch für den
Arzt, der die Analregion nicht immer in die Anamnese
und Inspektion einbezieht. Klagen über Beschwerden im
Unterleib sollten als Symptomangebot verstanden werden und zu einer erweiterten Anamnese einschließlich
Fragen nach Urethritis/Prostatitis und Sexualverhalten
führen. Entsprechende Klagen induzieren eine Lokalinspektion, nicht den Griff zum Rezeptblock oder die
Überweisung zum sogenannten Spezialisten. So können
auch nicht anale Karzinome übersehen werden, die

selbstverständlich jeglicher lokalen Kortikoidtherapie
trotzen. Wenn bei analem Juckreiz topische Salbenan-
wendung nach mehr oder minder langer Zeit zur Tachyphylaxie führt, so ist zu fragen, ob dies auf die lediglich
symptomatische Therapie zurückzuführen ist oder darauf, daß eine Candida-Besiedelung das Leiden verschlimmert oder eine der zahlreichen Hautkrankheiten mit fakultativer analer Manifestation – von der Psoriasis inversa bis zum Pemphigus vulgaris – auf die Therapie nicht
ansprechen. Auch ein Zoster sacralis kann durch topische Kortikoide verschlimmert werden. Kaum bedacht
werden die unerwünschten Wirkungen einer chronischen
Kortikoidapplikation, die nicht nur die lokale Keimbesie-
delung fördern, zu den bekannten Hautveränderungen
einschließlich Pigmentverschiebungen, sondern auch zu
tiefgreifenden Ulzerationen führen können. Im Gegensatz zur intraanalen sind perianale Fisteln schnell zu diagnostizieren; eine Verwechslung mit regionalen Metastasen eines Analkarzinoms sind eher selten. Die Differentialdiagnose von Condylomata acuminata und Condylomata lata ist bei subtiler Lokalinspektion meist nicht
schwer. Ein analer Epitheldefekt muß neben einem
M. Crohn an einen luischen Primäraffekt denken lassen,
aber auch an Verletzungen durch sexuelle Praktiken (fist
fornication), wie sie bei Homosexuellen nicht selten sind.
Treten weitere lokale und/oder allgemeine Entzündungszeichen, abdominelle Beschwerden, Fieber bis zur Som-
nolenz hinzu, ist an eine zusätzliche Darmperforation zu
denken. Einer unserer diesbezüglichen Patienten hat
trotz schnellsten chirurgischen Eingreifens nicht über-
lebt.

Analfissuren sind meist schon bei der lokalen Inspektion dann zu erkennen, wenn man den Patienten pressen
läßt. Hier handelt es sich um ein Ulkus mit entsprechender entzündlicher Reaktion am Ulkusgrund, die weit in
die Sphinktermuskulatur hineinreichen kann. Ursächlich
für die Entstehung einer Analfissur ist ein erhöhter
Sphinktertonus. Unter übermäßigem Sympathikus-Ein-
fluß verliert bei entsprechend disponierten Menschen [7]
der M. sphinkter ani internus langsam seine Öffnungs-
fähigkeit im Sinne einer Achalasie. Durch digitale Aus-
tastung mit der 2-Fingertechnik ist der erhöhte Sphink-

tertonus bis hin zur Analstenose leicht tastbar. Aus neurophysiologischer Sicht ist erklärbar, warum Kranke oft nicht unterscheiden können, woher die Schmerzen kommen. Diese können in Folge einer Irritation sensibler Nervenfasern eines Nervenplexus oder eines peripheren Nerven als Projektionsschmerz in entsprechende Myotome oder Dermatome lokalisiert werden. Dabei kann der Schmerz durch Konvergenz an der ersten sensiblen Schaltstelle im Rückenmark in einem anderen Innervationsbereich gefunden werden [2]. Da der Sphinkter ani beim Orgasmus in die physiologische Reaktion einbezogen ist, erklären sich auch entsprechende Kohabitationsschmerzen [5]. Durch eine subtile Anamnese lassen sich manche als Schutzbehauptung vorgebrachte Libidostörungen [3] hierauf zurückführen. Andererseits können chronische Prostatitiden oder eine Prostatopathie gleichartige Beschwerden machen. Abgesehen davon, daß etwa 30% des sogenannten vegetativen Urogenitalsyndroms [1] als hämorrhoidaler Symptomenkomplex zu diagnostizieren sind, ist bei der Prostatopathie in etwa 60% mit proktologischen Problemen zu rechnen [6], die ggf. die Symptomatik aufrecht erhalten. Durch protrahierte Sklerotherapie in Kombination mit antientzündlichen Medikamenten und entsprechender psychischer Führung können gute therapeutische Erfolge erzielt werden.

Bei Analfissuren und bei der Urethro-Prostatopathie sind die psychischen Zusammenhänge offensichtlich. Bei der chronischen Obstipation liegt in den meisten Fällen ein psychosomatisch bedingter erhöhter Sphinktertonus bis hin zur Sphinkterstenose vor. Eine reine Psychotherapie ist jedoch genausowenig angezeigt wie eine reine somatische Behandlung. Bei der Sklerotherapie bevorzugen wir Antiphlebin wegen der milden Wirkung; Schnellverfahren lassen nicht die Möglichkeit zur psychischen Führung. Tiefgreifende Analfissuren werden dem Chirurgen zugeführt zur Sphinkterdehnung oder Operation. Flache Fissuren werden konservativ versorgt. Hierbei wie bei allen anorektalen schmerzhaften Zuständen einschließlich des Zustandes nach Stichinzision einer analen Spontanthrombose wird neben der Gabe von Antiphlogistika der Stuhlregulation großer Wert zugemessen [4]. Hier haben sich Quellmittel wie Agiolax bewährt; Drastika sind kontraindiziert. Als guter Einstieg in die psychische Führung ist eine intensive Aufklärung über die Analhygiene zu werten, die die Patienten dankbar und aufmerksam annehmen und ihnen die Sicherheit vermittelt, sich dem Arzt ihres Vertrauens auch bei tiefergreifender Problematik öffnen zu können.

Literatur

1. Schnierstein J (1965) Fehler und Grenzen der Prostatitis-Diagnostik. Urologe 4:170–172
2. Struppler A, Hiell P (1977) Schmerz und Schmerzbekämpfung heute. Fischer, Stuttgart
3. Vogt H-J (1974) Ausflucht Libidomangel. Sexualmedizin 3:456–458
4. Vogt H-J (1975) Bedeutung der Darmregulation für die Prophylaxe und Therapie des Hämorrhoidalleidens. Inform Arzt 217–224
5. Vogt H-J (1981) Die Algopareunie: extragenitale organische Ursachen des Kohabitationsschmerzes. Sexualmedizin 10:135–137
6. Vogt H-J (1982) Prostatopathie – proktologische Aspekte. In: Rothauge CF, Brunnert, Krause W, Weidner W (Hrsg) Chronische Prostatitis. Schattauer, Stuttgart (im Druck)
7. Vogt H-J, Wahl H, Ultsch B (1982) Analfissuren und Sexualverhalten. Mitt Ges Prakt Sexualmed 2:14–16

Dr. H.-J. Vogt
Dermatol. Klinik u. Poliklinik
d. Techn. Univ.
Biedersteiner Str. 29
D-8000 München 40

Untersuchung des Fließverhaltens (Viskosität) des menschlichen Ejakulates unter verschiedenen klinischen Parametern mit Hilfe der Rotationsviskosimetrie

H.-M. Hübner, W. Krause und R. Heidl, Gießen und Marburg

Im andrologischen Untersuchungsgut fällt bei der Ejakulatanalyse ein unterschiedliches Fließverhalten auf, so findet sich in einem Teil der Fälle eine wesentlich verlängerte oder sogar unvollständige Lyse. Schill (1975 a, b) hob bei den sog. Viskosipathien die klinische Bedeutung der Hyperviskosität als mögliche Störung der Fertilität hervor. In unserem Patientengut beobachteten wir in 11–23% eine deutlich verlängerte oder auch ausgebliebene Verflüssigung. Wir fanden bei 653 Untersuchungen des ersten Halbjahres 1977 insgesamt 149 Patienten mit erhöhter Viskosität. Bei einer Befragung konnten wir 74 Patienten auswerten, 34 von ihnen hatten zwischenzeitlich erfüllten Kinderwunsch, 40 waren weiterhin kinderlos geblieben. Im Vergleich war bei beiden Gruppen die Spermatozoendichte etwa gleich, die Motilität war nur gering vermindert in der Gruppe ohne Kinder. Die Fehlformenrate war nicht über die Norm erhöht.

In einem weiteren Schritt untersuchten wir das Fließverhalten von 104 Ejakulaten mit Hilfe eines Rotationsviskosimeters. Wir hatten somit den Vorteil, die Viskosität bei verschiedenen Geschwindigkeitsgefällen untersuchen zu können. Die Viskosität η wurde in mP a · s angegeben. Während der Messung wurde die Temperatur auf 23 °C konstant gehalten. Wir teilten die Kollektive nach ihrer Spermatozoendichte auf: 1. bis 20 Mill/ml; 2. bis 40 Mill/ml; 3. 60 Mill/ml und mehr Spermatozoen.

Es fand sich ein nicht-newtonsches Fließverhalten, d. h. mit Zunahme des Geschwindigkeitsgefälles nahm die Viskosität η ab. Diese Beobachtung traf sowohl auf die Proben mit normaler Verflüssigungszeit als auch auf die Proben mit unvollständiger oder ausgebliebener Lyse zu. Die mittleren Viskositätswerte des Nativejakulates lagen etwas höher als die des Seminalplasmas aus der gleichen Probe. Die Viskosität η aller Proben betrug bei $D = 90\,s^{-1}$ 7,86 + 5,5 m Pa · s, ohne die initial schon zähflüssigeren Ejakulate betrug die mittlere Viskosität 5,55 + 1,71 m Pa · s bei $D = 90\,s^{-1}$ (D = Geschwindigkeitsgefälle). Die Ejakulate mit initial verlängerter oder ausgebliebener Verflüssigung zeigten auch bei der Messung deutlich höhere Viskositätswerte. Eine Korrelation zwischen Viskosität und Motilität bzw. Viskosität und der Spermatozoendichte konnte nicht aufgestellt werden. Ebenfalls fand sich kein Zusammenhang zwischen Viskosität und Proteingehalt. Die bisherigen Untersuchungen haben keine hinreichende Klärung der erhöhten Ejakulatviskosität und einer möglichen Fertilitätseinschränkung erbracht. Das Augenmerk sollte im weiteren auf die Untersuchung der Proteine, insbesondere der Strukturproteine gerichtet werden, hier ist insbesondere die Arbeit von Daunter et al. (1981) erwähnenswert, in der eine Untersuchung über den Glycoproteingehalt und die Aktivität der Sialyltransferase im menschlichen Ejakulat durchgeführt wurde.

Literatur

Daunter B, Hill R, Hennessey J, Mackay EV (1981) Seminal plasma biochemistry I. Preliminary report: a possible mechanism for the liquefaction of human seminal plasma and its relationship to spermatozoal motility. Andrologia 13:131–141

Schill WB (1975 a) Die Bedeutung der Proteasen des menschlichen Genitaltraktes für die Fortpflanzung. Med Welt 26:1450–1453

Schill WB (1975 b) Die Bedeutung proteolytischer Spermaenzyme für die Fertilität. Hautarzt 26:514–523

Dr. H.-M. Hübner
Zentr. f. Dermatologie
Klinik d. Univ.
Dr. W. Krause
Gaffkystr. 14
D-6300 Gießen
Dr. R. Heidl
Inst. f. pharmazeut. Technologie
d. Univ.
D-3550 Marburg

Beobachtungen über Gynäkomastie in der andrologischen Sprechstunde

G. F. Plewa, Essen

Das Phänomen der Vergrößerung der männlichen Brust, das wir als Gynäkomastie bezeichnen, ist in vielen Veröffentlichungen abgehandelt worden. Trotzdem stellt der nun geschilderte Fall leider keine Ausnahme dar.

Ein 27jähriger Patient suchte wegen einer Gynäkomastie (scheibenförmige Induration von Warzenhofgröße bds.) seinen Hausarzt auf. Dort wurde der Patient darauf hingewiesen, daß sein Hormonhaushalt gestört sei. Vier bis fünf Monate später schwoll der linke Hoden an, der erneut konsultierte Hausarzt überwies den Patienten zu einem Urologen. Dieser diagnostizierte eine Entzündung, verordnete massiv Antibiotika und ließ den Hoden kühlen. Zwei bis vier Wochen später hatte der linke Hoden Gänseeigröße erreicht und der beunruhigte Patient ging erneut zu seinem Hausarzt. Es erfolgte nun umgehend die Einweisung in eine urologische Abteilung zur sofortigen Ablatio testis wegen eines Hodentumors (Seminom).

Als *Ursache* der nicht nur symptomatischen Gynäkomastie (wie oben ausgeführt) wird von einigen Autoren ein zu hoher Östrogenspiegel, von anderen wiederum die Verschiebung der Östrogen/Testosteron-Relation angesehen [4, 6]. So sieht Nuttall die Ursache der Pubertätsgynäkomastie darin, daß der Östradiolspiegel des Erwachsenenalters früher erreicht wird, als der entsprechende Testosteronspiegel und somit zeitweilig die Östradiol/Testosteron-Relation zugunsten des Östrogen verschoben ist. Andere Autoren denken an hypophysäre (Prolaktin) [4] und lokalmammäre (Rezeptoren) Faktoren [1, 4].

Die Rolle des Prolaktins, das erwiesenermaßen die Laktation fördert, ist in der Genese der Gynäkomastie bisher ungeklärt [1]. Wahrscheinlich kommt ihm die Rolle eines Kofaktors zu.

Medikamente, die zur Ausbildung einer Gynäkomastie führen, wirken auf die Bildung von Östrogenen/Androgenen und oder auf lokalmammäre Faktoren. So kann nach Carlson Spironolakton eine Gynäkomastie durch kompetitive Verdrängung von Dihydrotestosteron von seinem intrazellulären Rezeptor verursachen [1]. Nach Gordon beschleunigen Aldosteronantagonisten die Testosteronmetabolisierung, besonders die periphäre Konversion, zu Östradiol.

Eine *abschließende* Erklärung der Vorgänge, die letztendlich zur Gynäkomastie führen, ist derzeit noch nicht möglich.

Definition der Gynäkomastie

Webster gibt keine direkte Beschreibung der Gynäkomastie. Er erwähnt nur, das Tragen von Koppel und Schulterriemen bereite beträchtliche körperliche Schmerzen, ebenso die Handhabung des Gewehres oder das Heben schwerer Gegenstände [9]: Es muß sich hier also um eine ausgeprägte Gynäkomastie gehandelt haben. Damit wäre diese Angabe klinisch wenig relevant.

Nuttall versteht unter Gynäkomastie eine tastbare, diskrete Platte von festem, subareolärem Gewebe mit einem Mindestdurchmesser von 2 cm, wobei Werte von weniger als 2 cm nicht als Gynäkomastie angesehen werden [6].

Laube hingegen beschreibt die echte Gynäkomastie als eine ein- oder doppelseitige Vergrößerung der männlichen Brustdrüse, deren Ausmaß von einer leichten subareolären Induration bis zu einer voll ausgebildeten weiblichen Brust reichen kann [5].

Diese Aussage halten wir für zutreffend, da im Normalfall außer der Brustwarze kein subareoläres festes Gewebe tastbar ist.

Die *Häufigkeit* einer Pubertätsgynäkomastie wird von verschiedenen Autoren unterschiedlich angegeben. So

kommt nach Kienitz bei nahezu der Hälfte aller Knaben
eine ein- oder doppelseitig ausgeprägte Schwellung der
Brustdrüsen vor [3], nach Prader weist die Hälfte der
Knaben eine passagere geringfügige Brustdrüsenschwel-
lung auf [7], nach Carlson entwickeln 60–70% der Jungen in der Pubertät eine Gynäkomastie [1].

Wesentlich stärker weichen die Angaben der einzelnen
Autoren voneinander ab bei Männern im wehrfähigen
Alter. In dieser Gruppe weisen nach Nuttall 36% aller
Männer dieses Alters eine Gynäkomastie auf [6], wäh-
rend Webster sie nur bei 0,008% der Männer dieser Al-
tersgruppe beschreibt [9].

Von unseren 22 Patienten mit Gynäkomastie der Jahre 1981/82 folgen nun einige ausgewählte Beispiele:

Patient D.H., 23 Jahre, Gynäkomastie bds. (ca. wal-
nußgroße Knoten), β-HCG 2400 mE/ml. Histologische
Diagnose: Terato-Karzinom des rechten Hodens mit
seminomatösen Anteilen. Ein halbes Jahr nach Ablatio
testis ist die Brust bds. unauffällig.

Patient F.v.O., 16 Jahre, Gynäkomastie bds. (hasel-
nußgroße Knoten), β-HCG 2400 mE/ml. Histologische
kulationen, Testosteron i.S. 78 ng/dl Prolaktin Basalwert
330 ng/ml Östradiol 10 pg/ml, Diagnose: Pubertas tarda
bei Prolaktinom. Wegen des jugendlichen Alters erfolgte
keine Operation, sondern eine Suppressionstherapie mit
2 x 1 Tablette Pravidel täglich.

Patient W.M., 28 Jahre, Vater eines Kindes, wünscht
eine Geschlechtsumwandlung. Er erhält 6 Injektionen
Progynon Depot à 100 mg. Es kommt zur Gynäkomastie bds. (rechts ca. walnußgroßer, links ca. haselnuß-
großer Knoten) und zur Azoospermie. Zusätzlich bleiben
die Östradiolwerte während eines Dreivierteljahres zwischen 250 und 300 pg/ml (man denkt bereits an einen
östrogenproduzierenden Tumor) die Testosteronwerte
zwischen 34 und 60 ng/dl bei erniedrigtem freien Testosteron.

1 ½ Jahre nach abgebrochener Östrogen-Behandlung
ist die Brust bds. wieder unauffällig. Es liegt eine Normozoospermie vor, Östradiol und freies Testosteron im
Normbereich (freies Testosteron 2%) nur das Gesamt-
testosteron ist mit 100 ng/dl erniedrigt.

Patient H.R., 38 Jahre, Vater einer Tochter, kommt
nach auswärts durchgeführter Vasektomie bds. zum
Spermiogramm zwecks Beurteilung des Operationserfol-
ges. Gynäkomastie bds. (bds. Knoten von 3,6 cm Durchmesser). Die Gynäkomastie hatte mit 10 Jahren begonnen und mit 18 bis 20 Jahren ihre derzeitige Form erreicht. Fünf von dem Patienten deswegen konsultierte
Ärzte erklärten lediglich, der Patient habe zu viel weib-
liches Hormon.

Hormonanalyse: Normwerte (Östradiol 22 pg/ml).

Diagnostisches und therapeutisches Vorgehen

Bei Pubertätsgynäkomastie kann man zunächst abwarten, da in über 90% der Fälle mit einer spontanen Rückbildung zu rechnen ist. Es wird berichtet, daß mit Danazol sich die Pubertätsgynäkomastie beschleunigt zurück-
bildet [8]. Eigene Erfahrungen darüber fehlen uns.

Zeigt eine Pubertätsgynäkomastie nach 2 Jahren noch
keine Rückbildungstendenz, geht sie erfahrungsgemäß in
eine persistierende Form über, die je nach Ausprägung
einer subkutanen Mastektomie oder einer Reduktions-
plastik zugeführt werden sollte.

In allen anderen Fällen von Gynäkomastie empfiehlt
sich die Durchführung einer Hormonanalyse (Östradiol
Prolaktin) einschließlich der Bestimmung der Tumor-
marker. Zusätzlich lassen wir bei allen letztgenannten
Patienten eine Mammographie zum Ausschluß eines
malignen Geschehens durchführen.

Literatur

1. Carlson HE (1980) Gynecomastia. New Engl J Med
   303:795–799
2. Gordon HW (1977) Ann Intern Med 87:398–400
3. Kienitz Th (1978) Gynäkomastie. Therap Gegenw
   117:756–772
4. Kley HK, Krüskemper HL (1975) Gynäkomastie. Dtsch
   Med Wochenschr 100:2612–2617
5. Laube H (1981) Gynäkomastie. Dtsch Ärztebl 6:217–222
6. Nuttall FQ (1979) Gynecomastia as a physical finding in
   normal men. J Clin Endocrinol Metab 48:338–340
7. Prader A (1963) Pathologie des Wachstums und der endokrinen Drüsen. In: Fanconi G, Wallgren A (Hrsg) Lehrbuch der Pädiatrie, 7. Aufl. S 348
8. Svoboda W, Bohrn E (1981) Praxis Kurier XII:23, 26
9. Webster GV (1944) Gynecomastia in the navy. Milit Surg
   95:375–379

Dr. G.F. Plewa
Dermatol. Univ.-Klinik
d. Gesamthochschule
Hufelandstr. 55
D-4300 Essen

Freie Vorträge II

Der Begriff „Exanthem" aus wissenschaftstheoretischer Sicht

H. J. Schwanitz und E. Oeser, Münster und Wien

Einleitung

Exantheme sind oft nur schwer ad hoc zu diagnostizieren. Eine eindeutige Klassifikation anhand der Effloreszenzen kann leicht mißlingen, noch dazu, wenn diese sich in kurzer Zeit verändern. In den dermatologischen Lehrbüchern spiegelt sich diese Problematik der täglichen Praxis in gewisser Weise wider. Da Exantheme sich einerseits praktisch mit jeder Morphe ausdrücken können, andererseits durch völlig verschiedene Ursachen bedingt sein können, ist eine eindeutige Zuordnung weder nach morphologischen noch nach nosologischen Gesichtspunkten durchführbar [9]. So erklärt sich, daß in den Inhaltsverzeichnissen einiger Lehrbücher Exantheme gar nicht aufgeführt sind [10], in anderen Werken werden sie an mehreren Stellen zugleich abgehandelt [6, 17]. Dem Exanthembegriff scheint eine besondere Stellung innerhalb der Dermatologie zuzukommen. Im folgenden soll daher zunächst die Entwicklung des Begriffs grob rekonstruiert und anschließend seine Funktion analysiert werden.

Kurzer Abriß der Begriffsgeschichte

Exanthem ist einer der ältesten allgemeinen Termini für Hautkrankheiten überhaupt. Der Begriff ist bei Hippokrates nachweisbar und wird vielleicht so allgemein gebraucht wie heute der Ausdruck Dermatose [3]. Jones vermutet an einer Stelle, daß eventuell die Pusteln einer Scabies gemeint sein könnten [4].

Schönfeld hat das Exanthem ins Deutsche übertragen als „die Blume, die nach außen blüht" [15]. Diese Explikation verdeutlicht zweierlei, zum einen die Dynamik des Blühens, das immer auch das Aufblühen und Verwelken, das Werden und Vergehen mit meint; zum anderen den endogenen Ursprung, der lange wie selbstverständlich für jede Hautkrankheit angenommen wurde in einer Zeit, in der man sich eine eigenständige und von den inneren Zuständen unabhängige Erkrankung des Integuments praktisch nicht vorstellen konnte [15].

Noch im 7. Jahrhundert unserer Zeitrechnung – also 1000 Jahre nach Hippokrates – gilt in der griechisch-byzantinischen Medizin: „Die Exanthemata entstehen aus dicken Säften, welche in der Haut eingekeilt sind, und besonders wenn die Epidermis fest ist" [14]. Als Therapie der Wahl gilt das Erwärmen, Ausbrennen oder Ausschneiden der Haut. Was sich bei den verschiedenen Autoren über die Jahrhunderte beständig erhält, ist die Eigenschaft der Exantheme, aus verschiedenen Morphen zu bestehen [5, 8]. Gemäß dem Verlauf wird unterschieden zwischen den akuten und den chronischen Exanthemen. Eine differenzierte Darstellung der Bedeutung des Begriffs in der Medizingeschichte findet sich bei Richter [14].

Noch zu Beginn des 19. Jahrhunderts gilt z. B. die Scabies als ein chronisches Exanthem [2]. Viele Fortschritte der Dermatologie in den folgenden Jahrzehnten, wie z. B.

der experimentelle Nachweis von Ferdinand Hebra, daß Milben die Scabies verursachen, ließen dann die chronischen Exantheme mehr und mehr an Bedeutung für die dermatologische Theoriebildung verlieren. Diese Entwicklung forcierte Darier mit seiner Forderung, den Exanthembegriff nur noch morphodynamisch zu verwenden für die Effloreszenzen, „... die plötzlich und sich rasch ausbreitend auf der Haut erschienen sind" [1].

Den derzeitigen Stand hat Korting so bestimmt: „Von einem Exanthem – und analog einem Enanthem – sollte man nur dann sprechen, wenn gleichzeitig eine Vielzahl von kleinen Einzelelementen endogen (hämatogen, weniger auch lympho- und neurogen) verursacht ist und unter deutlichen Intensitätsanstieg (Stadium floritionis), evtl. auch unter Nachschüben, zur Rückbildung gelangt" [6]

Analyse des Begriffs „Exanthem" mittels eines systemtheoretischen Funktionsmodells

Wenn jetzt ein allgemeines theoretisches Modell der Wissenschaftsentwicklung vorgestellt wird, so geschieht dies nicht etwa, um die Dermatologie auf ihre Wissenschaftlichkeit hin zu untersuchen, das Ziel ist vielmehr, anhand des Exanthems zu zeigen, wie durch die diagnostischen Bemühungen stets neue Informationen erfaßt werden und wie sich so eine Wissenschaftsentwicklung vollzieht (Abb. 1).

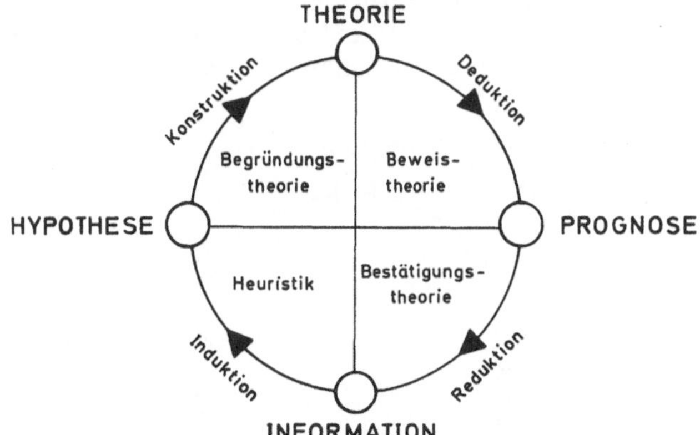

Abb. 1. Allgemeines systemtheoretisches Funktionsmodell zur Darstellung der Wissenschaftsentwicklung

In diesem Modell gibt es keinen absoluten Anfang, sondern verschiedene Einstiegsmöglichkeiten in den Prozeß der Wissenschaftsentwicklung. Die Wissenschaft entwickelt sich durch Rückwirkung. Das heißt, neue Informationen können induktiv zu neuen Hypothesen führen und so die bestehende Theorie verändern, anders konstruieren. Jede weitere Information kann grundsätzlich die Theorie in einen Zustand größerer oder aber geringerer Stabilität versetzen. Ist die Theorie verändert worden, so lassen sich neue Prognosen ableiten, die wiederum empirisch überprüft werden können, und je nachdem, ob die neuen Erfahrungen nun eine Bestätigung oder eine Widerlegung der Vorhersagen darstellen, ergibt sich eine erneute Rückwirkung auf die entsprechende Theorie.

In diesem Modell erweist sich die Wissenschaftsentwicklung als ein geplantes, immer wieder rückläufiges Vorgehen. Das Unbekannte wird schrittweise erobert, wobei jeweils im nächsten Schritt die vorher erworbenen Kenntnisse verwertet werden [12].

Dieses Modell läßt sich direkt auf die Medizin übertragen, wenn der Begriff Hypothese durch Diagnose ersetzt, als Theorie die jeweilige Krankheitslehre eingeführt und die Prognose um die entsprechende Therapie erweitert wird (Abb. 2).

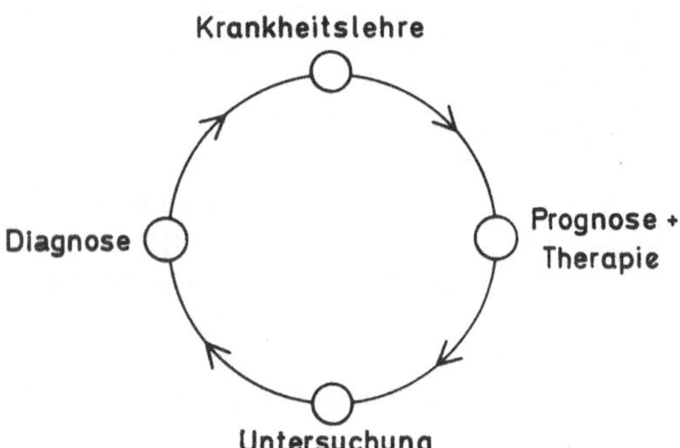

Abb. 2. Allgemeines Modell zur Dynamik der Medizin

Die Informationen werden in der Regel durch die Untersuchung der Patienten gesammelt. Die allgemeinen Methoden zur Gewinnung der wissenschaftlichen Erkenntnis und zur Überprüfung des Wahrheitsgehaltes, also Induktion, Konstruktion, Deduktion und Reduktion sind völlig identisch (Abb. 1). Welche Rolle spielt nun das Exanthem in diesem Modell? Für die Dermatologie erfüllt das Exanthem als Verdachtsdiagnose zunächst einmal die Funktion, alle Informationen eines Krankheitsbildes, das noch im Entstehen begriffen ist und morphologisch nicht eindeutig klassifiziert werden kann, zu erfassen und zu sammeln (Abb. 3).

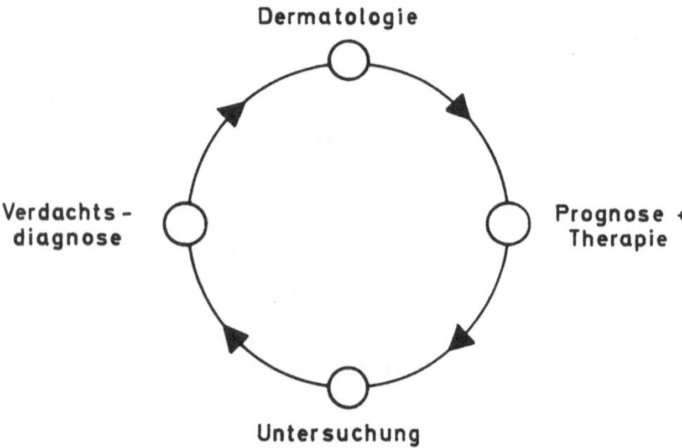

Abb. 3. Spezielles Modell zur Entwicklung der Dermatologie. Der Terminus „Verdachtsdiagnose" verdeutlicht den auffallend dynamischen Charakter des Exanthembegriffs

Solche Informationen wären in einem starren klassifikatorischen System nicht zu verwerten und gingen daher verloren.

Die Prognose des Exanthems verheißt eine rasche Änderung des Bildes. Wird ein kleinfleckiges Exanthem großfleckig, wird es papulös oder bullös? Kurzfristige Verlaufskontrollen bringen hier weitere Informationen. So kann die jeweilige Verdachtsdiagnose erhärtet oder geschwächt werden.

Nur ganz selten wird einmal ein typischer Verlauf beobachtet, der mit den bekannten Erkrankungen nicht zu vereinbaren ist und so die Einführung einer neuen Entität, wie z.B. des Gianotti-Crosti-Syndroms in den 50er Jahren, rechtfertigt. Eine solche Erweiterung der Dermatologie ist jedoch grundsätzlich stets möglich und Ausdruck der Dynamik dieses wissenschaftlichen Systems.

In der Regel aber kristallisiert sich im Verlauf weniger Tage eine wohlbekannte Erkrankung heraus. Und hier zeigt sich die Überlegenheit des Erfahrenen, der oft bereits im Frühstadium die sichere Diagnose stellt, weil er ähnliche Bilder bereits gesehen hat, also Erfahrung hat und aufgrund seiner Kenntnis den Patienten gezielt fragt und auf die gerade von älteren Autoren genau beschriebenen Merkmale hin untersucht, wie die Lokalisation und Ausbreitungsrichtung, den Befall von Palmae und Plantae oder ein beginnendes Enanthem [7, 11, 13]. Die Intensität des Exanthems kann zur differentialdiagnostischen Abklärung mit weiteren Befunden, wie z. B. Fieberverlauf oder Lymphknotenschwellungen korreliert werden [16]. Andernfalls sind deutlich mehr Kontrolluntersuchungen notwendig, um Informationen zu sammeln, bis dann schließlich erst in einem blühenden Stadium beispielsweise das Erythema exsudativum multiforme ebenfalls sicher diagnostiziert werden kann.

Fazit

Wenn die Erstuntersuchung von Patienten mit Exanthemen auch oft als unbefriedigend empfunden wird, da noch keine sichere Diagnose gestellt werden kann, und wenn Verlaufskontrollen erforderlich werden, so bleibt doch die Erkenntnis, daß dieser diagnostische Prozeß – das erneute, häufig mühsame Sammeln von Informationen – grundsätzlich eine analoge Struktur zeigt wie die allgemeine Wissenschaftsentwicklung.

Literatur

1. Darier J, Civatte A, Tzanck A (1949) Dermatologie. Huber, Bern
2. Harles (1801) Epidemische Krankheitkonstitution von Erlangen, vom Herbst 1799 bis Ende Decembers 1800. Journal der practischen Arzneykunde und Wundarzneykunst (Berlin) 12.4:132–153
3. Hippokrates. 6. Buch, 2. Heft, Nr. 15. In: Kapferer R (Hrsg) 1933–40. Die Werke des Hippokrates. Hippokrates, Stuttgart
4. Hippokrates. Aphorismen 6. Heft Nr. 9. In: Jones WHS (ed) 1959. Hippocrates. Harvard University Press, London
5. Hufeland CW (1805) Allgemeine Aetiologie der Hautkrankheiten. Journal der practischen Arzneykunde und Wundarzneykunst (Berlin) 21.4:5–19
6. Korting GW, Denk R (1974) Dermatologische Differentialdiagnose. Schattauer, Stuttgart
7. Lang E (1902) Lehrbuch der Hautkrankheiten. JF Bergmann, Wiesbaden
8. Mende L (1807) Einige Bemerkungen zu der Lehre von den Flecken und Verdunkelungen der Hornhaut. Journal der practischen Arzneykunde und Wundarzneykunst (Berlin) 25.4:5–58
9. Milbradt R (1980) Akute infektöse Erytheme, Exantheme und Exanthemkrankheiten (inkl. Erythema chronicum migrans). In: Korting GW (Hrsg) Dermatologie in Praxis und Klinik, Bd II. Thieme, Stuttgart, S 9.1.–9.24

10. Nasemann Th, Sauerbrey W (1981) Lehrbuch der Hautkrankheiten und venerischen Infektionen. Springer, Berlin
Heidelberg New York
11. Neumann J (1896) Atlas der Hautkrankheiten. W Brau-
müller, Wien Leipzig
12. Oeser E (1976) Wissenschaft und Information. Olden-
bourg, Wien München
13. Oppenheim M (1924) Praktikum der Haut- und Geschlechtskrankheiten. F Deuticke, Leipzig Wien
14. Richter P (1928) Geschichte der Dermatologie. In: Jadassohn J (Hrsg) Handbuch der Haut- und Geschlechtskrankheiten. Springer, Berlin, S 14.2
15. Schönfeld W (1954) Kurze Geschichte der Dermatologie
und Venerologie und ihre kulturgeschichtliche Spiegelung.
Th Oppermann, Hannover-Kirchrode
16. Schwanitz HJ, Macher E, Cotae G-D (1981) Exantheme
mit Fieber. Z Allgem Med 57:2045–2052
17. Steigleder GK (1979) Dermatologie und Venerologie.
Thieme, Stuttgart

Nachtrag bei der Korrektur

Wie u. a. die Definition von Korting zeigt, sind in die heutige
Verwendung des Exanthembegriffes die Postulate eingegangen, die Knierer 1950 aufgestellt hat, und die eine Unterscheidung von „Exanthem", „Erythem" und „Dermatose" erlauben. (Knierer W (1950) Zur Definition des Begriffes Exanthem. Hautarzt 1:128–130)

Dr. Dr. H. J. Schwanitz   Prof. Dr. E. Oeser
Univ.-Hautklinik   Inst. f. Philosophie
von-Esmarch-Str. 56   Währinger Str. 17
D-4400 Münster   A-1090 Wien

Die Bedeutung einer funktionellen Makrophagendiagnostik in vivo bei verschiedenen Dermatosen

D. L. Munz, P. Altmeyer, H. Holzmann und G. Hör, Frankfurt a. M.

Die Makrophagendiagnostik in der Dermatologie beschäftigt sich im wesentlichen mit den Blutmonozyten.
Diese werden nach ihrer Separation aus dem peripheren
Blut den verschiedensten Funktionstests in vitro unterzogen. Die Blutmonozyten, die als mobile Makrophagen
das Bindeglied zwischen dem Ursprungsort der Makrophagen im Knochenmark und dem Ort ihrer Funktion in
den verschiedensten Geweben darstellen (van Furth
1980), repräsentieren allerdings nur einen kleinen Teil der
Makrophagengesamtpopulation. Die große Mehrheit der
Makrophagen-Funktionspools ist in Form gewebsfixier-
ter bzw. sessiler Makrophagen in Leber, Milz und Knochenmark angesiedelt.

Mit Hilfe eines von Munz et al. (1981a, b; 1982) entwickelten nuklearmedizinischen In-vivo-Testsystems ist
es möglich, die phagozytotisch-proteolytische Aktivität
der sessilen Makrophagenpopulationen in Leber, Milz
und Knochenmark nichtinvasiv innerhalb ihrer natürlichen Mikroumgebung in vivo zu erfassen. Des weiteren
werden Leber, Milz und Knochenmark szintigraphisch
abgebildet.

Im folgenden werden die bisherigen Ergebnisse bei
ausgesuchten dermatologischen Krankheitsbildern mitgeteilt. Untersucht wurden 39 Patienten mit Psoriasis
vulgaris, vier mit Psoriasis inversa, sieben mit Pustularbacterid Andrews und 11 mit progressiver Sklerodermie.

Bei den Patienten mit Psoriasis vulgaris fanden sich die
auffälligsten Befunde im Knochenmark. Systemisch
nicht vorbehandelte Psoriatiker (n = 28) zeigten in
60,7% der Fälle einen beschleunigten, in 28,6% einen
normalen und in 10,7% einen verzögerten phagozyto-
tisch-proteolytischen Umsatz in den Makrophagen des
Knochenmarks. In der Milz war der Umsatz in 17,9%
beschleunigt, in 75,0% normal und in 7,1% verzögert, in
der Leber in 39,3% beschleunigt, in 60,7% normal und
bei keinem Patienten verzögert. Lag gleichzeitig eine Leberzirrhose vor (n = 6), so war die Aktivität der Makrophagen im Knochenmark bei allen Patienten vermindert,
in Milz und Leber jeweils bei fünf Patienten vermindert
und bei einem normal.

Nach mehr als drei Wochen Therapie mit 25–75 mg/
die aromatischem Retinoid oral (n = 7) fand sich im
Knochenmark bei vier Patienten eine beschleunigte, bei
zwei eine normale und bei einem Patienten eine verzögerte phagozytotisch-proteolytische Umsatzkinetik, während diese in der Milz bei allen Patienten normal und in
der Leber bei einem Patienten beschleunigt, bei vier normal und bei zwei verzögert war.

70,7% der Patienten mit Psoriasis vulgaris zeigten eine
periphere Expansion des Knochenmarkorgans 43,9%
einen pathologischen Befund in der Leber und 29,3% in
der Milz.

Diese Befunde ordnen sich ein in die Vorstellung von
der Psoriasis vulgaris als einer Allgemeinerkrankung
(Hoede et al. 1974).

Bei 28% der Patienten mit Psoriasis vulgaris konnte
eine überraschende Aktivitätsanreicherung im Dünndarm beobachtet werden. Ob dieser Befund als Hinweis
auf eine intestinale Beteiligung gewertet werden kann,
müssen weitere Untersuchungen zeigen.

Die ermittelten Parameter ließen weder eine Korrelation zur Oberflächenausdehnung noch zur Dauer und
Floridität der psoriatischen Hauterscheinungen erkennen. Sie persistierten bei der Mehrzahl der klinisch erscheinungsfreien Patienten. In der intraindividuellen Verlaufskontrolle nach Therapie mit aromatischem Retinoid
zeigte der zuvor beschleunigte phagozytotisch-proteolytische Umsatz in den Makrophagen eine Tendenz zur
Normalisierung.

Im Unterschied zu den Patienten mit Psoriasis vulgaris
lag die Aktivität der verschiedenen sessilen Makrophagenpopulationen bei fast allen Patienten mit Psoriasis inversa und Pustularbacterid Andrews im Normbereich.
Möglicherweise handelt es sich hier um unterschiedliche
Krankheitsbilder mit abgestufter Organbeteiligung.

Sieben der elf (weiblichen) Patienten mit progressiver
Sklerodermie zeigten als auffälligsten („Neben-")Befund
eine diffuse Aktivitätsanreicherung in beiden Lungen,
ohne eindeutige Bevorzugung eines bestimmten Lungen-
areals. Bei den Patientinnen mit der stärksten Lungen-
anreicherung wurde zugleich ein beschleunigter phago-
zytotisch-proteolytischer Umsatz in den sessilen Makrophagenpopulationen von Knochenmark, Milz und Leber
festgestellt.

Der szintigraphische Lungenbefund war häufiger
pathologisch als das Thorax-Röntgenbild und die Lun-

genfunktion (jeweils viermal). Möglicherweise haben wir
hier einen sehr sensitiven Parameter in der Hand zum
Nachweis und eventuell zur Früherkennung einer Lun-
genbeteiligung sowie zur Beurteilung der Aktivität des
Krankheitsprozesses Sklerodermie und seiner Progredienz.

Die bisherigen Ergebnisse haben gezeigt, daß das verwendete nuklearmedizinische Testsystem Informationen
über die Reaktionslage verschiedener sessiler Makrophagenpopulationen liefert und Einblicke in die Aktivität eines dermatologischen Krankheitsgeschehens gewährleistet. Des weiteren erlaubt die Methode die Erfassung von
Organbeteiligungen bei verschiedenen Dermatosen,
möglicherweise sogar deren Früherkennung, wenn andere Parameter noch negativ sind.

Literatur

Hoede N, Morsches B, Holzmann H (1974) Psoriasis – eine
    Allgemeinerkrankung. Internist 15:186–191
Munz D, Standke R, Hör G (1981a) Measurement of the
    phagocytic and proteolytic function of macrophages in
    liver, spleen and bone marrow. In: Cox PH (ed) Progress in
    Radiopharmacology, vol 2. Elsevier/North-Holland Bio-
    medical Press, Amsterdam New York Oxford, pp 261–266
Munz D, Standke R, Hör G (1981b) Tc-99m-labeled human
    serum albumin millimicrospheres – a promising radio-
    pharmaceutical for bone marrow studies. In: Schmidt
    HAE, Wolf F, Mahlstedt J (Hrsg) Nuklearmedizin im inter-
    disziplinären Bezug. Schattauer, Stuttgart New York,
    S 1081–1084
Munz D, Altmeyer P, Chilf G, Schlesinger S, Holzmann H,
    Hör G (1982) Functional bone marrow scintigraphy in
    psoriatics. In: Höfer R, Bergmann H (Hrsg) Radioaktive
    Isotope in Klinik und Forschung, Bd 15. Egermann H,
    Wien, S 195–203
van Furth R (ed) (1980) Mononuclear phagocytes: functional
    aspects, parts I and II. Martinus Nijhoff, The Hague, Bos-
    ton London

Dr. D. L. Munz
Prof. Dr. G. Hör
Klinikum d. Univ.
Zentrum d. Radiologie
Abt. f. Allgem. Nuklearmedizin
Prof. Dr. P. Altmeyer
Prof. Dr. H. Holzmann
Zentrum d. Dermatologie
u. Venerologie
Abt. Dermatologie I
Theodor-Stern-Kai 7
D-6000 Frankfurt 70

Einfluß oraler aromatischer Retinoide auf das Darmepithel im Tierexperiment

S. Gutschmidt und D. Tsambaos, Berlin

Einleitung

An der Haut besitzen orale Retinoide tiefgreifende Effekte sowohl auf die Proliferation als auch auf die Differenzierung des verhornenden Epithels [10]. An der intestinalen Mucosa mit ihrem (nichtverhornenden) Resorptions-
epithel konnten kürzlich im Tierexperiment unter 3 mg/
kg Körpergewicht Ro 10-9359 nach 10 Tagen täglicher
oraler Gabe Effekte auf die Zotten/Krypten-Architektur
und die spezifische Saccharaseaktivität ermittelt werden
[3]. In der vorliegenden Studie wurden therapeutische und toxische Dosen zweier oraler Retinoide,
Ro 10-9359, Tigason, und Ro 13-6298, Arotinoid,
über verschiedene Zeiträume appliziert, um bei der Ratte
mögliche Effekte auf die Struktur der Mucosa und die
Enzymausstattung des Resorptionsepithels in verschiedenen Abschnitten von Dünn- und Dickdarm zu erfassen. Als einfache Parameter für den nutritiven und
metabolischen Status der Tiere am Ende des Versuches
dienten Körpergewicht und Blutzucker.

Material und Methode

In Gruppen von jeweils fünf Tieren erhielten Wistarrat-
ten (weibl., 200–250 g) Ro 10 1 mg/kg Körpergewicht
täglich oral 10 und 30 Tage lang, Ro 10 10 mg/kg über
10 Tage und 20 mg über 10 und 17 Tage sowie Ro 13
0,002 mg/kg 10 und 17 Tage lang und schließlich Ro 13
0,04 mg über 10 Tage. Als Kontrollen dienten drei Rat-
tenkollektive à fünf Tiere, die lediglich Arachis-Öl für
eine entsprechende Anzahl von Tagen erhalten hatten.
Am Jejunum (ca. 10 cm langes Segment beginnend ca.
5 cm dist. des Lig. Treitz), Ileum (gleich langes Segment
ca. 5 cm vor der Bauhinklappe endend), Colon ascendens
und descendens (jeweils ca. 5 cm lange Abschnitte) jedes
Tieres wurde eine quantitative dreidimensionale Strukturanalyse nach Mikrodissektion und Morphometrie
durchgeführt [1, 6], welche der Erfassung der morphologischen Parameter der Mucosaarchitektur und damit
der Quantifizierung der Zunahme der mucosalen Oberfläche des Darmes diente, die sich aus dem Produkt der
mittleren Zotten-(bzw. – am Colon – „Krypten"-)Ober-
fläche mit der Zotten-(bzw. Krypten-)Zahl pro Flächen-
einheit Serosa berechnet. Zusätzlich wurden in Mucosa-
geschabseln aus jedem Darmabschnitt der Gehalt an
Protein [7] und Nucleinsäuren (DNA nach Burton und
RNA nach Cereotti [8]) pro mg Feuchtgewicht sowie die
spezifischen Aktivitäten (in mU/mg Prot.) dreier Bürstensaumenzyme (alk. Phosphatase EC 3.1.3.1., [4];
Saccharase EC 3.2.1.48, [2, 9]; Lactase EC 3.2.1.21,
[2, 9]) im Dünndarm und eines lysosomalen Enzymes
(saure β-Galaktosidase EC 3.2.1.23, modifiziert nach
[5, 11]) in Dünn- und Dickdarm ermittelt. Für jeden
Parameter wurden die Mittelwerte pro Tier gegenüber
den Kontrollgruppen und untereinander mittels Varianzanalyse I. Grades und t-Test, bzw. mittels Kruskal-
Wallis- und Wilcoxon-Universal-Test verglichen.

Ergebnisse

Abb. 1 faßt alle signifikanten ($p < 5\%$) Veränderungen
unter Einbeziehung der Ergebnisse des 3 mg Ro 10-Ver-
suches [3] zusammen (Darstellung durch große Pfeile;
Trends durch halbe Pfeile in Klammern wiedergegeben;
Symbole der Parameter siehe Legende): Signifikante Effekte auf die Mucosaoberfläche gibt es nur am Dünndarm. Sie sind in Jejunum (maximale Zunahme um 59 %,
Abnahme um 30 %) und Ileum (Zunahme um 20 %) z. T.
gegensinnig ausgebildet, nicht linear von der Dosis ab-

Retinoid und Dosis in mg	Zeit	Jejunum	Ileum	Col. asc.	Col. desc.	BZ	KG
Ro 10; 1 mg	10 Tage				(↕)		
	30 Tage					⊠	⊠
Ro 10; 3 mg	10 Tage	(⇓)	⇑ ↑	⊠	⊠	⊠	
Ro 10; 10 mg	10 Tage	⇓ ⇓			⇓		
Ro 10; 20 mg	10 Tage	(⇓)(⇓)	(⇓)　(↑)		⬍		
	17 Tage	↓(↓)	(⇓) ↑(↑)	(↑)	(↕)		(3)✝ ↓
Ro 13; 0,002 mg	10 Tage	(↕)					
	17 Tage	⇑ (⇓) ↓ ↓	(⇓) ↑↑↑	(↑)			(1)✝ ⇓
Ro 13; 0,04 mg	10 Tage	(⇓) (↕)	(⇓) ↑ ↑			⇑	⇓ ⇓

Abb. 1. Synopsis der Veränderungen

- signifikante (p<5%) Veränderungen gegenüber Kontrolltieren: große Pfeile
- Trends: kleine Pfeile in Klammern
- Pfeilsymbole für die Darmparameter:
  - ↑↓ Mucosale Oberfläche pro Einheit (mm²) Serosafläche
  - ⇑⇓ Kryptlänge
  - ↑↓ Bürstensaumenzyme (je ein Pfeil für ein Enzym)
  - ↕↕ Lysosomale saure ß-Galactosidase
- Pfeilsymbole für Körpergewicht (KG) und ↑↓ Blutzucker (BZ)
- ⊠: nicht bestimmt
- weiße Felder: keine Veränderungen gegenüber Kontrollen
- verstorbene Tiere (n = Anzahl): ✝

hängig und nur einmal von gleichsinnigen Veränderungen in der Kryptlänge (Abnahme um 27%) begleitet. Veränderungen in der spezifischen Aktivität von Bürstensaumenzymen weisen in Jejunum und Ileum in entgegengesetzte Richtungen: Abnahme im Jejunum (Saccharase um 37%, alk. Phosphatase um maximal 70%) und Zunahme im Ileum (Saccharase maximal um 200%, Lactase um 630%, alk. Phosphat. um 280%). Die lysosomale saure ß-Galaktosidase erfährt lediglich im Colon desc. in einem Falle eine signifikante Aktivitätsverminderung um 40%. Sofern Auswirkungen auf das Körpergewicht (Abnahme zwischen minimal 8% und maximal 36%) zustande kommen (ganz rechte Spalte, Abb. 1), stehen diese in keiner direkten Beziehung zu morphologischen oder enzymatischen Veränderungen am Darm. Eine Verminderung des Blutzuckers um 6% wurde in der Tiergruppe mit Oberflächenverminderung der jejunalen Mucosa registriert (Ro 10, 10 mg, 10 Tage); unter toxischen Dosen von Ro 13 (0,04 mg) geht die Steigerung des Blutzuckers um 13% nicht mit morphologischen Veränderungen am Dünndarm einher, sondern es findet sich lediglich eine Aktivitätszunahme zweier Bürstensaumenzyme im Ileum.

Diskussion

Unsere Befunde zeigen, daß unter therapeutischen Dosen von Ro 10 zumindest bis zu 30 Tagen Applikationsdauer keine wesentlichen Effekte auf Struktur und Bürstensaumenzymgehalt des Darmes der Ratte zu erwarten sind. Unter therapeutischen Dosen des Arotinoids (0,002 mg/kg) werden allerdings nach 17 Tagen sowohl morphologische wie funktionelle Veränderungen am Dünndarm registriert; außerdem kommt es zu einem geringen Körpergewichtsverlust. Ob darüber hinaus therapeutische Dosen beider Retinoide auf den erkrankten Darm oder die Aufnahme von Arzneimitteln eine Wirkung besitzen, kann mit diesen Experimenten nicht beantwortet werden. Unter toxischen Dosen kommt es in Abhängigkeit vom Darmsegment, der Applikationsdauer und dem verwendeten Retinoid zu differentiellen Effekten auf Struktur und Funktion, und es bleibt zu klären, inwieweit diese intestinalen Veränderungen eine pathophysiologische Bedeutung für den Gesamtorganismus haben könnten und ob sie – zumindest in Teilaspekten – eine adaptative Leistung darstellen. Auf jeden Fall sprechen die Befunde für eine unterschiedliche und getrennte Wirkung der Retinoide auf einerseits die Morphologie der intestinalen Mucosa und andererseits die Funktion seines Resorptionsepithels.

Danksagung

Wir danken Frau M. Becker, C. Brunn, U. Feldmann und S. Stein für ihre technische Assistenz sowie Herrn F. Sandforth für Teile der statistischen Auswertung. Die Studie wurde von der Deutschen Forschungsgemeinschaft (Gu 184/2-2) gefördert.

Literatur

1. Clarke RM (1970) Mucosal architecture and epithelial cell production rate in the small intestine of the albino rat. J Anat 107:519–529
2. Dahlquist A (1964) Method for assay of intestinal disaccharidases. Anal Biochem 7:18–25
3. Gutschmidt S, Tsambaos D (1982) Effects of aromatic retinoid on non-keratinizing (intestinal) epithelium: Biochemical and morphological studies. Arch Dermatol Res 273:85–90
4. Gutschmidt S. Lange U, Riecken EO (1980) Kinetic characterization of unspecific alkaline phosphatase at different villus sites of rat jejunum. Histochemistry 69:189–202
5. Lojda Z, Slabý J, Kraml J, Koliska J (1973) Synthetic substrates in the histochemical demonstration of intestinal disaccharidases. Histochemie 34:361–369
6. Lorenz-Meyer H, Köhn R, Riecken EO (1976) Vergleich verschiedener morphometrischer Methoden zur Erfassung der Schleimhautoberfläche des Rattendünndarmes und deren Beziehung zur Funktion. Histochemistry 49:123–129
7. Lowry OH, Rosebrough NJ, Farr AL, Randall RJ (1951) Protein measurement with the folin phenol reagent. J Biol Chem 193:265–275
8 Munro HN, Fleck A (1966) Recent developments in the measurement of nucleic acids in biological materials. A supplementary review. Analyst 91:78–87
9. Schmidt FW (1961) Die enzymatische Bestimmung von Glucose und Fructose nebeneinander. Klin Wochenschr 39:1244–1247
10. Tsambaos D, Orfanos CE (1981) Chemotherapy of psoriasis and other skin disorders with oral retinoids. Pharmacol Ther 14:355–374
11. Wallenfels K, Kurz G (1962) Über die Spezifität der Galaktosedehydrogenase aus Pseudomonas saccharophila und deren Anwendung als analytisches Hilfsmittel. Biochem Z 335:559–772

Dr. S. Gutschmidt
Abt. f. Innere Medizin
Gastroenterologie
Dr. D. Tsambaos
Univ.-Hautklinik u. Poliklinik
Klinikum Steglitz d. Freien Univ.
Hindenburgdamm 30
D-1000 Berlin 45

Funktionsprüfungen von Blutmonozyten bei Patienten mit Aphthosen*

D. Djawari, M. Simon jr. und B. Burkardt

Die Mikro- und Makrophagen spielen im Rahmen der Immunabwehr des Organismus eine sehr wichtige Rolle. Die Funktionen der Mikrophagen bzw. in Kultur gezüchteten Makrophagen sind bei verschiedenen Erkrankungen in vitro untersucht worden, während dies bei frisch aus dem Blut isolierten Makrophagen (Monozyten) wegen methodischer Schwierigkeiten bisher nur sehr selten erfolgte [1, 9].

Wir berichteten früher über die Ergebnisse der Granulozyten-Funktionsprüfungen bei Patienten mit rezidivierender benigner Aphthosis (RBA) und Morbus Behçet (MB), wobei wir eine verminderte Killing-Rate sowie chemotaktische Aktivität der Granulozyten bei Patienten mit RBA [3] und eine normale phagozytäre Funktion, jedoch gesteigerte chemotaktische Aktivität der Granulozyten bei Patienten mit MB [2] fanden.

Über die Funktionen der frisch aus dem peripheren Blut isolierten Monozyten bei Patienten mit RBA und MB liegen unseres Wissens keine Resultate vor. Deshalb untersuchten wir in vitro die Monozyten-Funktionen bei 6 Patienten mit RBA und 3 Patienten mit MB.

Bei den untersuchten Patienten mit RBA handelte es sich um 3 Frauen im Alter von 17, 42 und 56 Jahren sowie 3 Männern im Alter von 45, 44 und 40 Jahren. Diese

litten seit Jahren bis Jahrzehnten an rezidivierenden Aphthen. Andere Erkrankungen lagen nicht vor.

Bei den 3 untersuchten Patienten mit MB handelte es sich um 3 Männer im Alter von 18, 34 und 39 Jahren, bei denen das Vollbild der Erkrankung vorlag. Alle 3 Patienten konnten im akuten Schub der Erkrankung untersucht werden.

Als Kontrollkollektiv wurden die Monozyten von 50 gesunden Personen unter gleichen Kautelen untersucht und diese Resultate als Normalwerte den Ergebnissen von Patienten gegenübergestellt.

Zunächst wurden die Blutmonozyten der Patienten durch die Ficoll-Hypaque-Gradienten aus dem frisch entnommenen und heparinisierten Venenblut isoliert. Die Ausbeute der so gewonnenen Monozyten lag bei mindestens 20 % und höchstens 54 %. Nach Bestimmung der Prozentzahl der Monozyten wurde eine Zellsuspension von 5×10^6 Monozyten pro ml Hanks-Lösung eingestellt.

Die Chemotaxis der Monozyten wurde mit Hilfe einer 48-Kuhlenmikrokammermethode [4] überprüft. Für die Bestimmung der Phagozytose und der intrazellulären Abtötung der Keime durch die Monozyten wurden Staphylococcus-epidermidis- und Candida-albicans-Suspensionen in Hanks-Lösung ausgewählt [5, 8].

Als Ergebnis zeigten sowohl die Patienten mit RBA als auch mit MB durchgehend normale Werte der Phagozytose und der intrazellulären Abtötung der Keime (Abb. 1–4). Nur bei einer 56jährigen Patientin mit RBA

* Mit Unterstützung durch die Deutsche Forschungsgemeinschaft (Dj 2/3–3)

Untersuchungen		Patienten mit rezidivierender Aphthosis						Normalwerte
		LM,♂ 45 J.	HP,♂ 44 J.	GL,♂ 40 J.	MS,♀ 17 J.	ESch,♀ 42 J.	HSch,♀ 56 J.	
% der Monozyten mit Phagozytose	15′	40	30	32	16	30	25	28 ± 10
	30′	61	36	28	18	50	39	37 ± 12
	60′	69	55	48	46	--	58	51 ± 13
	120′	82	76	80	50	75	78	68 ± 13

Abb. 1. Monozyten-Phagozytose bei RBA

Untersuchungen		Patienten mit Morbus Behçet			Normalwerte
		MB,♂ 18 J.	JSB♂ 39 J.	HJE,♂ 34 J.	
% der Monozyten mit Phagozytose	15′	25	24	20	28 ± 10
	30′	39	34	28	37 ± 12
	60′	48	49	--	51 ± 13
	120′	51	78	66	68 ± 13

Abb. 2. Monozyten-Phagozytose bei MB

Untersuchungen		Patienten mit rezidivierender Aphthosis						Normalwerte
		LM,♂ 45 J.	HP,♂ 44 J.	GL,♂ 40 J.	MS,♀ 17 J.	ESch,♀ 42 J.	HSch,♀ 56 J.	
Intrazelluläre Abtötung von Staph. epid. durch Monozyten	30′	70	47	44	67	40	70	50 ± 17
	60′	29	43	54	50	33	86	39 ± 15
	120′	53	40	38	30	24	>100	27 ± 13

Abb. 3. Intrazelluläre Abtötung durch Monozyten bei RBA

Untersuchungen	Patienten mit Morbus Behçet			Normalwerte
	MB, ♂ 18 J.	JSB, ♂ 39 J.	HJE, ♂ 34 J.	
Intrazelluläre Abtötung von Staph. epid. durch Monozyten	30′ 50	60	71	50 ± 17
	60′ 21	36	50	39 ± 15
	120′ 14	31	31	27 ± 13

Abb. 4. Intrazelluläre Abtötung durch Monozyten bei MB

Untersuchungen	Patienten mit rezidivierender Aphthosis						Normalwerte
	LM, ♂ 45 J.	HP, ♂ 44 J.	GL, ♂ 40 J.	MS, ♀ 17 J.	ESch, ♀ 42 J.	HSch, ♀ 56 J.	
Spontanmigration	14	5	5	10	13	15	12 ± 8
Chemotaxis mit zymosan-aktiviertem Serum	36	38	42	60	56	39	46 ± 20
Chemotaxis mit E. Coli-Kulturfiltrat	35	24	42	55	60	45	43 ± 19

Abb. 5. Monozyten-Chemotaxis bei RBA

Untersuchungen	Patienten mit Morbus Behçet			Normalwerte
	MB, ♂ 18 J.	JSB, ♂ 39 J.	HJE, ♂ 34 J.	
Spontan-Migration	4	10	46	12 ± 8
Chemotaxis mit zymosan-aktiviertem Serum	53	53	75	46 ± 20
Chemotaxis mit E. Coli-Kulturfiltrat	45	33	92	43 ± 19

Abb. 6. Monozyten-Chemotaxis bei MB

war die Killing-Rate der Monozyten deutlich vermindert.

Die Prüfung der Spontan-Migration sowie Chemotaxis der Monozyten erbrachten bei allen Patienten mit RBA völlig unauffällige Werte (Abb. 5). Bei einem Patienten mit Morbus Behçet war jedoch die Spontan-Migration sowie die Chemotaxis sowohl mit Zymosan-aktiviertem Serum als auch mit E.-Coli-Kulturfiltrat deutlich erhöht. Diese Werte lagen bei den anderen 2 Patienten mit MB im Normbereich (Abb. 6).

Diese Monozyten-Funktionsprüfungen in vitro zeigen, daß keine Abnormitäten der Makrophagen-Funktionen bei RBA- und MB-Patienten vorliegen. Die gesteigerte chemotaktische Aktivität der Granulozyten, die bei allen Patienten mit MB im akuten Schub vorliegt [2, 6, 7], konnte hinsichtlich der Monozyten nur bei einem Patienten mit MB festgestellt werden, obwohl alle 3 Patienten sich im akuten Krankheitsschub befanden. Bei dem Patienten mit gesteigerter Chemotaxis der Monozyten war das kutane Pathergie-Phänomen stets positiv. Nach diesen Ergebnissen scheinen die Monozyten in der Ätiopathogenese der RBA eine eher untergeordnete Rolle zu spielen, während beim MB noch weitere Erfahrungen gesammelt werden müssen.

Literatur

1. Cianciolo GJ, Snyderman R (1981) Monocyte responsiveness to chemotactic stimuli is a property of a subpopulation of cells that can respond to multiple chemoattractants. J Clin Invest 67:60–68
2. Djawari D, Hornstein OP, Schötz J (1981) Enhancement of granulocyte chemotaxis in Behçet's disease. Arch Dermatol Res 270:81–88
3. Djawari D (1982) Immunpathologie der oralen Aphthosen. Dtsch Z Mund-Kiefer-Gesichts-Chir 6:161–167
4. Falk W, Goodwin RH, Leonard EJ (1980) A 48-well micro-chemotaxis assembly for rapid and accurate measurement of leukocyte migration. J Immunol Methods 33:239–247
5. Leijh PCJ, Van den Barselaar MTH, Van Furth R (1981) Kinetics of phagocytosis and intracellular killing of Staphylococcus aureus and Escherichia coli by human monocytes. Scand J Immunol 13:159–174
6. Sobel JD, Haim S, Obedeanu N, Meshulam T, Merzbach D (1977) Polymorphonuclear leucocyte function in Behçet's disease. J Clin Pathol 30:250–253
7. Takeuchi UN, Kobayashi HA, Mori M, Mizushima Y (1981) The mechanism of hyperchemotaxis in Behçet's disease. J Rheumatol 8:40–44
8. Van Furth R, Van Zwet, THL, Leijh PCJ (1978) In vitro determination of phagocytosis and intracellular killing by polymorphonuclear and mononuclear phagocytes. In: Weir DM (ed) Handbook of experimental immunology, 3rd edn. Blackwell, Oxford, pp 32.1–32.19
9. Van Furth R, Hamminga L (1979) Mononuclear phagocytes and skin diseases. Arch Derm Res 265:331–336

Priv.-Doz. Dr. D. Djawari
Dr. M. Simon jr.
B. Burkardt
Dermatol. Klinik
d. Univ.
Hartmannstr. 14
D-8520 Erlangen

Immunphänomene bei Lichen ruber[*]

M. Simon jr., F. Unterpaintner und G. Reimer, Erlangen

Beim Lichen ruber, einer ätiologisch und pathogenetisch bisher unklaren Dermatose, gibt es viele klinische und laborchemische Hinweise auf mögliche oder assoziierte immunologische Phänomene [7, 8]. Im Mittelpunkt des Interesses steht seit Jahren das bandförmige subepidermale lymphozytäre Infiltrat und speziell der Basalmembranbereich. Die im subepidermalen Infiltrat vorhandenen Lymphozyten konnten hauptsächlich als T-Lymphozyten identifiziert werden [3, 9]. Die Rolle dieser vermutlich antigen-aktivierten T-Lymphozyten ist bis heute nicht bekannt. Das gemeinsame Vorkommen und der enge Kontakt mit den Makrophagen/Langerhans-Zellen läßt eine bisher noch ungeklärte Kooperation – im Sinne einer Reaktion vom Spättyp – vermuten [5, 9]. Letztgenannte Überlegungen veranlaßten uns, mittels Antikörper-Eluaten von Membranen zirkulierender Lymphozyten mit Hilfe der indirekten Immunfluoreszenztechnik bei unseren Lichen-ruber-Patienten nach einem hypothetischen Antigen im Bereich der Dermis und/oder der Epidermis zu fahnden.

In den Jahren 1981/82 wurden in der Erlanger Hautklinik 40 Lichen-ruber-Patienten (18 Frauen, 22 Männer, Durchschnittsalter 44 Jahre) untersucht, davon 30 mit isoliertem Schleimhautbefall. Die klinische Diagnose wurde in jedem Fall histologisch gesichert. Die Antikörper-Elution von den Membranen zirkulierender Lymphozyten erfolgte durch saure Hydrolyse nach Cormane et al. [4]. Als Substrat für die Direkt- und Indirektimmunfluoreszenzuntersuchungen (DIF; IIF) dienten die klinisch befallenen und nicht-befallenen Hautareale der einzelnen Patienten.

Mittels der IIF konnten keine Autoantikörper gegen ein hypothetisches Antigen im Bereich der Dermis und/ oder der Epidermis – in den durch saure Hydrolyse von Membranen zirkulierender Lymphozyten gewonnenen Eluaten – bei 40 Patienten mit Lichen ruber gefunden werden. Dieses Ergebnis schließt allerdings deren Existenz sicher nicht aus, und genügt nicht, um die Wahrscheinlichkeit einer pathogenetischen Schlüsselrolle der im subepidermalen bzw. subepithelialen Infiltrat vorhandenen T-Lymphozyten, Makrophagen/Langerhans-Zellen in Frage zu stellen. Die Anwendung weiterer Methoden zur Erfassung des vermuteten Antigens im Bereich der Dermis und/oder der Epidermis ist erforderlich.

Durch die DIF konnten in der klinisch befallenen Haut bei 5 von 10 Patienten mit Lichen ruber Stratum-corneum-Antikörper (IgG, IgA, IgM, IgD) von lamellärem Muster nachgewiesen werden. Fibrinablagerungen in der oberen Dermis mittels DIF wurden bereits von mehreren Autoren beschrieben [1, 2, 6], wir fanden sie allerdings ausschließlich in frischen Hautläsionen. Die klinisch nicht-befallene Haut von 30 Patienten mit isoliertem Schleimhautbefund zeigte in 7 Fällen in den Papillarspitzen grob- und feingranuläre Ablagerungen (IgM, IgA), sowie bis auf wenige Ausnahmen Cytoid bodies (IgM, IgA).

Die bisher bekannten und von uns ergänzten immunfluoreszenzmikroskopischen Befunde beim Lichen ruber deuten darauf hin, daß diese Phänomene eine sekundäre Erscheinung darstellen. Nach wie vor ist anzunehmen, daß eher das zelluläre Immunsystem aus pathogenetischer Sicht die entscheidende Bedeutung besitzt.

Literatur

1. Baart de la Faille-Kuyper EH, Baart de la Faille H (1974) An immunofluorescence study of lichen planus. Br J Dermatol 90:365–371
2. Barthelmes H, Haustein UF (1970) Nachweis von Fibrinablagerungen beim Lichen ruber planus mit Hilfe der Immunfluoreszenzhistologie. Dermatol Monatsschr 156:85–96
3. Bjerke JR, Krogh HK (1978) Identification of mononuclear cells in situ in skin lesions of lichen planus. Br J Dermatol 98:605–610
4. Cormane RH, Hunyadi J, Hamerlinck F (1976) The role of lymphoid cells and polymorphonuclear leukocytes in the pathogenesis of psoriasis. J Dermatol 3:247–259
5. Ebner H (1973) Untersuchungen über die celluläre Zusammensetzung des Lichen-ruber-planus-Infiltrates. Arch Dermatol Forsch 247:309–318
6. Ebner H, Kraft D (1972) Fibrinablagerungen beim Lichen ruber planus. Eine licht-, immunfluoreszenz- und elektronenmikroskopische Studie. Arch Dermatol Forsch 243:305–317
7. Saurat JH, Gluckman E, Bussel A, Didierjean L, Puissant A (1975) The lichen planus-like eruption after bone marrow transplantation. Br J Dermatol 92:675–681
8. Stingl G, Holubar K (1975) Coexistence of lichen planus and bullous pemphigoid. Br J Dermatol 93:313–320
9. Walker DM (1976) Identification of subpopulations of lymphocytes and macrophages in the infiltrate of lichen planus lesions of skin and oral mucosa. Br J Dermatol 94:529–534

Dr. M. Simon jr.
Dr. F. Unterpaintner
Dr. G. Reimer
Dermatol. Klinik
Hartmannstr. 14
D-8520 Erlangen

[*] Mit Unterstützung durch die Deutsche Forschungsgemeinschaft Si 291/1-1

Histopathologische und immunhistochemische Untersuchungen beim Lichen planus mucosae während einer Retinoidtherapie

J. Becker, T. Löning, P. Reichart und D. Lubach, Berlin, Hamburg, Hannover

Zur Behandlung des oralen Lichen planus wird mit großem klinischen Erfolg seit einiger Zeit das aromatische Retinoid Ro 10-9359 eingesetzt. Hersle et al. (1982) berichten anhand einer Doppelblindstudie über eine Besserung des oralen Lichen planus bei 92 % der mit einem Retinoid behandelten Patienten im Vergleich zu 5 % bei der Placebo-Gruppe. Zahlreichen Veröffentlichungen ist jedoch gemeinsam, daß nach Beendigung der Therapie Rezidive beobachtet wurden.

Aufschlüsse über die Wirkung des Retinoids auf die epidermale Zellproliferation und -funktion gaben vor allem Untersuchungen der mit einem Retinoid behandelten Psoriatiker (Orfanos 1981). Immunmorphologische Untersuchungen der oralen Mucosa von mit Ro 10-9359 behandelten Patienten liegen z. Z. noch nicht vor. Ziel der vorliegenden klinischen und immunologischen Studie war es, das entzündliche Stromainfiltrat des oralen Lichen planus zu typisieren, zu lokalisieren und während der Retinoidtherapie zu beobachten.

Material und Methode

Behandelt wurden 32 Patienten, die sich vor Therapiebeginn mindestens 6 Wochen keiner anderen Therapie unterzogen hatten. Klinisch und histologisch fanden sich bei den Patienten die retikuläre, erosive und atrophische Erscheinungsform des oralen Lichen planus. Von den 32 Patienten wurden 16 in einer Gruppe für einen Monat mit 75 mg/d und für weitere 4 Monate mit 50 mg/d behandelt. Die 16 Patienten der zweiten Gruppe wurden über den gleichen Zeitraum von 5 Monaten konstant mit 25 mg/d behandelt. Vor Beginn der Therapie, nach 6–8 Wochen und am Ende der Therapie nach 5 Monaten wurde den Patienten an eng benachbarter Stelle eine Schleimhautbiopsie entnommen. Von den Biopsien wurden Gefrierschnitte angefertigt, die in einem ersten Schritt mit den primären monoklonalen Antikörpern und in einem zweiten Schritt mit Fluorescein oder Rhodamin gekoppelten Anti-Maus-Immunglobulinen überschichtet wurden (Becker et al. 1983). HLA-DR wurde zur Markierung von Zellen des Makrophagensystems inklusive Langerhans-Zellen und B-Lymphozyten verwandt, T 6 als selektiver Marker der Langerhans-Zellen, T 4 zur Markierung von Helfer T-Lymphozyten, T 8 zur Markierung von suppressor/zytotoxischen T-Lymphozyten und schließlich ein Antikörper gegen das Fab.-Fragment von IgG sowie gegen den Fc-Teil von IgG zur Markierung von membranären Immunglobulinen der B-Lymphozyten.

Ergebnisse

Der klinische Erfolg der Retinoidtherapie, d. h. Rückbildung oder Reduktion der Erosionen, Reduktion und Abflachung der Wickhamschen Streifen, war nach 5 Monaten mit einer Besserung von rund 80 % in beiden Gruppen fast gleich. Die klinische Besserung verlief jedoch nicht kontinuierlich, vor allem in der Gruppe 1 nicht, sondern war bei insgesamt 5 Patienten durch zwischenzeitliche massive Verschlechterung mit nachfolgender Besserung gekennzeichnet.

Das Stromainfiltrat bestand beim unbehandelten Lichen planus in allen Fällen vorwiegend aus T-Lymphozyten und Zellen des Makrophagensystems, d. h. Makrophagen und Langerhans-Zellen. Ein großer Teil der T-Lymphozyten zeigten den suppressor/zytotoxischen Phänotyp. T-Helferzellen und B-Lymphozyten waren selten nachweisbar. Hinsichtlich der Lokalisation zeigten die immunkompetenten Zellen eine zonale Gliederung. Im tiefen Stratum proprium befanden sich vorwiegend Zellen des Makrophagensystems, im Bereich des oberen Stratum propriums und insbesondere im Bereich der Basalmembranzone befanden sich suppressor/zytotoxische T-Lymphozyten. Intraepithelial fanden sich beim Lichen planus vermehrt Langerhans-Zellen.

Unter der Retinoidtherapie kam es zu keiner qualitativen Veränderung im Infiltrat der immunkompetenten Zellen, quantitativ konnte vereinzelt eine Abnahme beobachtet werden, die alle Zellpopulationen betraf.

Diskussion

Sowohl beim unbehandelten als auch beim retinoidbehandelten Lichen planus finden sich alle immunkompetenten Zellen, die ohnehin im Rahmen der permanenten Konfrontation des Organismus mit endogenen und exogenen Antigenen eine Rolle spielen. Als Besonderheit des oralen Lichen planus im Vergleich zur normalen Schleimhaut muß das massive Infiltrat suppressor/zytotoxischer T-Lymphozyten im Bereich der Basalmembranzone gesehen werden sowie, daß sehr selten B-Lymphozyten und Plasmazellen nachweisbar waren.

Festzuhalten bleibt, daß sich sowohl unter als auch nach der Therapie im entzündlichen Stromainfiltrat, d. h. auch in den klinisch abgeheilten Bereichen, die Subpopulationen des zellulären Immunsystems finden, die auch vor der Behandlung auftraten. Vor allem betrifft dieses auch das dichte Infiltrat von suppressor/zytotoxischen T-Lymphozyten im Bereich der Basalmembranzone.

Literatur

Becker J, Löning Th, Reichart P, Hartmann N (1983) Oral lichen planus: Characterization of immunocompetent cells with hybridoma antibodies. J Oral Pathol 12:117–123

Hersle K, Mobacken H, Sloberg K, Thilander H (1982) Severe oral lichen planus: treatment with an aromatic retinoid (etrinate). Br J Dermatol 106:77–80

Orfanos CE, Gollnick H, Tsambaos D (1981) Neue Aspekte und Entwicklungen der antipsoriatischen Retinoidtherapie. Hautarzt 32:275–280

Dr. J. Becker
Prof. Dr. P. Reichart
Abt. f. Oralchirurgie d. Polikliniken
f. Zahn-, Mund- u. Kieferheilkunde
– Nord – d. FU Berlin
Föhrer Str. 15, D-1000 Berlin 65
Privatdozent Dr. T. Löning
Inst. f. Pathologie d. Univ.-Krankenhauses
Hamburg-Eppendorf
Martinistr. 52, D-2000 Hamburg 20
Privatdozent Dr. D. Lubach
Hautklinik Linden d. Med. Hochschule Hannover
D-3000 Hannover 61

Klinomycinbehandlung der Acne vulgaris: Klinik und Bakteriologie

W. Meinhof, U. Lembke, H. Jansen, S. Detmer und R. Berbig, Aachen, Köln und Wolfratshausen

Wir berichten über klinische und mikrobiologische Untersuchungen zur Wirkung von niedrig dosiertem Minocyclin (Klinomycin) bei Acne vulgaris. In die klinische Studie wurden 30 Patienten einbezogen. Fünfzehn Patienten erhielten 2 x täglich 50 mg Minocyclin, die zweite Gruppe erhielt 1 x täglich 100 mg Minocyclin über 16 Wochen. Das Ergebnis wurde durch Auszählen der Effloreszenzen (Komedonen, Papeln, Pusteln) auf einer Wange ermittelt. Nach 16wöchiger Therapie konnten folgende Feststellungen getroffen werden:
1. Kein signifikanter Unterschied zwischen den beiden Verordnungsformen.
2. Prozentuale Besserung der Papelbildung: 58 % bzw. 59 %.
3. Prozentuale Besserung der Pustelbildung: 86 % bzw. 94 %.

Zur Verträglichkeit ist zu sagen:
1. Kein signifikanter Unterschied zwischen beiden Verordnungsformen.
2. Zwei Patienten setzten das Präparat wegen „Enteritis" ab (einmal nach 2tägiger Einnahme, einmal in der 16. Therapiewoche). Eine Patientin bekam 3 Wochen nach Therapiebeginn Urticaria und Schleimhautschwellungen.

Unsere mikrobiologischen Untersuchungen betrafen zwei verschiedene Aspekte:
1. Verhalten von Propionibacterium acnes (P. a.) unter der erwähnten Minocyclin-Therapie.
2. Verhalten der Darmkeime unter den gleichen Bedingungen.

ad 1. Die Untersuchungen der Hautflora wurden an 13 Patienten durchgeführt. In dieser Gruppe, die mit der ersterwähnten nicht identisch ist, betrug die Behandlungsdauer 90–257 Tage. Die Proben wurden mit Hilfe der Cyanoacrylat-Technik nach Holland et al. (1974) entnommen und nach den Angaben dieser Autoren (mod. nach Gloor) aufgearbeitet. Die isolierten P. a. wurden auf Keimzahl und Tetrazyklinresistenz untersucht. Für die Resistenztestung wurden MHK-Bestimmung und Hemmhofdurchmesser im Auxanogramm herangezogen.
Folgende Ergebnisse wurden gewonnen:
Starker Abfall der Keimzahlen in den ersten Behandlungstagen bei allen Patienten, jedoch generell starke Schwankungen der Keimzahlen bei den meisten Patienten.
Unter der langfristigen Therapie unterschiedliches Verhalten der Keimzahlen: bei einigen Patienten war ein gewisser Wiederanstieg festzustellen, bei anderen Anstieg erst nach Absetzen der Therapie, bei einer dritten Gruppe anhaltend niedrige Keimzahlen auch nach Absetzen der Therapie. Wiederanstieg der Keimzahlen während oder nach der Therapie war nicht von klinischer Verschlechterung begleitet. In keinem Fall wurde eine Minocyclin-Resistenz oder auch nur ein signifikanter Anstieg der MHK festgestellt.

ad 2. Bei 19 Patienten wurden Stuhlproben vor, während und nach der Therapie mit Minocyclin untersucht (U. Lembke). Der Zeitpunkt der Untersuchung war wie folgt festgelegt:
Zwei Proben an 2 Tagen vor Therapiebeginn, eine Probe bei Therapiebeginn, je eine Probe am 2. und 3. Tag, sowie in der 2., 4. und 8. Woche nach Therapiebeginn und schließlich 2 Tage, 1 Woche und 2–4 Wochen nach Therapieende. Mit neun verschiedenen Nährböden wurden folgende Keime quantitativ bestimmt: E. coli, weitere Enterobacteriaceen, Klebsiella sp., Staphylokokken, Bacteroides- und Bifidusgruppe, Clostridien, Hefen. Von den gewonnenen Ergebnissen sollen die wichtigsten erwähnt werden.
1. Verhalten der Hefepilze: Bei 12 Patienten waren Hefen schon vor Therapiebeginn nachweisbar und blieben es auch während der Therapie. Bei drei Patienten hiervon waren Hefen jedoch nach Therapie nicht mehr nachweisbar.
Bei sieben Patienten waren vor der Therapie keine Hefen vorhanden, traten aber unter Therapie auf. Bei einem Patienten verschwanden die Hefen spontan nach der Therapie.
2. Verhalten von E. coli: In keinem Fall wurde die Coli-Flora auffällig beeinträchtigt oder gar beseitigt. Auch wurden die tetracyclinsensiblen Coli in keinem Fall von tetracyclinresistenten Keimen verdrängt.
Tetracyclinresistente Coli-Stämme lagen bei fünf Patienten bereits vor der Therapie vor, bei neun Patienten traten sie unter der Therapie auf, verschwanden jedoch bei fünf von diesen schon innerhalb der ersten 4 Wochen nach Absetzen der Therapie. In allen Fällen lagen die Keimzahlen für resistente E. coli deutlich niedriger als die der tetracyclinsensiblen.
Zusammenfassend kann die niedrig dosierte Minocyclin-Therapie der Acne vulgaris als eine Methode bezeichnet werden, die sicher auf P. a. der Haut, kaum auf die E.-coli- und Hefeflora des Darmes wirkt und überdies bei fünf von sechs Patienten ansprach, die auf herkömmliche Tetracycline keine klinische Wirkung gezeigt hatten.

Literatur

Holland KT, Roberts CD, Cunliffe WJ, Williams M (1974) A technique for sampling microorganisms from the pilosebaceous ducts. J Bacteriol 37:289–296

Prof. Dr. W. Meinhof
Abt. Dermatologie
Rhein.-Westf. Techn. Hochschule
Goethestr. 27/29
D-5100 Aachen

Decoderm trivalent

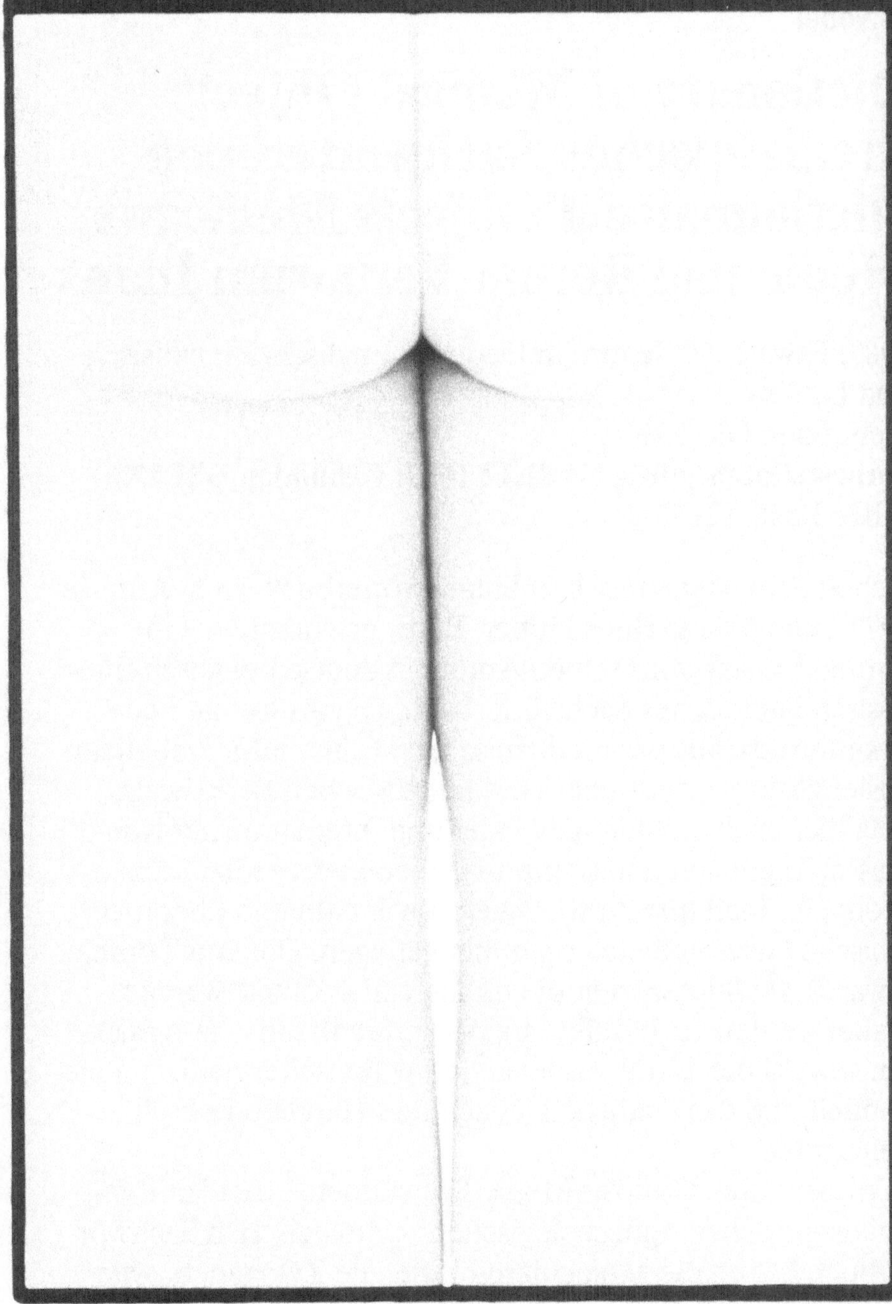

MERCK

Decoderm trivalent Creme.
Ein Weg zurück
zur heilen Haut bei
superinfizierten
Ekzemen
und Dermatitiden.

Zur Therapie des Netherton-Syndroms

P. Seitz und G. Lischka, Tübingen

Es soll anhand eines 29jährigen Patienten, den wir an der Hautklinik Tübingen beobachten konnten, auf die Möglichkeiten der Therapie beim Netherton-Syndrom eingegangen werden.

Das Netherton-Syndrom ist charakterisiert durch die Kombination von Hauterscheinungen einer Erythrodermia ichthyosiformis congenita oder einer Ichthyosis linearis circumflexa – Übergänge zwischen beiden sind möglich, mit Haaranomalien überwiegend vom Typ der Trichorrhexis invaginata und mit einer atopischen Diathese. Es ist eine sehr seltene Erkrankung. Bisher wurden etwa 50 Fälle in der Literatur mitgeteilt. Das weibliche Geschlecht überwiegt. Der Erbgang ist wahrscheinlich autosomal-rezessiv. Geschwisterfälle wurden beobachtet, ebenso Konsanguinität. Ätiologie und Pathogenese sind nicht bekannt. An pathologischen Laborbefunden waren in einzelnen Fällen Hyperaminoazidurie sowie in der neueren Literatur hohe IgE-Werte, Störungen zellulärer Immunreaktionen und Beeinträchtigung von Granulozytenfunktionen nachweisbar. Das feingewebliche Bild ist nicht einheitlich. Es kann einen psoriasiformen oder ekzematösen Charakter haben. Als charakteristisch, jedoch nicht pathognomonisch, gilt der Nachweis von eosinophilen, PAS-positiven Granula in der Epidermis, dem sog. Keratokolloid. Als assoziierte Symptome werden körperlicher Wachstumsrückstand und retardierte geistige Entwicklung beschrieben.

Angaben zur Therapie des Netherton-Syndroms werden in der Literatur nur spärlich gemacht. Während sich die Haarveränderungen mit zunehmendem Lebensalter spontan bessern, neigen die Hautveränderungen im allgemeinen zur Persistenz. Eine Durchsicht der Literatur zeigt, daß bei Therapieversuchen mit Vitamin A und Vitamin-A-Säure [2, 4] positive wie negative Resultate erzielt wurden. Eine Behandlung mit Glucokortikosteroiden [3, 5, 6, 9] führte in den meisten Fällen eher zu einer Verschlechterung. Der Einsatz von Methotrexat [3, 4] blieb stets erfolglos. In jüngsten Publikationen wurde an Einzelfällen eine Besserung durch die lokale PUVA-Behandlung [6], dagegen kein Effekt der systemischen PUVA-Therapie [3] mitgeteilt. Während unter der Kombination mit PUVA und aromatischem Retinoid von Hintner et al. [3] eine Besserung gesehen wurde, führte der Einsatz von aromatischem Retinoid allein zu einer massiven Verschlechterung der Hauterscheinungen. Das aromatische Retinoid wurde dabei mit 1 mg bzw. bei einem 2. Versuch mit 0,2 mg/kg Körpergewicht und Tag dosiert. Dagegen konnte Orfanos [7] unter 2 x 25 mg wöchentlich eine sehr gute Besserung beobachten.

Wir behandelten unseren Patienten mit dem aromatischem Retinoid, zu Beginn mit 1 mg/kg Körpergewicht und Tag. Darunter sahen wir eine Verschlechterung, unter anderem auch pustulöse Eruptionen besonders im Gesicht. Unter 10 mg/die, etwa ⅓ der Anfangsdosis, später unter 10 mg jeden 2. Tag als Erhaltungsdosis kam es zu fast vollständiger Abschuppung und Abblassung der Haut. Pusteln wurden nur noch vereinzelt beobachtet. Unverändert blieb die Lichenifikation über den Beugen der großen Gelenke.

Aufgrund unserer Erfahrung, die sich mit der von Orfanos [7] und von Albrecht-Nebe [1] deckt, glauben wir, daß für die Behandlung des Netherton-Syndroms mit dem aromatischem Retinoid eine niedrige Dosierung, die individuell gefunden werden muß, für den Erfolg entscheidend ist.

Literatur

1. Albrecht-Nebe H, Reinicke C, Thormann Th (1982) Das Netherton-Syndrom – ein kasuistischer Beitrag. Behandlung mit dem aromatischen Retinoid Ro 9359. Dermatol Monatsschr 168:523–530
2. Duperrat B, Puissant A, Blanchet-Bardon C, Homareau S, Delanoë J (1977) Syndrome de Netherton. Ann Dermatol Venereol 104:568–569
3. Hintner H, Jaschke E, Fritsch P (1980) Netherton-Syndrom: Abwehrschwäche, generalisierte Verrukose und Karzinogenese. Hautarzt 31:428–432
4. Hurwitz S, Kirsch N, Mc Gurre J (1971) Reevaluation of ichthyosis and hair shaft abnormalities. Arch Dermatol 103:266–271
5. Michalowski R, Urban J, Kucharska D (1978) Netherton-Syndrom mit Alopezie und Prolinurie. Hautarzt 29:205–208
6. Nagata T (1980) Netherton's Syndrom which responded to photochemotherapy. Dermatologica 161:51–56
7. Orfanos C (1978) Vorstellung anläßlich des 27. Kölner Dermatologen-Abends. ZHG Geschlechtskrankh 53:620–621
8. Peck GL, Yoder FW, Olsen TG, Pandya MD, Butkus D (1978) Treatment of darier's disease, lamellar ichthyosis, pityriasis rubra pilaris, cystic acne and basal cell carcinoma with oral 13-cis-retinoic acid. Dermatologica 157 [Suppl 1]:11–12
9. Rubisz-Brzezińska J, Szczeklik-Franek A, Unsialowciz D, Smigla A (1979) Netherton's syndrome. Przegl Dermatol 66:519–524

Dr. P. Seitz
Prof. Dr. G. Lischka
Hautklinik d. Univ.
Liebermeisterstr. 25
D-7400 Tübingen 1

Laboruntersuchungen bei Sklerodermie während Penicillinbehandlung

É. Ladányi, K. Merétey, M. Debreczeni, C. Mészáros und K. Végh, Debrecen und Budapest

Die Ursache der Krankheit ist heute unbekannt. Für die Sklerodermie gibt es auch keine spezifischen Laboruntersuchungen.

Bei der Behandlung der Sklerodermie ist bis heute keine wirksame Therapie bekannt. Die Kortikosteroide und Zytostatika wirken nicht so überzeugend wie bei anderen Kollagenosen.

Mit täglich i.m. verabreichten Penicillin-Injektionen oder -Infusionen ergeben sich günstige Therapieerfolge. Penicillin und seine Abbauprodukte können im Organismus humorale und zelluläre Immunreaktionen hervorrufen.

In der vorliegenden Arbeit möchten wir darüber berichten, welche Änderungen in den Laborwerten infolge einer langdauernden Penicillin-Behandlung eintreten.

Material

Insgesamt wurden 15 Patienten im Alter von 12–52 Jahren untersucht: sechs Frauen und ein Mann mit diffuser (progressiver) und sieben Frauen und ein Mann mit zirkumskripter Sklerodermie. In 15 Sklerodermie-Fällen wurden die Laboruntersuchungen vor und 12 Monate nach der Penicillin-Behandlung durchgeführt. Die Patienten bekamen 10 Tage lang 4–5mal pro Jahr eine tägliche Penicillin-Dosis von 10 Millionen I.E. in 500 ml physiologischer Kochsalzlösung.

Methoden

1. RAST (mit Penicillin G. Phadebas Pharmacia, Uppsala, Schweden)
2. Gesamt-IgE-Bestimmung im Serum erfolgte mit Hilfe des RIST (Phadebas IgE kit Pharmacia, Uppsala)
3. Hämagglutinierender Antikörpernachweis (HA). Mit Hilfe der passiv hämagglutinierenden Methode können die gegen Penicillin gebildeten IgG- und IgG-Globuline nachgewiesen werden.
4. Epikutantest mit Penicillin G.
5. LTT – Lymphozyten Transformationstest mit Penicillin.
6. ANF – Antinukleäre Faktoren (Fluoreszenz-Methode)
7. C3 serum complement fraction-Bestimmung
8. aDNS – DNS-Antikörper mit der Farr-Technik
9. aENA – ENA-Antikörper mit Hilfe counter immunoelectrophoresis
10. IC – Immunkomplex Nachweis mit PEG-Methode
11. Hydroxyprolin-Exkretion im Urin mit Hypronosticon-Test (Organon)

Ergebnisse

Die durchgeführten Laboruntersuchungen wurden in zwei Gruppen geteilt. Die eine diente zum Nachweis, ob allergische Reaktionen gegen Penicillin entstehen können. Bei der anderen Gruppe wurden immunologische Untersuchungen vorgenommen. Der mit Penicillin durchgeführte Epikutantest erwies sich vor der Behandlung in jedem Fall als negativ. Im Laufe der Penicillin-Behandlung bildeten sich allergische Reaktionen bei zwei Patienten heraus. Der erneute Epikutantest ergab ein negatives Resultat, eine Empfindlichkeit wurde jedoch durch den positiven LTT- und den RAST-Wert bestätigt. Der LTT war bei den mit Penicillin behandelten Kranken in fünf Fällen ohne Erscheinung der klinischen Symptome positiv. Der hämagglutinierende Antikörper-Titer gegen Penicillin erhöhte sich nach der Behandlung. Vor Beginn der Infusionsbehandlung wurde bei acht von 15 Kranken eine Immunkomplex-Positivität und bei vier antinukleäre Faktoren-Positivität beobachtet, zu denen nach der Behandlung noch zwei Fälle Immunkomplex-Positivität kamen. Die Befunde der anderen Immunountersuchungen wiesen keine Änderungen auf. Die Hydroxyprolin-Exkretion wurde infolge der Behandlung allmählich reduziert.

Diskussion

Die Ergebnisse unserer Laboruntersuchungen sprechen dafür, daß die Penicillin-Infusionsbehandlung bei Sklerodermiepatienten günstig angewendet werden kann. Neben der klinischen Besserung der Kranken wird der therapeutische Effekt durch die reduzierte Hydroxyprolin-Exkretion angedeutet. Unsere Beobachtungen weisen darauf hin, daß während einer langandauernden Penicillin-Behandlung von hoher Dosis hämagglutinierende Antikörper gegen Penicillin erscheinen und gelegentlich auch allergische Reaktionen auftreten können.

Zusammenfassung

Bei 15 Kranken mit Sklerodermie und großflächiger Morphea wurden Laboruntersuchungen vor und nach Penicillin-Behandlung durchgeführt. Nach langandauernder Behandlung mit Penicillin erhöhte sich der Titer der hämagglutinierenden Antikörper gegen Penicillin. Bei zehn Patienten wurden zirkulierende Immunkomplexe nachgewiesen. Bei den Sklerodermiepatienten entwickelte sich ein befriedigender klinischer Zustand, obwohl Laborbefunde keine wesentliche Besserung zeigten.

Dr. É. Ladányi
Univ.-Hautklinik Debrecen
H-4012 Debrecen (Ungarn)

Dermatologische Beziehungen des Sharp-Syndroms

A. Horváth, E. Ablonczy, K. Merétey, A. Falus, J. Daróczy und E. Imregh, Budapest

Das Sharp-Syndrom, oder wie es im Englischen genannt wird, die „Mixed Connective Tissue Disease" (MCTD), ist nach unseren heutigen Erkenntnissen mit großer Wahrscheinlichkeit eine eigenständige Autoimmun-Erkrankung, die, wie ihr Name bereits sagt, Merkmale verschiedener, autoimmuner Krankheiten aufweist [1–4]. Seitdem wurde das Vorhandensein zahlreicher Hautsymptome beschrieben. Unter den verschiedenen Hautsymptomen ist es bisher kaum gelungen, Symptome von pathognostischer und noch weniger von prognostischer Bedeutung zu identifizieren. Vielleicht ist man nur im bezug auf die Hand- und Fingerschwellungen zu einer einheitlichen Auffassung gelangt, daß die Schwellungen ein charakteristisches Symptom dieser Erkrankung sind.

In unseren Untersuchungen haben wir einen Zusammenhang zwischen dem Vorhandensein der anti-ENA Antikörper und den sich formenden Hautsymptomen gesucht. Wir haben die Hautveränderungen bei 15 Patientinnen mit Sharp-Syndrom (Alter: 18–66, Durchschnittsalter: 42,8) mit 20 Patientinnen ähnlichen Alters,

Sklerodermie wurden histologisch und elektronenmikroskopisch untersucht.

Zusammenfassend kann festgestellt werden, daß ein bedeutender Unterschied hinsichtlich der elastischen Fasern zwischen der progressiven Sklerodermie und dem Sharp-Syndrom besteht. Bei progressiver Sklerodermie sinkt die Elastinmenge. Die zwei Fasernkomponenten trennen sich. Bei MCTD ist die Elastinbildung in bedeutend kleinerem Maße gehemmt, und die Mikrofilamentenbildung ist etwas erhöht.

Literatur

1. Gilliam JN, Prystowsky SD (1977) Mixed connective tissue disease syndrome. Arch Dermatol 113:583–587
2. Johansson EA, Niemi K-M, Lassus A, Gripenberg M (1981) Mixed connective tissue disease: A follow-up study of 12 patients with special reference to cold sensitivity and skin manifestations. Acta Dermatovenerol 61:225–231
3. Sharp GC, Irvin WS, Tan EM, Gould RG, Holman HR

anti-ENA Antikörper positive Gruppe ($n = 15$)		anti-ENA Antikörper negative Gruppe ($n = 20$)
73,3% (11)	Hand- und Fingerschwellungen	50,0% (10)
66,6% (10)	Teleangiektasien am Gesicht	35,0% (7)
60,0% (9)	Raynaudsches Phänomen	60,0% (12)
46,6% (7)	Ulceration an Fingerspitze	30,0% (6)
46,6% (7)	chronische discoidale Plaques	35,0% (7)
33,3% (5)	Fotosensitivität	35,0% (7)
26,6% (4)	diffuse Alopezie	20,0% (4)
26,6% (4)	Butterfly Rash	35,0% (7)
26,6% (4)	progressive Sklerodermie	25,0% (5)
20,0% (3)	vernarbende Alopezie	10,0% (2)
20,0% (3)	Hyperpigmentatio	15,0% (3)
20,0% (3)	Hautverkalkung	15,0% (3)
13,3% (2)	Vogelgesicht	25,0% (5)
13,3% (2)	Liderythem	15,0% (3)

Tabelle 1. Zusammenhang der Frequenz der Hautsymptome mit anti-ENA Antikörper Positivität

die sowohl an anderen autoimmunen Krankheiten; SLE, progressive Sklerodermie (Alter: 13–73, Durchschnittsalter: 41,9) litten. Diese Gruppe wurde unter den anti-ENA Antikörper negativen Fällen randomisiert ausgewählt. Die Bestimmung der anti-ENA Antikörper wurde mit der von Venables et al. empfohlenen Methode, mit der Überwanderungsgelelektrophorese durchgeführt [5].

Wir fanden nur ein einziges Symptom, das statistisch bewertbar im Zusammenhang mit der anti-ENA (Typ. 1.) Positivität korrelierte. Das war die Erscheinung der Teleangiektase am Gesicht. Die Hand- und Fingerschwellungen kamen zwar häufiger vor, aber der Unterschied zwischen den beiden Gruppen war statistisch nicht bewertbar. Dasselbe bezieht sich auf die Ulceration an den Fingerspitzen (Tabelle 1).

Auf Grund des Gesagten scheint MCTD kein wirklich spezifisches Symptom zu haben. Dagegen sprechen jedoch die Ergebnisse einer noch nicht abgeschlossenen Untersuchungsserie. Die Hand- und Fingerschwellungen bei 4 Patientinnen mit Sharp-Syndrom und progressiver

(1972) Mixed connective tissue disease. – An apparently distinct rheumatic disease syndrome associated with a specific antibody to an extractable nuclear antigen (ENA). Am J Med 52:148–159
4. Sharp GC, Anderson PhC (1980) Current concepts in the classification of connective tissue diseases. J Am Acad Derm 2:269–279
5. Venables PJW, Erhardt CC, Maini NR (1980) Antibodies to extractable nuclear antigens in rheumatoid arthritis: relationship to vasculitis and circulating immune complexes. Clin Exp Immunol 39:146–153

Doc. Dr. A. Horváth
Dr. E. Ablonczy
Dr. K. Merétey
Dr. A. Falus
Dr. J. Daróczy
Dr. E. Imregh
Dermatol Univ.-Klinik
Máriastr. 41
H-1085 Budapest
(Ungarn)

Die Beeinflussung des Endokriniums durch UV-Ganzbestrahlungen

P. Altmeyer und H. Holzmann, Frankfurt

Haut und Auge als Empfangsorgane der Globalbestrahlung vermitteln zahlreiche Fernreaktionen auf den menschlichen Gesamtorganismus. Bekannt sind Wirkungen auf das vegetative Nervensystem, auf das Blut, auf Atmung sowie auf verschiedene Stoffwechselfunktionen [1].

Im folgenden werden endokrinologische Parameter dargelegt, die vor, während und nach großflächiger Exposition der Haut mit UV-Strahlen unterschiedlicher Qualität und Quantität gemessen wurden.

Als Versuchspersonen dienten 59 gesunde Probanden beiderlei Geschlechts im Alter zwischen 19 und 54 Jahren. Der Beginn der Versuche wurde auf 7.30 Uhr morgens festgelegt. Nach Anlegen einer Dauerkanüle erfolgte eine 30minütige Ruhepause, an die sich eine von Kollektiv zu Kollektiv unterschiedlich lange Bestrahlungsperiode anschloß. Als Bestrahlungsquellen dienten ein überwiegend UVA- (PUVA 4000), ein überwiegend UVB-Strahlen emittierendes Gerät (SUP) sowie eine Höhensonne. Die Bestrahlungsdosis betrug für das PUVA-4000-Kollektiv 0,6 und 6 J/cm², für das Höhensonnen-Kollektiv 1 MED. Die Bestrahlungszeit für das SUP-Kollektiv war auf 2 min festgelegt.

Folgende Hormone wurden radioimmunologisch bestimmt: ACTH, Kortisol, TSH, T_3, T_4, Prolaktin.

Ergebnisse und Diskussion

Als herausragende Ergebnisse unserer Untersuchungen werten wir den Abfall der mittleren Plasmakortisolkonzentrationen bei den mit SUP und Höhensonne bestrahlten Kollektiven, der 40,1% bzw. 44,8% beträgt. Die ACTH-Werte bleiben hierbei unverändert. Ein nicht bestrahltes Kollektiv sowie die mit dem Waldmann-Gerät PUVA 4000 bestrahlten Kollektive zeigten keine statistisch nachweisbaren Änderungen der Plasmakortisolspiegel. Bei 14tägiger SUP-Dauerbelastung mit ansteigenden Bestrahlungszeiten (0,6–6 min) tritt keine Adaptation dieser UV-induzierten humoralen Reaktion ein. Der plasmatische Prolaktinspiegel zeigt beim Höhenson-

nenkollektiv einen tendenziellen Abfall von 259 µIE/ml auf 196 µIE/ml (27,7%) 60 min nach Bestrahlung. Bei den Schilddrüsenhormonen T_3 und T_4 läßt sich eine Abnahme von 22,1 bzw. 13,7% nachweisen, wobei die Differenz lediglich für T_3 signifikant ist. Die TSH-Werte sind vor und nach Bestrahlung unverändert.

Die vorliegenden Ergebnisse belegen, daß Bestrahlungen der Haut mit UV-Strahlen unterschiedlicher Qualität eine Anzahl definierbarer und reproduzierbarer endokrinologischer Reaktionen auslösen.

Die deutlichsten Veränderungen finden sich nach Bestrahlungen im B/C-Bereich, wohingegen UVA-Strahlen nur in geringem Maße dazu geeignet sind, „Steroid-verbrauchende" biochemische(?) Prozesse auszulösen. Es muß somit angenommen werden, daß der „Steroidverbrauch" in erster Linie im epidermalen Bereich erfolgt, in einer Zone in der kurz- und mittelwellige UV-Strahlen die stärksten biologischen Aktivitäten induzieren. Inwieweit es sich bei diesen Reaktionen um einen in der Evolution erworbenen Adaptationsmechanismus handelt, der nur beim (unbehaarten) Menschen ausgebildet ist und der den Menschen dazu befähigt, auf großflächige UV-induzierte Hautentzündungen zu reagieren, bleibt dahingestellt.

Literatur

1. Kimmig J, Wiskemann A (1959) Lichtbiologie und -therapie. In: Marchionini A, Schirren CG (Hrsg) Strahlentherapie von Hautkrankheiten. Handbuch der Haut- und Geschlechtskrankheiten, Bd V, 2. Springer, Berlin Göttingen Heidelberg, S 1084

Prof. Dr. P. Altmeyer
Dr. H. Holzmann
Klinikum d. J. W. Goethe-Univ.
Zentrum d. Dermatologie
u. Venerologie
Abt. Dermatologie I
Theodor-Stern-Kai 7
D-6000 Frankfurt 70

Die endokrine Wirkung von UV-Strahlen. Ein Beitrag zur Melanomentstehung?

H. Holzmann und P. Altmeyer, Frankfurt

Das Licht und die angrenzenden Bereiche des elektromagnetischen Spektrums, Ultraviolett- und Infrarot-Strahlung, sind für das höher organisierte Leben von essentieller Bedeutung. So hat schon das Hinzutreten der Photosynthese der Evolution geradezu eine explosive Dynamik verliehen. In der Dermatologie wurde der Einfluß der elektromagnetischen Strahlung vor allem unter externistischen Gesichtspunkten gesehen und untersucht. Wir sind dem Einfluß von UV-Strahlen, vorwiegend UVA und UVB, auf den Serumspiegel der Proteohormone α-MSH und ACTH beim Menschen nachgegangen.

Dabei wurden 49 gesunde Kaukasier beiderlei Geschlechts im Alter zwischen 19 und 54 Jahren sowie danach weitere 10 gesunde männliche Neger und 30 gesunde männliche rothaarige, blonde und braunhaarige Kaukasier im Alter zwischen 20 und 30 Jahren untersucht.

Der Beginn der Versuche lag wegen des Tagesrhythmus der Proteohormone jeweils morgens um 7.30 Uhr. Peristatische Einflüsse wie Lärm, Temperaturschwankungen etc. wurden weitgehend vermieden. Die Augen waren während der Versuche durch UV-undurchlässige Schutzbrillen bedeckt. Vor der UV-Bestrahlung erfolgte nach Anlegen einer Dauerkanüle eine 30minütige Ruhepause. Als Lichtquellen mit überwiegender UVB-Strahlenemission wurden die SUP-Lampe von Saalmann und die Höhensonne von Heraeus, mit überwiegender UVA-Strahlenemission, das Gerät PUVA 4000 von Waldmann benutzt, natürlich ohne Vorsensibilisierung mit Psoralen. α-MSH und ACTH wurden im Serum radioimmunologisch bestimmt.

Als wichtigstes Untersuchungsergebnis ist die Beeinflussung des α-MSH-Spiegels, nicht des ACTH-Spiegels im Serum, nach 4- bzw. 40minütiger UV-Ganzkörperbestrahlung mit überwiegend UVA-emittierenden Strahlenquellen festzustellen. Dabei erhöht sich die mittlere α-MSH-Serumkonzentration nach Bestrahlungsende innerhalb Stundenfrist signifikant und hält, in Abhängigkeit von der Bestrahlungsdosis, über 24 h konstant an. Ganzkörperbestrahlungen mit Geräten mit vorwiegender UVB-Strahlenemission (SUP: 4 min bzw. Heraeus: MED) hatten keinerlei Einfluß auf die untersuchten Parameter.

Die Untersuchungsresultate lassen auf einen *peripheren Sensor der Haut für UV-Strahlen* schließen. Weiterhin legen sie ein *cutan-hypothalamisch-hypophysäres Reizübermittlungssystem* nahe. Die Kürze dieser zentripetal vermittelten Reizantwort läßt einen nervalen Mechanismus vermuten.

Der Einfluß von MSH auf Melaninsynthese, Melanozytenaktivierung und -proliferation ist bekannt. Aufgrund dieses Sachverhaltes und unserer Untersuchungsergebnisse kommen wir zur folgenden Schlußfolgerung: Im Einklang mit der Zunahme der Melanominzidenz bei Kaukasiern in den letzten Jahren um bis zu 100% innerhalb 10 Jahren (s. auch Queensland-Studie) vor allem in Lokalisationsbereichen, die der direkten Strahleneinwir-

kung nicht unbedingt zugänglich sind, könnte dies für einen endokrinen Induktionsmechanismus bei der Melanomentstehung sprechen. In dieselbe Richtung weisen schließlich unsere Ergebnisse bei der schwarzen Rasse. Hier erfolgt nach UVA-Bestrahlung bei erhöhtem Ausgangswert keine Steigerung des α-MSH-Spiegels im Serum. Schwarze entwickeln vornehmlich das sogenannte Akrolentigenöse Melanom, dessen Genese sich von den bei Kaukasiern vorkommenden Melanomtypen deutlich unterscheidet. Die vorgelegten experimentellen Untersuchungsdaten lassen somit den Schluß zu, daß den *UVA-Strahlen – über einen endokrinen Wirkungsmechanismus – für die Melanomentwicklung bei der weißen Rasse* eine *wesentliche Rolle* zukommt.

Lee und Merrill (1970) haben zur Erklärung der Fälle vermehrter Melanomentstehung in sonnengeschützten Lokalisationen einen „solar circulating factor" hypothetisch postuliert. Vielleicht belegen unsere Untersuchungsresultate diese Hypothese.

Literatur

Holzmann H, Altmeyer P, Schultz-Amling W (1982) Der Einfluß ultravioletter Strahlen auf die Hypothalamus-Hypophysenachse des Menschen. Akt Dermatol 8:119–123

Prof. Dr. H. Holzmann
Dr. P. Altmeyer
Klinikum d. J. W. Goethe-Univ.
Zentr. d. Dermatologie
u. Venerologie
Abt. Dermatologie I
Theodor-Stern-Kai 7
D-6000 Frankfurt 70

Die Bedeutung des «STH-Hemmers» Bromocriptin für die Psoriasis-Therapie

N. Buhles, P. Altmeyer, R. N. Bartelt und H. Holzmann, Frankfurt

Im dermatologischen Schrifttum der letzten 2 Jahre wurde mehrfach mitgeteilt, daß eine Erhöhung des Wachstumshormons im Serum für die Psoriasis pathogenetisch bedeutsam sei. Es wurde von guten Therapieerfolgen mit Somatostatin und Bromocriptin[1] berichtet [3, 4]. Dies veranlaßte uns zu einer klinischen Studie über die antipsoriatische Wirkung von Bromocriptin.

Wir behandelten zehn weibliche und zehn männliche Patienten im Alter von 20 bis 78 Jahren, die an verschiedenen Formen einer Psoriasis erkrankt waren. In sechs Fällen zeigten sich klinisch und röntgenologisch Merkmale einer Osteoarthropathie. Zu Therapiebeginn sowie am 7. und 28. Versuchstag wurden die Hautveränderungen fotodokumentiert. Wir applizierten Bromocriptin per os, beginnend bei 2,5 mg bis zur Höchstdosis von 4 x 5 mg pro Tag. Die Dosierung wurde in der Regel am 7. Tag erreicht und bis zu 28 Tagen verabreicht.

In vier Fällen wurde die Therapiedauer noch über-

schritten. Bei starken Nebenwirkungen reduzierten wir die Dosis vorübergehend um 5–10 mg. Lokal applizierten wir indifferente Externa. Eine bestehende internistische Medikation wurde nicht unterbrochen.

Ergebnis

Von 20 Patienten zeigten sieben keinerlei Therapieeffekt (persistierende Läsionen), bei drei Psoriatikern war sogar eine Progression der Dermatose unter der Therapie nachweisbar. Dies entspricht einem Anteil von 50%.

Vier Patienten mußten aufgrund starker Progredienz der Hautveränderungen und eine Patientin wegen bradykarder Rhythmusstörungen vorzeitig aus der Studie ausscheiden.

Lediglich bei zwei Patienten konnten wir eine Besserung der klinischen Symptome (der überwiegende Anteil der Herde heilte bis zum 28. Behandlungstag ab) feststellen. Bei drei Psoriasis-Patienten ließ sich eine schwache Wirksamkeit von Bromocriptin (die Mehrzahl der Läsionen zeigte eine Teilremission) nachweisen. Dies entspricht einem positiven Effekt von 25%.

---

1 Bromocriptin = Pravidel

Von den Osteoarthropathien zeigten 16,7% unter Bromocriptin-Therapie eine klinische Besserung (Verminderung des Antiphlogistika-Bedarfs), 33,3% keinen verifizierbaren Effekt und 16,7% eine Verschlechterung (der Tagesbedarf an Antiphlogistika erhöhte sich unter der Therapie). Bei einem Drittel der Fälle wurde die Therapie vorzeitig abgebrochen. Die oben erwähnten pathogenetischen Überlegungen zur Schuppenflechte, das STH betreffend, blieben nicht unwidersprochen [2]. Ebenso fanden andere Untersuchungen keine Unterschiede zwischen den Serum-STH-Konzentrationen bei Psoriatikern und bei Normalpersonen [1].

Aufgrund unserer Therapie-Ergebnisse mit unter der Spontanremissionsquote liegenden positiven Behandlungsresultaten kann eine antipsoriatische Wirkung von Bromocriptin nicht hergeleitet werden.

Literatur

1. Hopsu-Havu VK, Niinikoski A, Haapalahti JE, Jansén CT (1973) Serum insulin and growth hormone response to arginine infusion in healthy and psoriatic persons. Dermatologica 146:205–210
2. Köbberling J, Werder K von (1981) Psoriasis and human growth hormone, aetiology and therapy. Arch Dermatol Res 271:463–464
3. Weber G, Klughardt G, Neidhardt M, Galle K, Frey H, Geiger A (1982) Treatment of psoriasis with somatostatin. Arch Dermatol Res 272:31–36
4. Weber G, Neidhardt M, Frey H, Galle K, Geiger A (1981) Treatment of psoriasis with bromocriptin. Arch Dermatol Res 271:437–439

Dr. N. Buhles
Prof. Dr. P. Altmeyer
Dr. R. N. Bartelt
Prof. Dr. H. Holzmann
Klinikum d. J. W. Goethe-Univ.
Zentr. d. Dermatologie
u. Venerologie
Abt. Dermatologie I
T.-Stern-Kai 7
D-6000 Frankfurt 70

Klinische und immunologische Befunde bei vier Fällen von linearer IgA-bullöser Dermatose

K. Sönnichsen, C. Müller und E. Knaus, Tübingen

IgA-lineäre Dermatose, lineare IgA-bullöse Dermatose und lineare IgA-Krankheit sind Synonyme für eine auf ein immunpathologisches Phänomen reduzierte Diagnose. Wir stellen vier Fälle der Erwachsenenform dieser Erkrankung vor, die verdeutlichen, daß diagnostische Hilfsmittel, wie das morphologische Spektrum, der histopathologische Befund und die Kalkulierbarkeit des therapeutischen Effektes von Diaminodiphenylsulfon (DADPS) eine Variabilität zeigen, die bei der Krankheitserkennung irreführend sein kann.

1. Fall: 28jähriger Mann; polymorphe Läsionen, herdförmig beschränkt auf Gesicht, Brustregion, Gesäßhaut, Palmae und Plantae wie bei *Dermatitis herpetiformis (Duhring);* feingeweblich kein Unterschied zu bullösem Pemphigoid; Remission unter einer geringen DADPS-Dosis von 50 mg/Tag innerhalb eines Jahres; seit einem halben Jahr ohne Therapie erscheinungsfrei; Verlauf ähnlich günstig wie bei linearer IgA-bullöser Dermatose der Kindheit *(CBDC).*

2. Fall: 82jähriger Mann mit Hodgkin-Lymphom; monatelang nicht eindeutig klassifizierbares paraneoplastisches *Exanthem* mit landkartenartiger Zeichnung durch großflächig figurierte, elevierte Erytheme; anschließend Übergang in eine generalisierte bullöse Dermatose mit klinischen und histologischen Merkmalen des *bullösen Pemphigoids.* Die kurative Dosis von 100 mg DADPS vor Behandlungsbeginn der Lymphogranulomatose konnte nach strahlentherapeutischer Remission der Lymphome auf 50 mg DADPS/Tag reduziert werden.

3. Fall: 34jähriger Mann; während eines 10jährigen Krankheitsverlaufes Monomorphie großer, praller Blasen mit narbig-atrophischem Folgezustand; krisenhafter Juckreiz; histologisch wie bullöses Pemphigoid; aufgrund der ausschließlichen Lokalisation der vernarben-den Läsionen im Scheitelbeinbereich klinisch der *vernarbenden Variante (Brunsting/Perry) des bullösen Pemphigoids an der Haut* entsprechend; HLA-B8 Assoziation; diskreter, biochemischer Hinweis auf Malabsorption (Vitamin D im Serum erniedrigt); therapeutischer Effekt von 150 mg DADPS/Tag öfters nur in Kombination mit lokaler Glucocorticosteroidanwendung.

4. Fall: 22jähriger Mann; makromorphologisch und/oder feingeweblich drei verschiedene Diagnosen:

1. vesiculöses Exanthem an der Gesichtshaut, histologisch wie *bullöses Pemphigoid.*
2. Palmoplantare, großblasige Läsionen, histologisch wie ein *dermales Erythema exsudativum multiforme.*
3. Persistierende Erytheme, Erosionen und Ulcerationen von Gingiva und übrigen Schleimhäuten von Mund und Zunge, histologisch wie *Lichen planus;* therapeutischer Effekt auf alle drei Typen von Läsionen durch 200 mg DADPS/Tag in Kombination mit 5 mg Decortin H/Tag; ein medikamentöser Auslaßversuch war von einem massiven Rezidiv aller drei Typen von Läsionen gefolgt.

Unter den publizierten Fällen von linearer IgA-bullöser Dermatose finden sich – wie auch in unseren Kasuistiken – außergewöhnliche, klinische Manifestationsformen unter dem Bilde eines vernarbenden Pemphigoids der Schleimhaut [1], eines Erythema exsudativum multiforme [2] und eines Lichen ruber [1]. Unsere Fälle zeigten darüber hinaus noch folgende Besonderheiten des klinischen Bildes:

Bei Patient 1: Ausheilung eines Falles von Dermatitis herpetiformis-ähnlicher polymorpher, linearer IgA-bullöser Dermatose und anhaltende Remission auch ohne Therapie.

Bei Patient 2: Polymorphie erst im Längsschnitt des Krankheitsverlaufes mit zunächst monomorphem, uncharakteristischem, nicht klassifizierbarem Exanthem, das sich zu einem klinisch und histologisch als bullöses Pemphigoid klassifizierbaren Hauterscheinungsbild entwickelte; eine Abhängigkeit der Dermatose von der neoplastischen Hintergrunderkrankung war erkennbar.

Bei Patient 3: monomorphe Präsentation als vernarbendes Pemphigoid der Haut im Längsschnitt eines 10jährigen Krankheitsverlaufes.

Bei Patient 4: Erythema exsudativum multiforme- und Lichen planus-ähnliche Maskierung läßt andere Endglieder in der übrigen, noch unbekannten Reaktionskette, die zur Blasenbildung führt, erkennen, nämlich lymphozytäre Infiltration der Läsionen und den Komplementfaktor C4, der in paraläsionaler Haut linear abgelagert gefunden wurde.

Gemeinsam ist allen vier Fällen die Ablagerung von Immunglobulin A in der nicht läsionalen Haut. Analog zur Dermatitis herpetiformis (Duhring) läßt dies an eine Störung im Immunsystem denken.

Wir haben deshalb immunhistologische Untersuchungen mit der indirekten Immunperoxidasetechnik mit folgenden monoklonalen Antikörpern an Gefrierschnitten durchgeführt:

Tü 35: ein monomorpher Antikörper gegen eine gemeinsame Determinante aller Ia-ähnlichen Antigene an Zelloberflächen von Endothelzellen, Fibroblasten, Monozyten, B-Zellen und aktivierten T-Zellen.

OKT 6: Ein Antikörper, der corticale Thymozyten und Langerhanszellen erfaßt.

OKT 3, -4 und -8.

Monocyte 1 von BRL (Bethesda Research Laboratory): ein Antikörper, der reife Monozyten und Makrophagen erfaßt.

Lyt 3: ein Antikörper gegen alle reifen T-Zellen (über E-Rosettenrezeptor).

Tü 9: ein Antikörper gegen Granulozyten und Granulozytenvorstufen ab Myelozyten. Untersucht wurde nicht läsionale und läsionale Haut der histologisch gleichartigen Fälle 2 und 3 sowie nicht läsionale Haut je eines Falles von bullösem Pemphigoid und Dermatitis herpetiformis (Duhring).

Ergebnisse an nicht läsionaler Haut der Fälle 2 und 3: Langerhanszellen sind möglicherweise vermehrt, deutlich weniger Tü 35-positive als OKT 6-positive Zellen in der Epidermis.

Ergebnisse an nicht läsionaler Haut von Dermatitis herpetiformis (Duhring): Dem vorherigen vergleichbarer Befund in der Epidermis mit wenig Tü 35-positiven Zellen und vielen OKT 6-positiven Zellen.

Ergebnisse an nicht läsionaler Haut bei bullösem Pemphigoid: Andersartiger Befund in der Epidermis mit ähnlich zahlreichen Tü 35-positiven Zellen wie OKT 6-positive Zellen.

Ergebnisse an läsionaler Haut der Fälle 2 und 3 von linearer IgA-bullöser Dermatose: Gleiches Phänomen wie an nicht läsionaler Haut, nämlich massiv überwiegend OKT 6-positive Zellen gegenüber wenig Tü 35-positiven Zellen in der Epidermis.

Darüber hinaus fiel auf:

1. OKT 6-positive Zellen auch in abschilfernden Hornschichtpartien.
2. OKT 6-positive Zellen auch im oberen Corium.
3. HLA-DR-positive Zellen und ein großer Anteil Monocyte 1-positiver Zellen in herdförmigen Infiltraten im oberen Corium und angrenzender Epidermis; die Infiltratzellen sind für sämtliche T-Zellmarker negativ.
4. Massiv Tü 9-positive Zellen in Granulozyteninfiltraten.
5. T-Zellmarker-positive Zellen nur in Infiltraten im tieferen Corium.

Die immunhistologischen Befunde sind der Anfang unserer Untersuchungen. Die Ergebnisse müssen vorerst noch an Erkenntnissen aus grundlegenden und methodischen Untersuchungen gemessen werden.

Literatur

1. Kumar V, Rogozinski T, Yarbrough C, Beutner EH, Chorzelski TP (1980) A case of cicatricial pemphigoid or cicatricial linear IgA-bullous dermatosis. Am Acad Dermatol 2:327–331
2. Person JR, Rogers RS (1977) Bullous pemphigoid responding to sulfapyridine and the sulfones. Arch Dermatol 113:610–615

Dr. K. Sönnichsen
Dr. C. Müller
Dr. E. Knaus
Univ.-Hautklinik
Abt. Dermatologie I
Liebermeisterstr. 25
D-7400 Tübingen

Wert der Immunofluoreszenz bei chronischen, blasenbildenden Dermatosen

W. F. Lever, Boston

Zweck dieser Mitteilung ist es, darzulegen, daß bei der Diagnose von chronischen, blasenbildenden Dermatosen der direkte Immunofluoreszenz-Test viel verläßlicher ist als der indirekte Immunofluoreszenz-Test. Den direkten Immunofluoreszenz-Test führt man an einer 3 mm großen Stanzbiopsie des Patienten aus. Die Biopsie wird von normalem Gewebe entnommen, aber doch möglichst in der Nähe von bestehenden Läsionen. Solch eine Biopsie zeigt beim Pemphigus interzelluläre Fluoreszenz in der Epidermis oder Mucosa und beim Pemphigoid subepidermale oder subepitheliale Fluoreszenz. Für den indirekten Immunofluoreszenz-Test wird Blutserum des Patienten in verschiedenen Verdünnungen auf Gefrierschnitte des Ösophagus von Versuchstieren aufgetragen. Bei einem positiven Resultat sieht man interzelluläre Immunofluoreszenz der Mucosa beim Pemphigus und subepitheliale Immunofluoreszenz beim Pemphigoid.

Die direkte Immunofluoreszenz ist ein viel empfindlicherer diagnostischer Test als die indirekte Immunofluoreszenz. Beim Pemphigus ist die direkte Immunofluoreszenz fast immer positiv, selbst wenn der Pemphigus noch lokalisiert ist. Im Gegensatz dazu ist der indirekte Test im Frühstadium oft noch negativ [3, 6]. Ein weiterer Nachteil der indirekten Methode ist, daß sie oft mit verschiedenen Substraten verschiedene Resultate ergibt [4]. Den Befund einiger Autoren, daß die Mucosa von Affen-Ösophagus eine größere Empfindlichkeit besäße als Meerschweinchen-Ösophagus [1, 2], haben wir nicht bestätigen können [3, 4].

Bei den anderen chronischen, blasenbildenden Dermatosen sind die mit Hilfe der indirekten Immunofluoreszenz erzielten Resultate noch schlechter als beim Pemphigus; denn beim bullösen Pemphigoid haben fast ein Drittel der Patienten keine zirkulierenden Antikörper im Blutserum; und beim vernarbenden Pemphigoid und der Dermatitis herpetiformis zeigt die überwiegende Mehrheit der Fälle einen negativen Ausfall des indirekten Tests, während der direkte Test fast immer positiv ist.

Anfänglich wurde irrtümlicherweise angenommen, daß für den direkten Immunofluoreszenz-Test die entnommene Biopsie sofort in flüssigem Stickstoff gefroren werden und bis zur Ausführung des Immunofluoreszenz-Tests gefroren bleiben müßte. Es konnte aber dann gezeigt werden, daß das entnommene Gewebe in einer Ammoniumsulfat enthaltenden Lösung über 2 Wochen lang aufbewahrt werden konnte, ohne die Fähigkeit zu verlieren, immunologisch zu reagieren [5]. Wir haben seit mehr als 5 Jahren unser Biopsiematerial in Phosphat-gepufferter physiologischer Kochsalzlösung verschickt und das Material erst nach Eintreffen im Laboratorium eingefroren. Dies hat die Durchführung des direkten Immunofluoreszenz-Tests sehr vereinfacht.

Nach Ansicht einiger Autoren besteht beim Pemphigus eine direkte Korrelation zwischen der Schwere des Krankheitsbildes und dem Titer im Blutserum des Patienten, so daß die Höhe des Titers sogar prognostische Bedeutung besäße und für die Regulierung der Behandlung benutzt werden könnte [1, 2]. Wir teilen diese Ansicht nicht. Obwohl im Durchschnitt der Titer bei schwerem Befall mit Pemphigus hoch ist und bei leichtem Befall niedrig, bestehen doch zu viele Ausnahmen, um dem Titer eine wichtige Rolle in der Beurteilung der Schwere des Falles zuzuschreiben. Es hat den Anschein, daß unter der Behandlung mit Kortikosteroiden der Titer mehr in Beziehung zu der Menge der verabreichten Kortikosteroide steht als zu der Schwere des Krankheitsbildes oder der Prognose, denn der Titer fällt nach Verabreichung hoher Dosen von Kortikosteroiden, steigt aber wieder an, wenn niedrige Dosen gegeben werden [3]. So erklärt es sich, daß bei einem Vergleich der Schwere des Krankheitsbildes mit dem Titer während der Behandlung mit Kortikosteroiden in vielen Fällen keine gute Korrelation besteht. Auch findet man oft bei Patienten, die keine klinischen Anzeichen von Pemphigus mehr zeigen, einen mäßig hohen Titer. Der wahrscheinliche Grund dafür ist, daß solche Patienten gewöhnlich nur niedrige Dosen von Kortikosteroiden erhalten. Man darf also den Schluß ziehen, daß man beim Pemphigus, wie bei der Syphilis, die Krankheit behandeln soll und nicht den Titer.

Literatur

1. Beutner EH, Jordon RE, Chorzelski TP (1968) Clinical significance of autoantibodies in pemphigus. J Invest Dermatol 51:63–80
2. Feibelman C, Stolzner G, Provost TT (1981) Pemphigus vulgaris. Superior sensitivity of monkey esophagus in the determination of pemphigus antibody. Arch Dermatol 117:561–562
3. Judd KP, Lever WF (1979) Correlation of antibodies in skin und serum with disease severity in pemphigus. Arch Dermatol 115:428–432
4. Judd KP, Mescon H (1979) Comparison of different epithelial substrates useful for indirect immunofluorescence testing of sera from patients with active pemphigus. J Invest Dermatol 72:314–316
5. Nisengard RJ, Blaszczyk M, Chorzelski T, Beutner E (1978) Immunofluorescence of biopsy specimens. Comparison of methods of transportation. Arch Dermatol 114:1329–1332
6. Tuffanelli DL (1975) Cutaneous matol 65:143–153

Prof. Dr. W. F. Lever
Dept. of Dermatology
Tufts University
School of Medicine
185 Harrison Avenue
Boston, MA 02111, USA

Zur Ultrastruktur der Nekrobiosis lipoidica

M. Zabel und H. Hettwer, Essen und Düsseldorf

Trotz der Vielzahl der seit der Erstbeschreibung im Jahre 1932 beobachteten Nekrobiosis-lipoidica-Fälle [2, 3] ist auch heute noch die Histo- und Pathogenese dieses Krankheitsbildes ungeklärt. Zur Klärung der offenen Fragen wurden umfangreiche elektronenoptische Studien bei zwei Patientinnen durchgeführt. Beide Frauen zeigten multiple N. l.-Herde in typischer Lokalisation an den Unterschenkeln. In beiden Fällen lag kein Diabetes mellitus vor. Die jüngere, 24jährige Patientin, beobachtete seit ½ Jahr N. l.-Herde, die ältere, 54jährige Patientin, litt seit 5–6 Jahren an dieser Erkrankung.

Die N. l.-Herde lassen ultrastrukturell einen sehr typischen Aufbau in beiden Fällen erkennen. In der Peripherie findet sich eine gesunde Zone, an die sich eine Infiltrations- und Entzündungszone anschließt. Zentral folgt eine Nekrosezone. In der Infiltrationszone sieht man ein abruptes Verschwinden der kollagenen und elastischen Fasern. Die Entzündungszone weist vor allem Lymphozyten auf. Sehr häufig sind auch lysosomenreiche Histiozyten anzutreffen. Daneben sind Plasmazellen und vereinzelte Mastzellen in der Nähe von kleinen Gefäßen vorhanden. Diese Entzündungszone ist besonders bei der jungen Patientin stark ausgeprägt, während bei der älteren Patientin die Entzündungszellen das Corium weniger massiv infiltrieren. In der Nekrosezone sind zerstörte Zellen mit teilweise noch erhaltenen oder mit pyknotischen Kernen sowie eine recht „homogen" erscheinende Masse von Zelltrümmern erkennbar.

In der Infiltrations- und in der Entzündungszone lösen sich die kollagenen Fasern entweder über eine Schwellung mit verschwindender Kontrastierbarkeit der Einzelfasern bis zur vollständigen Verquellung oder über den direkten Zerfall in kleinere bis kleinste Bruchstücke auf; dieses letztere trifft auch auf die elastischen Fasern zu.

Unmittelbar am Übergang in die Nekrosezone schwellen die Mitochondrien aller Zelltypen an, insbesondere die der Fibrozyten, und verlieren ihre Cristae-Anordnung. Das endoplasmatische Reticulum ist ebenfalls vakuolenartig erweitert. Kleinere und größere intrazelluläre Fetttropfen werden gebildet.

Im Nekrosebereich sind die Zellkerne als osmiophile längliche Gebilde zu beobachten. Rege Lysosomentätigkeit führt zur Auflösung der Mitochondrien und anderer Zellorganellen mit Bildung vieler kleiner bis mittelgroßer Myelinkörper, die besonders in den Histiozyten und Plasmazellen, weniger in den Fibrozyten, zu finden sind. Diese Abbauprozesse werden durch die lytischen Enzyme der eröffneten Lysosomen in der Nekrosezone induziert.

Die mikroangiopathischen Veränderungen betreffen nur den arteriellen Teil des Gefäßsystems. Es sind Endothelverdickungen bedingt durch Mitochondrienschwellung, durch Weitstellung des endoplasmatischen Reticulums sowie durch Vakuolenbildung an der Basis der Endothelzellen erkennbar. Die Basallamina ist aufgequollen und verbreitert. Die Muskelzellen um die Gefäße zeigen oft eine lanzettförmige, oft bizarre Gestalt und umgeben nicht mehr ringartig das Endothel. Allerdings ist das Ausmaß der Gefäßveränderungen in beiden Fällen sehr unterschiedlich. Während die ältere Patientin sehr deutliche strukturell veränderte Gefäße zeigt, sind bei der jungen Patientin noch unmittelbar am Herdrand unauffällige Gefäße darstellbar.

Aufgrund der Ultrastrukturbefunde und einem nicht diagnostizierten Diabetes mellitus in beiden Fällen gelangt man zu dem Schluß, daß der Diabetes mellitus als Ursache der Gefäßveränderungen und der Hautveränderung ausscheidet. Vielmehr kommt man zu der Auffassung, daß Gefäßstörungen zunächst mehr funktioneller Art bei der jungen Patientin vorliegen müssen, die wiederum u. a. vasomotorisch, toxisch oder durch Stase bedingt sein können. Im Falle der älteren Patientin stehen dagegen über Jahre hinweg auftretende Umstrukturierungen der Gefäßwände im Vordergrund. Diese lokalen Gefäßveränderungen führen zu Durchblutungsstörungen des angrenzenden Gewebes mit auffälliger Schwellung und Destruktion der Mitochondrien und damit zu einer verminderten oxydativen Kapazität. Daraus kann eine partielle Störung im Kohlenhydrat-Stoffwechsel bzw. eine diabetische Stoffwechselsituation resultieren, die histochemisch als eine lokale Anhäufung kohlenhydrathaltiger Substanzen nachgewiesen werden konnte [1, 4, 5]. Wenn diese Stoffwechselstörung lange genug anhält, wird die schon bestehende Mikroangiopathie noch verstärkt und unter Umständen beschleunigt. Die daraus sich ergebende Gewebsischämie führt zur Schädigung und Zerstörung der Coriumzellen bis hin zur Nekrose.

Literatur

1. Caulet T, Adnet JJ, Caron J (1971) Nécrobiose lipoidique diabétique. Etude histochimique et ultrastructurale d'une observation. Ann Anat Pathol 16:215–232
2. Oppenheim M (1932) Über eine bisher nicht beschriebene, mit eigentümlicher lipoider Degeneration der Elastica und des Bindegewebes einhergehende chronische Dermatose bei Diabetes mellitus (Dermatitis atrophicans lipoidica diabetica). Arch Dermatol Syphil (Berl) 166:576–583
3. Urbach E (1932) Necrobiosis diabetica. Eine neue diabetische Stoffwechseldermatose. Ref Zentralbl Hautkrankh 41:564–565
4. Wilson Jones E (1971) Necrobiosis lipoidica presenting on the face and scalp. Trans St Johns Hosp Dermatol Soc 57:202–220
5. Zabel M, Hettwer H (1981) Histopathologische Befunde bei der Necrobiosis lipoidica. Hautarzt 32 [Suppl V]: 510–514

PD Dr. M. Zabel
Univ.-Hautklinik
Hufelandstr. 55
D-4300 Essen
PD Dr. H. Hettwer
Anat. Inst.
Lehrstuhl II
d. Univ.
D-4000 Düsseldorf

Chloroquin-Therapie der Porphyria cutanea tarda (PCT) und Wirkungsprinzip

G. Goerz, K. Bolsen und H. Merk, Düsseldorf

Neben der Aderlaßtherapie nach Ippen hat sich die niedrig dosierte Chloroquin-Therapie nach Kordac und Semradova: *2 x 125 mg pro Woche* als gleichwertige Behandlungsmöglichkeit bei der Porphyria cutanea tarda (PCT) durchgesetzt. Von den 133 von uns betreuten PCT-Patienten wurden in letzter Zeit 91 erfolgreich mit Chloroquin (CQ) behandelt. Die mittlere Behandlungsdauer betrug 9–10 Monate, und die Nachbeobachtungszeit erstreckt sich im Mittel auf *32 Monate*. Etwa 4 % der Patienten (*5 von 133*) sprachen nicht auf die Behandlung an.

Bei 8 % der Patienten wurde im Nachbeobachtungszeitraum ein Rezidiv gesehen, wobei die Zeit zwischen Beendigung der Behandlung und Auftreten des Rezidivs im Mittel 12 Monate betrug.

Vor der Therapie betrug die Porphyrin-Ausscheidung 3226 ± 3100 µg/l (obere Normgrenze 150 µg/l) und nach der Behandlung 52 ± 35 µg/l. Die Koproporphyrin-Ausscheidung betrug vor Beginn 23 ± 13 (rel. %) und nach der Therapie 51 ± 41 (rel. %). Uro- und Hepta-Porphyrin lagen vorher bei 84 ± 11 und nachher bei 56 ± 24 (rel. %). Die oberen Grenzen der Norm: Koproporphyrin 85 %, Uro- und Hepta-Porphyrin 35 %. Wenngleich nach der erfolgreichen Behandlung im Mittel ein Anstieg der Kopro- und ein Abfall der Uro- und Hepta-Porphyrine zu beobachten war, zeigten 54 der 99 Patienten ein weitgehend unverändertes Muster der Porphyrin-Ausscheidung im Urin, während es bei 45 Patienten zu einer Normalisierung der Porphyrin-Metaboliten mit einem entsprechenden Vorherrschen der Koproporphyrin-Ausscheidung kam. Bemerkenswert ist, daß die erste Gruppe = PCT-Gruppe ein Geschlechts-Verhältnis von ca. 1:1 aufwies (25 Frauen, 29 Männer), während die 2. Gruppe = CHP (chronisch hepatische Porphyrie) ein Geschlechts-Verhältnis von 1:3 (12 Frauen, 33 Männer) zeigte. Es wird angenommen, daß in der 2. Gruppe vorherrschend Patienten mit einem exogen ausgelösten Uroporphyrinogen-Decarboxylase-Mangel einzuordnen sind, während bei der ersten Gruppe wahrscheinlich ein genetisch bedinger Enzym-Mangel anzunehmen ist.

Während als Wirkprinzip für die Aderlaß-Therapie ein Eisenentzug und damit eine Aufhebung der Eisenbedingten Uroporphyrinogen-Decarboxylase-Hemmung angenommen wird, ist der CQ-Effekt bei der PCT noch weitgehend ungeklärt. Tierexperimentell konnte gezeigt werden, daß bei der DDC (3,5-Diethoxycarbonyl-1,4-dihydrocollidin)-induzierten Porphyrie der Maus, CQ zu einer vermehrten Porphyrin-Ausscheidung über die Bildung eines wasserlöslichen (also nierengängigen) Protoporphyrin-CQ-Komplex führt. Allerdings liegt bei der DDC-induzierten Porphyrie der Maus durch Hemmung der Ferrochelatase eine andere Porphyrin-Stoffwechsel-Störung vor als bei der menschlichen PCT. Im Gegensatz dazu führt Hexachlorbenzol (HCB) bei der Ratte (und einigen anderen Versuchstieren) durch Hemmung der Uroporphyrinogen-Decarboxylase zu einer Porphyrin-Stoffwechselstörung, die der menschlichen Porphyrie gut vergleichbar ist. Wir behandelten deshalb Ratten gleichzeitig mit HCB (zur Erzeugung der Porphyrie) und mit CQ (zur Behandlung der Porphyrie) und konnten nachweisen, daß die simultane CQ-HCB-Behandlung zu einer signifikanten Minderung der Porphyrin-Ausscheidung im Urin der Tiere führte:

HCB-Gruppe: 42 $\pm$ 2,1 und HCB-CQ-Gruppe: 16,9 $\pm$ 3,4 µg/Tier/Tag.

Das Porphyrin-Metaboliten-Muster im Urin der Tiere wies keine signifikanten Unterschiede auf.

Wir bestimmten zusätzlich in den Lebern der Tiere die Porphyrine und fanden einen vergleichbaren Befund. Außerdem wurde in den Lebern das Schlüsselenzym der Haembiosynthese, die δ-Aminolaevulinsäure-Synthase (ALA-S) gemessen. Es fand sich eine deutliche Minderung der Enzym-Aktivität durch CQ:

HCB-Kontrolle: 343 $\pm$ 27 und HCB + CQ: 136 $\pm$ 16 nmol ALA/g Leber/Std.

Somit schließen wir aus unseren Befunden, daß CQ durch Hemmung der ALA-Synthase bei der PCT wirkt. Es ist vorstellbar, daß diese Hemmung durch eine Interaktion zwischen CQ und den SH-Gruppen der ALA-Synthase zustandekommen könnte.

Prof. Dr. G. Goerz
K. Bolsen
Dr. H. Merk
Univ.-Hautklinik
Moorenstr. 5
D-4000 Düsseldorf

Untersuchungen der Lymphozyten-Subpopulationen bei Lichtdermatosen

I. Horkay, E. Bodolay und J. Krajczár, Debrecen

Zusammenfassung

Es wurden die Lymphozyten-Subpopulationen im Blut und im dermalen Infiltrat der Hautsymptome und des Lichttests bei der polymorphen Lichtdermatose (PLD) mit Hilfe der sauren α-Naphthylazetatesterase-Methode (ANAE) untersucht. Die Verteilung der Subpopulationen der ANAE-positiven T-Lymphozyten zeigt eine wesentliche Verschiebung im Blut in der aktiven Phase der PLD. Die Veränderungen sind wahrscheinlich von funktionellem Charakter. Das Hautinfiltrat beinhaltet überwiegend T-Lymphozyten. Im Infiltrat des positiven Lichttests wird der T-Zellencharakter mit der Zeit immer deutlicher. Die Ergebnisse weisen auf eine wahrscheinliche Mitbeteiligung der T-Zellen in der durch Sonnenlicht induzierten hypersensitiven Hautreaktion hin.

Die photoallergische Konzeption des Pathomechanismus der polymorphen Lichtdermatose (PLD) ist schon 1926 aufgestellt worden. Zweck unserer Forschungsarbeit war es, die Lymphozyten-Subpopulationen im Blut und in der Haut bei PLD zu untersuchen.

Krankengut

Die Untersuchungen wurden bei PLD-Patienten beiderlei Geschlechts in aktivem und symptomfreien Zustand durchgeführt (Lebensalter: 11–67 Jahre).

Methoden

1. T-Zell-Bestimmung mit dem E-Rosettentest. 2. Klassifizierung der Lymphozyten-Subpopulationen im Blut mit der sauren α-Naphthylazetatesterase-Methode (ANAE) nach Mueller et al. (1975). 3. In situ Identifikation der mononukleären Zellen im dermalen Infiltrat der Hautsymptome und des positiven, wiederholten Lichttests (nach Epstein) mit ANAE-Methode nach Mueller et al. (1975).

Ergebnisse

1. Prozentzahl der die aktiven (A-RFC) und totalen (T-RFC) E-Rosetten bildenden Lymphozyten im Blut (s. Tabelle 1).

Tabelle 1

| | A-RFC % | T-RFC % |
	$\overline{X} \pm SE$	$\overline{X} \pm SE$
Kontrolle ($n = 60$)	30,47 ± 1,40	63,35 ± 1,25
PLD-Patienten mit Hautsymptomen ($n = 42$)	15,00 ± 1,16[a]	49,90 ± 1,80[a]
in Remission ($n = 28$)	29,39 ± 0,82	60,91 ± 0,96

[a] = p < 0,001

Tabelle 2

| | Zellen mit | | |
| | dot-like Enzymreaktions-Typ | granular[b] | negativ |
	$\overline{X} \pm SE$	$\overline{X} \pm SE$	$\overline{X} \pm SE$
Kontrolle ($n = 20$)	65,45 ± 1,01	11,40 ± 0,45	23,15 ± 1,20
PLD-Patienten mit Hautsymptomen ($n = 14$)	43,14 ± 1,87[a]	34,86 ± 2,25[a]	22,00 ± 1,52
in Remission ($n = 13$)	62,62 ± 1,86	14,92 ± 1,53	22,46 ± 1,30

[a] = p < 0,001   [b] suppressor und/oder aktivierte T-Zellen nach Manconi (1979)

2. Prozentzahl der Blutlymphozyten-Subpopulationen bei der PLD (s. Tabelle 2).
3. Im dermalen Infiltrat der PLD-Hautsymptome war eine positive ANAE-Reaktion bei 62–80% der Lymphozyten nachgewiesen: Das Hautinfiltrat beinhaltet überwiegend T-Zellen. Bei der Beobachtung der Änderungen in der Zusammensetzung des Zellinfiltrats im positiven, wiederholten Lichttest wurde festgestellt, daß die Zahl der T-Zellen zwischen den Lymphozyten nach wiederholten UV-Bestrahlungen immer stieg, und zwar vom Anfangswert von 8–10% bis zum in den originalen Hautsymptomen nachgewiesenen Wert von 60–70%.

Schlußfolgerungen

Die Veränderungen im Prozentsatz der Lymphozyten-Subpopulationen sind wahrscheinlich von funktionellem Charakter und sind mit der Aktivität der Hautsymptome korreliert. Die Vermehrung der Zellen mit „granular scattered"-Enzymreaktion in der aktiven Phase der PLD können wir als das Signal einer Stimulation auffassen. Man kann eine Parallele zwischen der Dominanz der T-Zellen im Infiltrat der Hauterscheinungen und des positiven Lichttests bei der PLD und den Ergebnissen von Claudy et al. (1976) ziehen. Sie beobachteten ähnliches bei den hypersensitiven Hautreaktionen von späterem Typ. Unsere Ergebnisse stellen einen Beitrag zur Hypothese des photoallergischen Pathomechanismus der PLD dar.

Literatur

Claudy AL, Schmitt D, Viac J, Alario A, Staquet MJ, Thivolet J (1976) Morphological, immunological and immunocytochemical identification of lymphocytes extracted from cutaneous infiltrates. Clin exp Immunol 23:61–68

Manconi PE, Marrosu MG, Paghi L, Correale G, Zaccheo D (1979) Alpha-naphthyl acetate esterase activity in human lymphocytes. Scand J Immunol 9:99–104

Mueller J, Brun del Re G, Buerki H, Keller HU, Hess MW, Cottier H (1975) Nonspecific acid esterase activity: a criterion for differentation of T and B lymphocytes in mouse lymph nodes. Eur J Immunol 5:270–274

Dr. I. Horkay
Univ.-Hautklinik
H-4012 Debrecen
(Ungarn)

Abnorme Granulozyten-Funktionen bei Dermatosen

J.-M. Schröder und E. Christophers, Kiel

In den vergangenen Jahren ist in einer Vielzahl von Publikationen über veränderte Neutrophilen-Funktionen berichtet worden (Übersicht in [1]). Vornehmlich handelt es sich um Chemotaxis-, Migrations- oder Phagozytoseuntersuchungen.

Ein Vergleich der Ergebnisse ist leider oft nicht möglich (z.B. [2] und [3]), da unterschiedliche Stimuli zur Anwendung kommen, Chemotaxis und Chemokinese nicht ausreichend zu trennen sind, oder der Einfluß von Pharmaka auf die Migrationsfähigkeit nicht berücksichtigt worden ist.

Der Sinn vieler Arbeiten ist es, Aussagen über die chemotaktische Wanderungsfähigkeit von Granulozyten zu treffen; dabei werden letztendlich Chemotaxin-

Rezeptor-Wechselwirkungen und nachfolgende biochemische Reaktionen gemessen, wobei auch die chemokinetische Aktivierung der Zellen eine Rolle spielt.

Da jedoch weitere Zellfunktionen von chemotaktischen Stimuli (z. B. C5a, F-Met-Leu-Phe, LTB_4 u. a.) beeinflußt werden können (Chemokinese, Enzymfreisetzung, Freisetzung von O_2-Metaboliten, Adhärenz oder Aggregation), bietet sich hier die Möglichkeit, durch eine zusätzliche Kontrolle dieser Funktionen Hinweise auf Änderungen der Chemotaxin-Rezeptor-Wechselwirkungen oder nachfolgende biochemische Reaktionen zu erhalten.

Bei einer Studie, in der die chemotaktische Wanderung von Granulozyten von Psoriasis-Patienten und Hautgesunden gegen die Chemotaxine C5a und F-Met-Leu-Phe (einem synthetischen Analogon zum bakteriellen chemotaktischen Faktor) über einen weiten Dosis-Bereich verglichen wurde, ergab sich eine signifikante Erhöhung der Chemotaxis-Amplitude des Patienten-Kollektivs. Es wird vermutet, daß hier im wesentlichen nicht die Chemotaxin-Rezeptor-Wechselwirkung verändert ist, sondern die chemokinetische Aktivität, da chemotaxinbedingte Enzym- und Superoxid-Anion-Freisetzung nicht in solchem Maße erhöht sind.

Bei der Untersuchung einer Reihe von Patienten mit den unterschiedlichsten Dermatosen wurde überraschenderweise festgestellt, daß manchmal eine Antwort (Chemotaxis, Superoxid-Freisetzung und Enzymfreisetzung) auf C5a ausblieb, während die Zellen auf andere Stimuli normal reagierten.

Dieses Phänomen scheint bei einigen Dermatosen seltener zu sein (Psoriasis, bull. Pemphigoid), bei anderen dagegen häufiger (Akne conglobata, Furunkulosis, Erysipel) und passager.

Über die Ursachen kann zur Zeit nur spekuliert werden. Auch die Rolle dieses Phänomens in der Pathogenese ist bislang ungeklärt. Unsere Untersuchungen zeigen, daß ein gleichzeitiger Vergleich unterschiedlicher chemotaxinabhängiger Granulozytenfunktionen stimulusspezifische Defekte bei verschiedenen Erkrankungen aufdeckt und so Informationen über die Modulation der Antwort auf einen Chemotaxin-Reiz liefert.

Literatur

1. Clark RA (1978) Disorders of granulocyte chemotaxis. In: Gallin JI, Quie PG (eds) Leucocyte chemotaxis. Raven Press, New York, pp 329–356
2. Hill HR, Gerrard JM, Hogan NA, Quie PH (1974) Hyperactivity of neutrophil leucotactic responses during active bacterial infection. J Clin Invest 53:996–1002
3. Althaus D, Keller HU, Hess MW, Cottier H (1980) Impaired neutrophil locomotion during acute bacterial infections. Int Arch Allergy Appl Immunol 61:321–328

Dr. J. M. Schröder
Prof. Dr. E. Christophers
Univ.-Hautklinik
Schittenhelmstr. 7
D-2300 Kiel

Zwei Jahre Minuten-Therapie der Psoriasis mit Cignolin – ein neuartiges Behandlungsprinzip für ambulante Patienten

J. Kunze und U. Runne, Kassel und Frankfurt

1980 haben wir die Minuten-Therapie der Psoriasis mit Cignolin eingeführt und über dieses neue Behandlungsprinzip bereits an anderer Stelle berichtet [1–5]. Heute liegen die Resultate von 215 Patienten vor, die zum größten Teil ambulant behandelt worden sind.

Methode

Wir verwenden Cignolin in 2%iger Salicylsäure-Vaseline. Die Behandlung beginnt in der Regel mit 1% Cignolin, bei Cignolin-empfindlichen Patienten mit 0,5 oder 0,1%. Die Salbe wird mit einem Einmalhandschuh dünn auf die Effloreszenzen aufgebracht. Bei ausgedehntem Befall (z. B. Psoriasis guttata) und guter Verträglichkeit kann die Salbe auch flächenhaft aufgetragen werden. Nach einer Einwirkzeit von 10 min wird die Cignolin-Vaseline mit einem sauren Syndet zwei- bis dreimal gründlich unter der Dusche abgewaschen. Anschließend kann eine Pflegesalbe benutzt werden.

Je nach Verträglichkeit werden Cignolin-Konzentration und -Kontaktzeit jeden 3. bis 6. Tag schrittweise gesteigert: 1% – 20 min, 2% – 10 min, 2% – 20 min usw. bis 3% – 20 min. Bei zu starker Reizung wird die Behandlung vorübergehend ausgesetzt und anschließend mit niedrigeren Konzentrationen fortgeführt. Der behaarte Kopf wird ebenso behandelt. Hierbei wird Cignolin jedoch in abwaschbare Lygal-Salbengrundlage eingebracht, der 2% Salicylsäure zugesetzt ist.

Patienten

Von 215 Patienten schieden 15 vorzeitig wegen anderweitiger Erkrankungen oder aus persönlichen Gründen aus. Folgende 200 Patienten sind auswertbar: 111 mit Psoriasis vulgaris, 35 mit Psoriasis guttata, sechs mit Psoriasis inversa und drei psoriatische Erythrodermien. 126 Patienten wurden ambulant, 64 stationär behandelt.

Ergebnisse

Die Abheilungsquote dieser 200 Patienten betrug 77,5%. Eine wesentliche Besserung wurde bei weiteren 12,5% erzielt. Diese beiden Gruppen machten somit 90% unserer Patienten aus. Bei 6% war das Therapieergebnis unbefriedigend, und bei 4% mußte die Behandlung wegen zu starker Reizung abgebrochen werden. Bei stationärer Behandlung lag die Abheilungsquote mit 84,4% um 10% höher als bei häuslicher Selbstbehandlung. Offensichtlich führt der Patient die Behandlung ambulant weniger

intensiv und weniger zuverlässig durch, als dies in der
Klinik der Fall ist.

Die Behandlungsdauer betrug bei den 155 abgeheilten
Patienten durchschnittlich 29,5 Tage: stationär 26 Tage
(n = 54), ambulant 31,5 Tage (n = 101). Dies gilt auch
für die behaarte Kopfhaut. Die Psoriasis guttata heilte
mit 20,9 Tagen (n = 23) besonders rasch ab. Eine alternierende Behandlung, die nur jeden 2. oder 3. Tag durchgeführt wurde, ergab im Rechts-Links-Vergleich mit der
täglichen Behandlung eine Verlängerung der Abheilungs-
zeit um 40–60 %.

Nicht alle Patienten vertrugen die übliche Ausgangs-
stärke von 1 % Cignolin für 10 min. Bei 25 der 200 Patienten mußten wir mit weniger als 1 % Cignolin behandeln: 1mal 0,5 % – 20 min, 14mal 0,5 % – 10 min und
10mal 0,1 % – 10 min. Das Behandlungsergebnis war
nicht immer von der Cignolin-Konzentration abhängig.
Selbst bei Behandlung mit 0,1 % für 10 min konnte bei
hochgradig Cignolin-empfindlichen Patienten eine klinische Abheilung erreicht werden.

Stärkere Hautreizungen waren zumeist auf ein unzu-
reichendes Abwaschen der Salbe zurückzuführen, sie kamen aber auch bei zu rascher Steigerung der Cignolin-
Konzentration vor. Die Verfärbung der Haut läßt sich
durch Verwendung eines sauren Syndets vermindern.
Auffallenderweise war bei der Minuten-Therapie eine
Verfärbung der Haare selten. Zur Reinigung der Dusch-
wanne dienen speziell Domestos oder Klorix. Mit diesen
Mitteln kann man auch Flecke aus weißer Baumwoll-
wäsche beseitigen.

Diskussion

Der Erfolg der Minuten-Therapie in Klinik und Praxis
zeigt, daß die von Schaefer und Schalla et al. [6, 7] in vitro durchgeführten Penetrationsstudien praktische Bedeutung erlangt haben. Da es sich bei der Minuten-Therapie wegen der Verwendung höherer Cignolin-Konzen-
trationen um eine außerordentlich differente Therapie
handelt, gehört sie in die Hand versierter Fachdermatolo-
gen. Ihre Aufgabe ist es, die für diese Behandlungsmethode geeigneten Patienten auszuwählen, anzuleiten und regelmäßig zu beraten. Nur dadurch können Behandlungs-
fehler vermieden werden. Vom Patienten selbst werden
eine gewisse Intelligenz und ein aktiver Genesungswille
verlangt. Dann eröffnet diese Therapiemethode die Möglichkeit, die Psoriasis unter Beibehaltung des normalen
täglichen Lebens zu Hause mit Cignolin zu behandeln.
Die Minuten-Therapie wirkt zuverlässig, setzt keine
Langzeitschäden und ist unbegrenzt wiederholbar. Zusätzlich ergibt sich im Vergleich zur bisherigen stationären Cignolin-Behandlung eine erhebliche Kosteneinspa-
rung.

Literatur

1. Kunze J, Munk A, Müller R (1981) Brief-exposure therapy
   of psoriasis. Arch Dermatol Res 270:224
2. Kunze J, Petres J (1981) Eine vielversprechende Behandlungsmethode der Psoriasis. Die Kurzzeit-Anthralin-
   Therapie. Fortschr Med 99:761–764
3. Runne U, Schopf R, Kelm F (1981) Short-term application
   of anthralin: a new therapeutic regimen for psoriasis. Arch
   Dermatol Res 270:223–224
4. Runne U, Kunze J (1982) Short-duration („minutes")
   therapy with dithranol for psoriasis: a new out-patient regimen. Br J Dermatol 106:135–139
5. Runne U, Kunze J (1983) Psoriasis: Die Praxis der Minuten-Therapie mit Cignolin. Z Hautkrankh 58:219–222
6. Schaefer H, Farber EM, Goldberg L, Schalla W (1980)
   Limited application period for dithranol in psoriasis. Preliminary report on penetration and clinical efficacy. Br J
   Dermatol 102:571–573
7. Schalla W, Bauer E, Wesendahl C, Goldberg L, Farber
   EM, Schaefer H (1980) Penetration studies in short-term
   therapy with dithranol. Arch Dermatol Res 267:203

Dr. J. Kunze
Hautklinik d. Städt. Kliniken
Mönchebergstr. 41–43
D-3500 Kassel
PD Dr. U. Runne
Klinikum d. Univ.
Zentr. d. Dermatologie u. Venerologie
Abt. Dermatologie I
T.-Stern-Kai 7
D-6000 Frankfurt 70

Die physikalisch gemessene Entwicklung des Anthralin-induzierten Erythems als Funktion der Applikationszeit

V. Wienert und V. Blazek, Aachen

Einleitung

Die Kurzzeitapplikation von Anthralin in höherer Konzentration ist eine echte alternative Methode zur klassischen Psoriasistherapie. Der erfahrene Dermatologe
wünscht bei der Psoriasisbehandlung eine leichte derma-
titische Reizung. Bekennt er sich zu dem Merksatz: Die
Psoriasis verbrennt im Feuer der Cignolin-Dermatitis, so
muß er weiter folgern, daß die Erythementwicklung in einer direkten Korrelation zur Abheilung der Psoriasis
steht.

Wir haben nun die Entwicklung des Anthralin-indu-
zierten Erythems sowohl nach unterschiedlichen Appli-
kationszeiten als auch unter Verwendung verschiedener
Salbenkonzentrationen mit Hilfe der rechnergesteuerten
Spektralphotometrie gemessen und möchten im folgenden darüber berichten.

Methodik und Ergebnisse

Die Untersuchungen wurden bei gesunden Versuchspersonen im Bereich des linken Unterarms durchgeführt.
Hier wurden mehrere zweimarkstückgroße Felder markiert und in jedem eine erste reflexionsspektroskopische
Messung vorgenommen. Danach wurde in jedem Areal

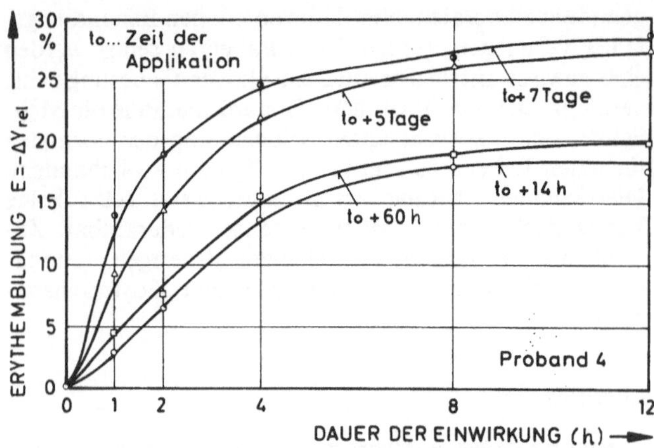

Abb. 1. Typische individuelle Erythementwicklung der Haut nach 1, 2, 4, 8 und 12 h Applikationszeit von 0,5 %iger Cignolin-Vaseline

ein 2 cm langer Salbenstrang unterschiedlicher Konzentration mit Ausnahme eines Kontrollfeldes aufgetragen und verrieben.

Nach Ablauf definierter Zeitintervalle (0,3–12 h) wurde die Salbe in jedem Testfeld separat mit Kernseife abgewaschen und das Prüffeld abgetrocknet. Dann wurden in bestimmten Zeitabständen (nach 3 bis maximal 168 h) spektroskopische Messungen vorgenommen.

Zu unseren Reflexionsuntersuchungen benutzten wir das Zweistrahl-Spektralphotometer 554 mit externer Integrationskugel der Firma Bodenseewerk Perkin & Elmer [1]. Die farbvalenzmetrische Auswertung der experimentell ermittelten Reflexionskurven nach DIN 5033 wurden mit einem HP-Rechner, der über ein spezielles Interface mit dem Spektralphotometer kompatibel ist, durchgeführt. Dieses Verfahren erlaubt allerdings nur dann eine exakte Angabe der Hautrötung, wenn die entsprechenden Reflexionsspektren vorliegen. Zur physikalischen Bewertung der Erythementwicklung wurde von uns die sogenannte Helligkeit Y (eine Koordinate des Farbortes; identisch mit dem Normfarbwert Y), die für das 2°-Normvalenz-System und die Hautbeleuchtung mit der Normlichtart C (Tageslicht) berechnet wurde, herangezogen.

Die Helligkeit einer schwarzen Fläche hat den Wert 0, die Helligkeit einer ideal weißen Fläche den Wert 100. Die relative Helligkeitsänderung – ΔY_{rel} (= Erythembil-

dung) in % wurde anschließend ermittelt [2]. Die nicht-pharmakabedingte Helligkeitsänderung des Kontrollfeldes vor Applikation sowie zur Zeit der entsprechenden Messung wurde dabei berücksichtigt.

Aus den vielen Untersuchungen, die wir durchgeführt haben, soll hier nur ein Befund vorgestellt und diskutiert werden. In einer Versuchsreihe (Abb. 1) sollte gezeigt werden, wie sich das Erythem nach 1, 2, 4, 8 und 12 h Applikationszeit von 0,5 %iger Cignolin-Vaseline (+ 3 %iger Salicylsäure) (eigene Herstellung) entwickelte. Die entsprechenden Reflexionskurven wurden nach Ablauf von 14, 60, 120 und 168 h aufgenommen.

Auf der Abszisse ist die Applikationszeit in Stunden (h) eingetragen, auf der Ordinate die relative Erythembildung in Prozent. t_0 ist der Zeitpunkt des Auftragens der Salbe. Folgende Erkenntnisse könnten aus der Graphik gewonnen werden:

– Die Erythembildung steigt deutlich sowohl mit zunehmender Applikationszeit als auch mit zunehmender Zeit nach der Applikation.
– Diese Abhängigkeit ist nicht linear.
– Eine längere Applikationszeit als etwa 4 h bringt bei dieser 0,5 %igen Cignolin-Konzentration kaum ein stärker ausgebildetes Erythem, die Erythembildung ist jedoch auch nach Ablauf von 7 Tagen noch nicht vollständig abgeschlossen.

In einer weiteren Testreihe soll geklärt werden, ob die Psoriatiker hinsichtlich der Erythembildung ein ähnliches Verhalten zeigen wie die gesunden Probanden.

Literatur

1. Blazek V, Wienert V (1980) Eine optoelektronische Methode zur Erfassung der Vasokonstriktion und Vasodilatation im Bereich der menschlichen Haut nach topischer Anwendung von Pharmaka. Biomed Tech (Berl) 25:261–268
2. Wienert V, Blazek V, Meinhof W (1980) Vergleichende optische Untersuchungen über die vasokonstriktorische Wirkung verschiedener Kortikosteroide. Akt Dermatol 6:135–139

Prof. Dr. V. Wienert
Dr. V. Blazek
Med. Fakultät
d. Rhein.-Westf. Techn. Hochschule
Abt. Dermatologie
Goethestr. 27–29
D-5100 Aachen

Serumlipid-Untersuchungen bei PUVA-behandelten Psoriase-Kranken

L. Török und S. Raffai, Kecskemét

Die Photochemotherapie hat in den letzten Jahren eindeutig Einzug in die dermatologische chemotherapeutische Praxis gehalten und als neue differente und effektive Behandlung der Schuppenflechte weltweit Verbreitung gefunden. Das Hauptinteresse in Verbindung mit der Behandlung gilt derzeit den späten Nebenwirkungen, unter denen an erster Stelle die Untersuchung der karzinogenen Wirkung steht. Interesse verdienen darüber hinaus auch die auf Augen, Leber und Gonaden entfaltete Wirkung

sowie die kontinuierliche Verfolgung der Laboratoriumsparameter.

Bisher ist das Verhalten zahlreicher Laboratoriumsparameter im Zusammenhang mit der PUVA-Behandlung kontrolliert worden, während Untersuchungen über die Gestaltung der Serumlipide unseres Wissens noch nicht vorliegen. Andererseits ist bekannt, daß die Haut als Organ auf Lichteinwirkungen nicht nur an der Synthese verschiedener Verbindungen, sondern unter phototherapeutischen Bedingungen auch an der Degradation von Stoffen teilnimmt. Wir haben deshalb in unseren Untersuchungen eine Antwort auf zwei Fragen angestrebt:

1. Wie verhalten sich die Serumlipide im Laufe der PUVA-Behandlung?
2. Kann möglicherweise in Analogie zur Phototherapie der Hyperbilirubinämien durch PUVA-Behandlung das Niveau der Serumlipide herabgesetzt werden?

Krankengut und Methode

Untersucht wurden 21 im Plaque-Stadium befindliche Patienten (13 Männer und acht Frauen) mit seit Jahren bestehender, auf über 30 % der Körperfläche ausgebreiteter Schuppenflechte im Alter von 24–55 (im Mittel 38) Jahren. Die PUVA-Behandlung erfolgte nach dem Schema von Wolff mit dem photochemotherapeutischen Gerät Type 6001 der Firma Waldmann und als Photosensibilisator verabreichten wir Oxsoralen (Gerot Pharmazeutika, Wien).

Die Behandlung dauerte bei acht Patienten 10–12 Monate (Gruppe I) und bei 13 rund 4–5 Monate (Gruppe II). Die Zahl der PUVA-Behandlungen betrug in der ersten Gruppe 64 und in der zweiten 26. Die applizierte UVA-Menge belief sich durchschnittlich auf 484 bzw. 189 J/cm². Von den Serumlipiden wurden in dem nach 12 h Nahrungsentzug auf nüchternen Magen entnommenen Blut das Triglyzerid und das Cholesterin bestimmt. Während der Behandlungsperiode erhielten die Patienten außer Oxsoralen keine Medikation.

Ergebnisse

In Gruppe I betrugen die durchschnittlichen Serum-Cholesterinwerte vor der Behandlung 5,47 mmol/l, nach ½ Jahr 6,14 mmol/l und zu Ende der Behandlung 5,95 mmol/l und die Triglyzeridwerte dementsprechend 1,63 bis 2,15 bzw. 1,76 mmol/l.

In der Gruppe II resultierten vor der Behandlung Cholesterinwerte von 5,56 mmol/l und nachher von 5,55 mmol/l; das Triglyzerid betrug vor der Behandlung 1,94 mmol/l und nach der Behandlung 1,36 mmol/l. Die Durchschnittswerte blieben im Laufe der Behandlung im wesentlichen unverändert, ausgenommen die Triglyzeridwerte in Gruppe II, wo eine Verringerung – allerdings auch hier ohne Signifikanz – zu verzeichnen war.

Diskussion

Die von der Photochemotherapie auf die Laboratoriumsparameter entfaltete Nebenwirkung haben auch andere Autoren intensiv studiert. Laut diesen Untersuchungen wurden – zumindest unter der Behandlung – seitens der wichtigeren Laborwerte (Htk., Leuk., Bilirubin, alkal. Phosphatase, SGOT, LDH, RN, Serum-Kreatinin und Harnsäure) pathologische Abweichungen nicht gefunden. Vereinzelt wurde zwar eine Erhöhung der RN- und Serum-Kreatininwerte beobachtet, diese war jedoch klinisch unbedeutend. Ein transitorischer Anstieg der Leberfunktionsenzyme war sehr selten und eine ernstere Leberschädigung nur in einem Falle während der PUVA-Behandlung zu verzeichnen. Andere Autoren haben neben anderen Parametern den Gehalt des Serums an 25-Hydroxi-Vitamin D untersucht, eine Abweichung aber auch hier nicht gefunden.

In der uns zugänglichen Literatur haben wir über Lipiduntersuchungen in Verbindung mit der PUVA-Behandlung nur eine Mitteilung gefunden und auch die beschäftigte sich mit den Lipiden der Hautoberfläche. Interessanterweise wurde – entgegen den klinischen Erfahrungen – neben nicht signifikanter Erhöhung der freien Fettsäuren und Triglyzeride ein Anstieg des Gesamtlipidspiegels gefunden.

In unseren eigenen Untersuchungen war betreffs der Triglyzerid- und Cholesterinwerte weder nach der 4–5monatigen, noch nach der 10–12monatigen PUVA-Behandlung eine signifikante Veränderung feststellbar. Somit ist eine Erhöhung der Serumlipide als Risikofaktor im Laufe der PUVA-Therapie nicht zu befürchten.

Die Phototherapie und ihre Varianten sind von beträchtlichem Einfluß auf den Metabolismus von Stoffen, die in der Haut und im Blut gleichermaßen zugegen sind. Wohlbekannt ist z. B. der günstige Einfluß der UVB-Bestrahlung auf den der chronischen Niereninsuffizienz hinzutretenden generalisierten Pruritus. Im Hintergrund des Geschehens steht vermutlich die Photoinaktivierung der Pruritus auslösenden, humoralen Stoffe in der Haut. Bekannt und verbreitet ist die Phototherapie, die bei gewissen Typen von Neugeborenen-Ikterus seit 1958 erfolgreich herangezogen wird. Die Effektivität des UV-Lichtes vermutet man in diesem Fall in der Photodegradation des nicht konjugierten Bilirubins und in der Hervorbringung besser wasserlöslicher Photoisomerisationsprodukte.

Die Bezeichnung zwischen den Serumlipiden und der Psoriasis – als Pathogenese der auf einer Fettstoffwechselstörung beruhenden Schuppenflechte – ist seit langem bekannt. Neuerdings erbrachten japanische Autoren den Beweis, daß in der psoriatischen Haut Serumlipoproteinrezeptoren nachweisbar sind. Deshalb haben wir – in Analogie zur UV-Lichtbehandlung der Hyperbilirubinämien – untersucht, ob in Verbindung mit der photochemotherapeutischen Behandlung die Serumtriglyzerid- und Cholesterinwerte eine Verringerung zeigen.

Was den auf die Photochemotherapie eintretenden Lipidmetabolismus der Haut anbelangt, der von weiterem Einfluß auf die Gestaltung der Serumlipide wäre, so haben wir eine derartige Wirkung in unserem eigenen Krankengut nicht beobachtet. Bemerkt sei, daß eine solche Tendenz in der Gruppe II zwar bestand, doch war die Verringerung nicht signifikant. Dennoch erscheint es lohnend, zu untersuchen, von welchem Einfluß die Phototherapie oder Photochemotherapie der Haut auf die Gestaltung der Serumlipoproteine auf ab ovo hyperlipoproteinämische psoriatische bzw. nicht psoriatische Patienten ist.

Dr. L. Török
Dr. S. Raffai
Komitatskrankenhaus
u. Poliklinik
Abt. Dermatologie
Kecskemét
(Ungarn)

Zur Behandlung der Psoriasis mit Hemmern des Wachstumshormons und durch Aktivierung der β-Rezeptoren

G. Weber, D. Neugebauer und M. Neidhardt, Nürnberg

Die pathogenetische Kette der Psoriasis reicht von der Erhöhung des Wachstumshormons im Blutserum über die Verminderung der Adenyl-Cyclase und des zyklischen AMP bis zum bekannten morphologischen Substrat der Papillomatose, Akanthose und Parakeratose. Diese Erkenntnis beruht auf den Ergebnissen endokrinologischer, biochemischer, feingeweblicher und spezieller therapeutischer Untersuchungen verschiedener Arbeitskreise der letzten Jahre [1, 14, 21, 25, 33–37].

Auf einen einfachen Nenner gebracht (Abb. 1) kann die Psoriasis durch einen zentral und durch einen peripher beginnenden pathologischen Regelkreis allein oder gemeinsam ausgelöst werden. Der *zentrale* Regelkreis, kenntlich an einer Erhöhung des Wachstumshormons [33–37] führt über eine Aktivierung des Somatomedins zur Verminderung der Adenyl-Cyclase [11, 28, 30], das wiederum bewirkt eine Abnahme des cyclischen AMP [18, 19, 38], was die Proliferation der Epidermiszellen in der G_1-Phase des Zellzyklus aktiviert und die Akanthose und Parakeratose der Psoriasis auslöst [5, 21, 25].

Der *periphere* Regelkreis, klinisch repräsentiert durch das Koebner-Phänomen, beginnt mit der Aktivierung des epidermal growth factors. Dieser kann entweder indirekt über eine Aktivierung des zyklischen GMP [1] oder direkt zur verstärkten Zellrekrutierung aus der G_0-Phase führen [2, 5, 8, 40]. Die Konsequenz ist eine Papillomatose und Akanthose bzw. Parakeratose.

Die Richtigkeit unserer Vorstellungen über die Pathologie des Funktionsablaufs ist dadurch zu beweisen, daß einerseits durch Inhibierung des Pathomechanismus die psoriatischen Erscheinungen abheilen und andererseits durch seine Aktivierung die Psoriasis verschlechtert oder gar ausgelöst wird. Heuristisch schien uns das möglich durch Verwendung von handelsüblichen Medikamenten, die wir nach ihrer spezifisch pharmakologischen Wirkung auswählten. Einen Psoriasis-inhibierenden Effekt haben nach unseren bisherigen Untersuchungen an 312 Patienten mit Psoriasis aller Schweregrade und Formen die Präparate Somatostatin, Zaditen, Sultanol, Yohimbin und Pravidel (Tabelle 1). Eine therapeutische Wirkung, graduell unterschiedlich, wurde bei allen fünf Patientenkollektiven in rund 70 % ermittelt. Bei den etwa 30 % gegen diese Medikamente refraktären Psoriasis-Patienten handelte es sich in der überwiegenden Zahl um die akut exanthematische, zumeist mit einem Focus einhergehende Form, deren Entstehung damit möglicherweise auf den peripher angreifenden Pathomechanismus zurückzuführen ist.

Daß die pharmakologischen Antagonisten dieser Medikamente die Psoriasis zu aktivieren vermögen, zeigt ihre Gegenüberstellung (Tabelle 2). Neben der medikamentösen Blockierung des Wachstumshormons [4, 6, 7, 16, 20, 22, 23, 27, 31, 32, 36, 37] sind solche Substanzen Psoriasis-inhibierend, die eine Stimulation der β-Rezep-

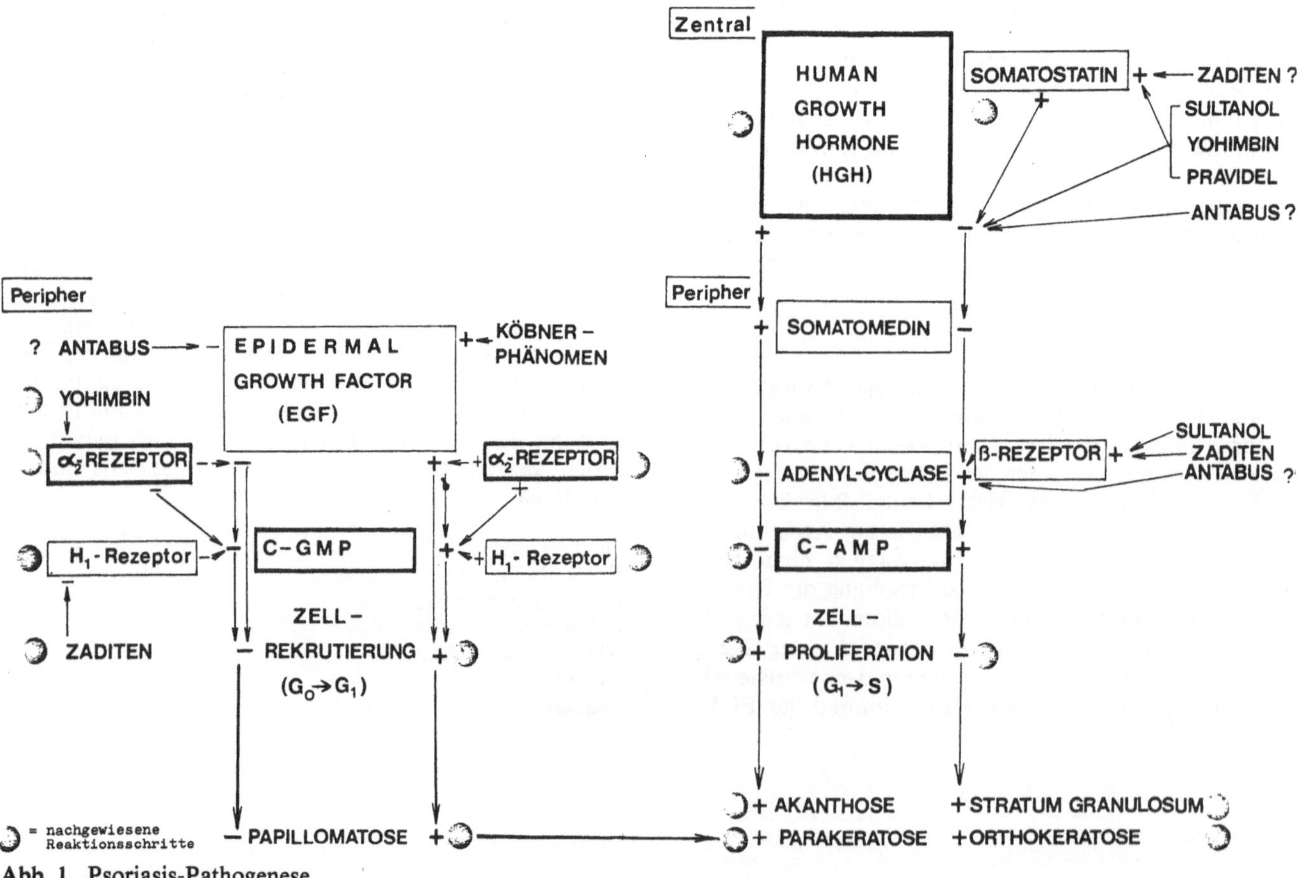

Abb. 1. Psoriasis-Pathogenese

Tabelle 1. Systemische Therapie bei Psoriasis

Therapie	Patienten (n = 312)	Remission			
		100%	bis 70%	bis 30%	0%
1. Somatostatin	22	23%	18%	36%	23%
2. Zaditen/ 3. Sultanol	44	25%	16%	34%	25%
3. Sultanol	59	9%	27%	32%	32%
4. Yohimbin	14	14,5%	28,5%	28,5%	28,5%
5. Pravidel	173	7,5%	26%	47%	19,5%

Tabelle 2. Medikamentöse Beeinflussung der Psoriasis

Psoriasis				
inhibierend		aktivierend		
Medikament	Funktion	Funktion	Medikament	Literatur
1. Somatostatin	HGH-Blockierung	a_1-Rezeptoren-Blockade	Minipress	Harris 81 Krulich 82
2. Zaditen	β-Rezeptoren-Zunahme	β-Rezeptoren-Abnahme	Resochin	Kirschenbaum 63 Hizuka 81
3. Sultanol	$β_2$-Stimulation	β-Blockade	Dalzic	Goerz 81 Redmond 81
4. Yohimbin	a_2-Blockade	a_2-Stimulation	Catapresan	Wilkin 81 Erikson 81
5. Pravidel	HGH-Hemmung	HGH-Stimulation	Insulin	Holzmann 73 Bansal 81
6. Antabus	Adenyl-Cyclase-Stimulation	Adenyl-Cyclase-Blockade	Lithium	Lazarus 79 Goerz 81

toren [10, 18, 29] oder eine Blockade der a_2-Rezeptoren bewirken [8, 26]. Auch die direkte Stimulation der Adenyl-Cyclase äußert sich Psoriasis-inhibierend [24]. Die therapeutischen Antagonisten dieser aufgeführten sechs Substanzen können auf die Psoriasis im Sinne einer Auslösung oder Verstärkung aktivierend wirken. Hinlänglich bekannt ist dies für a_1- und β-Blocker [9, 11, 16, 22], wie auch für a_2-Stimulatoren [7, 39] oder Lithium [9, 17], das die Adenyl-Cyclase blockiert. An Beispielen gezeigte Abheilungen der verschiedenen Formen der Psoriasis nach systemischer Verabreichung der diskutierten Medikamente (Tabelle 1 und 2) sollen unsere Vorstellungen von der Ätiopathogenese der Psoriasis beweisen, darüber hinaus aber auch zu einer koordinierten Suche nach vollwirksamen und neben wirkungsfreien Medikamenten ermuntern. Sie sollen aber nicht der Anlaß sein, daß ziellos mit den genannten Medikamenten therapeutisch experimentiert wird.

Literatur

1. Adachi K, Aoyagi T, Nemoto O, Halprin KM, Levine V (1981) Epidermal cyclic GMP is increased in psoriasis lesions. J Invest Dermatol 76:19–20
2. Aoyagi T, Adachi K, Halprin KM, Levine V (1980) The effects of epidermal growth factor on the cyclic nucleotide system in pig epidermis. J Invest Dermatol 74:238–241
3. Aoyagi T, Adachi K, Halprin KM, Levine V, Woodyard CW (1981) The effect of histamine on epidermal outgrowth: Its possible dual role as an inhibitor and stimulator. J Invest Dermatol 76:24–27
4. Bansal S, Lee LA, Woolf PD (1981) Dopaminergic modulation of arginine mediated growth hormone and prolactin release in man. Metabolism 30:649–653
5. Bauer FW, Crombag NHCMN, Boezeman JBM, De Grood RM (1981) Flow cytometry as a tool for the study of cell kinetics in skin 2. Cell kinetic data in psoriasis. Br J Dermatol 104:271–276
6. Blackard WG, Heidingsfelder SA (1968) Adrenergic receptor control mechanism for growth hormone secretion. J Clin Invest 47:1407–1414
7. Eriksson E, Edén S, Modigh K (1981) Importance of norepinephrine a_2-receptor activation for morphine-induced rat growth hormone secretion. Neuroendocrinology 33:91–96
8. Golde DW, Herschman HR, Lusis AJ, Groopman JE (1980) Growth factors. Ann Intern Med 92:650–662
9. Goerz G, Merk H (1981) Nicht allergische Arzneimittel-Reaktionen an der Haut. Dermatosen 29:65–74
10. Greenwood C (1982) The pharmacology of ketotifen. Chest 1, Suppl 45–48
11. Harris RR, Mackenzie IC (1981) The effects of a and β adrenergic agonists and cyclic adenosine 3':5'-monophosphate on epidermal metabolism. J Invest Dermatol 77:337–340
12. Hizuka N, Gorden P, Lesniak MA, Van Obberghen E, Carpentier JL, Orci L (1981) Polypeptide hormone degradation and receptor regulation are coupled to ligand internalization. J Biol Chem 256:4591–4597
13. Holzmann H, Morsches B, Beyer J, Wenzel D, Oertel GW, Krapp R (1972) Hyperinsulinismus und eingeschränkte Glucosetoleranz bei Psoriasis. Arch Dermatol Forsch 245:95–109
14. Holzmann H, Morsches B, Hoede N (1973) Ätiopathogenese der Psoriasis-Krankheit. Med Welt 12:429–434
15. Kirschenbaum MB (1963) Psoriasis following administration of antimalarial Drugs. JAMA 1044
16. Krulich L, Mayfield MA, Steele MK, McMillen BA, McCann SM, Koenig JI (1982) Differential effects of pharmacological manipulations of central a_1- and a_2-ad-

renergic receptors on the secretion of thyrotropin and growth hormone in male rats. Endocrinology 110:796–804

17. Lazarus GS, Gilgor RS (1979) Psoriasis, polymorphonuclear leukocytes, and lithium carbonate. Arch Dermatol 115:1183–1184

18. Marcelo CL, Voorhees JJ (1980) Cyclic nucleotides and the control of psoriatic cell function. Cyclic Nucl Res 12:129–137

19. Mizumoto T, Ohkawara A (1980) The localization of cyclic nucleotides in the human epidermis: An immunohistochemical study. Curr Probl Dermatol 10:67–81

20. Pelsor DA, Winter RJ, Green OC (1981) Propranolol-induced hypoglycemia during growth hormone testing. Brief clinical and laboratory observations 99:157–158

21. Ragaz A, Ackerman AB (1979) Evolution, maturation, and regression of lesions of psoriasis. New observations and correlation of clinical and histologic findings. Am J Dermatopathol 1:199–215

22. Redmond GP (1981) Effect of ethanol on spontaneous and stimulated growth hormone secretion. Prog Biochem Pharmacol 18:58–74

23. Rogoz Z, Skuza G, Sowinska H (1981) Central action of ketotifen. Pol J Pharmacol Pharm 33:503–515

24. Ross EM, Gilman AG (1980) Biochemical properties of hormonesensitive adenylate cyclase. Ann Rev Biochem 49:533–564

25. Schaefer F, Custer RP, Sorof S (1981) Enhancement of squamous cell development in cultured skin by cyclic adenine nucleotide and prostaglandins. Differentiation 20:260–263

26. Steidler NE, Reade PC (1980) An immunohistochemical study of secretagogue-induced secretion of epidermal growth factor in the submandibular salivary glands of mice. AJEBAK 58:241–247

27. Steiner RA, Illner P, Rolfs AD, Toivola PTK, Gale CC (1978) Noradrenergic and dopaminergic regulation of GH and prolactin in baboons. Neuroendocrinology 26:15–31

28. Stuart CA, Vesely DL, Provow SA, Furlanetto RW (1982) Cyclic nucleotides and somatomedin action in cartilage. Endocrinology 111:553–558

29. Szentivanyi A, Szentivanyi J (1981) Beta-adrenoceptors and antiallergic drugs. In: Proceedings of the Meeting of the European Academy of Allergology and Clinical Immunology, Clermont-Ferrand, Sept. 24th–26th 1981 (in press)

30. Tell G (1973) Somatomedin: Inhibition of adenylate cyclase activity in subcellular membranes of various tissues. Science 180:312–314

31. Terry C, Crowley WR, Johnson MD (1982) Regulation of episodic growth hormone secretion by the central epinephrine system. J Clin Invest 69:104–112

32. Tsai JS, Pasqual A (1981) Effect of bromocriptine on thyroid hormone-induced growth hormone production in cultures GH₁ cells. Endocrinology 109:1306–1308

33. Weber G, Neidhardt M (1980) Korrelation zwischen Psoriasis und menschlichem Wachstumshormon. Muench Med Wochenschr 122:1690–1694

34. Weber G, Neidhardt M, Schmidt A, Geiger A (1981) Korrelation von Wachstumshormon und klinischem Bild der Psoriasis. Arch Dermatol Res 270:129–140

35. Weber G, Klughardt G, Neidhardt M (1981) Psoriasis and human growth hormone: Aetiology and therapy. Arch Dermatol Res 270:361–365

36. Weber G, Neidhardt M, Frey H, Galle K, Geiger A (1981) Treatment of psoriasis with bromocriptin. Arch Dermatol Res 271:437–439

37. Weber G, Klughardt G, Neidhardt M (1982) Treatment of psoriasis with somatostatin. Arch Dermatol Res 272:31–36

38. Whitfield JF, Boynton AL, Macmanus JP, Sikorska M, Tsang BK (1979) The regulation of cell proliferation by calcium and cyclic AMP. Mol Cell Biochem 27:155–179

39. Wilkin J (1981) Exacerbation of psoriasis during clonidine therapy. Arch Dermatol 117:4

40. Wilkinson DI, Liu SCC, Orenberg EK (1981) Cyclic nucleotide content of passaged keratinocytes in culture during various growth stages. J Invest Dermatol 77:385–388

Prof. Dr. G. Weber
Dr. D. Neugebauer
Dr. M. Neidhardt
Hautklinik
Klinikum Nürnberg
Flurstr. 17
D-8500 Nürnberg

Zur Therapie der Psoriasis mit Methotrexat

K. Enderer, U. Froitzheim und H. Pullmann, Köln

Das zu den Antimetaboliten zählende Methotrexat (MTX) blockiert durch seine Bindung die Dihydrofolsäure-Reduktase und damit die Synthese von Nukleinsäuren. Zellen, die sich rasch teilen, werden durch dieses Zytostatikum in ihrer Synthese-Phase (S-Phase) gestört.

Die Tumortherapie wird in einer Dosierung von $2–10\ g/m^2$ KO durchgeführt, die eine anschließende Neutralisierung des MTX durch Citrovorum-Faktor (Leukovorin) erforderlich macht. Die Therapie der Psoriasis kommt mit weit geringeren Dosierungen aus, eine Gabe des Antidot Leukovorin ist hier nur für den Notfall vorgesehen. Im wesentlichen gibt es vier Dosierungsempfehlungen [1]: 1. 5 mg tgl., oral, über 5 Tage, Pause von 2 bis 4 Tagen; 2. 15–35 mg, oral, wöchentlich; 3. 10–50 mg, i.v. oder i.m., wöchentlich; 4. 3 x 5 mg, oral, in 12stündigen Abständen, wöchentlich.

Toxische Nebenwirkungen auch bei niedrig dosierter MTX-Therapie werden mit 10 bis 50% angegeben [2]. Dies sollte bei der Indikationsstellung berücksichtigt werden, am ehesten kommt eine entsprechende Behandlung bei erythrodermischer Psoriasis, Psoriasis pustulosa oder Psoriasis arthropathica in Frage. MTX wird seit über 15 Jahren in der Kölner Hautklinik eingesetzt. Neben zahlreichen komplikationslosen Verläufen waren in den letzten Jahren bei drei Patienten massive Nebenwirkungen aufgetreten, die uns zur Analyse der Risikofaktoren veranlaßten.

Grundsätzlich können alle Organe von den Nebenwirkungen des MTX betroffen werden. Im Vordergrund stehen die Veränderungen an Leber, Niere, Schleimhäuten und im hämatopoetischen System. Die Hepatotoxizität ist stark abhängig von der Applikationsweise des MTX

und von Vorschädigungen der Leber. Ungünstig sind
MTX-Gaben, die sich kurzfristig wiederholen sowie eine
Langzeit-Therapie. Eine Leberbiopsie sollte bei Therapiebeginn und nach einer Gesamtdosis von 1,5 g vorge-
nommen werden [3]. Fibrose und Zirrhosen treten besonders häufig bei gleichzeitigem Äthanolabusus auf [4].
MTX wird zu 85 % über die Niere ausgeschieden [5]. Die
Pharmakokinetik ist damit direkt von einer regelrechten
Nierenfunktion abhängig. Da MTX und sein Haupt-
metabolit 7-Hydroxy-MTX im sauren pH-Bereich zur
Ausfällung neigen, ist eine Azidurie unbedingt zu vermeiden. Die verminderte Löslichkeit führt zu Ablagerungen
und nachfolgenden histologischen Veränderungen im
Tubulusbereich [6]. Zudem wird durch eine Azidurie die
passive Rückdiffusion im distalen Tubulusabschnitt erhöht [7].

Störungen im hämatopoetischen System sind unabhängig von der Applikationsweise des Zytostatikums [8],
es ergibt sich jedoch eine signifikante Korrelation zur
Kreatinin-Clearance. Nierenfunktionsstörungen stellen
also eine Kontraindikation zur Behandlung mit MTX
dar. In entsprechenden zeitlichen Abständen zur MTX-
Gabe kann es zu Anämie (4. bis 7. Tag und 12. bis 21.
Tag nach MTX-Gabe) [9] und Thrombozytopenie (5. bis
12. Tag nach MTX-Gabe) [10] kommen. Ulzerationen
der Mundschleimhaut könne als Initialzeichen zu erwar-
tender toxischer Schädigungen gewertet werden [11].

Häufig werden toxische Nebenwirkungen des MTX
erst durch eine medikamentöse Begleittherapie ausgelöst.
Insbesondere sind Salicylate, Phenylbutazon, p-Amino-
benzoesäure, Vitamin-A-Säure-Derivate, Sulfonamide,
Tetracyclin und Tranquilizer zu nennen, da sie zu renalen
Ausscheidungsstörungen führen [12]. Glukokortikoide
führen zu einer Steigerung der immunsuppressiven Wirkung des MTX.

Drei Patienten waren wegen einer Psoriasis arthropathica mit Erythrodermie (Pat. 1), erythrodermischer Psoriasis (Pat. 2) und Psoriasis arthropathica (Pat. 3) mit
MTX behandelt worden. Komplikationen traten während oder unmittelbar nach der Applikationsweise mit
kurzfristig remittierenden Gaben auf. Es wurden Leuko-
penie und Thrombozytopenie (Pat. 1), Thrombozytopenie (Pat. 2) sowie Panzytopenie und Niereninsuffizienz
(Pat. 3) beobachtet. Alle drei Patienten wurden außer mit
MTX auch mit anderen Medikamenten behandelt: Retinoid, Mogadan, Aspirin, Amuno, Voltaren. Die Störungen im hämatopoetischen System gingen unter Leukovorin zurück.

Zusammenfassend werden folgende Sicherheitskon-
trollen bei der MTX-Therapie vorgeschlagen: Therapiebeginn nur nach Leberbiopsie und bei regelrechter Nie-

renfunktion. Unter der Behandlung laufende Kontrollen
der Blutzellen, harnpflichtigen Substanzen und der Le-
berenzyme. Tägliche Inspektion der Mundhöhle, Vermeidung einer Azidurie durch Harnalkalisierung und
durch Absetzen aller Medikamente, die chemisch als organische Säuren aufzufassen sind. Vorzuziehen sind intermittierende MTX-Gaben in wöchentlichen Abständen.

Ein eindrucksvoller Zwischenfall trat nach zweijähriger MTX-Therapie bei einem 61jährigen Psoriasis-
Patienten auf. Am Unterschenkel bildeten sich multiple
primäre Melanome, an deren Folgen der Patient verstarb.

Literatur

1. Luger A (1977) Cytostatika in der Dermatologie. Springer, Berlin Heidelberg New York
2. Nyfors A, Brodthagen W (1970) Methotrexate for psoriasis in weekly oral doses without any adjunctive therapy.
   Dermatologica 140:345
3. Roenigk H et al (1982) Methotrexate guidelines-revised.
   Am Acad Dermatol 6:145
4. Baker H (1971) Psoriasis, Methotrexate and liver. In:
   Farber EM, Cox AJ, Jacobs PH (eds) Psoriasis: Proceedings of the First International Symposium. Stanford
   University Press
5. Berlin N et al (1963) Folic acid antagonists: Effect on the
   cell and the patient, Ann Intern Med 59:931
6. Paxton JW (1979) High-dose Methotrexate therapy – an
   area of uncertainty. Aust NZJ Med 9:722
7. Chan H et al (1977) Recovery from toxicity associated
   with high-dose Methotrexate. Cancer Treat Rep
   61:797
8. Pitman S et al (1975) Clinical trial of high-dose Methotrexate with Citrovorum factor – toxicology and therapeutic observations. Cancer Chemother Rep, part 3,
   6:43
9. Condit PT (1960) The acute toxicity of amethopterin in
   man. Cancer 13:222
10. Land WA (1967) Short term observations in the use of
    intravenous Methotrexate in the treatment of psoriasis.
    Aust J Dermatol 9:183
11. Feldges DH, Barnes CG (1974) Treatment of psoriatic
    arthropathy with either Azathioprine or Methotrexate.
    Rheumatol Rehabil 13:120
12. Bleyer W (1977) Methotrexate: clinical pharmacology,
    current status and therapeutic guidelines. Cancer Treat
    Rev 4:87

Dr. K. Enderer
U. Froitzheim
Dr. H. Pullmann
Univ.-Hautklinik
Joseph-Stelzmann-Str. 9
D-5000 Köln 41

Gesteigerte Thrombozytenaggregation bei Patienten mit Psoriasis vulgaris

J. Wysk und D. Lubach, Hannover

McDonald et al. bestätigten 1978 die mehrfach festgestellte Tatsache, daß Patienten mit Psoriasis als Personen
mit erhöhtem Risiko für kardiovaskuläre Erkrankungen
anzusehen sind. Den Thrombozyten wird bei der Pathogenese der arteriosklerotischen Gefäßwandveränderun-
gen, wie sie den kardiovaskulären Erkrankungen über-

wiegend zugrunde liegen, eine ursächliche Bedeutung in
der Frühphase der Erkrankung zugeschrieben. Es wurde
daher bei 37 an Psoriasis vulgaris erkrankten Patienten
die Thrombozytenaggregation im Vollblut (Wysk et al.
1980) gemessen. Nicht in die Studie aufgenommen wurden Patienten, die bestimmte Medikamente einnahmen

(Reserpin, Theophyllin, Distraneurin, α-Methyl-Dopa, Analgetika) und solche, die salicylsäurehaltige Externa innerhalb der letzten zehn Tage benutzten.

Ergebnisse

Die Mehrzahl der als kardiovaskuläre Risikofaktoren bekannten Laborwerte lag im Normbereich.

In 46% der Fälle fanden wir erhöhte Werte für Immunkomplexe ($\bar{x}$ 19,7 $\pm$ 9,7, Normalwert < 11,7). In allen Fällen mit einem Hautbefall unter 10% der Körperoberfläche lagen die Immunkomplexe im Normalbereich.

Männliche Psoriatiker zeigten eine statistisch signifikante Steigerung der Spontanaggregation (2 p < 0,001) und der Kollagen-induzierten Aggregation (2 p < 0,001) gegenüber gesunden Probanden. Dieser Unterschied konnte bei Frauen nicht festgestellt werden.

Bei einem Hautbefall über 10% der Körperoberfläche sahen wir eine leichte Steigerung der Spontanaggregation und eine deutliche Steigerung der Kollagen-induzierten Aggregation gegenüber einem Hautbefall unter 10% der Körperoberfläche. Allerdings war dieser Unterschied nur bei Männern sichtbar.

Diskussion

Die Thrombozytenaggregation im Vollblut hat sich als empfindlicher herausgestellt als die Aggregation im plättchenreichen Plasma.

Eine Steigerung der Aggregation gegenüber dem Normalwert ließ sich bei Männern statistisch besser nachweisen als bei Frauen, da gesunde Männer eine niedrigere Aggregationsneigung als gesunde Frauen haben.

Die Steigerung der Aggregationsneigung bei Männern mit Psoriasis spiegelt sich wieder in einer entsprechenden Steigerung der Inzidenz arterieller kardiovaskulärer Ereignisse (McDonald et al. 1978).

Eine Erklärung der beobachteten Ergebnisse könnte darin liegen, daß sowohl die veränderte als auch die unveränderte Haut von Patienten mit Psoriasis eine statistisch signifikante Verminderung der Synthese von Prostaglandinen zeigt (Kassis et al. 1977). Diese Verminderung der Prostaglandine auch in den nicht befallenen Hautarealen sowie die gleichzeitige Erhöhung des Vorläufers Arachidonsäure in der befallenen Haut (Cantieri et al. 1980) sprechen für einen genetischen Enzymdefekt im Prostaglandinstoffwechsel. Ein daraus resultierender Prostazyklinmangel führt zur Steigerung der Thrombozytenaggregation, denn Prostazyklin gilt als der wirksamste körpereigene Hemmer der Plättchenaggregation. Die so aktivierten Thrombozyten lagern sich vermehrt an gefährdeten Gefäßarealen ab und initiieren so den arteriosklerotischen Prozeß. Wie die Arteriosklerose (Gryglewski 1980), so könnte man danach auch die Psoriasis als Prostazyklin-Mangelerkrankung bezeichnen.

Dr. J. Wysk
Hautklinik Linden
Med. Hochschule
Ricklingerstr. 5
D-3000 Hannover 91

Verlaufsbeobachtungen bei atopischem Kinderekzem (Neurodermitis atopica infantum) – Eine katamnestische Untersuchung anhand von 121 Fällen aus den Jahren 1967–1970

B. Wüthrich und P. Schudel, Zürich

Die Prozentangaben über ein Weiterbestehen des atopischen Kinderekzems im Erwachsenenalter schwanken in der Literatur zwischen 10 und 80% [2, 5, 6], andererseits hatten 72% der von uns untersuchten erwachsenen Neurodermitiker [7] an einem Kinderekzem gelitten.

Wir haben nun untersucht, mit welcher Häufigkeit nach einem atopischen Ekzem im Säuglings- und Kleinkindesalter spätere Phasen einer Neurodermitis atopica (NA) auftreten, ihre Verlaufsprognose und Verlaufsbeeinflussung sowie die Häufigkeit von Auftreten von Atopien des Respirationstraktes. Ferner haben wir geprüft, ob Umstände wie Familienanamnese, Alter beim Auftreten des Kinderekzems, Lokalisation sowie Stellung des Patienten in der Geschwisterreihe prognostische Bedeutung haben. Die Ergebnisse werden ausführlich anderorts mitgeteilt [4].

Patientengut und Methodik

121 Kinder, welche in den Jahren zwischen 1967 und 1970 unter der Diagnose „atopisches Säuglings- oder Kinderekzem" oder „Neurodermitis atopica" (Alter bis zu 10 J.) in der Dermatologischen Universitätsklinik und Poliklinik Zürich untersucht worden waren, wurden mittels eines ausführlichen Fragebogens, zudem 62 Patienten durch persönliche Untersuchung nachkontrolliert.

Ergebnisse

Das Durchschnittsalter betrug zum Zeitpunkt der Nachkontrolle 15,4 $\pm$ 2,6 J., die Beobachtungszeit durchschnittlich 12 J. Gemäß Fragebogen gaben 58,7% der Patienten an, noch an neurodermitischen Hautsymptomen zu leiden; bei der persönlichen Nachkontrolle von 62 Patienten wurden bei 62,9% neurodermitische Veränderungen, inkl. die abortiven Manifestationsformen [1], festgestellt.

Das atopische Säuglingsekzem manifestierte sich im nachkontrollierten Kollektiv mit einem durchschnittlichen Alter von 5,5 $\pm$ 5,6 Mt., wobei bereits 55,4% im 1. Trimenon, 88,3% im 1. Jahr manifestierten.

Bekanntlich wird die NA in eine infantile Phase (bis 2 J.), in eine Kindheitsphase (2–10 J.) und in eine juvenile oder Adoleszentenphase (10–15 J.) eingeteilt. Je nach

Abheilung der NA nach oder im Verlauf dieser Phasen (unter Abheilung wird grundsätzlich Erscheinungsfreiheit während mind. 1 J. verstanden), werden in Anlehnung an Schnyder und Borelli [3], modifiziert nach Wüthrich [7], verschiedene Verlaufstypen unterschieden. *Verlaufstyp I* (infantile Phase und darnach keine neurodermitische Veränderung mehr, d. h. definitive Heilung bis zum Zeitpunkt der Nachkontrolle) zeigten in diesem Kollektiv nur 9 Patienten, d. h. 7,4 %. *Verlaufstyp II* (hautgesundes Intervall nach der infantilen Phase, dann wieder Beginn der NA) wurde bei 38 Patienten, d. h. 31,4 % angetroffen. Dieses Wiederaufflammen (Schub) erfolgte durchschnittlich im Alter von 5 ± 2,5 J., nur bei 1 Patienten im Adoleszentenalter. *Verlaufstyp III* (kontinuierlicher Übergang der infantilen Phase in die Kindheits- und Adoleszentenphase) wurde bei 74 Patienten, d. h. 61,2 % beobachtet.

Erscheinungsfreiheit nach der infantilen Phase traten also definitionsgemäß nur bei Verlaufstypen I und II auf, d. h. bei 47 Patienten (38,8 %), bei einem Durchschnittsalter von 14 ± 7 Mt. nach einer mittleren Dauer von 8,5 ± 5,6 Mt. auf. Abheilungen in der Kindheitsphase (bei Verlaufstypen II und III) traten bei 51 Patienten (45,5 %) im mittleren Alter von 7,7 ± 3,5 J. auf.

73 Patienten (46 Mädchen und 28 Knaben) hatten die Pubertät hinter sich. Bei 41 Patienten (96,9 %) wurde der Verlauf der NA durch die Pubertät nicht beeinflußt, bei 31 Patienten (43,1 %) beeinflußt, wobei ein zeitliches Zusammenfallen von Pubertätseintritt und Besserung bezüglich Verlauf der NA mit 31,9 % statistisch signifikant häufiger als ein Zusammenfallen mit einer Verschlimmerung mit 11,1 % war.

54,5 % der Patienten litten noch an aktueller Respirationsatopie (RA), davon Rhinitis pollinosa bei 33,1 %, perennial-allergische Rhinitis bei 11,6 % und Asthma bronchiale bei 28,1 %. Asthma bronchiale trat mit einem Durchschnittsalter von 4,4 ± 3,3 J. signifikant früher als die Rhinitis allergica auf. Bezüglich Wechselbeziehung zwischen den beiden Schockorganen (Haut und Respirationstrakt), konnte für das Asthma bronchiale ein signifikantes Überwiegen des alternierenden Verlaufstypus, für die Rhinitis pollinosa des unabhängigen Auftretens festgestellt werden. Verlaufsänderungen der NA bei Hyposensibilisierungsbehandlung der RA waren signifikant seltener als unbeeinflußter Verlauf des Hautzustandes, wobei nur von 2 Patienten eine Verschlechterung des Hautzustandes während der Hyposensibilisierung angegeben wurde.

Bei der weiteren Prüfung von prognostischen Faktoren bezüglich Beginn und Dauer der infantilen bzw. Kindheitsphase der NA, Häufigkeit der Abheilung nach dem Säuglings- und Kleinkindesalter bzw. kontinuierlicher Übergang in die Kindheitsphase sowie Stellung in der Geschwisterreihe, insbesondere ob Erstgeborener oder Letztgeborener oder Einzelkind, familiäre Belastung mit atopischen Krankheiten sowie assoziierte Respirationsatopien konnte eine ungünstigere Prognose der NA bei frühem Beginn, bei Erstgeborenen und Einzelkindern sowie bei Auftreten von RA festgestellt werden.

Literatur

1. Herzberg J (1973) Wenig bekannte Formen der Neurodermitis. Hautarzt 24:47–51
2. Roth HL, Kierland R (1964) The natural history of atopic dermatitis. Arch Dermatol 89:209–214
3. Schnyder UW, Borelli S (1962) Neurodermitis constitutionalis sive atopica. In: Jadassohn J (Hrsg) Handbuch der Haut- und Geschlechtskrankheiten, Ergänzungswerk Bd II/1. Springer, Berlin Göttingen Heidelberg, S 228–319
4. Schudel P (1982) Verlaufsbeobachtung bei atopischem Kinderekzem (Neurodermitis atopica infantum). Med Diss Zürich
5. Van Hecke E, Leys E (1981) Evolution of atopic dermatitis. Dermatologica 163:270–275
6. Vickers EFH (1980) The natural history of atopic eczema. Acta Derm Venereol Suppl, 92:113–115
7. Wüthrich B (1975) Zur Immunpathologie der Neurodermitis constitutionalis. Huber, Bern

Prof. Dr. B. Wüthrich
Dr. P. Schudel
Dermatol. Klinik
Allergiestation
Univ.-Spital
Gloriastr. 31
CH-8091 Zürich

Immunologische Verlaufskontrollen (IgE-Spiegel und RAST-Scores) bei Neurodermitis atopica infantum unter Berücksichtigung einer begleitenden Respirationsallergie

B. Wüthrich, M. Iten und A. Benz, Zürich

1979 wurden an einem Kollektiv von 102 Kindern (54 Knaben und 48 Mädchen, im Alter von 5 Mt. bis 15 J.) mit Neurodermitis atopica (NA) verschiedene humorale Immunparameter, wie Serumimmunglobuline (IgE, IgA, IgG, IgG_4-Subklassen, IgM und IgD), spezifische IgE-Antikörper (RAST) gegen 3 inhalative (Hausstaub, Hausstaubmilbe und Lieschgraspollen) und 3 nutritive Allergene (Milch, Hühnereiweiß und Weizenmehl), Komplementfaktoren (C3-, C4- und C1-Inhibitor) sowie α_1-Antitrypsin, untersucht. Das Patientengut wurde unterteilt in eine Gruppe A, bestehend aus Kindern mit „reiner" NA (ohne assoziierte Respirationsallergie [RA]) (n = 67) und in eine Gruppe B, bestehend aus Kindern mit NA und RA (n = 35). Zudem erfolgte eine Aufteilung nach Altersklassen (a = 1–3 J., b = 4–6 J., c = 7–10 J. und d = 11–14 J.) und Schweregrad des Hautzustandes. Die Ergebnisse, welche anderorts mitgeteilt wurden [1, 2] lassen sich wie folgt zusammenfassen:

Die Gesamt-IgE-Werte der Gruppe A („reine" NA) waren im Vergleich zu altersentsprechenden, normalen Kindern [4] erhöht, diejenigen der Gruppe B (NA + RA) um ein Mehrfaches stark erhöht. Unter der Berücksichtigung eines Korrekturfaktors zur Elimination der altersbedingten Unterschiede der IgE-Werte [3] konnte ferner gezeigt werden, daß, ähnlich wie bei erwachsenen Neurodermitikern [5], der IgE-Wert vom Schweregrad des Hautzustandes abhängig war. Während beim Kollektiv B alle Kinder mindestens einen positiven RAST-Wert gegen Inhalationsallergene zeigten, waren nur 22,4 % der Kinder der Gruppe A RAST-positiv. Die anderen humoralen Immunparameter wiesen weder statistische Abweichungen von Normalwerten auf noch Besonderheiten bezüglich dem Fehlen oder Vorhandensein einer RA, mit Ausnahme einer IgG-Erhöhung [6], oder dem Schweregrad des Hautzustandes.

Nach 3 Jahren konnten nun alle diese immunologischen Bestimmungen wiederholt werden. Wir berichten nun hier nur über die IgE- und RAST-Untersuchungen; dabei interessierte insbesonders bei RAST-positiven Kindern mit „reiner" NA die Frage, ob der RAST als Indikator einer sich zu einem späteren Zeitpunkt manifestierenden RA zu werten war und ob dem IgE-Wert eine bezüglich Verlauf prognostische Bedeutung zukäme.

Ergebnisse

Vom ursprünglichen Kollektiv von 102 Kindern konnten noch 96 befragt und bei 90 eine Blutentnahme durchgeführt werden. Von den 1979 der Gruppe A gehörenden Kindern (n = 64) entwickelten 10 eine RA, und zwar 4 der 1979 RAST-positiven (n = 16) und 6 der RAST-negativen Gruppe (n = 42). Der Chi-Quadrat-Test zeigt keine signifikanten Unterschiede zwischen diesen Untergruppen, d. h. ein positiver RAST gegen inhalative Allergene 1979 war kein prognostischer Hinweis für den Erwerb einer RA im Zeitraum von 3 Jahren. Umgekehrt verloren 3 Kinder der Gruppe B ihre RA; sie waren jedoch noch auf ein oder mehrere Inhalationsallergene RAST-positiv.

Bei 14 Kindern trat im Zeitraum von 3 Jahren neu eine Nahrungsmittelunverträglichkeit (NMU) auf: an den 84 im Jahre 1982 nachkontrollierten Patienten ohne NMU im Jahre 1979 wurde der Zusammenhang eines positiven RAST auf nutritive Allergene im Jahre 1979 (n = 31) mit dem Erwerb einer entsprechenden NMU überprüft; auch hier zeigte sich statistisch bezüglich Erwerb einer NMU kein signifikanter Unterschied zwischen RAST-positiven und RAST-negativen Kindern.

Es zeigte sich ferner, daß in beiden Kollektivgruppen A und B die Zahl und die Gesamtscore der RAST gegen Inhalationsallergene, insbesonders Lieschgraspollen deutlich zunahm (die Zunahme war in der Altersklasse 1–3 J. bei NA-Kindern ohne RA statistisch signifikant), hingegen nahm die RAST-Positivität gegen Nahrungsmittel im Laufe der Zeit in beiden Kollektiven ab.

Um die Frage schließlich abzuklären, ob der IgE-Titerhöhe eine prognostische Bedeutung bezüglich Verlaufschweregrades des Hautzustandes zukäme, wurden sowohl für Kollektiv A (n = 60) als auch für Kollektiv B (n = 29) zwei Untergruppen miteinander verglichen, und zwar Gruppe „besser", welche jene Patienten zusammenfaßte, welche im Zeitraum von 1979–1982 eine Verbesserung im Verlaufschweregrad erfahren haben und eine Gruppe „gleich/schlechter", welche jene Patienten beinhaltete, die im Zeitraum von 1979–1982 keine Änderung oder eine Verschlechterung des Verlaufschweregrades der Haut erfahren haben. Die Analyse sowohl mit dem Wilcoxon-Test für 2 Stichproben als auch mit dem Wilcoxon-Test für Paardifferenzen zeigten sowohl im Kollektiv A als auch im Kollektiv B, daß sich die IgE-Werte zwischen den beiden Schweregrad-Verlaufs-Gruppen weder 1982 noch 1979 nicht signifikant veränderten, ebenfalls verhielten sich die zeitlichen IgE-Differenzen der beiden Schweregrad-Verlaufsgruppen „besser" und «gleich/schlechter" in den beiden Kollektiven nicht signifikant voneinander verschieden. Obwohl also ein stark erhöhter IgE-Wert bei „reiner" NA mit einem schwereren Hautzustandsschweregrad assoziiert ist, kann bezüglich Verlaufsprognose auch bei diesen Kindern keine sichere Aussage gemacht werden.

Literatur

1. Benz A (1981) Ein Beitrag zur Immunpathologie der Neurodermitis atopica im Kindesalter. Med Diss Zürich
2. Benz A, Wüthrich B (1981) IgE-Spiegel und RAST-Scores bei Neurodermitis atopica infantum unter Berücksichtigung der Altersgruppen und einer begleitenden Inhalationsallergie, RAST 3, Berichtsband. Grosse, Berlin S 8–13
3. Oehman S, Johansson SGO (1974) Immunoglobulins in atopic dermatitis with special reference to IgE. Acta Derm Venereol 54:193–202
4. Urbanek R, Karitzky D, Künzer W (1978) Serum-IgE bei Hauterkrankungen im Kindesalter. Dtsch Med Wochenschr 103:503–508
5. Wüthrich B (1978) Serum IgE in atopic dermatitis. Clin Allergy 8:241–248
6. Wüthrich B, Benz A, Skvaril F (1983) IgE- und IgG$_4$-Spiegel bei Kindern mit Neurodermitis atopica. Dermatologica 166:229–235

Prof. Dr. B. Wüthrich
Dr. M. Iten
Dr. A. Benz
Dermatol. Klinik
Allergiestation
Univ.-Spital
Gloriastr. 31
CH-8091 Zürich

Tachyphylaxie topischer Steroide im Pyrexal-Erythem-Test

R. Stengel, E. Schöpf, U. Vogel und M. Winzer, Freiburg

Einleitung

Bei häufiger Applikation topischer Steroide wurde eine Abnahme ihrer vasokonstriktiven Wirkung gefunden (Tachyphylaxie), die bereits nach 2 Tagen eintritt und nach weiterer Anwendung zu einem vollständigen Wirkungsverlust führt [1–3].

Auch bezüglich der antiproliferativen Wirkung konnte

die Tachyphylaxie an der Maus nachgewiesen werden [4, 5], nicht hingegen bezüglich ihrer antiakanthogenen Wirkung am Meerschweinchen [6].

Wir untersuchten, ob die Tachyphylaxie auch bezüglich der antientzündlichen Wirkung von Steroiden im Pyrexal-Erythem-Test nachweisbar ist, bei dem eine vorwiegend lympho-histiocytäre Entzündung durch die intracutane Injektion von Lipopolysaccharid von Salmonella abortus equi (Novo-Pyrexal) verursacht wird.

Material und Methodik

Versuch A

Bei 6 freiwilligen gesunden Probanden wurde jeweils 1 Bezirk des Rückens von je 4 cm^2 doppel-blind und nach rotierendem Schema mit einer 0,25 % Desoximethason-Salbe (Topisolon) oder der entsprechenden Salbengrundlage für 24, 48 oder 108 Stunden zweimal täglich offen vorbehandelt. Dann wurde in alle 6 vorbehandelten Testfelder je 0,2 µg Lipopolysaccharid injiziert. Alle Felder wurden sofort anschließend mit 0,25 % Desoximethason-Salbe 12 Stunden lang occlusiv behandelt. Die Erythemflächen wurden 6, 8, 10 und 12 Stunden nach der Injektion auf eine Folie übertragen und mit einem Bildanalysator (Image Analyser System ISI) gemessen. Die statistische Auswertung erfolgte mit dem Wilcoxon-Test für Paardifferenzen.

Versuch B

Bei einem Probanden wurde in einem Hautbezirk des Rückens 0,25 % Desoximethason-Salbe, im kontralateralen Bezirk Salbengrundlage zweimal täglich für die Dauer von 3 Tagen offen appliziert. Am 4. Tag wurde in beide vorbehandelten Bezirke je 0,2 µg Lipopolysaccharid i. c. injiziert und beide Bezirke sofort occlusiv mit Desoximethason-Salbe behandelt. 6 Stunden nach der Injektion wurden aus beiden Testfeldern Hautproben entnommen und histologisch untersucht.

Ergebnisse

Versuch A

Bei 24stündiger Vorbehandlung zeigten sich nur geringe Unterschiede. Bei 48stündiger Vorbehandlung war das Erythem im steroidvorbehandelten Feld deutlich größer als im grundlagenvorbehandelten Kontrollfeld. Die erythembremsende Wirkung der nach der Injektion erfolgten Steroid-Behandlung war also in dem steroidvorbehandelten Hautbezirk geringer. Bei der Vorbehandlungsdauer von 108 Stunden war dieser Unterschied schon an nur 6 Probanden signifikant (p < 0,05).

Die erythembremsende Wirkung des Steroides wird allerdings im Gegensatz zum Vasokonstriktionstest keinesfalls vollständig aufgehoben. Dies ergibt sich aus dem Vergleich mit unbehandelten Pyrexal-Erythemen an anderen Probanden.

Versuch B

Nach 6 Stunden ergab sich in dem Hautbezirk, der nur nach der Injektion mit Steroidsalbe behandelt worden war, eine deutliche Reduktion der Erythemfläche. Histologisch zeigte sich eine leichte perivaskuläre, vorwiegend lymphomonozytäre Entzündung. Im Gegensatz hierzu war die Reduktion der Erythemfläche auf der Seite, die auch vor der Injektion schon mit Steroiden behandelt worden war, geringer. Histologisch zeigte sich eine ausgeprägte perivaskuläre und periadnexielle Entzündung mit neutrophilen und eosinophilen Leukozyten sowie Leukozytoklasie.

Im Versuch A konnte auch statistisch die Entwicklung einer Tachyphylaxie von Steroiden bezüglich der antierythematösen Wirkung im Pyrexal-Erythem-Test belegt werden, im Versuch B konnte gezeigt werden, daß diese Tachyphylaxie nicht nur auf die Vasokonstriktion zurückzuführen ist, sondern auf quantitative und qualitative Änderungen des entzündlichen Infiltrates.

Literatur

1. du Vivier A, Stoughton RB (1975) Tachyphylaxis to the action of topically applied corticosteroids. Arch Dermatol 111:581–583
2. Altmeyer P, Zaun H (1976) Ergebnisse reflexionsphotometrischer Bestimmungen der Vasoconstriktion nach topischer Steroidapplikation. Arch Dermatol Res 255:51–56
3. Barry BW, Woodford R (1977) Vasoconstrictor activities and bioavailabilities of seven proprietary corticosteroid creams assessed using a non-occluded multiple dosage regimen. Br J Dermatol 97:555–560
4. du Vivier A (1976) Tachyphylaxis to topically applied steroids. Arch Dermatol 112:1245–1248
5. du Vivier A, Phillips H, Hehir M (1982) Applications of glucocorticosteroids. Arch Dermatol 118:305–308
6. Altmeyer P, Buhles N (1981) Tolerance on corticoids? Guinea pig epithel as an experimental system. Arch Dermatol Res 271:3–9

Dr. R. Stengel
Prof. Dr. E. Schöpf
Dr. U. Vogel
Dr. M. Winzer
Univ.-Hautklinik
Hauptstr. 7
D-7800 Freiburg

Zur Ultrastruktur dyshidrosiformer Bläschen

R. M. Wurzel und H. Kutzner, Lübeck

Obwohl Tilbury Fox schon 1873 die sogenannte Dyshidrosis beschrieb, ist die Pathogenese dieser häufigen Dermatose noch heute umstritten und ungelöst [1, 2]. Da elektronenmikroskopische Untersuchungen dyshidrosiformer Bläschen bislang in größerem Umfang nicht vorliegen, haben wir versucht, ultrastrukturelle Merkmale der Epidermis, der Kutis und insbesondere des Akrosyringiums aufzuzeigen.

Methodik

Hierzu haben wir 15 Patienten mit den klinischen Diagnosen genuine Dyshidrosis, dyshidrosiformes Ekzem bei Kontaktallergie oder Atopie und dyshidrosiforme Tinea untersucht. Es wurden sowohl frische als auch ältere Vesiculae exzidiert. Die Entnahme erfolgte bevorzugt von den Fingerkanten in Oberstscher Anästhesie, aber auch von Thenar, Hypothenar und Fußsohle. Nach Epon-Einbettung führten wir die serienmäßige Untersuchung von horizontalen und vertikalen Semi-Dünnschnitten sowie in 7 Fällen die gezielte elektronenmikroskopische Untersuchung durch.

Ergebnisse

Die Veränderungen im Korium gleichen einer kontaktallergischen Dermatitis. Bei frischen Läsionen besteht das superfizielle perivasculäre Infiltrat aus überwiegend kleinen Lymphozyten, später aus aktivierten Lymphozyten und Histiozyten. Lympho-histiozytäre Kontakte und Erythrozytenextravasate kommen vor. Die Gefäße, insbesondere in den Papillen, sind zunächst weitgestellt. Endothelfenestrationen und Alterationen der Endothelkontaktstellen verursachen eine gesteigerte Gefäßpermeabilität. Die entzündliche Exsudation führt in der Epidermis zu einer typischen Spongiose und Exozytose. Die Fortsätze der auseinanderweichenden Keratinozyten sind ausgezogen, die Tonofilamente ausgerichtet. Das interzelluläre Ödem konfluiert unter einem verdickten Stratum corneum zu einer unter Spannung stehenden Blase mit elongierten Keratinozyten am Blasenboden. Welche Bedeutung haben nun die Schweißdrüsenausführungsgänge? Einmündungen in die Blasenlumina, Stauungszeichen oder Obstruktionen, beispielsweise des cornealen Porus, lassen sich in horizontalen und vertikalen Schnitten nicht nachweisen. Die Akrosyringien werden jedoch regelmäßig durch die spongiotischen Vesikel zur Seite gedrängt.

Die Luminalzellen sind im Gegensatz zu den Keratinozyten des Stratum spinosum zwiebelschalenartig fest aneinandergefügt und werden weder von der Spongiose noch von der Infiltration betroffen. Sie begrenzen ein regelrechtes Lumen mit Protrusionen und Mikrovilli. Als Zellverbindungen sind tight junctions, dichtstehende Desmosomen und Membraninterdigitationen nachweis-

bar. Somit sind die periläsionalen Akrosyringien nach außen wie nach innen undurchlässig für Schweiß bzw. interzelluläres Ödem.

Schlußfolgerungen

1. Morphologisch finden sich keine Hinweise, daß die Schweißdrüsenausführungsgänge an der Pathogenese der sogenannten Dyshidrosis beteiligt sind, mehr noch, sie werden auch nicht in den Krankheitsprozeß der Spongiose einbezogen. Die Hypothese, es handle sich bei den Vesikeln um „intraepidermale Schweißretentionszysten" [1] konnten wir widerlegen. Für das Vorkommen dyshidrosiformer Bläschen ausschließlich in der Palmoplantarregion ist nicht der Reichtum an Schweißdrüsen, sondern vermutlich das Stratum corneum verantwortlich. Und die vegetative Innervation der Hautgefäße bietet Erklärungsmöglichkeiten für beispielsweise das Aufschießen der Bläschen bei Wärme oder Streß. Zu diesen Fragen sind weitere pathophysiologische Untersuchungen erforderlich.

2. Ätiologisch unterschiedliche dyshidrosiforme Reaktionen zeigen auch bei ultrastruktureller Untersuchung ein gleichartiges Bild. Die Haut der Palmoplantarregion antwortet also auf polyätiologische Reize, im Sinne einer réaction cutanée. In jedem Fall entsteht eine Spongiose, die sich unter einer verdickten Hornschicht als dyshidrosiformes Bläschen manifestiert.

Danksagung

Frau U. Kutzner danken wir für die ausgezeichnete technische Mitarbeit.

Literatur

1. Margescu S (1980) Dyshidrosen, in Dermatologie in Praxis und Klinik. In: Korting GW (Hrsg) Spezielle Dermatologie, Bd II. Thieme, Stuttgart, S 13.1–13.8
2. Simons RDP (1966) Eczema of the hands, 2nd edn. Karger, Basel

Dr. R. M. Wurzel
Dr. H. Kutzner
Klinik für Dermatologie und Venerologie
d. Med. Hochschule Lübeck
Ratzeburger Allee 160
D-2400 Lübeck

Individuelle Rezeptur von Hautpflegemitteln

H. Weyer und G. Krüger, Berlin

Der Verbrauch von Körperpflegemitteln ist in den letzten Jahren kontinuierlich gestiegen. Das Angebot ist nicht nur optimal, sondern auch maximal. Eine sinn- und zweckvolle Hautpflege hat neben der rein medizinischen auch eine ästhetische Note. Die Grenzlinien zwischen therapeutischer Notwendigkeit und reiner Kosmetik sind in vielen Fällen fließend.

Entsprechend den Bedürfnissen der Gesamtbevölkerung ist seit längerer Zeit auch bei Kranken aller Disziplinen ein Trend zur verstärkten Anwendung von Haut- und Körperpflegemitteln erkennbar. Dieser Wunsch reicht von den jüngeren Generationen bis ins hohe Alter hinauf. Es ist ärztlich-menschlich durchaus nachvollziehbar, daß ein Kranker nicht nur sein Leiden behandelt wissen will, sondern daß Kleinigkeiten, wie z. B. eine speziel-le Creme, Seife oder ein Parfum eine nicht geringe Rolle zur Wiedererlangung des Wohlbefindens spielen können. In allen Altersbereichen und z. T. auch unabhängig von der wirtschaftlichen Situation findet man doch recht häu-fig teure, in Verpackung und äußerer Darstellung anzie-hende Produkte mit bedeutsamen Namen.

Die Pflege der Haut bei stationären Patienten ist ein-mal abhängig von der Grunderkrankung, wie aber auch von der Dauer des stationären Aufenthaltes. So liegt der Schwerpunkt bei den chronisch Kranken und hat seinen absoluten Höhepunkt bei den mehr oder weniger ständig Bettlägerigen. Hier ist der Einsatz von Pflegemitteln un-terschiedlicher Art ärztlich-medizinisch absolut indiziert, da besonders die letzte Gruppe ihr Leben im Kranken-haus beschließt.

Bei der Auswahl geeigneter Pflegemittel sind zunächst dermatologische Kriterien, dann jedoch die Angebots-palette der Krankenhausapotheke zu berücksichtigen. Eine individuelle Abwandlung vorhandener oder selbst gefertigter Mittel wird besonders bei den älteren Kranken mit Dankbarkeit begrüßt. Durch die sehr gute Zusam-menarbeit zwischen meinem Co-Autor, einem Apotheker mit großer galenischer Erfahrung und Interesse an Der-matika, haben wir einen Versuch begonnen, der dem oben gesagten nahekommen soll.

Seit über 4 Jahren wurden – nach vorheriger Analyse verbrauchter Mengen von Pflegemitteln – 3 Grundtypen nach eigenen Rezepten hergestellt.
1. Eine Lotio oder Pflegemilch, 2. eine W/O-Emulsion und 3. eine O/W-Emulsion.

Durch vorherige Umfragen über die Zugabe eines Pflanzenextraktes hatte sich bei der befragten Gruppe Hamamelis, dicht gefolgt von Kamille, als besonders beliebt herausgestellt. Wir haben daher alle unsere Char-gen mit Hamamelis, in Form des Extraktes, herge-stellt. Hamamelis wird eine mild adstringierende, tonisie-rende und entzündungshemmende Wirkung zugeschrie-ben.

Nach vielen Enttäuschungen und Fehlschlägen kön-nen jetzt folgende Ergebnisse mitgeteilt werden:
1. Pflegemilch. Bestandteile sind Cutina MDA, Euul-gin B 1, Eutanol G, Carbopol 940, Calendulaöl, Vit. F Glycerinester, Glycerin, Hamamelis, Parfum und Konserv. Mittel., Wasser 65 %.
2. Pflegecreme, W/O-Emulsion: Dehymuls K, Bienen-wachs weiß, Isopropylpalmitat, Weizenkeimöl, Calen-dulaöl, Eutanol G, Karion F. Hamamelis, Kons. Mit-tel, Parfum, Wasser 41,1 %.
3. Pflegecreme, O/W: wie zu 2., außerdem jedoch Hy-groplex HGG, Lanette 16, Wasser 60 %.

Die Frage der Abfüllung erbrachte anfangs erhebliche Schwierigkeiten, da die Zusammensetzungen sowohl hy-gienisch einwandfrei, als luftdicht verschlossen werden müssen. Gute Tiegel sind aus Kostengründen nicht geeig-net. Wir haben daher – zunächst für die 1. und 2. Charge – fertige, beschriftete, nicht verformbare Plastiktuben be-schafft, die 3. Charge soll noch folgen.

Die unterschiedlichen Zusammensetzungen erfolgen in der Krankenhausapotheke, werden nach den üblichen Richtlinien geprüft, in die Tuben gefüllt und diese ver-schweißt. Bei dieser Reihenfolge ist es auch noch mög-lich, den Standardsubstanzen weitere Mittel, z. B. für der-matotherapeutische Zwecke, zuzusetzen. Summarisch können die in Tabelle 1–3 aufgeführten Ergebnisse mit-geteilt werden.

Nachdem anfangs ausschließlich Hautgesunde behan-delt wurden, bezogen wir später auch Ekzeme, Stauungs-dermatosen, mikrobielle Ekzeme, Neurodermitiden etc. mit ein. Die Fallzahl ist jedoch noch zu gering, um Aus-sagen machen zu können. Dies wird an anderer Stelle ge-schehen.

Der Kostenfaktor errechnet sich z. Z. wie folgt:

Pflegemilch, 1 Tube à 100 ml: Inhaltsstoff 0,53 DM, Tube: 0,50 DM = 1,03 DM
Pflegecreme, 1 Tube à 80 ml: Inhaltsstoff 0,83 DM, Tube: 0,43 DM = 1,26 DM

Tabelle 1. Pflegemilch

	Frauen (n = 413, 65,5 J.)	Männer (n = 280, 69,0 J.)
Gut	365 (87,9 %)	243 (86,7 %)
Zufriedenstellend	29 (7,4 %)	23 (8,4 %)
Nicht zufriedenstellend	19 (4,7 %)	14 (4,9 %)

Tabelle 2. Pflegecreme

	Frauen (n = 375, 67,0 J.)	Männer (n = 251, 65,5 J.)
Gut	312 (83,4 %)	212 (84,4 %)
Zufriedenstellend	30 (7,9 %)	25 (10,0 %)
Nicht zufriedenstellend	33 (8,7 %)	14 (5,6 %)

Tabelle 3. Pflegecreme O/W, noch nicht in Tuben

	Frauen (n = 287, 66,3 J.)	Männer (n = 158, 67,4 J.)
Gut	234 (80,1 %)	121 (76,2 %)
Zufriedenstellend	37 (13,5 %)	24 (15,2 %)
Nicht zufriedenstellend	16 (6,4 %)	13 (8,6 %)

Das Verhältnis von Verpackung zum Inhalt ist noch nicht optimal, kann aber nur bei Verwendung von erheblich größerer Zahl bestellter Tubenhülsen gesenkt werden, was für den Apothekenetat zumindest z. Z. nicht unproblematisch ist.

Die vorgetragenen Ergebnisse über eigene Rezepturen und Herstellungen sollten ein Versuch sein, die durch gute Zusammenarbeit zwischen Apotheke und beratendem Dermatologen möglichen Wege aufzuzeigen.

Dr. med. H. Weyer
Oberpharmazierat G. Krüger
Auguste-Viktoria-Krankenhaus
Rubensstr. 125
D-1000 Berlin 41

Freie Vorträge III

Indikationen für temporären Hautersatz in der Dermatologie

N. Sönnichsen, Berlin/DDR

Einleitung

In den letzten Jahren sind in zunehmendem Maße verschiedene Hautersatzmittel zur Behandlung einer temporären Deckung der nichtintakten Haut bis zur Eigenhauttransplantation oder Spontanepithelialisierung entwikkelt worden. Derzeitig stehen als temporärer Hautersatz zur Wundabdeckung folgende Materialien zur Verfügung:
1. Fremdhaut (Allograft oder Homograft)
2. Tierhaut (Xenograft oder Heterograft)
3. Halbsynthetische Haut (Kollagenfolien)
4. Synthetische Haut (Synthograft)

Es wird über Erfahrungen mit synthetischer Haut berichtet.

Material und Methoden

Die eigenen Untersuchungen beziehen sich auf den nichttextilen, zweischichtigen Hautersatz SYSpur-derm. Es handelt sich dabei um einen Polyurethan-Blockweichschaum von 1,5 mm Stärke mit einseitig verdichteter Oberfläche. Die feinporige Oberschicht ist gaspermeabel und gewährleistet die notwendige Ventilation der Wunde; sie bildet gleichzeitig eine gewisse Barriere gegen eine mikrobielle Invasion. Die grobporige, auf die Wunde gelegte Unterseite ist in der Lage, pro 100 cm^2 etwa 10 g Wundexsudat aufzunehmen [3]. Sie bildet gleichzeitig die Matrix für die Stimulation der Granulation. Die Anwendung in unserer Klinik erfolgte unter dem Gesichtspunkt, die Hautdefekte so zu konditionieren, daß entweder nach kurzer Zeit eine plastische Deckung möglich wird oder eine spontane Epithelialisierung erfolgt.

Ergebnisse und Diskussion

1. Therapie des Ulcus cruris

Beim Ulcus cruris hat sich der temporäre Hautersatz in vielfacher Hinsicht bewährt [4]. Selbstverständlich muß das Ulkus zunächst genau diagnostiziert und nach seiner Genese klassifiziert werden. Die Therapie richtet sich nach der Pathogenese; die Anwendung von SYSpur-derm ist somit ein Teil der insgesamt komplexen Therapie.

Die Anwendungstechnik ist sehr einfach:
a) Die grobporige Seite muß auf die Wunde aufgelegt werden.
b) Eine Fixierung durch eine Naht ist nicht erforderlich. Ein nicht zu fest mit Mullbinden angezogener Verband ist ausreichend.
c) SYSpur-derm sollte wundgerecht zugeschnitten werden, da bei starkem Exsudat oder Sekretion und bei chronischen Ulzera sonst mit Randmazeration zu rechnen ist.
d) Je nach Wundgrundbeschaffenheit wird SYSpur-derm täglich oder in größeren Abständen gewechselt.

Da wir an unserer Klinik sowohl die konservative als auch die operative Therapie durchführen, ergeben sich für den temporären Hautersatz beim Ulcus cruris im wesentlichen drei Anwendungsgebiete:
a) Für die konservative Therapie,
b) zur Vorbereitung der Transplantation,
c) zur Vorbereitung der Venenchirurgie, in Kombination mit der Transplantation (Demonstration einer Dia-Serie).

2. Interimsdeckung

Bei der mikroskopisch kontrollierten Exzision (Histographie), wie wir sie z. B. bei Basaliomrezidiven durchführen, hat sich der temporäre Hautersatz sehr gut bewährt [1]. Die Vorteile sind größtmögliche Sicherheit hinsichtlich der Tumorentfernung, Durchführbarkeit auch bei Patienten mit eingeschränkter Belastbarkeit sowie rationelle Arbeitsweise für Operateur und Histologen. Dies Verfahren ist auch besonders geeignet in der Alterschirurgie, wobei gelegentlich infolge der guten Konditionierung der Wunde eine spontane Epithelialisierung erfolgt (Demonstration einer Dia-Serie).

3. Wundreinigung und Granulationsanregung bei Hautdefekten verschiedener Genese und Vorbereitung plastischer Operationsverfahren

Insbesondere bei ungünstigen Vorbedingungen, wie große und infektionsgefährdete Wundareale, können durch Vorbehandlung mit temporärem Hautersatz günstige Wundbedingungen geschaffen werden, die eine optimale plastische Versorgung zulassen [2]. Als Beispiele seien hier die operative Therapie gigantischer Spieglerscher Tumoren, des Morbus Hailey-Hailey, großer Spinaliome oder lokalisierter Hauttuberkulosen erwähnt (Demonstration einer Dia-Serie).

Literatur

1. Audring H (1982) Ein modifiziertes Verfahren der mikroskopisch kontrollierten Chirurgie für die Entfernung von Basaliomen. Dermatol Monatsschr 168:488–493
2. Kleine-Natrop HE, Sebastian G (1979) Transplantationsvorbereitung alter Geschwüre und frischer Verbrennungswunden mit synthetischem Hautersatz. Dermatol Monatsschr 165:331–336
3. Kothe W, Riedeberger J, Rose E (1979) Der neue synthetische Hautersatz SYSpur-derm. Medizin aktuell 10:452–453
4. Seeckt HS (1980) Erfahrungen mit SYSpur-derm bei der Behandlung von Ulcera cruris und anderen schlecht heilenden Wunden. Medicamentum 21:169–171

OMR Prof. Dr. N. Sönnichsen
Dermatol. Univ.-Klinik
Schumannstr. 20–21
DDR-1040 Berlin

Chemotaxis von Fibroblasten – Methode, Ergebnisse, Anwendungsmöglichkeiten*

H. Mensing und W. Meigel, Hamburg

Zusammenfassung

Über die Chemotaxis von Bindegewebszellen ist vergleichsweise (z. B. Leukozyten) wenig bekannt. Bisherige Untersuchungsergebnisse legen nahe, daß chemotaktische Einflüsse bei der Einsprossung von Fibroblasten bei der Wundheilung von wesentlicher Bedeutung sind. Darüber hinaus könnte ein solcher Mechanismus auch bei der Metastasierung von Tumorzellen eine Rolle spielen.

Unter Chemotaxis wird der biologische Vorgang verstanden, bei dem Zellen entlang eines durch chemoattraktive Substanzen aufgebauten Konzentrationsgradienten an den Ort höchster Substratkonzentration wandern. Diese physiologische Prozeß läßt sich in vitro mittels der Boyden-Kammer simulieren. Nachdem bereits bei verschiedenen Zellen chemotaktische Eigenschaften nachgewiesen waren, gelang es 1976 erstmals, ein In-vitro-Modell für eine quantitative Messung der Fibroblastenchemotaxis zu entwickeln [6].

Grundsätzlich läßt das Versuchssystem zwei Untersuchungsmöglichkeiten zu: 1. Testung der Wanderungseigenschaften der Fibroblasten. 2. Einfluß verschiedener Substanzen (Chemoattraktiva) auf die Fibroblasten.

Ad 1. Beim Vergleich unterschiedlicher Zellpopulationen ließ sich zeigen, daß Fibroblasten von Patienten mit bestimmten Genodermatosen (z. B. Mukopolysaccharidosen) im Vergleich mit humanen Embryofibroblasten zu einer wesentlich geringeren Chemotaxis in der Lage waren [5]. Im Gegensatz dazu wiesen Tumorzellen eine signifikant höhere Chemotaxis auf [3]. Bei allen Versuchen wurden gleiche Konzentrationen einer chemoattraktiven Substanz eingesetzt.

Ad 2. Humanen Embryofibroblasten wurden unterschiedliche chemoattraktive Substanzen angeboten. Nach quantitativer Auswertung der Chemotaxis zeigte sich, daß Fibronektin, ein in der Bindegewebsmatrix und im Serum vorkommendes Glykoprotein, den relativ stärksten Stimulus für Fibroblasten darstellt. Chemoattraktive Stoffe mit geringerer Wirkung waren Kollagen, Kollagenpeptide, Fibronektinfragmente, Platelet-Derived-Growth-Factor, sowie Lymphokine [4].

Die Interpretation dieser Befunde und ihre Relevanz haben für verschiedene physiologische und pathologische Prozesse Bedeutung.

1. Wundheilung

Seit langem ist aus der Histologie bekannt, daß nach Entzündungsreaktionen und Endotheleinsprossung die Fibroblasteninvasion die dritte Komponente des Reparaturvorgangs der Wundheilung darstellt. Die heute bekannten Informationen über das chemotaktische Wanderungsverhalten der Fibroblasten erlauben, eine Hypothese über diesen Invasionsmechanismus aufzustellen. Kollagen und durch Proteasen entstehende Kollagenpeptide, Fibronektin, das durch Makrophagen zusätzlich im Ent-

zündungs- bzw. Wundbereich gebildet wird, Fibronektinspaltprodukte, sowie von Lymphozyten freigesetzte Lymphokine bilden ein Konzentrationsoptimum von für Fibroblasten chemoattraktiven Substanzen, so daß umgebende Fibroblasten chemotaktisch in das Wundgebiet einwandern. Mit zunehmender Reparatur kommt es zum Abfall der Konzentration der genannten chemoattraktiven Substanzen, so daß ein weiterer Zustrom von Fibroblasten unterbleibt.

2. Metastasierung von Tumorzellen

Für Tumorzellen konnte in vitro eine eingeschränkte Fibronektinproduktion nachgewiesen werden [2]. In In-vivo-Untersuchungen maligner Tumoren konnte gezeigt werden, daß der Tumorverband im Vergleich zu seiner Umgebung einen relativ geringeren Fibronektingehalt aufweist [1]. Das somit entstehende Konzentrationsgefälle könnten die im In-vitro-Versuch chemotaktisch auf Fibronektin hochaktiven Tumorzellen nutzen, um, im Verbund mit anderen Mechanismen, den Tumorverband in Richtung dieser relativen Fibronektinanreicherung zu verlassen und auf diese Weise in die Umgebung zu metastasieren.

3. Einfluß von Pharmaka

Bei den nur geringfügige Chemotaxis aufweisenden Mukopolysaccharidosezellen konnte durch In-vitro-Kompensierung des Enzymdefekts erreicht werden, daß sich das Wanderungsverhalten der Zellen verbesserte [5]. Es bietet sich somit die Möglichkeit, einen physiologischen Parameter von geschädigten Zellen quantitativ zu messen, um Aufschluß allgemein über das Ansprechen der Zellen auf ein Pharmakon, Enzym o. ä. zu erhalten.

Literatur

1. Chen LB, Summerhayes I, Hsieh P, Gallimore PH (1979) Possible role of fibronectin in malignancy. J Supramol Struct 12:139–150
2. Krieg T, Timpl R, Alitalo K, Kurkinen M, Vaheri A (1979) Type III procollagen is the major collagenous component produced by a continuous rhabdomyosarcoma cell line. FEBS Lett 104:405–409
3. Mensing H, Pontz B, Gauss-Müller V, Müller P (1982) A study on chemotaxis of fibroblasts using conditioned medium and fibronectin as chemoattractants. Eur J Cell Biol
4. Mensing H (1982) Fibroblastenchemotaxis: In-vitro-Untersuchungen zur Motilität von Bindegewebszellen. Klin Wochenschr
5. Pontz B, Mensing H, Müller P, Cantz M (1982) Chemotaktische Wanderung von Hautfibroblasten von Patienten mit Mukopolysaccharidosen. Verh Dtsch Ges Pathol
6. Postlethwaite A, Snyderman R, Kang A (1976) The chemotactic attraction of human fibroblasts to a lymphocyte-derived factor. J Exp Med 144:1188–1203

Dr. H. Mensing
Dr. W. Meigel
Univ.-Hautklinik
Martinistr. 52
D-2000 Hamburg 20

---

* Mit Unterstützung der Deutschen Forschungsgemeinschaft, Projekt Me 540–5–1

Indikationsstellung für das Freihauttransplantat in der korrektiven Dermatologie

E. W. Breitbart und M. Rothenstein, Hamburg

In der korrektiven Dermatologie ist der Defektverschluß nach Tumorexcision auf zwei Arten durchführbar: die Nahplastik und die Fernplastik. Die den Fernplastiken zuzuordnenden gestielten Fern- bzw. Wanderlappen finden in unserem Fachgebiet weniger Anwendung als die Transplantation autologer freier Haut. Wir unterscheiden dabei zwischen dem Vollhaut- und dem Spalthauttransplantat. Begriffe, die sich aus der Schichtdicke der entnommenen Haut erklären. Vollhaut setzt sich aus der Epidermis und der gesamten Dermis zusammen. Dünne Spalthaut aus der Epidermis und ¼ Dermis, Spalthaut aus Epidermis und ½ Dermis, dicke Spalthaut aus Epidermis und ¾ Dermis. Die Entnahme freier Haut ist prinzipiell, sowohl zur Vollhaut- als auch zur Spalthautgewinnung, immer mit dem Skalpell möglich. Die Spalthautentnahme sollte aber mit Hilfe eines Dermatoms erfolgen, das die Möglichkeit der exakten Einstellung der Transplantatdicke und -weite bietet.

Es gibt unserer Meinung nach in der korrektiven Dermatologie nur zwei Indikationen für die Transplantation freier Haut:

1. Die lokalisationsabhängige Indikation: d. h. ist ein Excisionsdefekt in Relation zur umliegenden Haut zu groß für eine problemlose Nahplastik, wird freie Haut verwandt.
2. Die diagnoseabhängige Indikation: d. h. besteht seitens der Tumorart eine Kontraindikation gegenüber dem primären Wundverschluß, sollte freie Haut verwendet werden. Hier sind das Basaliomrezidiv, das sklerodermieforme Basaliom und auch isoliert an einer Körperregion auftretende cutane oder subcutane Filiae des malignen Melanoms anzuführen.

Lokalisationsabhängige Indikationen stellen sich hauptsächlich im Extremitätenbereich nach Excision großflächiger Tumoren, Keloiden und anderen Veränderungen. Die Verwendung der freien Haut führt hierbei in den meisten Fällen zu guten kosmetischen und funktionellen Ergebnissen.

Diagnoseabhängige Indikationen sind hauptsächlich die Basaliomrezidive, das sklerodermieforme Basaliom und die isolierten cutanen und subcutanen Filiae des malignen Melanoms. Bezüglich des Basalioms ist zu sagen, daß ein primärer Wundverschluß durch eine Nahplastik bei den beiden obigen Diagnosen die Gefahr in sich birgt, daß Rezidive unter der Plastik weiterlaufen und dadurch zu spät entdeckt werden. Die großflächige Excision mit anschließender Deckung durch freie Haut in Arealen, in denen sich eine isolierte cutane und/oder subcutane Metastasierung des malignen Melanoms

abspielt, bringt i. S. der Palliation in ca. 30 % der Fälle eine Vermeidung weiterer isolierter Metastasierung. An sechs klinischen Beispielen werden die lokalisations- und diagnoseabhängigen Indikationen aufgezeigt.

Eine Variante des Spalthauttransplantates bildet die Meshgraft-Technik zur Deckung großer Defekte, so z. B. nach Verbrennungen und im besonderen für das Ulcus cruris. Entsprechende Schablonen ermöglichen die Vergrößerung der Spalthaut bis auf das Neunfache.

Zusammenfassend sind folgende Bedingungen für den ungestörten Heilungsprozeß eines freien Hauttransplantates zu erfüllen:

1. Die kritische Beurteilung eines zu deckenden Wundareales, z. B. das kallöse Ulcus cruris.
2. Vermeidung iatrogener Faktoren für den ungestörten Heilungsprozeß wie z. B. große Ligaturen oder übermäßige Elektrokoagulation.
3. Einhaltung der erforderlichen Kompression auf das freie Hauttransplantat.
4. Immobilisation des Patienten.
5. Die postoperative Versorgung unter sterilen Kautelen.
6. Die postoperative Mobilisierung des Patienten unter krankengymnastischer Anleitung.

Das für den Zeitraum 1976–1981 von der Univ.-Hautklinik Hamburg für den operativen Bereich vorliegende Zahlenmaterial der insgesamt erfolgten dermatochirurgischen Eingriffe von 21 343, schließt den relativ geringen Anteil der freien Hauttransplantationen von 3 % ein. Selbst bei steigender Tumorinzidenz sollte dem primären Wundverschluß der Vorrang gegeben werden und das freie Hauttransplantat lediglich den beiden o. g. Indikationen vorbehalten bleiben.

Literatur

1. Andina F (1970) Die freien Hauttransplantationen. Springer, Berlin Heidelberg New York
2. Bell RC (1973) The use of skin grafts. In: Monographs on plastic surgery, vol 1. Oxford University Press, London New York Toronto
3. Krause F (1893) Über die Transplantationen großer ungestielter Hautlappen. Arch Klin Chir 46:177–182

Dr. E. W. Breitbart
Dr. M. Rothenstein
Univ.-Hautklinik Eppendorf
Martinistr. 52
D-2000 Hamburg 20

Anwendungsbereich und Wirkungsweise des Argonlasers in der Dermatologie

R. Maurach, E. W. Breitbart und D. Caster, Hamburg

LASER steht für Light Amplification by Stimulated Emission of Radiation (Lichtverstärkung durch stimulierte Aussendung von Strahlung).

Die Laseranwendung hat im Unterschied zu anderen medizinischen Disziplinen in der Dermatologie relativ spät Eingang gefunden. Von den zur Verfügung stehenden Lasermaterialien bot sich für den Hautbereich der Argonionenlaser an, da seine Strahlung von Hämoglobin und Pigment selektiv absorbiert wird. Daraus ergibt sich die Indikation in der Dermatologie, nämlich zur Behandlung angiomatöser und pigmentierter Neu- und Fehlbildungen, einschließlich Schmutz- und Schmucktätowierungen.

Das therapeutische Prinzip liegt – grob gesagt – darin, daß Strahlungsenergie, durch den Farbstoff absorbiert, in Wärmeenergie umgewandelt wird und der thermische Effekt dann in einem relativ begrenzten Umfeld zum Tragen kommt unter weitgehender Schonung des umgebenden Gewebes. Dabei kommt es zur Zerstörung und Abtransport von Erythrozyten und Pigment und zur Verschweißung von Gefäßen. Energieabhängig wirkt Laserlicht auf biologisches Material nicht nur thermisch, sondern weniger energiereich photochemisch und energiereicher auch mechanisch und quantenelektronisch. In unserem Anwendungsbereich interessiert allerdings nur der thermische Effekt und damit die Gewebereaktion auf Temperaturerhöhung, die von einer stimulierenden Wirkung biochemischer Prozesse bis zur Verkohlung reicht.

Wir haben zur feingeweblichen Darstellung der Laserwirkung an biologischem Material Meerschweinchenhaut mit einer konstanten Leistung von 2 W und Feldgrößen von 0,2–1 mm^2 bestrahlt. Excidate wurden sofort nach Bestrahlung, 1 h später, nach 24 und 48 h und nach 7 Tagen entnommen und histologisch beurteilt.

Sofort nach Bestrahlung sieht man in Abhängigkeit der aufgewendeten Energie pro mm^2 eine schüsselförmige Nekrose mit oder ohne Substanzdefekt mit einer oberflächlichen Karbonisationszone. Nach 1 h findet man kein wesentlich verändertes Bild, gelegentlich einige erweiterte Gefäße in der Peripherie. Nach 24 und 48 h hat sich ein granulozytäres Infiltrat ausgebildet, in der Umgebung der Nekrose Auftreten von erweiterten Gefäßen und Erythrozytenextravasaten. Die Follikelwände sind alteriert, die Keratinfäden wirken aufgequollen. Nach 7 Tagen sieht man das Bild einer frischen Narbe mit verbreiterter Epidermis, lockerem, fibroblastenreichem Reparationsgewebe und aufliegend eine Schuppenkruste infolge Abstoßung des nekrotischen Materials. Muskulatur und Fettgewebe erscheinen unauffällig.

In Hamburg steht uns ein Argonionenlaser der Firma Meditec zur Verfügung, Maximalleistung 3 W, Impulsdauer 0,02 s bis unendlich, stufenlos verstellbare Feldgröße von 1–5 mm.

Nach unseren bisherigen Erfahrungen, die im Vergleich zu anderen laseraktiven Gruppen eher gering sind, hat der Argonlaser seinen berechtigten Indikationsbereich in der Dermatologie. In der Behandlung von Gefäßfehl- und Neubildungen ist er zum größten Teil operativen, elektrokaustischen und kryochirurgischen Verfahren überlegen. Man muß aber auch seine Grenzen einzuschätzen wissen, die zum einen dort liegen, wo man Gefahr läuft Gefäße zu erodieren statt zu verschweißen und zum anderen Narben zu setzen, die kosmetisch nicht mehr in Relation zum Ausgangsbefund stehen.

Der Indikationsbereich zur Behandlung von Pigmentmalen der Haut ist unseres Erachtens enger zu stellen, da diese vom Patienten kosmetisch weniger störend empfunden werden. Ist ihre Behandlung medizinisch indiziert, dann erweist sich eine nur punktuell applizierbare Argonlasertherapie für diese Fälle als ungeeignet. Hier wären energiereichere Rubinlaser geeigneter, wie sie in Japan zur Behandlung großflächiger Pigmentmale auch bereits eingesetzt werden.

In der Behandlung von Tätowierungen mittels Lasertechnik sollte man u. E. eher zurückhaltend sein. In den meisten Fällen sind zur vollständigen Beseitigung des Pigments so hohe Energien pro mm^2 notwendig, daß mit erheblicher Narbenbildung zu rechnen ist, was zur Hinterlassung von Negativabdrücken der ursprünglichen Tätowierung führt.

Zur Behandlungsoptimierung des derzeitigen Indikationsspektrums in der Dermatologie ist u. E. ein Argonlasergerät mit höherer Leistung wünschenswert, da wir uns von der Möglichkeit größerer Feldeinstellungen pro Laserschuß bessere kosmetische Ergebnisse und Verringerung des Arbeitsaufwandes versprechen.

Versucht man, einen Zukunftsausblick für die Lasertherapie in der Dermatologie zu geben, so scheint uns die Vorstellung bestechend, mit der Lasertechnik schnell und elegant eventuell auch maligne Hauttumoren vernichten zu können. Man wird allerdings diese Therapiemaßnahme nicht vertreten können, solange wir Tumoren in ihrem Durchmesser und ihrer Gewebseindringtiefe nicht sicher bestimmen können und solange das Laserwirkungsfeld nicht exakt meßbar ist.

Dr. R. Maurach
Dr. E. W. Breitbart
Dr. D. Caster
Univ.-Hautklinik Eppendorf
Martinistr. 52
D-2000 Hamburg 20

Pseudotumoröse Fremdkörpergranulome nach Polyvinylpyrrolidon-Injektionen

N. Hoede und K. Bork, Mainz

Unerwünschte Arzneimittelreaktionen an der Haut finden sich nicht nur ausgelöst durch die eigentlichen Wirkstoffe von Medikamenten, sondern sind durchaus auch geläufig nach verschiedenen Zusatzstoffen, also nicht deklarierungspflichtigen Additiva, sog. Beischlagstoffen zu Medikamenten: beispielsweise eine nicht allergische Urticaria nach dem rot-gelben Drageefarbstoff Tartrazin, eruptive Xanthome nach dem Lösungsvermittler Cremophor, der in Kurznarkotika und parenteralen Antimykotika enthalten ist, weiterhin anaphylaktische Reaktionen nach Konservierungsmitteln wie z. B. Benzylalkohol, der in Vitamin-B-12- und Penicillinpräparaten enthalten ist. Durch die Träger- bzw. Verzögerungssubstanz Polyvinylpyrrolidon werden unter gewissen Umständen bei einzelnen Patienten pseudotumoröse Fremdkörpergranulome am Injektionsort hervorgerufen, meist erst nach wiederholten, über lange Zeit hinweg erfolgten Injektionsbe-handlungen. Offenbar treten diese Reaktionen doch häufiger auf, als bisher angenommen, denn wir erhielten nach Aufklärung einer solchen Fallbeobachtung innerhalb Jahresfrist Kenntnis von sieben weiteren entsprechenden Patienten allein in der Bundesrepublik. Dabei kann im Einzelfall durchaus sowohl klinisch als auch histologisch ein Befund vorliegen, der Malignitätscharakter vortäuscht. Die wichtigsten Differentialdiagnosen dieser Pseudotumoren und somit auch die häufigsten Fehldiagnosen sind ein myxoides Liposarkom, ein Hibernom, ein malignes Xanthofibrom und ein Granularzelltumor. Nach Darstellung einer Fallbeobachtung wird auf die besondere Problematik der differentialdiagnostischen Erfassung der pseudotumorösen Granulome nach Polyvinylpyrrolidon hingewiesen:

1. Es handelt sich um eine derjenigen seltenen unerwünschten Arzneimittelreaktionen, die durch Substanzen zustandekommen, die als Zusatzstoffe der Arzneimittel nicht deklariert sind und deshalb dem Arzt in der Regel auch nicht bekannt werden.

2. Dadurch, daß diese Granulome durch Polyvinylpyrrolidon am Injektionsort oft erst Monate oder sogar Jahre nach der Injektionsbehandlung auftreten, wird die Aufklärung des ursächlichen Zusammenhangs mit der Substanz außerordentlich erschwert.

3. Außerdem erscheint die Kenntnis solcher unerwünschten Arzneimittelreaktion durch Polyvinylpyrrolidon deswegen wichtig, weil diese Pseudotumoren nicht selten aufgrund der klinischen Entwicklung und des histologischen Bildes Malignitätscharakter vortäuschen können und so unnötige operative Eingriffe die Folge sein können.

Zu fordern ist, daß Additiva, die in seltenen Fällen zu unerwünschten Arzneimittelreaktionen führen können, einer Deklarierungspflicht wie die Wirkstoffe unterliegen sollen.

Dr. N. Hoede
Prof. Dr. K. Bork
Univ.-Hautklinik
Langenbeckstr. 1, D-6500 Mainz

Elektronenmikroskopische Aspekte zur Pathogenese tuberöser Xanthome Typ III nach Frederikson

W.-I. Worret, D. E. Cunningham, R. E. Nordquist und H. U. Klör, München und Oklahoma City

Ein tuberöses Xanthom eines Patienten mit einer Hyperlipoproteinämie Typ III wurde nach Anwendung der Tricomplex-Flocculations-Methode [2] mit dem Raster- und Transmissions-Elektronenmikroskop untersucht. Mit der genannten Methode werden die Fette im Gewebe vor der Auflösung in der Dehydratationsreihe geschützt und fixiert. Wir verwendeten 0,05 M Pb $(NO_3)_2$ + 0,05 M $K_3Fe (CN)_6$. Die Salzkombination wurde direkt vor der Osmiumfixation angewandt. Als Puffer nahmen wir 0,1 M Natrium-Cacodylat (pH 7,2) [5]. Ohne die Tricomplex-Flocculation konnten wir weder Lipide noch Cholesterin-Kristalle sehen. Mit dieser Methode aber konnte man die Lipide und Kristalle in und zwischen den Zellen beobachten. Aufgrund unserer Untersuchungen stellt sich die Pathogenese von Xanthomen vom Typ III folgendermaßen dar:

In den Gefäßwänden der Kapillaren treten, möglicherweise durch Traumatisierung, Poren auf, durch die die Lipoproteine (Lp) aus der Blutbahn herausgefiltert werden. Einige Lp verlassen auch das Blut durch intracellulären Transport. Die Lp werden dann durch Pericyten aufgenommen und weiter in das umliegende Bindegewebe geschleust.

Histiocytische Zellen wandern in diese Gegend und phagocytieren die freien Lipide. Dabei wandeln sie sich in die Xanthom-(Schaum-)Zellen um.

In den Gefäßen konnten mehrfach Cholesterinkristalle beobachtet werden – aber nie zwischen den Endothelzellen oder in Pericyten. Deshalb sind wir der Meinung, daß freies Cholesterin das Endprodukt des Lipidabbaues durch die Xanthomzellen ist.

Das Cholesterin wird zwischen den Kollagenbündeln abgelagert. Es induziert keine entzündliche Reaktion, was möglicherweise in einem gestörten Immunstatus der Patienten begründet ist [4].

Während der Involution von Xanthomen werden jedoch die Cholesterinkristalle von Makrophagen phagocytiert, die sich selbst in Riesenzellen (vom Touton-Typ) umwandeln [1].

Fibröses „long-spacing" Kollagen, wie es bei Xanthomen von normolipämischen Patienten vorkommt [3], war bei unseren Präparaten nicht vermehrt.

Literatur

1. Bayliss OB (1976) The giant cell in cholesterol resorption. Br J Exp Pathol 57:610–618
2. Elbers PF, Ververgaert PHJ, Demel RC (1965) Tricomplex fixation of phospholipids. J Cell Biol 24:23–30
3. Ferrando J, Bombi JA (1979) Ultrastructural aspects of normolipidemic xanthomatosis. Arch Dermatol Res 266:143–159
4. Scholler KL (1973) Zur Speicherung verschiedener Fettemulsionen in den Retikuloendothelzellen der Leber. Med Welt 24:1179–1181
5. Worret WI, Cunningham DE, Nordquist RE (1982) Scanning electron microscopy of lipid structures. Proceedings of the 10th International Congress on Electron Microscopy, Hamburg, vol 3, pp 253–254

Dr. W. I. Worret
Leiter d. FU-Stelle Dermatologie
Bundeswehrkrankenhaus
Cincinnatistr. 64
D-8000 München 90
Dr. D. E. Cunningham
Dr. R. E. Nordquist
Dept. of Anatomical Sciences
Univ. of Oklahoma Health Sciences Center
Dr. H. U. Klör
Oklahoma Medical Research Foundation
Oklahoma City, OK, USA

Zur operativen Behandlung von Narben

E. Vogt und H.-C. Friederich, Marburg

Zusammenfassung

Der Trend der Therapie von Narben geht darauf hinaus, topisch-medikamentöse und physikalische mit operativen Behandlungsmethoden zu kombinieren.

Einleitung

Jede Durchtrennung von Epidermis und Cutis heilt mit einer Narbe ab. Für den Ablauf dieses Wundheilungsvorganges ist es von untergeordneter Bedeutung, ob der Hautdefekt traumatisch entstand, als Krankheitsfolgezustand auftrat oder iatrogen (Stanze, Skalpell, Dermatom, Mucotom, Coriotom, Figuralmesser, Elektrokaustik, Chemochirurgie, Ionisierende oder Laser-Strahlen) ausgelöst wurde.

1. „Narben" (N) überbrücken Substanzverluste der Haut.

2. „Keloide" (K) und „hypertrophische Narben" (H) heben sich über das Niveau der umgebenden Haut.

3. „Eingesunkene Narben" (E) stören durch den den Niveauunterschied markierenden Schattenwurf, besonders wenn sie im Bereich freigetragener Hautanteile – z.B. als Symptom einer „ausgebrannten" Akne – lokalisiert sind.

Das Ziel solcher Therapien ist eine an das Niveau und die Oberfläche der umgebenden Haut farblich formal angepaßte Narbe.

Therapievorschläge

Ad 1. Die Therapie breiter Narben ist identisch mit Serienexcisionen. Eine Narbe als unerwünschter Folgezustand an der Stelle der operativen Entfernung einer Narbe ist zwar unerwünscht, aber unvermeidbar. Auch eine „ideale", schmale Narbe kann sich noch nach Jahren nachdehnen, wenn der Patient an Körpergewicht zunimmt.

Ad 2. Der operative Heilplan der Keloide und hypertrophischen Narben [2] ist technisch vielseitig. Die Skarifikation, das ein- oder mehrzeitige Dermatom-Dermashaving, die mehrzeitige Dermabrasio haben in den letzten Jahren etwas an Bedeutung gegenüber plastischen Methoden (einzelne- oder multiple Z- oder W-Plastiken) verloren. Das gleiche gilt für die Verlegung von Spalthautlappen nach Excisionen der Narben. Die rein operative Therapie der Keloide und hypertrophischen Narben wird heute aber kaum mehr ausgeführt. Die Kombination der Operation mit topischer Anwendung von Corticosteroiden in das Wundbett, durch Injektionen in die Wundränder oder durch topischen Einsatz in der anschließenden postoperativen Phase oder während der früh einsetzenden Narbenpflege sind Maßnahmen, die als echte Keloidprophylaxe, zum anderen als gezielte Narbenpflege angesehen werden können. Die postoperative Bestrahlung mit ionisierenden Strahlen hat ebenfalls etwas an Bedeutung verloren. Etwas zwiespältig ist der eigene Eindruck bei den Ergebnissen der Behandlung mit dem Argon-Laser. Eine Abflachung ist möglich. Die Ergebnisse der Behandlung von Tätowierungen lassen jedoch erkennen, daß zumindest die Bildung von hypertrophischen Narben an der Stelle der Behandlung nicht unmöglich ist. Die in den letzten Jahren entwickelte Behandlung der Keloide mit speziell auf den Einzelfall abgepaßten Druckverbänden ist eine wertvolle Ergänzung der bisher angegebenen Behandlungsmethoden, kann aber auch als alleinige Therapie über längere Zeitabschnitte eingesetzt, zum Erfolg führen.

Ad 3. Die Therapie eingesunkener Narben und Närbchen hat in den letzten Jahren eine besondere Gewichtung erfahren, da altbekannte Methoden (Stanze, hochtouriges Schleifgerät) weiter entwickelt, technisch ausgereift wieder in die Heilpläne eingebracht werden können.

Die Totalexcision mit dem Skalpell und mit der Stanze führt nicht immer zu optimalen Ergebnissen, da eine Narbe eine Narbe ersetzen muß. Die Stanz-Punch-Excision mit nachfolgender Defektdeckung durch ein Stanz-Punch-Vollhauttransplantat, die Anhebung [1] durch Stanz-Punch-Elevation und die Anhebung durch Coriolyse gehen von dem Prinzip aus, daß die Nivellierung mit Haut aus dem Operationsgebiet bzw. aus gesunder Umgebung ausgeführt wird. Bei der Dermabrasio wird die Umgebung nivelliert und gleichzeitig die Oberfläche der Närbchen erodiert. Die Nivellierung durch Implantation von löslichem Collagen (Zyderm Collagen Implantat) erlaubt die gezielte Anhebung der eingesunkenen Hautabschnitte bis auf ein Niveau, das der Hautumgebung entspricht. Im Einzelfall muß entschieden werden, ob diese Nivellierung durch eine lokale Dermabrasio ergänzt wird. Bisher wurde das Verfahren erfolgreich hier im Hause eingesetzt, ohne daß unerwünschte Nebenwirkungen eintraten.

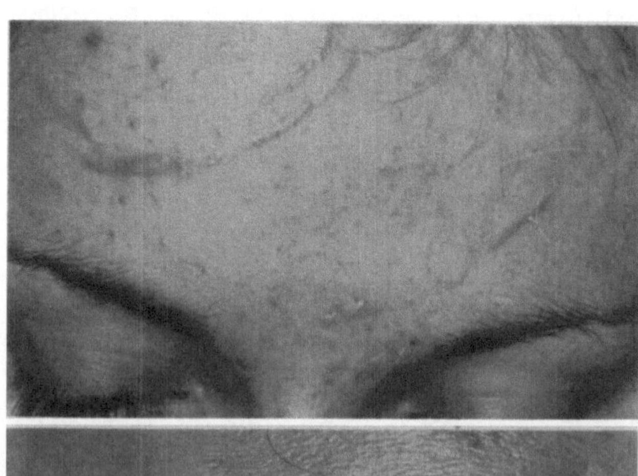
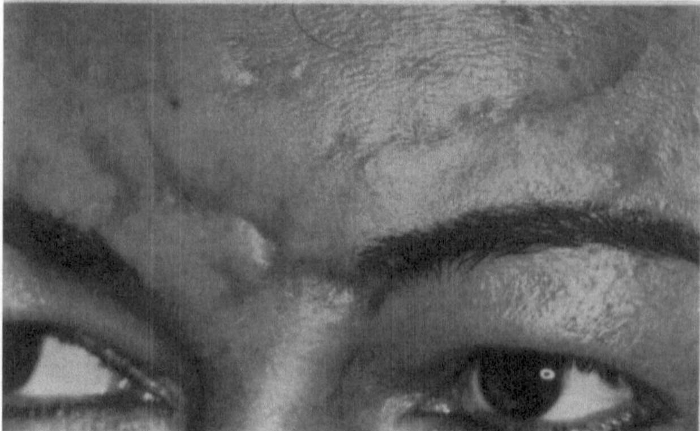

Abb. 1. Erhabene und eingesunkene Unfallnarben auf der Stirn

Literatur

1. Arouete J (1976) Correction of depressed scars on the face by a method of elevation. J Dermatol Surg 2:357–359
2. Friederich HC, Horn W (1973) Narben, Keloide und Atrophien des Hautorgans. In: Braun-Falco O (Hrsg) Fortschritte der praktischen Dermatologie und Venerologie, Bd 7. Springer, Berlin Heidelberg New York, S 93–101

Dr. E. Vogt-Dembowski
Hautklinik
Agnes-Karll-Krankenhaus
Hildesheimer Str. 158
D-3014 Hannover-Laatzen
Prof. Dr. H. C. Friederich
Univ.-Hautklinik
Deutschhausstr. 9, D-3550 Marburg

Granulomata pediculata nach externer Anwendung von Vitamin-A-Säure

E.-I. Grußendorf-Conen und M. Lichtenstein, Aachen

Wir berichten über einen 21jährigen Patienten mit schwerer Akne conglobata, den wir 1981 bei der Falldemonstration anläßlich der 111. Tagung der Rheinisch-Westfälischen Dermatologen in Aachen vorgestellt haben. Nachdem bei diesem jungen Mann 4 Wochen lang Vitamin-A-Säure-Creme lokal appliziert worden war, traten an Brust und Rücken multiple teleangiektatische Granulome auf. Das mitbehandelte Gesicht zeigte lediglich die erwartete deutliche Besserung der Akne. Nach Absetzen des Externum bildeten sich die Gefäßtumoren ohne spezifische Behandlung innerhalb von drei Wochen zurück, um bei einem neuerlichen Anwendungsversuch an der Brust in diesem Areal zu rezidivieren. Im Gesicht wurde Vitamin-A-Säure unverändert gut vertragen.

Multipel auftretende teleangiektatische Granulome scheinen im Gegensatz zu den häufigeren solitären Läsionen den Stamm, und hier besonders die Schulterblattregion zu bevorzugen [2, 3, 5]. Die Pathogenese ist unklar. Proppe [4] weist darauf hin, daß immer ein epidermaler Faktor eine Rolle spielen müsse. Wir stellten uns die Frage, wie die Vitamin-A-Säure bei lokaler Applikation auf die Gefäße wirken kann. Untersuchungen von Ziboh und seiner Arbeitsgruppe [6] lassen eine Beeinflussung der epidermalen Prostaglandin-E$_2$-Biosynthese in vivo vermuten. Ben Ezra [1] konnte experimentell zeigen, daß Prostaglandine der Gruppe E als Mediatoren die Angiogenese stimulieren. Nimmt man an, daß die Vitamin-A-Säure über den Einfluß auf die Prostaglandin-Biosynthese bei unserem Patienten das Gefäßwachstum initiiert hat, so muß daneben allerdings auch noch eine örtlich begrenzte und individuelle Reaktionsbereitschaft der Haut bei der Entwicklung der Kapillarangiome mitgewirkt haben, wurde doch das Gesicht unseres Patienten auf die gleiche Weise wie der Stamm behandelt, ohne

daß hier eine Gefäßwucherung einsetzte. Außerdem handelt es sich unseres Wissens um eine Einzelbeobachtung, die einer kaum abschätzbaren großen Zahl von Vitamin-A-Säure behandelten Patienten ohne derartige Erscheinungen gegenübersteht. Die vorliegende Beobachtung bleibt daher letztlich in ihrer Pathogenese ungeklärt. Wir möchten allerdings auf die mögliche direkte Wirkung der Vitamin-A-Säure auf die Angiogenese aufmerksam machen.

Literatur

1. Ben Ezra D (1978) Neovasculogenic ability of prostaglandins, growth factors, and synthetic chemoattractants. Am J Ophthalmol 86:455–461
2. Kaminsky de AR, Otero AC, Kaminsky CA, Shaw M, Formentini E, Abulafia J (1978) Multiple disseminated pyogenic granuloma. Br J Dermatol 98:461–464
3. Nödl F (1980) Multiple sogenannte teleangiektatische Granulome. Hautarzt 31:471–477
4. Proppe A (1981) Hämangiome. In: Korting GW (Hrsg) Dermatologie in Praxis und Klinik. Thieme, Stuttgart New York
5. Warner J, Wilson-Jones E (1968) Pyogenic granuloma recurring with multiple satellites. Br J Dermatol 80:218–227
6. Ziboh VA (1975) Regulation of prostaglandin E$_2$ biosynthesis in guinea pig skin by retinoic acid. Acta Dermatovenerol (Stockh) [Suppl] 74:56–60

PD Dr. E.-I. Grußendorf-Conen
Dr. M. Lichtenstein
Abt. Dermatologie d. Med. Fakultät d. RWTH
Goethestr. 27–29
D-5100 Aachen

Die Behandlung des Unguis incarnatus mit dem Portex toenail treatment kit

W. E. W. Horn, Marburg

Zusammenfassung

Von März 1981 bis Februar 1982 wurden an 27 Großzehen bei 22 Patienten gleicher Geschlechtsverteilung im Alter von 14–75 Jahren 36 Behandlungen wegen Ungues incarnati mit dem „toenail treatment kit" der Firma Portex durchgeführt. Mitte 1982 konnten 18 Patienten nachuntersucht werden. Ergebnisse: Bevorzugte Lokalisation war der laterale Nagelfalz der Großzehe. Meist geringe Schmerzen wurden nur am Operationstag empfunden und später bei vorübergehenden postoperativen Komplikationen (Paronychie, Granulombildung) bei weniger als ⅓ der Patienten. Die Dauer der Rinnenbehandlung betrug 6–19, durchschnittlich 11 Wochen. Während einer Nachbeobachtungszeit von 12–63 Wochen (M = 35,41) wurden 3 Rezidive unter 25 Rinnenbehandlungen von Ungues incarnati gesehen. Diese übernommene Methode zur Behandlung des Unguis incarnatus ist der einfachen Nagelextraktion deutlich überlegen, ihre Anwendung kann eine partielle Matrixresektion häufig hinfällig machen.

Der Unguis incarnatus ist in der Regel eine Erkrankung der Großzehen. Selten sind andere Zehen oder Finger betroffen. Bei beträchtlicher Schmerzhaftigkeit entwickeln sich entzündliche Reaktionen unterschiedlicher Grade, mitunter erhebliche Hypertrophien des Nagelwalls und nicht selten Granulome unter dem Bilde des Granuloma pyogenicum, die sich im Verlauf der seitlichen Nagelfurche über den Nagelwall erheben und sich auch subungual ausbreiten können.

Seit Anfang des Jahres 1981 konnten wir eigene Erfahrungen bei der Rinnenbehandlung des Unguis incarnatus der Großzehen sammeln, da uns entsprechendes Instrumentarium in Form des „Portex toenail treatment kit" zur Verfügung stand. Sinn dieses Vortrages ist es, über Erfahrungen mit dieser Methode und über Behandlungsergebnisse zu berichten.

Methode

Der toenail treatment kit der Firma Portex[1] befindet sich steril verpackt zum einmaligen Gebrauch in einem durchsichtigen Etui. Er besteht aus einem Handgriff mit starrer metallener Führungsrinne, über welche handgriffnah eine rote Kunststoffmanschette und distal die eigentliche Rinne als 2 cm langer, längsgespaltener, flexibler Polyäthylenschlauch gestreift sind. Eine Ersatzrinne, separat verpackt, ergänzt das Werkzeug.

In Anlehnung an Wallace und Milne [13] gehen wir bei der Rinnenbehandlung des Unguis incarnatus folgendermaßen vor:

Der Eingriff erfolgt erst nach Abklingen erheblicher Paronychien durch antibiotische und antiphlogistische Lokalbehandlung während einiger Tage. Nach Desinfektion und Oberstscher Leitungsanaesthesie der betroffenen Seite wird die Plastikrinne mit Hilfe der Führungsrinne im Verlauf des lateralen Nagelrandes bis in den proximalen Nagelfalz, unter das Eponychium mit gehaltener Kraft geschoben. Beim Herausziehen der Führungsrinne hält die andere Hand mit Hilfe der roten Kunststoffmanschette die Plastikrinne in Position. Vorhandene Granulome werden vor dem Legen der Rinne vollständig mit dem scharfen Löffel ausgeräumt. Fingerdruck bilateral auf die Endphalanx mindert die Blutung. Hat die Plastikrinne zwischen seitlichem Nagelrand und Perionychium festen Sitz und umscheidet sie den Nagelrand, ist der operative Eingriff beendet. Anderenfalls wird sie mit Hilfe einer Einzelknopfnaht (3–0 Ethibond)[2] im Bereich des di-

1 Portex Ltd., Hythe, Kent
2 Faden, grün geflochten aus Polyester, beschichtet mit Polytetramethylenadipat, strahlensterilisiert
3 Chlortetracyclin-HCL in Vaseline-Lanolin-Salbengrundlage

stalen Nagels fixiert und adaptiert. Häufig ist es abschließend notwendig, den den distalen Nagelrand überragenden Teil der Rinne abzuschneiden, um mechanischen Irritationen durch Anstoßen vorzubeugen. Die postoperative Lokalbehandlung erfolgt in der Regel mit Aureomycin-Salbe[3] unter einem Mullverband.

Die Verbände werden in 2–3tägigen Abständen meist 1–2 Wochen lang bis zum Schwinden jeglicher Entzündungszeichen und abgeschlossener Wundheilung gewechselt. Danach trägt der Pat. bis zum Ende der Behandlung keinen Verband, betreibt normale Fußhygiene, ist aber vom Sport befreit. Das Ende dieser Behandlung ist dann erreicht, wenn ein kontinuierlicher seitlicher Nagelrand ohne erkennbare Zähnelung oder Kante über das distale Perionychium hinausgewachsen ist und keine Anzeichen eines Unguis incarnatus bestehen. Danach empfehlen wir den Patienten, in Zukunft die Zehennägel rechtwinkelig zu ihrer Längsachse und in den seitlichen Bereichen nicht zu kurz zu schneiden.

Krankengut

An unserer Klinik konnten wir von März 1981 bis Februar 1982 bei 22 Patienten gleicher Geschlechtsverteilung im Alter von 14–75 Jahren (M = 30,6 Jahre), fast die Hälfte waren Jugendliche im Alter von 14–17 Jahren, wegen Ungues incarnati an 27 Großzehen 36 Behandlungen mit dem Portex toenail treatment kit durchführen. 13 Behandlungen erfolgten nur im Verlauf eines Nagelrandes. Bei 4 Patienten war die Behandlung im Verlauf des medialen und lateralen Nagelrandes einer Großzehe notwendig. 5 Patienten wurden sowohl am rechten als auch am linken Großzeh im Verlauf eines oder beider seitlicher Nagelränder mit Polyäthylenrinnen versehen. Der Unguis incarnatus ging 27mal mit die seitliche Nagelfurche mehr oder weniger ausfüllenden, teils subungual lokalisierten entzündlichen Granulomen einher.

Die Eingriffe erfolgten in der Regel ambulant. Lediglich infolge erheblicher entzündlicher Reaktionen, Granulombildung und Impetiginisierung wurden 5 jugendliche Patienten unter stationären Bedingungen behandelt. Mitte dieses Jahres konnten wir 18 der 22 Patienten nachuntersuchen.

Beobachtungen und Nachuntersuchungsergebnisse

1. Lokalisation des Unguis incarnatus (n = 36)

In unserem Krankengut trat der Unguis incarnatus 26mal im Verlauf des lateralen und nur 10mal am medialen Perionychium der Großzehen auf.

2. Schmerzverhalten (n = 20)

Der dem Unguis incarnatus eigene Schmerz schwand nach Legen der Rinne. Nur bei einer Patientin, bei der ein Unguis incarnatus infolge übermäßiger transversaler Krümmung des Nagels der linken Großzehe bestand, war nur eine Schmerzlinderung bei liegender Rinne eingetreten. Wundschmerz, der sich wenige Stunden nach der Operation einstellte, wurde von 18 Patienten nur am Operationstag empfunden. 2 Patienten empfanden keinen Schmerz. Die Intensität des Schmerzes war gering, nur in 2 Fällen heftig. Während die Rinne lag, bestand in allen Fällen mehr oder weniger Berührungsempfindlichkeit. Schmerzen stellten sich nur bei postoperativen Komplikationen vorübergehend wieder ein.

3. Postoperative Komplikationen (n = 18)

Während der Rinnenbehandlung entwickelten sich bei
3 Patienten Paronychien des seitlichen und proximalen
Perionychium der behandelten Seite, die nach antibiotischer, antiseptischer und antiphlogistischer Lokalbehandlung wieder schwanden. In 3 Positionen bei 2 Patienten entstanden diskrete Granulome trotz liegender
Rinne, in einem weiteren Fall nach vorzeitigem Entfernen
der Rinne. Intermittierendes Ätzen mit dem Höllenstein-
Ätzstift[4] nebst antiseptischer und antibiotischer Lokalbehandlung führten zur Heilung. 12 Patienten zeigten
keinerlei postoperative Komplikationen.

4. Dauer der Rinnenbehandlung (n = 30)

Die Rinnenbehandlung dauerte 6–19 Wochen (M = 11).
Kürzere Behandlungszeiten von 1–5 Wochen entstanden
für 6 Positionen durch unbeabsichtigtes Entfernen der
Rinne. Nur in 2 Positionen hatte die zu kurze Behandlungszeit Rezidive zur Folge.

5. Nachbeobachtungszeit und Rezidivhäufigkeit

Während einer Nachbeobachtungszeit von 12–63 Wochen (M = 35,41) nach Beendigung der Rinnenbehandlung konnten wir nach Beurteilung von 25 Positionen an
15 Patienten 3 Rezidive des Unguis incarnatus feststellen. Bei 3 Patienten konnten wir zur Frage des Rezidivs
nicht Stellung nehmen, da die Nachbeobachtungszeit weniger als ein Vierteljahr betrug. Unter den Rezidiv-Pa-
tienten befindet sich ein Fall von Unguis incarnatus infolge übermäßiger transversaler Krümmung des Nagels bei
Diabetes mellitus und ein zweiter Fall, bei dem ein Syndrom des eingewachsenen Nagels im Sinne von Steigleder und Stober-Münster besteht und die Rinne vorzeitig
entfernt wurde. Bei dem verbleibenden Fall rezidivierte
der Unguis incarnatus 10 Wochen nach Entfernen der
Rinne.

Besprechung

Im Jahre 1975 entwickelten Wallace und Milne [12, 13]
die Rinnenbehandlung zur Therapie des Unguis incarnatus. Das Prinzip dieser Methode besteht im Legen einer
flexiblen Polyäthylenrinne im Verlauf des seitlichen Nagelrandes, um weitere Verletzungen des seitlichen Nagel-
falzes zu vermeiden. Dieses Behandlungsprinzip erscheint sinnvoll, da doch der Unguis incarnatus mit einer
Verletzung des Epithels im Verlauf des seitlichen Nagel-
falzes durch eine scharfe Kante des Nagels beginnt [2].
Scharfe Kanten des seitlichen Nagelrandes entstehen immer dann, wenn der Zehennagel nicht rechtwinkelig zu
seiner Längsachse, sondern konvex, dem Fingernagel adäquat oder zu kurz geschnitten wurde. Seltener für den
Unguis incarnatus von pathomechanischer Bedeutung ist
eine verstärkte Querkrümmung der Nagelplatte [8, 14].
Eine starke transversale Krümmung des Zehennagels
soll auch angeboren sein [6]. Solche morphologischen
Veränderungen des Nagels im Zusammenhang mit der
Einwirkung von Drucktraumen durch enges Schuhwerk
oder Fußdeformitäten und Mazerationen infolge Hyperhidrose dürfen wohl als häufigste Ursachen für die Entstehung eines Unguis incarnatus angesehen werden [1–6,
8, 10, 14].

---

4 100% Argentum nitricum purum DAB 7

Bei männlichen Jugendlichen der Altersgruppen von
12–16 Jahren fanden Steigleder und Stober-Münster [11]
mehr oder weniger die Symptomenkombination: Einge-
wachsener Großzehennagel, latenter Diabetes, Hochwuchs, Pseudoakromegalie und Hyperhidrose und stellten deshalb die Frage nach einem Syndrom des eingewachsenen Nagels. Untersuchungen von Reszler und
Mari [7] konnten das Vorkommen eines „Unguis-incar-
natus-Syndrom" auch beim weiblichen Geschlecht bestätigen. Das Therapiekonzept wird u. a. die Hyperhidrose und eine gestörte Glucosetoleranz berücksichtigen sollen.

Wallace et al. [13] entfernen das Granulationsgewebe
mit einer schmalen, V-förmigen Exzision aus dem Perionychium und halten diesen Eingriff in wenig ausgeprägten Fällen für nicht notwendig. Wir räumen dagegen in
jedem Fall vorhandenes Granulationsgewebe mit dem
scharfen Löffel vollständig aus. Mit Hilfe des scharfen
Löffels gelingt es, auch subunguale Granulome zu beseitigen. Die vollständige Ausräumung des Granulationsge-
webes ist u. E. notwendig, da nur dann die Beschaffenheit
des ganzen seitlichen Nagelrandes beurteilt werden kann,
wir unter Granulationsgewebe häufig einen gezähnten,
rissigen Nagelrand beobachten konnten und eine erfolgreiche antibiotische oder antiseptische Lokalbehandlung
nach einer solchen Wundtoilette wahrscheinlicher ist.
Die dadurch mitunter entstandene Kluft zwischen Nagelrand und Nagelfalz ist aus pathomechanischen Gründen
erwünscht, kann doch der so bedingte weniger gute Halt
der Rinne durch Anschlingen mittels Naht an die distale
Nagelplatte ausgeglichen werden. Eine zusätzliche Naht
durch den distalen Nagelwall [13] haben wir nie durchgeführt.

Unsere Beobachtungen bestätigen, daß der der zweiten Zehe benachbarte Nagelfalz der Großzehe häufigster
Sitz des Unguis incarnatus ist [2]. Lediglich 10tägige medizinische Überwachung des ambulanten Patienten, wenig erforderliche Sachkenntnis, das Nichtinterferieren
mit irgendeiner späteren definitiven Operation, Schmerz-
freiheit bereits 12 h p. o., schnelle Rückbildung der entzündlichen Veränderungen und exzellente kosmetische
Endresultate wurden als Vorteile der Rinnenbehandlung
herausgestellt [12, 13].

Auf Grund eigener Beobachtungen können wir diese
Vorteile nur bestätigen, doch ist die ärztliche Überwa-
chungszeit und Schmerzdauer auch von postoperativen
Komplikationen bei liegender Rinne in Form von Paronychien und Granulombildung abhängig. Die Wachs-
tumsgeschwindigkeit des Zehennagels und die Entfernung der einspießenden Nagelkante vom distalen Ende
der seitlichen Nagelfurche bestimmen die Dauer der Rinnenbehandlung. Nehmen wir eine mittlere Wachstums-
geschwindigkeit von 0,28–0,42 mm/Woche [9, 14] an,
so werden unsere Behandlungszeiten von 6–19 Wochen
(M = 11) verständlich, die sich mit denen von Wallace
et al. [13] in etwa decken. Unbeabsichtigtes vorzeitiges
Entfernen der Rinne hatte nicht immer ein Rezidiv zur
Folge, ggf. wiederholten wir die Rinnenbehandlung.

12–63 Wochen (M = 35,41) nach der Rinnenbehandlung fanden wir unter 25 Positionen an 15 Patienten nur
3 Rezidive. Diese Zahl reduziert sich, wurde doch ver-
suchsweise ein Fall von Unguis incarnatus infolge übermäßiger transversaler Krümmung des verdickten Nagels
behandelt, bei dem auch wir keine Indikation für eine
Rinnenbehandlung [13] sehen. In solchen Fällen empfehlen wir, den Nagel in der Mitte längs dünn zu feilen, um
die „Sprengung" zu mindern, wie von Köller [3] zur Behandlung des eingewachsenen Zehennagels angegeben

wurde. Bei Mißerfolg dürfte die partielle Matrixresektion
sinnvoll sein. Wir empfehlen die partielle Matrixresektion
auch in den seltenen Fällen, in denen trotz durchgehend
glatten Nagelrandes der Unguis incarnatus rezidiviert.

Wenn auch über die Rezidivhäufigkeit infolge noch
ungleich langer Nachbeobachtungszeiten in unserem
Krankengut nicht definitiv Stellung genommen werden
kann, so meinen wir doch, eine Methode übernommen zu
haben, die der einfachen Nagelextraktion deutlich überlegen ist [13] und häufig eine partielle Matrixresektion
nicht mehr notwendig macht.

Literatur

1. Demmer F (1955) Erkrankungen im Bereich der Finger-
   und Zehennägel. Münch Med Wochenschr 97:296–303
2. Fosnaugh RP (1970) Ingrown nails (hypertrophy of the
   unguia labia). In: Epstein (ed) Skin surgery. Ch C
   Thomas, Springfield, Ill, pp 608–612
3. Köller K (1954) Behandlung des eingewachsenen Zehennagels. Münch Med Wochenschr 96:439
4. Kumer L (1953) Dermatologische Kosmetik. In: Wied-
   mann A (Hrsg) Wiener Beiträge zur Dermatologie, Bd 2.
   Mandrich, Wien Düsseldorf, S 190
5. Pfister R (1959) Die Erkrankungen der Nägel. In: Gottron HA, Schönfeld W (Hrsg) Dermatologie und Venerologie, Bd III/2. Thieme, Stuttgart, S 931–932
6. Pfister R (1979) Krankheiten der Nägel. In: Korting GW
   (Hrsg) Dermatologie in Praxis und Klinik, Bd III. Thieme,
   Stuttgart, S 30.7.–30.8
7. Reszler M, Mari B (1981) Beiträge zum Unguis-incarna-
   tus-Syndrom. Z Hautkrankh 56:172–174
8 Samman PD (1968) Nagelerkrankungen. Springer, Berlin
   Heidelberg New York
9. Samman PD (1978) The nails in disease. Heinemann,
   London
10. Scher RK (1979) Nail surgery. In: Epstein E, Epstein E
    JR (eds) Techniques in skin surgery. Lea & Febiger, Phila-
    delphia
11. Steigleder GK, Stober-Münster E (1977) Das Syn-
    drom des eingewachsenen Nagels? Z Hautkrankh
    52:1225–1229
12. Wallace WA, Milne DD (1978) The gutter treatment for
    ingrowing toenails. J Bone Jt Surg 60B:437–438
13. Wallace WA, Milne DD, Andrew T (1979) Gutter treat-
    ment for ingrowing toenails. Br Med J 2:168–171
14. Zaun H (1980) Krankhafte Veränderungen des Nagels.
    In: Meinhof W (Hrsg) Beiträge zur Dermatologie, Bd 7.
    Perimed, Erlangen, S 59–60

Dr. W. E. W. Horn
Dermatol. Klinik d. Univ.
Deutschhausstr. 9
D-3550 Marburg

Intravenöse Zoster-Behandlung mit Acyclovir bei Patienten mit malignen Systemkrankheiten

G. N. Chilf und U. Runne, Frankfurt

Eine kausale Zoster-Therapie ist insbesondere für Patienten mit malignen Systemkrankheiten dringend erforderlich. Der Zoster nimmt hier in der Regel einen schweren
Verlauf, weil die Grundkrankheit und zusätzliche zytostatische und/oder radiologische Therapiemaßnahmen
zu einem erheblichen Immundefekt führen (Runne 1978).

Acyclovir (Acycloguanosin) ist ein gegenüber Her-
pes-Viren spezifisches Virustatikum. Es wird vornehmlich von virusinfizierten Zellen aufgenommen, dort durch
herpesspezifische Thymidinkinase phosphoryliert und
hemmt bevorzugt die virale DNA-Polymerase. Demgegenüber bleiben gesunde Zellen weitgehend unbeeinflußt
(Elion et al. 1977).

Patienten

Bisher wurden 11 Patienten behandelt. Als Grundkrankheit bestand siebenmal ein Morbus Hodgkin (Stadium I B, dreimal III B, IV A, zweimal IV B) und je einmal ein immunoblastisches malignes Lymphom (Stadium IV) bzw. eine akute myeloische Leukämie; bei zwei
Patienten mit einem generalisierten Zoster konnten wir
keine Grundkrankheit nachweisen. Sämtliche Patienten
mit einer malignen Systemkrankheit hatten bereits
mehrere Zyklen einer zytostatischen Polychemotherapie
erhalten, 6 von ihnen bis unmittelbar vor Zosteraus-
bruch.

Bei Therapiebeginn lag fünfmal ein segmentaler und
bei 6 Patienten ein beginnender generalisierter Zoster
vor. Die Acyclovir-Behandlung setzte bei den segmentalen Formen durchschnittlich nach 4,2 Krankheitstagen
ein, beim generalisierten Zoster nach 6,6 Tagen. Sämtliche Patienten befanden sich bei Therapiebeginn in der
Phase der aktiven Bläscheneruption.

Therapie

Zur Behandlung wurden dreimal täglich 10 mg Acyclovir pro kg Körpergewicht als einstündige Infusion verabreicht. Die Therapiedauer betrug in der Regel 5 Tage.

Beurteilungskriterien

Als Kriterien der virustatischen Wirkung wurden bewertet:
– das Sistieren der Bläscheneruption,
– die Besserung des Allgemeinbefindens,
– die Linderung der Schmerzen.

Hierzu wurden die Patienten während des stationären
Aufenthaltes täglich untersucht und die neu entstandenen
Bläschen markiert und ausgezählt.

Ergebnisse

Unter der Therapie sistierte die Bläscheneruption nach
durchschnittlich 2,6 Tagen. Bei 2 Patienten mit einem
segmentalen Zoster kam es in dieser Zeit noch zu einer

leichten hämatogenen Streuung. Häufig entwickelten sich die neu entstandenen Effloreszenzen jedoch nicht mehr bis zum vollen Bläschenstadium.

Das Allgemeinbefinden besserte sich nach 1 bis 3 Tagen und war nach insgesamt 3 bis 6 Tagen bei allen Patienten normalisiert. Die akuten Begleitschmerzen gingen 2 bis 4 Tage nach Behandlungsbeginn zurück und klangen zumeist nach 2 bis 4 Wochen vollständig ab. Bei 2 von 6 nachuntersuchten Patienten kam es jedoch zu anhaltenden starken postzosterischen Neuralgien.

Nebenwirkungen

Unter der Therapie traten keine subjektiven Nebenwirkungen auf. Pathologische Abweichungen von Blutbild, Leber- und Nierenchemie waren nicht nachweisbar.

Zusammenfassend zeigte sich bei diesen durch ihre Systemkrankheit und die durchgeführte Polychemotherapie besonders gefährdeten Patienten, daß Acyclovir die Virusreplikation beim Zoster offensichtlich unterbricht. Gleichzeitig besserte sich das Allgemeinbefinden. Besonders schwere Zosterverläufe oder eine Organbeteiligung kamen unter dieser Therapie nicht vor. Die akuten Schmerzen wurden gelindert, postzosterische Neuralgien blieben jedoch nicht aus. Acyclovir wurde erstaunlich gut vertragen, so daß es weder subjektiv noch objektiv für den Patienten eine Belastung oder Gefährdung mit sich brachte. In Verbindung mit anderen Studien (Selby et al.

1979; Peterslund et al. 1981; Bean et al. 1982) läßt sich feststellen, daß Acyclovir offensichtlich zur Behandlung gefährdeter Zoster-Patienten geeignet ist, wenn es rechtzeitig appliziert wird.

Literatur

Bean B, Braun C, Balfour jr HH (1982) Acyclovir therapy for acute herpes zoster. Lancet 2:118–121

Elion GB, Furman PA, Fyfe JA, de Miranda P, Beauchamp L, Schaefer HJ (1977) Selectivity of action of an antiherpetic agent, 9-(2-hydroxyethoxymethyl)guanine. Proc Natl Acad Sci 74:5716–5720

Peterslund NA, Seyer-Hansen K, Ipsen J, Esmann V, Schonheyer H, Juhl H (1981) Acyclovir in herpes zoster. Lancet 2:827–830

Runne U (1978) Schwere generalisierte Zosterverläufe durch zelluläre Immundefekte. Bedeutung eines absoluten oder relativen T.-Zellmangels. Hautarzt 29:147–152

Selby PJ, Powles RL, Jameson B, Kay HEM, Watson JG, Thornton R, Morgenstern G, Clink HM, McElwain TJ, Prentice HG, Corringham R, Ross MG, Hoffbrand AV, Brigden D (1979) Parenteral Acyclovir therapy for herpesvirus infections in man. Lancet 2:1267–1268

Dr. G. N. Chilf
P.-D. Dr. U. Runne
Zentr. d. Dermatologie
u. Venerologie d. Univ.
Theodor-Stern-Kai 7
D-6000 Frankfurt 70

Erhöhte Adenosin-Desaminase-Aktivität bei Patienten mit Mycosis fungoides

S. Glück, H. Merck, W. Sterry, G. Goerz und W. Schneider, Düsseldorf und Köln

Zusammenfassung

Diagnose und Verlaufskontrolle der Mycosis fungoides (MF) beruhen auf klinischen und histologischen Kriterien, die in nicht wenigen Fällen differentialdiagnostische Schwierigkeiten bereiten können. B. H. Davis et al. (1979) wiesen histochemisch eine hohe Adenosin-Desaminase-Aktivität (ADA) in MF-Zellen nach. Im Serum wurden hohe ADA bei lymphoproliferativen Syndromen beobachtet. Deshalb untersuchten wir ADA im Serum von Patienten mit MF.

Als Mittelwert bei 36 klinisch gesunden Probanden fanden wir $16,2 \pm 0,9$ U/l ($\bar{x} \pm$ SEM). Im Vergleich dazu war im Serum von 21 Patienten mit MF die ADA signifikant ($p < 0,05$) auf $28,8 \pm 4,2$ U/l erhöht. Dieser Wert war auch signifikant erhöht im Vergleich zu Parapsoriasis en grandes plaques ($n = 15$; $p < 0,02$; $15,5 \pm 0,7$ U/l). Diese Ergebnisse legen nahe, daß die einfache und für den Patienten nicht invasive Bestimmung der ADA im Serum eine diagnostische Hilfe bei MF darstellen könnte, deren Wertigkeit durch weitere Untersuchungen eingeordnet werden muß.

Diagnose und Verlaufskontrolle der MF beruhen auf klinischen und histologischen Kriterien, die in nicht wenigen Fällen differentialdiagnostische Schwierigkeiten bereiten

können. In der Regulation von Lymphozyten- und Fibroblasten-Proliferation spielt die Konzentration des Adenosins eine wichtige Rolle [1]. Eines der Adenosin-abbauenden Enzyme ist die Adenosin-Desaminase (ADA), die dadurch die Adenosin-Konzentration wesentlich beeinflußt. Ein Zusammenhang zwischen dem Enzym und Immunfunktionen ist gesichert: Patienten mit einem kongenitalen Mangel an ADA weisen einen schweren kombinierten Immundefekt auf [2].

Eigene Untersuchungen bei Patienten mit Non-Hodgkin-Lymphomen zeigten eine statistisch signifikante Aktivitätserhöhung des Enzyms. Histochemisch wurde eine hohe ADA-Aktivität in MF-Zellen nachgewiesen [3], die den T-Zell-Lymphomen vom Non-Hodgkin-Typ zuzuordnen sind [4]. Vor allem T-Lymphozyten besitzen eine hohe ADA-Aktivität [5]. Wir untersuchten daher durch Bestimmung der ADA im Serum bei 21 Patienten mit MF, 15 Patienten mit Parapsoriasis en grandes plaques und 36 gesunden Probanden die Möglichkeit eines weiteren differentialdiagnostischen Parameters bei MF.

Bei enzymatischem Abbau von Adenosin zu Inosin durch die ADA entsteht quantitativ NH_3, das photometrisch nach Farbreaktion mit Indolphenol gemessen wird [6]. Die Richtigkeit der Methode wurde durch Bestimmung von 14-C-Adenosin und 14-C-Inosin vor und nach Inkubation überprüft. Die statistische Auswertung erfolgte nach dem Students' t-test.

Während, wie die Tabelle 1 zeigt, bei gesunden Kontrollpersonen als Mittelwert eine ADA-Aktivität von $16{,}2 \pm 0{,}9$ U/l ($\bar{x} \pm$ SEM) gefunden wurde, war die Aktivität bei MF-Patienten im Mittel $28{,}8 \pm 4{,}2$ U/l. Der Unterschied ist mit $p < 0{,}05$ signifikant. Vor allem aber auch im Vergleich zur Parapsoriasis en grandes plaques war ein signifikanter Unterschied zu beobachten: $15{,}5 \pm 0{,}7$ U/l ($p < 0{,}02$).

Tabelle 1

Kontrollen	Parapsoriasis en grandes plaques	Mycosis fungoides
($n = 36$)	($n = 15$)	($n = 21$)
$\bar{x} = 16{,}2$	$\bar{x} = 15{,}5$	$\bar{x} = 28{,}8$
SEM $= 0{,}9$	SEM $= 0{,}7$	SEM $= 4{,}1$

Diese Ergebnisse legen nahe, daß die einfache und für den Patienten nicht invasive Bestimmung der ADA im Serum eine diagnostische Hilfe bei MF darstellen könnte, was in weiteren Studien über MF-Stadien und Therapieformen und -Verläufen überprüft werden soll.

Literatur

1. Green H, Chan I (1973) Pyrimidine starvation induced by adenosine in fibroblasts and lymphoid cells: role of adenosine deaminase. Science 182:836–837
2. Giblett ER, Anderson JE, Cohen F, Pollara B, Meuwissen HJ (1972) Adenosine-deaminase deficiency in two patients with severly impaired cellular immunity. Lancet 2:1067–1069
3. Davis BH, Simpkins H (1979) Mycosis fungoides and Sezary Syndrome: malignant cells with T-cell enzymatic properties. Lab Invest 40:251
4. Karl Lennert (1981) Histopathologie der Non-Hodgkin-Lymphome. Springer, Berlin Heidelberg New York
5. Meier J, Coleman MS, Hutton JJ (1976) Adenosine-deaminase activity in peripheral blood cells of patients with haematological malignancies. Br J Cancer 33:312–319
6. Giusti G (1974) Adenosin desaminase. In: Bergmeyer HU (Hrsg) Verlag Chemie, Weinheim

Dr. S. Glück
Dr. W. Schneider
Med. Klinik A
Dr. H. Merck
Hautklinik der Univ.
Moorenstr. 5, D-4000 Düsseldorf
Dr. W. Sterry
Dr. G. Goerz
Hautklinik der Univ.
Joseph-Stelzmann-Str. 9, D-5000 Köln 41

Ultrastruktur und Immunhistochemie von Pseudolymphomen

H. J. Rauch, Graz

In der Lymphomforschung wurden in den letzten Jahren mit Hilfe moderner zytochemischer und immunhistochemischer Techniken neue Erkenntnisse gewonnen. Die Morphologie wurde durch ultrastrukturelle Befunde verfeinert. Wir haben diese neuen Untersuchungsmethoden bei Pseudolymphomen angewandt und versucht, sie den bisher bekannten fakultativen Kriterien zur Unterscheidung der Pseudolymphome von malignen Lymphomen anzugliedern [2].

Die von Taylor et al. entwickelte Peroxidase-Antiperoxidase-Technik [3] gestattet unter anderem eine In-situ-Markierung von intrazytoplasmatischen Immunglobulinen (IZ-Ig) und Lysozym (Muramidase). Wir haben 43 Pseudolymphome immunhistochemisch untersucht [3]. In 20 Fällen fanden wir vereinzelt polyklonales IZ-Ig (meist Plasmazellen entsprechend), 23 Fälle waren IZ-Ig-negativ. Monoklonales Ig konnte bei keinem Fall nachgewiesen werden. Maligne Lymphome hingegen zeigen oft eine Proliferation von Zellen mit monoklonalem IZ-Ig [3]. Der Lysozymnachweis – in 50 % der Fälle positiv – entspricht den histologischen Befunden, histiozytäre Zellen sind ein regelmäßiger Bestandteil von Pseudolymphomen [2].

In einigen Fällen haben wir mit Hilfe monoklonaler Antikörper (Anti-Leu-1, Anti-Leu-2a, Anti-Leu-3a, Anti-Leu-4, OKT3, OKT4, OKT6, OKT8, Anti-HLA-DR) die Lymphozytensubpopulationen bestimmt. Die Ergebnisse zeigten positive Markierungen der proliferierenden Zellen mit Anti-Leu-1, Anti-Leu-3a, OKT3, OKT4 und Anti-HLA-DR. Bei Pseudolymphomen scheinen also Helper-T-Zellen bzw. aktivierte T-Zellen zu überwiegen bei Fehlen bzw. geringer Zahl von Suppressor-T-Zellen.

Zur Markierung der B-Lymphozyten eignet sich der am Kryostatschnitt anzuwendende EAC-Rosetten-Test [1].

Die Ultrastruktur von Pseudolymphomen ist durch Polymorphie des Zellinfiltrates gekennzeichnet. Es überwiegen kleine bis mittelgroße Lymphozyten, einige weisen Zeichen der zellulären Degeneration wie Pyknose und Aufsplitterung der Zellmembran auf [4].

Sézary-Zell-ähnliche Zellen fanden wir nur ganz vereinzelt. Neben Lymphozyten bauen deutlich größere und zellorganellenreichere Zellen das Infiltrat auf. Diese entsprechen morphologisch Zentroblasten bzw. Lymphoblasten. Immunoblasten konnten wir in den von uns untersuchten Fällen nicht nachweisen.

Neben den lymphatischen Zellen dominieren große Zellen mit einem chromatinarmen Zellkern mit 1–2 Nukleoli. Das Zytoplasma weist deutliche Phagosomen auf und bildet lange Dendriten. Dieser Zelltyp entspricht Makrophagen bzw. der sog. phagozytischen Retikulumzelle [4]. (Enzymzytochemisch lassen sich diese Zellen aufgrund ihres Gehaltes an saurer Phosphatase darstellen.)

Vereinzelt kommen Mastzellen, Plasmazellen, eosinophile und neutrophile Granulozyten vor.

Lymphozyten, Lymphoblasten bzw. Zentroblasten

und Makrophagen scheinen die dominierenden Zelltypen bei Pseudolymphomen zu sein.

Immunhistochemische und ultrastrukturelle Befunde ergänzen die Möglichkeit zur Diagnosestellung „Pseudolymphom", dürfen jedoch nicht getrennt von Klinik und den übrigen histologischen Daten betrachtet werden.

Literatur

1. Burg G, Braun-Falco O (1979) Methoden zur Klassifikation von Hautlymphomen. Hautarzt [Suppl III] 29:5–13
2. Kerl H, Kresbach H (1979) Lymphoretikuläre Hyperplasien und Neoplasien der Haut. In: Doerr W, Seifert G, Uehlinger E (Hrsg) Histopathologie der Haut. Spezielle Pathologische Anatomie, Bd 7, T 2 [red. v. Schnyder UW]. Springer, Berlin Heidelberg New York, S 351–480
3. Rauch HJ, Kerl H, Kresbach H (1981) Über die Anwendung der Peroxidase-Antiperoxidase-Methode in der Dermatologie. Wien Klin Wochenschr 93:512–514
4. Schmoeckel C, Burg G, Wolff HH, Braun-Falco O (1977) The ultrastructure of lymphadenosis benigna cutis (pseudolymphoma cutis). Arch Dermatol Res 258:161–167

Dr. H.-J. Rauch
Univ.-Klinik f. Dermatologie
u. Venerologie
Auenbruggerpl. 8
A-8036 Graz

Pseudo-Hodgkin der Haut

S. Hödl und H. Kerl, Graz

Trotz bemerkenswerter Fortschritte in der Diagnostik lymphoproliferativer Erkrankungen der Haut findet man immer wieder bestimmte Krankheitsbilder (paradox konstellierte Syndrome), die Probleme hinsichtlich der nosologischen Beurteilung und der Differentialdiagnose aufwerfen. Ein eindrucksvolles Beispiel hierfür stellt der „Pseudo-Hodgkin" der Haut dar.

Bei einem 74jährigen Mann rezidivieren seit 20 Jahren – fallweise angeblich nach Verletzungen beim Korbflechten – in unregelmäßigen Abständen multipel auftretende teils oberflächlich und teils tiefer sitzende Papeln und Knoten mit auffallend konstanter Lokalisation am rechten Unterarm. Die Effloreszenzen sind subjektiv symptomlos, erbs- bis mandarinengroß, bräunlichrot, gelegentlich schuppend und entwickeln sich nach und nach, wodurch verschieden große Läsionen gleichzeitig bestehen. Sie neigen zur Spontanheilung, die Dauer der Läsionen beträgt etwa 6–8 Wochen. Gelegentlich wurde geschwüriger Zerfall beobachtet. Bis 1981 waren etwa 40 Läsionen zu registrieren. Lymphknotenbeteiligung oder eine weitere systemische Manifestation ließen sich bisher nicht erfassen. Das Allgemeinbefinden des Patienten ist ungestört.

Histologisch zeigen die Läsionen vorwiegend perivaskuläre, teils auch dichte knotige superfizielle und tiefe dermale polymorphe Infiltrate. Neben lymphozytoiden Elementen, Neutrophilen und Plasmazellen sind große atypische Zellen, Immunoblasten und Hodgkin- bzw. Sternberg-Reed-ähnliche Zellen auffallend. Mitosen sind zahlreich.

Es handelt sich um ein kutanes Pseudolymphom, welches durch die Diskrepanz eines malignen Hodgkin-ähnlichen histologischen Gewebsbildes und eines jahrzehntelangen gutartigen klinischen Verlaufes gekennzeichnet ist.

Wir möchten für diese lymphoproliferative Erkrankung, welche möglicherweise dem Spektrum der lymphomatoiden Papulose (lokalisierter, granulomatöser Typ) [5] zuzuordnen ist, die Bezeichnung „Pseudo-Hodgkin" der Haut vorschlagen [2]. Dieses Krankheitsbild kann der besonders in den letzten Jahren herausgestellten großen Gruppe der pseudomalignen Tumoren hinzugefügt werden.

Hodgkin- und Sternberg-Reed-Zellen sind keineswegs so spezifisch für den Morbus Hodgkin wie früher angenommen [3, 4]. Wir beobachteten zum Beispiel morphologisch identische Zellen u. a. in Hautinfiltraten von Pseudolymphomen (persistierende Arthropodenreaktionen, lymphomatoide Papulose), bei der Mykosis fungoides [1], bei B-Zell-Lymphomen, bei der lymphomatoiden Granulomatose und beim atypischen Fibroxanthom. Daraus resultiert, daß die Diagnose Morbus Hodgkin der Haut mit großer Zurückhaltung gestellt werden muß. Eine zu starke Betonung zytologischer Details als prognostische Indikatoren für Benignität oder Malignität eines pathologischen Prozesses kann zu Fehlern bei der histologischen Interpretation führen.

Literatur

1. Kerl H, Kresbach H (1979) Lymphoretikuläre Hyperplasien und Neoplasien der Haut. Morbus Hodgkin (Lymphogranulomatose Paltauf-Sternberg). In: Doerr W, Seifert G, Uehlinger E (Hrsg) Spezielle pathologische Anatomie, Bd VII. 2. Aufl. [red. v. Schnyder UW]. Springer, Berlin Heidelberg New York, S 436–443
2. Kerl H (1982) Cutaneous pseudolymphomas. Proceedings of the XVIth International Congress of Dermatology, Tokyo (im Druck)
3. Smith JL Jr, Butler JJ (1980) Skin involvement in Hodgkin's disease. Cancer 45:354–361
4. Strum SB, Park JK, Rappaport H (1970) Observation of cells resembling Sternberg-Reed cells in conditions other than Hodgkin's disease. Cancer 26:176–190
5. Wilson-Jones E (1979) Questions to the Editorial Board. Am J Dermatopathol 1:91–92

Dr. S. Hödl
Prof. Dr. H. Kerl
Univ.-Klinik f. Dermatologie
u. Venerologie
Auenbruggerpl. 8
A-8036 Graz

Zu pathogenetischen Aspekten beim paraneoplastischen Lichen planus pemphigoides

W. Pachinger, Graz

Der Lichen planus pemphigoides, eine sehr seltene blasige Variante des Lichen planus, ist charakterisiert durch besonders große „Pemphigus-ähnliche" Blasen und fallweises Auftreten von schweren Allgemeinerscheinungen [5]. Die Blasen können sowohl in scheinbar gesunder Haut als auch im Bereich von Lichen-planus-Läsionen auftreten. Histologisch zeigen sich in der Regel typischerweise subepidermale Blasen, es wurde jedoch auch mehrfach intraepidermale Blasenbildung beschrieben.

Das Krankheitsbild hat insofern besondere Bedeutung, weil dahinter manchmal ein Tumorgeschehen stehen kann und es dann als paraneoplastisches Syndrom aufgefaßt werden muß. In diesem Zusammenhang ist eine bemerkenswerte Übereinstimmung auffallend: Allen eindeutig paraneoplastischen Fällen von pemphigoiden oder erosiven Lichen planus ist ein Tumor im Retroperitonealraum (pararenal, paravertebral) gemeinsam [1–4].

An der Grazer Hautklinik konnten wir unlängst eine 28jährige Patientin mit einem therapieresistenten Lichen planus pemphigoides beobachten. Histologisch zeigte sich einerseits das typische Bild des Lichen planus, andererseits das einer intraepidermalen Blase mit auffallendem plasmazellulären dermalen Infiltrat. Pemphigus-Antikörper konnten weder in der direkten noch in der indirekten Immunfluoreszenzuntersuchung nachgewiesen werden.

Bei der Durchuntersuchung fand sich ein rechtsseitiger retroperitonealer, pararenaler, paravertebraler Tumor, der histologisch, nach operativer Entfernung, das Bild eines wahrscheinlich gutartigen Hämangioperizytoms bot. 3 Wochen nach der Operation verstarb die Patientin an Peritonitis und Pneumonie, wobei zu diesem Zeitpunkt die Hautveränderungen auffallenderweise abgeheilt waren.

Unsere Patientin stellt also zweifellos einen Fall von paraneoplastischem Lichen planus pemphigoides dar, wobei im Gegensatz zu den bisher beschriebenen Fällen die histologische Untersuchung des Tumors keinen sicheren Anhalt für Malignität erbrachte.

Versucht man nun, aus den genannten Fakten pathogenetische Überlegungen anzustellen, so sind unserer Meinung nach 2 Aspekte herauszustellen:
1. Die anscheinend „gesetzmäßige" Lokalisation der jeweiligen Neoplasmen könnte – zumindest für die einschlägigen Fälle – die alte „nervale" Ätiologie-Theorie des Lichen ruber planus aktualisieren. Das Tumorgeschehen könnte nämlich zu einer Irritation des paravertebral gelegenen Plexus sympathicus führen, was Midana et al. in diesem Zusammenhang schon 1955 und 1970 hervorgehoben haben.
2. Zeitgemäßer sind aber sicherlich Interpretationsversuche in Richtung immunpathologischer Vorgänge im Rahmen des Tumorgeschehens. Diesbezüglich möchten wir auf Berichte über Lichen-planus-Eruptionen bei Graft-versus-Host-Reaktionen hinweisen. Bekanntlich sind hierfür im wesentlichen T-Lymphozyten verantwortlich, die ja auch im lymphozytären Lichen-planus-Infiltrat dominieren. Ob zellvermittelte Immunreaktionen dieser oder ähnlicher Art für einen paraneoplastischen Lichen planus im allgemeinen und für einen paraneoplastischen Lichen planus pemphigoides im besonderen pathogenetisch relevant sind, muß vorerst offen bleiben. Bemerkenswert und in ihrer Bedeutung ungeklärt sind die von uns beobachteten Plasmazellanhäufungen im Bereich blasiger Läsionen. Eine Koexistenz von Lichen ruber planus und echtem Pemphigus vulgaris möchten wir für unseren Fall aufgrund der nicht nachzuweisenden Pemphigus-Antikörper eher ausschließen.

Eine eindeutige Interpretation der Pemphigus-ähnlichen Blasenbildung einerseits und der auffallend übereinstimmenden Tumorlokalisation einschlägiger Fälle andererseits ist derzeit nicht möglich.

Literatur

1. Degos R, Lortat-Jacob E, Garnier G, Dana M (1960) Lichen verruqueux circiné et lichen érosif muqueux. Bull Soc Franc Derm 67:20
2. Goihman-Yahr M, Essenfeld-Yahr E, Rojas-Martinez G, Gonzalez I, Zaidman I, Barroso-Tobila C, Zerpa-Garcia JR (1980) Erosive lichen planus und fibroxanthosarcoma (malignant fibrohistiocytoma): Coincidence or association? Cutis 26:506–516
3. Magnusson B (1967) Lichen ruber bullosus und tumours in internal organs. Dermatologica 134:166–172
4. Midana A, Zina G (1970) Lichen ruber pemphigoides: manifestation para-néoplasique? Dermatologica 140:36–44
5. Sobel S, Miller R, Shatin H (1978) Lichen planus pemphigoides, immunofluorescence findings. Arch Dermatol 112:1280–1283

Dr. Wolf Pachinger
Univ.-Klinik f. Dermatologie
u. Venerologie
Auenbruggerpl. 8
A-8036 Graz

Nachweis von Tμ-Lymphozyten in Hautinfiltraten durch lysosomale Enzyme (saure Esterase und Dipeptidylpeptidase IV)

W. Sterry, Köln

Die Fortschritte der immunologischen Forschung haben zu einer detaillierten Kenntnis von verschiedenen Lymphozyten-Subpopulationen geführt; diese Subpopulationen erfüllen im Rahmen der Körperabwehr unterschiedliche Aufgaben, und ihr Vorhandensein oder Fehlen läßt bei lymphozytären Infiltraten Rückschlüsse auf die ablaufenden Pathomechanismen zu. Bei lymphozytären Neoplasien ist es ebenfalls möglich geworden, die einzelnen Lymphomtypen bestimmten Lymphozytensubpopulationen zuzuordnen.

Helfer-T-Lymphozyten weisen eine besondere Affinität zur Haut auf [3]; sie sind neben ihrer funktionellen Eigenschaft durch bestimmte Oberflächen-Antigene (OKT4) sowie teilweise durch einen Rezeptor für den Fc-Teil des IgM-Moleküls charakterisiert. T-Lymphozyten mit diesem IgM-Fc-Rezeptor (Tμ-Lymphozyten) stellen eine ruhende Subpopulation der Helfer-T-Lymphozyten dar und entsprechen morphologisch „kleinen" Lymphozyten. IgM-Rezeptoren lassen sich an Gewebsschnitten nur sehr schwer nachweisen, so daß über die Häufigkeit und Lokalisation von Tμ-Lymphozyten in Hautinfiltraten wenig bekannt ist.

Wir haben uns die Tatsache zunutze gemacht, daß Tμ-Lymphozyten lysosomale Enzyme aufweisen, die sich an Gewebsschnitten leicht darstellen lassen. Diese Enzyme sind die saure Esterase (ANAE; E.C. 3.1.1.6.) bei grobgranulärem Ausfall und die Dipeptidylpeptidase IV (DPP IV; E.C. 3.4.14.4.); beide Enzyme zeigen eine sehr hohe Korrelation mit dem IgM-Rezeptor auf T-Lymphozyten [1, 2].

Werden Tμ-Lymphozyten stimuliert, so geht mit einem Verlust des IgM-Rezeptors auf einem Teil der T-Lymphozyten ein gleichzeitiger Verlust der Nachweisbarkeit der beiden Enzyme einher [4, 5].

Wir haben mit dieser Methodik reaktive und maligne lymphozytäre dermale Infiltrate untersucht. Es gibt Dermatosen, bei denen sich ein fast reines Infiltrat aus Tμ-Lymphozyten um die dermalen Gefäße ansammelt; Vertreter dieses Infiltrattyps ist die polymorphe Lichtdermatose. Am häufigsten findet man aber Tμ-Lymphozyten in wechselnder Häufigkeit mit anderen Subpopulationen vermischt vorliegen; Beispiele hierfür sind die allergische Kontaktdermatitis und das endogene Ekzem.

Die Mycosis fungoides als kutanes T-Zell-Lymphom mit Helfer-T-Zell-Phänotyp zeigt im Verlauf der Erkrankung eine Änderung der enzymzytochemischen Eigenschaften der neoplastischen Lymphozyten. In frühen Infiltraten weisen die Lymphozyten eine DPP IV-Aktivität auf, die in lange bestehenden Plaques und Tumoren verloren geht. Dies könnte Ausdruck einer Entdifferenzierung sein, aber auch eine zunehmende Stimulation der neoplastischen Lymphozyten widerspiegeln.

Der Nachweis der ANAE und DPP IV an Gewebsschnitten gestattet mit einfachen Mitteln die Darstellung von Tμ-Lymphozyten in Hautinfiltraten. In Kombination mit anderen Verfahren werden in Zukunft mit dieser Technik auch Aussagen über den Stimulationszustand der T-Lymphozyten im Infiltrat möglich sein.

Literatur

1. Feller AC, Parwaresch MR (1981) Specificity and polymorphism of diaminopeptidase IV in normal and neoplastic Tμ-lymphocytes. J Cancer Res Clin Oncol 101:59–63
2. Grossi CE, Webb SR, Zicca A, Lydyard PM, Moretta L, Mingari MC, Cooper MD (1978) Morphological and histochemical analyses of two human T-cell subpopulations bearing receptors for IgM and IgG. J Exp Med 147:1405–1417
3. Patterson JAK, Edelson RL (1982) Interaction of T-cells with the epidermis. Br J Dermatol 107:117–122
4. Pichler WJ, Lange MC, Birke C, Peter HH (1981) Expression of Fc-receptors on human T-cell subsets. Immunobiology 160:85
5. Sterry W, Jansen M, Haneberg F, Steigleder GK (1982) Saure Esterase und Dipeptidyl-Peptidase IV als Marker immunologischer Lymphozyten-Subpopulationen. Acta histochem, Suppl 18:181–190

Priv.-Doz. Dr. W. Sterry
Univ.-Hautklinik
Joseph-Stelzmann-Str. 9
D-5000 Köln 41

Vor- und Frühformen maligner Melanome der Haut: Diagnostische Kriterien

R. Staudhammer, G. Rassner und W. Undeutsch, Tübingen

Angesichts der Zunahme der Morbidität und Mortalität von malignen Melanomen der Haut gewinnt die Früherkennung immer mehr an Bedeutung. Der sinnvollste und effektivste Weg zu einer Prognoseverbesserung kann nur die Erfassung von Vorformen und Frühformen sein [3, 6, 7, 8]. Untersuchungen der letzten Zeit, insbesondere von Ackerman, Clark, McGovern und Gartmann, lieferten wertvolle neue Erkenntnisse über frühe Melanomformen und mögliche Vorstufen, wobei die Begriffe atypische Melanozytenhyperplasie, schwere atypische Melanozytenhyperplasie und schwere Melanozytendysplasie geprägt wurden [1–5]. Die *histologische* Frühdiagnose wurde somit entscheidend verbessert und differenziert.

Für die *klinische* Früherkennung, d. h. Abgrenzung gutartiger Neubildungen des Pigmentsystems zu Vor- und Frühformen des malignen Melanoms, gibt es bisher keine zuverlässigen Kriterien. Die Konsequenz aus dieser mangelhaften Einschätzungsfähigkeit müßte die Empfehlung sein, jeden kleinen dunkelbraunen Herd zu excidieren. Dies ist aber in der Praxis nicht durchführbar. Hieraus ergibt sich die häufige Konfrontation mit dem Problem, entscheiden zu müssen, welche Veränderungen belassen werden können und welche sicherheitshalber entfernt werden sollten.

Wir arbeiteten retrospektiv das Material unserer Klinik hinsichtlich klinischer und histologischer Kriterien bei frühen Melanomen und Lentigo simplex- bzw. Naevuszellnaevus-Herden durch mit dem Ziel, klinische Dignitätskriterien für diese Entscheidung zu finden. Prospektive Untersuchungen mit gezielter Excision und spezieller Aufarbeitung typischer und atypischer Pigmentherde sind im Gange. Nach unseren bisherigen Erfahrungen sind wir der Meinung, daß sich Prämelanome und Frühmelanome bereits klinisch von dem *typischen* Bild der Lentigo simplex bzw. des kleinen Naevuszellnaevus unterscheiden. So wie es typische Formen einer Lentigo oder eines Naevuszellnaevus gibt mit regelmäßiger, runder oder ovaler Form, scharfer Begrenzung, gleichmäßiger Pigmentierung und zentralem Sitz eines eventuellen papulösen Anteils, so kann man den Begriff der *atypischen* Lentigo bzw. des atypischen Naevuszellnaevus aufstellen. In dieser klinisch definierten Gruppe lassen sich Vor- und Frühformen in besonderem Maße finden. Charakteristika solcher atypischen Herde sind: unregelmäßige, polycyclische und auch unscharfe Begrenzung, kleine Randausläufer, inhomogene Pigmentierung. Wobei häufig verschiedene, gegeneinander abgesetzte Farbtöne und nicht nur eine unterschiedliche Farbintensität mit fließenden Übergängen zu finden ist. Eine zwar homogene, aber auffallend dunkle bis schwarze Pigmentierung, exzentrischer Sitz eines papulösen Anteils oder mehrere papulöse Anteile und schließlich eine Störung des Oberflächenreliefs.

Sicherlich darf auch die Anamnese, also Bestandsdauer und Veränderung des betreffenden Herdes, nicht unberücksichtigt bleiben. Oft ist sie aber wegen mangelnder Beobachtung durch den Patienten sehr unzuverlässig.

All diese Kriterien sind weder spezifisch noch obligat, erlauben aber doch insbesondere bei kombiniertem Auftreten die klinische Diagnose einer „atypischen Lentigo" oder eines „atypischen Naevuszellnaevus". Mit dieser Diagnosestellung ist dann eine erhöhte Möglichkeit verbunden, daß Vorformen oder bereits Frühformen maligner Melanome vorliegen können, was auch Konsequenzen für das therapeutische Procedere nach sich zieht. Bisherige Probleme sind das offenbar gehäufte Vorkommen von atypischen Befunden bei Jugendlichen sowie bei Melanompatienten. Festgehalten werden kann, daß Herde mit klinisch atypischem Bild unter besonderen Kautelen entfernt werden sollten, d.h. zumindest weite Umspritzung, nicht zu knappe Excision, Schnellschnitt oder beschleunigte histologische Bearbeitung. Wichtig für den Histologen ist die genaue Kenntnis der klinischen Befunde, wobei es besonders auf die histologische Schnittführung nach vorheriger Markierung des Operationspräparates ankommt. Bei Einsendehistologien besteht durch den einfachen Medianschnitt ein großes Risiko, asymmetrisch beginnende oder bereits vorhandene Melanome nicht zu erfassen.

Literatur

1. Ackerman AB (1981) Clinical diagnosis of malignant melanoma in situ. In: Ackerman AB (ed) Pathology of malignant melanoma. Masson Publ, New York
2. Clark WH jr, Goldman LJ, Mastrangelo MJ (1979) Human malignant melanoma. Grune & Stratton, New York San Francisco London
3. Gartmann H (1978) Zur Dignität der naevoiden Lentigo. Z Hautkrankh 53:91–100
4. Gartmann H, Pullmann H (1981) Vorläufer und Frühformen der malignen Melanome der Haut aus histologischer Sicht. Z Hautkrankh 56:509–534
5. McGovern VM (1976) Malignant melanoma. Clinical and histological diagnosis. Wiley & Sons, New York London Sydney Toronto
6. Mihm MD jr et al (1973) Early detection of primary cutaneous malignant melanoma. N Engl J Med 289:989–996
7. Rassner G (1982) Vor- und Frühformen des malignen Melanoms der Haut: Diagnose und Vorgehen. Dtsch Dermatol 30:945–950
8. Sober AJ et al (1979) Early recognition of cutaneous melanoma. JAMA 242:2795–2799

Dr. R. Staudhammer
Univ.-Hautklinik
Liebermeisterstr. 25
D-7400 Tübingen

Die Lymphoszintigraphie zur Bestimmung des Lymphabflußweges beim malignen Melanom

L. Häussermann, Köln

Maligne Melanome metastasieren fast immer zunächst lymphogen. Es ist deshalb in den vergangenen 10 Jahren üblich geworden, bei sogenannten High-risk-Melanomen die regionalen Lymphknoten zu exstirpieren. Problematisch gestaltet sich die Lymphadenektomie in all den Fällen, in denen der Lymphabfluß nicht von vornherein sicher definiert ist. Das zumeist verwandte, aus dem Jahre 1874 stammende Schema des Anatomen Sappey gibt zwar Anhaltspunkte, es zeigt aber auch zahlreiche Regionen, in denen der Lymphabfluß in mehrere Lymphknotengruppen möglich ist. Es handelt sich hierbei insbesondere um die sogenannten Sappeyschen Linien, die sich im Bereich des Umbilikus kreuzen.

Die Lymphographie wird heute zumeist mit Tc^{99}-Antimonium-Kolloid durchgeführt. Im Vergleich zum früher häufig benutzten Gold^{198}-Kolloid weist dieses Nuclid eine wesentlich kürzere Halbwertszeit auf, außerdem ist es in der Applikation weniger schmerzhaft. Zusätzlich wird durch die geringere Partikelgröße der Transport entlang der Lymphbahnen beschleunigt.

Das technische Vorgehen ist denkbar einfach. Der Tumor wird zunächst in einem Abstand von ca. 1 cm mit 1–2 ml Scandicain umspritzt, dann wird das Radionuclid knapp oberhalb der Muskelfaszie appliziert. – Das Antimonium-Kolloid wird dann analog der Lymphflüssigkeit zu den drainierenden Lymphknoten abtransportiert. Dort wird es unabhängig von einem metastatischen Befall gespeichert und kann binnen 4 h szintigraphisch dargestellt werden.

Problematisch gestaltet sich die Lymphoszintigraphie lediglich bei extrem großen Melanomen, die bereits metastasiert haben. In diesen Fällen kann durch eine Embolisation der Lymphgefäße durch Tumormassen die Darstellung der primär drainierenden Lymphwege erschwert werden. Im Sinne einer Anastomosenbildung lassen sich dann szintigraphisch häufig andere Lymphknotengruppen darstellen.

Zusätzlich zur präoperativen Bestimmung des Lymphabflusses besteht die Möglichkeit, mittels eines Detektors intraoperativ markierte Lymphknoten aufzusuchen und ggf. zu entfernen. Dieses Vorgehen empfiehlt sich insbesondere bei adipösen Patienten, bei denen auf diesem Wege auch eventuell übersehene Lymphknoten sicher und elegant aus verborgenen Nischen, z.B. unter der Clavicula oder unterhalb des Pectoralisrandes entfernt werden können.

Zusammenfassend läßt sich sagen, daß es sich bei der Lymphoszintigraphie um eine große Hilfe bei der Operationsplanung handelt, – insbesondere bei den prognostisch ohnehin ungünstigen Tumoren im Bereich des Rumpfes. Die Belastung des Patienten ist minimal, unerwünschte Nebenwirkungen haben wir bisher noch nicht beobachtet.

Literatur

1. Balch Ch M (1980) J Am Acad Dermatol 3:511–524
2. Cohen MH, Ketcham AS et al (1977) Ann Surg 186:635–642
3. Fee HJ, Robinson DS et al (1978) Surgery 84:626–632
4. Gumport SL (1974) Ann Surg 179:105–108
5. Harris MN, Gumport SL (1972) Surg Gynecol Obstet 135:936–940
6. Harris MN, Gumport SL et al (1973) Surg Gynecol Obstet 136:33–39
7. Meyer CM, Lecklitner ML et al (1979) Radiology 131:205–209
8. Wanebo HJ, Fortner JG (1975) Ann Surg 182:302–314
9. Rees W, David S (1980) Cancer 45:3045–3049

Dr. L. Häussermann
Univ.-Hautklinik
J.-Stelzmann-Str. 9
D-5000 Köln 41

Steroidrezeptoren in menschlichen Melanomen und normaler Haut

H. J. Grill, P. Benes, B. Manz, P. Schramm, B. Morsches, G. W. Korting und K. Pollow, Mainz

Bis jetzt wurden von uns 40 histologisch verifizierte Melanome des Menschen und 36 Proben aus sie umgebenden Hautarealen auf ihren Gehalt an Östrogen- (ER) und Progesteronrezeptoren (PgR) untersucht.

Die Bestimmung der ER in Melanomcytosolen ist methodisch schwierig, da Östradiol nicht nur an den ER, sondern auch an Tyrosinase bindet [1]. Um eine Verfälschung der Meßwerte für den ER auszuschließen, wurde radioaktiv markiertes Östradiol – in diesem Fall ^{125}I-16α-Iodo-3, 17β-Östradiol – (^{125}I-E$_2$) in 5 Konzentrationen entweder allein (Gesamtbindung) oder in Gegenwart eines 200fachen Überschusses an nicht markiertem Diäthylstilböstrol (DES) – zur Bestimmung der unspezifischen Bindung – zusammen mit Tyrosinase (1 mg/ml) über Nacht bei 4 °C inkubiert. Das nicht gebundene Steroid wurde mit dextranbeschichteter Aktivkohle entfernt und die Radioaktivität der proteingebundenen Fraktion gemessen. Die Radioaktivität der Gesamtbindung und der unspezifischen Bindung war für jede der 5 Konzentrationen gleich. Das bedeutet, daß die Tyrosinase zwar Östradiol bindet, aber dieser Anteil bei der Rezeptorbestimmung in die unspezifische Bindung eingeht. Mit ^{125}I-E$_2$ vorinkubierte Tyrosinaselösungen wurden darüber hinaus auf einem 5–20 %igen Saccharosedichtegradienten auf ihr Sedimentationsverhalten geprüft. Die Tyrosinase wandert nur bis in den 2 S-Bereich, während ER und PgR aufgrund ihres höheren Molekulargewichtes im 4–5 bzw. 8 S-Bereich zu finden sind. Man kann also unter den gewählten Versuchsbedingungen sehr wohl zwischen der Bindung von ^{125}I-E$_2$ an Tyrosinase und ER unterscheiden.

Zur weiteren Methodik der Rezeptorbestimmung siehe [2, 3]. Von den insgesamt 40 untersuchten Melanomen waren 19 von weiblichen und 21 von männlichen Patienten. Die Mittelwerte des Gesamtkollektives waren 22,9 fmol Östrogenrezeptoren/mg Cytosolprotein (männlich 18,1; weiblich 30,3) und 31,1 fmol Progesteronrezeptoren/mg Cytosolprotein (männlich 46,11; weiblich 15,5). Bei Trennung des Gesamtkollektives nach Geschlecht und statistischer Auswertung mittels Wilkoxontest ergab sich ein statistisch erfaßbarer Unterschied von 2α ≤ 0,05 für die Östrogenrezeptoren. Für die Progesteronrezeptorkonzentrationen ergab sich ein signifikanter Unterschied zwischen den Geschlechtern mit α ≤ 0,01. In der normalen Haut war der Mittelwert der Östrogenrezeptorkonzentrationen 17,6 fmol/mg Protein (männlich 25,2; weiblich 9,2). Die Hautproben männlichen Ursprungs zeigten mit α ≤ 0,01 höhere Konzentrationen an Östrogenrezeptoren als die weiblichen Ursprungs. Demgegenüber wurden nur an 4 von 36 Proben aus der Umgebung des jeweiligen Tumors meßbare Mengen an Progesteronrezeptoren gefunden. Bei 8 der 40 Melanome war genügend Material zur Verfügung, um zusätzlich eine Saccharosedichtegradientenzentrifugation durchführen zu können. 5 der 8 Gewebe zeigten Östradiolbindung im 4–5 S-Bereich, eines im 8 S-Bereich. Die Dissoziationskonstanten (K$_d$) waren für Östrogenrezeptoren aus Haut und Melanomen im Bereich von 1,2–2,4 x 10^{-9} mol/l, was identisch mit den K$_d$-Werten der Östrogenrezeptoren im Zytosol, z.B. beim Mammakarzinom, ist. Fünf der acht Gewebe zeigten in der Saccharosedichtegradientenzentrifugation R 5020 Bindung im Bereich von 4–5 S, zwei im 8 S-Bereich. Die K$_d$-Werte lagen bei 1,9–4,5 x 10^{-9} mol/l.

Zusammenfassend kann festgestellt werden, daß es sich aufgrund der Bindungsdaten durchaus um Steroidrezeptoren handelt und daß das Vorhandensein von Tyrosinase nicht mit dem Östrogenrezeptorassay interferiert. Dennoch sind die gefundenen Rezeptorkonzentrationen im Vergleich zu typischen steroidhormonabhängigen Geweben wie Endometrium oder Mammakarzinom eher als niedrig zu bezeichnen. Eine additive

Hormontherapie könnte aber u. U. durchaus erfolgversprechend sein.

Literatur

1. Hakim AA (1980) Ann Immunol 131C:155
2. Grill HJ, Manz B, Pollow K (1982) Lancet 1:679
3. Grill HJ, Benes P, Schramm P, Morsches B, Korting GW, Pollow K (1982) Arch Dermatol Res 272:97

Dr. H. J. Grill
Dr. B. Manz
Prof. Dr. K. Pollow
Abt. f. Exp. Endokrinologie d. Univ.-Frauenklinik
Dr. P. Benes
Dr. P. Schramm
Dr. B. Morsches
Prof. Dr. G. W. Korting
Univ.-Hautklinik
Langenbeckstr. 1
D-6500 Mainz

Die Rolle der intraoperativen Kryostatschnittdiagnostik bei klinischem Verdacht auf malignes Melanom unter besonderer Berücksichtigung bestimmter feingeweblicher Kriterien für die Differentialdiagnose

H. C. Korting, B. Konz und O. Braun-Falco, München

Das maligne Melanom der Haut nimmt an Häufigkeit immer mehr zu [4, 8]. Damit fällt dem Dermatologen auch zunehmend öfter die Aufgabe zu, die Diagnose malignes Melanom zu stellen oder auszuschließen. Allein auf Grund der Klinik wird dies aber auch dem Erfahrenen nicht selten unmöglich sein, beträgt die diagnostische Richtigkeit dabei nach Kopf et al. [3] doch nur 64,4 %. Der Dermatochirurg bedarf somit, ehe er den ästhetisch bedeutsamen Eingriff der beim malignen Melanom notwendigen Exzision weit im Gesunden beginnt, in vielen

Tabelle 1. Häufigkeit bestimmter histologischer und zytologischer Merkmale im Bereich von Epidermis und Korium in Prozent

Kriterium	M. M.	NZN.	Anteil von M. M. an Gesamthäufigkeit
Transepidermale Elimination			
1. Pigment	84,7	83,9	76,1
2. Nävo/Melanozyten[b]	84,7	51,6	83,8
Akanthose			
1. Randbereich[b]	78,6	61,3	80,2
2. Gesamtbereich	33,7	58,1	64,7
Atrophie der Epidermis[b]	36,7	6,5	94,7
Ulzeration/Erosion[a]	19,4	0,0	100,0
Zellausbreitung			
1. Epidermal[b]	95,9	38,7	88,7
2. Junktional	98,0	93,5	76,8
3. Korial	100,0	77,4	80,3
4. Adnexiell[a]	33,7	3,2	97,1
5. Infiltrativ[a]	91,8	3,2	98,9
Stromareaktion			
1. Überhaupt vorhanden[b]	98,0	77,4	80,0
2. Lateral[b]	84,7	64,5	80,6
3. Zentral[b]	93,9	71,0	80,7
Zellbild:			
1. Uniform (ein Klon)	88,8	96,8	74,4
2. Multiform (mehrere Klone)[a]	11,2	3,2	91,7
Mitosenzahl (maximal je Blickfeld (40x)			
1. 0	31,6	83,9	54,4
2. 1–3[a]	61,2	16,1	92,3
3. 4–7 und darüber[a]	7,1	0,0	100,0
Pleomorphismus			
1. Allgemein[a]	87,7	16,1	94,5
2. Speziell (pagetoide Zellen)[a]	24,5	3,2	96,0

[a] Hauptkriterium zufolge Erstuntersuchung
[b] Nebenkriterium zufolge Erstuntersuchung

Fällen der Kenntnis der Mikromorphologie. Sie wiederum kann durch die intraoperative Untersuchung von Kryostatschnitten erlangt werden, eine Methode, die auch beim malignen Melanom immer mehr Zustimmung findet [1, 6, 7]. Auch bei dieser Methode bereitet es jedoch u. U. Schwierigkeiten, maligne Melanome von Nävuszellnävi abzugrenzen, während die Diagnose von pigmentierten Basaliomen oder seborrhoischen Warzen u. ä. m. sozusagen auf Anhieb gelingt [1, 7]. Deshalb wurden im Rahmen einer früheren Untersuchung die Bedeutung der einzelnen feingeweblichen Kriterien untersucht und Regeln für ihre kombinierte Einbeziehung in die Diagnosefindung aufgestellt [5].

Nachdem die Bewertung der einzelnen Kriterien und ihrer Kombinationen ursprünglich retrospektiv erfolgt war, sollten die gewonnenen Ergebnisse nunmehr an dem Material zweier aufeinander folgender Jahre prospektiv überprüft werden. In dem Zeitraum vom 1. 1. 1980 – 31. 12. 1981 konnten insgesamt 129 Fälle zugrunde gelegt werden, in denen klinisch ein malignes Melanom weder sicher diagnostiziert noch ausgeschlossen werden konnte. Davon erwiesen sich bei der Untersuchung der Paraffinschnitte schließlich 98 als maligne Melanome und 31 als Nävuszellnävi. Die Häufigkeit der einzelnen untersuchten histologischen und zytologischen Kriterien im Bereich von Epidermis und Korium bei malignen Melanomen und Nävuszellnävi, sowie den Prozentsatz, in dem ein bestimmtes Kriterium, wenn es überhaupt erfüllt war, für das Vorliegen eines malignen Melanoms sprach, gibt Tabelle 1 wieder.

In unserer vorangehenden Untersuchung hatten wir als *Hauptkriterien* für die Differentialdiagnose diejenigen bezeichnet, die zu 90 und mehr Prozent, also ganz überwiegend, bei malignen Melanomen vorlagen. Auch bei der jetzigen Untersuchung erfüllten: 1. Ulzeration/Erosion, 2. adnexielle Zellausbreitung, 3. infiltrative Zellausbreitung, 4. Vorkommen von Mitosen, 5. allgemeiner Pleomorphismus und 6. Vorkommen pagetoider Zellen dieses Postulat. Darüber hinaus wurde es diesmal auch von den Kriterien Atrophie der Epidermis und multiformes Zellbild erfüllt. Diese beiden Kriterien hatten zuvor zur Gruppe der *Nebenkriterien* gezählt, also der Kriterien, die zu 80–90 % bei malignen Melanomen vorkamen.

Da aber der prospektiven Bewertung der Hauptkriterien das besondere Augenmerk galt, seien im folgenden die ursprünglichen Hauptkriterien allein weiter betrachtet. Wie sie sich auf die Fälle von malignem Melanom und Nävuszellnävus verteilten, zeigt Tabelle 2. Die sich in ihr

Tabelle 2. Anzahl erfüllter Hauptkriterien bei Fällen von malignem Melanom resp. Nävuszellnävus (Anzahl = *n*)

n	M. M.	NZN.
5	10	0
4	27	0
3	43	1
2	14	3
1	2	5
0	2	22

ausdrückende geringe Überschneidung der beiden unterschiedlichen Normalverteilungen läßt schon erwarten, daß sich die aus unserer früheren Untersuchung abgeleitete *diagnostische Grundregel* bestätigt. Sie lautet: Sind *zwei oder mehr Hauptkriterien* erfüllt, ist die Diagnose *malignes Melanom* zu stellen; ist *nur ein oder kein Hauptkriterium* erfüllt, ist die Diagnose *Nävuszellnävus* zu stellen. Legt man diese Regel der Beurteilung der 129 hier untersuchten Fälle zugrunde, ergeben sich in der Tat *93,8 % richtige Diagnosen*. Ihnen stehen 3,1 % falsch positive und genauso viele falsch negative Diagnosen gegenüber. Der hohen Quote richtiger Diagnosen bei der retrospektiven Untersuchung (96,5 %) steht somit eine fast ebenso hohe bei der prospektiven Untersuchung gegenüber.

Neben den bislang zugrunde gelegten 129 Fällen, in denen der Paraffinschnitt eine definitive Diagnose ermöglichte, gingen weitere 10 ursprünglich in die Untersuchung ein: 6, in denen trotz repräsentativer Paraffinschnitte eine definitive Diagnose nicht gestellt werden konnte und 4 weitere, in denen möglicherweise auf Grund der Kryostatschnittuntersuchung für Paraffinschnitt nicht genügend charakteristisches Material zur Verfügung stand. Diese immer wieder gegen die Kryostatschnittuntersuchung ins Feld geführte Gruppe machte also nur 2,9 % aller Fälle aus.

Will man ermitteln, wie oft im ungünstigsten Falle mit falsch positiven Diagnosen zu rechnen war, so gilt es, neben den bereits angeführten 3 Fällen 7 weitere einzubeziehen: bei 4 der 6 trotz hinreichendem Paraffinschnittmaterial nicht definitiv entscheidbaren Fälle wäre am Kryostatschnitt auf Grund der Kriterien die Diagnose malignes Melanom zu stellen, während histologisch eher an einen Nävuszellnävus zu denken war; bei 3 der 4 weiteren unklaren Fälle wäre die Kryostatschnittdiagnose ebenfalls malignes Melanom, ohne daß eine Paraffinschnittdiagnose gestellt werden kann. Die im ungünstigsten Falle zu gegenwärtigende Zahl falsch positiver Diagnosen betrüge somit 7,9 %. Selbst dann wäre der große dermatochirurgische Eingriff in über 92 % der klinisch nicht eindeutig einzuordnenden Fälle von Verdacht auf malignes Melanom auf Grund der Kryostatschnellschnittdiagnostik zu Recht erfolgt. Diese Zahlen gewinnen vor dem Hintergrund des völligen Verzichtes auf die sonst bei Kryostatschnittuntersuchungen nicht selten gewählte Einstufung als „nicht entscheidbar" besonderes Gewicht.

Insgesamt bestätigen die vorliegenden Ergebnisse im wesentlichen unsere bisherige Klassifikation der für die Differentialdiagnose malignes Melanom versus Nävuszellnävus in Frage kommenden Kriterien. Der Dermatohistopathologe kann sie nunmehr bei seiner intraoperativen Entscheidungsfindung mit noch größerer Sicherheit verwenden. Bereits der Rückgriff auf die 6 herausgearbeiteten Hauptkriterien und ihre dargestellte zahlenmäßige Bewertung erlaubt in hohem Prozentsatz richtige Diagnosen. Dennoch gibt es aber immer wieder einmal Fälle, die die Grenzen des hier dargelegten Procedere erkennen lassen. Dies gilt insonderheit für manche atypischen, melanozytären Hyperplasien, die ja auch am Paraffinschnitt große Schwierigkeiten bereiten können [2].

Literatur

1. Braun-Falco O, Konz B (1980) Intraoperative Kryostatschnittdiagnostik bei Verdacht auf malignes Melanom. Münch Med Wochenschr 122:193–196
2. Gartmann H (1981) Formen und Frühformen des malignen Melanoms. In: Christophers E, Goos M (Hrsg) Verhandlungen der Deutschen Dermatologischen Gesellschaft. XXXII. Tagung, Westerland/Sylt, 16.–20. 9. 1980. Hautarzt [Suppl V] 32:5–7

3. Kopf AW, Mintzis M, Bart RS (1975) Diagnostic accuracy in malignant melanoma. Arch Dermatol 111:1291–1292
4. Kopf AW, Rigel DS, Friedman RJ (1982) The rising incidence and mortality rate of malignant melanoma. Editorial. J Dermatol Surg Oncol 8:760–761
5. Korting HC, Konz B, Braun-Falco O (1981) Die Bedeutung feingeweblicher Kriterien für die Diagnose maligner Melanome im intraoperativen Kryostatschnitt. In: Christophers E, Goos M (Hrsg) Verhandlungen der Deutschen Dermatologischen Gesellschaft. XXII. Tagung, Westerland/Sylt, 16.–20. 9. 1980. Hautarzt [Suppl V] 32:53–56
6. Little JH, Davis NC (1974) Frozen section diagnosis of suspected malignant melanoma of the skin. Cancer 34:1163–1172
7. Steigleder GK, Plümmer F (1980) Kryostat-Schnellschnittuntersuchungen (KSU) am malignen Melanom. Z Hautkrankh 55:702–708
8. Wagner G, Becker N (1982) Die Krebssterblichkeit in Mitteleuropa. Derzeitige Situation und zeitlicher Trend. Dtsch Ärztebl 79:41–58

Dr. H. C. Korting
Dr. B. Konz
Prof. Dr. Dr. h. c. O. Braun-Falco
Dermatol. Univ.-Klinik
Frauenlobstr. 9–11
D-8000 München 2

Differentialdiagnose melanozytärer und nävozytärer Bildungen im Kryostatschnitt

P.-O. Rudolph, Hannover

Notwendigkeit und diagnostische Zuverlässigkeit der Kryostatschnittuntersuchung werden gerade in bezug auf das maligne Melanom (MM) bezweifelt. Die mindere Schnittqualität, die Unmöglichkeit, Stufenschnitte durch das ganze Präparat zu legen, die geringe Färbungsqualität und die stärkere Überdeckung der Strukturen durch Melanin können in der Tat die Aussagekraft des Kryostatschnittes (KS) einschränken [2]. Wenn es aber möglich sein sollte, dem Patienten einen zweiten Eingriff – in Narkose – zu ersparen, wäre das schon Rechtfertigung genug für eine intraoperative Diagnostik.

Kann man einen junktional aktiven oder gar einen atypischen Naevuszellnaevus (NZN) mit genügender Sicherheit im KS von einem MM unterscheiden? Wir haben bei 220 MM und 115 NZN den KS mit der Paraffinhistologie verglichen und uns dabei bewußt nicht, wie sonst üblich, auf klinisch zweifelhafte oder therapeutisch relevante Fälle beschränkt. Wir kamen zu folgenden Ergebnissen:
1. Klinische Eindeutigkeit korreliert bei Neoplasien der Melanozyten durchaus nicht immer mit ebenso klaren Verhältnissen im KS.
2. Man braucht gute Schnitte und gute Färbungen. Da es aber, entsprechende Übung vorausgesetzt, mit einiger Geduld fast immer gelingt, ausreichend gute Schnitte zu erhalten, legen wir es nicht auf einen Wettlauf mit der Zeit an, da wir meinen, dem Patienten eher eine 5–10 min längere Narkose als einen zweiten Eingriff zumuten zu dürfen.
3. Fehler bei der Wahl der Schnittebene können leichter vermieden werden, wenn der Histologe sich den *klinischen* Befund *vor der Exzision* ansieht. Abgesehen von sehr kleinen Läsionen verfahren wir dann auch mit dem KS-Block großzügig, zumal die Schnitte nachher als Stufenschnitte auch zur Messung der Tumordicke herangezogen werden können, wenn man auf die maßgebliche Paraffinschnittdicke umrechnet. Wir gewinnen so, wenn nötig, eine größere Anzahl von Schnitten, die, trotz der gegebenen Nachbarschaft untereinander, doch nicht selten Zonen unterschiedlicher Aussagekraft zutage treten lassen.
4. Die färberische Darstellung von Zellen und Geweben ist bei der von uns verwendeten Hämatoxylinfärbung mit Erythrosin-Gegenfärbung [1] ausreichend, um genügend differentialdiagnostisch verwertbare Parameter zu gewinnen. Die sonst häufig benutzte Toluidinblaufärbung ist, ebenso wie die Giemsaschnellfärbung, für die Diagnostik stark pigmentierter Neoplasien ungeeignet, weil bei diesen Färbungen des Melanin mit einem sehr kräftigen Farbton alle Einzelheiten überdeckt. Mit der Hämatoxylin-Erythrosin-Färbung aber heben sich Gewebe und Melanin gut voneinander ab. Mitosen sind auch bei starker Pigmentierung gut zu erkennen.
5. Die fehlende Kontrastierung der intraepidermal ausgestreuten Melanozyten, dieser für die Melanomdiagnose doch so wichtige Befund, dürfte eines der schwierigsten Probleme sein, vor die uns der KS stellt. Ausgesprochen pagetoide Melanozyten sind zwar leicht zu identifizieren, dendritische Melanozyten stellen sich im KS mit der angegebenen Färbung sogar besser dar als mit routinegefärbten Paraffinschnitten, aber nicht pagetoide atypische Melanozyten sind intraepidermal oft schwer zu erkennen.
6. Folgende für das MM typischen Merkmale haben sich gerade im KS als brauchbar erwiesen:

a) *bei Übersichtsvergrößerung:* Asymmetrie, plumpe Reteleisten, verwaschene Grenzfläche, Erosion oder Ulzeration, Regression und entzündliches Infiltrat,
b) *bei mittlerer Vergrößerung:* Befall der Adnexe, pagetoide Melanozyten, Nestkonfluenz, „aufsteigende" Melanozyten und staubförmige Pigmentverteilung,
c) *bei starker Vergrößerung:* Pleomorphie, Zellnekrosen, Mitosen.

Die verwaschene Grenze zwischen Epidermis und Dermis kann man im KS bei jedem MM vom Level II an beobachten, während dieser Befund bei einem NZN nie auftritt. Wegen der geringen Gewebsschrumpfung ist die bei MM infolge des großen Proliferationsdruckes auftretende Verbreiterung der Reteleisten im KS besonders gut sichtbar, so daß die Papillen häufig zu schmalen Spalten deformiert sind; bei Junktionsnävi hingegen sind die Reteleisten schmal und meist tropfenförmig.
7. Hilfen für die besonders schwierige Differentialdiagnose zwischen In-situ-Melanom und Junktionsnävus möchte Tabelle 1 geben.

Es sollte mit diesen Ausführungen nicht der Eindruck erweckt werden, als könne der KS bei melanozytären

Tabelle 1

	Junktions-NZN	In-situ-Melanom
Reteleisten	schmal (tropfenf.)	plump, breit
Nester	diskret	konfluierend
Entzündung	schwach/fehlend	meist stark
Adnexbefall	–	+
horizontale Ausbreitung	schmal	breit
vertikale Ausbreitung	–	+
Pleomorphie	fehlend/schwach	deutlich

Neoplasien in jedem Fall zu einer sicheren Diagnose führen. Vielmehr sollte deutlich werden, daß nur durch eine hohe Untersuchungsfrequenz medizinisch-technisches Personal und Histologe genügend Routine erwerben und sie auch *behalten,* um die besonderen technischen und diagnostischen Probleme im Zusammenhang mit der KS-Untersuchung des MM zu lösen.

Literatur

1. Braun-Falco O, Konz B (1980) Intraoperative Kryostatschnittdiagnostik bei Verdacht auf malignes Melanom. Münch Med Wochenschr 122
2. Hirst E, McCarthy SW, Bale PM (1972) Frozen section diagnosis of cutaneous malignancy. International Cancer Conference, Sydney, pp 185–194
3. Steigleder GK, Plümmer F (1980) Kryostat-Schnellschnittuntersuchungen am malignen Melanom. Z Hautkrankh 55:704–708

Dr. P.-O. Rudolph
Ricklinger Str. 5
D-3000 Hannover 91

Nachbehandlung des malignen Melanoms – Ergebnis einer Umfrage

J.-P. Rothlaender und H. H. Wolff, Lübeck

Die Nachbehandlung bei Patienten mit malignem Melanom umfaßt die adjuvante Therapie im Anschluß an eine primäre operative Tumorentfernung, regelmäßige Nachkontrollen und die Behandlung von Rezidiven oder Metastasen. Allgemein akzeptierte Richtlinien der Nachbehandlung liegen aber nicht vor.

Eine Umfrage im Herbst des Jahres 1981 an 41 Hautkliniken der Bundesrepublik Deutschland ermöglichte einen Überblick über heute angewandte Nachbehandlungsverfahren. Es konnten 31 Fragebögen ausgewertet werden. Sie lassen Aussagen zu folgenden Punkten zu [2]:

1. Angewandte Therapieverfahren in Abhängigkeit vom klinischen Stadium

Einen Überblick über Art und Häufigkeit allgemein angewandter Therapieverfahren in der Nachbehandlung des malignen Melanoms gibt Tabelle 1. Als primäre Indikation dominiert zahlenmäßig die adjuvante Therapieform, die als Chemotherapie, immunstimulierende Therapie und seltener auch als Strahlentherapie im sogenannten tumorfreien Intervall zum Einsatz kommt. Im erfolgten Metastasierungsfall werden dagegen nur wenige Therapiemöglichkeiten als Standardbehandlung empfohlen. Allerdings kommen die meisten der unter der Rubrik „in Einzelfällen aufgeführten Therapieverfahren" nach eingetretener Metastasierung zur Anwendung. Dies gilt insbesondere für die Polychemotherapie, die von 14 Kliniken mit jeweils unterschiedlicher Zytostatikakombination durchgeführt wird.

Der Chemotherapie mit dem Zytostatikum Dacarbazine (DTIC) kommt auch angesichts der bekannten schweren Nebenwirkungen noch die größte Bedeutung zu. Insgesamt 27 Kliniken nannten das DTIC als Therapieform. In 19 Kliniken wird die DTIC-Chemotherapie

Tabelle 1. Angewandte Therapieformen in der Melanomnachbehandlung in Abhängigkeit von der primären Indikation. Zahl der Nennungen nach Umfrageergebnis von 31 Kliniken (*n*)

	n	Stadium I/II adjuvant	Nach Metastasierung	In Einzelfällen
Chemotherapie				
DTIC-Chemotherapie	27	19	5	3
(Poly-)Chemotherapie	14	–	3	11
Immuntherapie				
BCG	20	18	1	1
DNCB	8	1	1	6
Levamisol	6	1	–	5
Mes Acton	4	2	2	–
Strahlentherapie				
Röntgen (präoperativ)	2	2	–	–
Röntgen (postoperativ)	10	2	1	7
Neutronen/Elektronen	4	–	1	3
Endolymphatische Radionuklidtherapie	3	1	–	2

Tabelle 2. Varianten der DTIC-Chemotherapie

DTIC-Dosis mg/m² KO	Zyklus-Dauer Tage	Zyklus-Intervall Wochen	Gesamtzahl der Zyklen	Zahl der Kliniken (27)
200–250	5	3–4	3	3
200–250	5	3–4	6	9
200–250	5	3–4	10 (2 Jahre)	4
200–250	5	3–4	12	3
200–250	5	2	4	1
400	5	4	4	2
800	1	4	6	1
100–250	10	4	3	1
ohne Angabe				3

Tabelle 3. Zeiträume der Nachuntersuchungstermine bei Melanompatienten

Operation	1. Jahr	2. Jahr	3. Jahr	4. Jahr	5. Jahr	7. Jahr	8. Jahr	10. Jahr	Zahl der Nennungen (n = 31)
Keine Angabe									1
alle 2–3 Monate									4
alle 3 Monate		alle 4–6 Monate							3
alle 2–3 Monate		alle 4–6 Monate							17
alle 2–3 Monate									1
alle 2–3 Monate		alle 6 Monate		alle 12 Monate					3
2–3 Mon.	6 Mon.	alle 12 Monate							1
1 Monat	individuell								1

im Rahmen der adjuvanten Therapie angewandt, und zwar meistens in Kombination mit dem BCG-Impfstoff. Nur 4 der 31 Hautkliniken bieten das DTIC nicht als Therapieverfahren im Rahmen der Melanomnachbehandlung an.

Von den immunstimulierenden Verfahren ragt zahlenmäßig die Behandlung mit dem Tuberkuloseimpfstoff BCG heraus, wahrscheinlich durch die oben erwähnte Kombination mit der DTIC-Chemotherapie.

Der Strahlenbehandlung kommt im Rahmen der Melanomnachbehandlung zumindest aufgrund der in unserer Umfrage erfolgten Nennungen keine überragende Bedeutung zu.

Nicht aufgeführt in dieser Liste von Nachbehandlungsverfahren ist eine adjuvante Behandlung mit dem Abkömmling des Persantins Mopidamol unter Ausnutzung der Aggregationshemmwirkung auf Thrombozyten und damit möglicherweise auch auf die Tumorzellen [1]. Diese Behandlung wird im Rahmen einer kontrollierten Studie von 6 deutschen Hautkliniken durchgeführt.

2. Indikation der adjuvanten Therapie

Aufgrund unserer Umfrage ist hervorzuheben, daß keine einheitliche Indikationsstellung für eine adjuvante Therapie angegeben werden konnte. Als Hauptkriterien werden histologische Befunde wie Tumordicke und Tumoreindringtiefe genannt, jedoch variiert die Schwelle für die Indikation einer Nachbehandlung. Zusätzlich werden von einzelnen Kliniken als weitere Entscheidungshilfen die Mitosenzahl, die Tumorlokalisation oder der Melanomtyp genannt.

3. Varianten der DTIC-Chemotherapie

Auf die Frage nach der Anwendungsart der DTIC-Chemotherapie konnten wir aufgrund unserer Umfrage 8 verschiedene Modifikationen registrieren (Tabelle 2). Es finden sich Variationen in der Dosierung, der Verabreichungsdauer, dem therapiefreien Intervall und vor allem in der Gesamtzahl der verabreichten DTIC-Serien.

4. Häufigkeit der Nachuntersuchungen

Ein ähnlich uneinheitliches Bild ergibt sich aus den Antworten bezüglich der Häufigkeit der Nachsorgeuntersuchungen (Tabelle 3). Aus den 7 aufgeführten Variationen läßt sich letztendlich ein verbindliches Schema bezüglich der Nachuntersuchungstermine nicht ableiten.

Die aufgrund unserer Umfrage erstellten und z. T. verwirrend erscheinenden tabellarischen Auflistungen sind ein Spiegelbild der noch immer bestehenden Unsicherheit in der Nachbehandlung des malignen Melanoms. Wenngleich an dieser Stelle kein fundierter Vorschlag gegeben werden soll, so möchten wir doch im Rahmen der DDG zur Diskussion stellen, ob eine Vereinheitlichung des Vorgehens im Interesse der Melanompatienten möglich ist.

Literatur

1. Gastpar H (1978) Der Einfluß von Antikoagulantien und Aggregationshemmern auf die Metastasierung. In: Krokowski E (Hrsg) Neue Aspekte der Krebsbekämpfung. Thieme, Stuttgart, S 110–130
2. Wolff HH, Rothlaender JP (1982) Nachbehandlung von Patienten mit Hauttumoren. Ärztl Kosmetol 12:110–115

Dr. J.-P. Rothlaender
Prof. Dr. H.H. Wolff
Klinik f. Dermatologie
u. Venerologie
Med. Hochschule
Ratzeburger Allee 160
D-2400 Lübeck

Möglichkeiten und Grenzen einer systemischen Chemotherapie beim metastasierenden malignen Melanom

H. Voigt und U. R. Kleeberg, Hamburg

Die Ausdehnung des malignen Melanoms von einer orts-ständigen primär cutanen Neoplasie zu einer das Manifestationsorgan „Haut" z. T. vollständig verlassenden *systemischen* Erkrankung erfordert hinsichtlich therapeutischer Ansätze, daß die primär locoregionär orientierten Maßnahmen durch den Einsatz *systemischer* Behandlungsmodalitäten erweitert werden.

Versuche, das metastasierende maligne Melanom mit cytostatisch wirksamen Substanzen zu behandeln, reichen bis in die späten 60er Jahre zurück. Tumorregressionen konnten zwar gelegentlich beobachtet werden, doch nennenswerte längerfristige Erfolge wurden nicht erzielt. So hat de Vita 1975 in einer Übersichtsarbeit das maligne Melanom unter die Tumoren eingereiht, die zwar chemotherapeutisch beeinflußbar sind, bei denen aber reproduzierbare Überlebenszeitverlängerungen nicht beobachtet werden [7].

Eine Vielzahl neuentwickelter, aber auch schon länger etablierter Cytostatika wurde mit durchweg enttäuschenden Resultaten beim malignen Melanom eingesetzt [3–5, 7, 11, 13, 16, 17].

Im Vergleich zur Monotherapie mit dem seinerzeit gegenüber Melanomzellen wirksamsten Cytostaticum Dacarbazin (DTIC-Dome, Fa. Miles GmbH, Köln) konnte durch eine Kombinationschemotherapie signifikant lediglich die Toxizitätsrate erhöht werden, die Remissionsquoten waren oftmals nur unbedeutend besser als die einer Monotherapie. Auch die Hoffnungen einer *adjuvanten* Chemotherapie – Behandlung okkulter Mikrometastasen vor Auftreten diagnostizierbarer Makrometastasen – erfüllten sich nicht [20], so daß heute der von Resignation und Stagnation bestimmte Eindruck verbreitet ist, einem Melanompatienten mit Metastasen könne wohl kaum geholfen, mit einer Chemotherapie womöglich geschadet werden.

Dieser Standpunkt verdient es, in Zweifel gezogen zu werden, denn wir wissen, daß eine systemische Chemotherapie durchaus die *subjektive und objektive Erkrankungssituation* des Melanompatienten z. T. erheblich *verbessern* kann, auch wenn der einzelne Patient im statistischen Kollektiv keine führende Rolle spielt.

„Nicht-" oder „Nicht-mehr-Behandlung" bedeutet somit auch Verzicht auf eine individuelle Chance, selbst wenn das Ziel „Heilung" heute noch nicht realisierbar ist.

Genauso schwerwiegend für das Einzelschicksal des Patienten ist das Risiko einer Fehlbehandlung, denn der Spielraum zwischen Toxizität und Effektivität, zwischen Schaden und Nutzen, ist gering. Es sollte unser aller Bemühen sein, jegliche iatrogene Gefährdung des ohnehin schon belasteten Patienten durch fehlindizierte, verzettelte oder unzureichend kontrollierte Chemotherapie von ihm fernzuhalten. Aus diesem Grunde sollte eine systemische Chemotherapie beim metastasierenden malignen Melanom nur dann zum Einsatz kommen, wenn nachfolgende *Voraussetzungen* erfüllt sind:

Die ersten 5 Voraussetzungen betreffen den Tumor bzw. den Patienten selbst (Tabelle 1):

Wenn irgend möglich, sollte die Melanommetastase *histologisch oder cytologisch gesichert* sein. Nicht jedes intraabdominelle Lymphom oder nicht jeder pulmonale Rundherd bei einem Patienten mit Melanomanamnese ist

Tabelle 1. Malignes Melanom. Voraussetzungen zur Durchführung einer systemischen Chemotherapie

Tumor / Patient

1. Histologisch oder cytologisch gesichertes metastasiertes malignes Melanom
2. Begrenzte Metastasierung (limited disease) mit meßbaren Referenzmetastasen (measurable disease)
3. Fehlende radikal-curative Operabilität
4. Einwilligung des Patienten nach vollständiger Information
5. Fehlende allgemeinmedizinische Kontraindikationen

zwangsläufig eine Melanommetastase. Auch ein Ascites oder ein Pleuraerguß ist prinzipiell polyätiologisch, eine weitergehende Abklärung sollte immer angestrebt werden.

Die dann dokumentierte Metastasierung sollte immer noch *begrenzt* und nicht diffus sein, in Analogie zur Terminologie des Bronchialkarzinoms könnte man von einem *„Limited-Disease"*-Status sprechen, wenn nicht mehr als zwei Organsysteme beteiligt sind.

Die dokumentierten Metastasen müssen *meßbar* sein, damit objektivierbare Angaben zum Therapieeffekt ermittelt werden können.

Der Patient darf *keine* ausschließenden *Kontraindikationen* aufweisen und muß nach *umfassender Aufklärung* mit der durchzuführenden Chemotherapie *einverstanden* sein.

Die Voraussetzungen von seiten des Therapeuten sind mindestens gleichgewichtig (Tabelle 2):

Tabelle 2. Malignes Melanom. Voraussetzungen zur Durchführung einer systemischen Chemotherapie

Therapeut

6. Kompetenz und Erfahrung in der Durchführung einer cytostatischen Therapie sowie supportiver Maßnahmen
7. Qualifiziertes Fachpersonal
8. Geeignetes Therapieprotokoll, gesicherte Dokumentation und Organisation
9. Gesicherter Zugriff zu konsiliarischen Untersuchungen, Röntgen, Labor, Blutbank
10. Gesicherte Auswertung, Qualitätskontrolle, Nachsorge und „terminal care"

Der die Chemotherapie durchführende Arzt muß in der cytostatischen Therapie einschließlich supportiver Maßnahmen *kompetent und erfahren* sein, was abhängig ist von seiner Ausbildung und der Anzahl chemotherapeutisch zu versorgender Patienten (Tabelle 3).

Er muß sich bei der Therapiedurchführung auf entsprechend ausgebildetes *Fachpersonal* stützen können und jederzeit *Zugriff zu Konsiliardiensten* haben.

Es muß ein geeignetes *Therapieprotokoll* vorliegen und dessen *Dokumentation* und *Auswertung* organisato-

Tabelle 3. Onkologische Kompetenz

Hämatologisch-onkologische Zusatzausbildung
Kenntnis onkologischer Behandlungsmöglichkeiten
  mit Indikationen, Wirkungsweise und Pharmakologie
  der Hormone und Cytostatica
Kooperation, Kommunikation, Dokumentation
Kontinuierliche Reevaluation
Qualitätskontrolle

Tabelle 4. Auswertung

Therapieprotokoll
Mehrdimensionale Dokumentation
Multidirektionaler Informationsfluß
Längs- und Querschnittanalyse
Statistische Bearbeitung

risch gesichert sein (Tabelle 4). Über *Nachsorge* und Versorgung der Patienten, denen „nicht mehr zu helfen ist", muß vorher Klarheit bestehen, denn auch diesen Patienten kann man sinnvoll helfen, ohne zu resignieren oder Zuflucht in polypragmatischen paramedizinischen Pseudotherapien zu suchen. Der Therapeut selbst muß bereit sein, sich einer *kontinuierlichen Qualitätskontrolle* zu unterziehen, die ihrer Fragestellung nach *bidirektional* angelegt ist und die Fragen beantworten will:
1. Wie effektiv ist die Therapie?
2. Wie effektiv arbeitet der Therapeut?

Es gilt also zu klären, wie der objektivierbare Therapieeffekt auf die meßbaren Referenzmetastasen unter Chemotherapie aussieht und wie verläßlich für eine spätere Verwertbarkeit die Angaben des Therapeuten dazu sind. Dies wird insbesondere dann schwierig, wenn meßbare Tumorzeichen sich im Verlauf mit unmeßbaren vermischen, z. B. bei Hirnmetastasen durch das perifokale Ödem.

Eine derartige Rückkopplung ist in der Regel nur im Rahmen multizentrischer Studien möglich, wie sie z. B. von der E.O.R.T.C.[1] oder der A.I.O.[2] durchgeführt werden.

Aus den bis heute verfügbaren Daten sorgfältig dokumentierter Therapiestudien zur Polychemotherapie des metastasierten malignen Melanoms seien die nachfolgenden Protokolle zusammenfassend dargestellt (Tabelle 5 [6, 18, 15, 19, 12, 2, 1, 8, 9, 10] – von oben –):

Wird als Bezugsgröße eine mit Monotherapie erzielbare Ansprechrate von 20 % zugrundegelegt, so liegen die primären Ansprechraten der aufgelisteten Protokolle deutlich darüber. Haut- und Weichteil-, Lymphknotensowie Lungenmetastasen sprechen erheblich besser an als andere Fernmetastasen, bei denen oftmals nur ein zeitweiliger Wachstumsstillstand möglich ist. Diese werden dann zum limitierenden Faktor der prognostischen Einschätzung, so daß auch Responder nur eine Verlängerung der Überlebenszeit von wenigen Monaten haben. Ein tumorfreies Langzeitüberleben länger als 24 Monate ist auch heute noch ein außergewöhnlicher Einzelfall.

Zusammenfassend läßt sich heute folgende Zwischenbilanz ziehen:
1. Die *primären Ansprechraten* geeigneter Therapieprotokolle kontrollierter Studien liegen *höher als* diejenigen der bislang durchgeführten *Monotherapie.*

---

1 European Organization for Research on Treatment of Cancer
2 Arbeitsgemeinschaft für Internistische Onkologie

Tabelle 5. Kombinationschemotherapie des metastasierten malignen Melanoms: Therapieprotokolle mit einer Remissionsrate über 20 %

BCNU · HU · DTIC
BLM · VCR · CCNU · DTIC
CDDP · VLB · BLM
CDDP · DVA   ···· + DTIC?
             ···· + PALA?
CDDP · IFO
CDDP · DTIC

BCNU Bis-Chloronitrosurea; HU Hydroxyurea; DTIC Dimethyl-triazeno-imidazole-carboxamide; BLM Bleomycine; VCR Vincristine; CCNU Chloroethyl-cyclohexylnitrosurea; VLB Vinblastine; DVA Vindesine; IFO Ifosfamide; PALA Phosphonacetyl-L-aspartate; CDDP Cis-Diammine-dichloro-platinum (II)

2. Trotz *verbesserter primärer Ansprechraten* ist eine signifikante *Verlängerung der Überlebenszeit nur in Einzelfällen* zu erzielen.
3. Neuentwickelte Substanzen, die sich zur Zeit in der klinischen Prüfung befinden, besitzen *möglicherweise ein höheres antineoplastisches Potential* beim malignen Melanom.
4. Durch Definition und Zuordnung unterschiedlicher *Metastasierungsmuster* erscheint es möglich, bei entsprechenden Patientengruppen bessere Resultate zu erzielen.
5. Durch geeignete *Verknüpfung von Behandlungsmodalitäten* sind weitere Verbesserungen möglich.
6. Einwandfrei reproduzierbare Aussagen zu therapeutischen Konzepten sind nur *im Rahmen kontrollierter Studien* zu erzielen.

Übersichtsliteratur zur Chemotherapie des malignen Melanoms finden Sie bei [3, 5, 11, 13, 14, 16, 17].

Literatur

1. Ahmann DL, Edmonson JH, Frytak S, Kvols LK, Bisel HF, Rubin J (1978) Phase II study of ICRF – 159 versus combination cis-dichlorodiammineplatinum II and DTIC in patients with disseminated melanoma. Cancer Treatm Rep 62:151–153
2. Becher R, Schmidt CG (1980) Ergebnisse der Chemotherapie des malignen Melanoms mit Cis-Platinum II. In: Seeber S, Schmidt CG, Nagel GA, Achterrath W (eds) Cis-Platin – derzeitiger Stand und neue Entwicklungen in der Chemotherapie maligner Neoplasien. Karger, Basel, S 103–111
3. Bellet RE, Mastrangelo MJ, Berd D, Lustbader E (1979) Chemotherapy of metastatic malignant melanoma. In: Clark WH, Goldman LI, Mastrangelo MJ (eds) Human malignant melanoma. Clinical Oncology Monographs. Grune & Stratton, New York San Francisco London, pp 325–354
4. Beretta G (1981) Current indications of medical treatment for metastatic melanoma. W.H.O. Seminar on Malignant Melanoma. Gothenburg, Sweden, 24. 6. 1981
5. Comis RL (1976) DTIC (NSC-45 388) in malignant melanoma: A perspective. Cancer Treatm Rep 60:165–176
6. Costanzi JJ (1981) Internal management of malignant melanoma. Gemeinsame Vortragsveranstaltung der Dermatologischen Klinik und Poliklinik der FU und Onkologischen Abteilung des Rudolf-Virchow-Krankenhauses Berlin, der Tumorzentren München, Köln, Rhein-Main (Frankfurt), Göttingen und der Arbeitsgemeinschaft für Internistische Onkologie (AIO) der Deutschen Krebsgesellschaft. 2. – 6. 11. 1982

7. de Vita VT, Young RC, Canellos GP (1975) Combination versus single agent chemotherapy: a review of the basis for selection of drug treatment of cancer. Cancer 35:98–110
8. Friedman MA, Kaufman DA, Williams JE, Resser KJ, Rosenbaum EH, Cohen RJ, Glassberg AB, Blume MR, Gershow J, Chan EYC (1979) Combined DTIC and cis-dichlorodiammineplatinum (II) therapy for patients with disseminated melanoma: a Northern California Oncology Group study. Cancer Treatm Rep 63:493–495
9. Getaz P, Karakousis C, Bjornsson S, Henderson E, Irequi M, Martinez L, Ospina J, Cavins J, Preisler H, Holyoke E (1979) Diamminedichloroplatinum (DDP) and dimethyl imidazole carboxamide (DTIC) in malignant melanoma. Proc AACR, ASCO 20:351
10. Goodnight JE, Stephens Moseley H, Eilber FR, Sarna G, Morton DL (1979) Cis-dichlorodiammineplatinum (II) alone and combined with DTIC for treatment of disseminated malignant melanoma. Cancer Treatm Rep 63:2005–2007
11. Jehns U, Wilmanns W (1981) Internistische Therapie des malignen Melanoms. Münch Med Wochenschr 50:1945–1948
12. Voigt H, Kleeberg UR (1983) PALA, vindesine, and cis-platinum combination chemotherapy in advanced malignant melanoma: a pilot study. Cancer (in press)
13. Luger A (1981) Chemotherapie maligner Melanome. Hautarzt [Suppl V] 32:25–35
14. Mastrangelo MJ, Rosenberg SA, Baker AR, Katz HR (1982) In: de Vita VT, Hellman S, Rosenberg SA (eds) Cancer: Principles and practise of oncology. Lippincott, Philadelphia Toronto, pp 1124–1170

15. Nathanson L, Kaufman SD, Carey RW (1981) Vinblastine, infusion, bleomycin, and cis-dichlorodiammineplatinum chemotherapy in metastatic melanoma. Cancer 48:1290–1294
16. Rümke P (1981) Malignant melanoma. In: Pinedo HM (ed) Cancer Chemotherapy 1981. The E.O.R.T.C. Cancer Chemotherapy, Annual 3. Excerpta Medica, Amsterdam Oxford, pp 397–408
17. Schmoll HJ (1981) Vindesine in melanoma, testicular cancer, head and neck cancer, myeloma and other solid tumors, except breast and lung cancer: a critical review, In: Brade W, Nagel GA, Seeber S (eds) Proceedings of the International Vinca Alkaloid Symposium – Vindesine. Karger, Basel, pp 289–312
18. Seigler HF, Lucas VS, Pharm BS, Pickett NJ, Huang AT (1980) DTIC, CCNU, bleomycin and vincristine (BOLD) in metastatic melanoma. Cancer 46:2346–2348
19. Staquet M (1982) E.O.R.T.C. Data Center Bruxelles. Status of Melanoma Phase II and Phase III trials. E.O.R.T.C. Malignant Melanoma Cooperative Group. Paris, April 1982
20. W.H.O. (1980) Collaborating Centre for Evaluation of Methods of Diagnosis and Treatment of Melanoma and E.O.R.T.C. Centres. Progress Report, October 1980, Hanover

Dr. H. Voigt
Dr. U. R. Kleeberg
Hämatol.-onkol. Praxis
Altona
Max-Brauer-Allee 52, D-2000 Hamburg 50

Signifikante Erhöhung des Serumproteins C_3DP bei Patienten mit malignem Melanom

G. Reimer, Frankfurt

Im Serum von Patienten mit verschiedenen Karzinomen konnte ein deutlicher Anstieg bestimmter Proteine mit DNA-Affinität nachgewiesen werden. Eines dieser Proteine, das sog. C_3DP ist ein pathologisches Spaltprodukt des Komplementfaktors C_3 und zeigt das Vorliegen eines Malignoms früher und zuverlässiger an als vergleichsweise das CEA (carcinoembryonic antigen) oder α-FP (α-foetoprotein).

Im Rahmen unserer Untersuchungen prüften wir, ob bei Patienten mit malignem Melanom (MM) ebenfalls bestimmte DNA-affine Proteine vermehrt im Serum vorliegen. Hierfür wurden bisher 135 Seren analysiert, wobei die Isolierung der DNA-affinen Serumproteine nach Entfernung der Immunoglobuline mittels DNA-Affinitätschromatographie erfolgte. Nach elektrophoretischer Auftrennung im SDS-Plattengel erwiesen sich im Vergleich zu Kontrollseren im Serum von Melanompatienten drei Proteinbanden mit Molekulargewichten von 22 000, 40 000 und 74 000 als signifikant erhöht. Da diese Proteine identisch sind mit den Untereinheiten des C_3DP, ist somit auch das C_3DP ein Serumindikator beim MM. Bei den weiteren Untersuchungen wurde das C_3DP mittels eines reziproken Relationsquotienten (R_{MM}-Wert genannt) quantitativ bestimmt.

Hierbei erwies sich bei 98 % der Patienten mit einem MM der histologischen Level III–V das C_3DP zum Zeitpunkt der Tumorentfernung signifikant im Serum erhöht. Die Erhöhung war unabhängig vom Typ des MM sowie vom histologischen Level. MM der histologischen Level I und II enthielten entweder normale oder erhöhte Serumspiegel an C_3DP; offensichtlich stellen diese histologischen Level einen Übergangsbereich für eine deutliche Anzeige des Tumors dar.

Nach der Excision eines MM der histologischen Level III–V verminderte sich innerhalb eines Jahres bei 45 % der Patienten die Menge an C_3DP bis auf normale Serumwerte. In den folgenden Zeiträumen stieg der Anteil der MM-Patienten mit normalen C_3DP-Serumspiegeln auf ca. 55 % und blieb danach in etwa konstant. Der Abfall des Serum-C_3DP von pathologischen auf normale Werte innerhalb von einem Jahr konnte durch individuelle Verlaufsbeobachtungen an 6 von 10 Patienten verifiziert werden.

Patienten mit Metastasen eines MM besaßen eine deutlich erhöhte Menge an C_3DP, die sich jedoch nach der Tumor-Excision nicht wieder verminderte. Bei Moribunden schwankt der C_3DP-Serumspiegel sehr stark, so daß dieser Parameter offensichtlich hier nicht mehr aussagefähig ist. Bisher haben wir noch keinen Anhalt über den Verlauf des C_3DP-Spiegels vor der Metastasierung des MM. In weiteren Verlaufsbeobachtungen ist zu klären, ob bei Metastasenbildung der zuvor erniedrigte

C_3DP-Spiegel im Serum wieder ansteigt oder MM-Patienten mit kontinuierlich erhöhten C_3DP-Serumwerten verstärkt zu einer Metastasenbildung neigen.

Zusammenfassend können wir feststellen, daß das C_3DP auch beim malignen Melanom mit histologischen Level III–V ein zuverlässiger Serumindikator ist, der eine Verlaufsbeobachtung ermöglicht. Da die Bestimmung des R_{MM} sehr aufwendig ist, ist eine klinische Routineuntersuchung nicht möglich. Daher sind wir bestrebt, ein einfacheres Testsystem zu erarbeiten.

Dr. Dr. G. Reimer
Zentr. d. Dermatologie
u. Venerologie
Klinikum d. Univ.
Th.-Stern-Kai 7, D-6000 Frankfurt 70

Ernste Komplikationen der DTIC-Therapie und ihre rechtzeitige Erkennung

D. Wacker, U. Runne, H. Dancygier und H. Hauk, Frankfurt

Das seit mehr als 10 Jahren in breiter Front verwendete Zytostatikum DTIC (Dacarbazin) hat in einzelnen Fällen ein tödliches Leberversagen hervorgerufen. Davon sind 12 dokumentiert; sie traten jeweils bei der Behandlung maligner Melanome mit einer DTIC-Monotherapie auf. Wir selbst beobachteten an den Hautkliniken Frankfurt und Köln insgesamt 4 derartige Zwischenfälle [6, 9, 12]. Weitere 8 sind aus der Literatur bekannt [1, 2, 5, 7, 8, 10, 11]. Jeder Arzt, der DTIC verordnet oder mit DTIC behandelte Patienten betreut, muß diese Komplikation genau kennen.

Jeder dieser Zwischenfälle trat während des *zweiten* DTIC-Zyklus auf. Typischerweise kommt es zum akuten Kreislaufschock, uncharakteristischen Oberbauchbeschwerden und einer zunehmenden Lebervergrößerung. Dabei wurde wiederholt eine Bluteosinophilie beobachtet. Unter einem abrupten Transaminasenanstieg und einem rapiden Abfall des Quickwertes verstarben alle Patienten trotz Intensivpflege-Therapie innerhalb weniger Tage im Leberkoma.

Bei der Obduktion findet sich eine akute Stauungsleber mit straßenförmigem Parenchymuntergang. Histologisch besteht eine massive Thrombosierung der intrahepatischen Venen. Auffällig war in mehreren Fällen eine Infiltration der Lebervenenwände mit eosinophilen Granulozyten, Neutrophilen und Lymphozyten nach Art einer Endophlebitis.

Offenbar handelt es sich bei diesen Fällen um eine allergisch-hyperergische Reaktion [8]. Dafür sprechen das Auftreten im zweiten DTIC-Zyklus, die Eosinophilie im peripheren Blut und das eosinophile Infiltrat. Offensichtlich kommt es in der Leber zunächst zu einer Vaskulitis, die sekundär zur Thrombosierung und schließlich zu Parenchymnekrosen führt.

Dank aufmerksamer Verlaufsuntersuchungen konnten wir bei 4 weiteren Patienten, bei denen sich ebenfalls ein derartiger Zwischenfall anbahnte, durch sofortiges Absetzen des DTIC eine irreversible Komplikation verhindern (vergl. [4]). Auch hier handelte es sich jedesmal um den zweiten DTIC-Zyklus.

Nach unseren Erfahrungen müssen folgende Symptome als ernste Warnzeichen gelten: Fieber, uncharakteristische Beschwerden im Oberbauch, Bluteosinophilie und ein Transaminasenanstieg auf Werte um 100 U/l. Vor allem bei Auftreten mehrerer dieser Symptome halten wir die sofortige Beendigung der DTIC-Applikation für geboten. Wurde der zweite DTIC-Zyklus bereits begonnen, so sollten zusätzlich hochdosiert Kortikosteroide i. v. appliziert werden [3, 4].

Um eine mögliche Gefährdung rechtzeitig zu erkennen, müssen diese Patienten engmaschig untersucht werden, vor allem bis zum Ende des zweiten DTIC-Zyklus. Hierzu gehören vor und nach jedem Zyklus sowie im therapiefreien Intervall wöchentlich die genaue Befragung und Untersuchung des Kranken und die Bestimmung von SGPT und Eosinophilen.

Möglicherweise wurde diese neuartig anmutende Medikamentenschädigung bei der Anwendung von Kombinationsprotokollen, die DTIC enthielten, bisher nicht erkannt. Durch das wiederholte Auftreten im Rahmen der DTIC-Monotherapie und den typischen Ablauf der Komplikation besteht jedoch am ursächlichen Zusammenhang kein Zweifel mehr.

Literatur

1. Asbury RF, Rosenthal SN, Descalzi ME, Ratcliffe RL, Arseneau JC (1980) Hepatic veno-occlusive disease due to DTIC. Cancer 45:2670–2674
2. Balda BR, Bassermann R (1980) Dacarbazin-(DTIC-) Therapie und Budd-Chiari-Syndrom. Münch Med Wochenschr 122:792–794
3. Czarnetzki BM, Macher E (1981) DTIC (Dacarbazine)-induced hepatic damage. Arch Dermatol Res 270:375–376
4. Dancygier H, Runne U, Leuschner U, Milbradt R, Classen M (1983) Dacarbazine (DTIC) induced liver damage. Light and electron microscopic findings. Hepato-Gastroenterology 30:93–95
5. Doering C, Pickartz H, Orfanos CE, Altenähr E (1982) DTIC bei malignem Melanom. Seltene, schwere Komplikation: Budd-Chiari-Syndrom. Z Hautkrankh 57:971–980
6. Féaux de Lacroix W, Runne U, Hauk H, Doempfmer K, Groth W, Wacker D (1983) Acute liver dystrophy with thrombosis of hepatic veins. A fatal complication of dacarbazine-treatment. Cancer Treat Rep (in press)
7. Frosch PJ, Czarnetzki BM, Macher E, Grundmann E, Gottschalk J (1979) Hepatic failure in a patient treated with dacarbazine (DTIC) for malignant melanoma. J Cancer Res Clin Oncol 95:281–286
8. Greenstone MA, Dowd PM, Mikhailidis DP, Scheuer PJ (1981) Hepatic vascular lesions associated with dacarbazine treatment. Br Med J 282:1744–1745
9. Runne U, Doempfmer K, Antz H, Groth W, Féaux de Lacroix W (1980) Budd-Chiari-Syndrom unter Dacarbazin. Todesfall während der adjuvanten Chemotherapie

eines malignen Melanoms. Dtsch Med Wochenschr 105:230–233
10. Swensson-Beck H, Trettel WH (1982) Budd-Chiari-Syndrom bei DTIC-Therapie. Hautarzt 33:30–31
11. Voigt H, Caselitz J, Jänner M (1981) Veno-occlusives Syndrom mit akuter Leberdystrophie unter Dacarbazin-Therapie eines malignen Melanoms. Klin Wochenschr 59:229–236
12. Wacker D, Runne U, Dancygier H, Hauk H (1982) Klinische Warnzeichen vor DTIC-bedingten Zwischenfällen. Z Hautkrankh 57:501–502

Dr. D. Wacker
PD Dr. U. Runne
Zentr. d. Dermatologie
u. Venerologie
Dr. H. Dancygier
Zentr. d. Inneren Medizin
Dr. H. Hauck
Zentr. d. Pathologie
Klinikum d. Univ.
Th.-Stern-Kai 7
D-6000 Frankfurt 70

Zur Behandlung gastrointestinaler Nebenwirkungen bei der Chemotherapie des malignen Melanoms

G. Kolde, B.M. Czarnetzki und E. Macher, Münster

Bei der cytostatischen Behandlung des malignen Melanoms werden bevorzugt die Substanzen Dacarbazin und Cisplatin eingesetzt. Beide Substanzen rufen häufig schwere gastrointestinale Nebenwirkungen in Form von Übelkeit und Erbrechen hervor, so daß eine Fortführung der Therapie nicht selten seitens der Patienten abgelehnt wird. Aufgrund neuerer Untersuchungen (Gralla et al. 1981; Maher 1981) scheint die hochdosierte Gabe des klassischen Antiemetikums Metoclopramid bzw. die kombinierte Gabe des Psychopharmakons Lorazepam in Verbindung mit Antiemetika diese Nebenwirkungen der Chemotherapie weitgehend zu verhindern. Wir möchten im folgenden über Erfahrungen mit diesen Substanzen bei der Chemotherapie maligner Melanome berichten.

Die beobachteten Patienten wurden entweder monotherapeutisch mit Dacarbazin (Dosis 800 mg/m^2 Körperoberfläche) oder kombiniert mit Cisplatin (Dosis 100 mg/m^2 Körperoberfläche) und Vindesine (Dosis 3 mg/m^2 Körperoberfläche) behandelt. Metoclopramid wurde intravenös in einer Dosis von 1 mg/kg Körpergewicht 30 min vor Beginn der Chemotherapie und bei Bedarf 2 sowie 4 h später noch einmal gegeben. Lorazepam wurde oral in der einmaligen Dosis von 3–5 mg ebenfalls 30 min vor Behandlungsbeginn verabreicht; in Verbindung mit Lorazepam wurde das Antiemetikum Alizaprid in üblicher Dosierung eingesetzt. Bei der Bewertung der antiemetischen Wirksamkeit wurde das, in früheren Behandlungsserien beobachtete Ausmaß der gastrointestinalen Nebenwirkungen unter herkömmlicher antiemetischer Behandlung zugrunde gelegt.

Metoclopramid wurde in der angegebenen Dosierung während einer oder mehrerer cytostatischer Behandlungsserien bei 12 Patienten angewandt. Unter dieser Therapie konnte bei 2 Patienten ein voller Schutz erreicht werden. Die Patienten klagten zwar über zwischenzeitlich auftretende leichte Übelkeit, erbrachen jedoch nicht. Bei weiteren 5 Patienten kam es im Verlauf der Chemotherapie lediglich zu 1–3 Phasen des Erbrechens, verbunden mit länger anhaltender leichter Übelkeit. Lediglich in 2 Fällen waren die gastrointestinalen Nebenwirkungen ähnlich ausgeprägt wie unter den herkömmlichen Antiemetika. Bei 3 Patienten trat unter der hochdosierten Gabe von Metoclopramid jedoch ein schweres dyskinetisches Syndrom auf, so daß die Behandlung durch intravenöse Verabreichung des Antidots Biperidin unterbrochen werden mußte.

Lorazepam in Verbindung mit dem Antiemetikum Alizaprid hatte demgegenüber einen deutlich geringeren Einfluß auf das Ausmaß der gastrointestinalen Nebenwirkungen. Bei 10 der 15 untersuchten Patienten konnte nur ein geringer oder kein Einfluß auf Übelkeit und Erbrechen festgestellt werden. Dieser objektiven Bewertung der antiemetischen Qualität stand jedoch das subjektive Erleben der Patienten gegenüber. So gingen von 14, am darauffolgenden Tage befragten Patienten 11 davon aus, gar nicht oder wesentlich weniger als üblicherweise erbrochen zu haben. Diese deutliche Diskrepanz zwischen objektiver und subjektiver Einschätzung der antiemetischen Behandlung ist primär auf eine durch Lorazepam hervorgerufene, zeitlich begrenzte Amnesie zurückzuführen, wodurch den Patienten weder während noch nach der cytostatischen Therapie das Ausmaß der Nebenwirkungen bewußt wird.

Die vorliegende Untersuchung zeigt in Übereinstimmung mit Gralla et al. (1981), daß die hochdosierte Gabe von Metoclopramid die unter der cytostatischen Therapie auftretenden gastrointestinalen Nebenwirkungen zu reduzieren vermag. Metoclopramid ruft jedoch häufiger Dyskinesien hervor und wird daher von vielen Patienten als Behandlungsmethode abgelehnt. Lorazepam hat einen deutlich geringeren Einfluß auf das Ausmaß von Übelkeit und Erbrechen, zeichnet sich jedoch durch die gute subjektive Verträglichkeit aus. Neben der bekannten anxiolytischen Wirkung induziert Lorazepam in der angewandten Dosierung eine über 6–8 h anhaltende Amnesie (Maher 1981). Da das Ausmaß der gastrointestinalen Nebenwirkungen zu einem Großteil emotional durch die Erfahrungen der Patienten während vorangegangener cytostatischer Behandlungen bestimmt wird, ist unserer Meinung nach der Therapie mit Lorazepam der Vorzug zu geben.

Literatur

Gralla RJ et al (1981) N Engl J Med 305:905
Maher J (1981) Lancet 1:91

Dr. G. Kolde
Prof. Dr. B.M. Czarnetzki
Prof. Dr. E. Macher
Hautklinik d. Univ.
Von-Esmarch-Str. 56, D-4400 Münster

Zur operativen Behandlung großflächiger Naevi

O. Jahr und H.-C. Friederich, Marburg

Zusammenfassung

Berichtet wird über die Ergebnisse der Behandlung von großflächigen Naevi durch mehrzeitige Serienexcisionen. Zu diskutieren ist, ob das Verfahren nicht zweckmäßigerweise durch eine Spalthautlappenplastik abgeschlossen wird.

Einleitung

Gegenstand des Vortrages sind Ergebnisse von Serienexcisionen an Tierfellnaevi (Riesennaevi, Giant-Naevi). Berichtet wird über Patienten, die in der Zeit zwischen 1968 bis 1982 die Dermatologische Klinik und Poliklinik der Philipps-Universität Marburg mit dem Wunsch aufsuchten, die bei ihnen vorliegenden großflächigen Naevi behandeln zu lassen.

Eine Indikation zur Operation wurde gestellt:

1. Um eine nicht voraussehbare maligne Potenz der großflächigen, congenitalen Naevi von vornherein aufzuheben. Die Incidenz variiert von 1,8 bis 13 % (Reed, Becker und Decker).
2. Um den Versuch zu unternehmen, die Störung des Körperbildes zu verbessern.

Insgesamt wurden in der Beobachtungszeit 56 congenitale Naevi bei 52 Kranken (42 weibliche, 10 männliche) excidiert.

Die größte Fläche nahm ein Naevus mit einer Ausdehnung von 135 cm^2 ein. Betrachtet man die Flächenausdehnung der excidierten Naevi im Hinblick auf die Lokalisation, so betrug die Flächenausdehnung am Kopf 4,9 cm^2, am Hals 13,5 cm^2, am Rumpf 22,5 cm^2, am Arm 22,0 cm^2 und am Fuß 1,5 cm^2. 11 der Naevi waren im Bereich des Gesichtes (19,6 %), 2 (3,6 %) am Hals und Nacken, 15 (26,8 %) am Rumpf, 27 (48,2 %) an Armen und nur 1 (1,8 %) an der Streckseite des Fußes lokalisiert.

Operationstechnik

Alle in dieser Studie enthaltenen Naevi wurden durch mehrzeitige Excisionen mit anschließender Dehnungsplastik operativ angegangen. Die von Morestin (1915) beschriebene Serienexcision wird dann eingesetzt, wenn es nicht möglich ist, das zu entfernende Hautareal in einer Sitzung optimal zu beseitigen. Unter Ausnutzung der Elastizität der Haut der Wundumgebung wird das Flächenproblem intraoperativ unterlaufen. Die Methode ist technisch einfach. Wenn bei der Terminplanung der Serienexcisionen große Zeitintervalle zwischen die einzelnen Operationen gelegt werden, erzielt man die von Morestin angegebenen funktionellen und ästhetischen Ergebnisse. Bei der Schlußoperation wird die „Narbe" entfernt und ein spannungsloser Wundverschluß angestrebt.

Es darf allerdings nie vergessen werden, daß der Patient darüber unterrichtet werden muß, daß als Abschluß der Behandlung eine Narbe zurückbleibt.

Die Operationen wurden bei 17 Patienten in Vollnarkose, bei 35 in Lokalanästhesie ausgeführt. Im Durchschnitt wurde bei jedem Patienten drei Eingriffe ausgeführt. Nur bei einer Patientin waren sieben Operationen notwendig.

Der Verbandwechsel erfolgte in der Regel am 3.–5. Tag. Die Nähte wurden im Gesicht am 7., am übrigen Körper nach 14 Tagen entfernt.

Ergebnisse

Die feingewebliche Untersuchung der Operationspräparate (Prof. Dr. Rupec, Abteilung für Elektronenmikroskopie und Histologie der Haut) ergab bei der ersten Excision drei sehr aktive Naevuszellnaevi, 32 aktive Naevuszellnaevi und 16 nicht aktive Naevuszellnaevi. Bei Folgeexcisionen wurden 7mal eine höhere Aktivität der entfernten Naevi diagnostiziert.

Von den 52 Patienten folgten leider nur 26 der Aufforderung zur Nachuntersuchung. Der Rest der Patienten, es handelte sich meist um Kranke, die vor 8–10 Jahren operiert worden waren, stellte sich nicht mehr der Aufforderung zur Nachuntersuchung.

Die Nachuntersuchungen ergaben, daß bei 12 der 26 Patienten eine totale Entfernung der Naevi erfolgt war. Bei 5 der Patienten lag ein Randrezidiv von Linsengröße vor. Dabei muß abgeklärt werden, ob nicht bei der Naht Gewebeverschleppungen durch die Nadel in den Wundrand vorgenommen wurde, also eine iatrogene Induktion der Rezidive. Bei 9 der Patienten bestand noch ein Rest des Naevus. Es ist vorgesehen, diese Reste in 1 bis 2 Operationsschnitten zu entfernen.

Fadeneiterungen traten 11mal auf, 4mal eine Nahtdehiszenz mit sekundärer Wundheilung. Hypertrophe Narben und Keloide wurden bisher nicht beobachtet.

Von den nachuntersuchten Patienten waren 20 der 26 subjektiv mit dem Operationsergebnis zufrieden. Darunter waren allerdings auch Patienten, bei denen die Serienexcision noch nicht abgeschlossen war. Es bedarf in jedem Fall besonders intensiver Aufklärung, um sie dazu zu bewegen, sich noch die Restnaevi excidieren zu lassen. Eine maligne Entartung im Operationsgebiet war in der Nachbeobachtungszeit nicht feststellbar.

Literatur

Jahr O (1982) Ergebnisse der Serienexcisionen von Tierfellnaevi als aktive Melanomprophylaxe an der Dermatologischen Klinik und Poliklinik, Marburg/Lahn, in der Zeit von 1968–1982. Inauguraldissertation, Marburg

Morestin H (1915) La réduction graduelle des difformités tégumentaires. Bull Soc Chir (Paris) 41:1233–1234

Morestin H (1916) Cicatrice très étendue du crâne réduite par des excisions successives. Bull Soc Chir (Paris) 42:2052–2053

Dr. O. Jahr
Prof. Dr. H.C. Friederich
Abt. f. Haut- u. Geschlechtskrankheiten
Med. Zentr. f. Hautkrankheiten
Deutschhausstr. 9
D-3550 Marburg

Histologische und ultrastrukturelle Befunde bei kongenitalen Nävi im Säuglingsalter

C. Kuehnl-Petzoldt, J. Kunze, J. Petres und B. Volk, Freiburg und Kassel

Kongenitale Riesen-Nävi (k. N.) sind mit einem Risiko für die Melanomentstehung behaftet. Bis zu 10 % aller k. N. sollen nach Literaturangaben [2] ein Melanom entwickeln. Außerdem entstehen viele Melanome bei Patienten unter 20 Jahren auf einem kongenitalen Riesennävus [7]. Es erhebt sich deshalb die Frage, ob histologische Unterschiede zwischen den kongenitalen und den später entstandenen Nävi zu beobachten sind.

Multiple Biopsien von 8 Säuglingen mit k. N. wurden lichtmikroskopisch untersucht. Vier Exzisionen erfolgten in der Neugeborenen-Periode. Bei zwei Kindern konnten im ersten Lebensmonat Folgebiopsien in wöchentlichen Abständen durchgeführt werden. Diese beiden k. N. wurden auch elektronenoptisch untersucht.

Ergebnisse

Die k. N. zeigen histologisch übereinstimmend folgenden Aufbau: Innerhalb oder dicht unterhalb des Epithels des Neugeborenen finden sich in Nestern und als Einzelzellen große, zytoplasmareiche, runde Nävuszellen. Sie haben einen hyperchromatischen Kern, helles, feinkörniges Zytoplasma und sind regelmäßig pigmentiert. Nester dieser Zellen finden sich ebenso im Papillarkörper. Bei zwei Kindern waren auch das Epithel des Follikels sowie das perifollikuläre Bindegewebe von pigmentierten, großen Nävuszellen durchsetzt. Elektronenmikroskopisch zeigen diese Zellen zahlreiche Melanosomen aller Ausreifungsstadien. Diese variieren stark in Größe und Form und sind unregelmäßig melanisiert.

Die oberflächlichen Zellen werden immer von den tiefer gelegenen von einem freien Streifen Bindegewebe getrennt. Die tiefen Zellen sind diffus gelagert, klein und nicht pigmentiert. Sie sind völlig monomorph, haben kein sichtbares Zytoplasma, die Kerne sind nicht hyperchromatisch. Diese tiefen Zellen zeigen elektronenmikroskopisch einen Mangel an Melanosomen, und es sind nur wenige unregelmäßig melanisierte Organellen zu beobachten, die teilweise bizarr geformt sind.

Im Laufe des ersten Lebensmonats nimmt die Zahl der subepidermalen Zellen zu. Sie bleiben aber durch den freien Koriumstreifen von den tiefen Zellen abgrenzbar. Auch nach vier Monaten ist dieser Aufbau noch deutlich erkennbar. Beim k. N. eines knapp zweijährigen Kindes ist diese Zweiteilung dagegen kaum noch sichtbar. Zu diesem Zeitpunkt entspricht das histologische Bild dem, wie es vom k. N. des Schulkindes geläufig ist.

Gartmann und Schreus [1, 5] diskutierten hauptsächlich die Frage, woher bei Rezidiven des k. N. die intraepidermalen Nävuszellen stammen. In diesen und anderen [4, 8] Arbeiten finden sich Abbildungen von Nävi aus den ersten Lebensmonaten, die mit unseren Beobachtungen in diesem Lebensalter übereinstimmen [3, 9]. Es wurden jedoch keine Neugeborenen untersucht.

Silvers und Helwig [6] untersuchten 7 kongenitale Nävi bei Kindern innerhalb der ersten drei Lebensmonate. Unsere Ergebnisse stimmen mit ihren Beschreibungen überein. Die beiden unterschiedlichen Zellpopulationen werden jedoch von Silvers und Helwig nicht herausgestellt.

Aufgrund der histologischen Befunde angeborener Riesennävi in den ersten Lebenswochen und -monaten erscheint es wahrscheinlich, daß große k. N. aus zwei Zellpopulationen bestehen. Die oberflächlichen Zellen entsprächen dem Nävus, der auch später in der Kindheit auftritt. Als praktischer Gesichtspunkt läßt sich hinzufügen, daß von den hier vorgestellten Kindern nur diejenigen ein Rezidiv nach Dermabrasion bekamen, bei denen große, pigmentierte Zellen in der Tiefe des Follikels und im perifollikulären Bindegewebe nicht entfernt worden waren. Die tiefen, kleinen, nicht pigmentierten Zellen scheinen kein klinisch sichtbares Rezidiv zu provozieren, auch wenn sie bei der Exzision nicht entfernt werden können.

Literatur

1. Gartmann H (1961) Naevus und Melanom. Hautarzt 12:419–424
2. Gartmann H (1981) Pigmentzellengeschwülste der Haut. In: Korting GW (Hrsg) Dermatologie in Praxis und Klinik, Bd IV. Thieme, Stuttgart, S 41–182
3. Neumann H, Konrad K (1978) Amelanotisches Melanom in einem Riesenpigmentnaevus. Ultrastrukturelle Untersuchung. Z Hautkrankh 53:381–386
4. Reed WB, Becker SW, Becker jr SW, Nickel WR (1965) Giant pigmented nevi, melanoma and leptomeningeal melanocytosis. Arch Dermatol 91:100–119
5. Schreus HT (1960) Naevus und Melanom. 1. Mitteilung. Beitrag zur Histogenese des Naevus-Zell-Naevus. Hautarzt 11:440–444
6. Silvers DN, Helwig EB (1981) Melanocytic nevi in neonates. J Am Acad Dermatol 4:166–175
7. Solomon LM (1980) The management of congenital melanocytic nevi. Arch Dermatol 116:1017
8. Vezéhery K, Nagy E (1962) Über die nach Dermalrasion erfolgende Regeneration des Pigmentnaevus. Hautarzt 13:223–223
9. Walton RG, Alvin HJ, Cox AJ (1976) Pigmented lesions in newborn infants. Br J Dermatol 95:389–396

Dr. C. Kuehnl-Petzoldt
Dr. B. Volk
Abt. Neuropathologie
Pathol. Inst. d. Univ.
D-7800 Freiburg
Dr. J. Kunze
Prof. Dr. J. Petres
Hautklinik
d. Städt. Kliniken
D-3500 Kassel

Zur Problematik der Dermabrasion ausgedehnter Pigmentnaevi bei Neugeborenen

J. Petres, R. P. A. Müller, J. Kunze und M. Hundeiker, Kassel und Gießen

Einleitung

Wir konnten bereits anläßlich der letzten Tagung der Deutschen Dermatologischen Gesellschaft in Westerland über die erfolgreiche Behandlung von Naevi pigmentosi im Neugeborenenalter mittels hochtouriger Dermabrasion berichten [6]. Zwischenzeitlich liegen weitere Erfahrungen mit dieser Methode vor, die eine kritische Wertung des von uns beschriebenen Verfahrens erlauben.

Patientengut und Operationstechnik

Insgesamt wurden 8 Kinder im Alter zwischen 5 Tagen und 4 Monaten, bei denen großflächige kongenitale Naevi vorlagen, mittels Dermabrasion therapiert. Bei großen Flächen und klinisch erheblicher Tiefenausdehnung war es erforderlich, den Eingriff nach jeweils abgeschlossener Reepithelisierung zu wiederholen (vgl. Tabelle 1a, b).

Ergebnisse

Während der Nachbeobachtungszeit zwischen zwei Monaten und zwei Jahren gelang in vier Fällen eine vollständige Entfernung der Pigmentation, in zwei Fällen sahen wir lokalisationsabhängig eine teilweise Aufhellung bis partielle Beseitigung des Naevus. Bei einem Kind war es nach zwei Monaten zu einem Rezidiv gekommen. Die von uns vorgeschlagene erneute Dermabrasion wurde von den Eltern abgelehnt. In einem weiteren Fall ist die Behandlung noch nicht abgeschlossen. Die erste Dermabrasion hatte bereits eine erhebliche Besserung des Ausgangsbefundes zur Folge. In einer weiteren Sitzung gelang auch in kritischen Arealen (Augenlider, Ohrmuscheln) eine peroperativ erkennbare Beseitigung des Naevus.

Bei einem Säugling mit histologisch gesicherter Melanophakomatose Virchow-Rokitansky-Tourraine war die Dermabrasion praktisch erfolglos. Bereits intraoperativ

Tabelle 1a. Behandlungsergebnisse bei kongenitalen Naevi

Pat.	Alter	Lokalisation Ausdehnung	Derm-abrasion	Nachbeobachtungszeit Ergebnisse
L. Ch. ♀	6 Woch.	li. Ohr retroaurikulär li. 40 cm^2	2 x	1 Jahr Aufhellung, teilweise völlige Beseitigung
U. C. ♂	3,5 Mon.	lumbosacral/Gesäß 275 cm^2	3 x	1 Jahr Rezidiv[a]
B. K. ♀	4 Mon.	li. Schulter 40 cm^2	2 x 2 x	9 Monate erscheinungsfrei
B. M. ♀	4 Mon.	re. Gesicht- u. Schädelhälfte 200 cm^2	2 x	4 Wochen Besserung

[a] Histolog. Melanophakomatose Virchow-Rokitansky-Tourraine – anschließende Entfernung durch Serienexcisionen

Tabelle 1b. Behandlungsergebnisse bei kongenitalen Naevi

Pat.	Alter	Lokalisation Ausdehnung	Derm-abrasion	Nachbeobachtungszeit Ergebnisse
K. C. ♂	5 Tage	Kinn u. Hals 32 cm^2	1 x	2 Monate Rezidiv[a]
T. J. ♀	6 Tage	Rücken, Gesäß, Oberschenkel 300 cm^2	3 x	1 Jahr erscheinungsfrei
T. K. ♀	10 Tage	lumbosacral 54 cm^2	1 x	2 Jahre erscheinungsfrei
G. M. ♀	14 Tage	Rücken 48 cm^2	1 x	2½ Jahre erscheinungsfrei

[a] Eine 2. Dermabrasion wurde verweigert

Die Operationen erfolgten in Allgemeinanaesthesie. Zur gleichmäßigen Glättung der Hautoberfläche fanden Rundkopf-Diamantfräsen Verwendung [7, 8]. Um eine thermische Schädigung des Hautorgans zu vermeiden, wurde das Operationsgebiet während des Schleifvorgangs gleichmäßig mit physiologischer Kochsalz-Lösung benetzt. Der erste Verbandswechsel war nach drei Tagen, Abschluß der Reepithelisierung durchschnittlich nach 18 Tagen (zur Technik vgl. auch [3, 4, 6, 9, 10]).

sahen wir dabei im Bereich der angeschliffenen Hautanhangsgebilde schwarz-graue Restpigmentationen, von denen die Repigmentierung ihren Ausgang nahm.

Diskussion

Wie unsere Behandlungsergebnisse zeigen, ist die hochtourige Dermabrasion ein erfolgversprechendes Behandlungsprinzip bei kongenitalen Pigmentnaevi, wenn der Eingriff während der ersten Lebensmonate erfolgt (vgl. [5]). Die enge Grenzziehung (erste Lebenstage bis -wochen) dürfte aber nicht den von uns früher vermuteten Stellenwert besitzen [6]. Eigene, noch nicht abgeschlossene Untersuchungen legen den Schluß nahe, daß kongenitale Naevi eine unterschiedliche histologische Architektur besitzen, welche für den Erfolg der Dermabrasion erheblich ist. Auch bei einer tiefen Lokalisation des Naevus kann eine, wenn erforderlich auch wiederholte Dermabrasion zu einer Aufhellung bzw. Beseitigung der Pigmentation führen. Erfolglos ist die Dermabrasion bei Naevophakomatosen. In diesen Fällen muß wegen der potentiellen Malignität eine mehrzeitige Exzisionstherapie zur Beseitigung der Fehlbildung führen [1, 2].

Zusammenfassung

Wie unsere Erfahrungen zeigen, ist bei kritischer Anwendung der Dermabrasion im frühen Kindesalter eine völlige Entfernung von pigmentierten Naevi ohne wesentliche Narbenbildung möglich. Eine dünne Haut mit wenig Hautanhangsgebilden, von denen die Reepithelisierung nach dem Eingriff ausgehen kann, verbietet aber eine für den Erfolg der Behandlung notwendige tiefe Dermabrasion an kritischen Körperstellen und erlaubt oft nur einen Teilerfolg im Sinne einer Aufhellung. Naevophakomatosen müssen wegen der potentiellen Melanomgefahr exzidiert werden.

Literatur

1. Kleine-Natrop HE, Sebastian G (1976) Pigmentmäler des Gesichts und ihre Behandlung. In: Pape K (Hrsg) Ästhetische Gesichtschirurgie, ACMF, Bd 2. JA Barth, Leipzig, S 78–83
2. Konz B (1982) Angeborene Riesennaevi („Giant nevi"). Fortschr Med 15:669–716
3. Krekeler-Laake C (1968) Hochtouriges Schleifen der Haut bei flächenhaften Anomalien und Narben. Aesthet Med 17:134–138
4. March CH (1970) Dermabrasio. Am Fam Physican 1:68–74
5. Meys U (1980) Spätergebnisse nach Dermabrasion. Dissertation Universität Köln
6. Müller R, Ippen H, Kunze J, Petres J (1981) Dermabrasion ausgedehnter Pigmentnävi im Neugeborenenalter. Hautarzt [Suppl V] 32:469–471
7. Petres J, Hundeiker M (1975) Korrektive Dermatologie. Springer, Berlin Heidelberg New York, S 44–45
8. Petres J (1977) Dermabrasion. In: Konz B, Burg G (Hrsg) Dermatochirurgie in Klinik und Praxis. Springer, Berlin Heidelberg New York, S 211–213
9. Schreus HT (1950) Hochtouriges Schleifen der Haut. Arch Dermatol Syph 191:678–680
10. Schreus HT (1956) Schleifen und Fräsen der Haut. Ästhetische Medizin in Einzeldarstellungen, Bd 2. Hüthig, Heidelberg

Prof. Dr. J. Petres
Dr. R. P. A. Müller
Dr. J. Kunze
Städt. Kliniken
Hautklinik
Mönchebergstr. 41/43
D-3500 Kassel
Prof. Dr. M. Hundeiker
Zentr. f. Dermatologie
d. Univ.
Gaffkystr. 14
D-6300 Gießen

Standardisierte Excision von Basaliomen mit errechnetem Sicherheitsabstand und histologischer Randkontrolle: Erfahrungen bei 355 Tumoren

H. Breuninger, Tübingen

An der Universitäts-Hautklinik in Tübingen wurde ein kombiniertes Konzept der chirurgischen Basaliomtherapie entwickelt, das zum einen die Wahl des Sicherheitsabstandes von der klinischen Größe des Basalioms abhängig macht und zum anderen eine routinemäßige histologische Kontrolle der gesamten vertikalen Excisatcircumferenz ermöglicht.

Den gedanklichen Anstoß, den Sicherheitsabstand der klinischen Basaliomgröße anzupassen, gaben die Angaben von R. D. Hirsch (Das Basaliom. Minerva, München, 1978). Dieser hat anhand von 72 mikroskopisch untersuchten Basaliomexcisaten eine lineare Korrelation zwischen klinischer Tumorgröße und subklinischem Wachstum festgestellt.

Es wurden zwei Kollektive gebildet mit unterschiedlichen Relationen von klinischer Tumorfläche und einem angenommenen subklinischen Wachstum. In einem ersten Kollektiv wurde eine Relation von 1:5 gewählt, in einem zweiten eine Relation von 1:2. Aus praktischen Gründen rechneten wir die Flächenrelationen in Angaben des Tumordurchmessers und des dazugehörenden Sicherheitsabstandes um. Bei allen Excisaten wurden histologische Schnitte der gesamten Außencircumferenz hergestellt und bei bestimmten zusätzliche horizontale Schnitte der Unterseite (Tabelle 1 u. 2).

Tabelle 1

Klinischer Durchmesser des Basalioms in mm	Sicherheitsabstand in mm
2	2
4	3
6	4
8	5
10	6
12	8
16	10
20	13

Die excidierte Fläche entspricht der 5fachen klinisch sichtbaren Tumorfläche. Erläuterungen s. Text

Tabelle 2

Klinischer Durchmesser des Basalioms in mm	Sicherheitsabstand in mm
8	2
12	3
16	4
20	5
24	6

Die excidierte Fläche entspricht der 2fachen klinisch sichtbaren Tumorfläche. Erläuterungen s. Text

Es genügt in aller Regel, nur den äußersten Vertikalschnitt des Excisates in seiner Gesamtheit darzustellen, um zu erkennen, ob das subklinische Wachstum des Tumors über diese hinausgereicht hat oder nicht.

Bekanntlich breiten sich Basaliome normalerweise lange Zeit lediglich horizontal intradermal aus. Basaliomanteile im Randschnitt bedeuten eine nicht radikale Entfernung des Tumors.

Technisch wird so vorgegangen, daß am Formalinfixierten Excisat, das en bloc mit senkrecht geschnittenen Rändern vorliegt, zunächst ein schmales Mittelstück und dann im Uhrzeigersinn von der angebrachten Fadenmarkierung an in der Regel 2–4 schmale Außenrandabschnitte entfernt werden. Diese Abschnitte, die lückenlos die gesamte Circumferenz repräsentieren, werden numeriert in einer Skizze festgehalten und anschließend paraffinisiert, mit ihrer Außenseite plan eingebettet und routinemäßig weiterverarbeitet.

Falls Tumoranteile im vertikalen Randschnitt histologisch erkennbar sind, kann anhand der Skizze die Lokalisation festgestellt und entsprechend nachoperiert werden. Vom Nachexcisat erfolgt wiederum nur die histologische Randkontrolle.

Reichte der Tumor im Querschnitt knapp an den unteren Abtragungsrand, wurden horizontale Schnitte der Excisatunterseite nachträglich hergestellt.

Ergebnisse

Diese kombinierte Methode von berechnetem Sicherheitsabstand und der histologischen Excisataußenrandkontrolle fand Anwendung bei 303 Primärbasaliomen und bei 52 Rezidivbasaliomen, die mit anderen Methoden vorbehandelt waren. Durch die zwei unterschiedlich großen Relationen von Tumorfläche und Excisatfläche ergaben sich zwei Kollektive:

Das erste mit der Relation 1:5 umfaßte 191 Primär- und 25 Rezidivbasaliome. Es mußte bei den Primärbasaliomen in 11 % und bei den Rezidivbasaliomen in 16 % eine Excision nicht im Gesunden festgestellt werden.

Das zweite Kollektiv mit der Relation 1:2 umfaßte 112 Primär- und 27 Rezidivbasaliome. Hier mußte bei den Primärbasaliomen in 35 % und bei den Rezidivbasaliomen in 83 % eine Excision nicht im Gesunden festgestellt werden. Interessanterweise hätte bei 64 % aller nicht im Gesunden exstirpierten Basaliome der üblicherweise zur Beurteilung herangezogene Tumorquerschnitt eine Excision im Gesunden vorgetäuscht. Zur Tiefe hin waren lediglich 6 % aller Basaliome nicht im Gesunden exstirpiert.

Während der jetzt 2jährigen Nachkontrolle konnten 97 % aller Patienten erfaßt werden. Bisher ist noch kein Rezidiv dort aufgetreten, wo die Tumorfreiheit histologisch nachgewiesen war.

Zusammenfassend kann man sagen, daß die dargestellte Methode der histologischen Kontrolle eine wesentliche Vereinfachung gegenüber den bisher angegebenen Verfahren darstellt, bei gleicher, wenn nicht höherer Sicherheit der Aussage. Sie kann routinemäßig bei jedem Basaliom angewandt werden. Sie ist auch geeignet zur histologisch kontrollierten Excision von sehr großen Basaliomrezidiven in mehreren Schritten, wobei der Zeit- und Materialmehraufwand gering ist.

Dr. H. Breuninger
Univ.-Hautklinik
Liebermeisterstr. 25
D-7400 Tübingen 1

Brustkrebs bei Klinefeltersyndrom

B. Pfeiff, Köln

Die Substitutionsbehandlung mit Testosteron bei Klinefeltersyndrom muß in die Diskussion um die möglichen Faktoren mit einbezogen werden, die das Wachstum eines malignen Brusttumors begünstigen können. Bei einem 45jährigen Pat. war wegen Klinefeltersyndroms, erniedrigtem Serumtestosteron und mammografisch nachweisbarer beidseitiger Gynäkomastie eine Substitutionsbehandlung mit Testoviron depot 250 mg alle drei Wochen erforderlich geworden.

Zwei Jahre später zeigte sich klinisch eine eingezogene Mamille links, aus der seit sechs Monaten seröser Ausfluß bestand. Im Anschluß an die Injektionen war es für je etwa fünf Tage zu einer Anschwellung beider Brüste gekommen. Histologisch fand sich ein undifferenziertes Milchgangskarzinom mit deutlich erhöhten Östrogen- (113 femtomol/mg Protein) und Progesteronrezeptoren

(45 fmol/mg), Androgen- und Glukokortikoidrezeptoren fehlten. Östrogenrezeptoren sind beim männlichen Brustkrebs in etwa 80 % der Fälle vorhanden.

Analog zu anderen chromosomalen Aberrationen sollen beim Klinefeltersyndrom manche maligne Tumoren (hier: Germinalzelltumoren, akute Leukosen, Bronchial- und Brustkrebse) statistisch überzufällig gehäuft vorkommen. Bei einem Pat. traten 6 histologisch verschiedene Tumoren einschließlich eines beidseitigen Brustkarzinoms auf. Am besten ist seit 1965 die Häufung der Mammatumoren dokumentiert, wobei mäßig differenzierte Milchgangskarzinome den Hauptteil der Tumoren ausmachen. Sie treten etwa 20fach häufiger als bei normalen Männern und etwa ein Fünftel so oft wie bei der Frau auf.

Die Rolle, die die beim XXY-Syndrom in 35–50 % be-

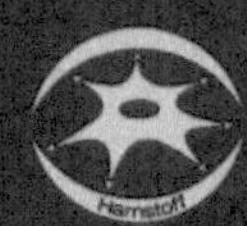

Für eine risikoarme
Ekzemtherapie

Hydrodexan®

hohe Effizienz
durch Kombination von
ursprünglichem
Hydrocortison + Harnstoff

Röhm Pharma
GMBH   WEITERSTADT

Harnstoff

Zusammensetzung: 1 g Hydrodexan enthält: 10 mg Hydrocortison, 100 mg Harnstoff. Anwendungsgebiete: Alle Hauterkrankungen, die auf eine äußerliche Corticosteroidbehandlung ansprechen, wie akute und chronische Ekzeme, Neurodermitis, Intervall- bzw. Nachbehandlung nach Intensivtherapie der Psoriasis. Wegen der nahezu fehlenden lokalen und systemischen Nebenwirkungen vorzugsweise zur langdauernden Behandlung chronischer Hauterkrankungen (bis zu 3 Monaten), sowie für die Behandlung bei Kindern. Gegenanzeigen: Spezifische Hautprozesse (Lues, Tuberculose), Varizellen, Vakzinationsreaktionen, Anwendung am Auge, bakteriell oder mykotisch infizierte Hautkrankheiten. Nebenwirkungen: Während der Schwangerschaft (besonders während der ersten 3 Monate) sowie bei Säuglingen und Kleinkindern sollte eine großflächige, länger dauernde Behandlung (über 4 Wochen) vermieden werden, da durch Resorption von Hydrocortison systemische Wirkungen nicht ganz auszuschließen sind.
Wechselwirkungen: Während der Behandlung mit Hydrodexan sollen auf die gleichen Hautbezirke keine anderen äußerlich anzuwendenden Arzneimittel oder Kosmetika aufgetragen werden (Gefahr der erhöhten Resorption von anderen Wirkstoffen). Dosierung: Hydrodexan 2 × täglich auf die erkrankten Hautstellen auftragen und gleichmäßig verreiben. Eine großflächige Langzeitbehandlung soll höchstens 20 % der Körperoberfläche betreffen und nicht länger als 3 Monate durchgeführt werden. Handelsformen und Preise: Tube mit 30 g DM 19,55, Tube mit 100 g DM 51,66. Klinikpackung. *Stand bei Drucklegung

A 20098 F

Archives of Dermatological Research

Founded in 1869
as Archiv für Dermatologie und Syphilis

Volume 275 Number 4 1983

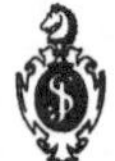

Springer International

403 Arch Dermatol Res ISSN 0340-3696 ADMFAU 275(4) 211–286 (1983) August 1983

Archives of Dermatological Research publishes original contributions in the field of experimental dermatology, including papers on biochemistry, morphology and immunology of the skin. Papers describing new techniques and methods are welcomed where these contribute to the further understanding of skin problems. **Archives of Dermatological Research** guarantees rapid publication of

- original papers
- short communications
- views and concepts
- letters to the editor
- reviews
- announcements

Archives of Dermatological Research is a highly respected journal with a large international readership. All of the articles are written in English.

For subscription information and free sample copy write to:
Springer-Verlag, Journal Promotion Dept., P. O. Box 105280,
D-6900 Heidelberg, FRG

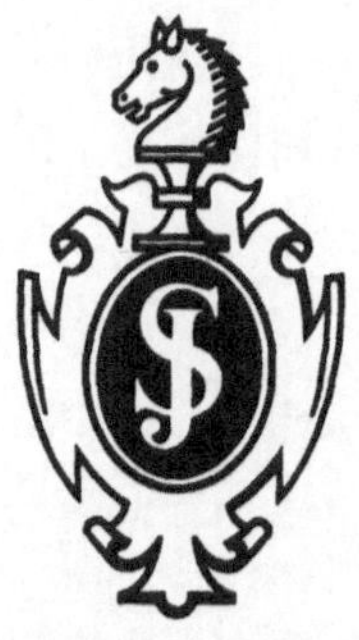

Springer
International

20.055/5/1

stehende Gynäkomastie für die Genese des Brustkrebses spielt, ist umstritten.

Die im Brustkrebsgewebe vorkommenden 8 S-Cytosol-Östrogenrezeptoren fehlen gewöhnlich im Gynäkomastiegewebe, andererseits scheint das Durchschnittsalter der Brustkrebspatienten mit Gynäkomastie etwa 10 Jahre niedriger zu sein als das der Pat. ohne vorherige Gynäkomastie; in Gegenden mit hoher Gynäkomastieinzidenz sind auch die Brustkrebse häufiger, und das Drüsenepithel der Gynäkomastie soll vereinzelt in Karzinomnähe schwerere Atypiegrade zeigen.

Unter Substitutionsbehandlung mit Testosteronönanthat wird durch seine pharmakokinetischen Eigenschaften in den ersten Tagen eine oft erheblich überphysiologische Hormonserumkonzentration erreicht. Nur bei wenigen Klinefelterpatienten wird eine wie bei unserem Pat. der Höhe des Androgenserumspiegels synchron verlaufende Östradiolerhöhung nachgewiesen. Die Ursache für die unterschiedliche Metabolisierungsrate ist unklar, da bei gesunden Probanden meist ein relativ konstanter Prozentsatz (0,4 %) von Testosteron zu Östradiol aromatisiert wird.

Die Stimulierung eines Östrogenrezeptoren enthaltenden Tumors ist unter diesen Umständen nicht auszuschließen, die Anschwellung der Brust p. i. könnte als Östrogeneffekt gedeutet werden.

Die vorwiegend zentrale Lage des männlichen Brustdrüsenkarzinoms in Verbindung mit dem geringeren Weichteilmantel haben eine schnellere Metastasierung in die regionären Lymphknoten als bei der Frau zur Folge. Ohne Lymphknotenbeteiligung oder Fernmetastasen besteht die Therapie in Ablatio mit evtl. postoperativer Bestrahlung. Bei Lymphknotenmetastasen ist die hormonelle Ablatio (Orchiektomie) recht erfolgreich und führt (möglicherweise besonders bei den rezeptorpositiven Fällen) in etwa 60–70 % zur Remission. Adrenal- oder Hypophysektomie kann auch bei Versagen der Orchiektomie mit einer weiteren geringen Erfolgsrate verbunden sein. Dagegen führt eine Polychemotherapie offenbar seltener bei der Frau zu Remissionen. Da Tamoxifen als Antiöstrogen sich bei einem Fall mit Nachweis von Östrogenrezeptoren und multiplen Metastasen ähnlich wie bei der Frau wirksam zeigte, eröffnen sich hier neue therapeutische Aspekte.

Eine regelmäßige Kontrolle der Brust erscheint bei Patienten mit Klinefeltersyndrom ratsam.

Dr. B. Pfeiff
Univ.-Hautklinik
Joseph-Stelzmann-Str. 9
D-5000 Köln 41

Über das Schicksal Pechhautkranker (BK 5102)

H. Fabry und J. Kalus, Bochum

Die älteste Darstellung einer Berufskrankheit stammt aus dem Jahre 1775. Als der britische Chirurg Sir Percival Pott damals den Schornsteinfeger-Krebs des Hodensakkes beschrieb, konnte er nicht wissen, daß er an die Spitze eines Eisberges stieß, der uns heute als Berufsdermatosen bekannt ist. Aber auch die Aussetzung der menschlichen Haut gegenüber Teer-, Pech-, Mineralölprodukten und deren Verbrennungsrückständen als Teil dieses Eisberges hat seitdem ein ungeahntes Ausmaß angenommen, für das allein das Teeren unserer Straßen sichtbar Zeugnis gibt. Der Umgang mit Teer-, Pech-, Mineralölprodukten und deren Verbrennungsrückständen führt bekanntlich auf dem Wege einer schleichenden photodynamischen Reaktion, die sich als chronische Entzündung manifestiert, über regressive und progressive Veränderungen zu autochthonen Vorgängen an der Haut. Die Gesamtheit dieser Entwicklung ist als sog. „Pechhaut" bekannt und wird unter der Ziffer 5102 BeKV als Berufskrankheit anerkannt und entschädigt.

Mittlerweile ist in vielen industriellen Bereichen die Berührung mit den genannten Stoffen durch Fortschritt der Technik erheblich eingeschränkt worden, sei es infolge Ablösung durch andere Substanzen oder Verfahren, sei es durch Automation. Infolgedessen ist die Häufigkeit des Pechhautleidens in den letzten Jahren stark zurückgegangen. – Unter den noch in unserer Obhut befindlichen Pechhautkranken beobachteten wir in letzter Zeit wiederholt das Auftreten von Karzinomen an endothelbekleideten Organsystemen, wobei sich zunehmend der Eindruck verdichtete, daß es sich um eine Häufung handelt, die den Befall der Allgemeinbevölkerung übertrifft.

Durch systematische Sammlung fanden wir 65 Kranke, deren berufsgenossenschaftliche Akten durchgearbeitet wurden. Dabei trafen wir auf 7 Todesfälle durch Karzinome innerer Organe (10,8 %). Darunter befanden sich 1 Karzinom des Enddarms (Alter 40–50 Jahre), 2 Karzinome der Atemwege (Alter 70–80 Jahre), 1 Karzinom der Blase (Alter 70–80 Jahre), 1 Karzinom des Enddarms (Alter 70–80 Jahre), 1 Karzinom der Prostata (Alter 70–80 Jahre) und 1 Karzinom des Magens (Alter 80–90 Jahre).

Wir haben diese Zahlen mit den entsprechenden Zahlen für Männer im Jahre 1978 in der Bundesrepublik Deutschland verglichen.

Die Sterblichkeit von Männern in der Bundesrepublik Deutschland im Jahre 1978 durch bösartige Neubildungen beträgt 265,9 auf 100 000, für die Altersgruppe über 75 Jahre 2986,6 auf 100 000. Die entsprechenden Zahlen für unser Krankengut lauten 10 769,2 auf 100 000 und 31 578,9 auf 100 000. Daraus ergibt sich ganz allgemein ein Vielfaches von 1:40,5 und für die Altersgruppe über 75 Jahren von 1:10,6.

Eine entsprechende Gegenüberstellung von allgemeinen Zahlen auf 100 000 mit den für unser Krankengut errechneten Zahlen (allgemein 1978/BK 5102/Verhältnis) ergibt die nachfolgenden Befunde:

Atmungsorgane	72,2/3076,9/1: 42,6
Magen	34,0/1538,4/1: 45,2
Enddarm	21,2/3076,9/1:145,1
Harnblase	36,7/1538,4/1: 41,9
Prostata	87,9/1538,4/1: 17,5

Bei einem Vergleich der Allgemeinbevölkerung mit unserem Krankengut in der Altersgruppe über 70 Jahre lauten die entsprechenden Zahlen:

Atmungsorgane 515/10 526/1:20,4
Magen 250/ 5 263/1:21,1
Enddarm 158/ 5 263/1:33,3
Harnblase 87/ 5 263/1:60,5
Prostata 232/ 5 263/1:22,7

Aus diesen Zahlen ergibt sich ein erhöhtes Krebssterblichkeitsrisiko, das in den vergleichbaren Altersgruppen um mindestens 2mal eine Zehnerpotenz höher liegt als bei der Allgemeinbevölkerung. – Auch wenn hier eine zeitliche Längsschnittbetrachtung mit einer Querschnittbetrachtung (1978) verglichen werden und das Zahlenmaterial nur sehr klein ist und mathematisch nicht bearbeitet wurde, ist das Ergebnis mehr als auffällig, zumal es durch greifbare Literatur (W.C. Hueper; H. Eck und R. Haupt und G. Rothe) bestätigt zu werden scheint.

Als Ergebnis bleibt festzustellen, daß die BK 5102 mit Wahrscheinlichkeit nicht nur eine Krankheit der Haut, sondern zugleich eine Krankheit endothelialer Organsysteme zu sein scheint. Diese Erkenntnis besitzt für Todesfälle in diesem Zusammenhang eine ganz besondere versicherungsrechtliche Bedeutung.

Prof. Dr. H. Fabry
Dermatolog. Univ.-Klinik
Ruhr-Univ.
St.-Josef-Hospital
Gudrunstr. 56
D-4630 Bochum

Freie Vorträge IV

Sensibilisierungseigenschaften von Benzoylperoxid bei der Behandlung des Ulcus cruris

F. Bahmer, Homburg/Saar

Benzoylperoxid (BPO), chemisch korrekt Dibenzoylperoxid, ist ein starkes Oxydationsmittel, das erhebliche Mengen an nascierendem Sauerstoff abspalten kann. Es findet daher in der Industrie als Bleichmittel und als Katalysator bei der Kunststoffpolymerisation breite Verwendung.

Schon Anfang dieses Jahrhunderts wurde Benzyolperoxid von Loevenhardt (1905) zur Wundheilung verwendet, geriet dann aber in Vergessenheit. Pace führte die Substanz 1971 anstelle von Zinkperoxid wieder als Stimulanz der Wundheilung ein. Die klinisch bekannte wundheilungsfördernde Wirkung von Benzoylperoxid konnte in der Folgezeit auch experimentell nachgewiesen werden (Colman und Roenigk 1978).

In den vergangenen Jahren wurde mehrfach über die gute Wirksamkeit von hochkonzentriertem Benzoylperoxid in der Therapie schlechtheilender Ulcera berichtet. Dabei soll der Effekt der Substanz durch eine Sauerstoffabgabe an den hypoxischen Ulcusgrund sowie durch die Hemmung einer meist vorhandenen bakteriellen Flora bedingt sein (Puschmann 1982).

Bei der Penetration von Benzoylperoxid durch die Haut kommt es zu einer praktisch vollständigen Metabolisierung zu Benzoesäure, die im Stoffwechsel zu Hippursäure abgebaut und ausgeschieden wird.

Poole et al. hatten 1970 nach Sensibilisierungsversuchen an freiwilligen Probanden mit einer 10%igen BPO-Zubereitung auf die starke allergisierende Wirkung der Substanz aufmerksam gemacht. Etwa 40% ihrer Probanden entwickelten eine Allergie vom verzögerten Typ. Leyden und Kligman fanden 1976 bei ihren Versuchen an 50 Freiwilligen eine Sensibilisierungsquote von 76%. Eine Kreuzreaktivität mit dem Benzoylperoxid-Abbauprodukt Benzoesäure fand sich nicht.

Im Gegensatz zu diesen experimentellen Befunden wurde in klinischen Studien über die Wirksamkeit hochkonzentrierter BPO-Zubereitungen in der Behandlung des Ulcus cruris das Sensibilisierungsrisiko nur auf wenige Prozent geschätzt. Lediglich Jensen et al. fanden 1980 eine auffallend hohe Sensibilisierungsrate von 56%. Wie aus der folgenden Aufstellung zu ersehen ist, gehen die Angaben über die Konzentration von Benzoylperoxid zur Epikutantestung weit auseinander. Aufgrund von eigenen Untersuchungen sind wir der Ansicht, daß sowohl eine 10%ige als auch eine 5%ige Benzoylperoxidzubereitung in Vaseline primär hautreizend wirken kann. Für unsere Epikutantestungen wählten wir daher eine Konzentration von 0,5 und 1% BPO in Vaseline.

Eigene Ergebnisse

In einer prospektiven Untersuchung wurden bislang 19 Patienten mit Ulcus cruris, meist auf dem Boden einer chronisch venösen Insuffizienz, vor und nach der Behandlung mit Benzoylperoxid epikutan getestet. Es handelte sich dabei um 10 Männer mit einem Durchschnittsalter von 61 und um 9 Frauen mit einem Durchschnittsalter von 61,7 Jahren.

Vor der Behandlung des Ulcus mit 20%iger kommerziell erhältlicher BPO-Lösung genau nach Vorschrift des Herstellers wurden die Patienten epikutan getestet. Die Ablesung erfolgte nach 24, 48 und 74 h, die Bewertung erfolgte entsprechend den Empfehlungen der ICDRG.

Die Nachtestung unter gleichen Bedingungen erfolgte, abgesehen von zwei Ausnahmen, genau nach 4 Wochen, unabhängig davon, wie lange BPO angewendet worden war.

Bei zwei dieser Patienten mit schwacher Sensibilisierung bestand diese auch nach Behandlung mit BPO unverändert weiter, ein Patient mit starker epidermaler Sensibilisierung wurde nicht therapiert. Bei allen drei Patienten konnte anamnestisch die Anwendung von BPO zur Ulcusbehandlung wahrscheinlich gemacht werden.

Bei den anderen 16 Patienten fand sich bei der Nachtestung nach 4 Wochen bei 4 (25%) eine ausgeprägte Sensibilisierung, bei 2 (12,5%) eine fragliche Sensibilisierung. Die Behandlungsdauer lag zwischen 5 und 35 Tagen, im Durchschnitt bei 14,2 Tagen. In einem Fall war die schwache Sensibilisierung durch BPO schon nach 6tägiger Behandlung festzustellen, während es in anderen Fällen auch nach 30tägiger Behandlung noch nicht zur Sensibilisierung gekommen war. Die Sensibilisierung ist dabei offenbar nicht von der Applikation der Substanz auf intakte Epidermis abhängig. Die Klärung verschiedener offener Fragen, insbesondere die des Geschlechtsunterschiedes und die der Ulcusgröße sowie der Applikationsdauer sind Gegenstand weiterführender Untersuchungen.

Zusammengefaßt ergab sich bei den untersuchten 19 Patienten die erhebliche Sensibilisierungsquote von 42,1%. Auch in Anbetracht der guten therapeutischen Wirksamkeit dieser hochkonzentrierten BPO-Zubereitung in der Behandlung schlecht heilender Unterschenkelgeschwüre ist die Gefahr einer epidermalen Sensibilisierung beträchtlich und unter Umständen Anlaß einer Kontaktdermatitis bei unsachgemäßer Anwendung. Der therapeutische Nutzen dieser Behandlungsmethode ist daher, auch im Licht der tierexperimentell nachgewiesenen tumorwachstumsfördernden Wirkung von Benzoylperoxid (Klein-Szanto 1982), sorgfältig gegen mögliche Risiken abzuwägen.

Literatur

Colman CJ, Roenigk HH (1978) Topical therapy of leg ulcers with 20 percent benzoyl peroxide lotion. Cutis 21:491–494

Jensen O, Petersen SH, Vesterhager L (1980) Contact sensitization to benzoyl peroxide following topical treatment of chronic leg ulcers. Contact Dermat 6:179–182

Klein-Szanto AJP, Slaga TJ (1982) Effects of peroxides on rodent skin: Epidermal hyperplasie and tumor promotion. J Invest Dermatol 79:30–34

Leyden JJ, Kligman AM (1977) Contact sensitization to benzoyl peroxide. Contact Dermat 3:273–275

Loevenhart AS (1905) Benzoylsuperoxid, ein neues therapeutisches Agens. Therap Monatsh 19:426–428

Pace WE (1971) Treatment of cutaneous ulcers with benzoyl peroxide. Can Med Assoc 115:1101–1106

Poole RL, Griffith JF, Kilmer McMillan FS (1970) Experimental contact sensitization with benzoyl peroxide. Arch Dermatol 102:635–639

Puschmann M (1982) Klinisch-experimentelle Untersuchungen zum Wirkungsnachweis von Benzoylperoxid. Hautarzt 33:257–265

Römpps (1979) Chemie-Lexikon. Neumüller AO (Hrsg) 8. Aufl. Franckh'sche Verlagshandlung, Stuttgart, S 408

Slaga TJ, Klein-Szanto AJP, Triplett LL, Yotti LP (1981) Skin tumor-prading activity of benzoyl peroxide, a widely used free radical-generating compenindice. Science 213:1023–1025

Dr. F. Bahmer
Univ.-Hautklinik
D-6650 Homburg/Saar

Über die allergene Potenz des Clobetasol-17-Propionats

A. Kuhlwein und B. M. Hausen, Hamburg

Zusammenfassung

Im folgenden wird über zwei Fälle einer Clobetasolpropionat-Kontaktallergie sowie über einen dritten Fall berichtet, bei dem sich nicht die Wirksubstanz, sondern der Konservierungsstoff (4-Chlor-m-Kresol) der Dermoxin-Creme als Allergen erwies.

Sowohl die offen epikutane Testmethode (OET) als auch der Maximaltest (guinea pig maximization test = GPMT) vermochten im Tierversuch keine Sensibilisierung mit dem Clobetasol-17-propionat herbeizuführen.

Kreuzreaktionen auf andere nicht- und fluorierte Kortikosteroide konnten nicht nachgewiesen werden.

Tabelle 1. Ergebnisse der Epikutantestung mit Dermoxin-Creme und seinen Bestandteilen

	%	Pat. 1	Pat. 2	Pat. 3
Dermoxin-Creme	pur	+++	+++	++
Bestandteile				
1,2-Propylenglykol	10	∅	∅	∅
Glycerinmonostearat	5	∅	∅	∅
Cetylstearylalkohol	5	∅	∅	∅
Polyethylenglykol-Glycerinstearat	5	∅	∅	∅
Wachs	30	∅	∅	∅
4-Chlor-m-kresol	1	∅	∅	++
Clobetasol-17-propionat	0,05 + 0,1	+++	+++	∅ (1 %!)
Natriumcitrat	1	∅	∅	∅

72 h-Ablesung

Tabelle 2. Befunde der Versuche zur Auslösung von Kreuzreaktionen mit nicht- und halogenierten Kortikosteroiden

	Pat. 1	Pat. 2
Clobetasol-17-propionat	+++	+++
Fluocinonid	∅	∅
Fluocortolon	∅	∅
Fluocortolon-caproat	∅	∅
Fluocortolon-pivalat	∅	∅
Halcinonid	∅	∅
Hydrocortison	∅	∅
Hydrocortison-acetat	∅	∅
Hydrocortison-butyrat	∅	∅
Prednisolon	∅	∅
Prednisolon-pivalat	∅	∅
Triamcinolon-acetonid	∅	∅
Betamethason-benzoat	∅	∅
Betamethason-dipropionat	∅	∅
Betamethason-valerat	∅	∅
Clobetason-butyrat	∅	∅
Clocortolon-caproat	∅	∅
Diflorason-diacetat	∅	∅
Desonid	∅	∅
Desoximetason	∅	∅
Flucortolon-valerat	∅	∅
Fludroxycortid	∅	∅
Flumetason-pivalat	∅	∅

Bei drei von uns beobachteten Patienten war nach mehrwöchiger Anwendung des Präparates Dermoxin-Creme eine Kontaktdermatitis aufgetreten. Die Differenzierung (Tabelle 1) ergab in einem Fall eine Allergie auf den Konservierungsstoff 4-Chlor-m-Kresol, während in den beiden anderen Fällen starke Reaktionen auf den Wirkstoff Clobetasol-17-propionat zu beobachten waren.

Um das Sensibilisierungsvermögen des Clobetasol-17-propionats festzustellen, wurden 10 Meerschweinchen mit einer 10 %igen Konzentration der Substanz (gelöst in Azeton; Applikation: 0,05 ml pro Tag) über 21 Tage behandelt. Die Auslösung der Erfolgsreaktion verlief bei allen Tieren negativ. In einem weiteren Versuch wurde die Maximalmethode nach Magnusson und Kligman zur Sensibilisierung herangezogen.

Auch diese Methode führte bei keinem der Meerschweinchen zu einem Erfolg.

Beim Test auf Kreuzreaktionen mit nicht- und halogenierten Kortikosteroiden wurden bei unseren beiden Patienten 1 und 2 keine entsprechenden Kreuzreaktionen beobachtet (Tabelle 2).

Folgerungen

Das 1976 in Deutschland eingeführte Clobetasol-17-propionat (Abb. 1) ist bis heute nur selten als Kontaktaller-

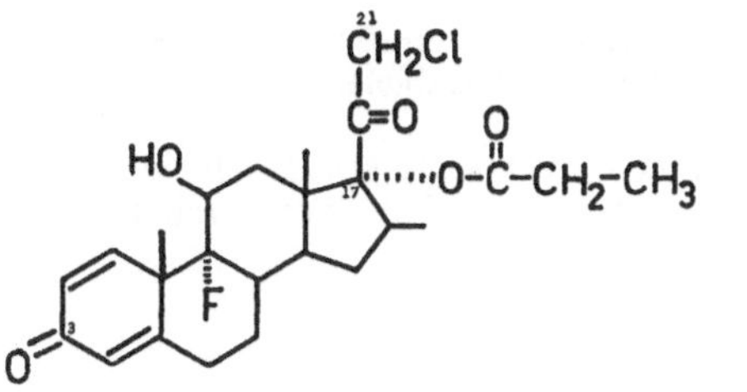

Abb. 1. Clobetasol-17-propionat

gen beschrieben worden. Unseres Wissens nach sind bisher außer den von uns beobachteten Fällen nur vier weitere durch Epikutantests gesichert und publiziert worden [1–3].

Sowohl die negativen tierexperimentellen Ergebnisse als auch die geringe Zahl der in der Literatur beschriebenen Fälle deuten darauf hin, daß das Clobetasol-17-propionat ein schwaches Allergen ist.

Kreuzallergische Reaktionen auf andere nicht- und halogenierte Kortikosteroide wurden bisher nicht beobachtet.

Literatur

1. Calnan CD (1976) Use and abuse of topical steroids. Dermatologica [Suppl 1] 152:247–251
2. Förström L, Lassus A, Salde L, Niemi KM (1982) Allergic contact eczema from topical corticosteroids. Contact Dermatitis 8:128–133
3. Gottmann-Lückerath I (1982) Kontakturtikaria nach Dermoxin. Dermatosen Beruf Umwelt 30:124

Dr. A. Kuhlwein
Dr. B. M. Hausen
Univ.-Hautklinik
Martinistr. 52
D-2000 Hamburg 20

Klinische Untersuchungen zur Kontaktallergie auf Triäthanolamin

B. Scheuer, T. Henseler, Kiel

Triäthanolamin ist eine organische Base, die mit Fettsäuren Seifen bildet. Diese seifenartigen Salze sind in Wasser und Mineralölen leicht löslich. Sie finden in der pharmazeutischen und kosmetischen Industrie Anwendung als Emulgatoren und Stabilisatoren; in anderen Industriezweigen als Weichmacher, Polier-, Appretur- und Schmiermittel [2].

Durch Triäthanolamin verursachte Kontaktallergien sind trotz der universellen Anwendung dieser Substanz und ihrer Verbindungen vergleichsweise selten. Die Häufigkeit von 3 % positiver Reaktionen im Epikutantest gab Anlaß zur Untersuchung von Ursache und Relevanz der Kontaktsensibilisierung durch Triäthanolamin.

Material und Methode

Triäthanolamin wurde im Zeitraum von 6 Jahren (1976–1981) bei 1357 Patienten aus dem Einzugsbereich der Universitäts-Hautklinik Kiel mit dem Verdacht einer Kontaktallergie neben Substanzen des europäischen Standardblocks getestet. Es ist als Testsubstanz in mehreren Testblöcken enthalten. Die Testung erfolgte nach den üblichen Regeln der Epikutantestung mit 10 % Triäthanolamin in H^2O [1].

Ergebnisse

Bei der Testung der 1357 Patienten (591 Männer, 766 Frauen) ergaben sich insgesamt 41 (3 %) positive Reaktionen. Diese fanden wir bei 37/41 Patienten bei Testung von Salbengrundlagen und Hilfsstoffen, bei 4 Patienten bei Testung von Berufsallergenen (Maler, Friseure).

Relevanz

Fast für alle Patienten (37/41) konnte die Relevanz der positiven Testreaktionen zum Krankheitsbild gefunden werden. 25 Patienten litten an Ulcus cruris und/oder Unterschenkelekzem. Sie hatten zum Teil langfristig Venen- oder Sportsalben gebraucht, 4 weitere Patienten benutzten solche Medikamente wegen posttraumatischer Beschwerden.

71 % der Patienten mit positivem Epikutantest hatten sich demnach mit hoher Wahrscheinlichkeit durch diese Lokaltherapeutika sensibilisiert. Bei 14 Patienten konnte unsere Vermutung durch positive Testreaktionen auf die angewandten Therapeutika gesichert werden. Eine Rückfrage bei den betroffenen Firmen ergab, daß Triäthanolamin in Form seiner Salze als Gelbildner in zahlreichen externen Antiphlogistika enthalten ist.

Bei 4 Patientinnen mit Gesichtsekzem konnte die Relevanz durch Gebrauch triäthanolaminhaltiger Kosmetika bestätigt werden. Beruflicher Bezug bestand nur bei den 4 Patienten mit Handekzem. Es handelte sich um je zwei Maler und Friseure.

Schlußbetrachtung

Hilfsstoffe in Lokaltherapeutika und Kosmetika können Ursache allergischer Kontaktekzeme sein [3]. Sie unterliegen nicht der Deklarationspflicht. Der Nachweis der Relevanz positiver Epikutantestungen ist daher schwierig und oft nur in Zusammenarbeit mit den herstellenden Firmen der verdächtigten Lokaltherapeutika möglich, wie auch im Falle unserer Untersuchung. Diese ergab, daß Triäthanolamin, bezogen auf die verbreitete Anwendung, ein schwacher Sensibilisator ist. Als Ursache von Berufsdermatosen kommt es selten in Frage. Kontaktallergische Ekzeme durch triäthanolaminhaltige Kosmetika sind ebenfalls nicht sehr häufig.

Weiter Verbreitungen erfreuen sich jedoch rezeptfreie triäthanolaminhaltige Venen- und Sportsalben. Die Anwendung solcher Lokaltherapeutika auf entzündeter, ekzematöser oder trophisch geschädigter Haut bei chronisch-venöser Insuffizienz schafft Bedingungen, unter denen überdurchschnittlich häufig Kontaktsensibilisierung durch Triäthanolamin beobachtet werden kann. Als Ursache chronischer Unterschenkelekzeme sollte Triäthanolamin daher öfter als bisher in Betracht bezogen werden.

Literatur

1. Bandmann HJ, Dohn W (1967) Die Epikutantestung. JF Bergmann, München, S 284–285

2. Fiedler P (1981) Lexikon der Hilfsstoffe für Pharmazie, Kosmetik und angrenzende Gebiete. Cantor, Aulendorf/Württ., S 960–961

3. Fisher AA, Pascher F, Kanof NB (1971) Allergic contact dermatitis due to ingredients of vehicles. Arch Dermatol 104:286–290

Dr. B. Scheuer
Univ.-Hautklinik
Schittenhelmstr. 7, D-2300 Kiel

Metallkontaktallergie – Atopie – Dyshidrosis

P. Lampe, Albstadt-Ebingen

Die aufeinanderfolgenden Krankengeschichten von 117 nicht ausgewählten Patienten mit positiven epikutanen Testreaktionen auf Metallsalze wurden ausgewertet. Die Indikation für einen gezielten Epikutantest war eine positive Vorgeschichte mit Metallkontakt in Verbindung mit Ekzemen verschiedener Lokalisation. Methodisch wurde nach den Empfehlungen der ICDRG vorgegangen. Die Zuordnung zur Atopie erfolgte nach strengen diagnostischen Kriterien in Anlehnung an Hanifin und Lobitz (1977). Die Übersicht zeigt die Befunde in ihrer zahlenmäßigen Häufigkeit (Tabelle 1).

Frauen weisen häufiger als Männer positive Testreaktionen gegen Metallsalze auf. Kontaktallergien auf Nickel überwiegen bei Frauen, solche auf Chromat bei Männern. Kobalt nimmt jeweils eine Mittelstellung ein [1, 2, 8, 9]. Atopische und nichtatopische Frauen zeigen ein ähnliches Sensibilisierungsspektrum. Bei Frauen findet sich eine auffällige Häufung von atopischer Konstitution und Nickel-Kobaltallergie, welche weit über dem Anteil der Atopiker in der Normalbevölkerung liegt [3, 8]. Auch das gehäufte familiäre Vorkommen einer Metallempfindlichkeit bei 9 von 51 nickelallergischen Atopikerinnen (davon 8 Frauen und 1 Mann) ist ein Hinweis auf eine mögliche genetische Beziehung zwischen Atopie und einer Disposition für Nickelallergien beim weiblichen Geschlecht.

Eine enge Korrelation ergibt sich auch zwischen einer Vorgeschichte mit Metallunverträglichkeit und positiven Testreaktionen bei Nickel und Kobalt für atopische und nichtatopische Frauen [5]. In beiden Gruppen ist in der Mehrzahl eine sichere Kontaktsensibilisierung durch Modeschmuck und Kleidungsteile nachweisbar. Das belegt eine Relevanz der ermittelten Kontaktallergie für die Entstehung von Metallekzemen, ausgenommen an den Händen.

Dyshidrotische Hand-Finger-Ekzeme finden sich bei nickelallergischen atopischen Frauen weit häufiger als bei nichtatopischen [8]. Für diese Merkmalskombination besteht eine negative Korrelation zwischen Entstehung und Verlauf eines isolierten Handekzems und nachweislichem Metallkontakt der Hände. Ein zeitlicher Zusammenhang zwischen dem Auftreten von Metallekzemen außerhalb der Hände und dyshidrotischen Hand-Finger-Schüben ist nicht erkennbar. Die Befunde bestätigen, daß exogenem Metallkontakt bei nickelallergischen Frauen für Entstehung und Verlauf chronischer Handekzeme keine wesentliche Bedeutung zukommt [4]. Vielmehr scheinen unspezifische endogene und exogene Reizfaktoren zusammen mit der atopischen Diathese für die Ekzemmanifestation maßgebend zu sein.

In der Reihenfolge der Ekzemmanifestation zeigten 12 atopische Frauen primär ein isoliertes Handekzem, und später ein kontaktallergisches Metallekzem außerhalb der Hände. Umgekehrt trat bei 28 Atopikerinnen zuerst

Tabelle 1. Untersuchungsergebnisse bei 117 Patienten mit Kontaktallergie

	Nichtatopiker Männer	Atopiker Männer	Nichtatopiker Frauen	Atopiker Frauen
Zahl der Patienten	22	5	37	53
Alter bei der Untersuchung (Jahre)	17–75 ∅ 44,5	20–68 ∅ 45,5	14–72 ∅ 31,5	15–72 ∅ 26,5
Nachgewiesene Kontaktreaktion auf				
Chrom	16	3	4	4
Kobalt	16	2	20	29
Nickel	8	2	35	51
Aktuelles dyshidrosiformes Hand-Finger-Ekzem	17	5	6	33
davon Hände primäre Ekzemmanifestation	3	4	0	12
Korrelation von Anamnese, Nicht-Handekzem und Metallempfindlichkeit außerhalb der Hände	3	0	28	51
Korrelation von Anamnese, Handekzem und Metallempfindlichkeit der Hände	15	2	1	4

ein Metallekzem außerhalb der Hände und Jahre danach ein Handekzem auf. Das steht in Einklang mit dem Befund, daß nickelallergische Frauen ein erhöhtes Risiko für die Entwicklung eines Handekzems aufweisen und umgekehrt [7].

Die orale Exposition mit 2,5 mg bzw. 5 mg Nickelsulfat rief bei 14 von 28 untersuchten Frauen und bei 6 von 13 Männern eine Ekzemreaktion sowie verschiedene Begleitsymptome hervor [4, 6]. Positive Befunde mit Bläschenschüben an Händen und/oder Füßen wurden nicht nur bei nickelallergischen Patienten beobachtet [10]. So konnten bei Kontaktallergien auf Chromat und nichtmetallische Antigene, ebenso wie bei nachweislich nicht sensibilisierten Kontrollpersonen, ebenfalls Ekzemschübe provoziert werden. Dabei zeigten 5 Frauen und 1 Mann nach oraler Nickelzufuhr das charakteristische Bild einer Dermatitis atopica. Die Befunde deuten auf einen unspezifischen nichtimmunologischen Mechanismus der Ekzemprovokation nach oraler Nickelanwendung hin.

Literatur

1. Bandmann H-J (1976) Ekzematogene. In: Fortschritte der praktischen Dermatologie und Venerologie, Bd 8. Springer, Berlin Heidelberg New York, S 119–127
2. Bandmann H-J, Agathos M (1981) Topography of contact dermatitis and patch testing. In: Ring J, Burg G (eds) New trends in allergy. Springer, Berlin Heidelberg New York, pp 200–207
3. Breit R (1981) Positive Epikutantestreaktionen bei Dermatitis atopica. Hautarzt [Suppl V] 32:147–148
4. Christensen OB, Möller H (1975) External and internal exposure to the antigen in the hand eczema of nickel allergy. Contact Dermat 1:136–141
5. Christensen OB (1982) Prognosis in nickel allergy and hand eczema. Contact Dermat 8:7–15
6. Kaaber K, Veien NK, Tjell JC (1978) Low nickel diet in the treatment of patients with chronic nickel dermatitis. Br J Dermatol 98:197–201
7. Menné T, Borgan O, Green A (1982) Nickel allergy and hand dermatitis in a stratified sample of the danish female population: an epidemiological study including a statistic appendix. Acta Dermatovenerol 62:35–41
8. Peltonen L (1981) Nickel sensitivity. An actual problem. Int J Derm 20:252–253
9. Scheuer B (1981) Häufige Kontaktallergene. Hautarzt [Suppl] V:137–140
10. Veien NK, Kaaber K (1979) Nickel, cobalt and chromium sensitivity in patients with pompholyx (dyshidrotic eczema). Contact Dermat 5:371–374

Dr. P. Lampe
Marktstr. 53, D-7470 Albstadt-Ebingen

Adenosin-Desaminase-Aktivität bei Leprapatienten

Y. P. Kim und Y. S. Choi, Kwang-ju

Adenosin-Desaminase (ADA) ist ein Enzym, das die Desaminierung von Adenosin zu Inosin katalysiert und in den meisten menschlichen Geweben vorkommt [1, 2]. Die Tatsache, daß Patienten mit ausgedehnten Immundefekten eine verminderte Aktivität von ADA aufweisen, hat dazu geführt, daß diesem Enzym eine Rolle in der Immunantwort zugeschrieben wird [3–5].

Eine große Zahl von Untersuchungen wurde in den letzten Jahren vorgenommen, um die Rolle der Immunantwort für die klinische Ausprägung der Lepra abzuklären. Dabei hat sich gezeigt, daß Personen mit lepromatösen Formen eine defekte zelluläre Immunität gegen Mycobacterium leprae aufweisen, während Personen, die eine tuberkuloide Form mit guter Resistenzlage entwickeln, eine normale zelluläre Immunantwort besitzen. Trotzdem läßt die Tatsache, daß die Mehrzahl der Menschen überhaupt resistent gegen Mycobacterium leprae sind und nicht erkranken, eine gewisse Immunschwäche auch bei tuberkuloider Lepra vermuten [6, 7].

In der vorliegenden Studie wurden ADA-Spiegel in Lymphozyten, Erythrozyten und im Serum von Patienten von tuberkuloider und lepromatöser Lepra untersucht.

Material und Methode

Patientengut

Klassifikation nach Ridley und Jopling [8], Alter 20–54 Jahre.

a) lepromatöse Lepra: 12 Patienten,
b) tuberkuloide Lepra: 12 Patienten,
c) Kontrollgruppe: 12 gesunde Personen zwischen 22 und 57 Jahren.

Die meisten der Leprapatienten waren mit einer oralen Diaminodiphenylsulfon-(DDS-)Therapie in einer wöchentlichen Dosis zwischen 350–700 mg versorgt. Sieben der Patienten mit lepromatöser Form waren weniger als 1 Jahr unter dieser Behandlung, während der Rest die Chemotherapie länger (bis 186 Monate) erhalten hatte. Keiner der in die Studie aufgenommenen Patienten erhielt Corticosteroide oder andere entzündungshemmende Präparate.

Herstellung der Enzympräparation

10 ml Heparinblut wurden bei 1000 xg 5 min lang bei 4 °C zentrifugiert, der Überstand mit dem Buffy-Coat wurde entfernt. Die Zellen wurden 3 x mit 0,14 M Natriumchlorid-Lösung gewaschen, anschließend wurden 9 Volumenteile destilliertes Wasser zugefügt. Das entstandene Hämolysat wurde als Enzymlösung verwendet. Lymphozyten wurden aus dem Blut nach einer modifizierten Minowata-Moor-Technik [9] isoliert (Ficoll-Hypaque-Gradient, Zentrifugation bei 2000 xg, 22 bis 25 °C, 30 min). Die lymphoiden Zellen wurden mit Pasteur-Pipetten aufgenommen und 3 x in Hank's Lösung gewaschen. Nach Zertrümmerung der Zellen mittels Dounce-Homogenisator erfolgte eine neuerliche Zentri-

Tabelle 1. Adenosin-Desaminase-Aktivität in Lymphozyten, Erythrozyten und Serum von Normalpersonen und Leprapatienten

Testpersonen	Lymphozyten ($n = 12$) Einheiten / 10^{10} Zellen	Erythrozyten ($n = 5$) 10^{-2} Einheiten / 10^{10} Zellen	Serum ($n = 10$) Einheiten / l
Normal	$10,36 \pm 1,90$ [a]	$9,60 \pm 4,43$	$20,44 \pm 2,07$
tuberkuloide Lepra	$6,35 \pm 0,36$	$7,12 \pm 2,51$	$20,15 \pm 2,90$
lepromatöse Lepra	$4,58 \pm 0,52$	$6,96 \pm 0,81$	$17,52 \pm 3,30$

[a] Durchschnittswerte $\pm$ SD

fugation des Extraktes bei 4000 xg für 10 min, der Überstand wurde dann für die Enzymbestimmung verwendet.

Bestimmung der ADA-Aktivität

Diese erfolgte nach der Methode von Giusti [2]. Das Reaktionsgemisch (21 mM Adenosin, 40 mM Phosphatbuffer, pH 6,5) und die Enzymlösung (0,05) wurden bei 37 ° 60 min lang inkubiert. Anschließend erfolgte die Beendigung der Reaktion mittels 0,2 ml 30 %iger Trichloressigsäure und Neutralisation mit 1 normaler Natronlauge. Dann wurden 3 ml Phenolnitroprussid-Lösung (106 mM Phenol, 0,17 mM Nitroprussid) und alkalische Hypochlorit-Lösung (11 mM NaOCl, 125 mM NaOH) zugefügt. Die Lösung wurde dann für weitere 30 min inkubiert, wobei der freigesetzte Ammoniak mit Hypochlorid und Phenol intensiv-blaugefärbtes Indophenol bildet. Die Absorptionsmessung der Farbe erfolgte bei 628 nm. Eine Einheit der bestimmten Enzymaktivität wird definiert als µ-mol Ammoniak freigesetzt pro Minute unter den oben angeführten Bedingungen.

Ergebnisse

Die ADA-Aktivitäten im Serum von Normalpersonen, tuberkuloider und lepromatöser Lepra betrugen 20,44 $\pm$ 2,07 Einheiten/l, 20,15 $\pm$ 2,90 Einheiten/l bzw. 17,52 $\pm$ 3,30 Einheiten/l (Tabelle 1). Die spezifische Aktivität von ADA im Serum von Patienten mit lepromatöser Lepra war signifikant niedriger als im Serum von Kontrollpersonen (p < 0,05). Zwischen Normalpersonen und Patienten mit tuberkuloider Lepra fanden sich keine signifikanten Unterschiede (p > 0,05).

In den Lymphozyten betrugen die ADA-Aktivitäten 10,36 $\pm$ 1,90 Einheiten/10^{10} Zellen bei Normalpersonen, 6,35 $\pm$ 0,36 Einheiten/10^{10} Zellen bei tuberkuloider Lepra, und 4,58 $\pm$ 0,52 Einheiten/10^{10} Zellen bei lepromatöser Lepra (Tabelle 1, Abb. 1). Die ADA-Aktivität in Lymphozyten war somit signifikant unterschiedlich zwischen Normalpersonen und Patienten mit lepromatöser Lepra (p < 0,01) und ebenso zwischen Normalpersonen und Patienten mit tuberkuloider Lepra (p < 0,05).

In den Erythrozyten betrugen die Enzymaktivitäten 9,60 x 10^{-2} $\pm$ 4,43 x 10^{-2} Einheiten/10^{10} Zellen bei Normalpersonen, 7,12 x 10^{-2} $\pm$ 2,51 x 10^{-2} Einheiten/10^{10} Zellen bei tuberkuloider Lepra und 6,96 x 10^{-2} $\pm$ 0,81 x 10^{10} Einheiten/10^{10} Zellen bei Patienten mit lepromatöser Lepra.

Somit ergab sich kein signifikanter Unterschied der ADA in den Erythrozyten von Normalpersonen, Patienten mit tuberkuloider und Patienten mit lepromatöser Lepra > 0,05 (Tabelle 1).

Diskussion

Die beiden polaren Formen der Lepra können aufgrund der klinischen, histopathologischen, mikrobiologischen und immunologischen Parameter klar unterschieden werden. Bei lepromatöser Lepra kommt es zu einem relativ geringen, aber generalisierten Absinken der zellvermittelten Immunität [10, 11].

Die tuberkuloide Lepra hingegen führt zu keiner Verminderung der zellulären Immunität. Dabei ist aber die Verminderung der zellvermittelten Immunität niemals absolut, sondern relativ und hängt von der Menge und der Potenz des jeweiligen Antigens ebenso ab wie von der Intensität der Erkrankung selbst [12]. Eine erfolgreiche spezifische Behandlung kann den Defekt jedoch wieder ausgleichen [13]. Andererseits ist die spezifische Resistenz gegen Mycobacterium leprae ein lebenslänglich bleibendes Phänomen, die bei den Patienten sogar nach einer chemotherapeutischen Reduktion der Antigenlast persistiert. Leukozytenmigrationshemmtests mit Mycobacterium leprae ergaben eine sehr gute Korrelation zwischen der Verminderung der spezifischen zellulären Immunität und dem Spektrum der Erkrankung. Ebenso ist die spezifische Lymphozyten-Aktivität bei lepromatöser Lepra herabgesetzt, während sie bei tuberkuloider Lepra normal ist [8]. Bei lepromatöser Lepra scheint jener Klon von Lymphozyten zu fehlen, der spezifisch reagieren sollte. Deshalb können auch Makrophagen nicht aktiviert werden und bleiben weiterhin unfähig, Mycobacterium leprae zu verdauen [7].

ADA ist ein ubiquitäres Enzym bei Säugetieren. Es katalysiert die Umwandlung von Adenosin zu Inosin. Wenn es fehlt, kann Adenosin akkumulieren, und diese Vermehrung ist gemäß In-vitro-Studien toxisch für Fi-

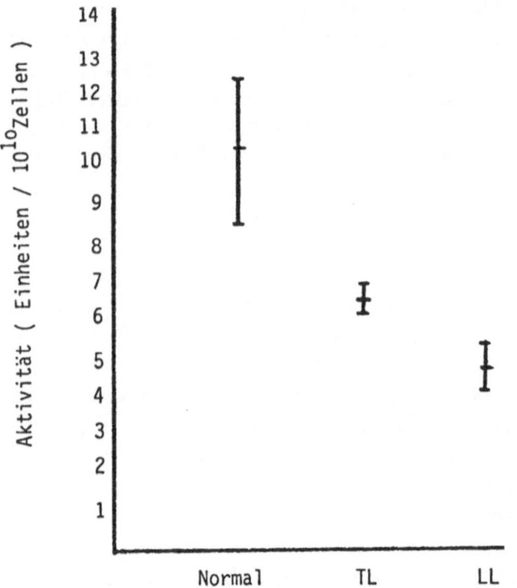

Abb. 1. ADA-Aktivitäten in Lymphozyten von Normalpersonen, Patienten mit tuberkuloider und lepromatöser Lepra (Mittelwert $\pm$ SD)

broblasten und lymphoide Zellen [14]. Die Beziehung zwischen Adenosin-Desaminase-Verminderung und Dysfunktion des Immunsystems ist zwar noch unklar, könnte aber eine generalisierte Aberration der Zelle bedeuten, die sowohl Adenosin-Desaminase-Aktivität als auch Funktion des Immunsystems beeinträchtigt. Es könnte allerdings auch sein, daß eine genetische Disposition bestimmte Loci betrifft, die sowohl für die Expression der Immunantwort als auch für die der Adenosin-Desaminase-Aktivität wesentlich sind, es könnte ein echter Kausalzusammenhang bestehen [15].

Neuere Untersuchungen ergaben, daß ADA-Defizienzen, die gemeinsam mit Immundefekten auftreten, ausschließlich lymphoide Gewebstypen betreffen [16] und daß die spezifische ADA-Aktivität während früher Stadien der Umwandlung von Monozyten zu Makrophagen auf das 2- bis 9fache ansteigt [17].

Gemäß unseren Befunden fanden sich keine Unterschiede der ADA-Aktivität in den Erythrozyten von Normalpersonen, Patienten mit tuberkuloider oder lepromatöser Lepra. Die spezifische ADA-Aktivität der Lymphozyten aus dem Blut von Patienten, besonders mit lepromatöser Lepra, war hingegen gegenüber den Kontrollpersonen deutlich vermindert.

Wir nehmen deshalb an, daß die verminderten ADA-Aktivitäten in den Lymphozyten von Patienten mit lepromatöser Lepra mit der verminderten zellvermittelten Immunität gegen Mycobacterium leprae bei dieser Variante der Erkrankung in Zusammenhang steht.

Literatur

1. Conway EJ, Cooke R (1939) Adenosine deaminase in the skin. Biochem J 33:479–492
2. Giusti G (1978) Adenosine deaminase: In: Hans VB (ed) Methode of enzymatic analysis, 2nd edn. Academic Press, New York London, p 1092
3. Spencer N, Hopkinson DA, Harris H (1968) Adenosine deaminase polymorphism in man. Ann Hum Genet 32:914
4. Giblett ER, Anderson JE, Cohen F, Pollara B, Meuwissen HJ (1972) Adenosine deaminase deficiency in two patients with severly impaired cellular immunity. Lancet 2:1067–1069
5. Parkam R, Gelfand EW, Rosen FS, Sanderson A, Hirschhorn R (1975) Severe combined immunodeficiency and adenosine deaminase deficiency. New Eng J Med 292:714–719
6. Levinson AI, Lisak RP, Zweiman B (1977) Immunologic aspects of leprosy. Int J Dermatol 16:103–112
7. Bryceson A, Phaltzgraff RE (1979) Immunology: In Leprosy, 2nd edn. Churchill Livingstone, Edinburgh, pp 52–64
8. Ridley DS, Jopling, WH (1966) Classification of leprosy according to immunity: A five group system. Int J Lepr 34:225–273
9. Minowata T, Moore GE (1972) Brief communication: Rosette forming human lymphocyte cell liner: I. Establishment and evidence for orgin of thymus derived cells. J Nat Cancer Inst 49:891
10. Mitsuda K (1953) On the value of a skin reaction to a suspension of leprous nodules. Int J Lepr 21:347–358
11. Bullock WE (1968) Studies of immune mechanism in leprosy: I. Depression of delayed allergic response to skin test antigens. New Engl J Med 278:298–304
12. Saha K, Mittal MM (1971) A study of cellmediated immunity in leprosy: Changing trends in the immunological spectrum of the disease. Clin Exp Immunol 8:901–909
13. Nath I, Curtis J, Sharma AK, Talwar GP (1977) Circulating T-cell number and their mitogenic potential in leprosy: Correlation with mycobacterial load. Clin Exp Immunol 29:393–400
14. Green H, Chan TS (1973) Pyrimidin starvation induced by adenosine in fibroblasts and lymphoid cells: Role of adenosine deaminase. Science 180:836–837
15. Daddona PE, Kelly WN (1977) Human adenosine deaminase. J Biol Chem 252:110–115
16. Fred SR (1978) Enzyme defect and immune dysfunction. Nature 276:559
17. Fischer D, Van der Weyden MB, Snyderman R, Kelly WN (1976) A role for adenosine deaminase in human monocyte maturation. J Clin Invest 58:399–407

Dr. Young Pio Kim
Dr. Yoo Seop Choi
Hautklinik d. Chonam-Univ.
Kwang-ju 500
Korea

Zur Intoleranz-Diagnostik bei chronischer Urticaria – Neue Erkenntnisse aufgrund eines veränderten Provokationsprogramms

E. Paul und L. Illig, Gießen

Bei chronischer Urticaria führen nur orale Provokationstestungen zu verwertbaren Ergebnissen, wenn diese Erkrankung – wie so oft – auf einem mengenabhängigen, nicht-immunologisch bzw. „pseudo-allergisch" bedingten Intoleranz-Phänomen beruht.

Wir führten die Urticaria-Testung in diesen Fällen seit 1974 immer nach der gleichen Strategie durch:
1. Es wird nur bei völliger Erscheinungsfreiheit der Patienten exponiert.
2. Bei nicht-erscheinungsfreien Patienten wird die Symptomfreiheit in einem hohen Prozentsatz vorher durch eine Kartoffel-Reis-Diät über maximal 12 Tage erzwungen.
3. Die überwiegende Zahl der Testsubstanzen wird in sog. „Test-Blöcken" (s. Tabelle 1) zusammengefaßt; nur Indometacin und Acetylsalizylsäure werden einzeln verabreicht.
4. Die Test-Blöcke I und II werden am 1. Tag, III und IV am 2. Tag jeweils im Abstand von ca. 6 h gegeben.
5. Reagiert ein Patient auf eine der Substanz-Gruppen, so

Tabelle 1. Zusammensetzung und Dosierung der neuen Test-Blöcke für die orale Intoleranz-Provokation bei chronischer Urticaria

I.   Tartrazin (100 mg)
     Kaffeesäure = 3,4 Dihydroxy-Zimtsäure (100 mg)
     Na-salizylat (500 mg)
     Na-metabisulfit (300 mg)
II. Farbenmischung I
     (Chinolingelb 10 mg, Gelborange 50 mg,
     Azorubin 10 mg)
     p-Cumarsäure = 2-Hydroxy-Zimtsäure (100 mg)
     p-Hydroxy-Benzoesäure (500 mg)
     Mefenaminsäure, Parkemed (250 mg)
III. Farbenmischung II
     (Amaranth 10 mg, Ponceau 4 R 3mg,
     Brillantschwarz 10 mg)
     Ferulasäure = 4-Hydroxy-3-methoxy-Zimtsäure
     (100 mg)
     Na-Benzoat (500 mg)
     Paracetamol, Ben-u-ron (500 mg)
IV. Indometacin, Amuno (25 mg)
V.   Acetylsalizylsäure, Aspirin
     50, 125, 250, 500, 1000 mg,
     Dosissteigerung alle 2 h

stellt worden. Sie enthalten nun jeweils u. a. Lebensmittelfarbstoffe, eine Hydroxy-Zimtsäure und eine Hydroxy-Benzoesäure (sog. natürliche Salizylate, Phenolsäuren). Neben dem Spektrum der in Betracht kommenden Farbstoffe wurde auch deren Dosis oft erheblich verändert; sie wurde nämlich den „acceptable daily intake"-(ADI-)Werten angepaßt.

Vergleicht man nun die Ergebnisse des alten und des neuen Testprogramms miteinander, dann ist der Prozentsatz der Acetylsalizylsäure-positiven Patienten in beiden Gruppen nahezu gleich (Tabelle 2). Unter den „natürlichen" Salizylaten scheint die Para-Hydroxy-Benzoesäure am wichtigsten zu sein; sie findet aber auch noch häufig Verwendung als Konservierungsmittel. Zirka 5 % der Patienten reagieren darauf mit einem Quaddelschub. Mit Para-Cumarsäure (100 mg) ließ sich dagegen nur bei einem Patienten von 61 ein Quaddelschub auslösen.

Die drastische Erhöhung der Tartrazin-Testdosis auf das 10fache erbrachte wider Erwarten *keine* Zunahme der Intoleranz-Reaktionen gegenüber diesem von vielen Autoren für besonders wichtig erachteten Azofarbstoff. Nur ein Patient reagierte auf Tartrazin (100 mg) positiv. Eine Erklärung für diese Diskrepanz zu den Ergebnissen der internationalen Literatur steht noch aus.

Tabelle 2. Ergebnisse der oralen Provokationstestung: Anzahl der positiven Intoleranz-Reaktionen

Provokations-Substanz	Patienten bis 31. 7. 1981 ($n = 203$)	Patienten ab 1. 8. 1981 ($n = 61$)
Acetylsalizylsäure (50–1000 mg)	69	23
Indometacin (25 mg)	31	20
p-Hydroxy-Benzoesäure-Ester (500 mg)	5	–
p-Hydroxy-Benzoesäure (500 mg)	–	3
Mefenaminsäure (250 mg)	4	1
Na-Benzoat (500 mg)	1	0
Sorbinsäure (500 mg)	2	–
Tartrazin (10 mg)	2	–
Tartrazin (100 mg)	–	1
Cochenillerot A (5 mg)	1	0
p-Cumarsäure (100 mg)	–	1

wird in angemessenem zeitlichen Abstand mit jeder Substanz der Gruppe nochmals einzeln die Provokation durchgeführt.

Seit einem Jahr sind die Test-Blöcke neu zusammenge-

Priv.-Doz. Dr. med. E. Paul
Prof. Dr. med. L. Illig
Zentrum f. Dermatologie u. Andrologie
Hautklinik am Klinikum d. Justus-Liebig-Univ.
Gaffkystr. 14, D-6300 Gießen

Untersuchungen zum konkurrierenden Verhalten von spezifischen IgG-Antikörpern und spezifischen IgE-Antikörpern im RAST

J. Rakoski, J. von Mayenburg und H. Düngemann, München

Es ist seit langem bekannt, daß bei Hyposensibilisierungsbehandlungen IgG-Antikörper gegen die Allergene auftreten, die im Rahmen der Therapie gespritzt werden [1–3]. Die IgG-Antikörper steigen im Verlauf der Behandlung an, ein direkter Zusammenhang zwischen klinischem Therapieerfolg und IgG-Titer ist mit Ausnahme der Hyposensibilisierung mit Bienen- und Wespengiften in der Regel nicht zu finden. Welche Bedeutung die IgG-Antikörper für den Erfolg der Hyposensibilisierungstherapie haben, ist unklar. Manche Autoren halten die IgG-Antikörper für fähig, die Aktion der IgE-Antikörper zu blockieren, manche sehen in den IgG-Antikörpern nur eine unbedeutende Begleiterscheinung der Hyposensibilisierungstherapie [4, 5].

Das spezifische IgE kann mit der RAST-Methode bestimmt werden. Die IgE-Antikörper reagieren mit Allergenen, die an Sephadex-Plättchen gebunden sind. An diese, an RAST-Scheibchen fixierten Allergene können sich aber auch spezifische Antikörper eines anderen Immunglobulintyps, z. B. das Immunglobulin G, binden. Enthält ein Serum spezifische Antikörper gegen ein Allergen vom Typ des IgE und des IgG, so muß es an den RAST-Plättchen zu einem Konkurrenzverhalten kommen. Die vorliegende Untersuchung befaßt sich mit der Frage, in wieweit spezifische IgG-Antikörper die RAST-Reaktion der spezifischen IgE-Antikörper beeinflussen.

Material und Methoden

Spezifische IgE-Antikörper wurden gegen 2 Gräser (Poa pratensis und Agrostis stolonifera) und gegen Bienengift mit der RAST-Technik mit Material und Anweisung der Firma Pharmacia, Freiburg, durchgeführt. Die RAST-Ergebnisse wurden neben den üblichen RAST-Klassen zusätzlich in Prozenten der Tagesaktivität dokumentiert. Das spezifische IgG gegen Bienengift wurde mit einem ELISA-Bienengift als fester Phase und einem peroxydase-gekoppelten Antihuman IgG und o-Phenylendiamin colorimetrisch erfaßt (Methode nach Urbanek et al. [6]). Die Trennung der IgE-Fraktion und IgG-Fraktion der Serumproben wurde mit einer Säule mit 1 g Protein-A-Sepharose-CL-4 B durchgeführt, aus der das IgE mit einem 0,1-M-Phosphatpuffer (pH 7) ausgewaschen werden konnte. In einem 2. Arbeitsgang wurde mit einer 1 M-Essigsäure (pH 2) die IgG-Fraktion getrennt ausgewaschen. Die Eluate wurden jeweils getrennt aufgefangen, gefriergetrocknet und durch Wasserzusatz auf das Ausgangsvolumen wieder in Lösung gebracht. Bei Voruntersuchungen mit Seren unbehandelter Pollenallergiker und unbehandelter Bienenallergiker ergab sich, daß das anfangs eingesetzte spezifische IgE zu ungefähr 90 % im Eluat wiedergefunden wurde, das Gesamt-IgG der IgE-Fraktion aber auf einen Wert von unter 250 mg/dl abgesenkt wurde.

Es wurden 3 Serumpools aus den Seren von jeweils 3 Patienten gebildet, der erste Pool bestand aus den Seren von Patienten mit Bienengiftallergien, die mit Reless-Bienengift behandelt worden waren. Das Gesamt-IgE betrug 227 U/ml, das Gesamt-IgG 1628 mg/dl. Das spezifische IgE gegen Bienengift entsprach 13,7 % der Gesamtaktivität (RAST-Klasse 2), spezifisches IgG gegen Bienengift 1:64 positiv. Pool 2: Gesamt-IgE 26 U/ml, Gesamt-IgG 1762 mg/dl, spezifisches IgE gegen Bienengift 0,8 % der Gesamtaktivität (RAST-Klasse 0), spezifisches IgG gegen Bienengift negativ. Der 3. Pool enthielt IgE-Antikörper gegen Poa pratensis von 40,8 % der Gesamtaktivität und Antikörper gegen Agrostis stolonifera von 34,7 % Gesamtaktivität (beides RAST-Klasse 4) und ein Gesamt-IgG von 1132 mg/dl. Dieser Serumpool wurde im Verhältnis 1:1, 1:2 und 1:4 mit Wasser verdünnt, es ergab sich erst bei der Verdünnung 1:4 ein Abfall der RAST-Aktivität gegenüber dem Ausgangswert. Von allen 3 Serumpools wurde jeweils eine Probe auf eine Protein-A-Sepharose-CL-4-B-Säule gegeben und dadurch die IgE- und die IgG-Fraktion getrennt. Bei den Serumpools mit Bienengift-Antikörpern wurde nach Säurepassage das Gesamt-IgG und das spezifische IgE und IgG auf Bienengift getrennt in verschiedenen Fraktionen bestimmt, beim Serumpool mit Gräserpollenantikörpern wurde nach der Säulenpassage das Gesamt-IgG und das spezifische IgE nach der Säulenpassage in den verschiedenen Fraktionen bestimmt.

Ergebnisse

Alle IgE-Fraktionen waren nach Säulenpassage weitgehend von IgG befreit (IgG kleiner 250 mg/dl). Bei den Se-

ren der Bienengiftallergiker enthielt die IgG-Fraktion praktisch kein spezifisches IgE mehr (3,8 % der Gesamtaktivität). Beim Serumpool der Nichtallergiker ergaben sich analoge Befunde. Auch hier wurden IgG und IgE getrennt, die spezifischen Aktivitäten blieben in beiden Fraktionen negativ. In der IgG-freien IgE-Fraktion stieg bei den Bienengiftallergikern die RAST-Aktivität nach der Entfernung des IgG von 13,7 % Gesamtaktivität auf 26,0 % Gesamtaktivität an. Beim Pool mit Seren der desensibilisierten Gräserpollenallergiker kam es nach Entfernen der IgG-Fraktion zu keinem Anstieg der spezifischen RAST-Aktivität.

Diskussion

Lichtenstein et al. [7] wiesen nach, daß bestimmte IgG-Fraktionen von hyposensibilisierten Ragweedallergikern die IgE-induzierte Histaminfreisetzung aus Mastzellen hemmen können. Wide fand eine Inhibition des RAST durch IgE-Antikörper bei behandelten Birken- und Gräserpollenallergikern [8]. Paull et al. fanden eine Hemmung des RAST für Phospholipase A durch Seren hyposensibilisierter Bienengiftallergiker. Unsere Untersuchungen zeigen, daß spezifische IgG-Antikörper in der Lage sind, die RAST-Reaktionen zu mindern, die Konkurrenzreaktion der spezifischen IgG-Antikörper ist aber nicht so stark, daß sie in der Lage wären, sehr hohe IgE-Konzentrationen im RAST meßbar zu erniedrigen. Für die klinische Praxis kann gefolgert werden, daß RAST-Ergebnisse der Klasse 4 durch Hyposensibilisierungsbehandlungen kaum erniedrigt werden, RAST-Ergebnisse der Klassen 3 und 2 durch die Anwesenheit von spezifischen IgG-Antikörpern vermindert werden können.

Literatur

1. Loveless MH (1940) Immunological studies of pollinosis. I. The presence of two antibodies relates to the same pollen antigen in the serum of treated hay fever patients. J Immunol 38:25
2. Foucard T, Johansson SGO (1976) Immunological studies in vitro and in vivo of children with pollenosis given immunotherapy with an aqueous and a glutaraldehyde-treated tyrosine-adsorbed grass pollen extract. Clin Allergy 6:429–439
3. Levy DA, Lichtenstein LM, Goldstein EO, Ishizaka K (1971) Immunologic and cellular changes accompanying the therapy of pollen allergy. Clin Invest 50:360–369
4. Dieges PH (1976) A prospective study on some immunological changes occurring in the first year of grass pollen desensitization. Acta Allergol 31:130–140
5. Irons JS, Pruzansky JJ, Patterson R (1975) Immunotherapy: Mechanisms of action suggested by measurements of immunologic and cellular parameters. J Allergy Clin Immunol 56:64–77
6. Urbanek R, Karitzky D, Forster J (1978) Allergie gegen Insektenstiche: Hyposensibilisierung mit reinem Bienengift. Dtsch Med Wschr 103:1656
7. Lichtenstein LM, Holtzman NA, Burnett LS (1968) A quantitatice in vitro study of the chromatographic distribution and immunglobulin characteristics of human blocking antibody. Immunol 101:317
8. Paull B, Jakob G, Yunginger J, Gleich G (1978) Comparison of binding of IgE and IgG antibodies to honeybee venom phospholipase A. J Immunol 120:1917–1923

Dr. J. Rakoski
Dr. J. von Mayenburg
Prof. Dr. H. Düngemann
Dermatol. Klinik, Techn. Univ. München
Biedersteinerstr. 29, D-8000 München 40

Altersabhängigkeit der Allergie-Reagibilität beim atopischen Symptomenkomplex im Kindesalter

S. Chlebarov, München

Die Ätiopathogenese des atopischen Symptomemkomplexes ist bekanntlich sehr vielgestaltig. In vielen Fällen, besonders bei Patienten mit Schleimhautbeteiligung, spielt die Allergisierung die entscheidende Rolle. Die Frage der Allergiediagnostik im Kindesalter ist verschiedentlich von vielen Autoren anhand eines umfangreichen klinischen Materials erörtert worden (Brenn et al. 1967; Chlebarov u. Stahl 1969; Stahl 1969; Bohlmann 1970; Bauscher 1971; Chlebarov 1977; Chlebarov u. Menger 1973; Erdmann 1975, 1976, 1979; Hofmann 1981; Haardt u. Meister 1975; Geubele u. Hofmann 1971 u. a.).

Wir haben uns die Frage gestellt, ob das Alter einen Einfluß auf ein Allergie-Testergebnis bei Atopikern, unabhängig von der Organbeteiligung, haben könnte.

Material und Methode

Mit Hilfe des Pricktestes wurden 774 Kinder (546 Jungen und 228 Mädchen) im Alter von 2–6 Jahren mit Neurodermitis constitutionalis 104, mit Asthma bronchiale 319, mit deren Kombination 282 und mit Rhinopathia vasomotorica allergica 69 unter stationären Bedingungen getestet. Routinemäßig wurde ein einheitliches Testprogramm angewandt:

Kontroll- und *1‰ Histaminlösung,* Gruppen- und Einzelextrakte der Bencard-Allergene, und zwar gemischte *Inhalationsallergene* (Hausstaub, Federn, Pferdeschuppen und -haare, Katzenfell, Hundehaare, Iriswurzel), *andere Inhalationsallergene* (Kaninchenfell, Schafwolle, Pelze, Kuhschuppen, menschliche Haare und Kopfschuppen, Ziegenhaar, Kamelhaar), *Schimmelpilze, verschiedene Pollen (Sträucher, Gräser, Bäume, Frühlingsblumen, Vorsommerblumen, Hochsommerblumen,* Spätsommerblumen), *Federn, Hausstaub* und *Hausstaubmilbe* (Dermatophagoides pteronyssinus bzw. farinae oder culinae), *Fisch, Roggen, Weizen* und *Hafer.* Bei anamnestischen Angaben testeten wir zusätzlich auch mit anderen einzelnen Allergenextrakten, hauptsächlich von der Gruppe der Nahrungsmittel. Die Kinder wurden an der Volarseite beider Vorderarme getestet. Die Sofortreaktion wurde 20 min nach der Testung abgelesen. Eine Kontrollinspektion erfolgte 24 h später, um eventuelle Spätreaktionen zu erfassen. Zur Beurteilung der Hautreaktionen haben wir uns an folgende Richtlinien gehalten:

Negativ – keinerlei Reaktion oder nur ein leichtes Erythem in der Umgebung des Stiches, oder Bildung einer kleinen Quaddel mit Durchmesser unter 3 mm; *fraglich* – Quaddeldurchmesser 3 mm mit oder ohne Erythem, nicht mehr als 5 mm im Durchmesser; *positiv* – Quaddeldurchmesser über 4 mm mit oder ohne Erythem und evtl. Pseudopodien.

Ergebnisse

Die Tabelle 1 gibt Aufschluß über unsere Testergebnisse aller getesteten Kinder mit sämtlichen Allergenen, unabhängig von der Diagnose, unterteilt nach Altersgruppen und Testreaktionen (negativ, fraglich, positiv).

Es wurde festgestellt, daß bei kleinen Kindern die Zahl der positiven Reaktionen merklich geringer ist als bei älteren. Bei Kindern unter 5 Jahren fanden sich nur in rund 20% positive Ergebnisse auf ein oder mehrere Allergene, bei Kindern bis zu 8 Jahren dagegen 26,62%, während der Anteil bei den Kindern zwischen 8 und 11 Jahren 32,65% betrug, um bei den noch älteren Kindern zwischen 11 und 16 Jahren weiter zuzunehmen (37,79%) (Tabelle 1, Abb. 1).

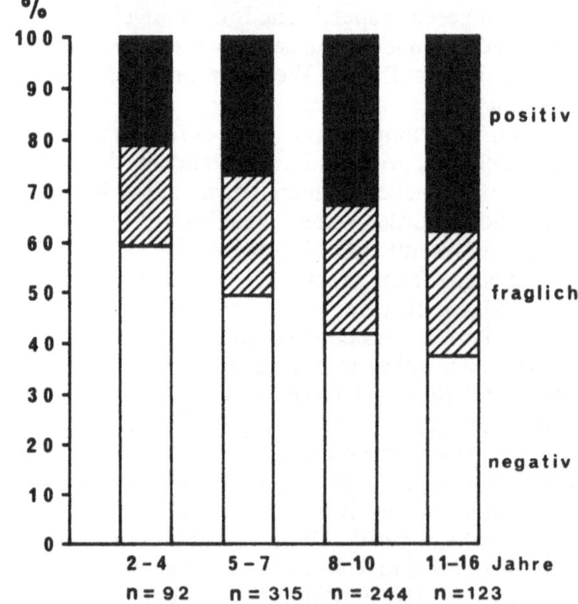

Abb. 1. Altersabhängigkeit der Ergebnisse von Pricktestungen an 774 atopischen Kindern

Tabelle 1. Verteilung der 11 136 Prick-Test-Ergebnisse von 774 atopischen Kindern nach Altersgruppen

Alter	Prick-Test							
	Negativ		Fraglich		Positiv		Insgesamt	
	Abs. Z.	%	Abs. Z.	%	Abs. Z.	%	Abs. Z.	%
2– 4 J. (n = 92)	687	59,84	227	19,77	234	20,39	1148	100
5– 7 J. (n = 315)	2198	49,72	1046	23,65	1177	26,63	4421	100
8–10 J. (n = 244)	1558	41,90	946	25,45	1214	32,65	3718	100
11–16 J. (n = 123)	697	37,70	453	24,50	699	37,80	1849	100
Insgesamt	5140	46,15	2672	24,00	3324	29,85	11 136	100

Dieser steigende Anteil positiver Reaktionen mit Zunahme des Alters ist statistisch mit 99%iger Wahrscheinlichkeit gesichert.

Wenden wir uns jetzt den Testergebnissen mit einigen Allergenextrakten zu.

Die Gruppe der Asthmatiker (n = 319) getestet mit gemischten Inhalationsallergenen (Hausstaub, Federn, Pferdeschuppen und -haare, Katzenfell, Hundehaare, Iriswurzel) zeigte einen steigenden Anteil positiver Reaktionen bis zum 10. Lebensjahr.

Bei der Gruppe der älteren Kinder (11–16) waren die positiven Ergebnisse um rund 5 % niedriger als die Gruppe der 8–10jährigen (Tabelle 2).

Tabelle 2. Asthma. Gemischte Inhalationsallergene (Hausstaub, Federn, Pferdeschuppen und -haare, Katzenfell, Hundehaare, Iriswurzel)

Alter	Prick (positive Reaktionen)	
	Abs. Z.	%
2– 4 (*n* = 48)	5	10,0
5– 7 (*n* = 117)	33	28,0
8–10 (*n* = 126)	57	45,0
11–16 (*n* = 28)	11	40,0
$\sum$ 319	P < 0,001	

Die Neurodermitiker (n = 104), getestet mit den gleichen gemischten Inhalationsallergenen, zeigten mit zunehmendem Alter ein Ansteigen des positiven Anteils der Testungen (Tabelle 3).

Tabelle 3. Neurodermitis constituionalis. Gemischte Inhalationsallergene (Hausstaub, Federn, Pferdeschuppen und -haare, Katzenfell, Hundehaare, Iriswurzel)

Alter	Prick (positive Reaktionen)	
	Abs. Z.	%
1– 4 (*n* = 24)	0	0
5– 7 (*n* = 40)	5	12,5
8–10 (*n* = 32)	12	37,5
11–16 (*n* = 8)	4	50,0
$\sum$ 104	P < 0,01	

Am überzeugendsten sind die Testergebnisse ausgefallen bei der Gruppe der Kinder, die gleichzeitig an Neurodermitis und Asthma leiden (n = 282), und zwar positive Reaktionen bei den 2–4jährigen in 30%, bei den 5–7jährigen in 40,5%, bei den 11–16jährigen in 82% (Tabelle 4).

Erwähnenswert ist der kleinere Prozentsatz an positiven Reaktionen bei den ältesten Kindern nach dem 10. Lebensjahr im Vergleich zu den jüngeren in der Gruppe „Asthma und Neurodermitis" (n = 282) getestet mit dem kombinierten Allergenextrakt „A2" nach Ben-

Tabelle 4. Neurodermitis und Asthma. Gemischte Inhalationsallergene (Hausstaub, Federn, Pferdeschuppen und -haare, Katzenfell, Hundehaare, Iriswurzel)

Alter	Prick (positive Reaktionen)	
	Abs. Z.	%
2– 4 (*n* = 24)	6	30,0
5– 7 (*n* = 138)	56	40,5
8–10 (*n* = 46)	36	78,0
11–16 (*n* = 78)	64	82,0
$\sum$ 282	P < 0,001	

card (Kaninchenfell, Schafwolle, Pelze, Menschenhaare und Schuppen, Ziegenhaar, Kamelhaar), und zwar keine positiven Reaktionen unter den 2–4jährigen (n = 20), in 32 % positive Reaktionen bei den 5–7jährigen (n = 138), in 48 % bei den 8–10jährigen (n = 78) (Tabelle 5).

Tabelle 5. Neurodermitis und Asthma. Andere Inhalationsallergene (Kaninchenfell, Schafwolle, Pelze, Menschenhaare und -schuppen, Ziegenhaar, Kamelhaar)

Alter	Prick (positive Reaktionen)	
	Abs. Z.	%
2– 4 (*n* = 20)	0	0
5– 7 (*n* = 138)	22	32,0
8–10 (*n* = 46)	22	48,0
11–16 (*n* = 78)	61	41,5
$\sum$ 282	P < 0,01	

In dieser gleichen Gruppe Kinder mit Asthma und Neurodermitis fielen die positiven Testergebnisse auf die Pollen-Mischung (Sträucher, Gräser, Bäume) wie folgt aus: 2–4jährige (n = 20) 50%; 5–7jährige (n = 138) 84%; 8–10jährige (n = 46) 87%; 11–16jährige (n = 78) 88,5 % (Tabelle 6).

Tabelle 6. Neurodermitis und Asthma. Pollen-Mischung (Sträucher, Gräser, Bäume)

Alter	Prick (positive Reaktionen)	
	Abs. Z.	%
2– 4 (*n* = 20)	10	50,0
5– 7 (*n* = 138)	116	84,0
8–10 (*n* = 46)	40	87,0
11–16 (*n* = 78)	69	88,5
$\sum$ 282	P < 0,001	

Andauernd steigende Prozentzahlen der positiven Reaktionen mit zunehmendem Alter konnten wir in der Gruppe der Neurodermitiker (n = 104) gegenüber Fisch-Allergenextrakten (Kabeljau, Hering, Sardine,

Scholle) auch feststellen, d.h. 2–4jährige (n = 24) keine positiven Reaktionen; 5–7jährige (n = 40) 11,5 % positive Reaktionen; 8–11jährige (n = 32) 37,5 % positive Reaktionen; 11–16jährige (n = 8) 50 % positive Reaktionen (Tabelle 7).

Tabelle 7. Neurodermitis constitutionalis. Fisch-Allergenextrakte (Kabeljau, Hering, Sardine, Scholle)

Alter	Prick (positive Reaktionen)	
	Abs. Z.	%
2– 4 (*n* = 24)	0	0
5– 7 (*n* = 40)	7	11,5
8–10 (*n* = 32)	12	37,5
11–16 (*n* = 8)	4	50,0
$\sum$ 104	P < 0,001	

Sehr ähnlich fielen die Testergebnisse mit Hausstaub aus. Als Beispiel soll die Gruppe der Asthmatiker, die gleichzeitig auch Neurodermitis (n = 282) haben, dienen (Tabelle 8).

Tabelle 8. Neurodermitis und Asthma. Hausstaub

Alter	Prick (positive Reaktionen)	
	Abs. Z.	%
2– 4 (*n* = 20)	11	55,0
5– 7 (*n* = 138)	112	81,0
8–10 (*n* = 46)	38	83,0
11–16 (*n* = 78)	66	85,0
$\sum$ 282	P < 0,05	

Eine weitere Auswertung zeigte, daß die stärkste Allergiesierung grundsätzlich bei Kindern beobachtet wurde, die an der Kombination Neurodermitis und Asthma erkrankt waren (Abb. 2). Aus unserem klinischen Material

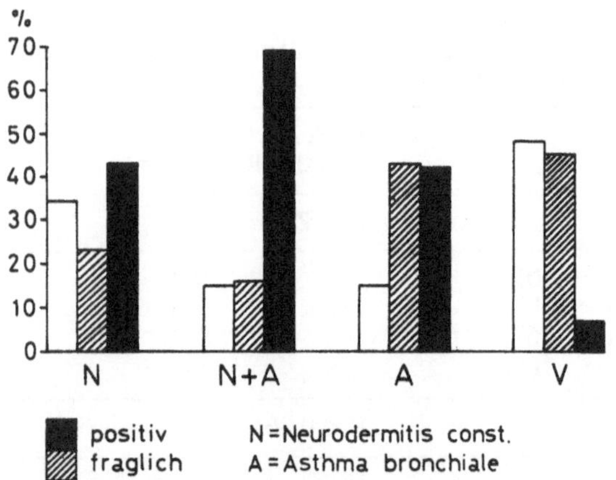

Abb. 2. Prozentuale Verteilung der Reaktionsqualitäten (negativ, fraglich, positiv) bei der Pricktestung von 235 Kindern mit Neurodermitis constitutionalis (n = 52), Asthma bronchiale (n = 103) und deren Kombination (n = 80) sowie von 88 Vergleichskindern

ist auch hervorgegangen, daß Kinder unter 5 Jahren sehr selten an Heuschnupfen (Rhinopathia vasomotorica allergica) leiden.

Diskussion

Neben exogenen Noxen (Allergenexposition) führen erst bestimmte konstitutionelle Besonderheiten (Disposition) durch allergische bzw. atopische Reaktionsweise zur Manifestation einer Allergose bzw. Atopie.

Im frühen Kindesalter spielen Infekte, als Folge der Abwehrschwäche, d.h. einer Anfälligkeit infektiösen Krankheitserregern gegenüber, eine größere Rolle. Bekanntlich bedarf das Immunsystem eines zeitlichen „Trainings", um die erstrebenswerte normale Immunantwort auf die Dauer geben zu können (Erdmann 1979). Der Allergiker dagegen erwirbt allmählich mit der Zeit, durch wiederholte Allergenexposition, eine besondere Empfindlichkeit, so daß durch überschwellige Reaktionen seines Immunsystems krankhafte Organerscheinungen zustande kommen. Dieser Prozeß der Sensibilisierung dauert meistens einige Jahre. Der geringe Prozentsatz an positiven Reaktionen im Kleinkindesalter und das dauernde Ansteigen des Anteils der positiven Testreaktionen mit dem Alter bei unseren Patienten untermauert diese fundierte Vorstellung. Zu ähnlichen Ergebnissen sind auch Charpin et al. (1971), Ronchetti et al. (1981) u. a. gekommen. Das heißt mit anderen Worten, daß die Kinder bis zum 4.–5. Lebensjahr, von seltenen Ausnahmen abgesehen, nicht ausreichend Zeit für eine stärkere Sensibilisierung haben. Trotzdem berichtet Menger (1971) über ein 2jähriges Kind, das im Pferdestall einen allergischen Bindehautkatarrh mit Quincke-Oedem bekommen hat. Ich hatte auch Gelegenheit, bei einigen 3–4jährigen Kindern sehr starke allergische Reaktionen nach Fischgenuß in Form von einer akuten Urticaria mit Quincke-Oedem und Glottis-Oedem zu beobachten. Die Feststellung von Orgel (1975) und Urbanek (1981) über die altersabhängige Konzentration des IgE-Spiegels ist ein weiterer Beweis dieser Vorgänge im Laufe der Kindheit. Man findet bei Neugeborenen die niedrigsten Werte und die höchsten Gesamt-IgE-Werte bei Schulkindern zwischen 7 und 10 Jahren; danach fallen die Gesamt-IgE-Spiegel bis ins Erwachsenenalter hinein ab.

In mehreren Kollektiven unseres Krankenguts haben wir ähnliche Gruppierungen der positiv ausgefallenen Testungen auch beobachtet (vgl. Tabelle 2, 5), d.h. ein Herabsetzen des prozentualen positiven Anteils der Pricktestungen nach dem 10. Lebensjahr. In der Mehrzahl der Fälle jedoch steigt die Anzahl der positiven Reaktionen ständig bis zum 16. Lebensjahr an (Tabelle 1, 3, 4, 6–8). Gerade deswegen erscheint uns schwierig, daß ein aufschlußreiches Testergebnis bei Kindern unter 5 Jahren überhaupt zustande kommen und möglich sein kann. Unabhängig davon muß die schnellere Diffusion des Allergens im Gewebe bei Kleinkindern unter 3 Jahren auch berücksichtigt werden (Hofmann 1981). Es ist auch eine Tatsache, daß Kleinkinder sehr selten z.B. an Rhinopathia vasomotorica allergica erkranken, wie schon erwähnt. Die absolut höchsten Gesamt-IgE-Werte findet Urbanek (1981) bei polyvalenten Allergikern mit saisonalen und perenialen Beschwerden, am ausgeprägtesten beim Zusammentreffen von Neurodermitis und Atemwegsallergien. Anhand unseres klinischen Materials haben auch wir feststellen können, daß der höchste Prozentsatz an positiven Testreaktionen bei den Kindern vorkommt, die gleichzeitig an Neurodermitis und Asthma leiden (Abb. 2).

Zur Bedeutung des Geschlechts für die Hautreaktionen ergab sich, daß 58% der getesteten Jungen positiv reagierten, dagegen nur 38% der getesteten Mädchen. Einen höheren Anteil positiver Reaktionen bei den Jungen im Vergleich zu den Mädchen haben auch Charpin et al. (1971) festgestellt, ohne eine befriedigende Erklärung dafür geben zu können.

Literatur

Bauscher S (1971) Ergebnisse der Allergietestung im Kindesalter. Tagung der Nordwestdeutschen und Hamburger Dermatologischen Gesellschaft, Hamburg, 8.–9. 5. 1971

Bohlmann H-G (1970) Allergiediagnostik und Desensibilisierung beim Asthma bronchiale im Kindesalter. Arch Kinderheilk 181:1–12

Brenn H, Borelli S, Gehrken H (1967) Über den Wert von Kutantestungen bei der konstitutionellen, atopischen Neurodermitis. Z Haut-Geschl-Krankh 42:229–238

Charpin J, Boutin C, Arnaud A (1972) Evolution de l'Asthme infantile. 8. Europäischer Allergie-Kongreß, Marseille 18.–21. 10. 1971. In: Charpin J (ed) Allergology. Excerpta Medica, Amsterdam

Chlebarov S (1977) Atopischer Symptomenkomplex im Kindesalter. Klinische und klimatophysiologische Untersuchungen an der Nordsee (Norderney). Fortschr Med 23:1527–1532

Chlebarov S, Menger W (1973) Allergen-Diagnostik des atopischen Symptomenkomplexes. Monatsschr Kinderheilk 121:235–236

Chlebarov S, Stahl H-J (1969) Ergebnisse einer Pricktestung mit Standardinhalationsallergenen bei Kindern. Monatsschr Kinderheilk 117:671–675

Erdmann G (1975) Diagnose und Therapie allergischer Atemwegserkrankungen im Kindesalter. In: Verständliche Medizin. Karisch, Aschaffenburg, S 20

Erdmann G (1976) Allergische Krankheiten bei Kindern. In: Palitzsch: Systematik der praktischen Pädiatrie, 3. Aufl. Thieme, Stuttgart, S 552

Erdmann G (1976) Zur Altersdisposition der Atemwegserkrankungen im Hinblick auf Anfälligkeit, Abwehrleistung und Lokalisation. Symposium über obstruktive Atemwegserkrankungen im Kindesalter. Berlin 7.2. 1976 (Kongreß-Bericht)

Erdmann G (1979) Probleme der Desensibilisierung im Kindesalter. In: Erdmann G (Hrsg) Pollinosis. Dustri, München-Deisenhofen

Geubele F, Hofmann D (1971) Diagnostische Möglichkeiten beim Asthma-Syndrom im Kindesalter. Monatsschr Kinderheilk 119:233–237

Haardt von der, Meister W (1975) Allergentestungen bei kindlichem Asthma bronchiale. Monatsschr Kinderheilk 123:577–582

Hofmann D (1981) Besonderheiten der Allergiediagnostik im Kindesalter. In: Nolte D (Hrsg) Allergiediagnostik. Dustri, München-Deisenhofen

Menger W (1971) Über die Ursachen von Asthma und Neurodermitis im Kindesalter. Mitgliederversammlung des Allergiker- und Asthmatikerbundes e. V., Helgoland, 11.6. 1971

Orgel A (1975) Genetic and developmental aspects of IgE. Pediat Clin North Am 22:17–32

Ronchetti R, Martinez F, Falagiani P, Macri F, Criscione S, Traumutoli GM, Imperato C (1981) The role of IgE in childhood asthma. Int J Clin Pharmacol Toxicol 19:36–40

Stahl H-J (1969) Hautteste bei Kindern mit Asthma bronchiale, asthmatischer Bronchitis oder Neurodermitis constitutionalis – Ergebnisse einer Pricktestung mit Standardallergenen. Inauguraldissertation, Univ.-Kinderklinik, Kiel

Tympner K-D (1980) Frühdiagnostik allergischer Erkrankungen im Kindesalter. DIA 13:68–74

Urbanek R (1981) Immunologische Untersuchungen bei Allergikern im Kindesalter. Fortschr Med 99:1367–1369

Urbanek RD, Karitzky D, Künzer W (1978) Serum-IgE bei Hauterkrankungen im Kindesalter. Dtsch Med Wochenschr 103:503–508

Prof. Dr. med. Dr. med. habil. S. Chlebarov
Dermatol. Klinik u. Poliklinik
d. Techn. Univ. München
Biedersteiner Str. 29
D-8000 München 40

Haustierallergien und Lebensalter

R. Rudolph, G. Kunkel, E. Kirchhof und M. Sladek, Berlin

Typ-I-Sensibilisierungen gegen tierische Proteine (Epithelien, Serum, Speichel, Exkremente) spielen für die Entstehung von Atemwegsallergien eine sehr wichtige Rolle [1–3]. Angesichts der praktischen Bedeutung dieser Allergengruppen und der zunehmenden Tendenz zur Tierhaltung vor allem bei Großstädtern interessierte die Frage, ob Zusammenhänge zwischen Sensibilisierungshäufigkeit und Lebensalter bestehen.

Die Untersuchung umfaßte 2000 haustierexponierte Patienten (Lebensalter 5–79 Jahre) mit Rhinokonjunktivitis, Asthma bronchiale bzw. Urticaria. Die Diagnostik basierte auf Anamnese, Verlaufsbeobachtung (Exposition – Karenz – Reexposition) und Hauttests (Prick-, Intrakutan- und Scratchtests mit kommerziellen Extrakten, Sonderanfertigungen sowie Nativmaterial) und wurde bedarfsweise durch nasale Provokationstests (Passive anteriore Rhinomanometrie, Schleimhautthermometrie) und Bestimmung von spezifischem IgE (RAST) ergänzt.

Insgesamt waren 55,0% der Tierhalter klinisch aktuell sensibilisiert, wobei der Häufigkeitsgipfel in den Altersgruppen zwischen 5. und 34. Lebensjahr lag. Jenseits des 45. Lebensjahres gingen die Sensibilisierungsquoten deutlich zurück; doch waren immerhin noch 17,5% der Tierhalter zwischen 65 und 79 Jahren eindeutig allergisiert. Der Stellenwert der Tiersensibilisierung im individuellen Allergenspektrum war gerade in den höheren Lebensaltern beträchtlich. In der Altersgruppe 55–64 Jahre hatte die Tiersensibilisierung in 72,8% krankheitsentscheidenden Charakter (Mono- oder Hauptallergen), bei den 65–79jährigen Patienten sogar in 81,3%, während bei jüngeren die Prozentzahlen deutlich niedriger waren, d.h. die Tierallergie eher eine Sensibilisierung neben anderen war. Man muß also davon ausgehen, daß Tierallergien im Alter nicht mehr so häufig vorkommen, dafür aber im Individualfall einen besonders hohen Stellenwert besitzen.

95,4% der Tierallergiker hatten Rhinokonjunktivitis, 75,9% zusätzlich Asthma bronchiale; für die höheren

Altersgruppen ergaben sich gegenüber dem Gesamtkollektiv keine wesentlichen Abweichungen in der Verteilung der Organmanifestationen.

Bezüglich der Tierhaltung zeigte sich folgender Trend: In jungen Jahren (5.–24. Lebensjahr) überwiegt die Haltung von Nagetieren und Kaninchen, Hunde- und Katzenhaltung zwischen 25. und 44. Lebensjahr und Ziervogelhaltung jenseits des 45. Lebensjahres, wobei die mittlere Generation eher die allergenpotenteren Großpapageien sowie diverse Exoten (Girlitze, Zebrafinken, Astrilde etc.) hält, während die alten Menschen an traditionellen Vögeln (mit sehr niedriger Allergisierungspotenz) wie Wellensittichen und Kanarienvögeln festhalten. Die Tatsache, daß Menschen jenseits des 44. Lebensjahres seltener Tierallergien haben, hängt also keineswegs nur mit nachlassender Antikörperproduktion zusammen, sondern einfach mit der Wahl des entsprechenden Haustiers. Ältere Patienten, die Tiere mit bekanntermaßen großer Sensibilisierungspotenz wie Katzen oder Meerschweinchen halten, allergisieren sich fast ebenso häufig wie junge Menschen. Gerade in den letzten Jahren konnte eine zunehmende Anzahl von Erstmanifestationen derartiger Typ-I-Allergien bei Patienten der 6. bzw. 7. Lebensdekade beobachtet werden. Es sind dann zwar meistens niedrige oder negative RAST-Ergebnisse festzustellen, die Haut- und Provokationsreaktionen lassen jedoch an der aktuellen Sensibilisierung keinen Zweifel aufkommen, und konsequent durchgeführte Expositionsprophylaxe führt auch fast immer zur Beschwerdefreiheit.

Wird die Diagnose nicht rechtzeitig gestellt oder das Tier nicht aus der Wohnung entfernt, so können auch bei Sechzig- oder Siebzigjährigen die Tierallergien noch als „Trigger" zur Aktivierung bisher klinisch stumm gebliebener Pollen-, Hausstaub-, Arthropoden- oder Schimmelpilzsensibilisierungen führen.

Häufigkeit, Dauer und Intensität der Exposition sowie die Anzahl der im Haus gehaltenen Tierindividuen und -spezies sind weitere Faktoren, die auch im höheren Lebensalter noch klinisch relevante Sensibilisierungen hervorrufen können.

Zusammenfassend ist festzustellen, daß Tierallergien nicht länger als Problem der jungen und mittleren Generation anzusehen sind, sondern auch alte Menschen betreffen, sofern Kontakt zu allergenpotenten Haustieren besteht. Es ist daher dringend anzuraten, bei derartig exponierten Patienten sich nicht vorschnell mit der Diagnose „Rhinitis vasomotoria" oder „intrinsic-Asthma" zu begnügen, sondern alle üblichen Untersuchungsschritte vorzunehmen, wobei allerdings die IgE-Diagnostik gegenüber der Provokationstestung in den Hintergrund tritt.

Literatur

1. Muljono IS, Voorhorst R (1978) Atopy to dander from domestic animals. Allerg Immunol 24:50
2. Rudolph R, Kunkel G, Blohm B, Muckelmann R, Mast H, Kirchhof E, Sladek M (1981) Zur Häufigkeit und klinischen Bedeutung von Allergien gegen Tierepithelien. Allergologie 4:230
3. Schultze-Werninghaus G, Gonsior E, Thiel C, Kroidl R, Meier-Sydow J (1976) Häufigkeit und korrelative Beziehung von diagnostischen Kriterien bei der Tierschuppenallergie. Acta Allergol 31:44

Dr. R. Rudolph
Prof. Dr. G. Kunkel
E. Kirchhof
M. Sladek
Abt. Klin. Immunologie
u. Asthma-
Poliklinik
Freie Univ. Berlin
Augustenburger Pl. 1
D-1000 Berlin 65

Häufigkeit und Verteilung von Gesamt-IgE und spezifischen IgE-Antikörpern in verschiedenen Altersgruppen. Ergebnisse von 10 000 Untersuchungen

J. von Mayenburg, H. Düngemann, J. Rakoski und G. R. Thurmayr, München

Bei den atopischen Krankheiten, insbesondere der Neurodermitis constitutionalis, wird mit zunehmendem Lebensalter eine Tendenz zur Rückbildung der klinischen Symptome beobachtet [2]. Ob auch ein Rückgang der erhöhten IgE-Bildung bei Atopie-Patienten als Anzeichen einer Involution immunologischer Vorgänge im Alter [1] stattfindet, sollte hier anhand der peripheren Serum-IgE-Spiegel untersucht werden. Da von einzelnen Patienten IgE-Bestimmungen über große Zeiträume noch nicht vorliegen, wurden die Serum-IgE-Werte einer großen Anzahl von Patienten jeden Lebensalters miteinander verglichen.

Patienten, Methoden

Zunächst wurde eine Analyse von 10 642 Serum-IgE-Werten (RIST, Pharmacia Diagnostics, Uppsala) eines unausgewählten Patientenkollektivs der Dermatologischen Klinik und Poliklinik der TU München aus den Jahren 1975–1981 vorgenommen. Daraufhin wurde die Auswertung auf 2012 Patienten eingeschränkt, bei denen die Diagnose „Atopie" aufgrund von Anamnese, klinischem Befund, Hauttest, IgE und RAST gestellt worden war und die klinischen Daten EDV-gespeichert vorlagen. Im einzelnen waren dies 562 Patienten mit isolierter Neurodermitis und 1450 Patienten mit Rhinitis allergica und Asthma bronchiale allergicum. Zur Kontrolle wurden die Werte von 355 Patienten mit Tinea und Candidosis (ohne Atopiezeichen) herangezogen. Die statistische Auswertung erfolgte mit Hilfe der einfachen Varianzanalyse und der Korrelation mit einfacher linearer Regression.

Ergebnisse

Die Voruntersuchung an 10 642 IgE-Werten ergab: in den jugendlichen Altersgruppen (5–9, 10–19 u. 20–29

Jahren) findet sich ein Anteil von 40–50% mit IgE-Werten > 300 E/ml, während 22–23% IgE-Werte < 100 E/ml aufweisen. Mit zunehmendem Alter ändert sich das Bild: In den Gruppen 30–39, 40–49, 50–59 Jahren und darüber liegen noch 22–27% der Werte über 300 E/ml, während 44–50% aller Bestimmungen den Wert 100 E/ml nicht überschreiten. Um die Altersabhängigkeit der IgE-Werte für jede Diagnosegruppe zu bestimmen, wurde die Regressionsgerade errechnet und graphisch dargestellt. Dazu wurden die logarithmischen Werte der IgE-Titer verwendet. Ein signifikanter Rückgang der IgE-Werte mit zunehmendem Alter (Signifikanzniveau 0,1%) ergab sich für Rhinitis allergica und Asthma bronchiale. Keine Altersabhängigkeit der IgE-Serum-Konzentrationen zeigten die Neurodermitis-Patienten und die Kontrollgruppe (horizontaler Verlauf der Regressionsgeraden).

Eine Altersanalyse der RAST-Werte wurde mit Gräser- und Birkenpollen, ferner mit Hausstaubmilbe und Milch vorgenommen. Mit dem Gräserpollenallergen konnte ein gesicherter Zusammenhang zwischen RAST-Werten und Alter bei allen Diagnosegruppen mit Ausnahme der Kontrollgruppe festgestellt werden (Signifikanzniveau 1%, bei Neurodermitis $\leqslant 5\%$ und $\geq 1\%$). Der Altersmittelwert aller Atopiker liegt in den RAST-Klassen 3 und 4 bei 22 Jahren. Mit Hausstaubmilbe ergab sich nur eine schwache Korrelation, während im RAST mit Birkenpollen und Milch keine Korrelation besteht.

Zusammenfassend haben die Untersuchungen gezeigt, daß einerseits mit zunehmendem Alter deutlich weniger Atopie-Patienten zur Untersuchung erscheinen. Andererseits wird an der Gesamtheit aller Bestimmungen sowie den IgE-Werten der Rhinitis- und Asthma-Patienten deutlich, daß mit zunehmendem Alter die Serum-IgE-Konzentrationen abfallen. Davon abweichend wurde bei den 562 Neurodermitis-Patienten kein IgE-Abfall registriert. Eine ausführliche Darstellung der Befunde erfolgt an anderer Stelle.

Literatur

1. Kay MMB, Makinondan T (1976) Immunbiology of aging: evaluation of current status. Clin Immunol Immunopathol 6:394–413
2. Rajka G (1975) Atopic dermatitis. Saunders, London Philadelphia Toronto

Priv.-Doz. Dr. J. von Mayenburg
Prof. Dr. H. Düngemann
Dr. J. Rakoski
Dermatol. Klinik u. Poliklinik
Dr. G. R. Thurmayr
Inst. f. Med. Statistik u. Epidemiologie
d. Techn. Univ.
Biedersteiner Str. 29
D-8000 München 40

Untersuchungen über den Langzeiteffekt von Therapie und Umweltbedingungen auf das Allergie- und Sensibilisierungsspektrum von Einzelpatienten

J. Rakoski, H. Düngemann, J. von Mayenburg und G. R. Thurmayr, München

Mit Hilfe der Datendokumentation wurden 130 Patienten ermittelt, bei denen im Abstand von 3–5 Jahren epicutane Allergieteste unter standardisierten Bedingungen durchgeführt wurden. Bei einigen Patienten ergaben sich für einige Allergene interessante Verschiebungen im Sensibilisierungsspektrum, über diese Beobachtungen soll hier berichtet werden. Bei der ersten Testung wurden folgende Sensibilisierungen beobachtet: Bei 5 Patienten gegen Kaliumdichromat, bei 2 Patienten gegen Formalin, bei 3 Patienten gegen Paraphenylendiamin, bei 6 Patienten gegen Nickel. Bei der Nachtestung waren bei 2 dieser Patienten die Reaktionen auf Kaliumdichromat unverändert, bei 3 Patienten waren keine Sensibilisierungen mehr nachzuweisen, bei 2 weiteren Patienten hatten sich in der Zwischenzeit Sensibilisierungen gegen Kaliumdichromat entwickelt. Die Formalinsensibilisierungen blieben über den Untersuchungszeitraum erhalten, bei 2 weiteren Patienten wurden neue Formalinsensibilisierungen gefunden. Bei den Nickelallergikern blieben die Sensibilisierungen bei 4 Patienten erhalten, bei 2 Patienten gingen sie verloren. Bei Paraphenylendiamin blieben 2 Sensibilisierungen erhalten, eine verschwand und 5 Patienten erwarben eine Paraphenylendiamin-Sensibilisierung. Ein Zusammenhang zwischen dem Lebensalter und dem Sensibilisierungsverlauf bestand nicht, auch waren keine Beziehungen zwischen dem Sensibilisierungsverlauf und dem Beruf des Patienten erkennbar. Diese Ergebnisse sollen nur als Beobachtung an einem kleinen Kollektiv mitgeteilt werden, über Untersuchungen an einem großen Kollektiv zur gleichen Fragestellung wird zu einem späteren Zeitpunkt an anderer Stelle berichtet.

Von 168 Patienten lagen uns jeweils 2 RAST-Ergebnisse vor, bei denen die beiden Blutabnahmen in einem Abstand von drei Jahren erfolgte. Aus diesen 168 Patienten wählten wir 80 Patienten mit der klinischen Diagnose Rhinitis allergica und RAST-Werten ≥ 2 für Phleum pratense, Birke und Hausstaubmilbe aus und achteten ferner darauf, daß der Zeitpunkt der Blutentnahme bei jedem Patienten immer zur gleichen Jahreszeit erfolgte. Bei 40 dieser 80 Patienten Hyposensibilisierungstherapie in dem Zeitraum zwischen den beiden Blutentnahmen mit Gräser- und Getreideextrakten bzw. Hausstaubmilbenextrakten oder mit beiden. Bei den anderen 40 Patienten im Untersuchungszeitraum keine Immunotherapie. Vor der Immunotherapie (Gräser/Getreidegruppe) wurden folgende Phabedas RAST-Werte für Phleum pratense gefunden: 6 Patienten RAST-Klasse 1, 8 Patienten RAST-Klasse 2, 14 Patienten RAST-Klasse 3, 4 Patienten RAST-Klasse 4. Bei der zweiten Untersuchung hatten 6 Patienten Werte der RAST-Klasse 1, 10 Patienten Werte der RAST-Klasse 2 und 3, und 4 Patienten RAST-Klasse 4. Unbehandelte Patienten bei Erstuntersuchung: 5 x

RAST-Klasse 1, je 11x RAST-Klasse 2 und 3, 5x RAST-Klasse 4. Bei Zweituntersuchung 6x RAST-Klasse 1, 5x RAST-Klasse 2, 13x RAST-Klasse 3 und 8x RAST-Klasse 4. Zu ähnlichen Ergebnissen kamen wir bei den Patienten, die wegen einer Hausstaubmilben-allergie behandelt wurden. Verschiebungen innerhalb der RAST-Klasse bei Einzelpatienten: ungefähr ein Drittel der RAST'e konstant, die Hälfte der RAST'e steigt an, der Rest erniedrigt. Bei der Milbentherapiegruppe: Hälfte der RAST-Werte konstant, die andere Hälfte steigt an. Zur Ergänzung wurden noch die RAST-Werte gegen Birkenpollen bestimmt, jeweils in Therapiegruppen und in Kontrollgruppen. Ergebnis: Kontrollgruppe zwei Drittel der RAST-Werte konstant, jeweils ein Viertel erniedrigt oder erhöht. Therapiegruppe: Auch für Birkenpollen größere Streuungen nach der Plus- und Minusseite.

Dr. J. Rakoski
Prof. Dr. H. Düngemann
Dr. J. von Mayenburg
Dermatol. Klinik u. Poliklinik
Dr. G. R. Thurmayr
Inst. f. Med. Statistik und Epidemiologie
d. Techn. Univ.
Biedersteiner Str. 29
D-8000 München 40

Hereditäres angioneurotisches Ödem:
Klinische und serologische Befunde während Schwangerschaft und Wochenbett

M. Böckers und K. Bork, Mainz

Unter 12 Patienten aus 8 Familien mit hereditärem angioneurotischem Ödem, die derzeit in der Universitäts-hautklinik Mainz betreut werden, befinden sich 3 Frauen, die in der letzten Zeit gravide waren. Da die Literatur über das hereditäre angioneurotische Ödem und Schwangerschaft spärlich und zudem widersprüchlich ist, wurde der Frage nachgegangen, wie sich das Krankheitsbild und die entsprechenden Komplementparameter in der Schwangerschaft verhalten. Bei den 3 Patientinnen lag der Typ I, also der klassische Typ des hereditären angioneurotischen Ödems, mit verminderter Synthese des $C\bar{1}$-Inaktivators vor [2].

Patientin H. ST.: Die jetzt 23jährige Frau beobachtete erstmals 1979 periphere Schwellungen in unregelmäßigen Abständen, denen häufig gyrierte Erytheme vorausgingen. Sechs Familienmitglieder sind teils klinisch apparent, teils klinisch inapparent vom hereditären angioneurotischen Ödem betroffen.

Die Patientin, die erstmals im Mai 1981 gravide war, hatte 6 Monate zuvor keine Beschwerden. Zu Beginn der Schwangerschaft bis etwa zur 20. Schwangerschaftswoche traten wiederholt periphere Schwellungen auf. Anschließend klinische Symptomfreiheit bis 8 Wochen nach der Geburt. Die Spontangeburt verlief komplikationslos, nachdem ca. 1 h vor der Austreibungsperiode 3000 I.E. $C\bar{1}$-Inaktivator injiziert worden waren.

Patientin B. K.: Die 25jährige Patientin beobachtete periphere Schwellungen seit dem 14. Lebensjahr in enger Beziehung zur Menstruation. Diese Patientin wurde in Mainz seit der 30. Schwangerschaftswoche betreut. Zuvor war es von der 20.–30. Schwangerschaftswoche in 7–14tägigen Abständen zu peripheren Schwellungen gekommen, außerdem trat 1x ein Ödem im Halsbereich mit Schluckbeschwerden auf. Der weitere Schwangerschaftsverlauf und die Geburt gestalteten sich komplikationslos. Auch diese Patientin erhielt ca. 1 h vor der Austreibungsperiode 3000 I.E. $C\bar{1}$-Inaktivator injiziert.

Patientin S. E.: Seit dem 10. Lebensjahr treten bei der Patientin bis zu viermal monatlich periphere Schwellungen auf. Die jetzt 34jährige Frau war erstmals gravide. Während der Schwangerschaft traten keine Symptome auf, unter der Geburt kam es jedoch zu einer monströsen Schwellung des Gesichts und der Arme. Das Neugeborene war durch eine Acidose zunächst stark gefährdet. Vier Monate nach der Gravidität setzten die Attacken in der üblichen Häufigkeit erneut ein.

Die serologische Diagnostik bestand in der quantitativen Bestimmung des $C\bar{1}$-Inaktivators und von C4. Zusätzlich erfolgte eine funktionelle Aktivitätsbestimmung des $C\bar{1}$-Inaktivators. Die quantitativen Bestimmungen wurden mit dem antigenischen Test der radialen Immundiffusion (Mancini) durchgeführt, während als funktioneller Test des $C\bar{1}$-Inaktivators eine kürzlich entwickelte Methode benutzt wurde, die auf der Abspaltung eines Chromophors aus einem synthetischen Polypeptid durch denjenigen Anteil eines C1-Esterase-Konzentrates beruht, der nicht durch den $C\bar{1}$-Inaktivator des Patienten inaktiviert wurde [3].

Während der Schwangerschaft wurden gleichmäßig niedrige Konzentrationen und – damit übereinstimmend – auch Aktivitäten des $C\bar{1}$-Inaktivators gemessen. Auch die C4-Konzentration lag weitgehend gleichmäßig niedrig. Nach der Geburt wurde ein geringgradiger Anstieg dieser Werte verzeichnet. Trotz der physiologischen Vermehrung der α_2-Globuline während der Schwangerschaft, zu denen auch der $C\bar{1}$-Inaktivator gehört, ist dieser gleichmäßig erniedrigt.

Obwohl der $C\bar{1}$-Inaktivator in der Schwangerschaft vermindert ist, kommt es in der Gravidität offenbar nur bei der Minderzahl der Patientinnen zu einer Häufung der Ödeme [1, 4]. Allerdings wurde 1979 in den USA ein Todesfall infolge eines Glottisödems 3 Tage nach der Geburt bekannt [5]. Im Hinblick hierauf und auf die oben vorgestellte Patientin Nr. 3 mit ihrer massiven Schwellung unter der Geburt wird in Mainz in Zusammenarbeit mit den Gynäkologen bei allen Patientinnen mit dem hereditären angioneurotischen Ödem eine Prophylaxe mit 3000 I.E. lyophilisiertem $C\bar{1}$-Inaktivator etwa 1 h vor der Austreibungsperiode durchgeführt.

Literatur

1. Beckmann M, Mühlenstedt D, Happle R (1979) Schwangerschaft und Entbindung beim hereditären angioneurotischen Ödem. Geburtsh Frauenheilk 39:338–340
2. Bork K, Witzke G (1979) Hereditäres angioneurotisches Ödem. Klinik sowie erweiterte diagnostische und therapeutische Möglichkeiten. Dtsch Med Wochenschr 104:405–409
3. Bork K, Benes P (1982) Ein neuartiger funktioneller Test zum Nachweis der C1-Inaktivator-Aktivität beim hereditären angioneurotischen Ödem. X. Jahrestagung der ADF, 19.–21. 11. 1982, Münster
4. Frank MM, Gelfand JA, Atkinson JP (1979) Hereditary angioedema: The clinical syndrom and its management. Ann Intern Med 84:580–593
5. Postnikoff M, Pritzker KP (1979) Hereditary angioneurotic edema: An unusual case of maternal mortality. J Forens Sci 24:473–478

Dr. M. Böckers
Prof. Dr. K. Bork
Univ.-Hautklinik
Langenbeckstr. 1
D-6500 Mainz

Lymphozytensubpopulationen und Serumimmunoglobuline bei DLE-Patienten (diskoider Lupus erythematodes)

C. Mészáros, E. Nagy, M. Debreczeni, M. Mahunka und A. Bégány, Debrecen

Zusammenfassung

Verfasser führten immunologische Untersuchungen bei DLE-Patienten durch und stellten folgendes fest: Verminderung der E-Rosetten-bildenden Zellen sowohl bei Aktiv- als auch bei Totalwerten. Erhöhung der Zahl der Immunoglobulin-tragenden Zellen, aber der Unterschied ist nicht signifikant. Die IgG-IgA-IgM-Mittelwerte der Seren von DLE-Patienten war höher als bei den Kontrollen, aber nur im Normbereich. Die Gesamt-IgE-Spiegel in Seren war bei DLE-Patienten signifikanter höher als bei den Kontrollen.

Im Mittelpunkt der Pathogenese des Lupus erythematodes steht eine Störung des physiologischen Gleichgewichtes zwischen zellulärer und humoraler Immunreaktion.

Wir möchten in der vorliegenden Arbeit auf die Frage antworten, welche immunologischen Abweichungen bei DLE-Patienten nachzuweisen sind.

Methoden

1. T-Zell-Bestimmung mit dem E-Rosettentest.
2. B-Zell-Bestimmung mit FITC-markierten Anti-IgG-A-M-Seren.
3. IgG-, IgA-, IgM-Bestimmung im Serum mittels radialer Immunodiffusionsmethode (Mancini).
4. Gesamt-IgE-Bestimmung im Serum mittels RIST (Phadebas).

Die Untersuchungen wurden bei Krankheitsbeginn ohne Behandlung durchgeführt. Die Ergebnisse wurden statistisch ausgewertet.

Krankengut

Die Untersuchungen wurden bei DLE-Patienten der Debrecener Hautklinik durchgeführt. Ihr Lebensalter lag zwischen 20–60 Jahren, beiderlei Geschlechts. Als Kontrolle dienten gesunde Blutspender.

Ergebnisse

A) Lymphozytensubpopulationen

1. E-Rosettentest wurde bei 35 DLE-Patienten und bei 60 Kontrollen durchgeführt. Die Prozentzahl der E-Rosetten-bildenden Zellen:
bei DLE-Patienten: Aktiv: $21,43 \pm 1,17\%$, Total: $56,11 \pm 2,21\%$,
bei den Kontrollen: Aktiv: $30,47 \pm 1,40\%$, Total: $63,35 \pm 2,21\%$.
Der Unterschied ist hoch signifikant ($p < 0,001$).
2. B-Zell-Bestimmung wurde bei 15 DLE-Patienten und 10 Kontrollen durchgeführt. Die Prozentzahl der Immunoglobulin-tragenden Zellen:
bei DLE-Patienten: $18,00 \pm 1,00\%$,
bei den Kontrollen: $16,50 \pm 0,30\%$.
Der Unterschied ist nicht signifikant.

B) Serum-Immunoglobuline

3. IgG, IgA, IgM in Seren wurde bei 63 DLE-Patienten und bei 20 Kontrollen bestimmt. Immunoglobuline in Seren:
bei DLE-Patienten: IgG: $12,30 \pm 0,10$, IgA: $2,58 \pm 0,05$, IgM: $1,63 \pm 0,03$ g/l,
bei den Kontrollen: IgG: $11,78 \pm 0,13$, IgA: $2,04 \pm 0,03$, IgM: $1,15 \pm 0,03$ g/l.
Bei DLE-Patienten ergaben sich etwas höhere Werte als bei den Kontrollen, aber der Unterschied ist nicht signifikant.
4. Die Gesamt-IgE-Bestimmung im Serum wurde bei 63 DLE-Patienten und 20 Kontrollen durchgeführt.
Der geometrische Mittelwert der Gesamt-IgE:
bei DLE-Patienten: 933,25 kU/l,
bei den Kontrollen: 199,52 kU/l.
Der Unterschied ist hoch signifikant ($p < 0,001$).

Die Einzelwerte betrachtend, konnten wir feststellen, daß diese gefundenen immunologischen Abweichungen bei Übergangsformen am deutlichsten waren. Diese Beobachtungen weisen darauf hin, daß auch bei den DLE-Patienten Immunregulationsstörungen vorliegen können, aber weniger deutlich als bei SLE-Patienten sind.

Dr. C. Mészáros
Prof. Dr. E. Nagy
Dr. M. Debreczeni
Dr. M. Mahunka
Dr. A. Bégány
Univ.-Hautklinik
H-4012 Debrecen, Ungarn

Bestimmung von zirkulierenden Immunkomplexen bei DLE-Kranken

E. Nagy, M. Debreczeni und C. Mészáros, Debrecen

Die Elimination des IK ist die Aufgabe des Phagozytensystems. Im Hintergrund der IK-Krankheiten kann außer der gesteigerten IK-Bildung auch die beschädigte Funktion des Systems stehen. In unserer vorliegenden Arbeit suchten wir folgende Fragen zu beantworten:
1. In welcher Häufigkeit ist der IK in DLE-Krankengut nachzuweisen?
2. Ist der IK-Spiegel durch Chloroquine-Behandlung beeinflußt?

Krankengut

Im Krankengut der Hautklinik Debrecen wurde der IK-Spiegel im Serum von 50 DLE-Patienten vor und nach der Chloroquine-Behandlung bestimmt. Die Patienten bekamen Chloroquine 4 Wochen in einer täglichen Dosis von 500 mg.

Resultate

1. Im Serum von 50 DLE-Patienten und 20 Kontrollpersonen wurde IK-Bestimmung mit PEG-Präzipitationsmethode durchgeführt. Im Serum der DLE-Patienten wurde die Untersuchung nach vierwöchiger Chloroquine-Behandlung erneut vorgenommen. Bei unbehandelten Patienten 26 positive und 24 negative Resultate, nach Chloroquine-Behandlung wurden 29 positive und 21 negative Resultate erhalten. Im Serum der 22 Probanden wurde Positivität in 5 Fällen neben 17 negativen Resultaten gefunden.
2. Im Serum von 20 DLE-Patienten und 10 Kontrollen wurde der IK parallel mit der PEG-Methode auch mit Hilfe der PAT bestimmt und der höchste Grad der Seren angegeben, durch den die Thrombozyten noch aggregiert wurden. Die Änderungen des IK-Spiegels während der Chloroquine-Behandlung angeführt: in 11 Fällen unverändert, in 5 Fällen erhöht, in 4 Fällen vermindert.

Diskussion

Aufgrund unserer Ergebnisse wurde mit beiden Methoden gefunden, daß der IK im Serum von DLE-Patienten im Verhältnis zu den Kontrollen häufiger nachgewiesen werden kann. Obwohl die Zusammensetzung des nachgewiesenen IK nicht analysiert wurde, möchten wir erwähnen, daß anti ds-DNS Immunglobuline mit ELISA-Methode im Serum der untersuchten Patienten gefunden werden.

Der IK-Spiegel der DLE-Patienten änderte sich nicht; d.h. weder erhöhte noch verminderte er sich während der Behandlung. Die mit den beiden Methoden erhaltenen Resultate sind nicht als die Folgeerscheinungen der Chloroquine-Behandlung anzusehen. Der andauernd hohe oder sich erhöhende IK-Spiegel kann aber einen Übergang in die systemische Form andeuten, wie dies durch zwei Fälle von unseren Patienten bestätigt wurde.

Aufgrund unserer Erfahrungen halten wir die Folgeuntersuchung des IK-Spiegels bei DLE-Patienten für nützlich. Die erhaltenen Werte sollen natürlich gemeinsam mit den Ergebnissen anderer spezifischer diagnostischer Verfahren gewertet werden.

Zusammenfassung

Aufgrund unserer Ergebnisse wurde mit beiden Methoden gefunden, daß der IK im Serum von DLE-Patienten im Verhältnis zu den Kontrollen häufiger nachgewiesen werden kann. Vermutlich sind die Änderungen nicht als die Folgeerscheinungen der Chloroquine-Behandlung anzusehen. Der andauernd hohe oder erhöhte IK-Spiegel kann aber einen Übergang in die systemische Form andeuten, wie dies durch zwei Fälle unserer Patienten bestätigt wurde.

Prof. Dr. E. Nagy
Dr. M. Debreczeni
Dr. C. Mészáros
Univ.-Hautklinik
H-4012 Debrecen, Ungarn

Erfahrungen mit der Insektengifthyposensibilisierung und deren Erfolgskontrolle

S. Raaf, B. Zimmermann und G. Lischka, Tübingen

Bei einer Nachuntersuchung von 80 Insektengiftallergikern unter der Hyposensibilisierung mit dem Ganzkörperextrakt von Biene oder Wespe zeigte sich, daß die Hälfte der Patienten gegen einen erneuten Insektenstich nicht geschützt war. Daher verwenden wir seit drei Jahren zur Therapie solcher Patienten die reinen Insektengifte. Zur Zeit behandeln wir 85 Personen im Alter zwischen 6 und 64 Jahren, wobei die meisten Patienten eine schwere Allgemeinreaktion oder eine Schockreaktion erlitten. Patienten mit lokalen auch überstarken Reaktionen und milden Allgemeinreaktionen hyposensibilisieren wir nicht, sondern verabreichen ihnen lediglich ein Notfallset.

Wir stellen die Indikation zur Hyposensibilisierung sehr streng, weil es sich um eine aufwendige Behandlung handelt, das Risiko von erheblichen Reaktionen auf die Injektionen besteht und die Behandlungsdauer noch unbekannt ist. Dazu kommt, daß eine sichere Vorhersage über die Schwere einer Allgemeinreaktion nach einem eventuellen nächsten Stich nicht sicher möglich ist. Vielleicht hyposensibilisieren wir Patienten, die dieser Therapie nicht bedürften. Wir haben aber leider keine Möglichkeit, die wirklich lebensbedrohlich gefährdeten Patienten vorher zu erkennen.

Bei der Diagnostik legen wir den Schwerpunkt auf die Anamnese. Wesentlich ist die Artbestimmung des Insektes, da es im allgemeinen im Bienen- und Wespengift keine gemeinsamen Antigene gibt. Das Kriterium, daß nur Bienen nach einem Stich den Stachel in der Haut zurücklassen, scheint unzuverlässig zu sein, da nach unseren Erfahrungen auch jede 3.–4. Wespe ihren Stachel in der Haut zurückläßt.

Die Bestimmung spezifischer IgE-Antikörper im Serum und der Hauttest können für beide Gifte bei demselben Patienten positiv ausfallen, obwohl nur der Stich eines Insektes nicht vertragen wird. Spezifische IgG-Antikörper findet man meist niedrigtitrig im Serum der Patienten, aber auch Werte über 1000 U/l schließen eine Allergie nicht aus. Dennoch gelingt fast immer die exakte Diagnose, in Einzelfällen allerdings nur durch einen Provokationstest mit dem weniger wahrscheinlichen Insekt zum Ausschluß einer Allergie.

Wir benutzen bei gegebener Indikation die Methode der Schnellhyposensibilisierung unter stationären Bedingungen. Die monatliche Erhaltungsdosis muß individuell festgelegt werden.

Der Behandlungserfolg kann durch die natürliche Exposition, die Bestimmung der spez. IgG-Antikörper im Serum und die Exposition in der Klinik verifiziert werden.

Ein zufällig erfolgter Stich bewies bei 11 Bienengift- und 2 Wespengiftallergikern – unabhängig vom IgG-Wert – einen sehr guten Erfolg, da keine Allgemeinreaktion mehr auftrat.

Während der Hyposensibilisierung fand sich unter 64 Patienten bei 12 Bienen- und 10 Wespengiftallergikern keine Änderung der spez. IgG-Antikörperkonzentration im Serum. Ein Anstieg um das Doppelte sahen wir bei 6 Bienen- und 5 Wespengiftallergikern. 21 und 10 Patienten reagierten mit einem IgG-Anstieg um das Vielfache. Dieser Titeranstieg wird allgemein als Zeichen des Erfolgs gewertet. Unsere Erfahrungen zeigen aber, daß man diesen Schluß so generell nicht ziehen kann.

Bei 45 Patienten führten wir zur Erfolgskontrolle einen Provokationstest mittels Bienen- bzw. Wespenstich durch. Von diesen 45 Patienten reagierten lediglich eine Bienen- und eine Wespengiftallergikerin bei der Provokation in der Klinik (in Anwesenheit einer Anästhesistin in Intubationsbereitschaft) mit einem beginnenden anaphylaktischen Schock. Bei der ersteren war die IgG-Konzentration um das 10fache, bei der zweiten Patientin gar nicht angestiegen – auch dann nicht, als der Provokationstest nach Erhöhung der Erhaltungsdosis gut vertragen wurde. Daraus folgt, daß ein IgG-Anstieg allein den Erfolg nicht beweist, ein Nichtanstieg den Erfolg nicht ausschließt, wie wir es bei weiteren 16 Patienten ebenfalls feststellen konnten.

Demnach ist nur der Provokationstest mit dem Insekt selbst eine sichere Erfolgskontrolle der Hyposensibilisierung. Trotz der Gefährdung des Patienten halten wir diesen für erforderlich. Die eingreifende Hyposensibilisierungsbehandlung läßt sich nur durch einen solchen zuverlässigen Wirksamkeitsnachweis rechtfertigen.

Literatur

1. Jarisch R (1980) Die Bienengiftallergie (Modell einer IgE-mediierten Soforttypallergie). Wien Klin Wochenschr 92:3–27
2. Lichtenstein LM, Valentine MD, Sobotka AK (1979) Insect allergy: The state of the art. J Allergy Clin Immunol 64:5–12
3. Rubenstein HS (1982) Bee-sting diseases: Who is at risk? What is the treatment? Lancet I:496–499
4. Urbanek R (1980) Insektenstich-Allergie. Diagnostische und therapeutische Möglichkeiten. Monatsschr Kinderheilk 128:16–20
5. Wüthrich B, Arrendal H, Lanner A (1981) Antikörper-Antwortmuster (spezifische IgE und IgG) von Insektenstich-Allergikern unter Immuntherapie mit Giftpräparaten. Schweiz Med Wochenschr 111:1756–1765

Dr. S. Raaf
Dr. B. Zimmermann
Prof. Dr. G. Lischka
Univ.-Hautklinik
Liebermeisterstr. 25
D-7400 Tübingen

Modulation der Immunantwort unter Goldtherapie

E. Willinger, Berlin

Klinische und paraklinische Studien haben in den letzten Jahren gezeigt, daß Goldtherapie die Immunantwort modulieren kann.

Über gute therapeutische Ergebnisse wurde bei Patienten mit rheumatischer Arthritis (R. A.), Pemphigus vulgaris (P. V.) und Asthma bronchiale berichtet. Bei experimentell an der Ratte induzierter Arthritis und allergischer Encephalitis wurde der Krankheitsverlauf positiv beeinflußt.

Obwohl alle oben genannten Erkrankungen sehr unterschiedlich sind, zeigen sie pathologische Immunreaktionen, die für die Pathogenese der Erkrankung spezifisch sind. Es wird über zwei Patientinnen berichtet, bei denen die Diagnose P. V. seit 1977 besteht. Während der ersten stationären Behandlung konnte durch hohe systemische Cortisongabe (100–150 mg/die) eine komplette Remission erzielt werden. Massives Rezidiv durch Therapieumstellung auf Synacthen oder unter Immunsuppressiva (Imurek 150 mg/die), kombiniert mit niedriger Cortisondosis (Prednisolon 20 mg/die). Klinische Besserung nur unter erneuter hoher systemischer Corticosteroid-Gabe (Prednisolon 100 mg/die) und 100 mg Azathioprim/die. Die Entwicklung eines Cushing-Syndroms sowie die ossären Komplikationen (Grundplattenimpression bei L2, sowie Deckplattenimpression bei L5, starke allgemeine Osteoporose) zwang uns, die Corticoiddosis auf ein Minimum zu reduzieren. Eine Plasmapherese-Therapie über 2 Monate (bei einer unserer Patientinnen) wurde durchgeführt, aber als nicht ausreichend befunden. Unter dieser Therapie war die Patientin nie erscheinungsfrei. Die zirkulierenden Antikörper wurden entfernt, die direkte Immunfluoreszenz (fixierte Antikörper) blieb jedoch positiv.

Eine Therapie mit Goldsodium Thiomolat (Tauredon) wurde eingeleitet. Behandlungsschema ähnlich wie bei Penneys [1, 2]: 10 mg i. m. Testdosis, nach 7 Tagen 25 mg i. m., dann einmal wöchentlich 50 mg i. m., bis der antiepitheliale AK-Titer gesunken ist und/oder eine Cortisonreduktion wegen ausbleibender Neueruption durchgeführt werden kann. Erhaltungsdosis 50 mg jede 2.–4. Woche, Gesamtdosis bis 2000 mg.

Mit dem Erreichen einer Goldsodium-Thiomolat-Menge von 630 mg bzw. 1180 mg waren beide Patientinnen erscheinungsfrei, und keine zirkulierenden oder fixierten AK wurden nachgewiesen.

Gottlieb et al. [3] und Lorber et al. [4] haben bei Patienten mit rheumatischer Arthritis nach 6monatiger Chrysotherapie einen erniedrigten Immunglobulinspiegel, parallel zu einem normalen Albuminspiegel, beobachtet, so daß man annehmen kann, daß Goldpräparate nicht durch allgemeine Suppression der Proteinsynthese wirken. Berichtet wurde, daß bei R. A.- oder P. V.-Patienten durch die Goldtherapie eine signifikante Erniedrigung der Rheuma-Faktoren bzw. antiepitheliale AK-Titer zu beobachten ist [1, 3].

Bei den beiden von uns untersuchten Patientinnen ist eine starke Reduktion der Immunglobuline zu beobachten – in den ersten 2–3 Wochen nach Beginn der Therapie –, die aber eher auf die hohe Cortisongabe zurückzuführen ist, da beim Erreichen von 1000 mg Gesamtdosis von Tauredon und bei einer Reduktion des Prednisolon auf 20 mg/die die Immunglobulinwerte normalisiert sind, ohne eine Verschlechterung des Krankheitsbildes oder eine Erhöhung der antiepithelialen Antikörper zu beobachten.

Eigene Befunde ergaben die In-vitro-Inhibition der Lymphozyten-Proliferation auf Mitogene und Antigene durch die gleichzeitige Zugabe von Goldpräparaten zu der Lymphozytenkultur. Dies wurde auch beschrieben von Lipsky et al. [5], Harth et al. [6] und Lies et al. [7].

Bei unseren Patientinnen haben wir die Lymphozyten-Proliferations-Tests während der Gold-Therapie mit PHA und ConA als Mitogene durchgeführt. Es zeigt sich eine signifikante Erniedrigung des ^{3}H-Thymidineinbaus im Vergleich zu Kontrollen.

Jordan [8] berichtet über die Komplement-Aktivierung bei Pemphigus – da er bei 40 % der untersuchten Patienten-Sera erhöhte C 1q-Aktivität gefunden hat (Bestimmung mit C1q-Radioimmunassay). Seine Befunde sprechen dafür, daß Pemphigus-Antikörper Immunkomplexe bilden, die das Komplementsystem aktivieren können. Schulz et al. [9] haben die irreversible Inaktivierung von C1 und C1S durch Goldpräparate in der rheumatischen Synovial-Flüssigkeit demonstriert. Bei unseren Patientinnen wurden C3 und C4 im Serum monatlich kontrolliert, alle Werte waren im Normbereich.

Es gibt wenige Studien über die Lymphozyten-Subpopulationen bei P. V.-Patienten. Mit Hilfe monoklonealer Antikörper, zunächst von der Firma New England Nuclear NEN Boston (NEI 011, NEI 012, NEI 015), dann von der Firma Örtho-Pharmaceutical Corporation, New Yersey (OKT3, OKT4, OKT6, OKT8, OKM1, OKI a1) wurden bei den Patientinnen die verschiedenen Lymphozytensubpopulationen bestimmt. Bei einer normal verteilten B-Zell-Population wurden prozentual erniedrigte T-Zellen gefunden (53 %) (NEI 015), korreliert mit den E-Rosetten. Da die Patientinnen sich schon unter Therapie befanden, können wir die Werte nicht als absolut interpretieren. Nach anschließender Cortison-Therapie von 20 mg/die über 4 Monate und einer dabei erreichten Gesamtdosis von 930 mg Tauredon konnte man nur 3 % TH-, 35 % TS-Zellen nachweisen.

18 Monate nach Goldtherapie-Beginn ist die T-Zell-Population auf 66 % (OKT3) gestiegen, die TH auf 44 %, TS dagegen reduziert auf 20 %.

1979–1980 wurde ein mitogener Faktor als Produkt von aktivierten Zellen in den Kulturüberständen nachgewiesen, der an Zellinteraktionen beteiligt ist. Von humanen mononukleären Zellen des peripheren Blutes wird dieser Faktor in den meisten Laboratorien durch Stimulation mit PHA gewonnen [10, 11]. Der Faktor hat ein M. G. von ca. 15000 und einen isoelektrischen Punkt zwischen 6,0 und 6,5 [10]. Aufgrund seiner Eigenschaft, in Gegenwart von PHA Thymuszellen zu stimulieren, wurde er ursprünglich „thymocyte-stimulating-factor" (TSF) genannt. Nach einer internationalen Übereinkunft wird dieser Faktor als „Interleukin 2" (IL-2) bezeichnet [12]. Es sind bisher eine Reihe biologischer Eigenschaften von IL-2 beschrieben worden: IL-2 ist auf ruhende, nicht aktivierte T-Lymphozyten nicht wirksam in bezug auf eine Initiierung der Proliferation [13]. Es scheint sowohl ein Antigen oder Mitogen und IL-2 notwendig zu sein für die Stimulierung der Proliferation der T-Lymphozyten [14]. Aktivierte, aber nicht ruhende T-Lymphozyten können IL-2 aus einem Kulturüberstand absorbieren [15]. Aus diesen Eigenschaften wurde geschlossen, daß T-Lymphozyten nach der Aktivierung mit einem Antigen oder Mitogen Rezeptoren exprimieren, die IL-2 binden können. Erst die Bindung von IL-2 an diese funktionellen Membranrezeptoren ist das Proliferationssignal für die Zellen [16]. IL-2 wird nach antigener oder mitogener Stimulierung von T-Lymphozyten produziert. Diese T-Zellen wurden in der Milz von Mäusen als Ly1+T Zellen [17, 18] und im humanen peripheren Blut als OKT4+T-Zellen [1] identifiziert.

Es ist nicht leicht zu interpretieren, wie Gold die Immunantwort modulieren kann bei P. V. und R. A., wenn einer ihrer Effekte die Suppression der zellvermittelten Immunität wäre. Es gibt Beweise, daß die mononukleären Zellen eine reduzierte Antwort auf PHA, ConA und Candida Antigene in der aktiven/Krankheitsphase zeigen ([20, 21], eigene Befunde). Andererseits beschreiben andere Befunde eine Erhöhung der DNS-Synthese der Lymphozyten in dem peripheren Blut oder in der synovialen Flüssigkeit gegen Synovialzellen und gegen Collagen II und Collagen III bei R. A.-Patienten [20, 22].

Die relativ erniedrigte Lymphozyten-Transformation auf einige Mitogene und Antigene könnte dadurch erklärt werden, daß die Lymphozyten schon „End"-Zellen sind, also Zellen, die schon für ein anderes Antigen aktiviert wurden. Es ist möglich, daß Gold-Präparate durch IL-2 die T-T-Lymphozyten-Interaktionen normalisieren.

Literatur

1. Penney NS, Eaglstein WH, Indgin S, Frost Ph (1973) Gold sodium thiomolate treatment of pemphigus. Arch Dermatol 108
2. Penney NS, Eaglstein WH, Fost PH (1976) Management of pemphigus with gold compounds. Arch Dermatol 112
3. Gottlieb NL, Kiem IM, Penney NS et al (1975) The influence of chrysotherapy on serum protein and immunglobulin levels, rheumatoid factor, and antiepithelial antibody titers. J Lab Clin Med 86:962–972
4. Lorber A, Simon T, Leeb J et al (1978) Chrysotherapy. Suppression of immunglobulin synthesis. Arthrit Rheumatol 21:785–791
5. Lipsky PE, Zitt M (1977) Inhibition of antigen and mitogen induced human lymphocyte proliferation by gold compound. J Clin Invest 59:455–466
6. Harth M, Stiller CR, Sinclair C (1977) Effects of a gold salts on lymphocyte responses. Clin Exp Immunol 27:357–364
7. Lies RD, Cardin C, Paulus HE (1977) Inhibition by gold of humal lymphocyte stimulation. Ann Rheumat Dis 36:216–218
8. Jordon RE (1980) Complement activation in pemphigus. J Invest Dermatol 74:357–359
9. Schulz DR, Volankis JE, Arnold PI (1974) Inactivation of C1 in rheumatoid synovial fluid purified C1 and C1 esterase, by gold compound. Clin Exp Immunol 17:390–406
10. Gillis S et al (1980) Biochemical and biological characterization of lymphocyte regulatory molecules. II. Purification of a class of rat and human lymphokines. J Immunol 124:1954
11. Bonnard GD et al (1980) Continued growth of a functional human T-lymphocytes production of human T cell growth factor. Cell Immunol 51:390
12. Mizel SB, Farrar JJ (1979) Revised nomenclature for antigen nonspecific T cell proliferation and helper factors. Cell Immunol 48:433
13. Coutinho A et al (1979) Studies on T-Lymphocytes activation. II. The target cells for ConA induced growth factors. Eur J Immunol 9:587
14. Larsson EL, Coutinho A (1979) The role of mitogenic lectins in T-cell triggering. Nature 280:239
15. Bonnard GD et al (1979) Ligand-activated T-cell growth factor-induced proliferation: Absorption of T-cell growth factor by activated T-Cells. J Immunol 123:2704
16. Smith KA (1980) T-cell growth factor. Immunol Rev 51:337
17. Wagner H, Röllinghoff M (1980) T-T cell interactions düring in vitro cytotoxic allograft responses. J Exp Med 148:1523
18. Thoman ML, Weigle WO (1980) Cellular requirements for generation of thymocyte stimulatory factor and characterization of its target cell. J Immunol 124:1093
19. Reinharz et al (1980) T cell requirement for generation of helper factors in man. Analysis of the subsets involved. J Immunol 124:1883
20. Lloyd M, Panush RS (1977) Cell mediated immunity in rheumatoid arthritis. Impaired lymphocyte responsiveness, humoral immunosuppressants, and correlations with clinical status in patients of drug therapy. J Rheumatol 4:231–244
21. Percy JS, Davis P, Russell AS et al (1978) A longitudinal study of in vitro tests for lymphocytes function in rheumatoid arthritis. Ann Rheum Dis 37:416–420
22. Sebok J, Tallermann A, Wouters HW (1977) Lymphocyte activation in rheumatoid synovial effusions. Arthrit Rheumatol 20:1481–1484

Dr. E. Willinger
Hautklinik u. Poliklinik
d. FU Berlin
Rudolph-Virchow-Krankenhaus
Augustenburger Pl. 1
D-1000 Berlin 45

Poster-Diskussion

Cytokeratine der Haut im Lauf des Lebens

I. Moll und R. Moll, Mannheim und Heidelberg

Das Cytoskelett von Epithelzellen ist charakterisiert durch intermediäre Filamente (Tonofilamente), die biochemisch aus Cytokeratin-Proteinen (epidermalen Präkeratinen bzw. keratinähnlichen Proteinen) aufgebaut sind [1, 2]. Die Cytokeratine sind eine Familie von unterschiedlichen, aber biochemisch und immunologisch verwandten Polypeptiden mit Molekulargewichten zwischen 40 000 und 68 000, die sowohl saure als auch schwach basische Polypeptide einschließen [3]. Bisher sind 19 verschiedene menschliche Cytokeratin-Polypeptide bekannt [4]. Menschliche Epidermis weist ein komplexes Cytokeratin-Muster von 6–8 Polypeptiden auf [5, 6], das von dem anderer Epithelien, auch anderer Epithelien in der Haut, verschieden ist [7].

Wir haben die Cytokeratin-Polypeptid-Muster der Epithelien menschlicher Haut aus verschiedenen Altersstufen, vom Embryonalstadium bis zum Greisenalter, verglichen. Interfollikuläre Epidermis, Haarfollikel und Schweißdrüsen wurden von Gefrierschnitten durch Mikrodissektion unter mikroskopischer Kontrolle isoliert und deren Cytoskelett-Polypeptide mittels zweidimensionaler Gelelektrophorese analysiert (vgl. [7]).

In postnataler Epidermis aller untersuchter Altersstufen ist das Cytokeratin-Polypeptid-Muster im wesentlichen unverändert und weist epidermis-typische Cytokeratine (Präkeratine) auf, insbesondere drei basische, relativ große Polypeptide (K 68, K 65.5 und K 58; Zahlen bezeichnen das Molekulargewicht in Tausendern) und drei saure, relativ kleine Polypeptide (K 56.5, K 56 a und K 50).

In frühen Embryonalstadien (10. Woche; zweischichtige Epidermis) unterscheidet sich das Cytokeratinmuster wesentlich vom adulten Muster: Es fehlen die große Komponente K 68 und die kleinen sauren Komponenten K 56.5, K 56 a und K 50; dafür treten fünf Polypeptide auf, die in postnataler Epidermis überhaupt nicht beobachtet werden (K 52.5, K 45, K 40 (vgl. [8]), K 46 und K 54 a). Parallel zur fortschreitenden Entwicklung entsteht in späteren fetalen Stadien aus diesem frühembryonalen Muster sukzessive das adulte Muster. Das „adulte" Keratin K 68 ist bereits in der 13. Woche (dreischichtige Epidermis) nachweisbar. Die „embryonalen" Cytokeratine K 52.5, K 45 und K 40 sind in der 13. Woche schon reduziert und verschwinden nach der 24. Woche ganz. K 46 ist noch in der 24. Woche eine Hauptkomponente, in der 39. Woche aber nur noch in Spuren vorhanden.

Um zu klären, ob diese „embryonalen" Cytokeratine auch nach der Geburt noch irgendwo in Epithelien der Haut vorkommen, haben wir die Cytokeratin-Muster der Hautanhangsgebilde untersucht, die mit der interfollikulären Epidermis kontinuierlich verbunden sind. K 46 tritt beim Erwachsenen noch in der äußeren Haarwurzelscheide des Haarfollikels auf. Weiterhin fehlt im Haarfollikel K 68. Haarfollikel eines Feten der 20. Woche zeigen schon ein den adulten Haarfollikel sehr ähnliches, aber nicht identisches Cytokeratin-Muster. Die „embryonalen" Cytokeratin-Komponenten K 52.5, K 45 und K 40, die in Embryonen der 10. Woche zu den Hauptkomponenten der Epidermis gehören, kommen beim Erwachsenen noch in Zellen ekkriner Schweißdrüsen vor.

In der Haut findet man somit spezifische Cytokeratin-Polypeptid-Muster für die Stadien der folgenden Differenzierungsarten: 1. Zeitliche Differenzierung in der Embryogenese; 2. vertikale Differenzierung der epidermalen Zellschichten (vgl. [6]); 3. laterale Differenzierung von Epidermis und Anhangsgebilden (vgl. [7]).

Danksagung

Wir danken Herrn Priv.-Doz. Dr. W. Wiest, Frauenklinik des Klinikums Mannheim der Universität Heidelberg, für die Beschaffung des embryonalen Gewebes.

Literatur

1. Franke WW, Weber K, Osborn M, Schmid E, Freudenstein C (1978) Exp Cell Res 118:95–109
2. Sun T-T, Green H (1978) Cell 14:469–476
3. Franke WW, Schiller DL, Moll R, Winter S, Schmid E, Engelbrecht I, Denk H, Krepler R, Platzer B (1981) J Mol Biol 153:933–959
4. Moll R, Franke WW, Schiller DL, Geiger B, Krepler R (1982) Cell 31:11–24
5. Baden HP, Lee LD (1978) J Invest Dermatol 71:148–151
6. Fuchs E, Green H (1980) Cell 19:1033–1042
7. Moll R, Franke WW, Volc-Platzer B, Krepler R (1982) J Cell Biol 95:285–295
8. Banks-Schlegel SP (1982) J Cell Biol 93:551–559

Dr. I. Moll
Univ.-Hautklinik
D-6800 Mannheim 1
Dr. R. Moll
Inst. f. Zell- u. Tumorbiologie
Deutsches Krebsforschungszentrum
Im Neuenheimer Feld
D-6900 Heidelberg 1

Epitheliome als Altersdermatose

I. Planinšič und J. Fettich, Ljubljana

An der Dermatologischen Universitätsklinik in Ljubljana (Slowenien, Jugoslawien) wurden während des Zeitraums von 1965–1974 insgesamt 449 histologisch verifizierte Hautepitheliome erstbehandelt, davon 211 (47,0%) Männer und 238 (53,0%) Frauen. Bei 324 (72,2%) handelte es sich um Basaliome, bei 125 (27,8%) um Spinaliome. Die Carcinome der Unterlippe wurden nicht berücksichtigt, da es sich praktisch nur um Spinaliome und diese fast nur bei Männern handelte. Bei den Kranken mit multiplen Epitheliomen wurde nur das erstbeobachtete und histologisch untersuchte Epitheliom berücksichtigt.

Im Alter unter 20 Jahren gab es keine Kranken. Die übrigen wurden in folgende Altersgruppen eingeteilt: 20–29 (5 Kranke), 30–39 (24), 40–49 (48), 50–59 (70), 60–69 (145), 70–79 (117) und über 80 Jahre (40 Kranke).

Aus den gewonnenen Angaben ist zu schließen, daß die Zahl der Epitheliome bis zum Alter 60–69 (145 Kranke) steigt, wonach ihre Zahl absinkt. Dieser Abfall ist jedoch nur scheinbar, da er mit der Abnahme der Bevölkerung von diesem Alter übereinstimmt. Dieses konnte durch die vergleichende Untersuchung des Vorkommens von Epitheliomen pro 100000 Einwohner desselben Alters (in derselben Zeitspanne) bestätigt werden. In einzelnen Altersgruppen wurden folgende Krankenzahlen pro 100000 Einwohner festgestellt: 0,2, 1,0, 2,3, 4,4, 9,4, 15,6, 20,3. Diese Angaben beweisen, daß die Häufigkeit der Hautepitheliome mit dem Alter ständig zunimmt. Die Zahlen stellen jedoch nicht die Inzidenz (Morbidität) dar, da sie nur das Krankengut der Dermatologischen Klinik (als Mustergruppe) und nicht sämtliche Hautkrebskranke Sloweniens einschließen.

Der Zahlenvergleich von Basaliomkranken (5, 20, 42, 55, 107, 74, 21) gegenüber Spinaliomkranken (0, 4, 6, 15, 38, 43, 19) in denselben Altersgruppen läßt erkennen, daß in höherem Alter die Zahl der Spinaliome gegenüber den Basaliomen schneller zunimmt. Dieses Verhältnis ist – prozentual ausgedrückt – wie folgt: 100,0 : 0,0, 83,3 : 16,7, 87,5 : 12,5, 78,6 : 21,4, 73,8 : 26,2, 63,2 : 36,8, 53,5 : 47,5. Das Vorkommen von Basaliomen sowie von Spinaliomen nimmt mit dem Alter ständig zu, was die Angaben über die Zahl der Kranken pro 100000 Einwohner beweisen. Auf 100000 Einwohner Sloweniens wurden in denselben Altersgruppen folgende Krankenzahlen festgestellt: von Basaliomkranken: 0,2, 0,8, 2,0, 3,5, 6,9, 9,9, 10,7 und von Spinaliomkranken: 0,0, 0,2, 0,3, 0,9, 2,5, 5,7, 9,6. Dieser Vergleich zeigt außerdem einen steilen Anstieg der Spinaliomkurve im höheren Lebensalter gegenüber der Basaliomkurve. Das würde bedeuten, daß Spinaliome noch mehr als Basaliome den Altersdermatosen anzurechnen sind.

Die Resultate unserer Untersuchungen zeigen keine wesentlichen geschlechtsbedingten Differenzen.

Dr. I. Planinšič
Dr. J. Fettich
Dermatol. Univ.-Klinik
Ljubljana (Slowenien)
Jugoslawien

Stabilität und Variabilität von Basaliomen und Spinaliomen in vivo und in vitro: Morphologie, Biochemie, Immunologie, Cytometrie und Cytogenetik

W. Tilgen, R. Riehl, D. Breitkreutz, D. Haag, R. Dzarlieva, P. Boukamp, M. Engstner und N. E. Fusenig, Heidelberg

Ziel dieser Studie war die Erarbeitung von Kriterien für die biologische Charakterisierung humaner Tumorzellen in vivo und in vitro. Daher war zunächst die Vergleichbarkeit von Biopsiematerial und Zellkultur zu überprüfen und zu klären, in welchem Umfang Zellen in Kurz- und Langzeitkulturen, Zellinien sowie Transplantationstumoren und Transplantationslinien Merkmale des Biopsiemateriales beibehalten oder infolge der Wachstumsbedingungen in vitro ändern bzw. verlieren. Am Tiermodell erprobte Zellkulturmethoden konnten auf maligne humane Hauttumoren übertragen werden. Als Explantatkulturen wurden unterschiedliche Basaliomtypen (n = 25) und Spinaliome (n = 12) aller Differenzierungsgrade angezüchtet. Zur weitergehenden Charakterisierung wurden 2 Spinaliome als Zellinien etabliert, die nach Transplantation in Mäusen Tumore ausbildeten und nach der Tierpassage erneut kultiviert wurden [1].

Neben den klinischen und histopathologischen Daten wurden die morphologischen Charakteristika mittels Phasenkontrastmikroskopie, Transmissionselektronenmikroskopie, Gefrierätztechnik, DNS-spezifischer Kernfluoreszenz und Immunfluoreszenz intrazellulärer Filamentstrukturen erfaßt. Das zellkinetische Verhalten der Tumorzellen wurde anhand zytometrischer DNS-Messungen mit der Einzelzell- und Durchflußzytometrie bestimmt. Als biochemische Marker wurden Keratin-Proteine von Tumor- und normalen Epidermiszellen in vivo und in vitro in ein- und zweidimensionalen Gelen elektrophoretisch analysiert. Von den Zellinien wurden zusätzlich Chromosomenanalysen angefertigt.

Die *Transmissionselektronenmikroskopie* zeigte beim Vergleich von Biopsiematerial, Zellkulturen und Heterotransplantaten eine gute Übereinstimmung in Differenzierung und morphologischen Malignitätskriterien. *Basaliome* boten ein monomorphes Bild, das schon in frühen Explantatkulturen eine eindeutige Abgrenzung auch von wenig differenzierten Spinaliomen erlaubte. Apoptosis (Einzelzell-Schrumpfung) charakteristisch für Biopsiematerial, war in vitro nur selten zu beobachten. Zellkulturen „metatypischer" Basaliome unterschieden sich von soliden Basaliomen durch ausgeprägte, meist perinuclär angeordnete Tonofilamentbündel. *Spinaliome* zeigten entsprechend ihrem Differenzierungsgrad in vivo und in vitro vergleichbare Charakteristika. Im *Biopsiematerial* waren in wenig bzw. undifferenzierten Spinaliomen intrazelluläre elastische Fasern sowie „paired cisternae" in mitotischen Zellen ausgeprägt, ein außergewöhnlicher Befund. Die Gefrierätztechnik zeigte quantitative Unterschiede von Zelloberflächenstrukturen (Pinozytosevesikeln, Kernporen) und Kontaktstrukturen (Desmosomen, „gap junctions", „tight junctions") zwischen den einzelnen Tumortypen. In Spinaliom-*Explantatkulturen* ließen sich wesentliche Merkmale des Biopsiematerials nachweisen: 1. Ultrastrukturelle Details der Zelldifferenzierung, wie Ausprägung von Tonofilamenten, Desmosomen, Keratohyalingranula und Keratinosomen, dyskeratotische Zellen und, pathogenetisch ungeklärt, intranucleäre Filamente. 2. Morphologische Malignitätskriterien, wie Zell- und Kernpolymorphie und atypische multipolare Mitosen. In den *Zellinien* nahm die Differenzierungsleistung hinsichtlich der Zytoskelettstrukturen deutlich ab bei gleichzeitiger Zunahme zytoplasmatischer Organellen. Die *Maus-Transplantationstumoren* und die frühen *Transplantationslinien* hingegen waren wiederum den Originaltumoren bzw. deren frühen Kulturpassagen vergleichbar.

Analysen der Keratin-Proteine [2] von Tumorzellen und normalen Epidermiszellen in vivo und in vitro lieferten weitere Unterscheidungsmerkmale. Allgemein fehlten in den untersuchten Tumoren meist völlig Keratinpeptide im höheren Molekulargewichtsbereich zwischen 63 und 70 Kilodalton, die für menschliche Epidermis typisch, aber nach Kultivierung auch in normalen Keratinozyten drastisch reduziert sind. Während jedoch Tumorgewebe unterschiedliche, teilweise „verwaschene" Muster zeigten, wiesen Explantatkulturen, besonders von Basaliomen, ausgeprägte Protein-Komponenten im Bereich von 45 und 60 Kilodalton auf, vergleichbar zu Kulturen normaler Keratinozyten. Ähnlich dem Biopsiematerial enthielten beide Spinaliomlinien ein ausgeprägtes intrazelluläres Filamentsystem, immunfluoreszenzoptisch nachweisbar mit spezifischen Antikörpern gegen Keratin. Die Proteinanalyse der entsprechenden Zytoskelettstrukturen an eindimensionalen Gelen zeigte ebenfalls Keratinbanden zwischen 45 und 60 Kilodalton, allerdings von teilweise geringer Intensität. In Transplantationstumoren beider Linien wurde dagegen eine deutliche Zunahme eines Teiles der Keratinpeptide gefunden. Die Wiederherstellung der ursprünglichen „in vitro"-Proteinmuster während erneuter Kultivierung nach der Tierpassage verdeutlicht den modulierenden Einfluß der Umgebung auf die Proteinsynthese. Auch die empfindlichere Proteinanalyse an zweidimensionaler Elektrophorese, das heißt die Charakterisierung der Einzelzellkomponenten nach ihrer elektrischen Nettoladung zusätzlich zum Molekulargewicht, unterstrich die gute Übereinstimmung zwischen beiden Linien beziehungsweise Kulturen vor und nach Tierpassage.

Zytometrische DNS-Messungen an isolierten Zellkernen (Einzelzell- und Durchflußzytometrie) zeigten im Biopsiematerial und den entsprechenden Explantatkulturen Übereinstimmung von euploiden und aneuploiden Stammlinien. Während für euploide Basaliome die Messungen einen S-Phasenanteil von 2,2 % ergaben, vergleichbar mit normaler Haut, war bei aneuploiden Basaliomen der S-Phasenanteil mit 5 % deutlich erhöht. Spinaliome zeigten eine um das 3fache erhöhte S-Phase. In den jeweiligen Explantatkulturen war die Proliferationsrate um das 2–3fache erhöht, bei zusätzlicher Tendenz zur Polyploidisierung. Bei schwankenden Phasenanteilen blieben die Tumorstammlinien (DNS-Index 1 = 2 c) in den Zellinien über 1 bzw. 2 Jahre stabil, bevor eine teilweise reversible Verschiebung zu höheren aneuploiden DNS-Werten (DNS-Index 1.15 bzw. 2 = 2.3 c bzw. 4 c) erfolgte. Die nach subcutaner Injektion der Zellinien in der Maus entstandenen Tumoren sowie daraus resultierende Transplantationslinien wiesen wiederum stabile Tumorzellstammlinien auf.

Zytogenetische Untersuchungen [3] dieser Spinaliomzellinien zeigten numerische und strukturelle Chromosomenaberrationen mit 2 bzw. 8 eindeutigen, für beide Linien unterschiedlichen Markerchromosomen, nachweisbar in 100 % der Metaphasen. Während diese Marker über einen Zeitraum von 4 bzw. 2 Jahren stabil waren, traten bei höheren Passagen, Transplantationstumoren und den entsprechenden Linien weitere Chromosomenveränderungen auf. Die zytometrisch gemessenen Verschiebungen der DNS-Indices und die Polyploidisierung wurden zytogenetisch bestätigt.

Diese Paralleluntersuchungen von Tumormaterial in vivo und in vitro bieten eine Basis zur Erarbeitung weiterer biologischer Parameter epithelialer Tumorzellen. Sie zeigen, daß es möglich ist, die biologisch maßgeblichen Zellpopulationen zu kultivieren. Die Etablierung und Charakterisierung von Tumorzellen in Explantatkulturen, Zellinien und Heterotransplantaten ergab im wesentlichen unveränderte morphologische und funktionelle Tumoreigenschaften im Vergleich zu den Primärtumoren. Damit ist eine wesentliche Voraussetzung für deren Verwendung als klinisch relevante Testmodelle gegeben.

Literatur

1. Boukamp P, Tilgen W, Dzarlieva RT, Breitkreutz D, Haag D, Riehl R, Bohnert A, Fusenig NE (1982) Phenotypic and genotypic characteristics of a cell line from a squamous cell carcinoma of human skin. JNCI 68:415–427
2. Breitkreutz D, Tilgen W, Boukamp P, Fusenig NE (1981) Correlation of prekeratin peptides and ultrastructure in epithelial cells of human skin tumors in vivo and in vitro. Anticancer Res 1:323–328
3. Dzarlieva RT, Tilgen W, Boukamp P, Breitkreutz D, Fusenig NE (1982) Nonrandom chromosomal abnormalities in human skin neoplasms and their stability in culture and in mouse xenografts. Biol Cell 45:171

Dr. W. Tilgen
Dr. R. Riehl
M. Engstner
Univ-Hautklinik, Voßstraße 2
Dr. D. Breitkreutz
Dr. R. Dzarlieva
P. Boukamp
Prof. N.E. Fusenig
Inst. f. Biochemie, DKFZ, Im Neuenheimer Feld 280
Dipl.-Phys. D. Haag
Inst. f. vergl. u. exp. Pathologie
Pathol. Inst. d. Univ., Im Neuenheimer Feld 220
D-6900 Heidelberg

Charakterisierung maligner Melanome: Morphologische, cytometrische, cytogenetische, biochemische und immunologische Untersuchungen in vivo und in vitro

W. Tilgen, R. Dzarlieva, D. Breitkreutz, M. Engstner, D. Haag, R. Riehl, P. Boukamp, K. E. Hellström und S. Matzku, Heidelberg, Seattle

In zunehmendem Maße finden Zellkulturen Eingang in die Tumorbiologie, wobei die Vergleichbarkeit des Zellverhaltens in vivo und in vitro eine wesentliche Voraussetzung darstellt. Darüber hinaus, auch auf Grund verbesserter Kulturbedingungen, bieten sich primäre und Dauerkulturen sowie Transplantationstumoren als klinisch relevante Modelle an und eröffnen neue Möglichkeiten zur Testung von Therapeutika. In der vorliegenden Studie wurden maligne Melanome, deren Primärkulturen, Zellinien und Transplantationstumoren hinsichtlich morphologischer und biochemischer Eigenschaften, der Proliferationskinetik sowie ihres zytogenetischen und immunologischen Verhaltens eingehend untersucht.

Die *Transmissionselektronenmikroskopie* zeigte große Übereinstimmung der Zellmorphologie in vivo und in vitro bei ultrastrukturellen Charakteristica, wie Häufigkeit, Form und Melanisierungsgrad von Melanosomen sowie deren Vorkommen in großen Phagosomen. Auch Besonderheiten, wie „paired cisternae" und insbesondere interzelluläre Kontaktstrukturen, die sich keinem der bisher bekannten „Junktions"-Typen zuordnen ließen, waren in gleicher Weise in Primärtumoren wie in Zellinien nachweisbar. Mit der *Gefrierätztechnik* konnte die Häufigkeit und das Verteilungsmuster von Membranstrukturen der Tumorzellen, wie Nucleoporen und Pinozytosevesikeln, im Biopsiematerial dargestellt werden.

DNS-Messungen an Zellkernen mittels *Durchflußzytometrie* ergaben bei 50 Melanombiopsien 39 euploide und 11 aneuploide Tumorstammlinien. Die Wachstumsrate der Tumoren war verhältnismäßig niedrig (euploide Melanome: 3% S-Phase und 4,5% G_2/M-Phase, aneuploide Melanome: 5,6% S-Phase und 6,8% G_2/M-Phase). Primäre Explantatkulturen von 8 Tumoren zeigten anfänglich um 50% erhöhte S- und um 500% erhöhte G_2/M-Phasen bei stabilen Stammlinien. Mit zunehmender Kulturdauer näherten sich die Werte wieder dem Niveau im Biopsiematerial, bei gleichzeitiger Tendenz zur Polyploidisierung. Von 2 Melanomen (euploid bzw. aneuploid) wurden Zellinien etabliert. Die aneuploide Linie wurde subcutan in „nackte" Mäuse injiziert und bildete Tumoren aus, die ihrerseits weiter transplantierbar waren. Die Zellinien, Transplantationstumoren und nach Mauspassage rekultivierten Transplantationslinien zeigten, gleich dem Originaltumor, als zytometrisches Malignitätskriterium eine stabile hyperdiploide Tumorzellstammlinie (DNS-Index 1.3 = 2.6 c). Diese geringfügige Stammlinienverschiebung war eindeutig durch Zugabe menschlicher Lymphozyten oder durch Kokultivierung mit normalen menschlichen Keratinozyten als interne Standards meßbar. Ferner fand sich eine kleine, in den Zellkulturen an der Nachweisgrenze liegende diploide (DNS-Index 1.0 = 2 c) Tumorzellpopulation. Vorbehaltlich Änderungen der einzelnen Phasenanteile im Zellzyklus gestattet die Zytometrie die Bestimmung von Zellen in der Wachstumsphase, eine geeignete Methode, die Sensibilität proliferierender Tumorzellen gegenüber Zytostatika zu testen.

Die *zytogenetischen Analysen* bestätigten bei beiden als Zellinien etablierten Melanomen die zytometrisch gemessenen Tumorzellstammlinien. Bei der ersten Melanomlinie zeigten 90% der Metaphasen 56 Chromosomen, etwa 6% 38–43 und 4% etwa 100 Chromosomen entsprechend einer hyperdiploiden (2.6 c), diploiden (2 c) und hypertetraploiden (5.2 c) Tumorzellpopulation. In 100% der Metaphasen fanden sich neben einer Tetrasomie für Chromosom 7 drei Markerchromosomen (1,9 und 18). M 1, „superlong" Chromosom, entstand durch Vervielfältigung eines Segmentes des langen Armes. Diese spezifischen strukturellen und numerischen Aberrationen blieben über jetzt 1½ Jahre in der Zellinie und in Maus-Transplantationstumoren sowie Transplantationslinien stabil. Bei dem zweiten Melanom konnte aus den frühen Passagen der Zellinie, aber auch aus Biopsiematerial des Originaltumors, der Karyotyp bestimmt werden. Dieser war durch einen im diploiden Bereich (39–49 Chromosomen) schwankenden Chromosomensatz mit 3 Markerchromosomen (1, 12 und 18) in 100% der Metaphasen charakterisiert. In Kombination bieten Zytometrie und Zytogenetik eine sehr empfindliche Kontrolle, um Stabilität bzw. Änderungen in Kultur und Biopsiematerial zu erfassen.

Intracelluläre Cytoskelettstrukturen und entsprechende Proteine wurden mit *SDS-Gelelektrophorese* und *Immunfluoreszenz* untersucht. Die Proteinanalysen in eindimensionaler Elektrophorese zeigten bei Melanomen und entsprechenden Zellinien eine dominierende Komponente von 57 Kilodalton. Dieses Peptid scheint mit Vimentin identisch zu sein, der einzigen Cytoskelettkomponente in mesenchymalen Zellen, was durch die empfindlichere zweidimensionale Elektrophorese bestätigt wurde. Die diffusen Banden bei Melanombiopsien waren möglicherweise auf Keratinpeptide epithelialen Ursprungs zurückzuführen, verursacht durch die Inhomogenität des Gewebes. In den Kulturen waren diese Banden nicht länger vorhanden. In guter Übereinstimmung machte die Immunfluoreszenz mit Vimentin-spezifischen Antikörpern ein Netzwerk von Cytoskelettfilamenten in den Melanomzellen in vitro sichtbar. So lieferten beide Methoden entsprechende Ergebnisse und dürften von zusätzlichem Wert für die Charakterisierung von Melanomzellen sein.

Monoklonale Antikörper eröffnen neue Möglichkeiten zur Differenzierung maligner Melanome. In den vorliegenden Untersuchungen wurden zunächst Melanombiopsien (Gefrierschnitte), Explantatkulturen und Zellinien *immunhistochemisch* mit dem Antikörper 96.5 untersucht, der gegen das Melanom-assoziierte Antigen p97 gerichtet ist. Mit der Peroxidase-Antiperoxidase-Technik (PAP) wurde in 12 von 15 Melanomen eine eindeutig positive Reaktion gefunden. Die Antigenexpression variierte zwischen den verschiedenen Melanomen und auch innerhalb desselben Tumors. Parallel untersuchte Naevuszellnaevi waren ebenfalls positiv, während ein Naevus bleu und epitheliale Tumoren sowie ein Leiomyosarkom keine Reaktion zeigten [1]. In Explantatkulturen reagierten nur Melanomzellen positiv und konnten so eindeutig von Fibroblasten, Makrophagen und Keratinocyten unterschieden werden. In den Zellinien waren alle Zellen gleichmäßig angefärbt [2].

Die genaue Lokalisation der Antigen-Antikörperkonjugate ist eine wichtige Voraussetzung, um monoklonale Antikörper zur Diagnostik von Tumorzellen in vivo einzusetzen. Mit der *Immun-Elektronenmikroskopie* konnten die Bindungsstellen des Antikörpers 96.5 exakt dargestellt werden. Melanomzellen in Kultur zeigten eine kontinuierliche Markierung mit Antikörpern, wobei das elektronendichte Reaktionsprodukt ausschließlich an der Zellmembran abgelagert war. Kontrolluntersuchungen mit einem anderen monoklonalen Antikörper (H 116–22.R) waren negativ [2].

Zur *Radioimmunolokalisation* der Melanome in Versuchstieren wurde der monoklonale Antikörper 96.5 mit ^{131}Jod markiert. Szintigraphisch ließ sich die Anreicherung des Antikörpers in den subcutan wachsenden Melanomknoten nach 24–48 h nachweisen. Eine wesentlich bessere Auflösung gelang nach enzymatischer Abspaltung der Fc-Komponente des IgG-Moleküls, da die daraus resultierenden kleineren F(ab')$_2$-Fragmente schnell aus dem Blut in das Tumorgewebe diffundieren, wo sie spezifisch längere Zeit gebunden blieben.

Als Beitrag zur biologischen Charakterisierung maligner Melanome wurde eine vergleichende Analyse von Primärtumoren, Explantatkulturen und den etablierten Zellinien durchgeführt. Die Ergebnisse zeigen deutlich, daß Melanomzellen in Kultur und als Transplantationstumore wesentliche Charakteristika beibehalten. Die Vielzahl der eingesetzten Methoden erlaubt, mögliche Zusammenhänge zwischen den unterschiedlichen Parametern herzustellen und besser deren Relevanz für die Tumorbiologie allgemein und im speziellen für die klinische Anwendung zu beurteilen.

Literatur

1. Garrigues HJ, Tilgen W, Hellström I, Franke W, Hellström KE (1982) Detection of a human melanoma-associated antigen, p97, in histological sections of primary human melanomas. Int J Cancer 29:511–515
2. Tilgen W, Hellström I, Engstner M, Garrigues HJ, Riehl R, Hellström KE (1983) Localization of melanoma-associated antigen p97 in cultured human melanoma, as visualized by light and electron microscopy. J Invest Dermatol 80:459–463

Dr. W. Tilgen
M. Engstner
Dr. R. Riehl
Univ.-Hautklinik, Voßstraße 2
Dr. R. Dzarlieva
Dr. D. Breitkreutz
P. Boukamp
Inst. f. Biochemie, DKFZ, Im Neuenheimer Feld 280
Dipl.-Phys. D. Haag
Inst. f. vergl. und exp. Pathologie
Pathol. Inst. d. Univ., Im Neuenheimer Feld 220
Dr. S. Matzku
Inst. f. Nuclearmedizin, DKFZ, Im Neuenheimer Feld 280
D-6900 Heidelberg
Prof. K. E. Hellström
Division of Tumor Immunology
Fred Hutchinson Cancer Research Center
Seattle, WA, USA

Vorhautlappenplastik zur Behandlung des Lichen sclerosus et atrophicus penis

R. Happle und H. Hamm, Münster

Für den Lichen sclerosus et atrophicus penis ist keine wirksame konservative Behandlungsmethode bekannt. Wenn die Krankheit die Eichel befallen hat, reicht die einfache Zirkumzision manchmal nicht aus, um die Beschwerden zu lindern. Das therapeutische Problem läßt sich jedoch mit Hilfe einer Vorhautlappenplastik lösen [2, 3].

Kasuistik

Bei einem 63jährigen Mann bestand ein Lichen sclerosus et atrophicus penis, der zwei Drittel der Eichel und das gesamte innere Vorhautblatt befallen hatte. Es waren ausgedehnte Sugillationen und eine Verklebung des inneren Vorhautblattes mit der Eichel aufgetreten. Wegen der Exkoriationen und Ulzerationen war die Erektion schmerzhaft und der Geschlechtsverkehr nicht mehr möglich.

In Leitungsanaesthesie wurde eine Vorhautlappenplastik in folgenden Schritten durchgeführt: 1. Der erkrankte Bezirk an der Eichel wurde markiert, und anschließend wurde am äußeren Vorhautblatt ein Lappen angezeichnet, der dem geplanten Defekt an der Eichel entsprach und dessen Basis parallel zum Sulcus coronarius verlief. 2. Der geplante Lappen wurde vom inneren Vorhautblatt abpräpariert, und anschließend erfolgte die Resektion des gesamten inneren Vorhautblattes zusammen mit dem nicht benötigten Anteil des äußeren Vorhautblattes. 3. Das von der Krankheit befallene Areal der Eichel wurde exzidiert, und nach sorgfältiger Blutstillung wurde der Defekt mit dem vorbereiteten Vorhautlappen gedeckt. 4. Die verbliebenen zirkulären Wundränder wurden parallel zum Sulcus coronarius vernäht.

Diese Behandlungsmethode machte den Patienten beschwerdefrei und führte zu einem guten kosmetischen und funktionellen Resultat.

Die beschriebene Vorhautlappenplastik wird von uns nur zur Behandlung weniger, besonders schwerwiegender Fälle von Lichen sclerosus et atrophicus penis vorgeschlagen. In der Mehrzahl der Fälle wird die einfache Phimosenoperation als operative Behandlung ausreichen. Wenn bei dieser Krankheit eine Phimosenoperation durchgeführt wird, dann sollte man den gesunden Teil des äußeren Vorhautblattes vollständig belassen. Denn wenn danach der Krankheitsprozeß an der Glans penis nicht zur Ruhe kommen sollte, dann besteht immer noch die Möglichkeit, auch an der Eichel die vom Lichen sclerosus et atrophicus befallenen Bezirke zu entfernen und den Defekt mit Hilfe einer Vorhautlappenplastik zu decken.

Falls der Lichen sclerosus et atrophicus penis die Harnröhrenmündung verengt hat, reicht die beschriebene Lappenplastik zur Behandlung nicht aus. In solchen Fällen sollten andere operative Verfahren in Zusammenarbeit mit dem Urologen erwogen werden (Dehnung mit der Sonde, Meatotomie, Meatoplastik) [1, 4].

Literatur

1. Blandy JP, Tresidder GC (1967) Meatoplasty. Br J Urol 39:633–634
2. Happle R (1973) Chirurgische Behandlung des Lichen sclerosus et atrophicus penis. Dermatol Monatsschr 159:975–977
3. Happle R (1983) Prepuce skin flap. In: Grabb WC, Vasconez LO, Strauch B (eds) Encyclopedia of flaps. Little & Brown, Boston (in press)
4. Rheinschild GW, Olsen BS (1970) Balanitis xerotica obliterans. J Urol 104:860–863

Prof. Dr. R. Happle
Dr. H. Hamm
Univ.-Hautklinik
Von-Esmarch-Str. 56
D-4400 Münster

AEC-Syndrom
(Ankyloblepharon filiforme adnatum, Ektodermaldysplasie und Cheilognathopalatoschisis)

R. Happle, S. Menzel und S. Nolting, Münster

Innerhalb der großen Gruppe der ektodermalen Dysplasien ist das AEC-Syndrom charakterisiert durch das gemeinsame Auftreten eines Ankyloblepharon filiforme adnatum, einer Ektodermaldysplasie vom hidrotischen Typ und einer Cheilognathopalatoschisis [1]. Wir diagnostizierten dieses noch wenig bekannte Syndrom bei einem 9 Monate alten Knaben mit einer Gaumenspalte und folgenden zusätzlichen Anomalien: Zustand nach operativer Beseitigung multipler Gewebebrücken zwischen Ober- und Unterlidern beider Augen; helles, brüchiges, schütteres Haupthaar, das sich beim Betasten charakteristischerweise wie Draht anfühlt, fehlende Augenbrauen und schüttere Wimpern; Aplasie der Tränenpünktchen beidseits; Dysplasie der Finger- und Zehennägel; leichte Hypohidrosis. Am Scheitel bestand in einem großen Areal eine abakterielle Entzündung mit starker Krustenbildung. Im weiteren Verlauf trat in diesem Bezirk eine progrediente Alopezie auf.

Differentialdiagnostisch muß das AEC-Syndrom von anderen Formen der ektodermalen Dysplasie abgegrenzt werden, insbesondere vom EEC-Syndrom (Ektrodaktylie, Ektodermaldysplasie und Cheilognathopalatoschisis) [2].

Die Kenntnis des AEC-Syndroms ist für die Erbberatung bedeutsam. Im Gegensatz zur X-chromosomal rezessiv vererbten hypohidrotischen ektodermalen Dysplasie vom Typ Christ-Siemens-Touraine liegt dem AEC-Syndrom ein autosomal dominant vererbter Gendefekt zugrunde. Da im vorliegenden Fall beide Eltern vollkommen merkmalsfrei waren, konnte ihnen mitgeteilt werden, daß für weitere Kinder das Wiederholungsrisiko im Vergleich zur Normalpopulation nicht erhöht ist.

Literatur

1. Hay RJ, Wells RS (1976) The syndrome of ankyloblepharon, ectodermal defects and cleft lip and palate: an autosomal dominant condition. Br J Dermatol 94:277–289
2. Swallow JN, Gray OP, Harper PS (1973) Ectrodactyly, ectodermal dysplasia and cleft lip and palate (EEC syndrome). Br J Dermatol [Suppl 9] 89:54–56

Prof. Dr. R. Happle
Dr. S. Menzel
Prof. Dr. S. Nolting
Univ.-Hautklinik
Von-Esmarch-Str. 56, D-4400 Münster

Über die Propionibakterien bei Patienten mit Acne vulgaris

M. Gloor, U. Höffler und M. Gehse, Karlsruhe und Köln

Den Propionibakterien wird in der Literatur allgemein eine große Bedeutung für die Entstehung der entzündlichen Akneeffloreszenzen zugeschrieben. Diese Vorstellung hat dazu geführt, daß allgemein eine antimikrobielle systemische oder topische Therapie bei der entzündlichen Akne empfohlen wird. Bemerkenswerterweise finden sich in der Literatur nur wenige ins Detail gehende Analysen der Bakterienflora in Akneeffloreszenzen, in den nicht betroffenen Talgdrüseninfundibula bei Aknepatienten und in den Talgdrüseninfundibula gleichaltriger gesunder Versuchspersonen.

Bei den vorliegenden Untersuchungen wurden 375 Isolate von 36 Patienten mit Acne vulgaris und 26 gesunden Kontrollpersonen analysiert. Aus den Talgdrüseninfundibula wurden die Bakterien mit Hilfe der Cyanoacrylatmethode gewonnen. Dabei wird ein Tropfen Cyanoacrylatgel auf die Haut aufgebracht. Unmittelbar darauf wird ein aufgerauhter Glasstempel aufgedrückt. Nach wenigen Minuten ist das Gel erstarrt. Wird nun der Glasstempel ruckweise entfernt, so bleiben daran die Haarfollikel und somit auch die Talgdrüseninfundibula haften. Unter standardisierten Bedingungen werden dann die Follikelportionen mechanisch zertrümmert und die Bakterien gleichmäßig in einem Nährmedium verteilt. Bei den Aknepatienten wurden außerdem Comedonen (gemischt offene und geschlossene) und entzündliche Akneeffloreszenzen exprimiert und die aus dem Exprimat gewonnenen Bakterien angezüchtet.

Die so kultivierten Propionibakterien wurden bezüglich der Species, der Biotypen, der Serotypen und der Lysotypen analysiert. Am auffälligsten waren die Unterschiede bezüglich der Species. Bei Aknepatienten wurde in den nicht betroffenen Infundibula häufiger P. granulosum gefunden als bei Gesunden. Diese Feststellung steht in Übereinstimmung mit den Angaben einer Reihe anderer Autoren und auch mit eigenen früheren Befunden. Neu ist die Feststellung, daß beim Aknepatienten in den Effloreszenzen P. granulosum häufiger gefunden wird als in den nicht betroffenen Infundibula. Wenn auch keine Vorstellungen existieren, die eine spezielle pathogenetische Rolle von P. granulosum interpretieren lassen würden, deutet dieser Befund doch auf eine besondere Rolle dieser Species bei der Akne hin.

Bemerkenswert gering waren die Unterschiede zwischen Aknepatienten und Gesunden bezüglich Biotypen, Serotypen und Lysotypen. Auffallend war lediglich, daß der Biotyp A bei Aknepatienten weit weniger häufig nachweisbar war als bei den gesunden Vergleichspersonen. Seltene Biotypen fanden sich hingegen bei Aknepatienten häufiger als bei Gesunden. Eine umgekehrte Tendenz ergab sich bei den Lysotypen. Der Lysotyp I war bei den Aknepatienten häufiger nachweisbar als bei den Gesunden. Seltene Lysotypen fanden sich bei den Aknepatienten nicht so häufig wie bei den Gesunden.

Die vorliegenden Befunde lassen es als denkbar erscheinen, daß den nachgewiesenen Unterschieden doch eine Bedeutung in der Aknepathogenese zukommen könnte. Stoffwechseluntersuchungen bei P. granulosum, den seltenen Biotypen und dem Lysotyp I könnten aussichtsreich sein für die Klärung dieser Fragestellung. Möglich ist es aber auch, daß den Unterschieden keine Bedeutung zukommt für die Aknepathogenese und daß sie lediglich eine sekundäre Folge der unterschiedlichen Wachstumsbedingungen beim Aknekranken und beim Gesunden darstellen.

Prof. Dr. M. Gloor
Dermatol. Klinik
Stadt Karlsruhe
Moltkestr. 18
D-7500 Karlsruhe 1
Dr. U. Höffler
Dr. M. Gehse
Hygieneinstitut
d. Univ. Köln
Goldenfelsstr. 19–21
D-5000 Köln 41

13-cis-Retinsäure zur oralen Behandlung der Akne conglobata – Ergebnisse der deutschen multizentrischen Studie (24 Wochen Auswertung)

W. Meigel, H. Gollnick, G. Plewig und H. Wokalek, Hamburg, Berlin, München und Freiburg, und Kolleginnen und Kollegen von 19 Hautkliniken

Schwere Akneformen wie A. conglobata, A. fulminans und Aknetetrade waren mit den herkömmlichen Möglichkeiten der Aknetherapie nur schlecht und kurzfristig beeinflußbar. Es ist jedoch seit langem bekannt, daß Vitamin A im Rahmen seiner Wirksamkeit bei hyperkeratotischen Veränderungen der Haut auch die Akne günstig beeinflußt. Die für die Behandlung schwerer Akneformen erforderliche hochdosierte und langfristige Therapie mit Vitamin A ist wegen dessen bekannter Toxizität nicht oder nur eingeschränkt durchführbar. Die Erkenntnis, daß synthetische Vitamin-A-Derivate bei erhaltener Wirksamkeit auf keratinisierende Epithelien wesentliche toxische Nebenwirkungen auf Leber und ZNS nicht mehr aufweisen, ermöglichte sowohl die lokale als auch die systemische Anwendung dieser Verbindungen bei der Akne. Für die orale Aknetherapie hat sich die 13-cis-Retinsäure (Ro 4-3780, Isotretinoin) als besonders wirksam erwiesen.

Nach einigen Pilotstudien an kleinen Fallzahlen (Lit.-Übersicht s. [1] wurde in einer offenen multizentrischen Studie an 19 Hautkliniken 13-cis-Retinsäure unter standardisierten Bedingungen bei 198 Patienten mit schwerer A. conglobata bzw. Aknetetrade eingesetzt. Ziel der Studie war es, mit unterschiedlichen Dosierungen und differenten Behandlungszeiten die optimale Dosis und Dauer zu bestimmen.

Nach einer initialen Behandlungsphase (1.–12. Woche) mit 3 Dosierungsgruppen von 0,2 mg, 0,5 mg und 1,0 mg/kg/KG war festgelegt, daß ab der 13.–24. Woche Patienten mit mehr als ⅔ Besserung unbehandelt weiter beobachtet werden sollten, während Patienten mit noch behandlungsbedürftiger Akne mit einer gleichbleibenden niedrigen oder höheren Dosierung weiterbehandelt wurden.

Beobachtungsintervalle, klinische Prüfparameter und Laboratoriumskontrollen sind in der Zusammenfassung der Ergebnisse der ersten 12 Wochen detailliert aufgeführt [1].

Die genauen Prüfergebnisse und die bei der Therapie aufgetretenen Seiteneffekte werden demnächst an anderer Stelle ausführlich beschrieben [2].

Zusammenfassend läßt sich sagen:

1. Schwere Krankheitsverläufe von A. conglobata können mit 13-cis-Retinsäure in einer Maximaldosierung
von 1,0 mg/kg/KG nach längstens 24 Wochen zur klinischen Erscheinungsfreiheit gebracht werden.
2. Intertriginöse Manifestationen der A. conglobata
(Aknetetrade) sprechen zögernder an, so daß hier die anschließende operative Revision erforderlich ist.
3. Eine hohe initiale Dosierung von 0,5–1,0 mg/kg/KG
über 12 Wochen, gefolgt von einer Dosierung von
0,2 mg/kg/KG ab der 13.–24. Woche hat die besten Be-
handlungsresultate ergeben.
4. Nachteilige systemische Nebenwirkungen waren nicht
zu beobachten.
5. Cholesterin und Triglyzeride stiegen erst ab
0,5 mg/kg/KG an, wobei aber lediglich Werte einzelner
Pat., nicht jedoch die Mittelwerte der Dosierungsgruppen
in pathologische Bereiche anstiegen.
6. Die mukokutanen Nebenwirkungen, selbst bei Dosierungen von 1,0 mg/kg/KG waren tolerabel und nur in
wenigen Fällen subjektiv so belastend, daß Therapie-
abbbrüche notwendig wurden.
7. Haut- und Haarseborrhö nahmen durch die Behandlung ab, bei Therapieende traten sie jedoch nach unterschiedlichen Intervallen, meist jedoch innerhalb weniger
Wochen wieder auf. Die erreichten Werte lagen jedoch
jeweils unter den Ausgangswerten.

Literatur

1. Plewig G, Gollnick H, Meigel W, Wokalek H und 40 Kolleginnen und Kollegen aus 19 Hautkliniken (1981) 13-cis-
Retinsäure zur oralen Behandlung der Acne conglobata –
Ergebnisse einer multizentrischen Studie. Hautarzt
32:634–646
2. Meigel W, Gollnick H, Plewig G, Wokalek H und Kolleginn-
nen und Kollegen von 19 Hautkliniken (1983) Orale Behandlung der Acne conglobata mit 13-cis-Retinsäure –
Ergebnisse der deutschen multizentrischen Studie nach
24wöchiger Behandlung. Hautarzt 34:387–397

Prof. Dr. W. Meigel
AK Heidberg
Tangstedter Landstr. 400
D-2000 Hamburg
Dr. H. Gollnick
Univ.-Hautklinik u. Poliklinik
Klinikum Steglitz, FU Berlin
Hindenburgdamm 30
D-1000 Berlin 45
Prof. Dr. G. Plewig
Univ.-Hautklinik
Moorenstr. 5
D-4000 Düsseldorf 1
Priv.-Doz. Dr. H. Wokalek
Univ.-Hautklinik
Hauptstr. 7, D-7800 Freiburg

Rasterelektronenmikroskopische Untersuchungen der Phagozytose von Candida albicans

E. Müller, O. P. Hornstein, H. Hauck und D. Djawari, Erlangen-Nürnberg

Fragestellung

Es wurde die Oberflächenstruktur der polymorphkerni-
gen neutrophilen Granulozyten (PMNL) bei der Phagozytose von Candida albicans (C. alb.) untersucht. Insbesondere interessierten etwaige Veränderungen der Morphologie bei Patienten mit zellulären Immundefekten.
Ebenso wurde die Morphologie der Lymphozyten untersucht.

Gesunde: $n = 30$; Patienten mit chronisch mucocuta-
ner Candidose (CMCC): $n = 5$; Patienten mit anderen
zellulären Immundefekten: $n = 6$.

Material und Methode

Aufbereitung des Blutes

Heparinisiertes Venenblut wurde mit Dextran versetzt
und 1 h bei 37 °C inkubiert. Nach 30 min wurde der
Überstand abgehoben, 30 s bei 2000 RPM zentrifugiert
und das Pellet in Hanks-Lösung resuspendiert = Gra-
nulozytensuspension (GS). Nach 60 min wurden 10 ml
abgenommen und 5 min bei 4000 RPM zentrifugiert =
autologes Serum (AS).

Candida albicans

Verwandt wurde auf 7,5 x 10⁶/ml Hanks-Lösung einge-
stellte Suspension von C.-alb.-Zellen einer Primärkultur.

Phagozytose

Eine Mischung aus 0,25 ml GS, 0,25 ml AS, 0,25 ml C.-
alb.-Suspension und 0,25 ml Hanks-Lösung wurde 1 h
bei 37 °C inkubiert.

Präparation des Inkubationsansatzes
für das Rasterelektronenmikroskop (REM)

Eine Stunde Fixieren in 5 % Glutaraldehyd; Aufbringen
eines Tropfens auf Polylysin-beschichtetes Deckglas;
3mal in Phosphatpuffer (PBS, PH 7,2) waschen; 1 h
nach Fixieren in 1 % OsO4 bei 4 °C; 3mal in Aqua dest.
waschen; Entwässern in aufsteigender Acetonreihe und
kritische Punkttrocknung; Goldbesputterung und Untersuchung im REM (ETEC Autoscan).

Ergebnisse

Nach 1 Stunde Inkubationszeit wurden nur noch vereinzelte freie C.-alb.-Zellen gesehen. Zahlreiche Zellen waren an Lymphozyten gebunden. Pseudomyzel wurde nur
bei Kranken gesehen (vor allem bei CMCC). Die Phagozytose durch PMNL verlief bei Gesunden und Kranken
in gleicher Weise. Morphologische Unterschiede bzw.
Veränderungen bei der Inkorporation der C.-alb.-Zellen
wurden nicht beobachtet. In unmittelbarer Nachbar-

Tabelle 1

Lymphozytentyp	I	II	III	IV
Charakteristika	dichter Besatz mit kurzen Mikrovilli	geringer Besatz mit langen fadenartigen Mikrovilli, sonst glatt oder leistenartige Strukturen	kurze, dicke, fingerartige Mikrovilli	glatte Zellen
Größe	$\varnothing$ ca. 7 µm	$\varnothing$ ca. 5,5 µm	$\varnothing$ ca. 5 µm	$\varnothing$ ca. 6,5 µm
Verteilung bei Gesunden	55 %	14 %	26 %	5 %
Verteilung bei Pat. m. CMCC[a]	17 %	15 %	28 %	40 %

[a] Bei einer Störung der Chemotaxis bzw. einer herabgesetzten intrazellulären Abtötung wurden keine Veränderungen der Phagozytose und der Lymphozytenverteilung beobachtet. In 3 Fällen mit zusätzlichem V. a. eine Störung der B- oder T-Lymphozytenfunktionen wurde ebenfalls eine Zunahme der Zellen vom Typ IV und eine Abnahme der Zellen des Typs I beobachtet

schaft von phagozytierenden PMNL wurden häufig Lymphozytenansammlungen angetroffen. Es wurden 4 Lymphozyten-Typen beobachtet (Tabelle 1).

Eine Bindung von C.-alb.-Zellen wurde fast ausschließlich bei den Typen I bis III beobachtet. Typ I wird als die typische aktive Lymphozytenform angesehen, bei Typ IV dürfte es sich um einen inaktiven Typ handeln (Kay 1975; Roath 1978; Kammerer 1978). Die anderen Formen repräsentieren vermutlich unterschiedliche Aktivitätsstufen. Die signifikante Zunahme des Typs IV auf Kosten des Typs I bei Patienten mit CMCC deutet darauf hin, daß es sich hier um inaktive T-Zellen handeln könnte, da ein T-Zell-Defekt bei CMCC häufig vorhanden ist (vgl. auch Sterry 1981). Da eine Differenzierung von B- und T-Lymphozyten anhand der Morphologie nicht möglich ist, kann eine Schädigung der B-Lymphozyten nicht ausgeschlossen werden.

Literatur

Kammerer WA; Osmond DG (1978) Surface morphology of bone marrow lymphocytes. Anat Rec 192:423

Kay M (1975) Multiple labelling technique used for kinetic studies of activated human B lymphocytes. Nature 254:424

Roath S, Newell D, Polliack A, Alexander E, Lin PS (1978) SEM and the surface morphology of human lymphocytes. Nature 293:15

Sterry W, Schulze H-J, Steigleder GK (1981) Veränderte Zelloberfläche der dermalen Lymphozyten bei Mycosis fungoides. Z Hautkrankh 56:498

Dr. E. Müller
Prof. Dr. O. P. Hornstein
Dr. H. Hauck
Dr. D. Djawari
Dermatol. Univ.-Klinik
Hartmannstr. 14, D-8520 Erlangen

Ergebnisse bei Vaginalmykosen unter Isoconazolnitrat-Therapie

B. Farkas und M. Földes, Szeged

Zum Nachweis der therapeutischen Wirksamkeit und lokalen Verträglichkeit von Gyno-Travogen Vaginaltabletten nach einmaliger Applikation wurde eine offene mykologisch kontrollierte Studie durchgeführt.

Zur Untersuchungsreihe gehörten 50 Patientinnen im fertilen Alter. Das Durchschnittsalter betrug 28,7 Jahre. Die Diagnose wurde bei allen Patientinnen anhand des klinischen Befundes einschließlich der subjektiven Beschwerden wie Brennen und Juckreiz sowie anamnestisch hinsichtlich des Krankheitsverlaufes und der für Mykosen prädisponierenden Faktoren festgestellt [1, 2, 4]. Bei allen Patientinnen wurde die klinische Diagnose durch die kulturelle mykologische Untersuchung bestätigt. Ausschlußkriterien waren gleichzeitiger Trichomonadenbefall, Therapie mit einem anderen Antimykotikum während der Behandlungs- und Beobachtungszeit und Schwangerschaft.

Die Therapie erfolgte durch einmalige Applikation von zwei Tabletten Gyno-Travogen tief intravaginal. Bei Pilzinfektionen des äußeren Genitalbereichs sowie zur Partnerbehandlung wurde Gyno-Travogen-Creme verwendet. Zur Beurteilung des Behandlungserfolgs wurden eine Woche und vier Wochen nach Behandlungsende klinische und mykologische Kontrolluntersuchungen zusammen mit einer Beurteilung der subjektiven Beschwerden durchgeführt.

Bei den Patientinnen wurden die folgenden für eine Mykose prädisponierenden Faktoren festgestellt: orale Kontrazeptiva ($n = 20$), intrauterin Pessar ($n = 5$), Steroidbehandlung ($n = 3$), antibiotische Behandlung ($n = 4$), antibiotische Behandlung und orale Kontrazeptiva ($n = 2$), Diabetes mellitus ($n = 3$).

Vor Therapiebeginn klagten 86 % der Patientinnen über vaginalen Juckreiz und 66 % der Patientinnen über Brennen. Der klinische Befund war bei 80 % der Patientinnen pathologisch. Durch die Therapie wurde die subjektive Symptomatik wesentlich verbessert. Der vaginale Juckreiz war bei 82% der Patientinnen anläßlich der 1. Kontrolle und bei 86% bei der 2. Kontrolle abgeklungen. Das von den Patientinnen beschriebene Brennen war bei 76% bzw. 91% der Patientinnen nicht mehr vorhanden. In gleicher Größenordnung reduzierten sich die vor Therapiebeginn festgestellten objektiven klinischen Befunde.

Vor Therapiebeginn bei 48, also 96% der zur Untersuchungsreihe gehörenden Patientinnen wurde Candida albicans, bei je einer Patientin Candida krusei bzw. eine Mischinfektion mit Candida albicans und Torulopsis glabrata identifiziert.

Zum Zeitpunkt der 1. Kontrolluntersuchung, 1 Woche nach Therapieende, war der kulturelle Hefenachweis bei 7 Patientinnen positiv. Aus den weiteren Untersuchungen wurden diese 7 Patientinnen ausgeschlossen. Das mykologische Heilungsergebnis war 4 Wochen nach Therapieende 89,1%. Bei der 2. Kontrolluntersuchung wurden bei 4 Patientinnen erneut positive Kulturbefunde festgestellt.

Die gute Verträglichkeit und die klinische Wirksam-keit der Isoconazolnitrat-Einmaltherapie bei Vaginalmykosen bietet eine neue, einfachere Möglichkeit der kurzzeitigen Behandlung dieser Erkrankung [3, 5].

Literatur

1. Catteral RD (1966) Candida albicans and the contraceptive pills. Lancet 2:468
2. Fegeler K, Nolting S (1980) Klinische Variationen der Candidose – 2. Teil. Dtsch Dermatol 28:645
3. Masterson G et al (1976) Six-day clotrimazole therapy in vaginal candidosis. Münch Med Wochenschr 118:56
4. Nolting S, Fegeler K (1979) Prädisponierende Faktoren bei der Candidosis. Z Hautkrankh 54:58
5. Woolley DW (1944) Some biological effects produced by benzinimidazole and their reversal by purines. J Biol Chem 152:225

Dr. B. Farkas
Dr. M. Földes
Univ.-Hautklinik
Szeged
Ungarn

Tinea, Monotherapie mit Ketoconazol

A. W. Engelhardt, Rottweil

Einleitung

Eine Tinea ist nach allgemeiner Meinung abgeheilt, wenn Dermatophyten und klinische Veränderungen nicht mehr nachweisbar sind. Diese Kriterien überprüften wir unter täglicher Gabe von 200 mg Ketoconazol (zum Frühstück, ohne Lokaltherapie). Im einzelnen ergibt sich: 1. Wann ist ein Pilz mikroskopisch und/oder kulturell *noch* bzw. *nicht mehr* nachweisbar und 2. wann ist die Tinea klinisch *abgeheilt*. Überprüft wurde bei vermutlich rascher Heilung in ca. wöchentlichen, bei langer Therapiedauer (Fußsohlen – Nägel) in möglichst 4-(später mehr-)wöchigen Abständen, öfters mit Fotodokumentation.

Ergebnisse der Untersuchungen

Die je ca. 3000 mikroskopischen und kulturellen Befunde ließen sich 9 Lokalisationsgruppen mit 222 völlig und 18 fast abgeheilten „Fällen" zuordnen. 57 Personen mit Befall der Fußnägel (ca. 50%) führten die Behandlung nicht zu Ende (non compliance). Die Resultate wurden graphisch anhand der Behandlungstage und der aufsummierten Prozentsätze mitgeteilt. 242 Verlaufsfotos von 41 Lokalisationen erläutern den Heilungsablauf vom „Scheitel bis zur Sohle". In Tabelle 1 sind einige aus den graphischen Darstellungen entnommene Werte aufgeführt: Beantwortet wird, nach wieviel Tagen bei 50% der „Fälle" mikroskopisch und/oder kulturell Pilze noch (positiv) bzw. nicht mehr (negativ) nachweisbar oder das klinische Bild abgeheilt waren. Ferner: Nach wieviel Tagen sind bei 10% der „Fälle" immer noch Pilze vorhanden, bzw. lassen sich bei 90% keine Pilze mehr nachweisen, wann ist bei 90% der „Fälle" Abheilung erzielt? Die An-gaben sind allerdings unter anderem abhängig vom Zeitraster der Überprüfungen und z.B. bei Nägeln von der Ausdehnung des Pilzbefalles. Streng genommen läßt sich kein genauer Tag, sondern nur ein Zeitintervall, eine „mykotische Grauzone" angeben, in der Pilzfreiheit eintritt. Diese beginnt bzw. endet an den Tagen, an welchen sich der Pilz noch bzw. nicht mehr nachweisen ließ. In der folgenden pilzfreien unspezifischen Heilungsphase klingen noch vorhandene Rötung, Schuppung, eventuell Pigmentierung, Hyperkeratosen und Nagelveränderungen weiter ab. Auch hier ist eine Grauzone zu beachten: Die postmykotisch-klinische Grauzone, in der sich nicht genau festlegen läßt, ab wann die Ketoconazol-Monotherapie ersatzlos beendet oder durch eine unspezifische Lokaltherapie ersetzt werden kann. Verständlich, daß sich hier optimistisch- und pessimistisch-kritische Therapeuten im Augenmaß unterscheiden müssen und zu kurze, eventuell vom Rezidiv gefolgte, oder zu lange, aufwendige Behandlungszeiten resultieren. Beides ist jedoch unerwünscht und kostspielig. Eine dem Einzelfall angemessene Behandlungszeit läßt sich nur durch „angemessen häufige" mikroskopische und kulturelle Überprüfung während der Grauzonen erreichen.

Indikation zur Ketoconazoltherapie

Ergriffene Maßnahmen sollen prinzipiell angemessen sein. Die Angaben der Tabelle 1 sind für jeden Therapeuten Anlaß, die eigenen Erfolge der Lokaltherapie und deren Kosten vergleichend abzuwägen. Wir verwenden Ketoconazol *ohne* Lokaltherapie bevorzugt bei der *Tinea profunda* und bei *großflächiger* oder *schlecht erreichbarer Tinea*. Während oberflächliche Herde kontinuierlich

Tabelle 1. Tinea verschiedener Lokalisationen und Resultate einer Ketoconazol-Monotherapie (200 mg tgl. ohne Lokaltherapie) in einer dermatologischen Praxis

Lokalisationen	Befund bei 50% der „Fälle" (nach … Tagen)			Befund bei 10% bzw. 90% der „Fälle" nach … Tagen)			Zahl
	mikr. u./o. kulturell			mikr. u./o. kulturell			
	positiv	negativ	abgeheilt	positiv (10% d.F.)	negativ (90% d.F.)	abgeheilt (90% d.F.)	
Gesicht – Stamm – Arme	14	22	35	38	54	65	39
Trichophytia profunda	15	26	55	30	41	66	7
Gesäß	27	37	52	66	78	115	8
Hohlhände	21	41	95	87	155	230	24
Beine – Fußrücken	86	118	166	266	302	315	9
Fingernägel	90	136	218	350	358	402	28
Zehenzwischenräume	103	144	–	324	366	–	22
Fußsohlen	125	165	218	448	493	550	45
abgeheilt	206	280	363[a]	412	457	573[a]	58[a]
Fußnägel							
non compliance	300	–	–	634	–	–	(57)[b]
							240 (297)[b]

[a] bei 40 völlig, bei 18 fast abgeheilt
[b] ( ) = Therapie abgebrochen

abheilen, verschlechtern sich tiefe Herde nicht selten in den ersten 2 Wochen der Therapie, um dann ebenfalls kontinuierlich abzuheilen. Wir weisen die Patienten hierauf hin. Auch schwindet die durch stärker entzündliche Veränderungen bedingte Schuppung und Rötung in der pilzfreien, postmykotisch-klinischen Grauzone besonders langsam. Mykologische Kontrollen sind hier unerläßlich, um den angemessenen Zeitpunkt zur unspezifischen Lokaltherapie zu finden.

Bei den folgenden Lokalisationen gewinnt die ergänzende Lokaltherapie zunehmend Bedeutung: *Fingernägel* und *Hohlhand* stellen eine sehr dankbare Indikation für die Ketoconazol-Monotherapie unter gelegentlicher Zuhilfenahme der Lokaltherapie dar. Daumenspann, Gelenkbeugen und Hautfalten sind hier beachtenswerte Pilzschlupfwinkel. Auch können Fingernägel gleichen Befalls wesentlich abweichende Zeiten bis zur Heilung erfordern oder sogar temporäre Verschlechterung unter der Therapie zeigen, um dann ebenfalls abzuheilen. Gelegentlich geben wir zur mutmaßlichen Abkürzung der Dauer bei stark hyperkeratotischen Hohlhandherden 2 Tabletten täglich. Vergleichbares gilt für *Fußsohlen* (speziell laterale Fußkante, Großzehballengegend, Fersen) und *Zehennägel*. Doch ist hier die Monotherapie wegen der sehr langen Dauer weit problematischer und stets durch Lokaltherapie zu ergänzen.

Eine Zwischenstellung nehmen *Gesäßbereich* und *Beine-Fußrücken* ein. Doch können sowohl die orale als auch die lokale Behandlung unerwünscht lange dauern. Es ist daher erwägenswert, eine dem Einzelfall angepaßte kombinierte Therapie „frühzeitig genug" zu beginnen. Die *Zehenzwischenräume* schließlich sind Domäne der *Lokaltherapie*. Auch wurden sie nie alleine, sondern im Rahmen der Behandlung anderer Lokalisationen mit überprüft. Erstaunlich, daß hier der Pilznachweis noch sehr lange gelingt.

Zusammenfassung

Bei sehr ausgedehnter Tinea superficialis verschiedener Lokalisationen und der Tinea profunda sind die Heilungserfolge der Ketoconazol-Monotherapie (ohne Lokaltherapie) bestechend. Im Gesäß-, Bein-, Fußrückenbereich als auch an Partien dickerer Hornschicht (Hohlhände, Fußsohlen) oder Nägeln jedoch müssen die Resultate durch zielstrebige lokale (mehr oder weniger problematische?) Maßnahmen verbessert d.h. die Behandlungszeit verkürzt werden.

Dr. A.W. Engelhardt
Ruhe-Christi-Str. 5
D-7210 Rottweil

Allergisches Kontaktekzem bei einem Dressurpferd

H. Fabry, Bochum

„Fiskus". Achtjähriger schwarzbrauner Schleswig-Holsteiner Wallach.

Vorgeschichte. Soweit bekannt, keine Hautkrankheiten, auch keine Krankheiten der Atmungsorgane oder sonstige allergische Phänomene. Auch über die Zucht ist nichts Entsprechendes bekannt geworden.

Im Juli-August 1981 erstmals und im Anschluß daran zunehmend Schwellung der Lefzen mit Einrissen, Sprö-

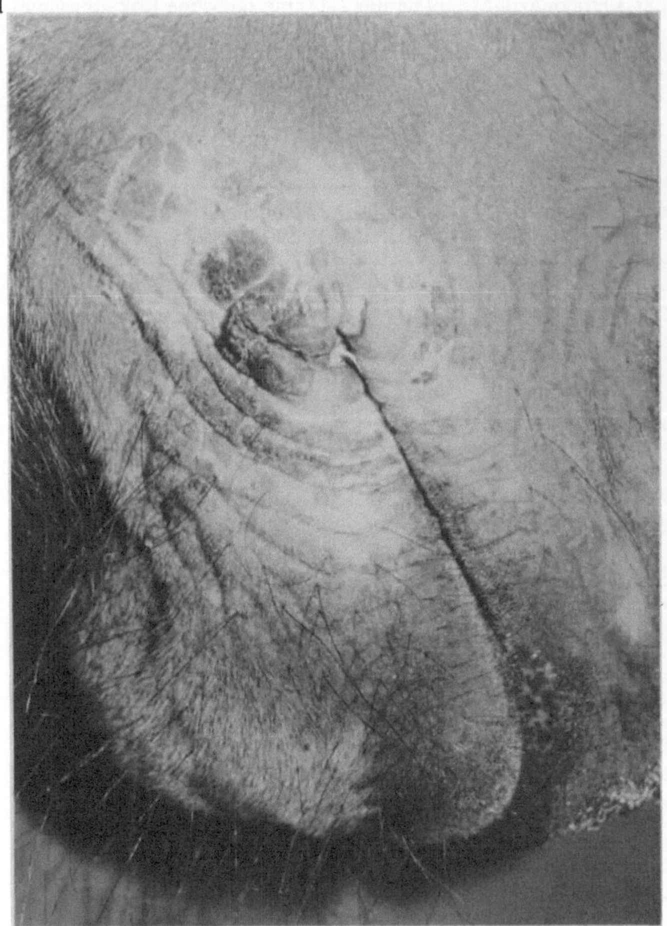

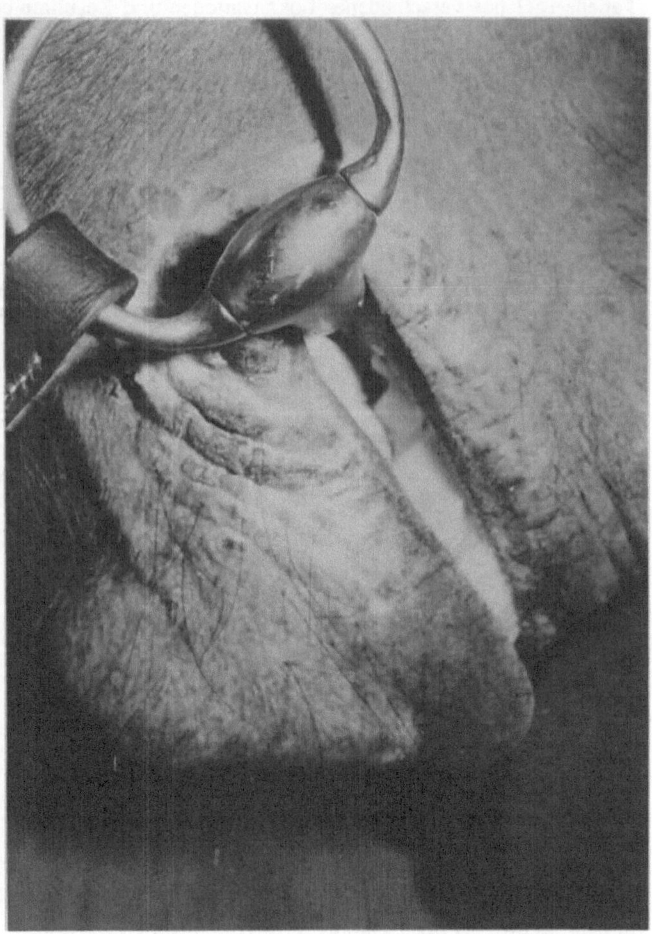

externa bleibt erfolglos. – Anfang Dezember 1981 Konsiliarersuchen an uns durch die Pferdeklinik, Bochum.

Befund. Umschriebene Bildung dicker Auflagen von Schuppenkrusten, durchzogen von Rhagaden, im Bereich beider Lefzen – links und rechts (Abb. 1 und 2).

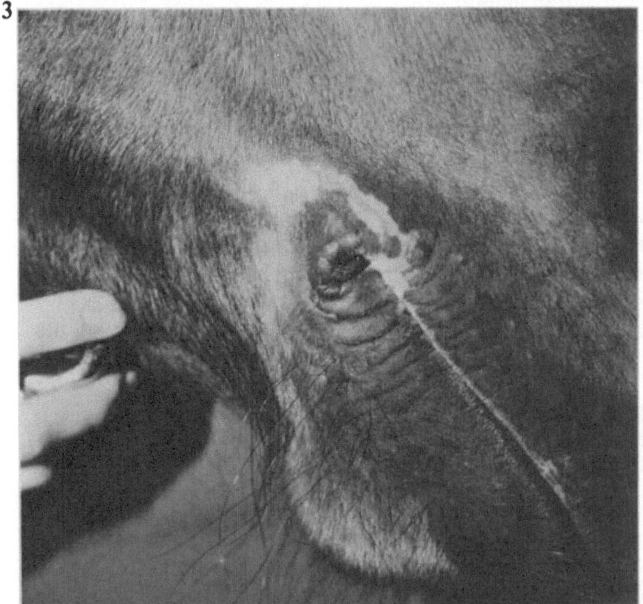

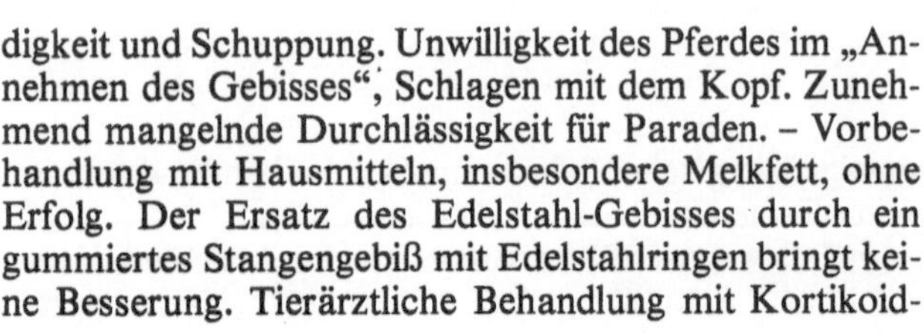

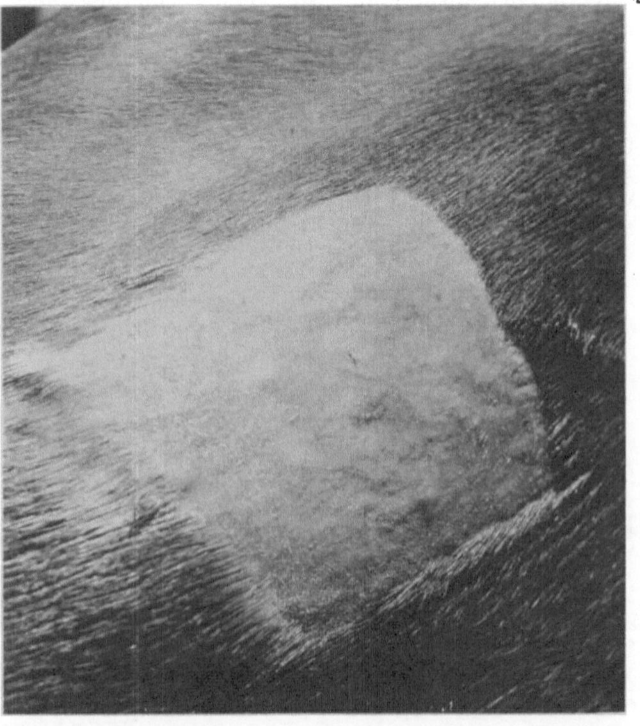

digkeit und Schuppung. Unwilligkeit des Pferdes im „Annehmen des Gebisses", Schlagen mit dem Kopf. Zunehmend mangelnde Durchlässigkeit für Paraden. – Vorbehandlung mit Hausmitteln, insbesondere Melkfett, ohne Erfolg. Der Ersatz des Edelstahl-Gebisses durch ein gummiertes Stangengebiß mit Edelstahlringen bringt keine Besserung. Tierärztliche Behandlung mit Kortikoid-

Arbeitsdiagnose. Erscheinungsbild, Verlauf und Lokalisation in Verbindung mit den begleitenden Umständen lenken den Verdacht auf das Bestehen einer Metallionenallergie.

Behandlung. 1. Vermeidung der inkriminierten Kontakte; 2. Zäumung auf „Hackamore"; 3. Lokaltherapie mit Sali-Decoderm-Salbe.

Verlauf. Abheilung unter den empfohlenen Maßnahmen (Abb. 3).

Epikutantestung. Läppchentestung (Scanpor) am 14. 2. 1982 nach Rasur eines handtellergroßen Bezirks am Hals rechts (Abb. 4). Ablesung nach 48 h; Kaliumbichromat + +, Nickelsulfat + +, Kobaltchlorid (+ +), Kontrolle ∅.

Diagnose. Allergisches Kontaktekzem (Metallionenallergie).

Prognose und prospektive Empfehlungen. Uneingeschränkte Einsatz- und Leistungsfähigkeit bei Allergen-Meidung. – Gebiß aus Kupfer, Messing oder Titan. Satteldecke aus dickem Filz oder mehrfach geschlagener Woilach. Filzunterlage für das Zaumzeug.

Verlauf. Durch Verwendung einer speziell gefertigten Trense und Kandare aus Titan und einer Sattelunterlage aus Filz sowie Filzunterlegung des Zaumzeugs erscheinungsfrei.

Prof. Dr. H. Fabry
Dermatol. Klinik
d. Ruhr-Univ.
St.-Josef-Hospital
D-4630 Bochum

Die klinischen Manifestationsformen der Neurodermitis atopica im Kindesalter

B. Wüthrich, Zürich

Die Neurodermitis atopica sive constitutionalis, einschließlich ihrer Erstmanifestation im Säuglingsalter (atopisches Säuglingsekzem), ist ein faszinierendes Krankheitsbild mit multiplen Fazetten und einer Reihe von immunologischen und nicht-immunologischen Abnormitäten, für welche eine einheitliche Pathogenese noch nicht gefunden werden konnte. Aber auch klinisch kann sie, mangels einer pathognomonischen Morphe, selbst dem erfahrenen Dermatologen differential-diagnostische Schwierigkeiten bereiten. Wie schon 1892 Besnier [1] betonte: „Caractère absolument fondamental: aucune des lésions n'est spécifique". Im Verlaufe des mehrphasigen Krankheitsgeschehens (infantile, kindliche, juvenile, Adoleszenten-, Jungerwachsenen- und Erwachsenen-Phase) kommt es jedoch, in Abhängigkeit vom Lebensalter, individueller Disposition und Dauer der Dermatose, zu relativ typischen Reaktionsformen.

In der infantilen Phase sind etwa 70% der Hauterscheinungen im Gesicht und Kopfbereich lokalisiert. Typisch sind relativ scharf begrenzte, erythematöse Herde („*atopic erythema*"), mit Schuppung und Krusten an den seitlichen Gesichtspartien („*Wangenschorf*"), sowie periorbital und perioral („*Schnuller*"- oder „*Leckekzem*"), später mit eingestreuten Bläschen und punktförmigem Nässen, begleitet von Juckreiz. Es kann zur Ausdehnung auf andere Körperpartien wie Arm- und Beinstreckseiten kommen (*exsudativ-ekzemartige Reaktionsform = frühexsudatives Ekzematoid*). Charakteristisch auch in dieser Phase ist die Aussparung der nasolabialen Region und die zentro-faziale Blässe.

In der späteren Phase, im Kleinkinder- und Schulalter, können sechs unterschiedliche, selten rein vorkommende Reaktionsformen der Neurodermitis atopica herausgestellt werden:

1. *die lichenoide, neurodermitische Reaktion* mit den typischen licheninfizierten Herden an Handgelenken, Ellenbeugen und Kniekehlen,

2. *die ekzemartige Reaktion* mit Ekzem-Bläschen und -Knötchen,

3. *die nummuläre Reaktion mit kleinnummulären Herden, insbesonders an den unteren Extremitäten,*

4. *die pruriginöse Reaktion* mit disseminierten, zerkratzten Prurigo-Papeln (außerordentlich selten beim Kind),

5. *die seborrhoide Reaktion,* welche die typischen seborrhoischen Stellen, wie Achselhöhle, Brust, inguinalgenital und behaarter Kopf bevorzugt und

6. *die follikuläre Form* oder das „Patchy Pityriasiform Lichenoid Ekzema („Kitamura-Takahashi-Sasagawa") [4].

Mannigfaltig sind aber im Kindesalter die *atypischen Ausdrucksformen* der Neurodermitis atopica als „*a-minima-Varianten*" [2]. Als solche „petits signes cliniques du terrain atopique" [3] sind zu verstehen:

- *das atopische Unterlidekzem mit Infraorbialfalte* (Dennie-Morgan),
- *die exfolierende Cheilitis* mit *Perlèche,*
- *die retroaurikuläre Intertrigo* mit *Ohrläppchenrhagade,*
- *die tylotisch-rhagadiformen Fingerbeerekzeme* (pulpite digitale kératosique craquelée récidivante),
- die gleiche Manifestation an den Zehen (*atopische Zehen*), nicht nur im Winter auftretend (vgl. „atopic winter feet"), häufig als Mykose fehldiagnostiziert,
- umschriebene, follikulär-papulöse Herde an den Streckseiten der Knie und Ellenbogen.

Diese a-minima-Varianten gehen häufig mit normalen Serum-IgE-Spiegeln und mit negativen Hauttest-Ergebnissen einher. Die Kenntis dieser abortiven Manifestationsformen der Neurodermitis atopica im Kindesalter erlaubt eine frühzeitige Aufklärung der Eltern, insbesondere bezüglich des oft hartnäckigen Verlaufes, und eine eingehende Beratung im Hinblick auf lokale und allgemein prophylaktische Maßnahmen.

Literatur

1. Besnier ME (1892) Première note et observations prélimi-
naires pour servir d'introduction à l'étude des prurigos dia-
tésiques. Ann Derm Syph (Paris) 3:634
2. Herzberg J (1973) Wenig bekannte Formen der Neurodermitis. Hautarzt 24:47–51
3. Racouchot MJ (1966) Les petits signes cliniques du terrain
exzémateux. Soc Franc Derm Syph 73:531–535
4. Wüthrich B, Schnyder UW (1981) Eine wenig bekannte
Ausdrucksform der Neurodermitis atopica im Kindesalter:
das Patchy Pityriasiform Lichenoid Ekzema („Kitamura-
Takahashi-Sasagawa"). Akt Dermatol 7:85–87

Prof. Dr. B. Wüthrich
Dermatol. Klinik, Allergiestation
Univ.-Spital
Gloriastr. 31, CH-8091 Zürich

Untersuchung der Immunkomplex-Phagozytose bei Patienten mit MCTD

L. Molnár, A. Horváth, J. Leibinger und J.M. Baló-Banga, Budapest

Ziel der Untersuchungen

Testung der NBT-Reduktionskapazität polymorphkerni-
ger (PMN) Granulozyten bei „mixed connective tissue
disease" (MCTD) und bei Lupus erythematodes viscera-
lis (LEV).

Begründung der Zielsetzung

Sharp beschrieb 1972 unter der Bezeichnung „MCTD"
einen Symptomenkomplex, der klinisch eine Kombination von LEV, Dermatomyositis, progressiver systemischer Sklerose, mit Raynoudschem Phänomen darstellt,
und die paraklinisch mit hohem Titer der Kernantikörper
getüpfelten Typs und mit RNase sensitiver anti-ENA
(extraktiblem nuklearem Antigen) einherging. Diese Fälle sind durch gutartigen Ablauf und ein gutes Ansprechen
auf Kortikoide gekennzeichnet.

Im Pathomechanismus des LEV ist das Ausmaß von
Gewebsbeschädigungen, die durch die Ablagerung zirkulierender Immunkomplexe hervorgerufen werden, sehr
wichtig. Die Eliminierung der Immunkomplexe ist von
der Funktion des Mikrophagensystems abhängig. Eine
eingeschränkte Funktion führt zu einem erhöhten Risiko
der Nierenschädigung. Es ist bekannt, daß die Häufigkeit
und das Ausmaß der Nierenbeteiligung bei LEV geringer
ist als bei MCTD.

Deshalb stellten wir die Frage, ob es meßbare Unterschiede in der Eliminierungskapazität von Immunkomplexen und C.-albicans-Zellen der PMN-s von LEV und
MCTD gäbe.

Krankengut

Es wurden die Werte von je 10 klinisch und paraklinisch
gesicherten Patienten mit LEV bzw. MCTD, mit denen
von 25 nicht hospitalisierten Kontrollpersonen (Alter
zwischen 19–54 Jahre, beiderlei Geschlechts) verglichen.
Die Diagnose des LEV beruhte auf den ARA-(American
Rheumatological Association-)Kriterien.

Methode

Die Autoren wendeten für die Bestimmung der Phagozytose von isolierten PMN-Granulozyten quantitative
NBT-Reduktion und spektrophotometrische Messung
an.

Für die Abtrennung der PMN-Granulozyten wurde
eine auf Gradientenzentrifugation beruhende Schnell-
methode (Molnár et al., Acta Physiol Acad Sci Hung
57:255, 1982) angewendet.

Resultate

Die Werte der Partikel-stimulierten NBT-Reduktion waren in der Kontrollgruppe 0,515 $\pm$ 0,033 O.D.-Einhei-
ten; die Immunkomplex-stimulierte NBT-Reduktion betrug 0,432 $\pm$ 0,028 O.D. bei 515 nm.

In LEV wurden in der Partikel-stimulierten NBT-
Reduktion die Werte 0,482 $\pm$ 0,090 O.D.-Einheiten; in
der Immunkomplex-stimulierten NBT-Reduktion 0,216
$\pm$ 0,040 O.D.-Einheiten gefunden.

In MCTD waren diese Werte mit 0,490 $\pm$ 0,030 bzw.
0,391 $\pm$ 0,031 nicht signifikant abweichend von der Kontrollgruppe.

Schlußfolgerungen

Aus den Ergebnissen konnte behauptet werden, daß die
C.-albicans-stimulierte NBT-Reduktion in SLE von den
Kontrollen nicht unterschiedlich war, während die Im-
munkomplex-ausgelöste NBT-Reduktion eine deutliche
Verminderung aufwies. Der Unterschied war statistisch
signifikant.

Die aus MCTD-Patienten entnommenen PMN-s wiesen gegenüber den Kontrollen in keinerlei Hinsicht Veränderungen auf.

Aus diesen Ergebnissen scheint
1. Eine klinisch-paraklinische Korrelation zwischen dem
relativ bösartigen Ablauf des „klassischen" SLE und
der erniedrigten Immunkomplex-stimulieren NBT-Reduktion (Ablagerung der Immunkomplexe in den Nieren) und
2. eine ähnliche Korrelation zwischen dem relativ gutartigen Ablauf der MCTD und der „intakten" Immunkomplex-stimulierten NBT-Reduktion zu bestehen.

Dr. L. Molnár
Dr. A. Horváth
Dr. J. Leibinger
Dr. J.M. Baló-Banga
Univ.-Hautklinik
H-1085 Budapest
Ungarn

Longitudinale Überwachung von Sklerodermie-Patienten

É. Ablonczy, A. Horváth, L. Molnár und E. Temesvári, Budapest

Im Laufe der Arbeit wurden von den Autoren nur solche Fälle der Gruppe der progressiven Sklerodermie zugeordnet, bei denen sich die Hautveränderungen nicht nur auf die Extremitäten, sondern auch auf den Rumpf ausbreiteten und deren Krankheitsverlauf mindestens 10 Jahre verfolgt werden konnte. Unter den 53 Fällen (49 Frauen, 4 Männer) mit progressiver Sklerodermie ist die Krankenzahl im Alter zwischen 40–50 Jahren am höchsten.

Bei 122 Patienten mit zirkumskripter Sklerodermie wurden nur klinisch eindeutige Formen, bei seltenen Varianten nur histologisch bewiesene Fälle berücksichtigt. Die meisten Fälle waren zwischen 20–40 Jahren und das Verhältnis von Frauen zu Männern betrug 3:1. Bei 66 von 122 Kranken mit lokalisierter Sklerodermie wurde Morphaea en plaque registriert. Es ist zu erwähnen, daß bei Patienten zwischen 30–40 Jahren die lineare Sklerodermie verhältnismäßig häufiger vorkam. Seltenere Varianten, so zum Beispiel noduläre und bullöse Form, fanden die Autoren nur je eine.

Als die Manifestation der inneren Organe bei Kranken mit progressiver Sklerodermie untersucht wurde, fiel die bedeutende Inzidenz (83 %) des Ösophagus auf. Danach folgte die pulmonale Organveränderung (röntgenologisch und mit verschiedenen Atmungsfunktionsprüfungen untersucht) mit 66 %. Pathologisches EKG wurde fast bei der Hälfte der Kranken (45,2 %), pathologische Kreatinin-Clearance wurde bei 34,7 % registriert.

Die antinukleäre Faktorpositivität konnte bei 80 % der Fälle mit progressiver Sklerodermie nachgewiesen werden. Das am häufigsten wahrgenommene Fluoreszenz-muster war das nukleoläre. Bei zirkumskripter Sklerodermie kam der antinukleäre Faktor in 13,3 % vor.

Bei progressiver Sklerodermie war IgG, mit Mancini-Technik untersucht, in 28,5 %, bei zirkumskripter Sklerodermie in 14,8 % erhöht.

Bei der Untersuchung der Phagozyten-Funktion (spontan, C. albicans und Immunkomplex) ergab sich ein signifikanter Unterschied in der Immunkomplex-Phagocytose zwischen der Kontrollgruppe und den untersuchten 19 Patienten mit progressiver Sklerodermie.

75,6 % der Kranken mit progressiver Sklerodermie überlebten vom Zeitpunkt der Diagnose an fünf, 62,2 % zehn Jahre. Es scheint, daß zwischen der Prognose bei Patienten mit progressiver Sklerodermie und dem ersten Symptom ein gewisser Zusammenhang besteht. Schlechter war die Prognose bei jenen Fällen, wo die Krankheit mit Hautsymptomen oder mit Raynaud-Phänomen und Hautveränderungen begann, als bei solchen Fällen, wo die Krankheit durch Raynaud-Phänomen allein eingeleitet wurde. Bei zirkumskripter Form vergingen bis zur Inaktivität der Krankheit einige Monate bis mehrere Jahrzehnte; durchschnittlich betrug diese Zeit 3–5 Jahre.

Dr. É. Ablonczy
Dr. A. Horváth
Dr. L. Molnár
Dr. E. Temesvári
Dermatol. Klinik
d. Semmelweis-Univ.
Mariastr. 41
H-1085 Budapest
Ungarn

Thermographische Messungen zur Beurteilung des Raynaud-Phänomens bei Patienten mit Kollagenosen

J. Keller, H. Huben und O. P. Hornstein, Erlangen

Das Raynaud-Phänomen ist durch intermittierende oder länger persistierende Ischämie bzw. Hypozirkulation der Finger charakterisiert. Typischerweise kann nach Kälteexposition der Hände das sog. Tricolorphänomen ausgelöst werden: Initiale Leichenblässe mit Parästhesien, anschließend Zyanosen und terminale Rötung [3]. Neben der funktionellen, vasospastischen Komponente (primäres Raynaud-Syndrom) bestehen beim sekundären Raynaud-Syndrom (Kollagenosen etc.) zusätzliche Gefäßveränderungen, weswegen bereits bei Zimmertemperatur verminderte Druck- und Fließgeschwindigkeiten in den arteriellen Gefäßen der Finger nachweisbar sind [3,4].

Eine Objektivierung der Raynaud-Symptomatik ist mit Hilfe von Dehnungsstreifen-Plethysmographie, Messung systolischer Fingerdrucke, Doppler-Auskultation, Arteriographie, Kapillarmikroskopie, Oszillographie, pO_2-Messung der Haut und ^{133}Xenon-Auswaschtechnik möglich [3]. Daneben wird auch die Kontaktthermometrie, Plattenthermographie und Infrarotthermogra-phie bei der Analyse peripherer Durchblutungsstörungen angewandt [1].

Die Infrarotthermographie, die technisch eleganteste Möglichkeit der Hautoberflächentemperaturvermessung, erfaßt die Wärmemenge, die als Wärmestrahlung von der Hautoberfläche abgegeben wird. Diese entsteht durch Wärmetransport vom Körperinneren über die Wärmeleitung (Konduktion) und Wärmeströmung (Konvektion). Bei konstanter Umgebungstemperatur von 20 °C und ruhiger Luft wird der größte Teil der Wärme von der Hautoberfläche durch Wärmestrahlung abgegeben, die nach dem Stefan-Bolzmannschen Gesetz proportional der Hautoberflächentemperatur ist. Diese Wärmestrahlung wird bei der Infrarotthermographie über ein Linsen- oder Spiegeldetektorsystem erfaßt und dem Temperaturniveau der Hautoberfläche entsprechend einem Grauweißthermogramm oder einem adäquaten farbkodiertem Thermogramm mit Darstellung der Isothermen wiedergegeben. Die wechselnde axiale

Wärmeströmung vom Körperkern zur Peripherie und die Beeinflussung der Wärmeleitfähigkeit durch intra- und interzelluläre Flüssigkeiten wirken sich auf das Temperaturmuster der Hautoberfläche aus [2, 5].

Die heutigen Thermographiesysteme bieten die technischen Voraussetzungen für eine quantitative Infrarotthermographie. Neben der Darstellung von farbigen Isothermen mit einem Auflösungsvermögen von 0,1 °C bietet das Philips-Thermographiesystem die Möglichkeit der Aufzeichnung der sog. „thermographischen Indexfunktion", d.h. die Berechnung des mittleren Temperaturwertes innerhalb einer einstellbaren, rechteckigen interessierenden Region. Der berechnete „Index" kann sofort in der untersten Textzeile auf einem Monitor abgelesen werden.

Mit dieser Methode wurden Hautoberflächentemperaturmessungen im Bereich der Handrücken bei 37 Patienten mit Kollagenosen und Raynaud-Symptomatik (progressive Sklerodermie n = 29, Sharp-Syndrom n = 7, Dermatomyositis n = 1) und bei 37 gesunden Probanden (Nichtraucher, Fett- und Zuckerstoffwechselgesunde) durchgeführt. Die Geschlechtsverteilung Frauen : Männer war mit 3 : 1 in beiden Gruppen etwa gleich, ebenso war die Altersverteilung in beiden Kollektiven vergleichbar mit einem Altersgipfel bei 45–55 Jahren. Gemessen wurde jeweils der mittlere Temperaturwert eines rechteckigen Bezirkes über Fingerendgliedern, proximalen Interphalangialgelenken, Fingergrundgelenken, Mittelhand- und Handgelenk.

Für jeden Strahl einer Hand wurden 5, für jede Hand 25 Temperaturmeßwerte bestimmt.

Bei allen Patienten mit Kollagenkrankheiten konnte gezeigt werden, daß nach 30 min Adaption in einem konstant temperiertem Raum von 20 °C ohne Provokation eines „Raynaud-Anfalls" ein deutliches Temperaturgefälle von den Handgelenken zu den Fingerspitzen meßbar war; für die rechte Hand wurde ein über alle Finger gemittelter longitudinaler Temperaturgradient von 6,0 ± 2,04 °C, für die linke Hand von 5,8 ± 2,03 °C errechnet. Hingegen betrug der mittlere Temperaturabfall bei der gesunden Kontrollgruppe nur 0,3 ± 1,41 °C (rechte Hand) bzw. 0,34 ± 1,31 °C (linke Hand).

In der dynamischen Thermographie wurde nach 1 min Abkühlung der Hände (mit Plastikhandschuhen vor Nässe geschützt) in einem Wasserbad von 20 °C die Wiedererwärmung 20 min lang kontinuierlich am Monitor beobachtet und alle 5 min die Temperatur im Bereich der Fingerendglieder gemessen. Bei gesunden Probanden stieg die Durchschnittstemperatur im Bereich der rechten Fingerendglieder nach Kälteexposition von 26,9 ± 2,6 °C innerhalb von 10 min auf 31,4 ± 2,8 °C und erreichte nach 20 min mit 31,9 ± 2,7 °C wieder den Ausgangswert vor Abkühlung; Temperaturanstieg links von 26,7 ± 2,5 °C nach 10 min auf 31,7 ± 2,7 °C und nach 20 min auf 31,9 ± 2,5 °C. Die Wiedererwärmungszeit war dagegen bei unserem Patientenkollektiv deutlich protrahiert. Die Fingerendglieder der rechten Hand hatten nach Abkühlung eine mittlere Temperatur von 20,4 ± 2,2 °C und erreichten nach 20 min nur eine Temperatur von 20,9 ± 2,7 °C; Temperaturanstieg links von 20,3 ± 2,3 °C auf 20,8 ± 2,6 °C nach 20 min.

Longitudinaler thermographischer Gradient und Wiedererwärmungszeit nach Kälteexposition sind zur quantitativen Beurteilung der individuellen Raynaud-Symptomatik geeignete Untersuchungsmethoden. Die Prüfung „durchblutungsfördernder Pharmaka" auf deren Wirksamkeit sind mit dieser empfindlichen Meßmethode über die Hautoberflächentemperatur denkbar.

Literatur

1. Acciarri L, Carnevale F, Della Selva A (1973) Thermography in the hand angiopathy from vibrating tools. Lancet I:791
2. Engel JM (1979) Thermography – Technik und klinische Anwendung. Dtsch Ärztebl 44:2877–2886
3. Kappert A (1981) Lehrbuch und Atlas der Angiologie. 10. Aufl. Hans Huber, Bern, S 239
4. Merlen JF (1979) Function research in the case of Raynaud's phenomena. In: Heidrich H (ed) Raynaud's phenomenon. TM-Verlag, Bad Oeynhausen, S 103–106
5. Stüttgen G, Flesch U, Witt H, Wendt H (1980) Thermographic analysis of skin test reaction using AGA thermovision. Arch Dermatol Res 268:113–128

Dr. J. Keller
Dr. H. Huben
Prof. Dr. O. P. Hornstein
Dermatol. Univ.-Klinik
u. Poliklinik
Hartmannstr. 14
D-8520 Erlangen

Pathogenese der Porphyria cutanea tarda

G. Goerz, H. Merk und K. Bolsen, Düsseldorf

Die Auswertung unserer in den letzten Jahren untersuchten und behandelten Patienten soll hier unter pathogenetischen Gesichtspunkten zusammenfassend dargestellt werden. *99 Patienten,* davon 62 Männer und 37 Frauen, wiesen ein Erkrankungsalter von 52 ± 10 bzw. *48 ± 11* Jahren auf. Die *Gesamt-Porphyrin-Ausscheidung* im Urin betrug bei den Männern 3143 ± 2710 und bei den Frauen 3340 ± 2848 µg/l (obere Normgrenze: 150 µg/l). Die Uro- und Heptaporphyrin-Ausscheidung betrug 86 ± 7 % bei den Frauen und 82 ± 13 % bei den Männern (obere Normgrenze: 36 %) während die Koproporphyrin-Ausscheidung 12 ± 11 % bei den Männern und 7 ± 6 % bei den Frauen (obere Normgrenze: 85 %) betrug. Es ergaben sich somit keine Geschlechts-Differenzen, wohl aber ein eindeutig pathologisches Porphyrin-Ausscheidungs-Muster, wie es für die PCT charakteristisch ist.

Die *Uroporphyrinogen-Decarboxylase (URO-D)* (sie weist keine Geschlechts-Differenzen auf!) wurde bei insgesamt 107 PCT-Patienten gemessen und ergab: *12 ± 4* µmol Koproporphyrin/h/l Erythrozyten, während die Kontrollwerte bei *19 ± 5* µmol Koproporphyrin/h/l Erythrozyten lagen. (Allerdings ergibt sich eine überschneidende Zone, die nicht sicher als normal oder pathologisch eingestuft werden kann.) Familien-Untersuchungen (10 Familien) ergaben bei Patienten mit normaler URO-D in den Erythrozyten in keinem Fall (14 Familienangehörige) eine erniedrigte Enzym-Aktivität: bei den 4 Patienten mit erniedrigter Enzymaktivität fanden sich bei 25 Familien-Angehörigen 6 mit erniedrigten Enzym-Aktivitäten.

Schlußfolgerung. Bei einem Teil der PCT-Patienten muß ein angeborener, wahrscheinlich autosomal dominant vererbter Mangel der Uroporphyrinogen-Decarboxylase angenommen werden, der jedoch erst unter dem Einfluß von Manifestationsfaktoren zur Ausbildung der PCT führt.

Manifestations-Faktoren

1. *Eisen* spielt als Manifestations-Faktor sicherlich eine große Rolle, wenngleich nur in Einzelfällen eine Eisen-Exposition (Transfusionen, langzeitige orale Exposition) in der Anamnese gefunden wurde. Alkohol dürfte hierbei indirekt von erheblicher Bedeutung sein, da er neben der primären Leberschädigung auch zu einer Siderose des Organs führt. Beziehungen zum HLA-System: A3 und B7 finden sich gehäuft bei Patienten mit idiopathischer Haemochromatose, wobei diese Antigene mit einer gesteigerten Eisenresorption vergesellschaftet sind. Bei 107 PCT-Patienten ergab die HLA-Typisierung:

A3 40% (Kontrolle 22%), $p < 0,001$, $p_{corr} < 0,003$ RR 3,28
B7 36% (Kontrolle 24%), $p < 0,001$, $p_{corr} < 0,002$ RR 4,37

d. h. also eine Vermehrung von HLA A3 und B7 assoziiert mit einer verstärkten Eisenresorption könnte bei angeborenem (oder erworbenem) URO-D-Mangel die Manifestation der PCT bewirken.

2. *Virus-Hepatitis.* Bei 63 PCT-Patienten bestimmten wir die Hepatitis B Antigene und Antikörper (HBs-Ag und anti-HBs): HBs-Antigen ließ sich in keinem Fall nachweisen (Kontrollen des Düsseldorfer Raumes = 1,5%) und HBs-Antikörper in 30% der PCT-Patienten (Kontrollen 19,1%). Das zeigt eindeutig, daß signifikant mehr PCT-Patienten als Kontrollen eine Hepatitis B durchgemacht haben und man muß den durch Hepatitis B induzierten Leberschaden als einen möglichen Manifestations-Faktor der PCT diskutieren.

3. *Steroid-Hormone* (Östrogene oder Stilbene bzw. Gestagene). Östrogene in Kontrazeptiva, zur Klimakterium-Behandlung, aber auch zur Therapie des Prostata-Karzinoms beim Mann spielen auch synthetische Gestagene (besonders 5β-H-Steroide) als Manifestations-Faktoren eine maßgebliche Rolle. Unter 46 weiblichen Patienten hatten 18 über längere Zeiträume Antikonzeptiva (Anacyclin, Anovlar, Diane, Eugynon, Eunomin, Orlest, Stediril) oder für klimakterische Beschwerden (Gestakliman, Presomen, Primodian) eingenommen. Diesen Steroiden kommt eine Bedeutung als Manifestations-Faktoren wahrscheinlich über eine Induktion der υ-Aminolaevulinsäure-Synthase zu.

Zusammenfassung

Der Porphyria cutanea tarda liegt ein angeborener oder erworbener Mangel der Uroporphyrinogen-Decarboxylase zugrunde. Jedoch erst das Zusammentreffen des Enzym-Mangels mit entsprechenden Manifestations-Faktoren, z.B. Eisen (vermehrte HLA A3/B7 abhängige Eisen-Resorption), Leberschaden nach Virus Hepatitis, Alkohol-Schaden und bestimmte Steroid-Hormone können zur klinisch manifesten Porphyria cutanea tarda führen.

Prof. Dr. G. Goerz
Dr. H. Merk
K. Bolsen
Univ.-Hautklinik
Moorenstr. 5
D-4000 Düsseldorf

Cutane Primärherde und extracutane Fokalherde bei eruptiv-exanthematischer Psoriasis – ein Beitrag zu immunologischen Parametern

B. A. Weigl, Wiener Neustadt

Die Klinik der eruptiv-akuten Psoriasis (A PS) zeigt Ähnlichkeit mit Streureaktionen bei Primärherden. In einer 5jährigen Studie an 100 Patienten mit Ersterkrankung, Alter 12–38 Jahre, finden sich bei 46 unter 57 Probanden extracutane Fokalherde (überwiegende Manifestation HNO-Raum), in 32 unter 43 Fällen cutane Primärläsionen (Differentialdiagnose gegenüber mikrobiellen-seborrhoischen nummulären Ekzemplaques). Inkubationszeit wenige Tage bis 4–6 Wochen. Aus den Cutanherden werden im Prodromalstadium Dermatophyten (bei 32 Patienten je 4mal Trichophyton rubrum-mentagrophytes) kultiviert, aus den Fokalherden Beta-hämolysierende Streptococcen bzw. Staphylococcus aureus (Rachenabstriche, NNH-Punktate, Prostata-Sekrete). Als Maßstab für die Reaktionsfähigkeit kompetenter Immunsysteme finden innerhalb vielmonatiger Kontrolluntersuchungen Antistreptolysin-O-Titer (ASL O), Antistaphylolysin-Titer (AStal) und intracutane Trichophytin-Teste (I.C.T.T.) Anwendung. Die AStal zeigen bei 25 Patienten positive Agglutinaktionen und stimmen mit den ASL O in ihrem Verhalten überein. Die I.C.T.T. ergeben ca. 15% Sofortreaktionen, daneben durchwegs Früh- bzw. verzögerte Reaktionen (ansteigende Intensität nach 6–8 h), die in Spätreaktionen auslaufen. Das entspricht einer Mischform Coombs Typ III–IV, zu beobachten bei Allergien gegen das Antigenspektrum von Mikroben und Viren. Die Tricho-Teste haben bei A PS somit Aussagekraft für humorale und zelluläre Reaktionen.

Bei Verfolgung des Längsverlaufes der ASL-O/AStal-Titer und Trichophytin-Reaktionen bei 2 Kollektiven mit eruptiver PS während 3–5 Jahren zeigt das eine Kollektiv *bei Remission folgendes Verhalten:* 65 Patienten, Eruptionen 24–72 h bzw. 2–8 Tage bei negativen Ausgangswerten der ASL O bzw. I.C.T.T. Ein generalisierter Schub. Optimaler Anstieg ASL O (2.–4. Woche posteruptiv) auf 500–1000/U und darüber, der I.C.T.T. (ab 4.–5. Woche) auf 1:500–1:1000 und darüber ist von Totalremission gefolgt. Der Abfall, die Negativierung der ASL O ab 10.–12. Woche, der Trichophytin-Teste ab 2.–5. Monat entspricht der serologischen Normalisierung, der Restitutio in integrum. Anstieg-Abfall der Titer-Teste gehen den Schüben-Remissionen bis zu 3 Wochen voraus. Die cutanen Primärherde bilden sich während der Remission zurück, die Fokalherde werden der Sanierung zugeführt. Das zweite Kollektiv mit 35 Patienten zeigt *bei Chronizität folgendes Verhalten:* Eruptionen verlängert bis zu 6 Monaten, mehrfache gestaffelte Schübe (cranial-caudal). ASL-O-AStal- und Tricho-Teste konstant insuffizient unter 500/U bzw. unter 1:500. Keine serologische Normalisierung, keine Restitutio in integrum. Mit Übergang in die Chronizität nimmt die Aktivierungsbereitschaft der Titer und Teste ab, mitunter werden Grenzwerte bei den ASL O bis 400/U, bei den AStal bis 4–6 I.E., bei den I.C.T.T. um 1:500 mit nachfolgenden Teilremissionen erreicht. Bei Persistenz der Initialläsionen erfolgen in ASL-O-AStal- bzw. Trichophytin-negativen Phasen frische Streuungen. Die Sanierung der hier schwer lokalisierbaren Foci ist problematisch, die cutanen Herde heilen im Durchschnitt während der ersten Krankheitsjahre ab.

Recall-Antigene (Tuberkulin, Toxoplasmin, Candidin, Masern-Antikörper-Titer) entsprechen den Werten 50 Hautgesunder und zeigen in Schub-Remission Stabilität.

Waaler-Rose negativ, CRP bei 40 unter 100 Patienten 1:2 – 1:10 positiv. Aus den bisherigen Untersuchungen ergeben sich Anhaltspunkte dafür, daß u. a. die optimale bereits nach ersten Schüben rasch einsetzende und mindestens 8 Wochen anhaltende antigene Stimulierung kompetenter Immunsysteme für die Remission von gewisser Bedeutung ist. Bei insuffizienter Immunaktivierung zeigen sich Übergänge akuter Psoriasis in die Chronizität. Phasen der klinischen Aktivität koordinieren mit posteruptivem Anstieg der ASL-O-AStal und I.C.T.T. Als zusätzlicher ätiologischer Faktor käme damit die Auslösung von Immunreaktionen durch bakterielle-myzetische Antigene in Betracht, die in den Erstläsionen freigesetzt werden. Diesen Herden würde derart die Bedeutung eines präexistenten-allergenliefernden Focus zukommen. Daneben sind Autoimmunreaktionen gegen epitheliale-epidermale Antigene denkbar, die unter Einfluß von Bakterien-Pilzproteinasen in diesen Erstherden entstehen. Aus der Mannigfaltigkeit der einwirkenden mikrobiellen Antigene (Proteine, Polysaccharide, Lipopolysaccharide, Mucopeptide usw.) folgen die vielfältigen Möglichkeiten humoraler und zellulärer Reaktionen. Bei Formen mit vorwiegend humoralen Immunmechanismen könnten u. a. zirkulierende lösliche Immunkomplexe bei Freisetzung von Mediatoren in die Epidermis penetrieren und an der Auslösung der gesteigerten Zellproliferation beteiligt sein.

Schwankungen der ASL-O-AStal-Titer am einzelnen Patienten in mehrjährigem Längsverlauf und in Korrelation zur Klinik wurden bisher nicht beschrieben. Die Titer bei eruptiv-akuter Psoriasis zeigen Ähnlichkeiten mit dem Verhalten der ASL-O-AStal bei aktuter rheumatischer Affektion.

Dr. B. A. Weigl
Hauptpl. 23
A-2700 Wiener Neustadt

Enzymimmunologische Bestimmung von UV-Photoschäden in DNA

B. Leipold und W. Remy, Martinsried und München

Zur Messung von Photoschäden (Pyrimidinbasendimere) in DNA wurde ein sensitives enzymimmunologisches Verfahren (Mikro ELISA) entwickelt, das die Notwendigkeit, mit radioaktivem Material oder aufwendigen biochemischen Analysenverfahren zu arbeiten, umgeht. Dies wurde möglich nach der Gewinnung hochspezifischer Kaninchenantiseren, die nach geeigneter Verdünnung nur UV-Photoschäden in der DNA erkennen.

Beim Mikro ELISA wird photogeschädigte (UVC-bestrahlte) DNA als Antigen fest an die Oberfläche von mit Poly-L-Lysin beschichteten Mikrotiterplatten gebunden, so daß die Plattenoberfläche mit DNA gesättigt ist. Wird dann mit dem Kaninchenantiserum inkubiert, so binden die Antikörper an ihre Antigene, die UV-Photoschäden in der DNA und werden dadurch selbst an die Platte fixiert. An den Antigen-Antikörperkomplex wird ein Peroxidase gekoppelter Zweitantikörper (Anti-Kaninchen-IgG) gebunden, der ein Substrat (5-amino-2-hydroxybenzoesäure) in eine farbige Verbindung umsetzt. Die entstehende Farbintensität, die bei 492 nm gemessen wird, ist somit ein Maß für die Menge der plattengebundenen Antigen-Antikörperkomplexe. Enthält nun eine in Lösung befindliche, auf Photoschäden zu untersuchende DNA solche Schäden, so konkurriert sie mit der plattengebundenen photogeschädigten DNA um die Bindung der ebenfalls in Lösung befindlichen Antikörper. Dadurch wird die Bindung der Antikörper an die plattenfixierte DNA inhibiert, was durch verminderte Farbintensität gemessen wird.

In Inhibitionsexperimenten wurde die Bindung zwischen konstanten Mengen (300 ng) plattengebundener, photogeschädigter (10^5 J/m^2 UVC) DNA und Antikörpern (konstante Verdünnung 1:320) zunehmend inhibiert durch konstante Mengen (8 µg) in Lösung befindlicher DNA, die mit steigenden UVC-Dosen (1–10^5 J/m^2) bestrahlt worden war. Hierbei nahm die Inhibition linear logarithmisch mit steigender UV-Dose zu. Der Inhibitionsgrad war somit ein Maß für die UV-Schäden der in Lösung befindlichen DNA. Die Inhibitionskurve zeigte, daß eine mit einer UV-Dosis von nur 2,5 J/m^2 bestrahlte DNA noch eine 10%ige Inhibition hervorrief. Das bedeutet, daß dieses enzymimmunologische Verfahren sensitiv genug ist, um Photoschäden in DNA zu messen, die mit UV-Dosen von nur wenigen J/m^2 bestrahlt wurde.

Dr. B. Leipold
M.-Planck-Inst.
f. Biochemie
D-8033 Martinsried
Dr. W. Remy
Dermatol. Klinik
d. Techn. Univ.
Biedersteiner Str. 29
D-8000 München 40

Neue Erkenntnisse zur Qualitätsbeurteilung von Sonnenschutzmitteln

F. Greiter, T. Schwarz, F. Gschnait, G. Kroyer und M. Pathak, Weidling, Wien und Boston

Einführung

Die Überprüfung der Sonnenschutzfaktoren von 22 Sonnenschutzmitteln ergab, daß nur bei 6 (27%) die indizierten Werte unter natürlichen Expositionsbedingungen zutreffen. 16 Produkte (73%) entsprechen nicht. Dies gilt besonders für die Faktoren > 8. Das Hauptproblem ist die mangelnde Wasserbeständigkeit der obgenannten Sonnenschutzmittel.

Material und Methode

Um die Wasserbeständigkeit labormäßig nachzuweisen, haben sich 2 Methoden bewährt:
1. Sonnenschutzmittel, die als UVB-Filter 2-Ethylhexyl-p-Methoxycinnamate (2-EPM) enthalten, werden auf die Haut frisch geschlachteter Hausschweine mit einer Schichtdicke von 26 μm appliziert. Nach einer Einwirkungszeit von 60 min werden sie mit 4 Osram-Vitalux-Lampen à 300 W 6 min lang bestrahlt. Der Lampenabstand beträgt 40 cm. Anschließend werden sie mit Leitungswasser 5 bis 45 min lang gespült. Die Temperatur des Wassers beträgt 22 °C und die Durchflußgeschwindigkeit 120 l/h. Anschließend wird die Haut mit Äthanol bzw. Pepsin behandelt und das anhaftende 2-EPM extrahiert. Mittels Gaschromatographie bzw. Dünnschichtchromatographie wird die Identität von 2-EPM festgestellt. Während der gesamten Versuchsreihe laufen nicht behandelte bzw. nicht gespülte oder auch nicht bestrahlte Schweinehautstücke zur Kontrolle mit.
2. Sonnenschutzmittel des gleichen Typs werden mit ^{3}H bzw. ^{14}C markiert und auf die Haut lebender Meerschweinchen aufgetragen. Die Haut wird mit Wasser gespült und vor und nach der Spülung biopsiert. Das Ergebnis wird autoradiographisch dargestellt.

Resultate

Zu 1.
- Mittels enzymatischen Aufschlusses lassen sich bis zu 95 % der applizierten 2-EPM-Substanz wiederfinden.
- Dem gegenüber ergibt die Extrahierung mit Äthanol nur bis zu 65 %.

- Die bessere Extrahierbarkeit durch eine enzymatische Behandlung läßt eine Bindung an Proteinfraktionen der Schweinehaut annehmen.

Zu 2.
- Vor dem Spülen: Markierung findet sich im Stratum corneum und in allen Epidermisschichten. Die Dermis weist nur vereinzelt Markierung auf.
- Unmittelbar nach dem Spülen: Markierung im Stratum corneum deutlich verringert aber in den darunterliegenden Epidermisschichten unverändert vorhanden.
- Zwei Stunden nach dem Spülen: Epidermale Markierung weiterhin unverändert. Zusätzlich deutlich Anhäufung von Markierungskörnern in den Talgdrüsen bei der ^{3}H-Methode.

Diese experimentellen in-vitro-Ergebnisse zeigen eine statistisch signifikante Übereinstimmung ($p < 0,001$) zu früher erhobenen in-vivo-Resultaten an Menschen und scheinen daher zur Prüfung und Beurteilung der Wasserbeständigkeit von Sonnenschutzmitteln geeignet.

Danksagung

Diese Arbeit wird vom Forschungsförderungsfonds der Gewerblichen Wirtschaft unterstützt. Hrn. Prof. Dr. J. Washüttl, Fr. S. Doskoczil, Fr. P. Bilek, Fr. A. David und Fr. H. Gottwald sei für wesentliche Mitarbeit herzlich gedankt.

Prof. Dr. F. Greiter
Inst. f. Angew. Physiologie
Elisabethstr. 51–53
A-3400 Weidling
Dr. T. Schwarz
Dr. F. Gschnait
Krankenhaus d. Stadt Wien, Lainz
Dermatol. Abt.
A-1130 Wien
Dr. G. Kroyer
Techn. Univ.
Inst. f. Lebensmittelchemie
u. -technologie
A-1060 Wien
Dr. M. Pathak
Harvard Medical School
Dept. of Dermatology
Boston, MA
USA

Neue Erkenntnisse zur Intensität von Ultraviolett-Strahlung (UVA, UVB) hinter Glas und Textilien

T. Siladji, S. Doskoczil, P. Bilek und F. Greiter, Weidling

Einführung

Der Ultraviolettanteil (290–400 nm) der Sonnenstrahlung ist auch hinter Glas, Textilien und Wasser vorhanden. Er wurde im Sommer 1982 mittels eines neu entwikkelten Gerätes des Typs SG II verschiedentlich gemessen.

Material und Methode

Meßbedingungen. Seehöhe 457 m; geographische Breite 48° N.
Umweltparameter. Lufttemperatur: 27 °C; Luftfeuchtigkeit: 62 %; Luftdruck: 762 Torr.

Resultate

S. Tabelle 1–3.

In Abhängigkeit vom Expositionswinkel vermag Sonnenstrahlung hinter Glas, Bekleidung und Wasser den menschlichen Organismus mehr oder weniger intensiv zu erreichen (s. Tabelle 4).

Tabelle 1. Durchlässigkeit verschiedener Materialien, mittlerer Sonnenhöhenwinkel = $^\circ \bar{h}$ = 51,5°

Material	Durchlässigkeit in %	
	UVB 290–320 nm	UVA 320–400 nm
Luft	100	100
Suntex (PE)	42	52,3
Polyamid (PA)	17,7	37,5
Baumwolle	10,6	20,4
Baumwolle naß	18,5	35,4
Strumpf (PA)	69	82

Tabelle 2. Durchlässigkeit von Wasser (Schwimmbad), mittlerer Sonnenhöhenwinkel = $^\circ \bar{h}$ = 53°

Tiefe/cm	Durchlässigkeit in %	
	UVB 290–320 nm	UVA 320–400 nm
0	100	100
50	62,5	85
100	46,8	77
150	37,4	72

Tabelle 3. Durchlässigkeit verschiedener Gläser, mittlerer Sonnenhöhenwinkel = $^\circ \bar{h}$ = 50°

Bezeichnung	Durchlässigkeit in %	
	UVB 290–320 nm	UVA 320–400 nm
Luft	100	100
Isolierglas Auresin 8644	0,4	19,3
Isolierglas Bronze 6 mm	0,5	36
Fensterglas 3 mm	35	85,3
Verbundfenster	6,5	53,46
Autoglas VW-Secured	9,8	70

Tabelle 4. Strahlungsbelastung des Menschen, mittlerer Sonnenhöhenwinkel = $^\circ \bar{h}$ = 57,4°

Körperteil	Durchschn. Bestrahlung-Winkel	Strahlung in %	
		UVB 290–320 nm	UVA 320–400 nm
Unterarm	60°	86	89
Unterschenkel	45°	76	70
oberer Brustbereich	60°	86	89
Schädel	90°	100	100

Zusammenfassung

Es ist denkbar, daß die alltägliche Sonnenstrahlung in Abhängigkeit von Intensität und Dauer auch hinter Glas, durch Bekleidung und im Wasser den menschlichen Organismus erreicht und in Abhängigkeit von der genetischen Disposition Veränderungen zu induzieren vermag.

Danksagung

Diese Arbeit wird vom Forschungsförderungsfonds der Gewerblichen Wirtschaft unterstützt. Frau A. David und Frau H. Gottwald sei für wesentliche Mitarbeit herzlich gedankt.

T. Siladji
S. Doskoczil
P. Bilek
Prof. Dr. F. Greiter
Inst. f. Angew. Physiologie
Elisabethstr. 51–53
A-3400 Weidling

Peptiderge (Neurotensin, VIP, Substanz P) Innervation der Haut

W. Hartschuh, E. Weihe und M. Reinecke, Heidelberg

In den letzten Jahren wurde für die Neuropeptide Neurotensin (NT), vasoactive intestinal polypeptide (VIP) und Substanz P (SP) eine ausgeprägte vasoaktive Wirkung nachgewiesen. Bei der Wirkung von NT und SP scheint eine Histaminfreisetzung aus Mastzellen beteiligt zu sein, wohingegen für VIP eine direkte Wirkung auf die Gefäßmuskulatur angenommen wird [1–3].

Neben der Wirkung auf das Gefäßsystem wird für SP diskutiert, daß es als Neurotransmitter primär sensibler Neurone des nociceptiven Systems auch in der Haut vorliegen könnte [1].

VIP wurde histochemisch in Vaso- und Sudomotornerven der Haut nachgewiesen [1, 4]. Weiterhin scheint gesichert, daß SP, vor allem aber VIP und NT beim Menschen starken Juckreiz nach intradermaler Injektion verursachen [5].

Da eine exakte Histotopographie peptiderger (NT, VIP, SP) Nerven in der Haut noch nicht vorliegt, war es Ziel der vorliegenden Studie, eine systematische vergleichende Analyse der Lokalisation von NT, VIP und SP in der Haut und ihrer Anhangsgebilde verschiedener Säuger und erstmalig auch beim Menschen, vorzulegen.

Das Verteilungsmuster NT-, VIP- und SP-immunreaktiver (ir) Nervenfasern wurde immunhistochemisch in verschiedenen Regionen menschlicher Haut untersucht (Augenlid, Lippe, Axille, Arm, Fingerbeere, Zehen, Mamille, Präputium) sowie in vergleichbaren Regionen verschiedener anderer Säuger (Tupaia Belangeri, Hund, Katze, Ratte, Meerschweinchen) an Paraffinschnitten von Bouin-fixiertem Gewebe mittels der Peroxidase-Antiperoxidase-Technik. Die verwendeten Antiseren zeigten in radioimmunologischen und immun-histochemischen Tests keine Kreuzreaktionen mit anderen bisher bekannten verwandten Neuropeptiden. Die beobachteten Immunreaktionen sind somit als spezifisch anzusehen.

Die Gefäße aller Hautregionen und Spezies zeigten eine dreifache, sich teilweise überlappende peptiderge (NT, VIP, SP) Innervation in folgendem Verteilungsmuster: Vor allem die arteriellen Anteile arteriovenöser Anastomosen, weiterhin die arteriellen Segmente der tiefen und oberflächlichen Hautgefäße, weniger die venösen Anteile, wiesen eine große Innervationsdichte an NT-, VIP- und in geringerem Maße auch an SP-immunreaktiven (ir) Nervenfasern und Varikositäten auf. Die papilläre Mikrovaskulatur war überwiegend durch SP-ir-Nervenfasern versorgt, wohingegen die Mikrovaskulatur der ekkrinen Schweißdrüsen, weniger der apokrinen Duftdrüsen, besonders durch VIP- und NT-ir-; weniger von SP-ir-Nerven innerviert wurden. Die Vaskulatur der Talgdrüsen erhielt überwiegend eine Versorgung mit VIP-ir-Nervenfasern. Zusätzlich zur Gefäßinnervation konnte in den ekkrinen Schweißdrüsen eine Innervation der Drüsenendstücke und der myoepithelialen Zellen durch VIP-ir- und NT-ir-, in geringerem Maße auch durch SP-ir-Nerven nachgewiesen werden. Die Meibomschen Drüsen des Oberlids waren auffallend dicht mit VIP-, weniger NT-ir- und vereinzelt mit SP-ir-Nervenfasern innerviert; hingegen zeigten die haarassoziierten Talgdrüsen anderer Hautregionen nur eine spärliche peptiderge Innervation. Im Bereich des oberen Haarfollikels, dicht unterhalb des Talgdrüsenapparats, wurde ein dichtes Geflecht von VIP-, NT- und SP-ir-Nervenfasern beobachtet. Im stratum reticulare und besonders papillare verliefen regelmäßig geschlängelte SP-ir-Nervenfasern, die sich in Richtung der dermo-epidermalen Junktionszone verfolgen ließen.

Zahlreiche SP-ir-Fasern und „freie" Endigungen wurden im Bereich der Junktionszone beobachtet, vor allem an Hautregionen hoher Tast- und Schmerzempfindlichkeit, wie Lippe, Fingerbeere, Mamille und Präputium. Gelegentlich wurden dort auch SP-ir intraepidermale Nervenfasern, offensichtlich ohne Assoziierung zu Merkelzellen, angetroffen. VIP- und NT-ir-Nervenfasern ohne Gefäßassoziierung oder Beziehung zu Hautanhangsgebilden wurden hingegen weder im Bereich der Junktionszone noch in der übrigen Dermis gefunden. Dermale glatte Muskelfaserzüge (Präputium, Skrotum) wurden von einem VIP-ir-Nervenfasernetz versorgt. Die Freisetzung von NT, VIP und SP aus den von uns aufgezeigten, distinkt lokalisierten, neuropeptid-ir-Nervenfasern könnte unter physiologischen Bedingungen, den pharmakologischen Wirkungen dieser Neuropeptide vergleichbare Effekte auch an der Haut hervorrufen. Somit dürfte NT, VIP und SP eine Bedeutung bei der Thermoregulation der Haut durch autonome Regulation des Vasotonus und der Schweißdrüsensekretion zukommen. Ebenso ist eine peptiderge Steuerung der Talgdrüsenfunktion denkbar. SP könnte darüber hinaus in den freien subepidermalen Nervenendigungen, die dem nociceptiven System zugerechnet werden, eine Neuromodulatorfunktion zukommen. Angesichts der großen peptidergen Innervationsdichte der Haut ist auch eine systemische Wirkung im Hautorgan freigesetzter Neuropeptide denkbar.

Unter pathologischen Bedingungen könnte bei einer Reihe von insbesondere pruriginösen Dermatosen (z. B. Neurodermitis, Prurigo nodularis) eine vermehrte lokale Freisetzung der Neuropeptide VIP, NT und SP teils über eine Entspeicherung von vasoaktiven Substanzen wie Histamin und Serotonin aus Gewebsmastzellen für das Entstehen lokal entzündlicher Vorgänge sowie assoziierter Symptome, wie Juckreiz, in Frage kommen. Bei nävoiden Gefäßmißbildungen (Hämangiom, Nävus flammeus) sowie bei erworbenen Gefäßveränderungen (Teleangiektasien, Angione) mag eine umschriebene Fehlanalge bzw. Fehlsteuerung des autonomen peptidergen Nervensystems von pathogenetischer Bedeutung sein.

Literatur

1. Hökfelt T, Johansson O, Ljungdahl A, Lundberg JM, Schultzberg M (1980) Peptidergic neurones. Nature (Lond) 184:515–521
2. Lembeck F, Donnerer HJ (1981) Postocclusive cutane ous vasodilatation mediated by substance P. Nauyn-Schmiedeberg's Arch Pharmacol 316:165–171
3. Quirion R, Rioux F, Regoli D, St. Pierre S (1980) Compound 48/80 inhibits neurotensin-induced hypotension in rats. Life Sci 27:1989–1895
4. Weihe E, Hartschuh W, Reinecke M (1981) VIP-immunoreactive nerve fibers in the skin. Neurosci Lett [Suppl] 7:266 (Abstr)
5. Hägermark Ö (1982) Pruritus: Pathogenesis and therapeutical trials. XVI Congr Int Dermatol, Tokyo (Abstr)

Dr. W. Hartschuh
Dr. E. Weihe
Dr. M. Reinecke
Univ.-Hautklinik, Voßstr. 2, D-6900 Heidelberg

Nachweis von Gonokokken-Antigen
mit einem Festphasen-Enzymimmunoassay (Gonozyme™)

H. Hofmann und D. Petzoldt, Heidelberg

Die derzeitige Diagnostik der Gonorrhoe mit dem mikroskopischen Direktpräparat und der bakteriologischen Kultur hat Nachteile, da das Gram- oder Methylenblaupräparat unzuverlässig und das Kulturverfahren zu langwierig ist. Deshalb wurde ein neuer Festphasen-Enzymimmunoassay zum Nachweis von Gonokokken-Antigen (GO-EIA) untersucht, der innerhalb von 2 h auswertbar ist (Gonozyme, Fa. Abbott).

Urogenitalabstriche von 1103 Patienten wurden gleichzeitig mikroskopisch (Gram-Färbung), mit der bakteriologischen Kultur (Schokoladen- und modifizierter Thayer-Martin Agar) und mit dem GO-EIA untersucht. Es handelte sich um I. 285 Männer und II. 292 Frauen aus der STD-Sprechstunde und um III. 526 Prostituierte aus 3 deutschen Städten. Die Gonorrhoe-Prävalenz war bei Gruppe I 24,5 %, bei Gruppe II 9,5 % und bei Gruppe III 5,3 %.

a) Gonokokkeninfektionen, bei denen die Gonokokken durch antiseptische oder antibiotische Anbehandlung nicht in der Kultur wachsen,
b) Kreuzreaktionen des Antigonokokken-Serums mit anderen Bakterien,
c) technische Probleme bei der Durchführung des Tests.

Falsch negative Ergebnisse im GO-EIA können durch zu niedrige Keimzahlen ($< 10^3$ KBE/ml) bedingt sein.

Der GO-EIA kann als Suchtest in Gruppen mit hohem Gonorrhoe-Risiko eingesetzt werden. Positive Ergebnisse bei Frauen müssen mit der GO-Kultur überprüft werden (s. Tabelle 1–2). Wegen Kreuzreaktionen mit anderen Neisserien ist er nur für urogenitale Abstriche geeignet.

An der Verbesserung der Spezifität des Antigonokokken-Antikörpers wird von der Herstellerfirma gegenwärtig gearbeitet.

Tabelle 1. Vergleich des Festphasen-Enzymimmunoassays (GO-EIA) mit der bakteriologischen Kultur (GO-Kultur)

GO-EIA	GO-Kultur	Gruppe I	Gruppe II	Gruppe III
		STD-Männer ($n = 286$)	STD-Frauen ($n = 292$)	Prostituierte ($n = 526$)
+	+	68	26	24
∅	∅	212	247	419
∅	+	2	2	4
+	∅	1	12	63
±	∅	2	5	16

Tabelle 2. Sensitivität, Spezifität und Aussagekraft (predictive value) des GO-EIA im Vergleich zur GO-Kultur

GO-EIA versus GO-Kultur	Gruppe I		Gruppe II		Gruppe III	
Sensitivität	68/70	97 %	26/28	92,9 %	24/28	85,7 %
Spezifität	212/213	99,5 %	247/259	95,3 %	419/482	86,9 %
Aussagekraft eines						
positiven Tests	68/69	98,5 %	26/39	66,7 %	24/87	27,5 %
negativen Tests	212/214	99 %	247/249	99,2 %	419/423	99,0 %

Die Sensitivität (positiver Test bei Erkrankung) des GO-EIA ist bei Frauen und Männern mit 86–97 % erheblich besser als die des Gram-Präparates mit 36–87 %. Die Spezifität (negativer Test bei Nichterkrankung) ist in der Gruppe der STD-Frauen und -Männer mit 95–99 % nahezu gleichwertig mit dem Gram-Präparat und der Kultur. Bei Prostituierten erreicht der GO-EIA nur eine Spezifität von 87 % und liegt damit unter der des Gram-Präparates und der Kultur.

Die Aussagekraft (predictive value) eines negativen Tests ist bei allen 3 Gruppen mit 99 % zuverlässig.

Die Aussagekraft eines positiven Tests ist bei Männern mit 98,5 % gut. In der Gruppe der STD-Frauen und Prostituierten liegt sie nur bei 67 bzw. 27,5 %. Bei Frauen muß deshalb ein positives Testergebnis durch die Kultur überprüft werden.

Das Auftreten von positiven Tests im GO-EIA, die sich durch die Kultur nicht bestätigen lassen, kann erklärt werden durch

Literatur

1. Armstrong AS, Mathias JR, De Young MI et al (1979) Strain differentiation of Neisseria gonorrhoeae by reserse passive hemagglutination. Infect Immun 24:54–28
2. Aardom HA, De Hoop D, Iserief COA, Michel MF, Stolz E (1983) Detection of Neisseria gonorrhoeae antigen with a solid phase enzyme immunoassay (Gonozyme). Br J Venerol Dis (Submitted)
3. Gahlen RS, Gambino SR (1975) Screening for gonorrhoea. In: Gahlen RJ, Gambino SR (eds) Beyond normality: The predictive value and efficiency of medical diagnosis. Wiley, New York
4. Hofmann H, Petzoldt D (1983) Clinical evaluation of a solid phase enzyme immunoassay for the detection of N. gonorrhoeae antigen. Eur J Sex Transm Dis (Submitted)

Dr. H. Hofmann
Prof. Dr. D. Petzoldt
Univ.-Hautklinik, Voßstr. 2
D-6900 Heidelberg

Polyklonale B-Zellstimulation beim Lupus erythematodes

N. Sönnichsen, Berlin (DDR)

Einleitung

Der Lupus erythematodes viszeralis (LEV) gehört zu den
Autoimmunkrankheiten. Entscheidende pathogenetische
Bedeutung kommt einer Vielzahl von Autoantikörpern
und im Gewebe abgelagerten Antigen-Antikörper-Kom-
plexen zu. Die vorliegenden Untersuchungen sind auf folgende Fragestellung gerichtet:
1. Weshalb entstehen Autoantikörper gegen eine Vielzahl körpereigener Stubstanzen?
2. Weshalb werden bei den Kranken Immunkomplexe
gebildet, die sich im Gewebe ablagern und infolge der
Aktivierung des Komplementsystems eine entzündliche Reaktion (Immunkomplexvaskulitis) hervorrufen?

Material und Methoden

Die artifizielle Immunisierung der LEV-Kranken erfolgte
mit Brucella-abortus-Bang-Antigen [1]. Die Anreicherung mitogener Komponenten aus LEV-Seren haben wir
andernorts ausführlich beschrieben [3]. Zur B-Zellstimu-
lation nach Antigen- und Mitogenkontakt wurden B-
Lymphozyten von 5 immunisierten Kontrollpersonen
mit Brucellaantigen bzw. mitogenen Serumkomponenten
inkubiert. Die Messung der Avidität von Antigen-Anti-
körper-Komplexen erfolgte nach Farr [2].

Ergebnisse

Nach artifizieller Immunisierung mit Brucella-abortus-
Bang-Antigen ist bei LEV-Kranken ein höherer Gehalt
an spezifischen Antikörpern nachweisbar als bei gesunden Vergleichspersonen. Gleichzeitig sind in der akuten
Krankheitsphase des LEV im Serum niedermolekulare
mitogene Faktoren vorhanden, die B-Lymphozyten stimulieren. Brucellaantigensensibilisierte Lymphozyten
zeigen nach Inkubation mit Brucellaantigen höhere Sti-
mulationsraten, wenn gleichzeitig mitogene Faktoren zugesetzt werden. Die Antikörperpopulation von Gesunden
und LEV-Kranken zerfällt in zwei Gruppen. Beide haben
eine Gruppe von Antikörpern mit lockerer Bindung (K_o
$= 10^5-10^6$/mol). Eine zweite Gruppe von Antikörpern ist
charakterisiert durch eine feste Bindung: LEV-Kranke
$K_o = 10^8-10^{10}$/mol; Gesunde $K_o = 10^8-10^{12}$/mol.

Diskussion

Aus den Befunden läßt sich ableiten, daß B-Lymphozyten offensichtlich erst dann stimuliert werden, wenn sich
sowohl Antigenmoleküle als auch Mitogene an spezifische Rezeptoren der Lymphozytenoberfläche binden.
Als Folge der kooperativen Wechselwirkung beider Re-
zeptorbezirke wird die Zellstimulierung induziert. Bei geringer Antigen- und Mitogenkonzentration werden vorwiegend B-Lymphozyten mit hoher Affinität zum Antigen stimuliert. Es resultieren Antikörper mit hoher Affinität und Immunkomplexe mit hoher Avidität, die die
weitere Immunantwort hemmen und durch Makrophagen eliminiert werden. Beim LEV mit hoher Konzentration mitogener Serumkomponenten werden B-Lymphozyten polyklonal stimuliert. Bei geringer Antigenkonzen-
tration werden Lymphozyten mit geringer Affinität zum
Antigen stimuliert. Resultierende Antikörper haben eine
geringe Affinität zum entsprechenden Antigen, entstehende Immunkomplexe besitzen eine niedrige Avidität.
Derartige Immunkomplexe haben pathogenetische Bedeutung.

Literatur

1. Diezel W, Günther W, Meffert H, Sönnichsen N (1978) Increased immune response in the acute phase of systemic
lupus erythematodes and psoriatic arthritis caused by
serumfactors. J Invest Dermatol 70:33
2. Farr RS (1958) A quantitative immunochemical measure
of the primary interaction between J-BSA and antibody.
J Infect Dis 103:239
3. Sönnichsen N, Diezel W, Günther W (1981) Lupus erythematodes viszeralis – Hypothetische Aspekte und Ergebnisse zur Immunpathogenese der Krankheit. Dtsch Gesundh-
Wes 36:1837

OMR Prof. Dr. N. Sönnichsen
Dermatol. Univ.-Klinik
Schumannstr. 20–21, DDR-1040 Berlin

Autorenregister

Sachregister